S. Pinger
**Repetitorium Kardiologie**

Meiner Frau Birgit
und
meinen Söhnen Frederik und Julian

S. Pinger

# Repetitorium Kardiologie

## Für Klinik, Praxis und Facharztprüfung

Mit 308 Tabellen

3. vollständig überarbeitete und erweiterte Auflage

Deutscher Ärzte-Verlag Köln

Dr. med. Stefan Pinger
Oberarzt
Krankenhaus Porz am Rhein
Urbacher Weg 19
51149 Köln

1. Auflage 1996 Ciba-Geigy
2. Auflage 2001 ecomed

aerzteverlag.de

ISBN 978-3-7691-0612-1

**Bibliografische Information Der Deutschen Nationalbibliothek**
Die Deutsche Nationalbibliothek verzeichnet diese Publikation in der Deutschen Nationalbibliografie; detaillierte bibliografische Daten sind im Internet über http://dnb.d-nb.de abrufbar.
Die Wiedergabe von Gebrauchsnamen, Handelsnamen, Warenbezeichnungen usw. in diesem Werk berechtigt auch ohne besondere Kennzeichnung nicht zu der Annahme, dass solche Namen im Sinne der Warenzeichen- oder Markenschutz-Gesetzgebung als frei zu betrachten wären und daher von jedermann benutzt werden dürften.

**Wichtiger Hinweis:**
Die Medizin und das Gesundheitswesen unterliegen einem fortwährenden Entwicklungsprozess, sodass alle Angaben immer nur dem Wissensstand zum Zeitpunkt der Drucklegung entsprechen können.
Die angegebenen Empfehlungen wurden von Verfassern und Verlag mit größtmöglicher Sorgfalt erarbeitet und geprüft. Trotz sorgfältiger Manuskripterstellung und Korrektur des Satzes können Fehler nicht ausgeschlossen werden.
Der Benutzer ist aufgefordert, zur Auswahl sowie Dosierung von Medikamenten die Beipackzettel und Fachinformationen der Hersteller zur Kontrolle heranzuziehen und im Zweifelsfall einen Spezialisten zu konsultieren.

**Der Benutzer selbst bleibt verantwortlich für jede diagnostische und therapeutische Applikation, Medikation und Dosierung.**
Verfasser und Verlag übernehmen infolgedessen keine Verantwortung und keine daraus folgende oder sonstige Haftung für Schäden, die auf irgendeine Art aus der Benutzung der in dem Werk enthaltenen Informationen oder Teilen davon entstehen.

Copyright © 2011 by
Deutscher Ärzte-Verlag GmbH
Dieselstraße 2, 50859 Köln

Umschlagkonzeption: Hans Peter Willberg und Ursula Steinhoff
Titelgrafik: Bettina Kulbe
Produktmanagement: Marie-Luise Bertram
Desk Editing: Jürgen Bluhme-Rasmussen
Manuskriptbearbeitung: Dr. Doortje Cramer-Scharnagl
Satz: Plaumann, 47807 Krefeld
Druck/Bindung: Kösel, 87452 Altusried-Krugzell

5 4 3 2 1 / 614

# Vorwort zur 3. Auflage

Dieses Buch basierte in der 1. Auflage auf meinen Skripten, die ich mir für meine Vorbereitung auf die Kardiologieprüfung 1995 anhand der großen Lehrbücher erarbeitete. Mein Erstlingswerk war entsprechend sehr knapp und z.T. stichwortartig gehalten, es war sozusagen der „Herold" für die Kardiologie.

Die 2. Auflage entfernte sich ein gutes Stück von dieser Konzeption. Das Buch wurde ausführlicher, basierte wesentlich mehr auf den Publikationen der kardiologischen Fachzeitschriften und ich zitierte nunmehr exakt nach den üblichen Regeln.

Schon bald nach der Fertigstellung der 2. Auflage sammelte ich die klinisch relevanten Ergebnisse der maßgeblichen Studien und der Übersichtsarbeiten. Auf dieser Grundlage habe ich das Buch für die 3. Auflage nochmals vollständig überarbeitet und bis zum Oktober 2009 aktualisiert.

An vielen Stellen ist vom Stichwortcharakter der 1. Auflage nichts mehr übrig geblieben, und ich hoffe, dass das Buch dadurch nicht nur länger geworden ist, sondern dass es auch ausführlicher, präziser und angenehmer zu lesen ist. Unverändert eignet sich dieses Buch sowohl als Prüfungsvorbereitung wie auch als Repetitorium. In der aktuellen Auflage soll es aber darüber hinaus als Orientierung und Anleitung bei der unmittelbaren Patientenbetreuung dienen.

Praxistaugliche Leitlinien können hilfreich sein: Sie setzen beispielsweise Standards bei Graduierungen und Klassifizierungen, ohne die weder der klinische Alltag noch der wissenschaftliche Diskurs vorstellbar sind. Allerdings gibt es mittlerweile zu vielen Themen gleich mehrere Empfehlungen (z.B. zur PCI: ESC, DGK, ACCP, ACC/ AHA, SCAI etc.), die oftmals nicht übereinstimmen und zumindest partiell veraltet sind. Zudem ist eine kritische Grundhaltung bezüglich der Leitlinien angebracht. Vielfach werden selbst Klasse-I-Empfehlungen mit dem Evidenzgrad C gegeben, d.h. dass diese Empfehlung allein auf Expertenmeinungen, Fallstudien oder vermeintlichen Behandlungsstandards basiert. Leitlinien werden von Gremien erstellt, deren Mitglieder auch ihre persönlichen Interessen oder die ihres Verbandes vertreten, einige Experten haben Honorare von der Industrie angenommen und können daher als nicht mehr wirklich unabhängig gelten. Leitlinien berücksichtigen auch nicht oder nur unzureichend die Besonderheiten des einzelnen Patienten.

Es ist meine feste Überzeugung, dass wir am besten mit einer glasklaren, eindeutig evidenzbasierten Medizin unter Berücksichtigung der speziellen Situation des uns gegenübersitzenden Patienten helfen können. Leitlinien sind vielfach verzichtbar, wenn es gelingt, ein fundiertes Hintergrundwissen mit der Kenntnis der relevanten Studienergebnisse zu verbinden.

Weil ein vollständiges Negieren der Leitlinien jedoch realitätsfern und wohl auch nicht im Sinne vieler Leser wäre, habe ich trotz dieser Bedenken eine – zugegebenermaßen subjektive – Auswahl der Leitlinien zitiert.

Ich wünsche mir für die 3. Auflage dieses Buches eine ebenso gute Akzeptanz, wie ich sie für die ersten beiden Auflagen erfahren durfte. Ich wäre sehr dankbar, wenn Sie mich

bei der Arbeit an der jetzt schon geplanten
4. Auflage durch Anregungen und Verbesse-
rungsvorschläge unterstützen würden, und
freue mich über jede E-Mail mit konstrukti-
ver Kritik (bitte an: s.pinger@khporz.de).

*Stefan Pinger*
Köln, September 2010

# Abkürzungsvezeichnis

| | |
|---|---|
| 5-FU | 5-Fluorouracil |
| A. fem. | Arteria femoralis |
| Abl. | Ableitung |
| ADP | Adenosindiphosphat |
| AF | Atrial fibrillation |
| AFL | Atrial flutter |
| AI | Aorteninsuffizienz |
| AMI | akuter Myokardinfarkt |
| AML | anterior mitral leaflet |
| ANA | antinukleäre Antikörper |
| Angio-Grad | angiografischer Schweregrad |
| ANP | atriales natriuretisches Peptid |
| Ao. (ascend.) | Aorta (ascendens) |
| AP | Angina pectoris |
| ap | anterior-posterior |
| APAH | assoziierte pulmonale arterielle Hypertonie |
| aPTT | aktivierte partielle Thromboplastinzeit |
| ARVC/D | arrhythmogene rechtsventrikuläre Kardiomyopathie/Dysplasie |
| AH | AH-Intervall |
| AS | Aortenstenose |
| ASB | augmented spontaneous breathing, maschinell-unterstützte Spontanatmung |
| ASD | Vorhofseptumdefekt |
| ASL | Anti-Streptolysin-Antikörpertiter |
| AT | Akzelerationszeit |
| AT-II-Blocker, ARB | Angiotensin-II-Rezeptorenblocker, Angiotensin-Rezeptor-Blocker |
| AV | atrio-ventrikulär |
| AVSD | AV-Septumdefekt |
| AZ | Allgemeinzustand |
| BB | Blutbild |
| Bel.-EKG | Belastungs-EKG |
| BIPAP | bilevel positive airway pressure, Beatmungsmodus |
| BLI | Betalactamaseinhibitor |
| BRS | Baroreflexsensitivität |
| BSG | Blutsenkungsgeschwindigkeit |
| BUN | blood urea nitrogen, Harnstoffstickstoff |
| BZ | Blutzucker |
| Ca | Kalzium |

| | |
|---|---|
| Ca. | Karzinom |
| Chol. | Cholesterin |
| CI | cardiac index (l/min/m²) |
| CK | Kreatinkinase |
| CK-MB | creatininkinase muscle brain, Kreatinkinase vom Muskel-Gehirn-Typ |
| CL | cycle length, Zykluslänge |
| CM | Kardiomyopathie |
| CPAP | continuos postitive airway pressure, Beatmungsmodus |
| CRP | C-reaktives Protein |
| CSDV | Carotis-Druckversuch |
| CTEPH | chronisch thromboembolische pulmonale Hypertonie |
| CVI | chronische venöse Insuffizienz |
| CW-Doppler | Continuous-wave-Doppler |
| DB | Ductus arteriosus Botalli |
| DCM | dilatative Kardiomyopathie |
| DFP | diastolische Füllungsperiode |
| DFT | Defibrillationsschwelle |
| DHZ (PHT) | Druckhalbwertszeit (pressure half time) |
| Diab. mell. | Diabetes mellitus |
| diast. | diastolisch |
| diastolische HI | Diastolische Herzinsuffizienz |
| DIC | dissiminated intravascular coagulation |
| DD | Differenzialdiagnose |
| DOX | Doxorubicin |
| DVI | diastolischer Volumenindex |
| E. | Endokarditis/Endokarditiden |
| EBT, EBCT | Elektronenstrahltomografie |
| Echo | Echokardiografie, Echokardiogramm |
| ED | Einzeldosis |
| EDD | enddiastolischer Durchmesser |
| EDV | enddiastolisches Volumen |
| ERCP | endoskopische retrograde Cholangiopankreatikografie |
| ESD | endsystolischer Durchmesser |
| ESV | endsystolisches Volumen |
| FEV$_1$ | forcierte Einsekundenkapazität |
| FFP | fresh frozen plasma |
| Fib. | Fibrinogen |
| FPAH | familiäre pulmonalarterielle Hypertonie |
| FU | Follow-up |
| GE | Gefäßerkrankung |
| ges. | Gesamt |
| GI- | gastrointestinal |
| GI-Trakt | Gastrointestinaltrakt |
| GIK | Glukose-Insulin-Kalium |
| GP | Glykoprotein |
| gramneg. | gramnegativ |

| | |
|---|---|
| Gy | Gray |
| HCM | hypertrophische Kardiomyopathie |
| HDL-Chol. | HDL-Cholesterin(-Wert) |
| HE | Hämatoxillin-Eosin |
| HF | heart failure, Herzfrequenz |
| HFNEF | heart failure with normal ejection fraction |
| HFPEF | heart failure with preserved ejection fraction |
| HI | Herzinsuffizienz |
| HIT | heparininduzierte Thrombozytopenie |
| Hkt | Hämatokrit |
| HLM | Herz-Lungen-Maschine |
| HNCM | hypertrophe nicht obstruktive Kardiomyopathie |
| HOCM | hypertrophe obstruktive Kardiomyopathie |
| HT | Herzton |
| HV | Intervall aus der Elektrophysiologie |
| HWI | Hinterwandinfarkt |
| IABP | intraaortale Ballonpumpe |
| ICM | Ischämische Kardiomyopathie |
| IE | infektiöse Endokarditis |
| IFNB-1b | Interferon Beta-1b |
| IMA | internal mammaria artery; Bypass-Gefäß |
| inf. | inferior |
| INH | Isonikotinsäurehydrazid (Tuberkulostatikum) |
| INR | international normalized ratio |
| instab. | instabil |
| Insuff., insuff. | Insuffizienz, insuffizient |
| intra-Op. | intraoperativ |
| IPAH | idiopathische pulmonalarterielle Hypertonie |
| iRV | instantanes Regurgitationsvolumen |
| ISDN | Isosorbiddinitrat |
| IT | Indifferenztyp |
| IT-ST | Indifferenz-Steiltyp |
| IVMD | interventricular mechanical delay |
| IVRT | isovolumetrische Relaxation |
| IVS | interventrikuläres Septum |
| IVUS | intravaskulärer Ultraschall |
| J | Joule, |
| J. | Jahre |
| KI | Kontraindikation |
| KM | Kontrastmittel |
| Koro. | Koronarangiographie |
| Koro-CT | computertomografische Darstellung der Koronarien |
| Krea. | Kreatinin |
| Krhs. | Krankenhaus |
| KRS | kardiorenales Syndrom |
| LA | linkes Atrium |

| | |
|---|---|
| LAHB | linksanteriorer Hemiblock |
| LAO | left anterior oblique (projection) |
| LAVI | linksatrialer Volumenindex |
| Lävo | Lävokardiografie |
| LAX | long axis |
| LCA | linke Koronararterie |
| LDL-Chol. | LDL-Cholesterin(-Wert) |
| LE | Lungenembolie |
| LHK | Linksherzkatheter |
| li. | links |
| LMWH | niedermolekulares Heparin |
| Lone AF | lone atrial fibrillation |
| LQTS | long QT syndrome |
| LSB | Linksschenkelblock |
| Lsg. | Lösung |
| LT | Linkstyp |
| LTX | Lungentransplantation |
| Lupus eryth. | Lupus erythematodes |
| LV | linksventrikulär, linker Ventrikel |
| LVAD | linksventrikuläre Assist-Systeme |
| LVEDD | linksventrikulärer enddiastolischer Durchmesser |
| LVEDP | linksventrikulärer enddiastolischer Druck |
| LVEF | linksventrikuläre Ejektionsfraktion |
| LVH, LV-Hypertrophie | linksventrikuläre Hypertrophie |
| LVESD | linksventrikulärer endsystolischer Diameter |
| LVM | linksventrikuläre Muskelmasse |
| LVNC | LV non compaction |
| LVOT | linksventrikulärer Ausflusstrakt |
| LVPW | Myokarddicke der posterioren Wand |
| Lz.- | Langzeit- |
| MAP | Mitteldruck, mittlerer arterieller Druck (mmHg) |
| max., Max.- | maximal, Maximal- |
| Med., med. | Medikation, Medikamente, medikamentös |
| Mehr-GE | Mehrgefäßerkrankung |
| MET | 1 MET ist das metabolische Äquivalent der Sauerstoffaufnahme, die für ruhiges Stehen benötigt wird (= 3,5 ml $O_2$/kg/min) |
| MI | Mitralinsuffizienz |
| MÖT | Mitralöffnungston |
| MR, MRT | Magnetresonanz(tomografie) |
| MRSA | methicillin resistant staphylococcus aureus |
| n.s., nicht sig. | nicht signifikant |
| NBTE | nicht bakterielle thrombotische Endokarditis |
| neg. Trop. | Troponin negativ |
| NEP | neutrale Endopeptidasen |
| NHL | Non-Hodgkin-Lymphom |
| NI | Niereninsuffizienz |

| | |
|---|---|
| NIDDM | nicht insulin-abhängiger Diabetes mell. |
| NMR | nuclear magnetic resonance |
| NNT | number needet to treat |
| N | Stickstoff |
| NPV | negativ prädiktiver Wert, negative predictive value |
| NSVT | nicht anhaltende ventrikuläre Tachykardien |
| NW | Nebenwirkungen |
| OA | orale Antikoagulation |
| Op. | Operation, operativ |
| P. | Perikarditis |
| PA | Pulmonalarterie |
| PA- | pulmonalarteriell |
| PAF | plasminogen activating factor |
| PAM | mittlerer pulmonalarterieller Druck |
| $PAO_2$ | pulmonalarterielle Sauerstoffsättigung |
| PASP | pulmonalarterieller systolischer Druck |
| Pat. | Patient |
| Pat.-Jahre | Patientenjahre |
| patholog. | pathologisch |
| PC | pulmonalkapillar, PC-Druck |
| PCH | pulmonary capillary hemangiomatosis |
| PCR | polymerase chain reaction |
| PCWP | pulmonalkapillärer Verschlussdruck |
| PD | periprothetische Dehiszenz |
| PDE | Phosphodiesterase |
| PE | Perikarderguss |
| PET | Positronenemissionstomografie |
| PHT (DHZ) | pressure half time (Druckhalbwertszeit) |
| PML | posterior mitral leaflet |
| $pO_2$ | Sauerstoffpartialdruck |
| pos. | positiv |
| posterolat. | posterolateral |
| PP | Pulsus paradoxus |
| PPI | Protonen-Pumpen-Inhibitor |
| PR | Intervall von Anfang P-Welle bis Anfang R-Zacke |
| prim. | primär |
| Projected EOA | projected effective orifice area |
| prox. | proximal |
| PS | Pulmonalstenose |
| PTT | partielle Thromboplastinzeit |
| pulm. | pulmonalis (Arteria), pulmonal |
| PVOD | pulmonary veno-occlusive disease |
| PVW, auch PPV, PPW | positiver Vorhersagewert, positive predictive value |
| PW-TDI | pulse wave tissue doppler imaging |
| PZA | Pyrazinamid, Tuberkulostatikum |
| $Q_{pulm.}$, $Q_p$ | pulmonales HZV |

| | |
|---|---|
| $Q_{system.}$, $Q_s$ | systemisches HZV |
| R. d. | R. diagonalis |
| RAAS | Renin-Angiotensin-Aldosteron-System |
| RAO | Aufnahme im 1. Schrägdurchmesser, right anterior oblique (projection) |
| RCA | rechte Koronararterie |
| re. | rechts |
| reduz. | reduziert |
| rel. | relativ |
| Re-Op. | Reoperation |
| Revask. | Revaskularisation |
| rez., rezidiv. | rezidivierend |
| RF | Risikofaktor, Regurgitationsfraktion |
| RG | Rasselgeräusch |
| RHK | Rechtsherzkatheter |
| RIVP | Ramus interventrikularis posterior |
| RCM | restriktive Kardiomyopathie |
| RNV | Radionuklidventrikulografie |
| Rö.-Thorax | Röntgen-Thorax |
| RR | Blutdruck |
| RT | Rechtstyp |
| Reg. V, auch Reg. Vol. | Regurgitationsvolumen |
| RV | rechter Ventrikel |
| RVFAC | RV fractional area change |
| RVEDP | rechtsventrikulärer enddiastolischer Druck |
| SAB | Subarachnoidalblutung |
| SAECG | Signalmittlungs-EKG, signal-averaged electrocardiography |
| SAM | systolic anterior movement, systolische Vorwärtsbewegung des vorderen Mitralsegels |
| $SAO_2$, $SaO_2$ | systemarterielle Sauerstoffsättigung |
| SAX | short axis |
| sig. | signifikant |
| SJM | St. Jude Medical |
| SK | Streptokinase |
| SKEZ | Sinusknoten-Erholungszeit |
| SM | Schrittmacher |
| $SO_2$ | Sauerstoffsättigung |
| SPECT | Single-Photon-Emissionscomputertomografie |
| SPWMD | septal to posterior wall motion delay |
| SR | Sinusrhythmus |
| Staph. | Staphylococcus, Staphylokokken |
| sup. | superior, superficialis |
| SV | Schlagvolumen |
| SVA | Sinus-Valsalvae-Aneurysma |
| systol. | systolisch |
| T | Tesla |

| | |
|---|---|
| tägl. | täglich |
| TAA | Tachyarrhythmia absoluta |
| TdP-Tachykardien | torsades de pointes |
| TEE | transösophageale Echokardiografie |
| TG | Triglyzeride |
| TI | Trikuspidalklappeninsuffizienz |
| TIA | transitorisch-ischämische Attacke |
| Trop. | Troponin |
| TnT, TnI | Troponin T bzw. Troponin I |
| $SV_{tot}$ | totales Schlagvolumen |
| t-PA | tissue type plasminogen activator |
| TSI | tissue synchrony imaging |
| TTE | transthorakale Echokardiographie |
| TTP | thrombotisch-thrombozytopenische Purpura |
| TVF | target vessel failure |
| TVR | target vessel revascularisation |
| Tx | Transplantation |
| UA/NSTEMI | unstable angina/non-st-segment elevation myocardial infarction |
| UFH | unfraktioniertes Heparin |
| UK | Urokinase |
| ÜLT | überdrehter Linkstyp |
| ULV | upper limit of vulnerability |
| ÜRT | überdrehter Rechtstyp |
| v | Geschwindigkeit |
| Vc. | Vena contracta |
| VES | ventrikuläre Extrasystolen |
| VF | ventricular fibrillation |
| VSD | Ventrikelseptumdefekt |
| VTI | velocity time integral |
| WBS | Wandbewegungsstörungen |

# Inhaltsverzeichnis

# 1 Hämodynamik

## 1.1 Hämodynamische Normwerte in Ruhe

Die Angaben in der Literatur bezüglich der Normwerte differieren. In der Tabelle sind die entsprechenden Literaturquellen jeweils mit angegeben.

| | | |
|---|---|---|
| Rechter Vorhof [34] | Mitteldruck | 1–5 mmHg |
| Rechter Ventrikel [34] | Systolisch | 15–30 mmHg |
| | Enddiastolisch | 1–7 mmHg |
| Pulmonalarterie [34] | Diastolisch | 4–12 mmHg |
| | Systolisch | 15–30 mmHg |
| | Mitteldruck | 9–19 mmHg |
| Pulmonaler Kapillardruck (PCP) [34] | | 4–12 mmHg |
| Linker Ventrikel [34] | Systolisch | 90–140 mmHg |
| | Enddiastolisch | 5–12 mmHg |
| Pulmonaler Gefäßwiderstand (PVR) [1] | | 45–120 dyn x s x cm$^{-5}$ |
| Systemischer Gefäßwiderstand (SVR) [1] | | 900–1400 dyn x s x cm$^{-5}$ |
| Herzindex (HI) [1] | | 2,8–4,2 l/min/m$^2$ |
| Schlagvolumenindex (SVI) [2] | | 45 ± 13 ml/m$^2$ |
| Endsystolischer Volumenindex (ESVI) [2] | | 24 ± 10 ml/m$^2$ |
| Enddiastolischer Volumenindex (EDVI) [2] | | 70 ± 20 ml/m$^2$ |
| Ejektionsfraktion (EF) [2] | | 67 ± 8 % |
| Maximale Druckanstiegsgeschwindigkeit (dp/dt$_{max}$) [4] | | 1 670 ± 320 mmHg/s |
| Sauerstoffaufnahme [34] | | 125 ml $O_2$/min/m$^2$ |
| Arterieller $O_2$-Gehalt [5] | | 19–20 ml/dl |
| Venöser $O_2$-Gehalt [5] | | 14–15 ml/dl |
| Arteriovenöse Sauerstoffdifferenz (AVDO$_2$) [5] | | 5–6 ml/dl |

## 1.2 Hämodynamische Normwerte unter Belastung

Hämodynamische Normwerte unter ergometrischer Belastung [3]

|  | Ruhe | 25 W | 75 W | > 100 W |
|---|---|---|---|---|
| PCP [mmHg] | 8–12 | 13–18 | 15–20 | 16–24 |
| PAM [mmHg] | 12–16 | 16–20 | 18–22 | 25–35 |
| HMV [l/min] | 6–8 | 8–10 | 10–14 | 16–24 |

*Anm.:* Als pathologisch gilt auch ein PCP-Anstieg > 10 mmHg. Der diastolische PA-Druck liegt normalerweise nicht mehr als 5 mmHg über dem PCP [3].

## 1.3 Rechtsherzkatheter

### 1.3.1 Indikationen zur Rechtsherzkatheterdiagnostik

**Herzinsuffizienz**
◢ Geplante HTX (bes. zur PVR-Bestimmung)
◢ Objektivierung der Belastbarkeit bei widersprüchlichen klinischen und nicht invasiven Daten

**Diagnostik der Pulmonalstenose**
◢ Ein Druckgradient über der Pulmonalklappe in Ruhe < 10 mmHg und bei Belastung < 20 mmHg gilt als physiologisch, von manchen Autoren wird auch ein Druckgradient bis 25 mmHg in Ruhe noch als physiologisch angesehen.

**Pulmonalarterielle Hypertonie**
◢ Statuserhebung und Beurteilung der Effektivität von Vasodilatanzien
◢ Geplante Lungentransplantation

**Mitral- und Aortenklappenstenose**
◢ Zur Vitium-Quantifizierung, kombiniert mit Linksherzkatheter, wenn eine nicht invasive Quantifizierung der Klappenöffnungsfläche (KÖF) nicht ausreicht

**Diagnostik von Shunt-Vitien**
◢ Druckmessung im kleinen Kreislauf und Shunt-Quantifizierung (s. Kap. 1.13)

**V.a. konstriktive Perikarditis/restriktive Kardiomyopathie**
◢ S. Kap. 6.5, 10.4

### 1.3.2 Rechtsherzkatheter (PA-Katheter) in der Intensivmedizin

Von Swan und Ganz 1970 als Einschwemmkatheter eingeführt, Messung der Drücke in RA-, RV-, PA- und PC-Position, HZV-Bestimmung mittels Thermodilution, Berechnung der Widerstände, ggf. Stufenoxymetrie bei V.a. Shunt-Vitium.

Mortalität 0,02–0,5%, Komplikationen sind Arrhythmien, akuter Rechtsschenkelblock in 3–6% (problematisch nur bei gleichzeitig bestehendem Linksschenkelblock, dann kompletter AV-Block), Klappenperforation (< 1%), Lungeninfarkt (ca. 1%), Pulmonalarterienruptur (0,064–0,2%, akute, hellrote Hämoptysen, Letalität 25–83%), Infektionen (ca. 11%), Thrombenbildung, Knotenbildung [39].

Seit der Arbeit von Connors mit Darstellung einer erhöhten Mortalität [17] ist der RHK in der Intensivmedizin umstritten. In der PAC-Man-Studie (1 041 Patienten, randomisiert zu Therapie mit bzw. ohne PA-Katheter) kein Mortalitätsunterschied, nicht tödliche Komplikationen in ca. 10% [44].

Unter kardiologischen Gesichtspunkten wird der PA-Katheter bei akuter Herzinsuffizienz/kardiogenem Schock eingesetzt, wenn eine Therapiesteuerung nach klinischen und echokardiografischen Kriterien unzureichend erscheint. Die Leitlinien von ACC/AHA und ESC differieren diesbezüglich (s. Kap. 8.14).

### 1.3.3 Interpretation und Bewertung der Druckkurve

Interpretation der Vorhofdruckkurve nach [34]

| | |
|---|---|
| **a-Welle** | Intraatrialer Druckanstieg durch Vorhofkontraktion; zeitgleich mit R-Welle des EKGs |
| **x-Tal** | Intraatrialer Druckabfall bei Vorhofdiastole und Tiefertreten der Ventilebene bei Ventrikelsystole |
| **v-Welle** | Intraatrialer Druckanstieg durch Bluteinstrom in den Vorhof bei geschlossenen AV-Klappen |
| **y-Tal** | Intraatrialer Druckabfall durch diastolischen Blutausstrom aus dem Vorhof in den Ventrikel; zeitgleich mit T-Welle des EKGs |

Bewertung der Druckkurven-Morphologie

| | |
|---|---|
| **Hohe v-Welle (hoher atrialer Druck während der Ventrikelsystole)** | Mitralinsuffizienz |
| | LV-Insuffizienz |
| | Ventrikelseptumdefekt |
| | Vorhofflimmern |
| **Tiefes x-Tal (schneller Druckabfall nach Ende der Vorhofsystole)** | Perikardtamponade |
| | Subakute Konstriktion |
| | Evtl. chronische Konstriktion |
| **Fehlendes x-Tal** | Vorhofflimmern |
| **Tiefes y-Tal (Druckabfall durch schnellen frühdiastolischen Einstrom in den Ventrikel)** | Konstriktive Perikarditis |
| | Restriktive Kardiomyopathie |
| | Mitralinsuffizienz |
| **Abgeflachtes y-Tal (behinderter frühdiastolischer Einstrom)** | Perikardtamponade |
| | Mitralstenose |
| **Hohe a-Welle (starke Druckerhöhung nach der Vorhofkontraktion)** | Verminderte LV-Compliance |
| | Mitralstenose |
| | Vorhofpfropfung |
| **Fehlende a-Welle** | Vorhofflimmern |
| | Vorhofasystolie |

### 1.3.4 Missverhältnis von PCP und LVEDP

Ursachen diskrepanter Druckwerte für PC/LVEDP [5]

| PCP > LVEDP | PCP < LVEDP |
|---|---|
| COPD, Intrinsic-PEEP | Aorteninsuffizienz |
| Respiratortherapie | Lungenembolie |
| Kompression pulmonaler Venen | Z.n. Pneumonektomie |
| Mitralstenose | Hypokinetischer LV |
| ASD | Hypervolämie |
| Tachykardie | |
| Falsche Katheterlage | |

### 1.3.5 Pathologischer PCP-Anstieg unter Belastung bei KHK

Vor ca. 20 Jahren war ein RHK mit Ergometrie nach Myokardinfarkt eine in Deutschland sehr häufig durchgeführte Untersuchung zur Evaluation der Hämodynamik unter Belastung. Die Evidenz hierfür war spärlich. Heute wird der RHK selten eingesetzt, ist aber nach wie vor eine gute Möglichkeit zur Abklärung der Belastungsdyspnoe.

Der pathologisch erhöhte PCP-Anstieg unter Belastung kann durch eine systolische Funktionsstörung (z.B. ausgedehnte Nekrosebildung nach Infarkt und/oder Aneurysma), durch eine diastolische Funktionsstörung (z.B. bei ischämischer Relaxationsstörung) oder durch die Kombination beider Komponenten bedingt sein. Typisch für eine systolische Funktionsstörung infolge ausgedehnten Myokardverlustes ist ein PCP-Anstieg bei gleichzeitig deutlich vermindertem HZV-Anstieg und Auftreten von Dyspnoe. Typisch, aber nicht spezifisch für den ischämisch bedingten PCP-Anstieg ist der ab einer bestimmten Belastungsstufe steile PCP-Anstieg bei regelrechtem HZV-Anstieg mit Auftreten von Angina pectoris und/oder ST-

Senkungen im EKG. Ein pathologischer PCP-Anstieg unter Belastung sollte nur im Zusammenhang mit einem weiteren Ischämie-Indikator (EKG, Angina pectoris) als Ausdruck der Koronarinsuffizienz gewertet werden.

Cave: Abbruch des RHK mit ergometrischer Belastung bei Anstieg des PCP > 40 mmHg oder PAM > 60 mmHg [3]!

## 1.4 Beurteilung von Klappenstenosen

| Normalwerte der Klappenöffnungsflächen [1] | |
|---|---|
| Mitralklappe | 4–6 cm$^2$ |
| Aortenklappe | 2,6–3,5 cm$^2$ |
| Trikuspidalklappe | 6–10 cm$^2$ |
| Pulmonalklappe | 2,5–3,5 cm$^2$ |

Für die Schweregradbeurteilung von Klappenstenosen bestehen die in Kap. 1.4.1–1.4.7 beschriebenen Möglichkeiten.

### 1.4.1 Bestimmung des Druckgradienten

| Invasive Druckmessung | Bestimmung des Peak-to-peak-Gradienten |
|---|---|
| | Bestimmung des mittleren Druckgradienten (EDV-basiert oder manuell nach der 5-Punkte-Methode [1]) |
| Doppler-Echokardiografie | Bestimmung des maximalen (instantanen) Gradienten |
| | Bestimmung des mittleren Gradienten |

**Methodenkritik:** Referenzparameter bei der Stenosebeurteilung ist die Klappenöffnungsfläche (KÖF). Die Abschätzung der KÖF über den Druckgradienten ist problematisch, weil der Druckgradient außer von der KÖF auch vom HZV und der Herzfrequenz bzw. der systolischen Austreibungszeit bzw. der diastolischen Füllungszeit abhängig ist. Ein mittlerer Druckgradient über der Aortenklappe von z.B. 30 mmHg kann sowohl bei einer leichten wie auch bei einer schweren Aortenstenose gemessen werden [32].

### 1.4.2 Bestimmung der KÖF durch Planimetrie

◢ Transthorakales Echo (Mitralklappe [8], Aortenklappe [6])
◢ Transösophageales Echo (Mitralklappe [8], Aortenklappe [6])
◢ MRT
◢ CT

**Methodenkritik:** Zuverlässig bei guten Schallbedingungen, im Einzelfall sehr schwierig bis unmöglich bei schlechter Darstellbarkeit und/oder stark verkalkten Klappen. Überschätzung der KÖF bei schräger Anlotung, Unterschätzung der KÖF bei Klappenverkalkung möglich.

### 1.4.3 Berechnung der KÖF nach der Kontinuitätsgleichung

Dopplerechokardiografische Methode nach der Formel:

$$A_1 \times V_1 = A_2 \times V_2$$
$$A_1 = \frac{A_2 \times V_2}{V_1}$$

$A_1$ = KÖF der stenosierten Klappe
$V_1$ = Mittlere Flussgeschwindigkeit an dieser Klappe
$A_2$ = Durchströmte Fläche an nicht stenosierter Stelle
$V_2$ = Flussgeschwindigkeit an dieser Stelle

$$A = \pi \times \left(\frac{d}{2}\right)^2$$

**Methodenkritik:** Problematisch ist die Flächenberechnung von $A_2$, hier führen relativ kleine Abweichungen des gemessenen Durchmessers zu deutlichen Abweichungen von der wahren KÖF. Bei Vorhofflimmern unzuverlässig wegen der Schlag-zu-Schlag-Variabilität. Die Methode gehört zur Routine bei der Aortenstenose [9, 9a].

### 1.4.4 Berechnung der KÖF nach der Gorlin-Formel

$$KÖF = \frac{\dfrac{HZV\ [ml/min]}{SEP\ bzw.\ DFP\ [s] \times HF\ [S/min]}}{44,3 \times KF \times \sqrt{mittl.\ P\ [mmHg]}}$$

SEP = Systolische Ejektionsperiode
DFP = Diastolische Füllungsperiode
KF = Korrekturfaktor (C = 0,85 für Mitralklappe, C = 1 für die anderen Klappen
Mittl. P = mittlerer Druckgradient

**Methodenkritik:** Die Bestimmung nach der Gorlin-Formel [4] gilt als Goldstandard. Genauigkeit abhängig von der HZV-Bestimmung, bei Absoluter Arrhythmie auch von der Variabilität der SEP/DFP (mehrfache Messungen unbedingt erforderlich). Die Klappenöffnungsfläche galt als unabhängig von der Ventrikelfunktion, tatsächlich ist auch sie flussabhängig (s. Kap. 4.1). Fehlbestimmungen bei kombinierten Vitien möglich, weil dann das Schlagvolumen (nach Fick oder Thermodilution) deutlich niedriger sein kann als das wahre SV an dieser Klappe.

### 1.4.5 Berechnung der KÖF über die Druckhalbwertszeit

$$KÖF = \frac{220}{Druckhalbwertszeit}$$

**Methodenkritik:** Anwendbar bei Mitral- und Trikuspidalstenose [11]. Die Methode wird kaum beeinflusst von einer begleitenden Mitralinsuffizienz (im Gegensatz zur Gorlin-Formel), ist jedoch abhängig von der Registrierung der Flussprofile. Überschätzung der KÖF möglich bei zusätzlicher Aor-

teninsuffizienz, KÖF-Unterschätzung bei LV-Hypertrophie und Tachykardie (verlangsamte Relaxation). Die Übereinstimmung der invasiv (Herzkatheter) und nach DHZ ermittelten KÖF wird in der Literatur unterschiedlich beurteilt [8, 10].

### 1.4.6 Berechnung des Klappenwiderstandes

Die Berechnung wurde für Aortenstenosen vorgeschlagen, sie ist bislang wenig gebräuchlich, zudem ist kein zusätzlicher Vorteil erkennbar.

### 1.4.7 Berechnung der KÖF über die Gorlin-Formel bei kombinierten Vitien und Mehrklappen-Vitien

Bei geringgradiger Insuffizienz der stenosierten Klappe besteht die Möglichkeit, die KÖF als „unkorrigierte KÖF" anzugeben. Bei zusätzlicher mäßiger bis schwerer Insuffizienz der stenosierten Klappe wird die wahre KÖF unterschätzt, da das wahre Schlagvolumen, das die Klappe passiert, um das Regurgitationsvolumen größer ist als das effektive Schlagvolumen, wie es im Katheterlabor üblicherweise nach Fick oder durch Thermodilution berechnet wird. Je größer die Insuffizienz, desto größer die Unterschätzung der KÖF und somit die Überschätzung des Schweregrades der Stenose.

## 1.5 Beurteilung von Klappeninsuffizienzen

Die Quantifizierung von Insuffizienzen ist im Vergleich zu der Stenosebeurteilung insgesamt deutlich problematischer, weil es an einem geeigneten Standardparameter (entsprechend der Klappenöffnungsfläche bei Stenosen) mangelt.

## 1.5.1 Angiografie

Bei der angiografischen Darstellung der Regurgitation entspricht die Menge des über die insuffiziente Klappe zurückfließenden Kontrastmittels bzw. die daraus resultierende Anfärbung des Cavums dem Schweregrad der Insuffizienz [16].

**Methodenkritik:** Das Verfahren galt als der Goldstandard. Problematisch sind die bekanntermaßen subjektive Interpretation der KM-Anfärbung, die Beeinträchtigung durch Extrasystolen, die fehlende Standardisierung von Kontrastmittelmenge und Injektionsgeschwindigkeit sowie die Größe von Vorhof und Ventrikel, sodass Abweichungen um einen Schweregrad möglich sind. Zudem ist die Regurgitation immer abhängig von der aktuellen Nachlast. Nicht selten erfolgt die Angabe als Grad II–III oder III–IV, weil eine klare Einteilung nicht möglich erscheint [1].

## 1.5.2 Farb-Doppler-Echokardiografie

◢ Volumina der Herzhöhlen
◢ Größe des Regurgitationsjets, Verhältnis der Größe des Regurgitationsjets im Verhältnis zur entsprechenden Kavität [11, 12]
◢ Regurgitationsquerschnittsfläche und Regurgitationsflussrate nach der Flusskonvergenzmethode (PISA) bei MI [7, 15]
◢ Durchmesser der Vena contracta [13]
◢ Flussumkehr in den Pulmonalvenen bei MI, in den Lebervenen bei TI [14]
◢ Regurgitationsvolumen/Regurgitationsfraktion über die Bestimmung der Schlagvolumina über Aorten- und Mitralklappe [13]
◢ Druckhalbwertszeit bei der AI

**Methodenkritik:** Alle Methoden sind mehr oder weniger ungenau und zeigen eine nur mäßige Korrelation zum angiografischen Schweregrad. Problematisch ist die Untersu-

cherabhängigkeit, die Abhängigkeit vom verwendeten Gerät und der Geräteeinstellung sowie von der Schallbarkeit des Patienten. Problematisch sind stark exzentrische Jets und eingeschränkte Schallbarkeit sowie der häufig erhebliche Zeitaufwand für eine gute Untersuchung. Die Differenzierung einer leichten Insuffizienz gegenüber einer schweren Insuffizienz ist i.d.R. möglich. Die zurzeit empfohlene Graduierung ist „mild – moderate – severe", evtl. auch „mild to moderate" oder „moderate to severe" [48].

## 1.5.3 Berechnung des Regurgitationsvolumens

Das effektive Schlagvolumen ($SV_{eff}$) wird durch Thermodilution oder nach Fick berechnet, das totale Schlagvolumen ($SV_{tot}$) wird angiografisch bestimmt (diastolisches LV-Volumen minus systolisches LV-Volumen), die Differenz ist das Regurgitationsvolumen (RV). Hieraus lässt sich die Regurgitationsfraktion (RF) bestimmen [1].

$$RV = SV_{tot} - SV_{eff}$$

$$RF = \frac{RV \times 100}{SV_{tot}}$$

**Methodenkritik:** Wie oben erwähnt, ist das Regurgitationsvolumen ein nachlastabhängiger Parameter und somit physiologischerweise variabel, zudem fließen die Messungenauigkeiten von 2 HZV-Bestimmungen mit ein. Relativ häufig misslingt wegen Extrasystolien die einwandfreie angiografische SV-Bestimmung. Das Verfahren wird heute selten genutzt.

## 1.5.4 Kernspintomografie

Regurgitationsvolumen und -fraktion können über die Differenz zwischen dem Schlagvolumen im rechten und linken Ventrikel ermittelt werden. Für die Routinediagnostik ist die Kernspintomografie zu teuer und zu aufwendig, bei divergierenden Daten stellt sie aber eine gute Möglichkeit der Quantifizierung dar, sofern die erforderliche Software und Erfahrung zur Verfügung steht [31, 47].

### 1.5.5 Druckmessungen

**Aorteninsuffizienz**
Die Höhe des diastolischen Aortendrucks korreliert mit dem Schweregrad einer Aorteninsuffizienz, ein stark erhöhter diastolischer Druck ist mit einer schweren Aorteninsuffizienz nicht vereinbar. Die Abhängigkeit des diastolischen Drucks vom peripheren Widerstand, der nicht immer uniform erniedrigt ist, schränkt den Parameter im Einzellfall deutlich ein. Ein diastolischer Druckangleich zwischen Aorta und LV zeigt die schwere AI.

**Mitralinsuffizienz**
Ein möglicher Parameter ist die Höhe der v-Welle der PCP-Kurve. Die Höhe der v-Welle ist jedoch auch von der LV-Funktion abhängig, zudem ist sie abhängig von der Compliance des LA. Eine chronische Mitralinsuffizienz kann trotz normaler v-Welle in Ruhe ausgeprägt sein, bei Vorhofflimmern besteht immer eine betonte v-Welle – auch ohne MI. Insgesamt ist eine hohe v-Welle weder spezifisch noch sensitiv für eine Mitralinsuffizienz [21].

### 1.5.6 Diameter der linken Ventrikels

Eine deutliche Volumenbelastung durch das Regurgitationsvolumen bei AI oder MI führt auf Dauer zu einer Vergrößerung des linken Ventrikels. Bei akuten Insuffizienzen ist auch bei höherem Schweregrad noch keine stärkere Dilatation feststellbar. Bei einer zusätzlichen Schädigung (z.B. durch KHK) korreliert

der LV-Diameter nicht mehr mit der Insuffizienz.

## 1.6 Systolische LV-Funktionsparameter

Die wichtigsten klinischen Kenngrößen sind Ejektionsfraktion und SV/HZV. Beide Größen werden beeinflusst durch Faktoren, die auf Vorlast und Nachlast einwirken, und unterliegen daher einer deutlichen Variabilität. Wichtigster Parameter für die Kontraktilität (bes. für hämodynamische Studien) ist dp/dt, der bei Mitralinsuffizienz leicht auch im Echo über den CW-Doppler abzuschätzen ist [50].

- SV
- HZV in Ruhe
- HZV-Anstieg unter Belastung, maximales HZV
- EF
- LV-Diameter und LV-Volumina (EDV, ESV, EDD, ESD)
- dp/dt
- Wandspannung, linksventrikulärer Stroke work index

### 1.6.1 Methoden zur Bestimmung des HZV

**Methode nach Fick**

$$HZV = \frac{Sauerstoffaufnahme}{arteriovenöse\ O_2\text{-}Differenz}$$

Die Genauigkeit der Messergebnisse ist am größten bei hoher $O_2$-Differenz, also bei niedrigem HZV bzw. unter Belastung. Aufgrund des technischen Aufwands wird die Sauerstoffaufnahme nicht gemessen, sondern z.B. nach den Formeln von LaFarge oder Bergstra ermittelt. Die kalkulierte $O_2$-Aufnahme weicht jedoch häufig stark von der tatsächlichen $O_2$-Aufnahme ab [19], sodass die Methode deutlich limitiert ist. Die

Fehlbestimmung des HZV kann nachfolgend zu weiteren Fehlkalkulationen (Regurgitation, KÖF nach Gorlin) führen.

### Angiografische Methode
Berechnung des Schlagvolumens nach Bestimmung des enddiastolischen und endsystolischen Volumens im Lävokardiogramm. Aufgrund der häufigen Extrasystolen, aber auch bei Vorhofflimmern ist die Methode bei vielen Untersuchungen nicht verwertbar. Problematisch ist zudem die Kalibrierung. Bei Aorten- und Mitralinsuffizienz bietet die Methode jedoch grundsätzlich die Möglichkeit das totale Schlagvolumen zu berechnen. Nachteilig – auch für serielle Bestimmungen – ist natürlich die Invasivität der Methode [1].

### Thermodilution
5–10 ml gekühlte Kochsalzlösung werden in das rechte Atrium injiziert, ein Thermistor in der Pulmonalarterie misst die dadurch bedingte Änderung der Temperatur in der A. pulmonalis über die Zeit. Je höher das HZV, desto geringer ist die Änderung der Bluttemperatur. Bei kleinem HZV (< 3,5 l/min) wird das wahre HZV häufig überschätzt. Bei bedeutsamer Trikuspidalinsuffizienz ist das Verfahren nicht anwendbar. Unter guten Bedingungen beträgt der Fehler 5–10% [1, 4].

### Radionuklidventrikulografie
Relativ teuer, verbunden mit einer Strahlenbelastung. Die HZV-Messung ist auch unter körperlicher Belastung möglich. Es besteht zudem die Option der getrennten Bestimmung von rechts- und linksventrikulärem HZV für die Vitien-Diagnostik (kaum gebräuchlich).

### Indikatorverfahren
Bei niedrigem HZV ist das Indikatorverfahren mit Indocyanin (Cardiogreen) nur eingeschränkt verwendbar, es ist ungeeignet bei Shunt-Vitien (außer zur Shunt-Diagnostik),

gut geeignet bei hohem HZV. Die Methode wird nur wenig verwendet (zu den Details der Durchführung s. [1, 4]).

### Echokardiografie
Berechnung des Schlagvolumens aus dem Produkt von Klappenfläche und dem korrespondierenden Geschwindigkeitszeitintegral. Bei sorgfältiger Messung gute Übereinstimmung mit der Thermodilutionsmethode. Nur nach ordentlicher Einarbeitung sind befriedigende Ergebnisse zu erwarten [11, 23, 25].

## 1.6.2 Methoden zur Bestimmung der EF

Die EF ist der wichtigste Einzelparameter für die systolische Funktion, vor allem wegen der gut dokumentierten Korrelation von LVEF und Lz.-Prognose.

Graduierung der LV-Funktion

|  | Einteilung nach [24] | Einteilung nach [45] gemäß Echo-Messung |
|---|---|---|
| Normale LV-Funktion | EF > 60% | ≥ 55% |
| Leichte LV-Dysfunktion | EF 50–60% | 45–54% |
| Mittelgradige LV-Dysfunktion | EF 35–50% | 30–44% |
| Schwere LV-Dysfunktion | EF < 35% | < 30% |

### 1.6.2.1 Echokardiografie
Die am häufigsten genutzte Methode mit folgenden Anwendungsmöglichkeiten:

### Teichholz-Methode
Berechnung der Volumina und der EF aus den M-Mode-Parametern im parasternalen Schnitt, z.B. nach Teichholz. Verlässlich anwendbar nur bei normaler Form des LV (dann ist die erwartungsgemäß „normale" EF

jedoch meist wenig interessant). Generell nicht mehr empfohlen [45].

### Visuelle Abschätzung

Einschätzung der EF nach Darstellung des LV aus allen möglichen 2-D-Echo-Ebenen, sog. Eyeball-Methode. Relativ schnell durchgeführt, daher in der Alltagsroutine gut einsetzbar [38], jedoch nur mit viel Training einigermaßen verlässlich (notwendig ist eine Schulung mit einer Referenzmethode am gleichen Patienten, z.B. Lävokardiografie). Möglichkeit der Fehleinschätzung klar gegeben [36]. Die Intra- und Interobserver-Reproduzierbarkeit war befriedigend, dennoch der radionuklid-angiografischen Methode hinsichtlich Genauigkeit unterlegen [38]. Häufig wird statt der EF-Abschätzung eine semiquantitative Einschätzung der LV- Funktion gegeben (leichte, mittelgradige, hochgradige Einschränkung).

### Wall-Motion-Index/-Score

Gemittelter Wert nach Bewertung der Kontraktilität der verschiedenen Segmente (Modelle von 9–20 Segmenten wurden vorgeschlagen, von der ASE [37] wurden 16 Segmente empfohlen).

Bewertung

| 1 | Normale Kontraktilität oder Hyperkinesie |
|---|---|
| 2 | Hypokinesie |
| 3 | Akinesie |
| 4 | Dyskinesie |
| 5 | Aneurysma |

### Scheibchensummationsmethode nach Simpson

Computerunterstützte Berechnung der LV-Volumina, basierend auf einem „Tracing" der Endokardgrenzen in 2 orthogonalen Darstellungen (4-Kammer- und 2-Kammer-Blick). Funktioniert nur, wenn die Endokardlinie einwandfrei darstellbar ist und der LV in ganzer Länge dargestellt werden kann. Unter diesen Prämissen ist die Methode das echokardiografische **Standardverfahren** [45].

Die Methoden sind in der Übereinstimmung mit einer Referenzmethode gleichwertig ohne systematische Über- oder Unterschätzung, allerdings belegen Korrelationskoeffizienten von 0,7–0,9 und eine Interobserver-Variabilität von bis zu 15–20% eine relevante mögliche Fehleinschätzung [36]. Die Anwendung von Echo-Kontrastmitteln und Second harmonic imaging verbessert die Genauigkeit signifikant [29, 30].

### 1.6.2.2 Lävokardiografie

Berechnung aus dem endsystolischen und enddiastolischen Volumen (s. Kap. 2.1) nach Planimetrie der KM-Grenzen. Septum und laterale Wand sind kaum repräsentiert, die Genauigkeit der monoplanen Berechnung ist naturgemäß gerade bei kranken Herzen sehr limitiert. Häufig zudem wegen Extrasystolie nicht oder nur eingeschränkt verwendbar. Wegen der Invasivität ist dies keine Methode zur Verlaufsbeurteilung.

### 1.6.2.3 Radionuklidventrikulografie

Validiertes Verfahren mit ebenfalls diversen Fehlerquellen; problematisch ist die Strahlenbelastung [62].

### 1.6.2.4 Kardio-MR

EF-Kalkulation nach Volumenbestimmung in kurzer Achse nach Simpson. Teuer, aufwendig, dennoch auf dem Weg zum Goldstandard. Die EF nach MR und nach 2-D-Echo differieren im Mittel um 5%. Das Echo unterschätzt das Volumen im Vergleich zum MR um diastolisch 40% bzw. systolisch 38% [56].

Die verschiedenen Methoden sind validiert, die **Übereinstimmung von Messergebnissen der verschiedenen Methoden ist jedoch nur mäßig, z.T. unzureichend** (Korrelationskoeffizient 0,73 bei [61]), sodass die

Messergebnisse nicht austauschbar sind [22, 25, 35, 42, 49]. Häufig wird nicht berücksichtigt, dass die EF kein unabhängiger Parameter der Kontraktilität ist, sondern ebenfalls von Vorlast, Nachlast und HF beeinflusst wird, sodass eine gewisse Variabilität nicht nur methodenbedingt ist.

## 1.7 Diastolische LV-Funktionsparameter

Die Diastole beginnt mit dem Schluss der Aortenklappe und wird in 4 Phasen eingeteilt: isovolumetrische Relaxation (IVRT), frühe schnelle Füllung, langsame Füllung oder Diastase, Vorhofkontraktion.

### 1.7.1 Determinanten der LV-Diastole

◢ Atriale Kontraktilität.
◢ Perikardialer Status.
◢ Dauer der Diastole, d.h. zur Verfügung stehende Füllungszeit.
◢ Relaxation: Energieverbrauchender Prozess zur Deaktivierung des kontraktilen Apparates bzw. zur Rückführung in den Ausgangszustand. Störungen der Relaxation führen zur kompensatorischen Zunahme der LV-Füllung durch die atriale Kontraktion. Determinanten sind Energiestatus, Vorlast, Nachlast, Kalziumhomöostase, Regulatorproteine und der koordinierte zeitliche Verlauf der Relaxation.
◢ Compliance: Passive Druck-Volumen-Relation, Determinanten sind Zellen und extrazelluäre Matrix.

Goldstandard zur Beschreibung der diastolischen Funktion bzw. Dysfunktion sind die folgenden Parameter:
◢ Relaxations-Zeitkonstante (tau), pathologisch bei > 48 s [33, 57]
◢ Konstante β (LV stiffness constant)

◢ –dp/dt (ebenfalls ein Maß für die Relaxation), pathologisch bei < 1 100 mmHg/s [33] (invasive Messung mittels hochempfindlichem Mikromanometer erforderlich)
◢ Druck-Volumen-Kurve zur Beschreibung der Compliance, ebenfalls nur invasiv zu ermitteln [40, 46]

Die Parameter sind für den klinischen Alltag ungeeignet.

### 1.7.2 Echokardiografische Analyse der diastolischen Funktion des linken Ventrikels

Die **Echokardiografie** bietet in der klinischen Routine die Basis der Evaluation, analysiert werden:

#### 1.7.2.1 Das transmitrale Einstromprofil
Einflussfaktoren sind HF, Arrhythmien, PR-Intervall, HZV, Anulus-Diameter und vor allem das Alter [57]. Bei Patienten mit KHK oder HCM und einer LVEF ≥ 50% ist die Korrelation der transmitralen Flussgeschwindigkeiten und der Hämodynamik schlecht [57].

**E/A-Ratio**

Normwerte für die E/A-Ratio nach [57], Mittelwerte und Standardabweichung

| Alter [Jahre] | 16–20 | 21–40 | 41–60 | > 60 |
|---|---|---|---|---|
| E/A-Ratio | 1,88 ± 0,45 | 1,53 ± 0,4 | 1,28 ± 0,25 | 0,96 ± 0,18 |

**E/A-Ratio während des Valsalva-Manövers**
Ein erhöhter LV-Füllungsdruck führt bei gestörter Relaxation zu einem normalen E/A-Verhältnis. Die verminderte LA-Füllung während des Valsalva-Manövers demaskiert die gestörte Relaxation bei pseudonormaler diastolischer Funktion und differenziert zwischen einer reversiblen und einer fixierten restriktiven diastolischen Funktionsstörung.

Eine suffiziente Auswertung ist allerdings nur in ca. 60% der Fälle möglich [40]. Eine Reduktion der E/A-Ratio um mindestens 50% ist spezifisch für einen erhöhten LV-Füllungsdruck [57].

**Dauer der A-Welle (Adur)**
Zur Berechnung der Differenz ARdur – Adur s. Kap. 1.7.2.2
Dauer des retrograden atrialen systolischen Flusses in der Pulmonalvene minus Dauer der A-Welle im transmitralen Einstrom

**Deceleration time**
Die Deceleration time (DT) ist verlängert bei Relaxationsstörung, verkürzt bei restriktiver Störung. Eine Fusion von E- und A-Welle bei Tachykardie oder ein AV-Block können die Messung verhindern.

Normwerte für die DT nach [57], Mittelwerte und Standardabweichung

| Alter [Jahre] | 16–20 | 21–40 | 41–60 | > 60 |
|---|---|---|---|---|
| DT [ms] | 142 ± 19 | 166 ± 14 | 181 ± 19 | 200 ± 29 |

**Velocity flow propagation (Vp)**
Bestimmung der sog. Velocity flow propagation (Vp) im Farb-M-Mode als der Geschwindigkeit des Blutflusses von der Mitralklappenebene zum LV-Apex. Relativ vorlastunabhängiger Parameter der Relaxation [54, 55], Norm: > 50 cm/s. Bei normaler EF können trotz erhöhten Füllungsdrucks normale Werte gemessen werden [57]. Ein Verhältnis von E/Vp ≥ 2,5 bei reduzierter LVEF spricht für einen erhöhten LVEDP [57].

**1.7.2.2 Pulmonalvenöser Einstrom**
Messung der folgenden Parameter in der rechten paraseptalen Pulmonalvene [40]:
◢ Systolischer Peak flow (S)
◢ Diastolischer Peak flow (D)
◢ Retrograder diastolischer Fluss (AR)
◢ Dauer des retrograden Flusses (ARdur)

Bei Zunahme des LVEDP kommt es zur Verminderung der systolischen Geschwindigkeit bei Anstieg der diastolischen Geschwindigkeit, es resultiert ein S/D-Verhältnis von < 1, außerdem kommt es zu einer Verlängerung von ARdur und einer Zunahme der Geschwindigkeit von AR [57].

Bedeutsam sind eine AR > 35 cm/s und eine ARdur > 30 ms als Prädiktoren eines erhöhten LVEDP.

Eine Differenz ARdur – Dauer der A-Welle im transmitralen Einstrom (ARdur – Adur) von > 30 ms zeigt einen erhöhten LVEDP sowohl bei erhaltener wie auch bei reduzierter systolischer LV-Funktion. Dies gilt unabhängig vom Alter [57].

Normwerte für die S/D-Ratio und die ARdur nach [57], Mittelwert und Standardabweichung

| Alter [Jahre] | 16–20 | 21–40 | 41–60 | > 60 |
|---|---|---|---|---|
| S/D-Ratio | 0,82 ± 0,18 | 0,98 ± 0,32 | 1,21 ± 0,2 | 1,39 ± 0,47 |
| ARdur [ms] | 113 ± 17 | 127 ± 13 | 133 ± 13 | 138 ± 19 |

**1.7.2.3 Doppler tissue imaging des Mitralklappenanulus**
Das Doppler tissue imaging (DTI) dient der Messung der frühen diastolischen Geschwindigkeit des Myokards am Mitralklappenrand, sog. E'. Quotientenbildung mit der E-Welle im transmitralen Einstrom E/E'. Mit zunehmendem Schweregrad der diastolischen Dysfunktion wird E' kleiner und der Quotient damit größer. Normalwerte bis 7,7 bzw. < 8. Bei Patienten mit diastolischer Dysfunktion ist in 86% E/E' > 8 (am lateralen Anulus), der Parameter war im Vergleich den übrigen Echoparametern überlegen [52]. Ein E/E' > 15 gilt als eindeutig pathologisch [59]. Bei E/E' 8–15 müssen andere Parameter herangezogen werden.

*Cave:* Bei Patienten mit dekompensierter Herzinsuffizienz infolge systolischer Dysfunktion hatte ein E/E' > 15 nur eine Sensitivität von 66% und eine Spezifität von 50%

für die Prädiktion eines PCP > 18 mmHg [60]. Der Parameter ist vielleicht doch nicht so gut geeignet, wie bislang geglaubt wurde.

### 1.7.2.4 Isovolumic relaxation time

Die Isovolumic relaxation time (IVRT) bezeichnet die Zeit zwischen Aortenklappenschluss und Mitralklappenöffnung. Eine pathologisch verlängerte IVRT zeigt die gestörte Relaxation, jedoch kann diese auch bei normalen IVRT-Werten bestehen, wenn ein erhöhter LA-Druck eine frühe Mitralklappenöffnung bedingt [33].

Normwerte für die IVRT nach [57], Mittelwerte und Standardabweichung

| Alter [Jahre] | 16–20 | 21–40 | 41–60 | > 60 |
|---|---|---|---|---|
| IVRT [ms] | 50 ± 9 | 67 ± 8 | 74 ± 7 | 87 ± 7 |

### 1.7.2.5 Größe des linken Vorhofes

Die Größe des LA spiegelt den Schweregrad und die Dauer der diastolischen Dysfunktion wider. Eine Dilatation des LA ohne diastolische Dysfunktion findet sich bei Athleten, ein erhöhtes HZV z.B. bei Anämie, AF/AFL oder Mitralklappenfehler. Die Größe des LA wird in ml/m$^2$ angegeben. Normal sind 22 ± 5 ml/m$^2$, > 32 ml/m$^2$ sind sicher pathologisch, wobei eine 100%ige Spezifität für diastolische Dysfunktion besteht (67%ige Sensitivität) [53]. Ein LAVI > 34 ml/m$^2$ ist ein Prädiktor für AF, Apoplex, Herzinsuffizienz und Tod [57].

### 1.7.2.6 Strain, Strain rate

Noch kein Bestandteil der Routine, weitere Studien notwendig [57].

### 1.7.3 Klassifizierung der diastolischen Dysfunktion

Zur folgenden Klassifizierung s. [57].

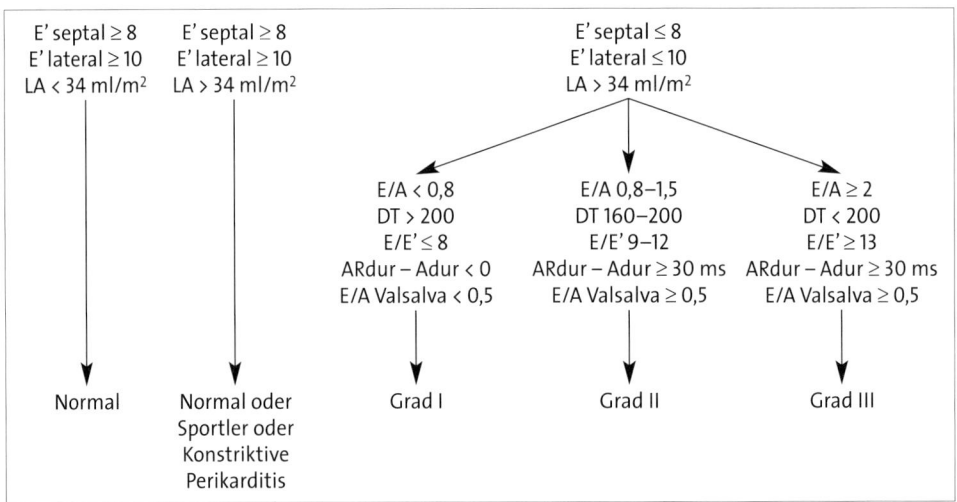

Stadien der diastolischen Dysfunktion nach **ESC 2005** [41]

| Leicht | Gestörte Relaxation |
|--------|---------------------|
| Mittel | Pseudonormale Füllung |
| Schwer | Restriktive Störung |

Die Echo-Parameter der diastolischen Funktion unterliegen einer bedeutsamen Variabilität [27, 28], sind lediglich Surrogatparameter für Relaxation und Compliance und sollten daher immer nur im Kontext mit klinischen (und biochemischen?) Daten interpretiert werden. Folge einer diastolischen Dysfunktion ist der erhöhte ventrikuläre Füllungsdruck, Grenzwerte sind 12 mmHg für PCWP bzw. 16 mmHg für LVEDP [57].

Das restriktive Füllungsmuster ist bekanntermaßen ein Marker für eine schlechte Prognose [43, 51]. Eine pseudonormale LV-Füllung ist assoziiert mit einem 4-fach erhöhten Mortalitätsrisiko [58].

## 1.8 Grundparameter der Ventrikelfunktion

◢ Herzfrequenz
◢ Kontraktilität: Ausmaß und Geschwindigkeit der Muskelfaserverkürzung
◢ Relaxation und Compliance: Qualität der aktiven und passiven diastolischen Funktion
◢ Nachlast: Summe der Auswurfwiderstände
◢ Vorlast: Ausmaß der Muskelfaservordehnung

## 1.9 Kreislaufregulationsmechanismen

◢ Bainbridge-Reflex: Herzfrequenz-Zunahme bei vermehrtem venösem Rückfluss
◢ Gauer-Henry-Reflex: Vorhofdehnung führt zur Diurese-Steigerung
◢ Bowditch-Effekt: Herzfrequenz-Steigerung führt zur Kontraktilitätszunahme

◢ Bezold-Jarisch-Reflex: Erregung von kardialen Mechanorezeptoren führt zur Erhöhung des Vagotonus und Inhibierung des Sympathikotonus mit Bradykardie und Blutdruckabfall
◢ Frank-Starling-Mechanismus: Erhöhung des Schlagvolumens bei Zunahme der Ventrikelfüllung

## 1.10 Herztöne

Die Auskultation der Herztöne ist beinahe altmodisch und die neuere Literatur ist nicht geeignet ihren Stellenwert zu stärken [63]. Dennoch: (Noch) gehört es wohl dazu, ein Herz auskultieren zu können und zu wissen, wie die Herztöne (HT) und -geräusche entstehen.

1. Herzton
   – Entsteht durch Schwingungen infolge Mitral- und Trikuspidalklappenschluss und durch die Anspannung der Ventrikel.
   – Lauter 1. HT bei Mitralstenose.
2. Herzton
   – Entsteht durch den Schluss von Aorten- und Pulmonalklappe.
   – Leiser 2. HT bei Aortenstenose.
   – Fixierte Spaltung bei unkompliziertem ASD II.
   – Paradoxe Spaltung (Aortenklappenschluss nach Pulmonalklappenschluss) bei Aortenstenose, Aorteninsuffizienz, LSB, Schrittmachersystolie.
   – Persistierende Spaltung (Spaltung auch in Expiration) bei pulmonaler Hypertonie, Pulmonalstenose.
3. Herzton
   – Entsteht durch eine verstärkte Ventrikelanspannung zum Zeitpunkt der schnellen, passiven, frühdiastolischen Füllung.
   – Bei LV-Dysfunktion.
   – Bei Kindern und jungen Erwachsenen physiologisch.

4. Herzton
   - Entsteht durch eine verstärkte Ventrikelanspannung infolge der Vorhofkontraktion.
   - Bei RV- oder LV-Hypertrophie oder bei Volumenbelastung infolge Klappeninsuffizienz.

◢ Mitralöffnungston
   - Entsteht durch Schwingungen bei Öffnung einer stenosierten Mitraklappe.
   - Bei Mitralstenose.

Graduierung der Lautstärke kardialer Nebengeräusche

| 1/6 | Sehr leise, nur bei gezielter Auskultation zu hören |
|-----|------------------------------------------------------|
| 2/6 | Leise, aber sofort zu hören |
| 3/6 | Deutlich lautes Geräusch ohne Schwirren, auch durch die aufgelegte Hand auskultierbar |
| 4/6 | Lautes Geräusch, evtl. palpables Schwirren |
| 5/6 | Sehr lautes Geräusch, palpables Schwirren über größerer Region |
| 6/6 | Distanzgeräusch |

**Literatur**

[1] Krakau I, Lapp H. Das Herzkatheterbuch, 2. Aufl. 2005, Georg Thieme, Stuttgart, New York

[2] Petersen J. Herzkatheterung und Angiokardiographie. In: Roskamm H, Reindell H. Herzkrankheiten, 3. Aufl., 273–274. 1989, Springer, Berlin

[3] Buchwalsky R. Einschwemmkatheter, 3. Aufl. 1992, Perimed-spitta, Erlangen

[4] Grossmann W, Baim DS. Cardiac Catheterization, Angiography, and intervention. 4. Ed. 1991, Lea & Febiger, Philadelphia

[5] Schneider H et al. Die pulmonalarterielle Druckmessung zur Analyse des kleinen Kreislaufs. Internist 1995;36:35–41

[6] Okura H et al. Planimetry and thransthoracic two-dimensional echocardiography in noninvasive assessment of aortic valve area in patients with valvular aortic stenosis. J Am Coll Cardiol 1997;30:753–9

[7] Enriquez-Sarano M et al. Effective Mitral Regurgitant Orifice Area: Clincal use and pitfalls of the Proximal Isovelocity Surface Area Method. J Am Coll Cardiol 1995;25:703

[8] Handke M et al. Diagnostischer Stellenwert verschiedener echo- und Dopplerechokardiographischer Methoden in der Quantifizierung von Mitralklappenstenosen. Z Kardiol 1996;85:561–9

[9] Bednarz JE. An Echocardiographic approach to the assessment of aortic stenosis. J Am Soc Echocardiogr 1996;9:286–94

[9a] Baumgartner H et al. Echocardiographic assessment of valve stenosis: EAE/ASE recommendations for clinical practice. J Am Soc Echocardiogr 2009;22:1–23

[10] Faletra F et al. Measurement of Mitral Valve Area in Mitral Stenosis: Four echocardiographic methods compared with direct measurement of anatomic orifices. J Am Coll Cardiol 1996;28:1190–7

[11] Flachskampf FA. Kursbuch Echokardiographie, 2. Aufl, 2004, Georg Thieme, Stuttgart, New York

[12] Helmcke F et al. Color doppler assessment of mitral regurgitation with orthogonal planes. Circulation 1987;75:175–83

[13] Hall SA et al. Assessment of Mitral Regurgitation Severity by Doppler Color Flow Mapping of the Vena Contracta. Circulation 1997;95:636–42

[14] Pieper EPG et al. Value of Systolic Pulmonary Venous Flow Reversal and Color Doppler Jet Measurements Assessed with Transesophageal Echocardiography in Recognizing Severe Pure Mitral Regurgitation. Am J Cardiol 1996;78:444–450

[15] Frieske R et al. Transösophageale dopplerechokardiographische Beurteilung der Mitralinsuffizienz: Vergleich von Jetfläche, pulmonalvenösem Flußprofil, proximalem Jetdurchmesser, maximaler Regurgitationsflußrate und Regurgitationsdurchtrittsfläche mit der Angiographie. Z Kardiol 1997;86:346–53

[16] Sellers R et al. Retrograde Cardioangiography in Acquired Cardiac Disease. Am J Cardiol 1964;14:437–47

[17] Connors AF et al. The Effectiveness of Right Heart Catheterization in the initial care of critically ill patients. JAMA 1996;276:889–97

[18] Mueller HS et al. Present Use of Bedside Right Heart Catheterization in Patients with Cardiac Disease. J Am Coll Cardiol 1998;32:840–64

[19] Wolf A et al. Use of Assumed Versus Measured Oxygen Consumption for the Deter-

mination of Cardiac Output Using the Fick Principle. Catheter Cardiovasc Diagn 1998;43:372–80

[20] Nishimura RA, Tajik AJ. Evaluation of Diastolic Filling of Left Ventricle in Health and Disease: Doppler Echocardiography Is the Clinician Rosetta Stone. J Am Coll Cardiol 1997;30:8–18

[21] Kern MJ et al. Interpretation of cardiac pathophysiology from pressure waveform analysis: the left-sided V wave. Catheter Cardiovascular Diagnosis 1991;23:211–8

[22] Urena PE et al. Ejection Fraction by Radionuclide Ventriculography and contrast left ventriculogram. J Am Coll Cardiol 1999;33:180–5

[23] Enriquez-Sarano M et al. Quantitative doppler assessment of valvular regurgitation. Circulation 1993;841–8

[24] ACC/AHA Guidelines and Indications for Coronary Artery Bypass Graft Surgery. Circulation 1991;83:1125–73

[25] Bouchard A et al. Measurement of left ventricular stroke volume using continuous wave doppler echocardiography of the ascending aorta and M-Mode Echocardiography of the Aortic Valve. J Am Coll Cardiol 1987;9:75–83

[26] Naik MM et al. Correspondence of Left Ventricular Ejection fraction Determinations from Two-Dimensional Echocardiography, Radionuclide Angiography and Contrast Cineangiography. J Am Coll Cardiol 1995;25:937–42

[27] Oh JK et al. The Noninvasive Assessment of Left Ventricular Diastolic function with Two-Dimensional and Doppler Echocardiography. J Am Soc Echocardiogr 1997;10:246–70

[28] Appleton CP et al. Doppler evaluation of left and right ventricular diastolic function: a technical guide for obtaining optimal flow velocity recordings. J Am Soc Echocardiogr 1997;10:271–91

[29] Amico AF et al. Superiority of visual vs. computerized echocardiographic estimation of radionuclide left ventricular ejection fraction. Am Heart J 1989;118:1259–65

[30] Cheitlin MD et al. ACC/AHA Guidelines for the Clinical Application of Echocardiography. Circulation 1997;95:1686–744

[31] Task Force of the European Society of Cardiology. The clinical role of magnetic resonance in cardiovascular disease. Eur Heart J 1998;19:19–39

[32] Griffith MJ et al. Inaccuracies in using aortic valve gradients alone to grade severity of aortic stenosis. Br Heart J 1989;62:372–8

[33] European Study Group on Diastolic Heart Failure. How to diagnose diastolic heart failure. Eur Heart J 1998;19:990–1003

[34] Davidson CJ et al. Cardiac Catheterization. In: Zipes DP et al. Braunwald's Heart Disease, 7. Ed. 2005, 395–422. Elsevier Saunders, Philadelphia

[35] Bellenger NG et al. Comparison of left ventricular ejection fraction and volumes in heart failure by echocardiography, radionuclide ventriculography and cardiovascular magnetic resonance. Eur Heart J 2000;21:1387–96

[36] McGowan et al. Reliability of reporting left ventricular systolic function by echocardiography: a systematic review of 3 methods. Am Heart J 2003;146:388–97

[37] Schiller NB et al. Recommendations for the quantification of the left ventricle by two-dimensional echocardiography: American society of echocardiography committee on standards, subcommittee on quantification of two-dimensional echocardiogramms: J Am Soc Echocardiogr. 199;2:358–67

[38] van Royen N et al. Comparison and reproducibility of visual echocardiographic and quantitative radionuclide left ventricular ejection fraction. Am J Cardiol 2003;77:843–50

[39] Zink W et al. Der Pulmonalarterienkatheter. Anästhesist 2001;50:623–45

[40] Khouri SJ et al. A practical approach to the echocardiographic evaluation of diastolic function. Am Soc Echocardiogr 2004;17:290–7

[41] ESC Guidelines. Guidelines for the diagnosis and treatment of chronic heart failure: executive summary (update 2005) Eur Heart J 2005;26:1115–40

[42] Hoffmann R et al. Assessment of systolic left ventricular function: a multi-centre comparison of cineventriculography, cardiac magnetic resonance imaging, unenhanced and contrast-enhanced echocardiography. Eur Heart 2005;26:607–16

[43] Bruch C et al. Electrocardiography and doppler echocardiography for risk stratification in patients with chronic heart failure. J Am Coll Cardiol 2005;45:1072–5

[44] Harvey S et al. Assessment of the clinical effectiveness of pulmonary artery cathe-

ters in management of patients in intensive care (PAC-Man): a randomised controlled trial. Lancet 2005;366:472–7

[45] ASE Committee. Recommendations for chamber quantification: a report from the american society of echocardiography's guidelines and standars committee and the chamber quantification writing group, developed in conjunction with the european association of echocardiography, a branch of the european society of cardiology. J Am Soc Echocardiogr 2005;18:1440–63

[46] Quinones MA. Assessment of diastolic function. Prog Cardiovasc Dis 2005;47:340–55

[47] Schulte B, Boldt A, Beyer D. MRT des Herzens und der Gefäße. 2005, Springer, Berlin, Heidelberg

[48] Zoghbi WA et al. Recommendations for evalutation of the severity of native valvular regurgitation with two-dimensional and doppler echocardiography. J Am Soc Echocardiogr 2003;16:777–802

[49] Dewey M et al. Evaluation of global and regional left ventricular function with 16-slice computed tomography, biplane cine-ventriculography, and two-dimensional transthoracic echocardiography. J Am Coll Cardiol 2006;48:2034–44

[50] Bargiggia GS et al. A new method for estimation left ventricular dP/dt by continuous wave doppler-echocardiography. Circulation 1989;80:1287–92

[51] Somaratne JB et al. Restrictive filling pattern is a powerful predictor of heart failure events postacute myocardial infarction and in established heart failure: a literature-based meta-analysis. J Cardiac Fail 2006;13:346–52

[52] Kasner M et al. Utility of Doppler echocardiography and tissue Doppler imaging in the estimation of diastolic function in heart failure with normal ejection fraction. Circulation 2007;116:637–47

[53] Tsang TSM et al. Left atrial volume as a morphophysiologic expression of left ventricular diastolic dysfunction and relation to cardiovascular risk burden. Am J Cardiol 2002;90:1284–9

[54] Brun P et al. Left ventricular flow propagation during early filling is related to wall relaxation: a color m-mode doppler analysis. J Am Coll Cardiol 1992;20:420–32

[55] Garcia MJ et al. Color m-mode propagation velocity is a preload insensitive index of left ventricular relaxation: animal and human validation. J Am Coll Cardiol 2000;35:201–8

[56] Jenkins C et al. Left ventricular volume measurement with echocardiography: a comparison of left ventricular opacification, three-dimensional echocardiography, or both with magnetic resonance imaging. Eur Heart J 2009;30:98–106

[57] Nagueh SF et al. Recommendations for the evaluation of left ventricular diastolic function by echocardiography. J Am Soc Echocardio 2009;22:107–33

[58] Somaratne JB et al. Pseudonormal mitral filling is associated with similarly poor prognosis as restrictive filling in patients with heart failure and coronary heart diesase: a systematic review and meta-analysis of prospective studies. J Am Soc Echocardiogr 2009;22:494–8

[59] Paulus WJ et al. How to diagnose diastolic heart failure: a consensus statement on the diagnosis of heart failure with normal left ventricular ejection fraction by the heart failure and echocardiography associations of the european society of cardiology. Eur Heart J 2007;28:2539–50

[60] Mullens W et al. Tissue doppler imaging in the estimation of intracardiac filling pressure in decompensated patients with advanced systolic heart failure. Circulation 2009;119:62–70

[61] Joffe SW et al. Are ejection fraction measurements by echocardiography and left ventriculography equivalent? Am Heart J 2009;158:496–502

[62] Schäfers M et al. Postionspapier Nuklearkardiologie. Kardiologe 2009;3:283–93

[63] Iversen K et al. Effect of teaching and type of stethoscope on cardiac auscultatory performance. Am Heart J 2006;152:85e.1.–85.e.7.

## 1.11 Shuntdiagnostik

Aufgabe der Shuntdiagnostik sind Nachweis, Lokalisation und Quantifizierung des Shunts. Folgende anatomische Gegebenheiten können einem Shuntvitium zugrunde liegen:

◢ ASD
◢ VSD
◢ Offener Ductus Botalli
◢ Aortopulmonales Fenster
◢ Lungenvenen-Fehlmündung
◢ Rupturiertes Sinus-Valsalvae-Aneurysma
◢ Koronarfistel

### 1.11.1 Echokardiografie

Außer der Koronarfistel sind sämtliche Shunts zu erkennen, wenn sie hämodynamisch relevant sind, dies z.T. jedoch nur mit hohem zeitlichen Aufwand und unter Verwendung transösophagealer Beschallung sowie von Echo-Kontrastmitteln zur Darstellung eines Kontrastmittelübertritts (z.B. kleiner ASD).

◢ Ein **ASD** ist gut und sicher darstellbar, auch kleine Defekte sind im TEE erkennbar. Die Methode bietet den Vorteil der morphologisch-anatomischen Differenzierung (Sinus-venosus-Defekt, ASD I, ASD II).

◢ Die Sensitivität des Nachweises eines **VSD** wird mit 90% angegeben [1], kleinere VSD sind insbesondere im muskulären Teil des Septums nicht immer zu diagnostizieren, wenn die Schallverhältnisse eingeschränkt sind.

◢ Gut darstellbar ist ein rupturiertes **Sinus-Valsalvae-Aneurysma**, gelegentlich ist zur genaueren Beschreibung ein TEE erforderlich.

◢ Ein **offener Ductus Botalli** ist bei größerem Shunt ebenfalls mittels TEE zu erkennen.

◢ Die Diagnose einer **Lungenvenen-Fehlmündung** ist unzuverlässig, sie verlangt den schwierigen Nachweis des Nicht-Einmündens der Lungenvenen in den linken Vorhof durch die TEE, die Fehlmündung selbst ist eher selten darstellbar. Ein Nachteil der Methode ist die für die klinische Routine unzureichende Quantifizierbarkeit des Shunt-Volumens.

### 1.11.2 Angiokardiografie

Vorteil der Angiokardiografie mit Kontrastmittel ist die Möglichkeit einer direkten Shunt-Darstellung [4]. Der Schweregrad kann allenfalls grob geschätzt werden, für Vorhofseptumdefekte ist die Methode ungeeignet. Die Methode ist seit Einführung des Kardio-MR in die Routinediagnostik des echokardiografisch unzureichend darstellbaren angeborenen Vitiums stark in den Hintergrund getreten.

### 1.11.3 Radionuklidangiografie

Die Radionuklidtechnik beruht auf der Verwendung eines radioaktiven Pharmakons als Indikator. Der Vorteil liegt im nicht invasiven Charakter der Methode, sodass auch serielle Untersuchungen möglich sind. Zudem ist eine Beschreibung der Ventrikelfunktion (EF) möglich. Nach intravenöser Gabe eines Tracers (z.B. Technetiumpertechnetat) werden Zeit-Aktivitäts-Kurven über verschiedenen regions of interest aufgezeichnet. Die Shunt-Quantifizierung erfolgt als Beschreibung des Flussverhältnisses $Q_p/Q_s$ (s. Kap. 1.11.6), absolute Flussvolumina können nicht angegeben werden, die Shuntdetektion gelingt ab einem $Q_p/Q_s > 1,2$ [5, 9]. Ein Links-rechts-Shunt bei pulmonaler arteriovenöser Fistel lässt sich mit radioaktiv markiertem makroaggregiertem Albumin (99m-Tc-MAA) szintigrafisch nachweisen.

### 1.11.4 Indikatormethoden

Zum Shunt-Nachweis mit der Indikatormethode wird insbesondere Indocyanin (Cardiogreen) verwendet. Nach Injektion in das RA (R-L-Shunt) bzw. in die Pumonalarterie (L-R-Shunt) kann der Indikator mittels Clip-Photometer am Ohrläppchen nachgewiesen und die Konzentration fortlaufend gemessen werden. Es erfolgt die Aufzeichnung einer Farbstoff-Verdünnungskurve. Die Auswertung ergibt ab einem R-L-Shunt von > 5% bzw. L-R-Shunt von > 26% das prozentuale Shunt-Volumen [4, 9]. Die Methode ist eine Alternative zur oxymetrischen Shunt-Quantifizierung. Sie ist wenig gebräuchlich.

### 1.11.5 Kardio-MR

Die Kernspintomografie bietet hervorragende Möglichkeiten der anatomischen Darstellung insbesondere bei komplexen Vitien [7]. Eine Shunt-Quantifizierung ist gut möglich [8, 12].

### 1.11.6 Oxymetrie/Rechtsherzkatheter

Die Oxymetrie erlaubt bei hämodynamisch relevanten Shunts den Nachweis, die Lokalisation und die Quantifizierung. Es erfolgt die übliche Druckmessung und HZV-Bestimmung bei Rechtsherzkatheter mit anschließender Gewinnung von Blutproben zur Bestimmung der Sauerstoffsättigung (optimal als Doppelbestimmung) an folgenden Stellen:

◢ A. pulmonalis (rechts und links) und Hauptstamm
◢ RV-Ausflusstrakt, RV Mitte, RV subtrikuspidal
◢ RA unten, Mitte, oben
◢ V. cava superior unten, oben
◢ V. cava inferior unten, oben
◢ LV
◢ Aorta distal der Einmündung des Ductus Botalli

Je nach klinischer Relevanz wird das Programm gekürzt. Aufgrund messtechnischer Ungenauigkeiten ist auf der Höhe V. cava/RA nur eine Sauerstoffsättigungsdifferenz von $\geq$ 7% relevant, auf der Höhe RA/RV bzw. RV/PA eine Sauerstoffsättigungsdifferenz

von $\geq$ 5% [10], sodass ein ASD mit einem $Q_p/Q_s$ < 1,5 bzw. ein VSD mit einem $Q_p/Q_s$ < 1,3 nicht nachweisbar ist [3, 9]. Vorteilhaft ist die Möglichkeit der Druckmessung im gleichen Arbeitsgang, sodass die ebenfalls wichtigen Größen HZV und PVR berechnet werden können.

**Praxis der oxymetrischen Shunt-Berechnung**

Prinzip: Berechnung des pulmonalen HZV ($Q_p$) und des systemischen HZV ($Q_s$) mit der Methode nach Fick.
◢ Wenn $Q_p = Q_s$, besteht kein Shunt.
◢ Wenn $Q_p > Q_s$, besteht ein L-R-Shunt.
◢ Wenn $Q_p < Q_s$, besteht ein R-L-Shunt.
◢ Das Shunt-Volumen berechnet sich nach $Q_p - Q_s$.

| | |
|---|---|
| $Q_s$ | HZV systemisch [l/min] |
| $Q_p$ | HZV pulmonal [l/min] |
| $SO_2$ | Sauerstoffsättigung |
| $SO_2$ Vci | Sauerstoffsättigung V. cava inferior |
| $SO_2$ Vcs | Sauerstoffsättigung V. cava superior |
| $LVO_2$ | Sauerstoffsättigung im LV |
| $SAO_2$ | Systemarterielle Sauerstoffsättigung |
| $PAO_2$ | Pulmonalarterielle Sauerstoffsättigung |
| $MVO_2$ | Gemischtvenöse Sauerstoffsättigung |
| $PVO_2$ | Pulmonalvenöse Sauerstoffsättigung |
| $VO_2$ | Sauerstoffaufnahme [ml/min], Wert aus einer Normwert-Tabelle oder nach einer Formel berechnet, z.B. 125 ml/min/m² Körperoberfläche [11] |
| $AVDO_2$ | Arteriovenöse Sauerstoffdifferenz [ml/100 ml] |

| Formel 1 | $HZV\ [l/min] = \dfrac{Sauerstoffaufnahme}{Sauerstoffdifferenz}$ |
|---|---|
| Formel 2 | $HZV\ [l/min] = \dfrac{VO_2\ [ml/min]}{AVDO_2\ [ml/100\ ml] \times 10}$ |
| Formel 3 | $Q_s\ [l/min] = \dfrac{VO_2\ [ml/min]}{\text{arterieller } O_2\text{-Gehalt} - \text{venöser } O_2\text{-Gehalt}}$ |
| Formel 4 | $Q_p\ [l/min] = \dfrac{VO_2\ [ml/min]}{\text{pulmonalvenöser } O_2\text{-Gehalt} - \text{pulmonal-arterieller } O_2\text{-Gehalt}}$ |
| Formel 5 | $O_2\text{-Gehalt} = SO_2 \times Hb\ [g/dl] \times 1{,}34\ (O_2\ [ml]/Hb\ [g])$ |
| Formel 6 | $MVO_2 = \dfrac{3 \times SO_2\ Vcs + SO_2\ Vci}{4}$ (nach [3]) |

*Anm.:*

◢ Statt des Faktors 1,34 wird auch der Faktor 1,36 verwendet [3, 4].

◢ Statt Formel 6 wird auch folgende Formel angegeben [6]:

$$MVO_2 = \frac{2 \times SO_2\ Vcs + 3 \times SO_2\ Vci}{5}$$

*Beispiel:*

Bei einem Patienten mit ASD werden die folgenden Werte ermittelt:

Hb        15 g/100 ml
$VO_2$        230 ml/min
$SAO_2$        96% (= 0,96)
$LVO_2$        96%
$paO_2$        80% (= 0,8)
$SO_2\ Vci$   73%
$SO_2\ Vcs$   68%
$MVO_2$        69% (= 0,69), berechnet nach Formel 6
$PVO_2$        96% (= 0,96), gleichgesetzt mit $LVO_2$ bei Ausschluss eines R-L-Shunts (bei einer $SAO_2$ von 96% kann ein relevanter R-L-Shunt nicht vorliegen)

$$Q_s = \frac{VO_2\ [ml/min]}{(SAO_2 \times Hb \times 1{,}34) - (MVO_2 \times Hb \times 1{,}34) \times 10}$$

$$Q_s = \frac{230\ ml/min}{(0{,}96 \times 15 \times 1{,}34) - (0{,}69 \times 15 \times 1{,}34) \times 10} = 4{,}2\ l/min$$

$$Q_p = \frac{VO_2\ [ml/min]}{(PVO_2 \times Hb \times 1{,}34) - (PAO_2 \times Hb \times 1{,}34) \times 10}$$

$$Q_p = \frac{230\ ml/min}{(0{,}96 \times 15 \times 1{,}34) - (0{,}8 \times 15 \times 1{,}34) \times 10} = 7{,}2\ l/min$$

$$Q_p - Q_s = 7{,}2\ l/min - 4{,}2\ l/min = 3\ l/min\ (Shuntvolumen)$$

$$\frac{Q_p}{Q_s} = \frac{7{,}2\ l/min}{4{,}2\ l/min} = 1{,}7$$

Shuntvolumen in % des $Q_p = 42\%$

### 1.11.7 Berechnung des bidirektionalen Shunts

Bei Vorliegen eines bidirektionalen Shunts kann das Shunt-Volumen nach der oben genannten Formel nicht mehr korrekt bestimmt werden. In diesem Fall ist es notwendig die Shunt-Volumina aus dem Produkt von $Q_p$ und einem Faktor wie folgt zu errechnen [3]:

$$Q_{L-R} = \frac{Q_p \times (MVO_2 - PAO_2)}{(MVO_2 - PAO_2)}$$

$$Q_{R-L} = \frac{Q_p \times (PVO_2 - SAO_2) \times (PAO_2 - PVO_2)}{(SAO_2 - MVO_2) \times (MVO_2 - PVO_2)}$$

*Anm.:* Wird die Pulmonalvene nicht direkt erreicht, so wird $PVO_2$ als 98% angenommen.

Beispiele zur Quantifizierung eines L-R-Shunts

| HZV$_{system.}$ [l/min] | HZV$_{pulm.}$ [l/min] | Shunt-Volumen [l/min] | HZV$_{pulm.}$/HZV$_{system.}$ | Shunt [% des HZV$_{pulm.}$] |
|---|---|---|---|---|
| 5 | 7,5 | 2,5 | 1,5 : 1 | 33 |
| 5 | 10 | 5 | 2 : 1 | 50 |
| 5 | 15 | 10 | 3 : 1 | 66 |
| 5 | 20 | 15 | 4 : 1 | 75 |

## 1.11.8 Praktische Bewertung der Untersuchungsverfahren

Standard in der Erwachsenenkardiologie ist die Diagnostik mittels Echo und die Quantifizierung mittels Oxymetrie mit Rechtsherzkatheter. Dies liefert eine zuverlässige Shunt-Quantifizierung, die Kenntnis der Druckwerte im Pulmonalkreislauf sowie den PVR. Der direkte angiografische Shunt-Nachweis erfolgt nur selten (akuter VSD bei Myokardinfarkt). Das MRT erbringt eine sehr gute Darstellung mit Quantifizierungsmöglichkeit bei komplexen anatomischen Situationen oder bei unzureichender oxymetrischer bzw. echokardiografischer Beurteilbarkeit. Indikatorverfahren werden kaum noch verwendet (begrenzte Sensitivität, keine Shuntlokalisation möglich), gleiches gilt für die Radionuklidmethode, Ausnahme ist der Nachweis eines Links-rechts-Shunts (s. Kap. 1.11.3).

**Literatur**

[1] Köhler E. Klinische Echokardiographie. 1993, Ferdinand Enke, Stuttgart

[2] Kücherer H. Beurteilung von Vorhofseptumdefekten im Erwachsenenalter mittels echokardiographischer Verfahren. Z Kardiol 1996;85:580–7

[3] Grossmann W, Baim DS. Cardiac Catheterization, Angiography, and Intervention, 4. Ed. 1991, Lea & Febiger, Philadelphia

[4] Krakau I. Das Herzkatheterbuch. 1999, Georg Thieme, Stuttgart

[5] ACC/AHA Task Force Report. Guidelines for Clinical Use of Cardiac Radionuclide Imaging. J Am Coll Cardiol 1995;25: 521–47

[5a] ACC/AHA/ASNC Guidelines for Clinical Use of Cardiac Radionuclide Imaging. Circulation 2003;108;1404–18

[6] Pirwitz MJ et al. A critical reappraisal of the oximetric assessment of intracardiac left-to-right shunting in adults. Am Heart J 1997;133:413–7

[7] Task force of the European Society of Cardiology in Collaboration with the Association of European Paediatric Cardiologists. The clinical role of magnetic resonance in cardiovascular disease. Eur Heart J 1998;19:19–39

[8] Hundley WG et al. Assessment of left-to-right intracardiac shunting by velocity-encoded, phase-difference magnetic resonance imaging. A comparison with oximetric and indicator dilution techniques. Circulation 1995;91:2955–60

[9] Boehrer JD et al. Advantages and limitations of methods to detect, localize, and quantitate intracardiac left-to-right shunting. Am Heart J 1992;124:448–55

[10] Antman EM et al. Blood Oxygen Measurements in the Assessment of Intracardiac Left to Right Shunts: A Critical Appraisal of Methodology. Am J Cardiol 1980;46:265–71

[11] ACC/SCA&I Expert consensus document. Clinical expert consensus document on cardiac catheterization laboratory standards. J Am Coll Cardiol 2001;37:2170–214

[12] Esmaeili A et al. Assessment of shunt volumes in children with ventricular septal defects: comparative quantification of MR flow measurements and invasive oximetry. Clin Res Cardiol 2006;95:523–30

# 2 Formeln und Berechnungen

## 2.1 Berechnung der LV-Volumina und der EF

Dargestellt sind die Formeln zur Volumenbestimmung des linken Ventrikels aus dem Lävokardiogramm nach der alten Methode [1]. Seit vielen Jahren erfolgt die Bestimmung natürlich computergestützt nach der Scheibchensummationsmethode nach Simpson.

### 2.1.1 LV-Volumen nach der Achsenmethode

Die Achsenmethode beruht auf der Volumenberechnung eines Ellipsoids, bei stärkeren Abweichungen des LV von der normalen Form (z.B. Aneurysma) wird die Berechnung ungenau und die Flächen-Längen-Methode sollte bevorzugt werden.

**Monoplan**

$$V = \frac{\pi}{6} \times L \times A \times A \times KF^3$$

$\pi$  = 3,14

L  = LV-Länge in RAO [cm]

A  = LV-Querdurchmesser in RAO senkrecht in der Mitte von L [cm]

RAO  = right anterior oblique

**Biplan**

$$V = \frac{\pi}{6} \times L \times A \times B \times KF^3$$

$$KF = \frac{K}{K_1}$$

B  = LV-Querdurchmesser in LAO [cm]

KF  = Korrekturfaktor

K  = Wahre Länge des Eichmaßes

$K_1$  = Länge des Eichmaßes auf dem Schirm

V  = LV-Volumen [ml]

LAO  = left anterior oblique

### 2.1.2 LV-Volumen nach der Flächen-Längen-Methode

**Monoplan**

$$V = \frac{8}{3 \times \pi} \times \frac{F \times F}{L} \times KF^3$$

F = Planimetrierte LV-Fläche in RAO

L = LV-Länge in RAO

**Biplan**

$$V = \frac{8}{3 \times \pi} \times \frac{F_1 \times F_2}{L_{min}} \times KF^3$$

$F_1$  = Fläche LV in RAO

$F_2$  = Fläche LV in LAO

$L_{min}$ = LV-Länge in LAO

KF  = Korrekturfaktor

Bei monoplaner Technik wird der LV signifikant überschätzt, daher gibt es verschiedene Korrekturformeln. Besser ist die Berechnung nach der biplanen Methode, insbesondere wenn nicht nur die EF berechnet werden soll, sondern auch die Volumina. Die Flächen-Längen-Methode ist durch die Volumenberechnung nach Simpson (Scheibchensummation) ersetzt worden.

### 2.1.3 EF-Berechnung

Die Berechnung der Ejektionsfraktion (EF) erfolgt nach Bestimmung des enddiastolischen und endsystolischen Volumens (EDV, ESV). Auf eine korrekte Eichung kann hierbei verzichtet werden (der Korrekturfaktor wird in der Formel weggekürzt).

$$EF = \frac{(EDV - ESV) \times 100}{EDV}$$

## 2.2 Herzindex und Widerstandsberechnung

S. zu diesem Thema auch [2].

$$HZV = SV \times HF$$

$$HI = \frac{HZV}{KOF}$$

$$SVI = \frac{SV}{KOF}$$

$$SVR = \frac{(Ao - RA)}{HZV} \times 80$$

$$PVR = \frac{(PA - LA)}{HZV} \times 80$$

HZV = Herzzeitvolumen (Cardiac output, CO)
HI = Herzindex (Cardiac index, CI)
SV = Schlagvolumen
SVI = Schlagvolumenindex
KOF = Körperoberfläche (nach Nomogramm)
Ao = Aortaler Mitteldruck
RA = Mitteldruck im rechten Atrium
LA = Mitteldruck in linken Atrium
PA = Mitteldruck in der Pulmonalarterie
SVR = Systemischer Gefäßwiderstand [dyn × s × cm$^{-5}$]
PVR = Pulmonal-vaskulärer Widerstand [dyn × s × cm$^{-5}$]

## 2.3 Klappenöffnungsfläche nach Gorlin

S. zu diesem Thema auch [1].

$$KÖF = \frac{\dfrac{HZV}{SEP \text{ bzw. } DFP \times HF}}{44{,}3 \times KF \times \sqrt{\text{mittl. P}}}$$

KÖF = Klappenöffnungsfläche
C = 0,85 für Mitralklappe
C = 1 für die anderen Klappen
SEP = Systolische Ejektionsperiode
DFP = Diastolische Füllungsperiode
mittl. P = mittlerer Druckgradient über der stenosierten Klappe
KF = Korrekturfaktor

*Beispiel:* Als Beispiel sei hier die Berechnung der KÖF einer stenosierten Aortenklappe angeführt.

$$KÖF = \frac{\dfrac{5\,000 \text{ ml/min}}{0{,}3 \text{ s} \times 60/\text{min}}}{44{,}3 \times \sqrt{90 \text{ mmHg}}} = 0{,}65 \text{ cm}^2$$

## 2.4 Berechnung der frequenzkorrigierten QT-Zeit

### 2.4.1 Errechnung der frequenzkorrigierten QTc aus der gemessenen QT-Zeit

S. zu diesem Thema auch [4].

$$QTc = \frac{QT \text{ [ms]}}{\sqrt{RR \text{ [s]}}} \quad \text{z.B.} \quad \frac{361 \text{ ms}}{\sqrt{0{,}857 \text{ s}}} = 390 \text{ ms}$$

RR (s) = RR-Intervall in Sekunden = 0,857 s bei einer HF von 70/min

*Beispiel:*

$$QTc = \frac{361 \text{ ms}}{\sqrt{0{,}857 \text{ s}}} = 390 \text{ ms}$$

### 2.4.2 Berechnung der normalen frequenzkorrigierten QT-Zeit für eine bestimmte Herzfrequenz

$$\text{RR-Intervall [ms]} = \frac{60\,000}{\text{HF [S/min]}}$$

***Beispiel:***

$$\text{RR-Intervall} = \frac{60\,000}{80/\text{min}} = 750 \text{ ms}$$

$$\text{QT normal} = 0{,}39 \times \sqrt{\text{RR [s]}}$$

***Beispiel:***

$$\text{QT normal} = 0{,}39 \times \sqrt{0{,}75} \text{ s} = 0{,}34$$

## 2.5 Bernoulli-Formel

Die dopplerechokardiografische Berechnung von Druckgradienten aus Flussgeschwindigkeiten geschieht nach folgender Formel [5]:
$$\Delta P = 4 \times (V_2^2 - V_1^2)$$

Bei $V_1 < 1$ m/s ist $V_1$ zu vernachlässigen, dann gilt:
$$\Delta P_{max} = 4 \times V_2^2 = 4 \times V_{max}^2$$

## 2.6 Bestimmung der Mitralklappenöffnungsfläche nach der Druckhalbwertszeit/Pressure half time

$$\text{KÖF}_{mitral} \text{ (cm}^2) = \frac{220}{\text{DHZ [ms]}}$$

Bei Durchführung „von Hand" ist der Ablauf folgendermaßen – wobei der Rechner des Echo-Gerätes selbstverständlich weitaus genauer arbeitet:

◢ Registrierung der Doppler-Kurve
◢ Ablesen von Vmax
◢ Berechnen von Vmax : 2
◢ Markieren von Vmax : 2 auf der Doppler-Kurve

◢ Fällen des Lotes auf die X-Achse (Zeitachse)
◢ Abmessen der DHZ

## 2.7 Kontinuitätsgleichung

Berechnung von Klappenöffnungsflächen ($A_2$) aus prästenotischer Fläche und Flussgeschwindigkeit ($A_1$, $V_1$) und der Flussgeschwindigkeit innerhalb der Stenose ($V_2$) [5].

$$A_1 \times V_1 = A_2 \times V_2 \qquad A = \text{Fläche} = \left(\frac{d}{2}\right)^2$$

Beispiel für die Berechnung einer Aortenstenose

| | |
|---|---|
| **Durchmesser des LVOT** | 1,95 cm |
| **Max. Flussgeschwindigkeit im LVOT** | 0,85 m/s |
| **Max. Flussgeschwindigkeit über stenosierter Aortenklappe** | 4,3 m/s |

$$\pi \times \left(\frac{1{,}95 \text{ cm}}{2}\right)^2 \times 0{,}85 \text{ m/s} = A_2 \times 4{,}3 \text{ m/s}$$

$$A_2 = 0{,}59 \text{ cm}^2$$

## 2.8 HZV-Berechnung nach Fick

Das HZV nach Fick [5] errechnet sich aus dem Quotienten von Sauerstoffaufnahme (entweder gemessen oder aus Normtabelle) und der arteriovenösen Sauerstoffdifferenz. Der Faktor 10 wird benötigt, um von der Einheit g/100 ml (Hb) auf 1 000 ml (HZV) umzurechnen.

$$\text{HZV} = \frac{\text{VO}_2}{\text{AVDO}_2 \times 10} = \frac{\text{VO}_2}{((\text{SAO}_2 \times 1{,}34 \times \text{Hb}) - (\text{MVO}_2 \times 1{,}34 \times \text{Hb})) \times 10}$$

$\text{VO}_2$ = Sauerstoffaufnahme pro Minute (125 ml/min/Körperoberfläche, z.B. 220 ml $O_2$/min)

$\text{AVDO}_2$ = Arteriovenöse Sauerstoffdifferenz

$\text{SAO}_2$ = Arterielle Sauerstoffsättigung (z.B. 97% = 0,97)

$\text{MVO}_2$ = Gemischtvenöse Sauerstoffsättigung (z.B. 70% = 0,7)

*Beispiel:*

$$HZV = \frac{220 \text{ ml } O_2/\text{min}}{((0,97 \times 1,34 \times 15 \text{ g/dl}) - (0,70 \times 1,34 \times 15 \text{ g/dl})) \times 10} = 4,0 \text{ l/min}$$

## 2.9 Dopplerechokardiografische Bestimmung des HZV

S. zu diesem Thema auch [3].

$$HZV = HF \times SV$$
$$SV = A \times VTI$$
$$A = \pi \times \left(\frac{d}{2}\right)^2$$
$$VTI = V_{mean} \times t$$

A　　= Durchströmte Fläche [cm²] (Aorten-/Mitral-Pulmonalklappe)

VTI　= Velocity time integral [cm]

$V_{mean}$ = Mittlere Flussgeschwindigkeit über der betreffenden Klappe [cm/s]

t　　= Strömungszeit [s], also diastolische Füllungszeit (Mitralis) oder systolische Ejektionszeit (Aorta)

*Beispiel:*
$$HZV = HF \times A \times VTI = 60/\text{min} \times \pi \times (1,2)^2 \times 60 \text{ cm/s} \times 0,3 \text{ s} = 4883 \text{ ml/min}$$

## 2.10 Dopplerechokardiografische Quantifizierung der Mitralinsuffizienz nach der PISA-Methode

S. zu diesem Thema auch [3, 6].

$$Q_{max} \text{ [ml/s]} = 2 \times \pi \times r^2 \times V_{alias}$$
$$A_{reg} \text{ [cm}^2] = \frac{Q_{max}}{V_{max}}$$

$Q_{max}$ = Regurgitationsfluss

r　　= Radius der Halbkugel (ventrikelseitig im Farb-Doppler)

$V_{alias}$ = Blutflussgeschwindigkeit auf der Halbkugeloberfläche bei Farbumschlag

$V_{max}$ = Maximale Regurgitationsfluss-Geschwindigkeit (CW-Doppler)

$A_{reg}$ = Regurgitationsdurchtrittsfläche

$$Q_{max} = 2 \times \pi \times (0,9 \text{ cm})^2 \times 30 \text{ cm/s} = 153 \text{ ml/s}$$
$$A_{reg} = \frac{153 \text{ ml/s}}{498 \text{ cm/s}} = 0,3 \text{ cm}^2$$

### Literatur

[1]　Grossmann W, Baim DS. Cardiac Catheterization, Angiography and Intervention 4. Ed. 1991, Lea & Febiger, Philadelphia

[2]　Krakau I. Das Herzkatheterbuch. 1999, Georg Thieme, Stuttgart

[3]　Enriquez-Sarano M et al. Effective Mitral Regurgitant Orifice Area: Clinical Use and Pitfalls of the Proximal Isovelocity Surface Area Method. J Am Coll Cardiol 1995;25:703–9

[4]　Csapo G, Kalusche D. Konventionelle und intrakardiale Elektrokardiographie. 1989, Ciba-Geigy GmbH, Wehr/Baden

[5]　Köhler E. Klinische Echokardiographie. 1993, Ferdinand Enke, Stuttgart

[6]　Frieske R et al. Transösophageale dopplerechokardiographische Beurteilung der Mitralinsuffizienz: Vergleich von Jetfläche, pulmonalvenösem Flußprofil, proximalem Jetdurchmesser, maximaler Regurgitationsflußrate und Regurgitationsdurchtrittsfläche mit der Angiographie. Z Kardiol 1997;86:346–53

[7]　Flachskampf FA. Kursbuch Echokardiographie, 2. Aufl. 2004, Georg Thieme, Stuttgart, New York

# 3 Koronare Herzkrankheit

Als koronare Herzkrankheit (KHK) wird angiografisch das Vorliegen einer signifikanten Stenosierung (angiografischer Diameter um > 50% reduziert) mind. einer epikardialen Koronararterie bezeichnet [56]. Unter mehr klinischen Aspekten bedeutet eine KHK das Auftreten einer myokardialen Ischämie als Folge einer signifikanten Koronarstenose mit nachfolgender Manifestation als stumme Ischämie, stabile Angina, instabile Angina, Myokardinfarkt, Herzinsuffizienz, Arrhythmie oder plötzlicher Herztod.

## 3.1 Chronisch-stabile Angina pectoris

### 3.1.1 Definition

Als Angina pectoris (AP) werden im weiteren Sinne thorakale Beschwerden als Folge einer myokardialen Ischämie bezeichnet. Als stabil wird die AP bezeichnet, wenn sie über mehrere Wochen ohne wesentliche Verschlechterung besteht.

Als Folge einer anatomisch fixierten Stenose besteht bei der sog. fixed-threshold-Angina eine relativ stabile Belastungsschwelle, oberhalb derer AP empfunden wird. Hingegen ist bei der variant-threshold-Angina die Belastungsschwelle jeweils zusätzlich abhängig von dynamischen, u.a. vasokonstriktorischen Einflüssen, welche die Relevanz der fixierten Stenosen modulieren und verstärken.

### 3.1.2 Epidemiologie

Die Prävalenz der Angina ist altersabhängig [1a]:

| | Alter | |
|---|---|---|
| **Männer** | 45–54 Jahre | 2–5% |
| | 65–74 Jahre | 10–20% |
| **Frauen** | 45–54 Jahre | 0,1–1,0% |
| | 65–74 Jahre | 10–15% |

Nach dem 75. Lebensjahr ist die Prävalenz der KHK bei Männern und Frauen annähernd gleich hoch. Die Wahrscheinlichkeit, im Laufe des Lebens eine KHK zu entwickeln, beträgt für Männer nahezu 50%, für Frauen 32% [43].

### 3.1.3 Pathophysiologie

Pathophysiologisch besteht bei der AP ein Missverhältnis von Sauerstoffangebot und Sauerstoffverbrauch. Die häufigste Ursache ist eine atheromatöse Stenosierung der epikardialen Koronararterien. Neben den klassischen Risikofaktoren für die Pathogenese der KHK (Alter, Hypercholesterinämie, Diabetes mellitus, Rauchen, arterielle Hypertonie, viszerale Adipositas, genetische Faktoren) sind wohl auch chronische infektiöse und nicht infektiöse entzündliche Faktoren von Bedeutung. Eine akzelerierte Atherosklerose wurde u.a. bei rheumatoider Arthritis, Lupus erythematodes und Antiphospholipid-Syndrom beschrieben [23]. Die Arteriosklerose wird initiiert und perpetuiert durch oxidativen

Stress, endotheliale Dysfunktion, inflammatorische Prozesse und ein vaskuläres Remodeling mit Zellwachstum und Zellmigration, alteriertem Lipidmetabolismus und Veränderungen im Metabolismus der extrazellulären Matrix [200].

Bevor der koronare Blutfluss unter Belastungsbedingungen inadäquat ist, muss die Diameterstenose mind. 50–70% betragen.

| Erhöhter Sauerstoffbedarf | Reduziertes Sauerstoffangebot |
|---|---|
| • Wandspannung | • $O_2$-Kapazität |
| • Kontraktilität | • Koronarer Blutfluss |
| • Herzfrequenz | • Fixierte Stenose |
| • Myokardgewicht | • Dynamische Vasokonstriktion |
| | • Koronarwiderstand |
| | • HZV |
| | • Diastolischer Aortendruck |
| | • Diastolischer Ventrikeldruck |

**Nicht arteriosklerotische Koronarerkrankungen**

◢ Kongenitale Anomalien: Bland-White-Garland-Syndrom, koronare Fisteln, atypischer Gefäßverlauf (RCA- oder LCA-Verlauf zwischen Aorta und A. pulmonalis, dadurch Komprimierung)

◢ Spontane Dissektion: Zu 66–80% bei Frauen, $1/3$ post partum [45]

◢ Thrombotischer Gefäßverschluss: Nikotinabusus, zusätzlich erhöhtes Risiko bei hormoneller Antikonzeption [46]

◢ Bindegewebserkrankungen: Marfan-Syndrom, Homocystinurie, Ehlers-Danlos-Syndrom

◢ Embolien

◢ Arteriitis (Lupus, Panarteriitis, Churg-Strauss-Syndrom, Takayasu-Syndrom)

◢ Kawasaki-Syndrom

## 3.1.4 Diagnostik

Die Untersuchungen dienen der Beantwortung der wichtigsten Fragestellungen bei KHK:

◢ Besteht eine KHK?

◢ Wie beeinträchtigend ist die Symptomatik für den Patienten?

◢ Wie groß ist das ischämische Myokard-Areal und unter welchen Bedingungen kommt es zur Ischämie?

◢ Wie viele Gefäße sind an wie vielen Stellen stenosiert?

◢ Wie gut ist die LV-Funktion?

**Ischämiekaskade**
Bei Manifestation einer akuten Koronarinsuffizienz zeigen sich die Auswirkungen der Minderperfusion bzw. der Ischämie stets in zeitgleicher Abfolge (Ischämiekaskade, nach [182]). Sie ermöglichen eine entsprechende Diagnostik.

| 1. Perfusionsminderung | Myokard-Szintigrafie, Adenosin-Stress-MRT |
|---|---|
| 2. Metabolische Störung | PET |
| 3. Relaxationsstörung | Echo |
| 4. Kontraktionsstörung | Stress-Echo, Dobutamin-Stress-MRT |
| 5. Anstieg des Füllungsdrucks | Rechtsherzkatheter |
| 6. EKG-Veränderungen | Belastungs-EKG, ST-Strecken-Analyse |
| 7. Angina pectoris | Anamnese |

### 3.1.4.1 Anamnese
Die typische Angina pectoris ist definiert als

◢ ein thorakales, meist retrosternales Druck- und Engegefühl,

◢ ausgelöst durch körperliche oder emotionale Belastung, mit

◢ schneller Rückbildung durch Ruhe oder nach Nitro-Anwendung.

Eine atypische Angina weist nur 2 der genannten Kriterien auf [2]. Nach Anamnese besteht in Abhängigkeit zur Symptomatik folgende KHK-Wahrscheinlichkeit [17]:

| | |
|---|---|
| **Asymptomatische Middle-aged adults** | 3–4% |
| **Nicht anginöser Brustschmerz** | 16% |
| **Atypische AP** | 50% |
| **Typische AP** | 90% |

Art und Häufigkeit der Beschwerden sind von wesentlicher Bedeutung für die Therapieplanung. Es ist natürlich ein großer Unterschied, ob jemand alle 2 Wochen einen AP-Anfall hat oder täglich bei geringster Belastung symptomatisch wird.

**Funktionelle Klassifizierung der AP nach CCS (Canadian Cardiovascular Society [3, 4])**

| Klasse I | Bei normaler körperlicher Aktivität tritt keine AP auf (z.B. Spazierengehen, Treppensteigen). AP nur bei anstrengender oder anhaltender oder schneller Belastung. |
|---|---|
| Klasse II | Geringe Beeinträchtigung bei normaler Aktivität. AP bei raschem Gehen, Treppensteigen, Bergaufgehen oder Aktivität nach Mahlzeiten, in Kälte, gegen den Wind oder bei psychischen Belastungen oder wenige Stunden nach dem Aufstehen, beim Gehen über mehr als 2 Blocks (= 200 m) und Treppensteigen über mehr als eine Etage unter normalen Bedingungen. |
| Klasse III | Deutliche Beeinträchtigung bei täglichen Aktivitäten. AP beim Gehen < 200 m und beim Treppensteigen über 1 Etage. |
| Klasse IV | AP bei geringster körperlicher Belastung oder in Ruhe. |

### 3.1.4.2 EKG

◢ Normales 12-Kanal-Standard-EKG bei > 50% der Patienten mit KHK [2].

◢ In ca. 50% normales EKG während des AP-Anfalls [2].

◢ Alle Arten von Depolarisationsstörungen (Blockbildern) und Repolarisationsstörungen kommen vor, die Spezifität der EKG-Veränderungen ist gering.

### 3.1.4.3 Langzeit-EKG

Als diagnostisch für den Nachweis stummer Ischämien werden bei der ST-Strecken-Analyse im Langzeit-EKG horizontale oder deszendierende ST-Senkungen > 1 mm für > 1 min Dauer bewertet [28].

Nach **ACC/AHA** besteht für die ST-Strecken-Analyse nur eine Klasse-IIa-Indikation bei V.a. Prinzmetal-Angina [59]. Nach der **DGK 2005** [166] besteht nur noch in Ausnahmen eine Indikation, die Methode ist als Ischämie-Nachweis bei asymptomatischen Patienten ungeeignet.

### 3.1.4.4 Belastungs-EKG

**Ausführung**

◢ Symptomlimitiert: Steigerung der Belastung, so lange diese toleriert wird

◢ Herzfrequenzlimitiert: Abbruch bei Erreichen der Herzfrequenzgrenze entsprechend einer submaximalen Belastung (220 – Lebensalter [Jahre] – 10–15%), bei Patienten unter Betablocker-Therapie 167 – 0,7 x Alter (= maximale HF), auch hier minus 10–15% zur Berechnung der submaximalen Belastung [141]

**Bewertung**

◢ Als pathologisch gilt eine ST-Senkung von mind. 0,1 mV für mind. 80 ms [2, 7], deszendierende ST-Senkungen sind spezifischer als horizontale Senkungen.

◢ Eine träge aszendierende ST-Strecke ist pathologisch, wenn sie 60–80 ms nach dem J-Punkt um mind. 0,2 mV gesenkt ist [11].

◢ ST-Hebungen über nicht infarziertem Areal entsprechen einer schweren Ischämie durch eine proximale Stenose oder einen Spasmus.

Ein belastungsinduzierter Blutdruckabfall zeigt eine schlechte Prognose mit einem positiven prädiktorischen Wert von 50% für eine 3-GE oder Hauptstammstenose. Ein systolischer Blutdruckabfall unter den Ausgangswert ist sicher pathologisch und zwingt zum Abbruch. Gleiches gilt für einen RR-Abfall von mind. 10 mmHg, begleitet von Ischämie-Zeichen oder ventrikulären Arrhythmien.

◢ Bei HTX-Patienten muss die Belastungsintensität langsamer als gewöhnlich gesteigert werden, da das denervierte Herz nur durch die zirkulierenden Katecholamine stimuliert wird.

◢ Unter Digitalismedikation gilt wegen unzureichender Spezifität nur ein negatives Ergebnis bzw. das Auftreten von AP als bewertbar. Belastungsinduzierte ST-Senkung in 25–40% gesunder Probanden unter Digitaliseinfluss nachweisbar.

◢ Cave: Die Ableitung, in der die ST-Senkung auftritt, ist nicht geeignet die Ischämie-Region oder die stenosierte Arterie zu lokalisieren [10]!

◢ Sensitivität 68% (23–100%), Spezifität 77% (17–100%), Predictive accuracy 73% (nach Meta-Analysen in [8]). Die tatsächliche Sensitivität liegt aufgrund des sog. Referral bias eher bei 50% [2].

◢ Die Sensitivität ist bei der 1-GE deutlich niedriger als bei Mehrgefäßerkrankung.

◢ Bei LSB ist eine belastungsinduzierte ST-Senkung physiologisch [8], ein Bel.-EKG wird daher zur Primärdiagnostik der KHK bei LSB von der ACC/AHA [2] nicht empfohlen (Klasse III).

◢ Bei RSB sind die Ableitungen $V_1$–$V_3$ nicht verwertbar, die Ableitungen II, AVF, $V_5$ und $V_6$ werden wie üblich beurteilt.

◢ Patienten mit AP oder ST-Senkungen auf geringster Belastungsstufe weisen eine jährliche Mortalität von 5% auf, bei Patienten mit guter Belastbarkeit (mind. Stufe III des Bruce-Protokolls) lag die Mortalität hingegen unter 1% [8].

◢ ST-Senkungen > 2 mm während Belastung, aber auch 2 min nach Belastungsende, zeigen ein erhöhtes Mortalitätsrisiko an, die Bedeutung von belastungsinduzierter AP ist deutlich geringer [71].

**Ursachen von ST-Senkungen**
Bei unauffälligen Koronarien können ST-Senkungen die folgenden Ursachen haben [7]:
◢ Ruhetachykardie
◢ Hypertensive Herzkrankheit
◢ Kardiomyopathien
◢ Hypokaliämie
◢ Vitien
◢ Digitalis
◢ Prinzmetal-Angina
◢ Myxödem
◢ Anämie/Hypoxie
◢ Mitralklappenprolaps
◢ Präexzitation
◢ Hyperventilation

Falsch negative Ergebnisse
Falsch negative Ergebnisse sind gut möglich bei:
◢ 1-GE
◢ Nichterreichen der Ausbelastung
◢ Belastung unter antianginöser Medikation

Kontraindikationen
Absolute Kontraindikationen nach **AHA 2001** [108] sind:
◢ Akuter Myokardinfarkt < 3 Tage
◢ Instabile AP mit hohem Risiko
◢ Unkontrollierte, symptomatische, hämodynamisch wirksame Arrhythmien
◢ Symptomatische schwere Aortenstenose
◢ Dekompensierte symptomatische Herzinsuffizienz
◢ Akute Lungenembolie oder Lungeninfarkt
◢ Akute Myokarditis oder Perikarditis
◢ Aktive Endokarditis
◢ Extrakardiale Erkrankung, die den Test beeinflusst oder aggraviert werden könnte (z.B. Infektion, Thyreotoxikose)

◢ Körperliche Unfähigkeit den Test sicher und adäquat auszuführen

◢ Akute Aortendissektion [8]

Relative Kontraindikationen (nach **AHA 2001** [108]) können im Einzelfall ignoriert werden, wenn der zu erwartende diagnostische Vorteil die Risiken ausgleicht:

◢ Hauptstammstenose oder Äquivalent

◢ Mittelgradige Klappenstenose

◢ Elektrolytstörungen

◢ Schwere arterielle Hypertonie (syst. > 200, diast. > 110 mmHg)

◢ Tachy-/Bradyarrhythmien

◢ Hochgradiger AV-Block

◢ Vorhofflimmern mit unkontrollierter Ventrikelfrequenz

◢ HOCM

◢ Geistige Behinderung mit Unfähigkeit zur Kooperation

*Indikationen*

Klasse-I-Indikationen nach **ACC/AHA 2002** [87] sind:

◢ Diagnostik der KHK bei Patienten mit mittlerer Vortestwahrscheinlichkeit

◢ Evaluierung der Prognose bei bekannter KHK

◢ Evaluierung nach akutem Myokardinfarkt (submaximal nach 4–7 Tagen, symptomlimitiert nach 14–21 Tagen oder symptomlimitiert nach 3–6 Wochen, wenn der 1. Test submaximal war)

◢ Ischämie-Nachweis vor und nach Revaskularisation

◢ (Zur Parametereinstellung bei frequenzadaptiven Schrittmachern)

*Keine* Indikation:

◢ Diagnostik der KHK bei komplettem LSB, VVI-Rhythmus, WPW-Syndrom mit Präexzitation, ST-Senkung > 1 mm vor Belastung und bei Patienten mit Vitien.

◢ **KHK-Screening asymptomatischer Personen** (nach deutschen Leitlinien IIb-Indikation für bestimmte Subgruppen

[70]). Eine Klasse-IIa-Indikation besteht bei asymptomatischen Diabetikern vor Beginn eines sportlichen Trainings [87].

**Komplikationen**

◢ Arrhythmien (komplexe Arrhythmien inkl. VT in 1,4% [108])

◢ Hypotonie, kardiale Dekompensation, Schock

◢ Myokardinfarkt (1 : 7000 bis 1 : 40000, zitiert nach [9])

◢ Mortalität: 0,03% [108]

**Abbruchkriterien**

Absolute Abbruchkriterien nach [70] sind:

◢ ST-Hebung ≥ 1 mm, ST-Senkung ≥ 3 mm (≥ 4 mm nach [1a])

◢ Blutdruckabfall > 10 mmHg (unter den Ausgangswert) mit Zeichen einer Ischämie (AP, ST-Senkung)

◢ Zyanose, schwere Dyspnoe, mäßig schwere AP

◢ Anhaltende VT

◢ EKG/RR-Monitoring nicht mehr gewährleistet

◢ Erschöpfung des Patienten

Relative Abbruchkriterien sind:

◢ Blutdruckabfall > 10 mmHg zum Ausgangswert ohne Ischämie-Zeichen

◢ Verstärkte AP

◢ Polymorphe VES, Couplets, Salven

◢ SVT, Bradyarrhythmien, Leitungsstörungen

◢ Blutdruckanstieg auf > 230–260 mmHg syst. und/oder > 115 mmHg diast.

**Bedeutung des Belastungs-EKGs für die Primärdiagnostik**

Der Einsatz, die Aussagemöglichkeit und letztlich die **Nachtestwahrscheinlichkeit für eine KHK ist von der Prävalenz (= Vortestwahrscheinlichkeit) abhängig**. In der folgenden Tabelle sind die prozentuale Vortest- und Nachtestwahrscheinlichkeit (in Klammern) aufgrund eines pathologischen Belastungs-EKGs (bei ST-Senkung 0,15–0,2 mV) in Abhängigkeit von Alter und vorbestehender Symptomatik dargestellt (nach [1]):

| Alter | Nicht kardialer Thoraxschmerz | | Atypische AP | | Typische AP | |
|---|---|---|---|---|---|---|
| | Männer | Frauen | Männer | Frauen | Männer | Frauen |
| 30–39 Jahre | 5% (19%) | 1% (3%) | 22% (55%) | 4% (15%) | 70% (91%) | 26% (49%) |
| 50–59 Jahre | 21% (53%) | 8% (28%) | 59% (86%) | 32% (67%) | 92% (98%) | 80% (94%) |

**Belastungs-EKG bei asymptomatischen Patienten:** Bei einer Vortestwahrscheinlichkeit von ca. 5% macht ein negatives Belastungs-EKG eine KHK sehr unwahrscheinlich. Bei einem positiven Bel.-EKG ist mit einem positiven prädiktiven Wert von nur 21% zu rechnen.

> Um 25 Patienten mit einer KHK zu erkennen, müssten 1 000 asymptomatische Personen getestet werden. In 95 Fällen wird der Test falsch positiv sein [2]!

**Belastungs-EKG bei Patienten mit atypischer AP:** Die Vortestwahrscheinlichkeit liegt je nach Alter und Geschlecht bei 30–70%, sodass bei Patienten dieser Gruppe der Nutzen z.B. eines Belastungs-EKGs zur Entscheidungsfindung für das weitere Vorgehen am größten ist. Bei einer Vortestwahrscheinlichkeit von 50% beträgt die Nachtestwahrscheinlichkeit 83% bei pathologischem Bel.-EKG bzw. 36% bei negativem Bel.-EKG [2]. Sind 2 nicht invasive Tests pathologisch, liegt die Wahrscheinlichkeit einer KHK bei 95%, sind 2 Tests ohne pathologischen Befund, liegt das KHK-Risiko bei ca. 5%.

**Belastungs-EKG bei Patienten mit typischer AP:** Bei entsprechendem Alter ist die Vortestwahrscheinlichkeit so hoch (z.B.

90%), dass auch ein negatives Bel.-EKG eine KHK nicht hinreichend genug unwahrscheinlich macht (Nachtestwahrscheinlichkeit dann ca. 83% [2]). Ein Bel.-EKG kann hier nur als Ausgangsbefund bzw. zur Prognoseabschätzung dienen.

In ähnlicher Weise müssen auch die übrigen nicht invasiven Tests gewertet werden, weil auch hier Sensitivität und Spezifität nie an 100% heranreichen (s. Kap. 3.1.4.13). Die Aussagekraft des Bel.-EKGs ist speziell bei Frauen eingeschränkt, z.T. wird die Sensitivität mit 31%, die Spezifität mit 52% angegeben [144]. Neuere Bewertungsmöglichkeiten wie Herzfrequenzerholung, herzfrequenzadaptierte Bewertung der ST-Senkung, Messung von QRS-Breite und -Amplitude, QT-Veränderungen u.a. haben noch keinen Eingang in die Routine gefunden [197].

### 3.1.4.5 Myokard-Szintigrafie

Die Myokard-Szintigrafie wird mit 201Thallium, 99m-Tc-Sestamibi oder mit 99m-Tc-Tetrofosmin durchgeführt [243]. Zur Ischämie-Provokation erfolgt eine ergometrische Belastung oder, falls diese nicht möglich ist, die Gabe von Adenosin, Dipyridamol (beides ist bei Asthma kontraindiziert) oder Dobutamin. Üblich ist heute die tomografische Rekonstruktion, die sog. SPECT [2, 54].

Im Rahmen der Primärdiagnostik hat das Verfahren die größte Bedeutung bei Patienten mit mittlerem oder hohem klinischem Verdacht und negativem Belastungs-EKG sowie bei nicht durchführbarem Belastungs-EKG [32]. Eine Medikation mit Betablockern reduzierte die Sensitivität von 86% auf 71% [118]. Bei LSB ist HF-abhängig unter körperlicher oder Dobutamin-Belastung (nicht unter Vasodilatatoren) in 40–50% mit falsch positiven, reversiblen Perfusionsdefekten anteroseptal zu rechnen [203, 223]. S. auch [263].

*Indikationen*

Klasse-I-Indikationen nach **ACC/AHA** [2, 54a] sind:

◢ Diagnose einer KHK bei mittlerer Vortestwahrscheinlichkeit, wenn ein Belastungs-EKG nicht möglich oder aussagefähig ist (WPW-Syndrom, Linksschenkelblock, > 1 mm ST-Senkung in Ruhe, ventrikuläre Schrittmacherstimulation, unter Digitalis), auch vor nicht kardialer Op.

|  | Sensitivität | Spezifität |
|---|---|---|
| **Belastungs-SPECT-Szintigrafie [54]** | 89% | 76% |
| **Adenosin-SPECT-Szintigrafie [2]** | 83–94% | 64–90% |

◢ Darstellung von Schweregrad, Ausmaß und Lokalisation einer Ischämie
◢ Beurteilung der funktionellen Signifikanz einer intermediären Stenose
◢ Nach Myokardinfarkt zur Darstellung von Infarktgröße, vitalem Myokard und/oder induzierbarer Ischämie
◢ Bei ACS zur Diagnose der KHK oder als Ruheperfusionsuntersuchung zur Evaluierung des kompromittierten Myokards
◢ Vor nicht kardialer Op. zur Prognoseabschätzung, wenn ein Bel.-EKG nicht möglich ist

**Prognoseabschätzung**

Ein normales Belastungs-Szintigramm zeigt eine sehr gute Prognose hinsichtlich Tod oder Infarkt [50]. Im Kontext mit klinischen Daten gelingt eine Risikostratifikation in Kollektive mit 0,9%, 3,3% bzw. 9,5% Mortalität/Jahr [143].

### 3.1.4.6 Echokardiografie

Bestandteil der Routinediagnostik, von der ACC/AHA interessanterweise zurückhaltend bewertet [2]. Tatsächlich nicht selten nur geringer therapeutisch nutzbarer Informationsgewinn, z.B. bei Patienten mit typischer

AP ohne Herzinsuffizienz-Symptomatik, ohne EKG-Zeichen eines stattgehabten Infarkts und ohne pathologischen Auskultationsbefund.

◢ Segmentale Wandbewegungsstörung bei Stunned myocardium, Hibernating myocardium oder Nekrose nach Infarkt
◢ Beurteilung der globalen systolischen LV-Funktion (s. Kap. 1)
◢ Ggf. Darstellung einer ischämischen Mitralinsuffizienz

### 3.1.4.7 Stress-Echokardiografie

Grundlage der Stress-Echokardiografie ist die Darstellung einer Wandbewegungsstörung unter dynamisch/ergometrischer oder pharmakologischer Belastung (Dobutamin – evtl. mit Atropin –, Dipyridamol, Adenosin) als Folge einer induzierten Koronarinsuffizienz. Problematisch sind die hohe Untersucherabhängigkeit [33, 34] und die schlechten Ergebnisse bei suboptimaler Schallbarkeit. Die Sensitivität ist abhängig vom Ausmaß der Gefäßveränderungen, sie beträgt 74% bei 1-GE, 86% bei 2-GE und 92% bei 3-GE [36]. Die Daten hinsichtlich der Aussagekraft zeigen eine relativ große Streubreite, es zeigen sich im direkten Vergleich für das Stress-Echo bzw. für die Szintigrafie eine Sensitivität von 80% (vs. 84%) und eine Spezifität von 86% (vs. 77%) zur Erkennung einer KHK [35].

| Stressmodus | Sensitivität | Spezifität | PPV | NPV | Accuracy |
|---|---|---|---|---|---|
| Körperliche Belastung [162] | 71–97 % | 64–91 % | 71–97 % | 51–91 % | 69–92 % |
| Dobutamin [162] | 70–95 % | 66–93 % | 89–95 % | 61–86 % | 76–92 % |

*Indikationen*

◢ Diagnose einer KHK (bes. wenn Bel.-EKG nicht durchführbar oder nicht diagnostisch/verwertbar)

◢ Beurteilung der funktionellen Relevanz einer Stenose vor geplanter PCI/ACVB

◢ Diagnostik der Restenose

◢ Vitalitätsdiagnostik vor Revaskularisation

◢ Risikostratifikation

Kontraindikationen

Kontraindikationen für Dobutamin-Stress-Echo nach [34]:

◢ Akuter Myokardinfarkt < 7 Tage, instabile AP

◢ Hämodynamisch relevante Hauptstammstenose

◢ Hypertonie syst. > 200 mmHg in Ruhe

◢ Dekompensierte Herzinsuffizienz

◢ Schwere, lebensbedrohliche Tachyarrhythmien

◢ Hochgradige Aortenstenose (außer zur Diagnostik der Low-gradient aortic stenosis, s. Kap. 4.1)

◢ HOCM bei Ruhegradient > 20 mmHg

◢ Akute Peri-/Myo-/Endokarditis

◢ Aortendissektion

**Komplikationen**

Mögliche Komplikationen bei Anwendung des Dobutamin-Stress-Echos sind:

◢ Kammerflimmern: 0,2% [33]

◢ Myokardinfarkt oder Kammerflimmern: 0,05% [36]

◢ Vorzeitiger Abbruch wegen Nebenwirkungen: 2–36% [33]

◢ Angina pectoris: 13–31% [33]

◢ Arrhythmien

Zunehmendes Datenmaterial belegt zudem die prognostische Bedeutung des Stress-Echos mit einem hohen negativ prädiktiven Wert für das Auftreten von Tod oder Myokardinfarkt [55]. Bei Männern beträgt die 5-Jahres-Mortalität 8% ohne Ischämie im Dobutamin-Stress-Echo, aber > 16% bei positivem Ischämie-Nachweis [37].

Bei Patienten mit nicht pathologischem Bel.-EKG war bei pathologischem Stress-Echo (Treadmill) die 5-Jahres-Mortalität 12,1% vs. 6,4% bei normalem Stress-Echo (n = 4004), ein pathologisches Stress-Echo war bei niedriger, mittlerer und hoher Vortestwahrscheinlichkeit assoziiert mit einer erhöhten MACE-Rate [261].

### 3.1.4.8 Myokardiales Kontrast-Echo

Noch wenig genutzt, nach [172] kein Unterschied zur SPECT hinsichtlich Sensitivität (84% vs. 82%), Sensitivität bei Mehrgefäßerkrankung 91% vs. 88% oder Spezifität (56% vs. 52%). Bei Patienten mit LSB bei gleicher Sensitivität mit 95% vs. 47% deutlich spezifischer als SPECT [223].

### 3.1.4.9 Elektronenstrahltomografie

Das Verfahren entspricht einer Computertomografie mit sehr kurzen Akquisitionszeiten (50–100 ms) und hoher Detailauflösung (< 0,5 mm$^2$). Derzeit ist die Elektronenstrahltomografie (EBT) das sensitivste nicht invasive Verfahren zur Erkennung von Kalzifikationen der Koronargefäße, welche praktisch ausschließlich Folge einer Atherosklerose der Koronarien ist. Das Ausmaß der Koronarverkalkung korreliert mit dem gesamten Plaque-Burden, ist andererseits jedoch kein Marker für die Vulnerabilität von Plaques [94].

Eine Kalzifikation ist definiert als eine Fläche von mind. 2 Pixeln (0,52 mm$^2$) mit > 13 Houndsfield-Einheiten (HU). Die Quantifizierung erfolgt anhand des Agatston-Scores nach Dichteeinteilung in 4 Kategorien:

◢ 1 = 130–199 HU

◢ 2 = 200–299 HU

◢ 3 = 300–399 HU

◢ 4 = > 400 HU

Der Dichtewert wird multipliziert mit der kalzifizierten Fläche, gemessen in mm$^2$ [125]. Normal ist ein Wert von 0. In den Studien wurden verschiedene Schwellenwerte benutzt, meist zwischen 80–160, bei Scores > 80–100 ist zumindest eine nicht obstruktive Sklerose wahrscheinlich.

Eine weitere häufig benutzte Klassifizierung ist diejenige in leicht (1–99), mäßig (100–400) und schwer (> 400). Es besteht eine Assoziation zwischen kardiovaskulärem Ereignisrisiko und Ausmaß der Kalzifizierung für alle Altersklassen [88] sowie für asymptomatische und symptomatische Patienten [97, 99]. Der Agatston-Score liefert einen Prognosewert, der von den klassischen Risikofaktoren unabhängig ist und somit eine Zusatzinformation bietet [167].

**Screening asymptomatischer Personen**
Durchführung der Untersuchung mit der Zielsetzung einer Abschätzung des Risikos kardialer Ereignisse. Negativ prädiktiver Wert 99%, positiv prädiktiver Wert 11–18%. Ausgewählten Daten:

◢ Bei 1172 asymptomatischen Männern und Frauen kam es über 42 Monate zu 3 Todesfällen und 15 Infarkten, der PPV für Männer mit einem Kalk-Score > 600 betrug 14% (für Tod/AMI), für Frauen nur 8% [72].

◢ Bei einem Kalk-Score > 1000 kam es innerhalb von 28 Monaten bei 36% der untersuchten asymptomatischen Personen zu Myokardinfarkt oder koronarem Tod [75].

◢ Die 5-Jahres-Mortalität asymptomatischer Personen lag in den Kollektiven mit einem Kalk-Score < 10 bei 1%, mit 11–100 bei 2,6%, mit 101–400 bei 3,8%, mit 401–1000 bei 6,3% und mit > 1000 bei 12,3% [98].

Nach **ACCF/AHA 2007** kann die Methode eingesetzt werden, um bei intermediärem Vortestrisiko einen Patienten auf der Basis des Kalk-Scores als Hochrisikopatienten einzuordnen oder um einen Patienten mit atypischer Symptomatik ohne Kalknachweis als „low risk" zu klassifizieren [204].

**Diagnostik einer KHK**
Im Vergleich zur Koronarangiografie liegt die Sensitivität der Elektronenstrahltomografie für das Vorliegen einer KHK bei 80–99% und die Spezifität bei 23–85%, abhängig vom Geschlecht und vom zugrunde gelegten Score-Level [94], die prädiktive Accuracy beträgt ca. 70% [68]. Bei Ausschluss von Koronarkalk besteht eine KHK nur in < 1% [94].

Alternativ zur (wenig verfügbaren) EBT wird die Mehrschicht-Spiral-CT durchgeführt, die Gleichwertigkeit der CT wird jedoch kontrovers diskutiert. Während der volumetrische Kalzium-Score wie bei der EBT anwendbar ist, scheint der Agatston-Score in beiden Untersuchungsmethoden stark abweichende Ergebnisse zu liefern [86]. Es besteht eine deutliche Interscan-, Interreader- und Intrareader-Variabilität bei der CT-Anwendung [122]. Problematisch ist auch die höhere Strahlenexposition bei der CT (EBCT 1,0–1,3 mSv, CT 1,5–6,2 mSv, Koronarangiografie 2,1–2,5 mSv) [122].

Diskutiert wird u.a. der frühe Beginn einer „Sekundär"-Prävention bei Nachweis von Koronarkalk. Bislang ist nicht klar, ob der deutlich teurere Kalk-Score wirklich eine bessere prognostische Aussage liefert als eine Risikoanalyse nach den PROCAM- oder Framingham-Daten [97] bzw. nach den Daten des SCORE-Projekts [102].

Erwogen wird der Einsatz der EBT z.B. bei einer intermediären Vortestwahrscheinlichkeit für koronare Ereignisse (10-Jahres-Risiko 10–20% gemäß Risikofaktorenanalyse), um eine eindeutig niedrige oder eindeutig hohe Nachtestwahrscheinlichkeit zu erhalten [167, 126]. Allerdings: 16% dieser Patienten, die einen Kalk-Score von 0 hatten, wiesen eine Ischämie in der PET auf und hatten eine jährliche koronare Ereignisrate von 8% [224]. Z.T. wurde kein relevanter Wert der Koronarkalkmessung für ein Kollektiv mit mittlerem Risiko gefunden [260]. 15% der Frauen und 30% der Männer weisen hohe Kalzium-Scores auf, ohne klinische Risikofaktoren zu haben [127].

Der Stellenwert des Verfahrens für die Praxis hinsichtlich weiterer diagnostischer oder therapeutischer Konsequenzen muss noch definiert werden. Die Anwendung der CT für eine serielle Verlaufskontrolle ist begrenzt durch eine relevante Variabilität der Messergebnisse und durch die Strahlenbelastung [122]. Die **AHA** bewertete das Verfahren **2006** zurückhaltend und formulierte lediglich eine Klasse-IIb- bzw. -III-Indikation [195].

### 3.1.4.10 Angio-CT/Koro-CT

Hierbei handelt es sich um eine Mehrschicht-Spiral-CT zur nicht invasiven 3-D-Rekonstruktion der Koronargefäße. Für den Stenose-Nachweis lag die Sensitivität bei 89%, die Spezifität bei 98%, der positiv prädiktive Wert bei 90% und der negativ prädiktive Wert bei 98% bei ausschließlicher Analyse der auswertbaren Gefäßsegmente. 16% der Segmente waren unzureichend darstellbar; bei Auswertung aller Gefäßanteile betrug die Sensitivität nur 78% [49]. Bei ausgewählten Patienten im Sinusrhythmus, die 25 s Atemstillstand halten konnten, kam es zu folgenden Ergebnissen: Sensitivität 95%, Spezifität 98%, PPV 87% und NPV 99%, in 6,4% ließ sich das Segment nicht auswerten [155]. Nach [198] ist das Verfahren vor allem limitiert durch einen relevanten Anteil nicht beurteilbarer Segmente und einer hohen Rate falsch positiver Befunde. Eine suffiziente Auswertung ist bei Tachykardie, Vorhofflimmern, respiratorischer Insuffizienz und starker Verkalkung nicht möglich. Interessant ist vor allem der hohe negativ prädiktive Wert von 99% [245].

Die Bildauflösung wurde mit Einsatz der 64-Zeiler von 0,7 mm auf 0,4 mm verbessert. Zu beachten ist besonders die hohe Strahlenbelastung (konventionelle Koronarangiografie 5,6 mSv vs. 14,7 mSv bei MSCT-Coro [183]) mit einem als erhöht eingeschätzten Karzinomrisiko, welches insbesondere für jüngere Patienten und Frauen relevant sein dürfte [210]. Die 320-Zeilen-CT liefert Bilder in vergleichbarer Qualität mit einer Strahlenbelastung von nur noch 4,2 mSv [264]. Der Kontrastmittelbedarf liegt bei 60–100 ml [231]. Es besteht eine gute Möglichkeit der Bypass-Darstellung (z.B. bei fehlendem Op.-Protokoll bzw. nicht auffindbaren Bypass-Gefäßen). Bypass-Stenosen lassen sich mit einer Sensitivität/Spezifität von 95–99% darstellen, Schwächen gibt es bei der Anastomosendarstellung [135, 213].

Die Bewertung des Verfahrens ist im Fluss. **2008** sah die **DGK** das Verfahren nicht als Alternative zur Koronarangiografie bezüglich Stenosen, wohl aber als geeignet zur Darstellung von Gefäßanomalien an [240].

### 3.1.4.11 MRT

Die **MR-Koronarangiografie** bietet die Möglichkeit der nicht invasiven Koronargefäßdarstellung ohne Strahlenexposition. Derzeit limitieren technische Schwierigkeiten das Verfahren, die Sensitivität liegt bei 73%, die Spezifität bei 86% nach Meta-Analyse [51], der negativ prädiktive Wert bei nur 81% [231]. Nach **DGK 2008** ist die MR-Koronarangiografie zur Darstellung der Koronarien ungeeignet [240]. Sie ist gut einsetzbar bei V.a. Koronaranomalien [196]. Die Bypass-Darstellung ist oft erschwert durch Artefakte infolge implantierter Fremdkörper wie Clips oder Drahtcerclagen [52]. Bei implantierten Stents kommt es zu einer ausgeprägten Artefaktbildung. Derzeit bietet die CT die genauere Gefäßdarstellung (bei allerdings bedeutsamer Strahlenbelastung).

Das sog. **Stress-MRT** mit Wandbewegungsanalyse unter Dobutaminbelastung entspricht im diagnostischen Ansatz einem Stress-Echo. Im Vergleich hierzu ist das Stress-MRT teurer, bietet aber zumindest bei schlecht schallbaren Patienten eine diagnostische Alternative zur Szintigrafie. Sensitivität und Spezifität unter Dobutaminstress wurden mit 83% bzw. 86% ermittelt [215].

Die **MR-Perfusionsuntersuchung** wird unter Vasodilatation mittels Adenosin-Kurzinfusion durchgeführt. Die Sensitivität liegt bei 91%, die Spezifität bei 81% [215]. Die Beurteilung der First-pass-Gadolinium-Kontrastierung des Myokards kann rein visuell, semiquantitativ oder quantitativ erfolgen, die Beurteilung mittels eines Index ergab eine Sensitivität von 88%, eine Spezifität von 90% sowie eine Accuracy von 89% [111]. Häufig wird jedoch die weniger genaue rein visuelle Einschätzung vorgenommen. Zum Ausschluss falsch pathologischer Befunde sollte ggf. eine Perfusionsuntersuchung in Ruhe angeschlossen werden.

Nebenwirkungen wurden in bis zu 78% beschrieben (Brustschmerz 53%, Dyspnoe 25%, Flush 26%, Kopfschmerz 13%), sind aber von kurzer Dauer und im Alltag selten von Relevanz. Unter Adenosin: Herzfrequenz + 13/min, systolischer/diastolischer Blutdruck – 13/– 7 mmHg [116].

Ein direkter Vergleich von Sensitivität und Spezifität (für eine Stenose > 50%) ergab für das Dobutamin-Stress-MR 89% bzw. 80%, für das Adenosin-Stress-MR 40% bzw. 96% und für das Adenosin-Perfusions-MR 91% bzw. 62% [61]. Für die Erkennung einer Stenose > 75% mittels Adenosin-Stress-Perfusions-MR waren die Werte folgendermaßen: Sensitivität 90%, Spezifität 77%, PPV 86%, NPV 84% [248].

Sowohl das Dobutamin-Stress-MRT als auch das Perfusions-MRT sind angemessene Untersuchungsverfahren [196] und sind den entsprechenden Untersuchungen mittels Dobutamin-Stress-Echo bzw. SPECT überlegen [205].

*Cave:* **Gadoliniumhaltige MR-Kontrastmittel** stehen im Verdacht, bei Patienten mit Niereninsuffizienz eine systemische Fibrose auslösen zu können. Ein Risiko besteht wohl bes. für Patienten mit einer relevanten Gewebsverletzung (Ischämie, Op. etc.) [226]. **Nach [247] kontraindiziert ab einer GFR < 30 ml/min.**

### 3.1.4.12 PET

Die PET blieb trotz hoher Sensitivität (> 90%) wegen des technischen Aufwands in der Primärdiagnostik der KHK bislang ohne große Bedeutung. PET-Untersuchungen bildeten die Basis zum Verständnis des Hibernating myocardium mit Darstellung eines erhaltenen Metabolismus trotz Hypoperfusion und Dysfunktion. Die PET gilt als Goldstandard für die Diagnostik des vitalen Myokards bzw. in der Prädiktion der Funktionsverbesserung nach Revaskularisation [262].

### 3.1.4.13 Problematik nicht invasiver Screening-Diagnostik bei asymptomatischen Personen

Bei asymptomatischen Patienten ohne Zugehörigkeit zu einer besonderen Risikogruppe liegt die KHK-Prävalenz bei ca. 5%. Angenommen, ein KHK-Test hätte eine Sensitivität von 80% und eine Spezifität von 90% für das Vorliegen einer KHK, so erhält man bei 200 untersuchten Personen mit einer KHK-Prävalenz von 5% (= 10 Patienten) 8 richtig positiv getestete, aber 19 falsch positiv getestete Personen.

Die Effektivität nicht invasiver Screening-Untersuchungen ist nicht abgesichert, der konservative Ansatz ist die Beschränkung auf eine regelmäßige Untersuchung und Beeinflussung der etablierten, modifizierbaren Risikofaktoren [232].

### 3.1.4.14 Indikationen zur nicht invasiven Koronarangiografie

Nach **AHA 2008** sollte weder die CT-Angiografie noch die MR-Angiografie bei asymptomatischen Patienten ohne Hinweis auf eine KHK eingesetzt werden. Eine IIa-Indikation besteht für Patienten mit intermediärem Risiko für eine KHK nach der initialen Diagnostik mit nicht eindeutigen Ergebnissen von Stress-Tests. Diesbezüglich hat die CT-Angiografie gegenüber der MR-Angiografie eine größere diagnostische Genauigkeit. Die Darstellung von Gefäßanomalien gelingt mit beiden Verfahren, hierbei hat die MR-Angiografie den Vorteil der fehlenden Strahlenbelastung [231], vgl. auch [196]. Die Einführung der 320-Zeilen-CT mit einer Strahlenbelastung von im Median nur noch 4,2 mSv hat das Potenzial, die diagnostischen Standards zu ändern [264].

### 3.1.4.15 Nicht invasive Risikostratifikation

Die Befunde der nicht invasiven Diagnostik ermöglichen eine Einschätzung des jährlichen Mortalitätsrisikos (mod. nach **ACC/AHA 2002** [2a]):

| **1. Hohes Risiko (jährliche Mortalität > 3%/Jahr)** | Schwere LV-Dysfunktion (LVEF < 35%) |
| | High-risk-Treadmill-Score (in Deutschland nach wie vor eine nicht übliche Belastungsform) |
| | Großer stressinduzierter szintigrafischer Perfusionsdefekt (bes. anterior) |
| | Mehrere mittelgroße stressinduzierte Perfusionsdefekte |
| | Großer fixierter Perfusionsdefekt mit LV-Dilatation |
| | Stressechokardiografischer Nachweis einer ausgedehnten Ischämie |
| | Stressinduzierte Wandbewegungsstörung in > 2 Segmenten auf niedriger Stufe |
| **2. Mittleres Risiko (jährliche Mortalität 1–3%/Jahr)** | LVEF 35–49% |
| | Intermediate-risk-treadmill-Score |
| | Mäßiger stressinduzierter, szintigrafischer Perfusionsdefekt |
| | Begrenzter stressechokardiografischer Ischämie-Nachweis (< 3 Segmente bei höherer Dobutamin-Dosierung) |
| **3. Niedriges Risiko (jährliche Mortalität < 1%/Jahr)** | Low-risk-Treadmill-Score |
| | Kein oder nur kleiner Perfusionsdefekt |
| | Kein oder nur kleiner pathologischer Befund im Stress-Echo |

### 3.1.4.16 Koronarangiografie

Bezüglich der Indikation zur Koronarangiografie bei chronisch-stabiler AP besteht kein Konsens. Bei guter medikamentöser Einstellbarkeit wäre unter prognostischen Gesichtspunkten – im Hinblick auf die therapeutischen Konsequenzen – eine Koronarangiografie vor allem dann indiziert, wenn sich mit hoher Wahrscheinlichkeit ein Befund ergeben könnte, bei dem eine Revaskularisation zu einer Lebensverlängerung führt (jährliche Mortalität > 3%). Mit einer Prognoseverbesserung ist hingegen nicht zu rechnen, wenn die jährliche Mortalität ohnehin bei nur ca. 1% liegt.

Vielfach wird jedoch sehr frühzeitig koronarangiografiert, um eine prognostische Einschätzung auf dieser Basis zu ermöglichen oder um die Möglichkeit einer PTCA zu evaluieren (vgl. auch diagnostische Algorithmen bei [2a, 56]). Die Koronarangiografie erbringt in der Stufendiagnostik die definitive Diagnose einer KHK oder schließt sie aus. Bei Nachweis einer KHK gelten Maßnahmen der Prävention als evidenzbasiert und damit als indiziert.

Die Ergebnisse der IVUS-Diagnostik zeigten uns jedoch, dass auch bereits bei koronarangiografisch unauffälligen Koronarien eine diffuse Koronarsklerose mit der ihr immanenten Infarktgefährdung vorliegen kann.

## Indikationen

Indikationen nach **DGK 2008** [240]

| | Empfehlungsgrad/Evidenzgrad |
|---|---|
| Angina pectoris CCS III–IV | I/A |
| Hochrisikopatienten nach nicht invasiver Testung[(x)], unabhängig von AP | I/A/C |
| Indikation zur Herztransplantation | I/C |
| Herzinsuffizienz mit reduzierter LV-Funktion mit Angina pectoris oder Ischämie-Nachweis | I/A |
| Angina pectoris CCS I–II, wiederkehrend trotz Med., bei Intoleranz gegenüber Med. | IIa/C |
| Verschlechterung des Belastungstests | IIa/C |
| V.a. hochgradige Stenose prox. im Hauptstamm oder prox. Stenose in der Angio-CT | IIa/C |

(x) ST-Senkung und/oder schwere AP unter Belastung im Bel.-EKG, LVEF < 35%, Wandbewegungsstörungen in > 2 Segmenten unter geringer Dobutamin-Dosis (10 µg/kg/min) oder bei HF < 120/min, szintigrafisch große bzw. mehrere mäßig große Perfusionsdefekte (zitiert nach [240]).

*Keine* Indikation bei Nachweis von Kalk in EBT oder CT.

## Kontraindikationen

Absolute Kontraindikationen gibt es keine [56], die Bedeutung der Kontraindikationen ist abhängig von der Wichtigkeit der invasiven Diagnostik für das Leben des Patienten.

Relative Kontraindikationen [56]:
- Aktive Gastrointestinale Blutung
- Akutes Nierenversagen
- Koagulopathie
- Akuter Apoplex
- Akute, unbehandelte Infektion
- Ungeklärtes Fieber, möglicherweise durch Infektion
- Dokumentierte anaphylaktoide Reaktion durch KM

- Dekompensierte Herzinsuffizienz und Lungenödem
- Schwere Anämie
- Unkontrollierter Hypertonus
- Schwere symptomatische Elektrolytentgleisung
- Fehlende Kooperation des Patienten infolge psychischer oder systemischer Erkrankung
- Schwere, lebensbegrenzende Erkrankung
- Digitalisintoxikation
- Patient wünscht keine definitive Therapie mittels PTCA, ACVB oder Klappenprothese
- Schwere pAVK, die den Gefäßzugang behindert

## Angiografische Schweregradbestimmung

Die angiografische Schweregradbeurteilung der Stenosen unterliegt deutlichen Limitationen:
- Geringe Aussagekraft bezüglich der Plaque-Vulnerabilität
- Nur mäßige Genauigkeit [84]
- Relativ hohe Interobserver-Variabilität [85]

Schweregrade nach **DGK 2008** [240]

| | |
|---|---|
| **Stenose 50–75%** | Mittelgradige Stenose |
| **Stenose 75–89%** | Hochgradige Stenose |
| **Stenose > 90%** | Höchstgradige Stenose |
| **Stenose 99%** | Subtotaler (funktioneller) Verschluss |

## Komplikationen

Komplikationen bei Koronarangiografie [42, 56]

| | |
|---|---|
| **Asystolie** | 0,06% |
| **Gefäßkomplikation** | 0,43% |
| **Kammerflimmern** | 0,2–0,4% |
| **Kontrastmittelreaktion** | 0,37% |
| **Zerebrale Embolie** | 0,03–0,2% |
| **Hämodynamische Komplikation** | 0,26% |
| **Myokardinfarkt** | 0,05–0,06% |
| **Tod** | 0,03–0,1% |
| **Total major** | 1,7% |

*Cave:*

◢ Die INR sollte < 2,0 sein [240]. Allerdings: Es kam zu keinen erhöhten Blutungskomplikationen bei Verzicht auf eine Unterbrechung der oralen Antikoagulation bei 241 PCI-Patienten [225].

◢ Metformin muss spätestens am Tag der Untersuchung pausiert werden und wird erst wieder angesetzt, wenn das Kreatinin stabil ist (üblicherweise nach 48 h) [109].

◢ Das Rezidivrisiko nach Anaphylaxie liegt bei bis zu 50%, es ist zu reduzieren durch $H_1$- und $H_2$-Blocker sowie durch Kortison [56].

◢ Die Strahlenbelastung sollte < 6000 cGy × cm² betragen, im Median ca. 3000 cGy × cm² [240].

◢ Es gibt bislang keine etablierte Therapie für den periprozeduralen Apoplex, ursächlich dürfte es sich meist um eine Embolie durch arteriosklerotisches Plaque-Material handeln [209]. Prozedere: CCT zum Blutungsausschluss wie üblich. Lyse mit t-PA innerhalb von 4,5 h als Einzelfallentscheidung.

## Kontrastmittelnephropathie

Übliche Definition ist ein Anstieg des Serum-Kreatinins ≥ 0,5 mg/dl. Ohne vorbestehende Niereninsuffizienz tritt die KM-Neutropathie in bis zu 0,5% auf, davon in 10% permanent dialysepflichtig, in 75% vollständige Erholung der Nierenfunktion [56]. Die Inzidenz ist vor allem abhängig von einer Nierenvorschädigung und der KM-Menge.

Inzidenz der KM-Nephropathie (mod. nach [165])

| Serum-Kreatinin | Nicht-Diabetiker | Diabetiker |
|---|---|---|
| 0–1,2 mg/dl | 2,4% | 3,7% |
| 1,2–1,9 mg/dl | 2,5% | 4,5% |
| 2,0–2,9 mg/dl | 22% | 22% |
| ≥ 3,0 mg/dl | 31% | 34% |

Die Inzidenz einer KM-Nephropathie bei Patienten mit vorgeschädigten Nieren lag bei einer KM-Menge von < 125 ml bei nur 2%, > 125 ml jedoch bei 19%. Dialysepflichtigkeit bestand in 0,8%, bei allen Patienten lag die Kreatinin-Clearance < 47 ml/min/1,73 m² [168]. Keine dialysepflichtige NI entstand in einer anderen Studie bei < 100 ml KM-Gesamtmenge [165].

Zur Risikoprädiktion wurden zudem Scores [136, 165] vorgeschlagen. Für den diesbezüglich wichtigsten prognostischen Endpunkt – persistierendes, dialysepflichtiges Nierenversagen – fehlen leider bislang die Daten.

Die Prophylaxe der KM-Nephopathie erfolgt mit:

◢ **Präinterventioneller Hydrierung** (NaCl 0,9% ist besser als die früher verwendete halbisotone Lsg., 1 ml/kg/h für 24 h, beginnend 2–12 h vor KM-Gabe, Bicarbonat ohne Vorteil gegenüber NaCl [235]),

◢ Mengenbeschränkung [168]:

$$\frac{\text{Maximale}}{\text{KM-Menge}} = \frac{5 \text{ ml} \times \text{kgKG}}{\text{Serum-Kreatinin [ml/dl]}}$$

◢ Die Wahl des Kontrastmittels ist in der Diskussion. Iodixanol (isoosmolar und nicht ionisch) erschien den niederosmolaren KM (z.B. Iohexol, Iopromid, Iopamidol) überlegen [189], nach [202] ist es deutlich schlechter als Standard-KM. In CARE [208] und in CONTRAST kein Unterschied zwischen Iodixanol und Iopamidol (s.a. PCI, Kap. 3.4.3).

◢ Acetylcystein ist unverändert in der Diskussion wegen Zweifeln an der Wirksamkeit trotz 11 Meta-Analysen [216], daher optional nach [240].

*Anm.:* Das Risiko eines akuten Nierenversagens besteht auch bei Verwendung von Gadolinium als Kontrastmittel und hat sich auch wegen der Gefahr der Induktion einer systemischen Sklerose nicht etabliert [220].

### 3.1.4.17 Intravaskulärer Ultraschall

Der intravaskuläre Ultraschall (IVUS) ist der Goldstandard in der Beurteilung von Lumen und Wand der Koronargefäße, er ist der Koronarangiografie diesbezüglich klar überlegen [25]. Koronarangiografisch unauffällige Segmente zeigen im IVUS oftmals eine diffuse Arteriosklerose. Nachteilig sind die erheblichen zusätzlichen Kosten, mögliche Komplikationen durch Führungsdraht oder IVUS-Katheter (Dissektion, Spasmus, Gefäßverschluss, schwere Komplikationen in 0,4% [53]) sowie durch die zusätzliche Strahlenexposition. Der IVUS ist eine gute Option zur ergänzenden Schweregradbeurteilung bei unklaren koronarangiografischen Befunden [56] und nach PTCA/Stent-Implantation (s. Kap. 3.4.11.6). Eine 50%ige Stenose in der Koro. entspricht einer 75%igen Stenose im IVUS (Diameterstenose vs. Flächenstenose).

Der Nachweis einer positiven Beeinflussung des Krankheitsverlaufs der KHK aufgrund von IVUS-Befunden steht aus. Im Einzelfall (Nachweis der angiografisch nicht zu sichernden Hauptstammstenose) erscheint der Nutzen offensichtlich.

### 3.1.4.18 Intrakoronare Doppler-Drahtmessung bzw. Druckdrahtmessung

Es erfolgt die Bestimmung der FFR (funktionellen Flussreserve) als dem Quotienten aus maximalem Blutfluss unter Adenosin und normalem Blutfluss. Ein Wert $\leq 0,8$ zeigt eine ischämiewirksame Koronarstenose (Accuracy 90%). Die Anwendung der FFR zur Entscheidung hinsichtlich PCI von Stenosen ergab in FAME eine verminderte PCI-Rate und ein im Vergleich zur rein koronarangiografischen Entscheidungsfindung ein geringeres Risiko für Tod/MI/TVR [250]. Die Methode wird auch zur koronaren Flussmessung bei AP mit angiografisch normalen Koronarien eingesetzt, s. Kap. 3.1.10.4.2 [159]. Klasse IIa-Indikation für die FFR-Messung bei Patienten mit AP und grenzwertigen Stenosen (30–70%) als Alternative oder Ergänzung zu einer anderen Ischämie-Diagnostik [56, 163].

Die intrakoronare Druckdrahtmessung zeigt im Bereich von Stenosen einen transstenotischen Gradienten. Unter Adenosin steigt der Koronarfluss, der Quotient aus dem Gradienten vor und nach Adenosin ist die fraktionelle Flussreserve. Auch hiermit lässt sich die hämodynamische Wirksamkeit einer Stenose darstellen (funktionelle Flussreserve < 0,75).

### 3.1.4.19 Bildgebende Diagnostik der LV-Funktion

◢ Echokardiografie (transthorakal, transösophageal, kontrastverstärkt)
◢ Kardio-MR
◢ Radionuklidventrikulografie
◢ Lävokardiografie

Ein Vergleich [169] der Methoden zeigte, dass
◢ eine bedeutsame Interobserver-Variabilität auch bei qualitativ hochwertiger Darstellung besteht (die Diskussionen im Klinikalltag bei oft nicht optimaler Bildqualität sind damit erklärt),
◢ es einen wirklichen Goldstandard nicht gibt,
◢ die Aussagen zur regionalen Wandbewegung methodenabhängig sein können und somit nicht übertragbar sind auf eine andere Bildgebungsart,
◢ die beste Übereinstimmung unter den Experten mit dem Kontrast-Echo erzielt wurde.

### 3.1.5 Differenzialdiagnose

Differenzialdiagnose bei Angina pectoris (mod. nach [2])

| | |
|---|---|
| Kardiale Erkrankungen | KHK, Aortendissektion, Perikarditis, Kardiomyopathie, Vitien |
| Pulmonale Erkrankungen | Lungenembolie, Pleuritis, Pneumothorax, Pneumonie |
| Gastrointestinale Erkrankungen | Pankreatitis, Ulkuskrankheit, Ösophagitis, Ösophagus-Spasmus, Gallenkolik |
| Psychiatrische Erkrankungen | Angstsyndrome, Herzneurose |
| Muskuloskeletale und sonstige Erkrankungen | HWS-/BWS-Syndrom, Kostochondritis, Rippenfraktur, Neuralgie |

### 3.1.6 Prognose der KHK

Der natürliche Verlauf der Erkrankung (unter Therapie) ist bei einer jährlichen Mortalität von ca. 1,5% und einer jährlichen Rate nicht tödlicher Myokardinfarkte von ebenfalls ca. 1,5% relativ günstig [129].

Aus den Daten der CASS-Studie [5] folgt, dass der natürliche Verlauf einer KHK wesentlich beeinflusst wird vom Umfang der Gefäßbeteiligung (1-/2-/3-Gefäßerkrankung (GE)) und von der systolischen LV-Funktion (LVEF):

| KHK-Charakterisierung | | Überlebensrate nach | | |
|---|---|---|---|---|
| | | 4 Jahren | 8 Jahren | 12 Jahren |
| Unauffällige Koronarien | | 98% | 95% | 91% |
| Stenosen 30–50% | | 95% | 91% | 86% |
| 1-GE | EF > 50% | 95% | 89% | 81% |
| | EF 35–49% | 90% | 78% | 68% |
| | EF < 35% | 75% | 57% | 43% |
| 2-GE | EF > 50% | 93% | 82% | 70% |
| | EF 35–49% | 83% | 69% | 55% |
| | EF < 35% | 59% | 36% | 22% |
| 3-GE | EF > 50% | 84% | 71% | 58% |
| | EF 35–49% | 70% | 50% | 35% |
| | EF < 35% | 46% | 24% | 10% |

Prognostisch besonders ungünstig ist eine Hauptstammstenose > 50% mit einer 5-Jahres-Überlebensrate von nur 57% [41] sowie ein Hauptstammäquivalent, definiert als > 70%ige Stenose des proximalen LAD und des proximalen RCX [47]. Bei einer 1-GE kommt einer Stenose des proximalen LAD besondere Bedeutung zu, die 3-Jahres-Überlebensrate beträgt 94% bei < 70%iger Stenose und nur 82% bei > 70%iger Stenose [6]. Die Integration klinischer Daten und der Ergebnisse der Koronarangiografie ermöglichen eine noch präzisere Einschätzung der 5-Jahres-Überlebensraten mit einem Nomogramm ([57], s. auch [2a]).

Die **Prognose medikamentös behandelter Patienten mit stabiler KHK** ist heute mit konsequenter Verordnung von ASS, CSE-Hemmern, ggf. ACE-Hemmern und Betablockern sicher besser als zu Zeiten der CASS-Untersuchungen. Im medikamentösen Arm der RITA-2-Studie (Randomisierung 1992–1996) betrug das Risiko für kardialen Tod oder Myokardinfarkt nur 8,2% nach 7 Jahren [117], in TNT und ACES lag das Risiko für Infarkt jeweils etwas über 1%/Jahr, die koronare Mortalität bei < 1% [150, 151]. Im Euro Heart Survey aus den Jahren 2002/2003 betrug die 1-Jahres-Mortalität bei angiografisch gesicherter, stabiler KHK für Männer 1,5%, für Frauen 2,9% [173]. Nach stattgehabtem ACS betrug die Infarktrate 3,7%/Jahr in den ersten 2 Jahren [152]. Nur 2,7% der Pat. entwickeln über 4,9 Jahre eine Herzinsuffizienz [212]. Anginafreiheit bestand nach 1 Monat in 33% der Fälle, nach 12 Monaten in 50% der Fälle unter Med.-Therapie (COURAGE [234]).

**Risikostratifikation mit Biomarkern**
**Natriuretische Peptide:** Derzeit der stärkste Prognosemarker. Mortalität bzw. Herzinsuffizienz bei stabiler KHK nach 3,7 Jahren 1,3% bzw. 0,3% bei NT-proBNP < 74 pg/ml bzw. 11% bei NT-proBNP > 460 pg/ml [199]. 5-Jahres-Mortalität bei stabiler KHK 4,7% bei NT-proBNP < 120,6 pg/ml, 7,8% (120,6–301,7 pg/ml), 11,4% (301,7–808,4 pg/ml) und 32,7% (> 808,4 pg/ml) [160].

**CRP:** Diverse inflammatorische Phänomene sind im atherosklerotischen Prozess nachweisbar. Zahlreiche Studien zeigen den Zusammenhang erhöhter CRP-Spiegel mit dem Risiko kardiovaskulärer Ergebnisse. Eine Risikoklassifizierung wurde wie folgt vorgeschlagen:
- Niedriges Risiko: CRP < 1,0 mg/l
- Mittleres Risiko: CRP 1–3 mg/l
- Hohes Risiko: CRP > 3,0 mg/l

Eine generelle CRP-Bestimmung wird daher derzeit nicht empfohlen.

**Sonstige Marker:** Ein erhöhter Neopterin-Spiegel (Marker für Immunaktivierung und Makrophagen-Aktivität) geht einher mit einem erhöhten Risiko (OR 6,3) für akute kardiale Ereignisse [15]. Der Einschluss multipler weiterer Biomarker (Il-6, Il-18, Fibrinogen u.a.) in klassische Risikoanalysen verbesserte nicht die Prädiktion kardiovaskulärer Ereignisse [188].

### 3.1.7 Stumme Ischämie

#### 3.1.7.1 Definition
Nachweisbare myokardiale Ischämie ohne Angina pectoris oder AP-Äquivalent. Schon von Holter 1961 beschrieben, Beginn der systematischen Darstellung durch von Stern und Tzivoni [115]. Unterschieden werden nach Cohn 3 Patientengruppen [114]:
- Patienten mit nur stummen Ischämien (Typ I)
- Patienten mit stummen Ischämien bei Z.n. stattgehabtem Infarkt (Typ II)
- Patienten mit stummen und symptomatischen Ischämien (Typ III)

#### 3.1.7.2 Epidemiologie
Die Prävalenz belastungsinduzierter, stummer Ischämien beträgt ca. 2,5% im Alter < 60 Jahre und > 10% im Alter > 70 Jahre [114], bei asymptomatischen Männern im Alter von 55–75 Jahren 11,4% [153]. Die Prävalenz ist bei Nicht-Diabetikern 1–4%, bei Diabetikern 10–20% [207]. 50–80% der Patienten mit KHK haben stumme Ischämien [28]. Stumme Ischämien post Infarkt treten bei 30–43% der Patienten auf [114].

#### 3.1.7.3 Pathophysiologie
Über die pathophysiologischen Mechanismen stummer Ischämien besteht weiterhin viel Unklarheit, diskutiert werden
- defekte Schmerzwahrnehmung (bes. bei Typ I),
- Neuropathie (z.B. bei Diab. mell.),

- kürzer andauernde Ischämie-Episoden (AP kommt in der ischämischen Kaskade erst zum Schluss),
- Endorphinproduktion [17] sowie
- abnorme zentralnervöse Signalverarbeitung [114].

#### 3.1.7.4 Diagnostik
Spontane Ischämien im Alltag werden allein im Lz-EKG diagnostiziert: ST-Senkung, horizontal oder deszendierend mind. 1 mm über mind. 1 min [153]. Der Nachweis belastungsinduzierter stummer Ischämien ist auch mittels Bel.-EKG, Szintigrafie, Stress-MR und Stress-Echo möglich.

#### 3.1.7.5 Prognose
Die Daten für Patienten mit stabiler KHK sind widersprüchlich [114]:
- Patienten, die unter medikamentöser Therapie keine stummen Ischämien mehr aufwiesen, hatten in der TIBBS-Studie eine bessere Prognose als Patienten mit weiter bestehenden Ischämie-Episoden [30].
- Patienten mit niedrigem Risiko (nach Katheterdiagnostik und Stress-Tests) hatten häufig stumme Ischämien, ohne dass diese jedoch einen prädiktiven Wert für weitere Ereignisse hatten [44].
- Bei Patienten mit stabiler AP hatte der Nachweis von stummen Ischämie-Episoden im 48-h-EKG keinen prädiktiven Wert zur Vorhersage von Tod oder Myokardinfarkt [58].
- Bei Post-Infarkt-Patienten hat ein Ischämie-Nachweis im Lz-EKG keinen (über klinischen Eindruck und Ergebnis des Belastungs-EKG hinausgehenden) zusätzlichen prognostischen Wert [114].
- Für asymptomatische Personen mit pathologischem Belastungstest wurde eine jährliche Mortalität von 0,7% vs. 0,06% bei unauffälligem Belastungs-EKG abgeschätzt [114].
- Asymptomatische Männer im Alter von 55–75 Jahren mit Ischämie im Lz.-EKG

erlitten in 4%/Jahr Tod oder Infarkt [153].

⊿ Bei Männern ohne bekannte KHK war die asymptomatische ST-Senkung im Bel.-EKG ein starker Prädiktor für den plötzlichen Herztod [253].

⊿ Bei asymptomatischen Diabetikern mit initial pathologischer SPECT war bei 79% nach 3 Jahren diese Ischämie nicht mehr darstellbar [242]

### 3.1.7.6 Therapie

Die Notwendigkeit einer Behandlung von stummen Ischämien ist insofern umstritten, als eine symptomatische Behandlungsindikation definitionsgemäß nicht bestehen kann und eine spezifische, die Prognose bessernde Therapie für diese Patientengruppe nicht sicher erwiesen ist. Wichtig erscheint auch für dieses Kollektiv die Erkennung von Patienten mit prognostisch relevanter KHK-Situation (z.B. 2-/3-GE mit reduzierter LV-Funktion, Hauptstammstenose), da ein prognostischer Vorteil durch Revaskularisation auch für Patienten mit stummen Ischämien besteht [48]. Von der **DGK** wird **2008** eine Koronarangiografie bei stummer Ischämie auf niedriger Belastungsstufe mit Evidenzgrad C empfohlen [240].

Ob ein therapieinduziertes, komplettes Verschwinden aller stummen Ischämie-Episoden einen prognostischen Vorteil bringt, ist nach den vorliegenden Studien (TIBBS, ASIST, APSIS und ACIP) weiterhin unklar. Die üblichen Maßnahmen der Prävention gelten für alle Patienten mit KHK, unabhängig von der Symptomatik.

## 3.1.8 Therapie

Die Therapie der chronisch stabilen KHK erfolgt prinzipiell medikamentös-konservativ, evtl. zusätzlich katheter-interventionell (Kap. 3.5) und/oder mittels operativer Revaskularisation durch Bypass-Operation (Kap. 3.6).

Die KHK bzw. die der KHK zugrunde liegende Arteriosklerose ist eine multilokuläre bis diffuse, chronische und unheilbare Erkrankung mit vital gefährdenden Komplikationsmöglichkeiten, dementsprechend sind die Therapieziele:

| Minderung/Beseitigung der Symptomatik | Antianginöse Maßnahmen |
|---|---|
| Hemmung der Progression | Reduktion der arteriosklerosefördernden Risikofaktoren |
| Prophylaxe von Komplikationen | Minderung des Risikos für Tod oder Myokardinfarkt |

Nach einer Datenerhebung aus den Jahren 2001–2002 erfolgte eine alleinige medikamentöse Therapie in 21%, PCI in 58% und ACVB in 21% der Fälle [148].

### 3.1.8.1 Konservative Therapie

#### 3.1.8.1.1 Antianginöse Therapie

⊿ Nitrate
⊿ Betablocker
⊿ Ca-Antagonisten
⊿ Ivabradin
⊿ Ranolazin

Ein prognostischer Effekt einer antianginösen Medikation ist nicht gesichert. Reicht eine Bedarfstherapie mit Nitro-Spray aufgrund der Häufigkeit der AP-Episoden nicht aus, ist zusätzlich eine Dauertherapie indiziert. Die Auswahl orientiert sich an den Begleiterkrankungen, der linksventrikulären Funktion sowie vorhandenen Kontraindikationen bzw. Unverträglichkeiten (s. [1, 2, 17]).

Eine Fixed-threshold-Angina spricht eher für den bevorzugten Einsatz eines Betablockers, bei Variant-threshold-Angina kann initial ein **Ca-Antagonist** erwogen werden. Nifedipin (bzw. wahrscheinlich überhaupt kurz wirksame Dihydropyridine) ist mit einem erhöhten Infarktrisiko behaftet und daher nicht empfehlenswert [67].

Für **Nitrate** wurden als Nebenwirkungen neben der Nitrat-Toleranz auch eine endotheliale Dysfunktion und eine Rebound-Ischämie beschrieben, für eine Bewertung mangelt es bislang an Daten [239]. In einer retrospektiven Analyse gab es eine Assoziation zwischen der Anwendung von Langzeitnitraten und einer erhöhten Mortalität [241]. Die Wirksamkeit einer antianginösen Substanz ist im Einzelfall nicht vorhersagbar, die 3 klassischen Substanzgruppen sind miteinander kombinierbar.

Neu eingeführt wurde **Ivabradin**, ein Inhibitor des If-Kanals des Sinusknotens mit negativ chronotroper Wirkung. Die antianginöse Wirksamkeit war in der INITIATIVE-Studie der Wirkung von 50–100 mg Atenolol vergleichbar [191], es ergab sich keine negative Inotropie. Die Kombination mit Atenolol erwies sich als sicher und effektiv [252]. Kein sig. Einfluss zeigte sich auf den kombinierten Endpunkt in BEAUTIFUL (10 927 Pat. mit stabiler KHK und LVEF < 40%), bei Reduktion der Infarktrate im Kollektiv der Patienten mit einer HF > 70/min [238]. Die Indikation ist z.Zt. die stabile AP bei Betablocker-Unverträglichkeit.

2009 wurde **Ranolazin** eingeführt, die Wirkung erfolgt über eine Inhibition des späten Natrium-Einstroms und konsekutiver Minderung der ischämiegetriggerten zellulären Kalziumüberladung. Die antianginöse Wirkung wurde in CARISA belegt [255], in MERLIN zeigte sich bei Pat. mit ACS keine Beeinflussung von Tod oder MI-Risiko [256].

Im Gegensatz zur Sekundärprävention nach Myokardinfarkt ist bei Primärprävention eine Reduktion der Mortalität durch eine **Betablocker**-Therapie bislang nicht nachgewiesen. Von der **ACC/AHA** [2] und der **DGK** [38] werden Betablocker als Mittel der 1. Wahl favorisiert, nach **ESC 2004** besteht für die chronische, stabile ischämische Herzerkrankung eine Klasse-I-Indikation [137].

### 3.1.8.1.2 Hemmung der Progression

Die Maßnahmen zur Progressionshemmung zeigen überwiegend auch eine prophylakti-sche Wirkung hinsichtlich der sog. MACE-Rate (Major coronary events) und sind daher unter beiden Aspekten indiziert.

**Nikotinkarenz:** Die Mortalitätsreduktion durch Nikotinkarenz ist belegt [107, 174], wahrscheinlich handelt es sich um die wirksamste Maßnahme bei Rauchern überhaupt.

**Statine, Cholesterinsenkung:** Klare Mortalitätsreduktion durch Statine/CSE-Hemmer belegt [19, 20]. In einer Analyse des 5-Jahres-Verlaufs von Patienten mit manifester KHK allerdings nur geringer Effekt. Reduktion der Major vascular events (Tod, nicht tödlicher Infarkt, Apoplex, koronare Revaskularisation) bei 48 von 1 000 behandelten Patienten über 5 Jahre, d.h. absolut nur ca. 1% pro Jahr [164]. Mortalitätsreduktion auch für Patienten > 65 Jahre [217]. Simvastatin, Pravastatin und Atorvastatin unterscheiden sich nicht in der Effektivität [184].

Nach der HPS-Studie [82] wäre eine generelle Medikation mit CSE-Hemmern zur Mortalitätsreduktion empfehlenswert, allerdings ist eine hohe NNT/Jahr (278 für Todesfälle, 93 für Gefäßkomplikationen) zu bedenken [121].

Für Hochrisikopatienten (nach ACS wie in der PROVE-IT-Studie) ist nach den US-Empfehlungen (ATP III 2004) auch eine Cholesterinsenkung mit einem LDL-Zielwert < 70 mg/dl „reasonable" [133]. Bei stabiler KHK erbrachte eine Senkung des LDL-Cholesterins auf 77 mg/dl statt 101 mg/dl keine Mortalitätsreduktion, die Infarktrate lag nach 4,9 Jahren bei 6,2% (10 mg Atorvastatin) vs. 4,9% (80 mg Atorvastatin) [150]. Die Absenkung des LDL-Cholesterins von 130 mg/dl auf 60 mg/dl mit 40 mg Rosuvastatin erbrachte eine Regression der Sklerose [185]. Nach einer Meta-Analyse [186] mindert die Hochdosis-Statintherapie (Simvastatin 80 mg, Atorvastatin 80 mg) das Risiko für koronaren Tod oder AMI, nicht jedoch für die Gesamtmortalität.

Nach ESC gilt: „High dose for high risk" [1a]. Die Zielwerte generell betragen nach

DGK 2003 [38]: LDL < 100 mg/dl, Triglyzeride < 200 mg/dl, HDL-Chol. > 40 mg/dl.

| Zielwerte nach ACC/AHA 2007 [2b] | Klasse |
|---|---|
| LDL-Cholesterin < 100 mg/dl | I |
| LDL-Cholesterin < 70 mg/dl | IIa |
| Cholesterinaufnahme < 200 mg/Tag | I |

Die Komedikation mit **Ezetimib** gilt als sicher und effektiv, in ENHANCE jedoch trotz Reduktion des LDL-Cholesterins keine Verbesserung der Intima-Media-Dicke unter Ezetimib/Simvastatin im Vergleich zu Simvastatin-Monotherapie [230]. Endpunktstudie erst für 2010 erwartet.

Erhöhtes Myopathierisiko bei gleichzeitiger Anwendung von Fibraten, Nikotinsäure, Amiodaron, Verapamil, Diltiazem, Makroliden, Grapefruitsaft, Ciclosporin A. **LDL-Apherese** nur bei homozygoter, familiärer Hypercholesterinämie indiziert [21].

**Anhebung des HDL-Cholesterins:** Zunehmendes KHK-Risiko mit progressiver Verminderung des HDL-Cholesterins < 40 mg/dl. Mehrere Subfraktionen dargestellt mit evtl. unterschiedlich ausgeprägtem antiatherogenem Potenzial. Keine Endpunktstudien für eine gezielte Anhebung des HDL-Chol., Ziel HDL > 40 mg/dl [38]. Optionen [161]:

**Therapie eines Diabetes mellitus:** Keine spezifischen Vorgaben bezüglich der KHK, intensive Therapie bei allen hierfür geeigneten Patienten. Pioglitazon reduziert das Risiko für Tod, AMI oder Apoplex, erhöht jedoch das Risiko für Herzinsuffizienz [214].

**Körperliche, aerobe Aktivität:** 30–60 min 7-mal/Woche [2b], mit einer empfohlenen Intensität von 40–60% der max. Leistung: im ischämiefreien Bereich. Selbst eine Trainingsintensität, die eine prolongierte Ischämie induzierte, wurde ohne Arrhythmie, TNT-Erhöhung oder LV-Dysfunktion gut toleriert [211]. Mortalitätsreduktion belegt. Erhöht nebenbei das HDL-Cholesterin um 4,6% [38, 104, 174].

**Therapie einer Hypertonie:** Zielwerte < 130/85 mmHg [38a].

**Gewichtskontrolle:** Übergewicht erhöht das Risiko für Hypertonie, Diabetes und Hyperlipidämie, der Nachweis einer Prognosebeeinflussung durch Gewichtsreduktion für KHK-Patienten steht jedoch aus. Die ESC [39a] spricht eine starke Empfehlung zur Gewichtsreduktion bei einem BMI > 25 kg/m$^2$ aus. Dies gilt besonders auch für Personen mit sog. metabolischem Syndrom. Nach ESC müssen zur Diagnosestellung mind. 3 Kriterien positiv sein:

| Statine | HDL + 6–14% | 1. Wahl bei gleichzeitiger Hypercholesterinämie |
|---|---|---|
| Fibrate | HDL + 6–20% | 1. Wahl bei gleichzeitiger Hypertriglyzeridämie und niedrigem LDL. Gemfibrozil (1 200 mg/Tag) senkt bei Patienten mit KHK und HDL < 41 mg/dl die Rate kardiovaskulärer Ereignisse (Tod, Infarkt, Apoplex) bei einer Anhebung des HDL um 6% [64, 77]. *Cave:* Nicht mit Statinen kombinieren, die Glukuronidierung kann durch Gemfibrozil blockiert werden, erhöhtes Risiko für Lebertoxizität und Myolyse! |
| Niacin | HDL bis + 35% | Kombination mit Statinen möglich, kristallines Niacin bis 3 g, Sustained-release-Niacin (Niaspan) bis 2 g. |
| Beendigung des Rauchens | HDL bis + 20% | |
| Ausdauertraining, Gewichtsreduktion, moderater Alkoholkonsum | | |

1. Bauchumfang > 102 cm (Männer) bzw. > 88 cm (Frauen)
2. Triglyzeride > 150 mg/dl
3. HDL < 40 mg/dl (Männer) oder < 50 mg/dl (Frauen)
4. Blutdruck > 130/85 mmHg
5. Plasmaglukose > 110 mg/dl

Nach AHA/NHLBI gibt es 6 Hauptkomponenten des metabolischen Syndroms: abdominelle Adipositas, atherogene Dyslipidämie (TG > 150 mg/dl, HDL < 40 mg/dl (Männer) bzw. < 50 mg/dl (Frauen)), Hypertonie, Insulinresistenz mit/ohne Glukoseintoleranz, proinflammatorischer Status, prothrombotischer Status [123].

### 3.1.8.1.3 Prophylaxe von Komplikationen

**Antithrombotische Therapie**
**ASS:** 75–100 mg/Tag, Wirkung durch irreversible Hemmung der COX-1. Nachgewiesene Reduktion des Infarktrisikos und der Mortalität bei manifester KHK, daher generell indiziert [2, 12]. In der **SAPAT-Studie** [13] an 2035 Patienten mit Belastungsangina (Follow-up nach 50 Monaten) reduzierte ASS die nicht tödlichen Infarkte von 78 auf 47, den plötzlichen Tod von 31 auf 19 Ereignisse, tödliche Infarkte blieben unbeeinflusst (15/15 Ereignisse). ASS reduziert also die Ereignisrate bezüglich plötzlichen Todes/tödlichen und nicht tödlichen Infarkts von ca. 3%/Jahr auf ca. 2%/Jahr [13]. In einer Meta-Analyse war eine Reduktion der koronaren Ereignisse von 5,3% auf 4,3% nachweisbar, die Apoplex-Rate war um 0,5% reduziert [258].

Abhängig von der Methode lässt sich eine Aspirinresistenz in 5–60% der Fälle darstellen. In einer Studie bei stabiler KHK/CVI lag die Komplikationsrate (Tod, AMI, Apoplex) nach 678 Tagen bei 24% vs. 10% für Aspirin-Responder [96]. Nach Ulkusblutung unter ASS ist die Kombination ASS + Esomeprazol einer Clopidogrelmedikation hinsichtlich erneuter Blutung deutlich überlegen [149].

**PPI-Prophylaxe:** Wird für Patienten nach GI-Blutung, mit dualer antithrombozytärer Therapie, mit gleichzeitiger Antikoagulation, im Alter > 60 Jahre, mit Dyspepsie oder Refluxkrankheit oder bei Komedikation mit Kortikosteroiden empfohlen [246].

**Clopidogrel:** 75 mg/Tag, irreversible Hemmung der ADP-abhängigen Thrombozytenaktivierung. In der CAPRIE-Studie [16] war Clopidogrel marginal besser als ASS, es ist jedoch wesentlich teurer und insgesamt nicht so gut untersucht wie ASS. Clopidogrel ist das Mittel der Wahl bei ASS-Unverträglichkeit. Die Kombination Clopidogrel + PPI ist seit einem Rote-Hand-Brief von 7/2009 kontraindiziert (Wirkungsabschwächung von Clopidogrel wegen des gestörten Metabolismus über Zytochrom P450). Prasugrel oder Ticlopidin als mögliche Alternative.

**ASS + Clopidogrel:** In der CHARISMA-Studie [177] kein Vorteil hinsichtlich Infarkt, Apoplex oder kardiovaskulären Todes bei erhöhter Blutungsneigung.

**Ticlopidin:** 2-mal 250 mg/Tag, Wirkungsmechanismus wie Clopidogrel. Nachgewiesene Wirkung nach Stent-Implantation und nach TIA/Apoplex; bislang keine Daten zur Wirkung bei stabiler KHK. BB-Kontrollen wegen Leukopeniegefahr! Vormals das Standardpräparat nach Stent-Implantation, dann von Clopidogrel wegen besserer Verträglichkeit verdrängt worden.

**GP-IIb/IIIa-Antagonisten:** Erhöhte Mortalität in der BRAVO-Studie bei Komedikation zu ASS [110].

*Anm.:* Cox-2-Hemmer sollten bei KHK nicht ohne ASS verwendet werden, Ibuprofen interferiert mit der antithrombozytären Wirkung von ASS und ist zu vermeiden [219].

**ACE-Hemmer:** Reduktion von Tod/Myokardinfarkt bei Patienten mit KHK (oder pAVK, Diabetes, Apoplex) und einem weiteren Risikofaktor in der **HOPE**-Studie [66] durch Ramipril 10 mg/Tag. In **EUROPA** (12 218 Patienten mit stabiler KHK) sig. Reduktion (10% auf 8%) von kardiovaskulärem Tod oder MI oder Herzstillstand über 4,2 Jahre [113], für Diabetiker in gleichem Ausmaß wie für Nicht-Diabetiker [154]. In **PEACE** (8 290 Pat. mit stabiler KHK und EF > 40%, 4 mg Trandolapril vs. Placebo) nach 4,8 Jahren kein sig. Therapieeffekt: Tod oder nicht tödlicher Infarkt bei 8,6% unter Placebo [138]. Insgesamt eine geringere Ereignisrate bei einer höheren Rate an Revaskularisationen und Anwendungen von CSE-Hemmern im Vergleich zu HOPE oder EUROPA. Gesamtmortalität nur 1,6%/Jahr.

Daraus könnte gefolgert werden, dass nicht alle KHK-Patienten von einem ACE-Hemmer profitieren. Dafür sprechen auch die Ergebnisse von **IMAGINE** (kein Effekt von Quinapril nach ACVB-Op.) und **PRE-AMI** (kein Effekt von Perindopril bei EF > 40% nach AMI). Nach einer Meta-Analyse [181] ein sig., aber geringer Effekt, die Behandlung von 100 Patienten mit KHK und erhaltener LV-Funktion über 4,4 Jahre verhindert 1 kardiovaskuläres Ereignis (1 Todesfall oder 1 MI oder 1 Revaskularisation).

Die Indikation für ACE-Hemmer für Patienten mit Angina und KHK wurde von Klasse I nach **ESC** [130] auf IIa reduziert [1a], bei **ACC/AHA** [2b] ebenfalls IIa für Pat. mit geringem Risiko, d.h. guter LV-Funktion [2b].

**AT-Blocker:** Während AT-I-Blocker in der Therapie der Herzinsuffizienz ihren Stellenwert haben, gibt es bezüglich des MI-Risikos Hinweise auf eine erhöhte MI-Rate unter AT-I-Blockern, möglicherweise durch eine kompensatorisch erhöhte Aktivität des nicht blockierten $AT_2$-Rezeptors [190]. In der **ONTARGET**-Studie (Pat. mit KHK, pAVK, CVI oder Diab. mell. mit Endorganschäden) waren 80 mg Telmisartan bei etwas besserer Verträglichkeit gleich wirksam wie 10 mg Ramipril [222]. In **TRANSCEND** zeigte sich kein Effekt von Telmisartan zur Verhütung von Tod bzw. Tod oder Hospitalisierung aus kardiovaskulärer Ursache, Apoplex, Infarkt oder Hospitalisierung wegen Herzinsuffizienz [249], d.h. HOPE-Patienten mit ACE-Hemmer-Unverträglichkeit profitieren nicht von einem AT-I-Blocker.

**Diät:** Mehrere Studien mit unterschiedlichen Ergebnissen, kein klarer Effekt mit einer gering (ca. 30%igen) fettarmen Diät [92]. Im Lifestyle Heart Trial von Ornish (48 Patienten!) mit Fettreduktion < 10%, Sport, Stressreduktion und Nikotinkarenz Reduktion von Stenosegrad und Ereignishäufigkeit [120]. In der Lyon-Diet-Heart-Studie (n = 605, methodische Probleme) Reduktion von kardialem Tod und Reinfarkt durch eine „Mittelmeerdiät" [65]. Vermindertes Risiko für nicht tödlichen Infarkt und PHT bei [147]. In DART [146] verminderte Mortalität und Infarktrate durch 2-mal Fisch/Woche zur Steigerung der Omega-3-Fettsäuren auf 500–800 mg/Tag. Eine Ernährung entsprechend der sog. Mittelmeerdiät reduziert die Gesamtsterblichkeit [105], die KHK-Mortalität sinkt bei mind. einer Fischmahlzeit pro Woche [134]. Die **DGK** empfahl **2003** eine Mittelmeerdiät [38a].

**Nicorandil:** Nikotinamid-Ester mit nitratähnlichen Effekten und kardioprotektiven Eigenschaften durch Ischemic preconditioning mittels Öffnung von Kalium-ATP-Kanälen. Reduktion kardiovaskulärer Ereignisse in der **IONA**-Studie [76] mit 5 126 Patienten (stabile KHK, nach 1,6 Jahren Follow-up, Ereignisrate 14,7% vs. 17% unter Placebo).

**Grippeschutzimpfung:** Atemwegsinfektionen erhöhten das Risiko für akute Infarkte [218]. Eine Analyse der Daten zeigt eine Reduktion der kardiovaskulären Mortalität durch die Impfung, bes. für Patienten mit erhöhtem Risiko [157]. Der Nachweis der Reduktion ischämischer Ereignisse wurde in **FLUCAD** erbracht [229]. NNT 122 für die Verhinderung eines Todesfalles bei Patienten > 65 Jahre mit Herzerkrankung [251]. Seit 2006 in den Leitlinien [193, 194], Klasse I bei **AHA/ACC 2007** [2b].

**Pioglitazon:** Bei Diabetikern mit erwiesener Makroangiopathie reduzierte Pioglitazon in der **PROactive**-Studie die Häufigkeit des sekundären Endpunktes Tod/nicht tödlicher Infarkt/Apoplex. NNT 48 über 3 Jahre, um eines der Ereignisse zu verhindern [4]. In **PERISCOPE** (543 Pat. mit D.m. II) Reduktion des Plaque-Volumens unter Pioglitazon im Vergleich zu einer Zunahme unter Glimipirid [230].

**Wirksamkeit nicht nachgewiesen oder strittig und daher nicht empfohlen**

**Moderater Alkoholkonsum:** Assoziiert mit einer reduzierten Gesamtmortalität [156, 174], Ursache bzw. Wirkungsart unklar.

**Hormonsubstitution in der Postmenopause:** In mehreren Studien kein positiver Effekt [18, 83, 90, 91], in der WHI-Studie [112] sogar eine Risikoerhöhung für KHK (Tod durch KHK und nicht tödlicher Infarkt). In einer Meta-Analyse kein erhöhtes Risiko für KHK-Ereignisse, erhöhtes Risiko für Thrombose und Apoplex [237].

**Antibiotische Therapie:** Divergierende Ergebnisse in den ersten Therapiestudien [62, 63, 74], u.a. war Chlamydia pneumoniae mit einer KHK assoziiert [93]. Eine Beeinflussung kardialer Ereignisse konnte weder in PROVE IT-TIMI 22 nach ACS [152] noch in ACES bei primär stabiler KHK (jeweils > 4000 Pat.) belegt werden [151].

**Antioxidanzien:** Die Gabe von Vitamin C, Vitamin E und Betakarotin war in der großen HPS-Studie wirkungslos [22]

**Folsäure + Vitamin B:** Entgegen den Ergebnissen von Observationsstudien konnte in Interventionsstudien (Liem [103], NORVIT [176]) eine Prognoseverbesserung durch Reduktion des Homocysteinspiegels mittels Folsäuresupplementation nicht nachgewiesen werden. In HOPE 2 (n = 5522 Pat.) leichte Senkung des Homocysteinspiegels durch Folsäure + Vitamin $B_6$ + $B_{12}$, kein Effekt auf kardiovaskulären Tod oder Risiko für MI, erhöhtes Risiko für Hospitalisation wegen instabiler Angina bei reduziertem Risiko für Apoplex [175]. Kein Effekt von Folsäure, $B_6$ und $B_{12}$ auf Mortalität und kardiovaskuläre Ergebnisse bei [236]. Auch für die bes. gefährdeten Patienten mit Niereninsuffizienz oder für Frauen kein Vorteil [178, 227].

**Hypertriglyzeridämie:** Noch keine ausreichende Datenlage für eine Richtlinie, Senkung möglich durch Lebensstiländerung, mit Niacin, Omega-3-Fettsäuren und Fibraten [78].

**Omega-3-Fettsäuren:** Die Supplementierung mit Omega-3-Fettsäuren reduzierte schwere vaskuläre Komplikationen (Tod, Infarkt, Apoplex) in mehreren Studien, sodass die AHA den regelmäßigen Konsum von fettem Fisch 2-mal/Woche empfiehlt, vor einer weitergehenden Supplementierung mit Konzentraten jedoch zusätzliche Studien fordert [89]. Zur Post-Infarkt-Prophylaxe s. Kap. 3.3.

**HDL-Steigerung mit Niacin:** In ARBITER-2 Steigerung des HDL-Cholesterins von

**Effektivität sekundärpräventiver Maßnahmen im Vergleich [73]**

|  | Geprüfte Maßnahme | Mortalität in der Placebo-Gruppe in % pro Jahr | NNT-1-year[x] zur Verhinderung eines Todesfalles |
|---|---|---|---|
| SAVE | Captopril | 7 | 86 (nach [73]) |
| AIRE | Ramipril | 18 | 24 (nach [73]) |
| 4S | Simvastatin | 2,2 | 159 (nach [73]) |
| CARE | Pravastatin | 1,9 | 694 (nach [73]) |
| LIPID | Pravastatin | 2,3 | 174 (nach [73]) |
| HOPE | Ramipril | 2,9 | 221 (nach [73]) |
| HPS | Simvastatin |  | 278 (nach [121]) |
| Meta | ASS |  | 167 (nach [121]) |
| Meta | Betablocker |  | 83 (nach [121]) |
| Meta | Nikotinkarenz |  | 62 (nach [121]) |
| Meta | ACVB |  | 244 (nach [121]) |
| Meta | Sport |  | 136 (nach [121]) |

[x] NNT-1-year: Number needed to treat 1 year – Meta-Analyse

39 auf 47 mg/dl, verminderte Progression der Intima-/Media-Dicke der Karotis [142].

**Gentherapie:** Z.B. Stimulation der Angiogenese durch Applikation von Wachstumsfaktoren, speziell des Vascular endothelial growth factor. Sehr experimentell [69].

### 3.1.8.2 Primärprävention

Der Begriff der Primärprävention wird überwiegend auf Maßnahmen zur Verhütung der Entstehung einer KHK bezogen, anwendbar ist der Begriff auch auf Maßnahmen zur Prophylaxe des 1. Infarkts. Die Sekundärprävention bezieht sich auf die Post-Infarkt-Situation. Primärprophylaktische Maßnahmen sind in erster Linie interessant für Menschen mit erhöhtem KHK-Risiko.

Eine Risikoschätzung kann anhand der Scores nach Framingham, ESC-Deutschland oder PROCAM [81, 102] erfolgen. Problematisch ist die deutliche Differenz in der Risikoeinschätzung, die diese verschiedenen Scores liefern (Ergebnisse von DETECT). Die Interventionspflichtigkeit (Hochrisikogruppe mit Mortalitätsrisiko > 5%/10 Jahre bzw. Infarktrisiko > 20%/10 Jahre) wird uneinheitlich beurteilt. Die Prävalenz behandlungsbedürfti-

ger Personen variiert zwischen 7,5% (IFT/IAS), 10,6% (ATP III) und 25% (3. Joint European Guidelines) [140]. Nach [140] sind die Empfehlungen der ITF/IAS (International Task Force of Coronary Heart Disease/International Atherosclerosis Society) für Deutschland am besten geeignet. Hochrisikopatienten haben eine manifeste Atherosklerose oder ein Infarktrisiko von > 20%/10 Jahre (Berechnung bei http://www.chd-taskforce.de) und werden mit einer Spezifität von 95% und einer Sensitivität von 36% erkannt.

Die medikamentöse Cholesterinsenkung zur Primärprophylaxe wird weiterhin kontrovers diskutiert.

Empfehlung der **DGK 2003**
Näheres s. [38].

◢ Bei Personen ohne Risikofaktoren ist LDL-Cholesterin bis 160 mg/dl tolerabel, bei Personen mit Risikofaktoren ist ein LDL-Ch. < 130 mg/dl anzustreben.
◢ Statinmedikation zur Primärprophylaxe bei
  – Männern < 35 Jahre bzw. bei prämenopausalen Frauen mit LDL-Cholesterin > 220 mg/dl

**AHA-Guidelines 2002** [79]

| | |
|---|---|
| **1. Medikamentöse Cholesterinsenkung** | Indiziert je nach LDL-Level und bestehenden zusätzlichen Risikofaktoren. Reduziert das Risiko für Tod, koronaren Tod, Apoplex und Infarkt [82]. |
| **2. Körperliche Aktivität** | 30 min tägl. moderate Intensität (40–60% des Maximums), besser noch 3- bis 5-mal/Woche über 20–40 min > 60% des Maximums [80]. Regelmäßige körperliche Aktivität reduziert das KHK-Risiko [104]. |
| **3. Blutdruckkontrolle** | |
| **4. Nikotinkarenz** | |
| **5. Gewichtskontrolle** | |
| **6. ASS 75–160 mg** | Eine unselektive Primärprävention mit ASS reduziert nicht das Mortalitätsrisiko [14, 258]. Es müssen 670 gesunde Männer behandelt werden um 1 nicht tödlichen Myokardinfarkt zu verhindern [170]. Nicht tödlicher Infarkt reduziert von 0,23%/Jahr auf 0,18%/Jahr [258]. In der AAA-Studie [266] war ASS in der Primärprophylaxe nicht wirksam. Bei Frauen wurde eine verminderte Apoplexrate bei unverändertem Risiko für Tod oder Infarkt gefunden [145], es müssen allerdings 3 890 gesunde Frauen/Jahr behandelt werden [170]. ASS ist indiziert, wenn das 10-Jahres-Infarktrisiko > 10% beträgt. |

- Männern > 35 Jahre bzw. postmenopausalen Frauen mit LDL-Cholesterin
  > 190 mg/dl
- Personen mit mind. 2 Risikofaktoren
  und LDL-Cholesterin > 160 mg/dl

### 3.1.9 Spezielle Patientenkollektive

#### 3.1.9.1 Patienten mit Diabetes

Diabetes mellitus geht mit einer akzelerier-
ten und ausgedehnteren Arteriosklerose einher [233]. Das Infarktrisiko war bei Diabetikern ohne bekannte KHK (20% in 7 Jahren,
kardiovaskuläre Mortalität 15%) so hoch wie
bei Nicht-Diabetikern mit stattgehabtem Infarkt (18,8% in 7 Jahren, kardiovaskuläre
Mortalität 16%) [119]. In der ARIC-Studie lag
das kardiovaskuläre Ereignisrisiko bei Diabetikern ohne Infarkt höher als bei Nicht-Diabetikern, jedoch unter dem Risiko von Infarktpatienten [124]. Nach [187] entspricht
das Risiko bei Diab. mell. einem zusätzlichem Alter von 15 Jahren, das Risiko ist jedoch bei Personen bis 40 Jahre noch gering.

Asymptomatische Diabetiker ohne Kalknachweis in der EBCT hatten eine 5-Jahres-
Mortalität wie Nicht-Diabetiker [128].
Asymptomatische Diabetiker mit pathologischem Dipyridamol-Kontrast-Echo hatten in
65% eine koronarangiografisch gesicherte
KHK, unabhängig von zusätzlichen Risikofaktoren [171]. Eine Reihe weiterer Studien
fokussiert auf den Stellenwert der **nicht invasiven Bildgebung zur Risikostratifikation** und zur Indikationsstellung einer Koronarangiografie, derzeit ist keine Empfehlung
möglich [52, 206]. In DIAD ließen sich keine
positiven Effekte durch ein Screening auf
KHK mittels Adenosin-Szintigrafie erkennen
[257].

Divergierende Ergebnisse gibt es zum Effekt einer **Primärprophylaxe mit ASS**, im
JPAD-Trial zeigte sich kein Effekt durch ASS
bei Diabetikern ohne vorbekannte kardiovaskuläre Erkrankung [244]. Die Empfehlung

auf dem ESC-Kongress in Barcelona 2009
lautete: ASS nur für Diabetiker > 65 Jahre
oder bei Vorliegen eines weiteren kardiovaskulären Risikofaktor.

Der Stellenwert der **CSE-Hemmer** für
eine Primärprophylaxe ist strittig, eine signifikante Risikoreduktion zeigte sich in CARDS
(37 verhinderte Major vascular events auf
1000 Behandelte über 4 Jahre, Gesamtmortalität 4,3% vs. 5,8% [131]) und HPS, in ALL-
HAT-LLT und ASCOT-LLA hingegen waren
die Trends nicht signifikant [132]. Die Cholesterinsenkung durch CSE-Hemmer (40 mg
Simvastatin) führte in der MRC/BHF-Heart-
Protection-Studie [100] zu einer signifikanten Reduktion von koronarem Tod bzw.
nicht tödlichem Infarkt (1000 behandelte
Patienten über 5 Jahre, dadurch 45 Patienten
geschützt vor koronarem Tod bzw. AMI).
Nach der FIELD-Studie kann eine prophylaktische Fenofibratmedikation nicht generell
empfohlen werden, nach [201] sind Fibrate
und Niacin zu erwägen bei Triglyzeridwerten
> 500 mg/dl.

Nach [106] gelten für Diabetiker die auch
sonst üblichen Richtlinien der Sekundärprävention bei KHK. Nach **AHA** [201] sind die
für Diabetiker empfohlenen Maßnahmen:
Gewichtskontrolle, Blutdruckkontrolle, körperliche Aktivität mind. 3-mal/Woche, Diät,
Erzielen eines Hb-$A_{1c}$ < 7%, ASS für Pat. mit
mind. einem weiteren Risikofaktor und für
alle > 40 Jahre, LDL < 100 mg/dl, ggf. mit
Einsatz von Statinen.

#### 3.1.9.2 Patienten mit Niereninsuffizienz

Diabetiker mit dialysepflichtiger Niereninsuffizienz haben eine jährliche Inzidenz für
koronaren Tod oder Myokardinfarkt von
8,2%. Die Mortalität für Dialysepatienten
liegt bei 20%/Jahr, nach stattgehabtem Infarkt mit bis zu 60% noch wesentlich höher
[192]. In AURORA lag die Gesamtmortalität
über 3,8 Jahre bei 14% [254].

Die Prävalenz der KHK ist bei Pat. mit
chronischer Niereninsuffizienz deutlich er-

höht. Faktoren hierfür sind vermutlich ein erhöhter oxidativer Stress, ein stimuliertes RAAS, der alterierte Ca-Phosphat-Stoffwechsel, die Dyslipoproteinämie, ein hoher Anteil an Diabetikern, körperliche Inaktivität u.a.m. Das Symptom Angina pectoris ist weder sensitiv noch spezifisch, Gleiches gilt für das Belastungs-EKG und die Myokardszintigrafie, die Daten für die Stress-Echokardiografie sind divergierend. Ein Nutzen der Koronarkalkbestimmung ist nicht belegt [192]. Nach den Empfehlungen [192] ist eine Koro. indiziert bei V.a. KHK oder bei hohem KHK-Risiko und positivem nicht invasiven Stress-Test, die AG erarbeitete auch eine Empfehlung für die Koro. vor Nierentransplantation: Diese ist indiziert bei hohem Risiko (symptomatische KHK, Z.n. Infarkt, Herzinsuffizienz oder ACVB > 5 Jahre bzw. PCI > 2 Jahre) oder bei mittlerem Risiko (Alter > 50 Jahre oder Diab. mell. oder stabil und beschwerdefrei bei ACVB < 5 Jahre oder PCI < 2 Jahre) und positivem Szintigramm oder Stress-Echo.

Atorvastatin (20 mg) senkte das LDL-Cholesterin um 42%, nicht jedoch das Risiko für kardialen Tod oder AMI [158]. Rosuvastatin senkte bei dialysepflichtigen Patienten das LDL-Cholesterin um 43%, jedoch nicht das Risiko für kardiovaskuläre Ereignisse bei einem Follow-up über 3,8 Jahre [254]. Folsäure ist nicht effektiv [178].

### 3.1.9.3 Patienten mit pAVK

Die Prognose von Patienten mit pAVK ist belastet, Pat. nach Gefäß-Op. hatten eine schlechtere Prognose als KHK-Pat. nach PCI, zerebrovaskuläre Erkrankung ist die Haupttodesursache in diesem Patientenkollektiv [228].

Statine, Aspirin, Betablocker und ACE-Hemmer waren in einer Observationsstudie assoziiert mit einem reduzierten Mortalitätsrisiko [178]. In einer Meta-Analyse reduzierte ASS das Risiko für nicht tödlichen Apoplex signifikant, keine sig. Senkung ergab sich bei MI oder kardiovaskulärer Mortalität [265].

Die Cholesterinsenkung durch CSE-Hemmer (40 mg Simvastatin) führte in der MRC/BHF-Heart-Protection-Studie zu einer signifikanten Reduktion von Tod, koronarem Tod bzw. nicht tödlichem Infarkt, Apoplex und Major vascular events.

Eine Klasse-I-Indikation zur Senkung des kardiovaskulären Risikos haben ASS oder Clopidogrel und Statine (LDL-Zielwert 100 mg) sowie Betablocker als antihypertensive Medikation. Nach **ACC/AHA 2005** [180] besteht eine Klasse-IIa-Indikation für ACE-Hemmer bei symptomatischer pAVK.

### 3.1.9.4 Patienten mit Hypertonie

ASCOT-LLA [101]: 10 mg Atorvastatin senken bei Hypertonikern mit mind. 3 weiteren Risikofaktoren für eine KHK das Risiko für nicht tödlichen Infarkt oder koronaren Tod signifikant, jedoch insgesamt nur gering (um absolute 3,4 Ereignisse auf 1 000 Patientenjahre).

### Literatur

[1]   Management of stable angina pectoris. Recommendations of the Task Force of the European Society of Cardiology. Eur Heart J 1997;18:394–413

[1a]  The Task Force of the European Society of Cardiology. Management of stable angina pectoris: Executive summary. Eur Heart J 2006;27:1341–81

[2]   Gibbons RJ et al. ACC/AHA/ACP-ASIM Guidelines for the management of patients with chronic stable angina. J Am Coll Cardiol 1999;33:2092–197

[2a]  Gibbons RJ et al. ACC/AHA 2002 Guideline update for the management of patients with chronic stable angina. http://www.acc.org

[2b]  Fraker TD et al. 2007 chronic angina focused update of the ACC/AHA 2002 guidelines for the management of patients with chronic stable angina. J Am Coll Cardiol 2007;50:2264–74

[3]   Campeau L. Grading of Angina pectoris. Circulation 1976;54:522–3

[4]   Dormandy JA et al. for the PROactive investigators. Secondary prevention of macrovascular events in patients with type 2

diabetes in the PROactive study. Lancet 2005;366:1279–89

[5] Edmond M. Long-term Survival of Medically Treated Patients in the Coronary Artery surgery Study (CASS) Registry. Circulation 1994;90:2645–57

[6] Klein LW. Prognostic Significance of Severe Narrowing of the Proximal Portion of the Left Anterior Descending Coronary Artery. Am J Cardiol 1986;58:42–6

[7] ESC Working Group. Guidelines for cardiac exercise testing. Eur Heart J 1993;14:969–88

[8] ACC/AHA Guidelines for Exercise Testing. J Am Coll Cardiol 1997;30:260–315

[9] Breithardt OA. Lebensbedrohliche Akut-Komplikationen der Dobutamin-Atropin-Stressechokardiographie. Z Kardiol 1998;87: 492–8

[10] Mark DB et al. Localizing Coronary Artery Obstruction with the Treadmill Test. Ann Intern Med 1987;106:53–5

[11] Löllgen H. Kardiopulmonale Funktionsdiagnostik, 2. Aufl. 1990, Ciba-Geigy GmbH, Wehr/Baden

[12] Antithrombotic Trialist's Collaboration. Collaborative meta-analysis of randomised trials of antiplatelet therapy for prevention of death, myocardial infarction, and stroke in high risk patients. BMJ 2002;324:71–86

[13] Juul-Moller S et al. Double blind trial of aspirin in primary prevention of myocardial infarction in patients with chronic stable angina pectoris. The Swedish Angina Pectoris Aspirin Trial (SAPAT) Group. Lancet 1992;340:1421–25

[14] Steering Commitee of the Physicians Health Study Group. Final report of the ongoing Physicians Health study. N Engl J Med 1989;321:129–35

[15] Avanzas P et al. Elevated serum neopterin predicts future adverse cardiac events in patients with chronic stable angina pectoris. Eur Heart J 2005;26:457–63

[16] CAPRIE – Steering Commitee A randomized, blinded, trial of clopidogrel versus aspirin in patients at risk of ischaemic events. Lancet 1996;348:1329–39

[17] Gersh BJ et al. Chronic Coronary Artery Disease. In: Braunwald E. Heart Disease, 5. Ed., 1289–365. 1997, W.B. Saunders, Philadelphia

[18] Hulley S. Randomized Trial of Estrogen Plus Progestin for Secondary Prevention of Coronary Heart Disease in Post-menopausal Women (HERS) JAMA 1998;280:605–13

[19] Scandinavian simvastatin survival study group. Randomized trial of cholesterol lowering in 4444 patients with coronary heart disease. The scandinavian simvastatin survival study [4S). Lancet 1994;344:1383–9

[20] Müller-Wieland D. Cholesterinsynthesehemmer. Klinische Studien zur Senkung des koronaren Risikos und Plaque-Stabilisierung. Internist 1998;39:934–42

[21] Kuhn H. Richtlinien der Kommission für Klinische Kardiologie der DGK. Indikation zur LDL-Elimination als extrakorporales Hämotherapieverfahren (LDL-Apherese). Z Kardiol 1997;86:478–82

[22] Heart protection study collaborative group. MRC/BHF Heart Protection Study of antioxidant vitamin supplementation in 20 536 high-risk individuals: a randomised placebo-controlled trial. Lancet 2002;360:23–33

[23] Shoenfeld Y et al. Accelerated atherosclerosis in autoimmune rheumatic diseases. Circulation 2005;112:3337–47

[24] Moshage W. Möglichkeiten und Grenzen der Elektronenstrahltomographie. Z Kardiol 1998;87:522–7

[25] Görge G. Intravaskulärer Ultraschall – Der neue Goldstandard? Z Kardiol 1998;87:575–85

[26] Leschke M et al. Long term Intermittent Urokinase Therapy in Patients with End-stage Coronary Artery Disease and Refractory Angina pectoris: A randomized Dose-Response Trial. J Am Coll Cardiol 1996;27:575–84

[27] Danesh J Chronic infections and coronary heart disease: is there a link? Lancet 1997;350:430–6

[28] Scheler S. Stumme Myokardischämie. Internist 1998;39:697–703

[29] Nishioka T et al. Clinical validation of intravascular ultrasound imaging for assessment of coronary stenosis severity. J Am Coll Cardiol 1999;33:1870–8

[30] Arnim T. for the TIBBS Investigators. Prognostic significance of transient ischemic episodes: response to treatment shows improved prognosis. J Am Coll Cardiol 1996;28:20–4

[31] Davies RF for the ACIP Investigators. Asymptomatic Cardiac Ischemia Pilot

(ACIP) Study Two-Year Follow-up. Circulation 1997;95:2037–43

[32] Koch K-C. Bedeutung nichtinvasiver Perfusions- und Funktionsuntersuchungen für die Diagnose und Prognose der KHK Internist 1998;39:684–96

[33] Haug G. Stressechokardiographie, 2. Aufl. 1998, Steinkopff, Darmstadt

[34] Hofmann T. Stressechokardiographie. 1998, Novartis Pharma GmbH, Nürnberg

[35] Pellikka PA et al. Application of stressechocardiography. J Am Soc Echocardiogr 2007;20:1021–41

[36] Geleijnse ML et al. Methodology, feasibility, safety and diagnostic accuracy of dobutamine stress echocardiography. J Am Coll Cardiol 1997;30:595–606

[37] Shaw LJ et al. Impact of gender on risk stratification by execise and dobutamine stress echocardiography: long-term mortality in 4234 women and 6898 men. Eur Heart J 2005;26:447–56

[38] Dietz R et al. Leitlinie zur Diagnose und Behandlung der chronischen koronaren Herzerkrankung der Deutschen Gesellschaft für Kardiologie – Herz- und Kreislaufforschung (DGK). Z Kardiol 2003;92:501–21

[39] European guidelines on cardiovascular diseases prevention in clinical practice. Eur Heart J 2003;24:1601–10

[40] Grayston JT. Antibiotic Treatment of Chlamydia pneumoniae for secondary prevention of cardiovascular events. Circulation 1998;97:1669–70

[41] Taylor HA et al. Asymptomatic Left Main Coronary Artery Disease in the Coronary Artery Surgery Study (CASS)Registry. Circulation 1989;79:1171

[42] Krakau I. Das Herzkatheterbuch. 1999, Georg Thieme, Stuttgart

[43] Lloyd-Jones DM et al. Lifetime risk of developing coronary heart disease. Lancet 1999;353:89–92

[44] Quyyumi AA et al. Prognostic Implications of Myocardial Ischemia During Daily Life in Low Risk Patients with Coronary Artery disease. J Am Coll Cardiol 1993;21:700–8

[45] Strick S et al. Langzeitverlauf nach akutem Myokardinfarkt infolge einer nicht arteriosklerotischen spontanen Koronardissektion. Z Kardiol 1996;85:183–7

[46] Engel HJ et al. Herzinfarkt unter oralen Kontrazeptiva: Simultaner thrombotischer Verschluss des Ramus interventricularis anterior und des Ramus circumflexus. Z Kardiol 1996;85:178–182

[47] Eagle KA et al. ACC/AHA Guidelines for Coronary Artery Bypass Graft Surgery. J Am Coll Cardiol 1999;34:1262–346

[48] Yusuf S et al. Effect of coronary bypass graft surgery on survival: overview of 10-year results from randomised trials by the Coronary Artery Bypass Graft Surgery Trialists Collaboration. Lancet 1994;344:563–70

[49] Martuscelli E et al. Accuracy of thin-slice computed tomography in the detection of coronary stenoses. Eur Heart J 2004;25:1043–48

[50] Hachamovitch R et al. Exercise Myocardial Perfusion SPECT in Patients Without Known Coronary Artery Disease. Circulation 1996;93:905–14

[51] Danias PG et al. Diagnostic performance of coronary magnetic resonance angiography as compared against conventional X-ray angiography. A meta-analysis. J Am Coll Cardiol 2004;44:1867–76

[52] Anand DV et al. The role of non-invasive imaging in the risk stratification of asymptomatic diabetic subjects. Eur Heart J 2006;27:905–12

[53] Di Mario C et al. Clinical application and image interpretation in intracoronary ultrasound. Eur Heart Journal 1998;19:207–29

[54] ACC/AHA Task Force Report. Guidelines for Clinical Use of Cardiac Radionuclide Imaging. J Am Coll Cardiol 1995;25:521–47

[54a] ACC/AHA/ASNC guidelines for the clinical use of cardiac radionuclide imaging – executive summary. Circulation 2003;108:1404–18

[54b] ACC/ASNC/ACR/AHA/ASE/SCCT/SCMR/SNM. Appropriate use criteria for cardiac radionuclide imaging. Circulation 2009;119:e561–e587

[55] McCully RB et al. Outcome after normal exercise echocardiography and predictors of subsequent cardiac events: follow-up of 1325 patients. J Am Coll Cardiol 1998;31:144–9

[56] Scanlon PJ et al. ACC/AHA Guidelines for Coronary Angiography. J Am Coll Cardiol 1999;33:1756–824

[57] Califf RM et al. Stratification of patients into high-, medium- and low-risk sub-

groups for purposes of risk factor management. J Am Coll Cardiol 1996;27:964–1047

[58] Dargie HJ et al. on behalf of the TIBET study group. Total Ischaemic Burden European Trial (TIBET). Eur Heart J 1996;17:104–12

[59] Crawfort MH et al. ACC/AHA Guidelines for ambulatory electrocardiography. J Am Coll Cardiol 1999;34:912–48

[60] Kuvin JT, Kimmelstiel CD. Infectious causes of atherosclerosis. Am Heart J 1999;137:216–26

[61] Paetsch I et al. Comparison of dobutamine stress magnetic resonance, adenosine stress magnetic resonance, and adenosine stress magnetic resonance perfusion. Circulation 2004;110:835–42

[62] Gurfinkel E et al. Treatment with the antibiotic roxithromycin in patients with acute non-Q-wave coronary syndromes: the final report of the roxis study. Eur Heart J 1999;20:121–7

[63] Anderson JL et al. Randomized Secondary Prevention Trial of Azithromycin in Patients with Coronary Artery Disease and Serological Evidence for Chlamydia pneumoniae Infection (ACADEMIC-Studie). Circualtion 1999;99:1540–7

[64] Rubins HB et al. for the Veterans Affairs High-Density Lipoprotein Cholesterol Intervention Trial Study Group. Gemfibrozil for the secondary prevention of coronary heart disease in men with low levels of high-density lipoprotein cholesterol. N Engl J Med 1999;341:410–8

[65] Lorgeril M et al. Mediterranean Diet, Traditional Risk Factors, and the Rate of Cardiovascular Complications after Myocardial Infarction. Circulation 1999;99:779–85

[66] The Heart Outcomes Prevention Evaluation Study Investigators. Effects of an angiotensin-converting-enzyme inhibitor, ramipril, on cardiovascular events in high-risk patients. N Engl J Med 2000;342:145–53

[67] Furberg CD et al. Nifedipine. Dose-related increase in mortality in patients with coronary heart disease. Circulation 1995;92:1326–31

[68] AHA/ACC Expert Consensus Document on Electron-Beam Computed Tomography for the Diagnosis and Prognosis of Coronary Artery Disease. Circulation 2000;102:126–40

[69] Patterson C et al. Therapeutic myocardial angiogenesis via vascular endothelial growth factor gene therapy. Circulation 2000;102:940–2

[70] Trappe H-J et al. Leitlinien zur Ergometrie. Mitteilungen der Deutschen Gesellschaft für Kardiologie. Z Kardiol 2000; 89:821–37

[71] Forslund L et al. Prognostic implications of results from exercise testing in patients with chronic stable angina pectoris treated with metoprolol or verapamil. Eur Heart J 2000;21:901–10

[72] Arad Y et al. Prediction of coronary events with electron beam computed tomography. J Am Coll Cardiol 2000;36:1253–60

[73] Otterstad JE et al. The HOPE study: Comparison with other trials of secondary prevention. Eur Heart J 2001;22:1307–10

[74] Sinisalo J et al. for the CLARIFY study group. Effect of 3 month of antimicrobial treatment with clarithomycin in acute non-Q-wave coronary syndrome. Circulation 2002;105:1555–60

[75] Wayhs R et al. High coronary artery calcium scores pose an extremely elevated risk for hard events. J Am Coll Cardiol 2002;39:225–30

[76] The IONA Study Group. Effect of nicorandil on coronary events in patients with stable angina: the impact of nicorandil in angina (IONA) randomised trial. Lancet 2002;359:1269–75

[77] Robins SJ et al. for the VA-HIT Study Group. Relation of Gemfibrozil treatment and lipid levels with major coronary events. JAMA 2001;285:1585–91

[78] Gouni-Berthold L et al. Hypertriglyceridemia – why, when and how should it be treated? Z Kardiol 2005;94:731–9

[79] AHA Guidelines for primary prevention of cardiovascular disease and stroke: 2002 update. Circulation 2002;106:388–91

[80] Manson JE et al. Walking compared with vigorous exercise for the prevention of cardiovascular events in women. N Engl J Med 2002;347:716–25

[81] Collaborative group of the Primary Prevention Project (PPP). Low dose aspirin and vitamin E in people at cardiovascular risk: a randomised trial in general practice. Lancet 201;357:89–95

[82] Heart protection study collaborative group. MRC/BHF Heart Protection Study of cholesterol lowering with simvastatin in 20 536 high-risk individuals: a rando-

mised placebo-controlled trial. Lancet
2002;360:7–22

[83] Grady D et al. for the HERS research
group. Cardiovascular disease outcomes
during 6.8 years of hormone therapy.
(HERS II). JAMA 2002;288:49–57

[84] Isner JM et al. Accuracy of angiographic
determination of left main coronary arterial narrowing. Circulation
1981;63:1056–64

[85] Zir L et al. Interobserver variability in coronary angiography. Circulation
1976;53:627–32

[86] Knez A et al. Detektion von Koronarkalk
mit der Mehrschicht-Spiral-Computerto-
mographie: Eine Alternative zur Elektronenstrahltomographie. Z Kardiol
2002;91;642–9

[87] Gibbons RJ et al. ACC/AHA guideline update for exercise testing: summary article.
Circulation 2002;106:1883–92

[88] Vliegenhart R et al. Coronary calcification
detected by electron-beam computed tomography and myocardial infarction. Eur
Heart J 2002;23:1596–603

[89] Kris-Etherton PM et al. Fish Consumption,
fish oil, omega-3 fatty acids, and cardiovascular disease. Circulation 2002;106:
2747–57

[90] ESPRIT ream. Oestrogen therapy for prevention of reinfarction in postmenopausal
women: a randomised placebo controlled
trial. Lancet 2002;360:2001–8

[91] Waters DD et al. Effects of hormone replacement therapy and antioxidant vitamin
supplements on coronary atherosclerosis
in postmenopausal women. (WAVE trial).
JAMA 2002;288:2432–40

[92] Yancy WS et al. Diets and clinical coronary events. Special review. Circulation
2003;107:10–6

[93] Kalayoglu MV et al. Chlamydia pneumoniae as an emerging risk factor in cardiovascular disease. JAMA 2002;288:2724–31

[94] Haberl R et al. Correlation of coronary calcification and angiographically documented stenoses in patients with suspected coronary artery disease: results of 1764 patients J Am Coll Cardiol 2001;37:451–7

[95] Pearson et al. AHA/CDC scientific statement. Markers of inflammation and cardiovascular disease. Circulation
2003;107:499–511

[96] Gum PA et al. A prospective, blinded determination of the natural history of aspirin resistance among stable patients with
cardiovascular disease. J Am Coll Cardiol
2003;41:961–5

[97] Möhlenkamp S et al. Prognostische Wertigkeit der nicht invasiv bestimmten koronaren Plaquelast bei Patienten mit Risikofaktoren. Z Kardiol 203;92:351–61

[98] Callister TQ et al. Risk-adjusted mortality by
extent of coronary calcification. J Am Coll
Cardiol 2002;39(Suppl A):447 (Abstract)

[99] Kondos GT et al. Electron-beam tomography coronary artery calcium and cardiac
events. Circulation 2003;107:2571–6

[100] HPS study collaborative group. MRC/
BHF Heart Protection study of cholesterol-
lowering with simvastatin in 5963 people
with diabetes a randomised placebo-controlled trial. Lancet 2003;361:2005–16

[101] Sever PS et al. for the ASCOT investigators. Prevention of coronary and stroke
events with atorvastatin in hypertensive
patients who have average or lower-than
average cholesterol concentrations, in the
anglo-scandinavian cardiac outcomes trial
– Lipid Lowering Arm (ASCOT-LLA): a
multicentre randomised trial. Lancet
2003;361:1149–58

[102] Conroy RM et al. on behalf of the
SCORE project group. Estimation of ten-
year risk of fatal cardiovascular disease in
europe: the SCORE project. Eur Heart J
2003;24:987–1003

[103] Liem A et al. Secondary prevention with
folic acid: Effects on clinical outcomes. J
Am Coll Cardiol 2003;41:2105–13

[104] Thompson PD et al. Exercise and physical activity in the prevention and treatment of atherosclerotic cardiovscular
disease. Circulation 2003;107:3109–16

[105] Trichopoulou A et al. Adherence to a
mediterranean diet and survival in a greek
population. N Engl J Med
2003;348:2599–608

[106] Golhke H et al. Positionspapier zur Primärprävention kardiovaskulärer Erkrankungen. Z Kardiol 2003;92:522–4

[107] Critchley JA et al. Mortality risk reduction associated with smoking cessation in
patients with coronary heart disease.
JAMA 2003;290:86–97

[108] Fletcher GF et al. Exercise standards for
testing and training. AHA scientific statement. Circulation 2001;104:1694–740

[109] Bashore TM et al. Cardiac catheterization laboratory standards: a report of the

ACC/SCA&I committee. J Am Coll Cardiol 2001;37:2170–214

[110] Topol EJ et al. on behalf of the BRAVO trial investigators. Randomized, double blind, placebo-controlled, international trial of the oral IIb/IIIa antagonist lotrafiban in coronary and cerebrovascular disease. Circulation 2003;108:399–406

[111] Nagel E et al. Magnetic resonance perfusion measurements for the noninvasive detection of coronary artery disease. Circulation 2003;108:432–7

[112] Manson JE for the WHI investigators. Estrogen plus progestin and the risk of coronary heart disease. N Engl J Med 2003;349:523–34

[113] The EUROPA Investigators. Efficacy of perindopril in reduction of cardiovascular events among patients with stable coronary artery disease: randomised, double blind, placebo-controlled, multicentre trial (the EUROPA study). Lancet 2003;362:782–88

[114] Cohn PF et al. Silent myocardial ischemia. Circulation 2003;108:1263–77

[115] Stern S, Tzivoni D. Early detection of silent ischaemic heart disease by 24-hour electrocardiographic monitoring of active subjects. Br Heart J 1974;36:481–6

[116] Johnston DL et al. Hemodynamic response and adverse effects associated with adenosine and dipyridamole pharmacologic stress testing: a comparison in 2000 patients. Mayo Clin Proc 1995;70:331–6

[117] Henderson RA et al. Seven-year outcome in the RITA-2 trial: coronary angioplasty versus medical therapy. J Am Coll Cardiol 2003;42:1161–70

[118] Taillefer R et al. Acute beta-blockade reduces extent and severity of myocardial perfusion defects with dipyridamol Tc-99m sestamibi SPECT imaging. J Am Coll Cardiol 2003;42:1475–83

[119] Haffner SM et al. Mortality from coronary heart disease in subjects with type 2 diabetes and in nondiabetic subjects with and without prior myocardial infarction. N Engl J Med 1998;339:229–34

[120] Ornish D et al. Can lifestyle changes reverse coronary heart disease? The Lifestyle Heart Trial. Lancet 1990;336:129–134

[121] Kolenda K-D. Sekundärprävention der koronaren Herzkrankheit. DMW 2003;128:1849–53

[122] Nasir K et al. Electron beam CT versus helical CT scans for assessing coronary calcification: current utility and future directions. Am Heart J 2003;146:969–77

[123] Grundy SM et al. Clinical management of metabolic syndrome. Circulation 2004;109:551–6

[124] Lee CD et al. for the ARIC study investigators. Cardiovascular events in diabetic and nondiabetic adults with or without history of myocardial infarction. Circulation 2004;109:855–60

[125] Erbel R et al. Electron-beam computed tomography for detection of early signs of coronary arteriosclerosis. Eur Heart J 2000;21:720–32

[126] Greenland P et al. Coronary artery calcium score combined with framingham score for risk prediction in asymptomatic individuals. JAMA 2004;291:210–5

[127] Hok-Hay SO et al. Risk factors for coronary calcification in older subjects. Eur Heart J 2004;25:48–55

[128] Raggi P et al. Prognostic value of coronary artery calcium screening in subjects with and without diabetes. J Am Coll Cardiol 2004;43:1663–9

[129] Poole-Wilson PA et al. on behalf of the ACTION investigators. Effect of long-acting nifedipine on mortality and cardiovascular morbidity in patients with stable angina requiring treatment (ACTION trial): randomised controlled trial. Lancet 2004;364:849–57

[130] ESC expert consensus document. Expert consensus document on angiotensin converting enzyme inhibitors in cardiovascular disease. Eur Heart J 2004;25:1454–70

[131] Colhoun HM et al. on behalf of the CARDS investigators. Primary prevention of cardiovascular disease with atorvastatin in type 2 diabetes in the collaborative atorvastatin diabetes study (CARDS): multicentre randomised placebo-controlled trial. Lancet 2004;364:685–96

[132] Garg A. Statins for all patients with type 2 diabetes:not so soon. Lancet 2004;364:641–2

[133] Grundy SM et al. Implications of recent clinical trials for the national cholesterol education program adult treatment panel III guidelines. Circulation 2004;110:227–39

[134] He K. et al. Accumulated evidence on fish consumption and coronary heart disease mortality. Circulation 2004;109:2705–11

[135] Schlosser T et al. Noninvasive visualization of coronary artery bypass grafts using 16-detector row computed tomography. J Am Coll Cardiol 2004;44;1224–9

[136] Mehran R et al. A simple risk score for prediction of contrast-induced nephropathy after percutaneous coronary intervention. J Am Coll Cardiol 2004;44:1393–9

[137] ESC expert consensus document on β-adrenergic receptor blockers. Eur Heart J 2004;25:1341–62

[138] PEACE trial investigators. Angiotensin-converting-enzyme inhibition in stable coronary artery disease. N Engl J Med 2004;351:2058–68

[139] Paetsch I et al. Comparison of dobutamine stress magnetic resonance, adenosine stress magnetic resonance, and adenosine stress magnetic resonance perfusion. Circulation 2004;110:835–42

[140] von Eckardstein A et al. Vergleich internationaler Konsensus-Empfehlungen zur Erkennung des präsymptomatischen Hochrisikopatienten für den Herzinfarkt in Deutschland. Z Kardiol 2005;94:52–60

[141] Brawner CA et al. Predicting maximum heart rate among patients with coronary heart disease receiving beta-adrenergic blockade therapy. Am Heart J 2004;148:910–4

[142] Al-Shaer MH et al. The appropriateness of nicotinic acid derivative use in patients with the metabolic syndrome: Insights from the ARBITER 2 study. Am J Cardiol 2006;98:275–6

[143] Hachamovitch R et al. A prognostic score for prediction of a cardiac mortality risk after adenosine stress myocardial perfusion scintigraphy. J Am Coll Cardiol 2005;45:722–9

[144] Lewis JF et al. Exercise treadmill testing using a modified exercise protocol in women with suspected myocardial ischemia: findings from the national heart, lung and blood institute sponsored womens ischemia syndrome evaluation (WISE). Am Heart J 2005;149:527–33

[145] Ridker P et al. A randomized trial of low-dose aspirin in the primary prevention of cardiovascular disease in women. N Engl J Med 2005;352:1293–304

[146] Burr ML et al. Effects of changes in fat, fish, and fibre intakes on death and myocardial reinfarction: diet and reinfarction trial (DART). Lancet 1989;757:61

[147] Singh RB et al. Effect of an indomediterranean diet on progression of coronary artery disease in high risk patients (Indo-Mediteranean Diet Heart Study): a randomized single-blind trial. Lancet 2002;360:1455–61

[148] Lenzen MJ et al. Management and outcome of patients with established coronary artery disease: the euro heart survey on coronary revascularisation. Eur Heart J 2005;26:1169–79

[149] Francis KL et al. Clopidogrel versus aspirin and esomeprazole to prevent recurrent ulcer bleeding. N Engl J Med 2005;325:238–44

[150] LaRosa JC et al. for the treating new targets (TNT) investigators. Intensive lipid lowering with atorvastatin in patients with stable coronary disease. N Engl J Med 2005;352:1425–35

[151] Grayston JT et al. for the ACES investigators. Azithromycin for the secondary prevention of coronary events. N Engl J Med 2005;352:1637–45

[152] Cannon CP et al. for the PROVE-IT TIMI 22 investigators. Antibiotic treatment of Chlamydia pneumoniae after acute coronary syndrome. N Eng J Med 2005;352:1646–54

[153] Sajadieh A et al. Prevalence and prognostic significance of daily-life silent myocardial ischemia in middle-aged and elderly subjects with no apparent heart disease. Eur Heart J 2005;26:1402–9

[154] Daly CA et al. The effect of perindopril on cardiovascular morbidity and mortality in patients with diabetes in the EUROPA study: results from the PERSUADE substudy. Eur Heart J 2005;26:1369–78

[155] Hoffmann M et al. Noninvasive coronary angiography with multislice computed tomography. JAMA 2005;293:2471–8

[156] Mukamal KJ et al. Drinking frequency, mediating biomarkers, and risk of myocardial infarction in women and men. Circulation 2005;112:1406–13

[157] Laufs U et al. Die Grippeimpfung – eine kosteneffiziente Prophylaxe der koronaren Herzkrankheit. Dtsch Ärztebl 2005;102(40):A2715–A2719

[158] Wanner C et al. for the German Diabetes and Dialysis Study Investigators. Atorvastatin in patients with type 2 diabetes mellitus undergoing hemodialysis. N Engl J Med 2005;353:238–48

[159] Webb CM et al. Normal coronary physiology assessed by intracoronary doppler ultrasound. Herz 2005;30:8–16

[160] Ndrepepa G et al. Prognostic value of N-terminal pro-BNP in patients with chronic stable angina. Circulation 2005;112:2102–7

[161] Toth PP. High-density lipoprotein and cardiovascular risk. Circulation 2004;109:1809–12

[162] Armstrong WF et al. Stress echocardiography. current methodology and clinical applications. J Am Coll Cardiol 2005;45:1739–47

[163] Legalery P et al. One-year outcome of patients submitted to routine fractional flow reserve assessment to determine the need for angioplasty. Eur Heart J 2005;26:2623–9

[164] Cholesterin Treatment Trialists Collaborators. Efficacy and safety of cholesterol-lowering treatment: prospective meta-analysis of data from 90 056 participants in 14 randomised trials of statins. Lancet 2005;366:1267–78

[165] Brinker JA et al. Preventing in-hospital cardiac and renal complications in high-risk PCI patients. Eur Heart J Suppl 2005;7(Suppl G):G13–G24

[166] Sauer G et al. Positionspapier zur Durchführung von Qualitätskontollen bei Ruhe-, Belastungs- und Langzeit-EKG. Z Kardiol 2005;94:844–57

[167] Silber S et al. Stellenwert von Kardio-CT und Kardio-MR zur Bestimmung des koronaren Risikos. Z Kardiol 2005;94(Suppl 4):IV/70–IV/80

[168] Barrett BJ et al. Preventing nephropathy induced by contrast medium. N Engl J Med 2006;354:379–86

[169] Hoffmann R et al. Analysis of regional left ventricular function by cineventriculargraphy, cardiac magnetic resonance imaging, and unenhanced and contrast-enhanced echocardiography. J Am Coll Cardiol 2006;47:121–8

[170] Waltering A et al. Primäre Prävention kardiovaskulärer Erkrankungen mit Acetylsalicylsäure. Dtsch Med Wochenschr 2005;130:2847–52

[171] Scognamiglio R et al. Detection of coronary artery disease in asymptomatic patients with type 2 diabetes mellitus. J Am Coll Cardiol 2006;47:65–71

[172] Jeetley P et al. Myocardial contrast echocardiography for the detection of coronary artery stenosis. J Am Coll Cardiol 2006;47:141–5

[173] Daly C et al. on behalf of the EURO Heart Survey investigators. Gender differences in the management and clinical outcome of stable angina. Circulation 2006;113:490–8

[174] Iestra JA et al. Effect size estimates of lifestyle and dietary changes on all-cause mortality in coronary artery disease patients. Circulation 2005;112:924–34

[175] The HOPE 2 investigators. Homocystein lowering with folic acid and B vitamins in vascular disease. N Engl J Med 2006;354:1567–77

[176] Bona KH et al. for the NORVIT trial investigators. Homocystein lowering and cardiovascular events after acute myocardial infarction. N Engl J Med 2006;354;1578–88

[177] Bhatt DL et al. for the CHARISMA investigators. Clopidogrel and aspirin versus aspirin alone for the prevention of atherothrombotic events. N Engl J Med 2006;354:1706–17

[178] Zoungas S et al. Cardiovascular morbidity and mortality in the atherosclerosis and folic acid supplementation trial (ASFAST) in chronic renal failure. J Am Coll Cardiol 2006;47:1108–16

[179] Feringa Harm HH et al. Cardioprotective medication is associated with improved survival in patients with peripheral arterial disease. J Am Coll Cardiol 2006;47:1182–7

[180] ACC/AHA 2005 Guidelines for the management of patients with peripheral arterial disease (lower extremity, renal, mesenteric, and abdominal aortic): executive summary. J Am Coll Cardiol 2006;47:1239–302

[181] Al-Mallah MH et al. Angiotensin-converting enzyme inhibitors in coronary artery disease and preserved left ventricular systolic function. J Am Coll Cardiol 2006;47:1576–83

[182] Nesto RW et al. The ischemic cascade: temporal sequence of hemodynamic, electrocardiographic and symptomatic expressions of ischemia. Am J Cardiol 1987;59:23C–30C

[183] Coles DR et al. Comparison of radiation doses from multislice computed tomography coronary angiography and conventional diagnostic angiography. J Am Coll Cardiol 2006;47:1840–5

[184] Zhou Z et al. Are statins created equal? Evidence from randomized trials of pravastatin, simvastatin, and atorvastatin for cardiovascular disease prevention. Am Heart J 2006;151:273–81

[185] Nissen SE et al. for the ASTEROID investigators. Effect of very high-intensity statin therapy on regression of coronary atherosclerosis. The ASTEROID trial. JAMA 2006;295:1556–65

[186] Cannon CP et al. Meta-analysis of cardiovascular outcomes trials comparing intensive versus moderate statin therapy. J Am Coll Cardiol 2006;48:438–45

[187] Booth G et al. Relation between age and cardiovascular disease in men and women with diabetes compared with non-diabetic people: a population-based retrospective cohort study. Lancet 2006;368:29–36

[188] Blankenberg S et al. for the HOPE investigators. Comparative impact of multiple biomarkers and N-terminal pro-brain natriuretic peptide in the context of conventioanl risk factors for the prediction of recurrent cardiovascular events in the HOPE study. Circulation 2006;114:201–8

[189] McCullough PA et al. A meta-analysis of the renal safety of isosmolar iodixanol compared with low-osmolar contrast media. J Am Coll Cardiol 2006;48:692–9

[190] Strauss MH et al. Do angiotensin receptor blockers may increase the risk of myocardial infarction? Circulation 2006;114:838–54

[191] Tardif JC et al. for the INITIATIVE investigators. Efficacy of ivbradine, a new selective If inhibitor, compared with atenolol in patients with chronic stable angina. Eur Heart J 2005;26:2529–36

[192] Reinecke H et al. Empfehlungen zur Diagnostik und Behandlung von Patienten mit koronarer Herzkrankheit und Niereninsuffizienz. Teil I: Pathophysiologie und Diagnostik. Clin Res Cardiol Suppl 2006;1:8–30

[193] Davis MM et al. AHA/ACC science advisory. Influenza vaccination as secondary prevention for cardiovascular disease. J Am Coll Cardiol 2006;48:1498–502

[194] Nationale Versorgungs-Leitlinie Chronische KHK. Deutsches Ärzteblatt 2006;44:2584–9

[195] Budoff MJ et al. Assessment of coronary artery disease by cardiac computed tomography. Circulation 2006;114:1761–91

[196] Hendel RC et al. ACCF/ACR/SCCT/SCMR/ASNC/NASCI/SCAI/SIR 2006 Appropriateness criteria for cardiac computed tomography and cardiac magnetic resonance imaging. J Am Coll Cardiol 2006;48:1475–97

[197] Exercise electrocardiogram testing. Beyond the ST segment. Circulation 2006;114:2070–82

[198] Garcia MJ et al. Accuracy of 16-row multidetector computed tomography for the assessment of coronary artery stenosis. JAMA 2006;296:403–11

[199] Bibbins-Domingo K et al. N-terminal fragment of the prohormone brain-type natriuretic peptide (NT-proBNP), cardiovascular events, and mortality in patients with stable coronary heart disease. JAMA 2007;297:169–76

[200] Dzau V et al. The cardiovascular disease continuum validated: clinical evidence of improved patient outcomes. Part I. Circulation 2006;114:2850–70

[201] Buse JB et al. Primary prevention of cardiovascular diseases in people with diabetes mellitus. Circulation 2007;115:114–26

[202] Liss P et al. Renal failure in 57 925 patients undergoing coronary procedures using iso-osmolar of low-osmolar contrast media. Kidney International 2006;70:1811–7

[203] Iskandrian A. Detecting coronary artery disease in left bundle branch block. J Am Coll Cardiol 2006;48:1935–7

[204] ACCF/AHA 2007 Clinical expert consensus document on coronary artery calcium scoring by computed tomography in global cardiovascular risk assessment and in evaluation of patients with chest pain. Circulation 2007;115:402–26

[205] Nagel E et al. Klinische Indikationen für die kardiovaskuläre Magnetresonanztomographie (CMR). Positionspapier der DGK. Clin Res Cardiol 2007;(Suppl 2):77–96

[206] Beller GA. Noninvasive screening for coronary atherosclerosis and silent ischemia in asymptomatic type 2 diabetic patients. J Am Coll Cardiol 2007;49:1918–23

[207] Wackers FJT et al. Detection of silent myocardial ischemia in asymptomatic diabetic subjects. The DIAD study. Diabetes Care 2004;27:1954–61

[208] Solomon RJ et al. Cardiac angiography in renally impaired patients (CARE) study: a randomized double-blind trial of con-

trast-induced nephropathy in patients with chronic kidney disease. Circulation 2007;115:3189–96

[209] Sankaranarayanan R et al. Stroke complicating cardiac catheterization – a preventable and treatable complication. J Invas Cardiol 2007;19:40–5

[210] Einstein AJ et al. Estimating risk of cancer associated with radiation exposure from 64-slice computed tomography coronary angiography. JAMA 2007;298:317–23

[211] Noel M et al. Can prolonged exercise-induced myocardial ischemia be innocuous? Eur Heart J 2007;28:1559–65

[212] Sutton GC et al. on behalf of the ACTION investigators. The development of heart failure in patients with stable angina pectoris. Eur J Heart Fail 2007;9:234–42

[213] Malagutti P et al. Use of 64-slice CT in symptomatic patients after coronary bypass surgery: evaluation of grafts and coronary arteries. Eur Heart J 2007;28:1879.85

[214] Pioglitazone and risk of cardiovascular events in patients with type 2 diabetes mellitus. JAMA 1 2007;298(10):1180–8

[215] Nandalur KR et al. Diagnostic performance of stress cardiac magnetic resonance imaging in the detection of coronary artery disease. J Am Coll Cardiol 2007;50:1343–53

[216] Bagshaw SM et al. Acetylcysteine in the prevention of contrast-induced nephropathy. Arch Intern Med 2006;166:161–6

[217] Afilalo J et al. Statin for secondary prevention in elderly patients. J Am Coll Cardiol 2008;51:37–45

[218] Clayton TC et al. Recent respiratory infection and risk of cardiovascular disease: case-control study through a general practice database. Eur Heart J 2008;29:96–103

[219] Sechtem U. Therapie der stabilen Angina pectoris. Internist 2008;49:57–68

[220] Boyden Th et al. Does gadolinium-based angiography protect against contrast-induced nephropathy? Cath Cardiovasc Interven 2008;71:687–93

[221] Dimsdale JE. Psychological stress and cardiovascular disease. J Am Coll Cardiol 2008;51:1237–46

[222] The ONTARGET investigators. Telmisartan, ramipril, or both in patients at high risk for vascular events. N Engl J Med 2008;358:1547–59

[223] Hayat SA et al. Effects of left bundle-branch block on cardiac structure, function, perfusion, and perfusion reserve. Circulation 2008;117:1832–41

[224] Schenker MP et al. Relationship between coronary calcification, myocardial ischemia, and outcomes in patients with intermediate likelihood of coronary artery disease: a combined positron emission tomography/computed tomography study. Circulation 2008;117:1693–700

[225] Karjalainen PP et al. Safety of percutaneous coronary intervention during uninterrupted oral anticoagulation treatment. Eur Heart J 2008;29:1001–10

[226] Sadowski EA et al. Nephrogenic systemic fibrosis. Radiology 2007;243:148–56

[227] Albert C et al. Effect of folic acid and B vitamins on risk of cardiovascular events and total mortality among women at high risk for cardiovascular disease. JAMA 2008;299(17):2027–36

[228] Welten G et al. Long-term prognosis of patients with peripheral arterial disease. J Am Coll Cardiol 2008;51:1588–96

[229] Ciszewski A et al. Influenza vaccination in secondary prevention from coronary ischaemic events in coronary artery disease: FLUCAD study. Eur Heart J 2008;29:1350–8

[230] Clever YP et al. Hotline update of clinical trials and registries presented at the ACC and SCAI-ACCi2 meeting 2008 in Chicago. Clin Res Cardiol 2008;97:409–17

[231] Bluemke DA et al. AHA scientific statement. Noninvasive coronary artery imaging. Circulation 2008;118:586–606

[232] Greenland P et al. Defining a rational approach to screening for cardiovascular risk in asymptomatic patients. J Am Coll Cardiol 2008;52:330–2

[233] Nicholls S et al. Effect of diabetes on progression of coronary atherosclerosis and arterial remodeling. J Am Coll Cardiol 2008;52:255–62

[234] Weintraub WS et al. Effect of PCI on quality of life in patients with stable coronary artery disease. N Engl J Med 2008;359:677–87

[235] Maioli M et al. Sodium bicarbonate versus saline fort he prevention of contrast-induced nephropathy in patients with renal dysfunction undergoing coronary angiography or intervention. J Am Coll Cardiol 2008;52:599–604

[236] Ebbing M et al. Mortality and cardiovascular events in patients treated with homocystein-lowering B vitamins after coronary angiography. JAMA 2008;300:795–804

[237] Sare GM et al. Association between hormone replacement therapy and subsequent arterial and venous vascular events: a meta-analysis. Eur Heart J 2008;29:2031–41

[238] Fox K et al. on behalf of the BEAUTIFUL investigators. Ivabradine for patients with stable coronary artery disease and left ventricular systolic dysfunction (Beautiful): a randomised, double-blind, placebo-controlled trial. Lancet 2008;372:807–16

[239] Gori T et al. Nicht hämodynamische Wirkungen organischer Nitrate und unterscheidende Charakteristika von Pentaerithrityltetranitrat. Arzneimitteltherapie 2008;26:290–8

[240] Hamm CW et al. Diagnostische Herzkatheteruntersuchung. Clin Res Cardiol 2008;97:475–512

[241] Nakamura Y et al. Long-term nitrate use may be deleterious in ischemic heart disease: a study using the databases from two large-scale postinfarction studies. Am Heart J 1999;138:577–85

[242] Wackers F et al. Resolution of asymptomatic myocardial ischemia in patients with type 2 diabetes in the detection of ischemia in asymptomatic diabetics (DIAD) study. Diabetes Care 2007;30:2892–98

[243] Baggish AL et al. Radiopharmaceutical agents for myocardial perfusion imaging. Circulation 2008;118:1668–74

[244] Ogawa H et al. for the JPAD trial investigators. Low-dose aspirin for primary prevention of atherosclerotic events in patients with type 2 diabetes. JAMA 2008;300:2134–41

[245] Budoff MJ et al. Diagnostic performance of 64-multidetector row coronary computed tomographic angiography for evaluation of coronary artery stenosis in individuals without known coronary artery disease (ACCURACY). J Am Coll Cardiol 2008;52:1724–32

[246] Bhatt DL ACCF/ACG/AHA 2008 Expert Consensus Document on reducing the gastrointestinal risks of antiplatelet therapy and NSAID use. Circulation 2008;118:1894–909

[247] Thomsen HS et al. ESUR guideline: gadolinium-based contrast media and nephrogenic systemic fibrosis. Eur Radiol 2007;17:2692–6

[248] Doesch C et al. Adenosine stress cardiac magnetic imaging for the assessment of ischemic heart diesase. Clin Res Cardiol 2008;97:905–12

[249] TRANSCEND Studie, vorgetragen auf dem ESC-Kongress 2008, Publikation in Vorbereitung

[250] Tonino PAL et al. for the FAME study investigators. Fractional flow reserve versus angiography for guiding percutaneous coronary intervention. N Engl J Med 2009;360:213–24

[251] Diego C et al. and EPIVAC study group. Effects of annual influenza vaccination on winter mortality in elderly people with chronic heart disease. Eur Heart J 2009;30:209–16

[252] Tardif J-C et al. for the ASSOciate study investigators. Efficacy of the If current inhibitor ivabradine in patients with chronic stable angina receiving beta-blocker therapy: a 4-month, randomized, placebo-controlled trial. Eur Heart J 2009;30:540–8

[253] Laukkanen JA et al. Asymptomatic ST-segment depression during exercise testing and the risk of sudden cardiac death in middle-aged med: a population-based follow-up study. Eur Heart J 2009;30:558–65

[254] Fellström BC et al. for the AURORA study group. Rosuvastatin and cardiovascular events in patients undergoing hemodialysis. N Engl J Med 2009;360:1395–407

[255] Chaitman BR et al. Effects of ranolazine with atenolol, amlodipine, or diltiazem on exercise tolerance and angina frequency in patients with severe chronic angina. JAMA 2004;291:309–16

[256] Morrow DA et al. Effects of ranolazine on recurrent events in patients with non-ST-elevation acute coronary syndromes. The MERLIN-TIMI36 randomized trial. JAMA 2007;297:1775–83

[257] Young LH et al. Cardiac outcomes after screening for asymptomatic coronary artery disease in patients with type 2 diabetes. The DIAD study: a randomized controlled trial. JAMA 2009;301:1547–55

[258] ATT collaboration. Aspirin in the primary and secondary prevention of vascular disease: collaborative meta-analysis of in-

dividual participant data from randomised trials. Lancet 2009;373:1849–60

[259] MRC/BHF heart protection study of cholesterol lowering with simvastatin in 20 536 high-risk individuals: a randomised placebo-controlled trial. Lancet 2002;360:7–22

[260] Patel MJ et al. Evaluation of coronary artery calcium screening strategies focused on six categories: The Dallas Heart study. Am Heart J 2009;157:1001–09

[261] Bouzas-Mosquera A et al. Prediction of mortality and major cardiac events by exercise echocardiography in patients with normal exercise electrocardiographic testing. J Am Coll Cardiol 2009;53:53:1981–90

[262] Bengel FM et al. Cardiac positron emission tomography. J Am Coll Cardiol 2009;54:1–15

[263] Schäfers M et al. Positionspapier Nuklearkardiologie. Kardiologe 2009;3:283–93

[264] Dewey M et al. Noninvasive coronary angiography by 320-row computed tomography with lower radiation exposure and maintained diagnostic accuracy. Circulation 2009;120:867–75

[265] Berger JS et al. Aspirin for the prevention of cardiovascular events in patients with peripheral artery disease. JAMA 2009;301(18):1909–19

[266] vorgestellt auf dem ESC-Kongress 2009, Publikation in Vorbereitung

## 3.1.10 Angina pectoris bei normalem Koronarangiogramm

Früher wurde diese Erkrankungskonstellation mit dem Begriff „Syndrom X" belegt, was eine heterogene Patientengruppe umfasste, die pathophysiologisch diffus und ätiologisch unklassifiziert blieb [18]. Im weiteren Sinne sind alle Patienten mit Angina-pectoris-Beschwerden bei Ausschluss einer KHK gemeint. Syndrom X im engeren Sinne bezeichnet die Konstellation belastungsassoziierte Angina pectoris bei pathologischem Bel.-EKG und normalen bzw. nicht stenosierten Koronararterien [17]. In ca. 40% besteht eine nicht kardiale Ursache der Symptome.

Beschrieben wurde eine Vielzahl von pathologischen Befunden wie abnorme Schmerzreaktionen, Ischämie-Nachweis bei SPECT oder Kardio-MR, verminderte koronare Flussreserve, erhöhte Plasma-Endothelin-Spiegel, erhöhte Empfindlichkeit gegenüber sympathischer Stimulation u.a.m. [17, 19, 21]. Kürzlich wurde eine Klassifikation in die 3 Gruppen

⊿ epikardial,

⊿ mikrovaskulär und

⊿ extrakardial bzw. nichtkoronar

vorgestellt [12]. Das Syndrom X wird hierbei als Synonym zur idiopathischen mikrovaskulären Dysfunktion verwendet.

| A. Koronare Ätiologie | 1. Epikardiale Erkrankung | Endotheliale Dysfunktion |
| --- | --- | --- |
| | | Koronarer Spasmus |
| | | Muskelbrücken |
| | 2. Mikrovaskuläre Dysfunktion | Sekundär bei hypertensiver Herzkrankheit |
| | | Sekundär bei Kardiomyopathie |
| | | Sekundär bei infiltrativer Erkrankung |
| | | Sekundär bei Klappenvitium |
| | | Idiopathisch |
| B. Nicht koronare Ätiologie | 1. Gastrointestinal | |
| | 2. Pulmonal | |
| | 3. Muskuloskelettal | |
| | 4. Psychogen | |

### 3.1.10.1 Endotheliale Dysfunktion (A.1.1)

Das Endothel reguliert über Produktion und Freisetzung von vasodilatatorisch (bes. NO und Prostazyklin $I_2$ ($PGI_2$)) und vasokonstriktorisch wirkenden Substanzen (bes. Endothelin-1 und Thromboxan $A_2$) die dynamischen Änderungen des koronaren Blutflusses, physiologischerweise entsprechend dem myokardialen Sauerstoffbedarf. Die endotheliale Dysfunktion bei normalem Angiogramm resultiert zumindest z.T. aus einem frühen Stadium der Arteriosklerose, die Prognose gilt als entsprechend belastet.

Die **Testung** der endothelialen Funktion erfolgt mittels **Acetylcholin intrakoronar**: Eine Dysfunktion besteht bei einer Zunahme des koronaren Blutflusses (CBF) um $\leq$ 50% oder einer Zunahme des Koronardurchmessers um $\leq$ 20%. Acetylcholin führt via muskarinerger Rezeptoren zur Vasokonstriktion. Bei intaktem Endothel bedingt die reflektorische Freisetzung von NO letztlich jedoch eine Vasodilatation, bei endothelialer Dysfunktion fehlt dieses Phänomen oder ist abgeschwächt.

Nach **ESC** [16] besteht nur eine IIb-Indikation für die Acetylcholin-Testung.

Die Therapie umfasst Nikotinkarenz, Sport, CSE-Hemmer, ACE-Hemmer, Blutdruckkontrolle und Nifedipin [10, 11, 12, 13].

### 3.1.10.2 Prinzmetal-Angina (A.1.2)
*Synonym:* Variant-Angina

#### 3.1.10.2.1 Definition
1959 von Prinzmetal et al. beschrieben. Angina pectoris oder kardialer Schmerz infolge Ischämie, fast immer in Ruhe auftretend und einhergehend mit ST-Hebungen im EKG, bedingt durch einen fokalen Vasospasmus einer epikardialen Koronararterie oder eines großen R. septalis.

#### 3.1.10.2.2 Pathophysiologie
Unzureichend geklärt. Fokale Hyperreaktivität glatter Muskelzellen auf unterschiedliche Stimuli. Die Mehrzahl der Patienten hat eine KHK. Die Spasmen entstehen häufig in der Umgebung eines Plaques und am häufigsten an der RCA [1, 9]. Die Prinzmetal-Angina kann assoziiert sein mit weiteren vasospastischen Gefäßproblemen, einer Migräne oder einem M. Raynaud. Provokationen sind beschrieben mit Alkoholentzug, Kokain, ASS, 5-FU und Cyclophosphamid, Marihuana, Amphetaminen, Rauchen, Migränemitteln [25].

#### 3.1.10.2.3 Symptome
Die Beschwerden werden häufig als starke Schmerzen beschrieben, entstehen typischerweise aus der Ruhe heraus, können jedoch auch induziert durch körperliche Belastung, psychischen Stress, Kälte oder durch Hyperventilation auftreten. Es besteht eine zirkadiane Variabilität mit einem Maximum zwischen Mitternacht und 8 Uhr morgens.

#### 3.1.10.2.4 Diagnostik
**EKG**
- ◢ ST-Hebungen (z.T. auch asymptomatisch auftretend), auch im Lz.-EKG nachweisbar
- ◢ Ventrikuläre Arrhythmien bis zum Kammerflimmern (selten)

**Belastungs-EKG**
- ◢ Von geringer Bedeutung, weil unspezifisch
- ◢ Zu $1/3$ unauffällig, $1/3$ ST-Senkungen, $1/3$ ST-Hebungen

**Provokationstests**
Koronarangiografischer Nachweis induzierter fokaler Spasmen nach Provokation mit i.c. Acetylcholin (10, 25, 50, 100 µg) [9] oder i.v. Methylergonovin (5–50 mg) [11], Sensitivität 90–100%, Spezifität 99%. Klasse-IIa-Indikation nach **ESC** [16], Klasse IIb nach **ACC/AHA** [17].

Bei ausreichender Spezifität ist die Sensitivität des gleichfalls verwendeten Hyperventilationstests (30 Atemzüge/min für 5 min) deutlich geringer [9]. Dennoch ist dies der Test, der von der **DGK** mit Hinweis auf das Risikopotenzial von Ergonovin an erster Stelle genannt wird [24].

#### 3.1.10.2.5 Prognose
Häufig besteht eine aktive Phase mit rez. Anfällen innerhalb der ersten 6 Monate nach Symptombeginn. Innerhalb von 89 Monaten unter med. Therapie kardialer Tod in 3,6%, Myokardinfarkt in 6,5%, in 39% per-

sistierende Angina [10], 5-Jahres-Überleben 94% [13].

Offenbar geht die Krankheitsaktivität nach einiger Zeit (Wochen bis Monate) spontan zurück, kann jedoch erneut zunehmen. Neben der Gefahr eines Infarkts besteht das Risiko eines plötzlichen Herztodes. Patienten mit einer 3-GE und einer reduzierten EF haben auch hier eine schlechtere Prognose [9].

### 3.1.10.2.6 Therapie

**Ca-Antagonisten:** Eckpfeiler der Therapie. Alle Ca-Antagonisten sind mit einer vergleichbaren Effektivität von angeblich 90% wirksam [9]. Andere Autoren fanden jedoch nur ca. $1/3$ der Patienten langfristig komplett beschwerdefrei [15]. Max. tolerierte Dosierung verordnen [9]: Diltiazem (120–360 mg), Verapamil (240–480 mg), Nifedipin (60–120 mg). Bei Unwirksamkeit einer Substanz zunächst Wechsel auf eine andere [4, 12], u.U. Kombination von 2–3 verschiedenen Ca-Antagonisten plus Nitrat [9, 17]. Eine Observationsstudie zeigte einen möglichen Überlebensvorteil durch Ca-Antagonisten [13].

**Nitrate:** Zur Terminierung von AP-Anfällen; als lang wirksames Präparat auch prophylaktisch wirksam [25], meist additiv zu Ca-Antagonisten verwendet.

**Betablocker:** Betablocker sollten grundsätzlich vermieden werden, eine verstärkte Spasmusneigung ist häufig [14]. Evtl. hilfreich bei Patienten mit Vasospasmus und fixierter Stenose [9].

**Statine:** Reduktion der acetylcholininduzierten Vasokonstriktion beschrieben, klinischer Effekt noch unklar [23].

**Sonstige Therapieoptionen:** Prazosin, Nicorandil, PCI, ACVB, ICD [9, 25].

*Cave:* ASS kann eine Spasmusneigung verstärken.

### 3.1.10.3 Muskelbrücken (A.1.3)

Angeborene Anomalie mit intramuralem Verlauf eines Koronararteriensegments, überwiegend im mittleren LAD. Koronaran-

giografisch in 0,5–16% zu sehen, autoptisch in 40–80% beschrieben. Kompression des Gefäßes nur in der Systole, auf die Systole entfällt nur 15% des koronaren Blutflusses [22]. Beschrieben wird allerdings auch ein verminderter diastolischer Gefäßdurchmesser.

Vermutet wird die Muskelbrücke als Auslöser bei Patienten mit typischer AP ohne KHK, aber mit deutlicher systolischer Kompression. Prognose sehr gut, kardiale Ereignisse (Tod/Infarkt/PHT) sind nur für Einzelfälle beschrieben [8]. Dies gilt auch für Patienten mit einer Muskelbrücke bei HCM. Therapieversuch mit Betablockern und Ca-Antagonisten, Nitrate sind zu vermeiden (Verschlimmerung möglich). Als Einzelfallentscheidung Stenting, Single-Bypass oder chirurgische Dissektion der Muskelbrücke [8]. Nach PCI werden allerdings z.T. schlechte Ergebnisse (erneute Angina, hohe Restenoserate, Stent-Perforation, Stent-Kompression) beschrieben [20, 22].

*Kasuistik:* AMI und interventionelle Therapie mittels Stenting [7].

### 3.1.10.4 Mikrovaskuläre Dysfunktion (A.2)

#### 3.1.10.4.1 Definition/Pathophysiologie

80% des koronaren Widerstands sind bedingt durch die Mikrozirkulation des arteriolaren Gefäßbettes (< 300 µm), die Regulation des Widerstands geschieht durch

- die myogene Komponente des umgebenden Myokards,
- die blutflussvermittelte Komponente (eine Steigerung des koronaren Blutflusses senkt den Widerstand via NO),
- die metabolische Komponente (via Sauerstoffverbrauch) und
- die neurohumorale Komponente ((para-) sympathische Innervation).

Kennzeichen der mikrovaskulären Dysfunktion ist eine auf < 2,5 verminderte koronare Flussreserve (CFR).

### 3.1.10.4.2 Diagnostik

Messung mittels Doppler-Draht aus dem Quotienten der max. Flussgeschwindigkeit in Ruhe und bei maximaler Hyperämie nach **Adenosin**-Bolus intrakoronar (18–42 µg/kg/min [5], 2–16 µg/kg/min [6]) oder als i.v. Infusion (35–150 mg/kg/min [6]). Alternativ Papaverin i.c. 8–12 mg, Wirkdauer < 180 sec, Wirkbeginn nach 12–17 s [6].

### 3.1.10.4.3 Prognose

In der CASS-Studie ergab sich bei Patienten mit einer EF > 50% und normalem Koronarangiogramm eine 7-Jahres-Überlebensrate von 96%, dies entspricht einer normalen Lebenserwartung. Die Mortalität ist nicht erhöht [1], die Lebensqualität jedoch häufig deutlich eingeschränkt [3].

### 3.1.10.4.4 Therapie

Die Therapie zielt bei sekundären Formen auf die Grunderkrankung (Blutdruckkontrolle, Herzinsuffizienztherapie). Bei infiltrativen Erkrankungen existiert keine evaluierte Therapie. Bei idiopathischen Formen (Syndrom X) erfolgt nach Aufklärung des Patienten ein Therapieversuch mit Betablocker, ACE-Hemmer, CSE-Hemmer sowie Imipramin und Sport [2–5].

**Nitrate:** Sublingual wirksam in ca. 40–50%, allerdings wurde auch über eine mögliche Verschlechterung berichtet. Wirksamkeit insgesamt nicht gut dokumentiert [3].

**Ca-Antagonisten:** Unzureichende Datenlage mit widersprüchlichen Ergebnissen, symptomatische Besserung möglich. Therapieversuch gerechtfertigt [3].

**Betablocker:** Angaben zur Wirksamkeit differieren zwischen 19% und 60%, 30% in Kombination mit Nitraten [3].

**ACE-Hemmer:** Positive Beeinflussung der endothelialen Dysfunktion bes. bei Hypertonikern und KHK-Patienten dargestellt [3]. Als Therapieversuch auch bei Syndrom X gerechtfertigt, kaum Daten.

Ausdauertraining [2].

**Imipramin:** Reduktion der Episodenfrequenz, jedoch häufig Nebenwirkungen.

**Psychotherapie:** Positive Effekte gut belegt [3], vermutlich bes. geeignet für Patienten mit psychologischen Auffälligkeiten.

**Statine:** Eine kleine Studie (40 randomisierte Patienten) zeigte eine symptomatische Besserung mit 40 mg Pravastatin [4].

**Transkutane elektrische Nervenstimulation (TENS), Implantation eines Neurostimulators.**

### Literatur

[1] Kaski JC. Pathophysiology and mangagement of patients with chest pain and normal coronary arteriograms (cardiac syndrome X). Circulation 2004;109:568–72

[2] Erikson BE et al. Physical Training in Syndrome X. J Am Coll Cardiol 2000;36:1619–25

[3] Kaski JC et al. Therapeutic options for the management of patients with cardiac syndrome. Eur Heart J 2001;22:283–93

[4] Kayikcioglu M et al. Benefits of statin treatment in cardiac syndrome X. Eur heart J 2003;24:1999–2005

[5] Yang EH et al. Angina pectoris with a normal coronary angiogram. Herz 2005;30:17–25

[6] Webb CM et al. Normal coronary physiology assessed by intracoronary doppler ultrasound. Herz 2005;30:8–16

[7] Souibri K et al. Infarction due to myocardial bridging. N Engl J Med 2005;351:1147

[8] Alegria JR et al. Myocardial bridging. Eur Heart J 2005;26:1159–69

[9] Cannon C et al. Unstable angina and non-ST elevation myocardial infarction. In: Zipes DP et al. Braunwald's Heart Disease, 7. Ed., 1243–79. 2005, Elsevier Saunders, Philadelphia

[10] Bory M et al. Coronary artery spasm in patients with normal or near normal coronary arteries. Eur Heart J 1996;17:1015–21

[11] Scanlon PJ et al. ACC/AHA Guidelines for Coronary Angiography. J Am Coll Cardiol 1999;33:1756–824

[12] Mayer S, Hillis LD. Prinzmetal Variant Angina. Clin Cardiol 1998;21:243–6

[13] Wallig A et al. Long term prognosis of patients with variant angina. Circulation 1987;76:990–7

[14] Konidala S et al. Coronary vasospasm and the regulation of coronary blood flow. Prog Cardiovasc Dis 2004;46:349–73

[15] Sueda S et al. Limitations of medical therapy in patients with pure coronary spastic angina. Chest 2003;123:380–6

[16] The Task Force of the European Society of Cardiology. Management of stable angina pectoris: Executive summary. Eur Heart J 2006;27:1341–81

[17] Anderson JL et al. ACC/AHA 2007 Guidelines for the management of patients with unstable angina and non-ST-segment elevation myocardial infarction. http://www.acc.org

[18] Kemp HG. Left ventricular function in patients with the anginal syndrome and normal coronary arteriograms. Am J Cardiol 1973;32:375–376

[19] Melikian N et al. The pathophysiology and clinical course of the normal coronary angina syndrome (cardiac syndrome X). Prog Cardiovasc Dis 2008;50:294–310

[20] Kunamneni PB et al. Outcome of intracoronary stenting after failed maximal medical therapy in patients with symptomatic myocardial bridge. Cath Cardiovasc Interven 2008;71:185–90

[21] Lanza GA et al. Relation between stress-induced myocardial perfusion defects on cardiovascular magnetic resonance and coronary microvascular dysfunction in patients with cardiac syndrome X. J Am Coll Cardiol 2008;51:466–72

[22] Costello FM et al. Hemodynamics of myocardial bridging. Cathet Cardiovasc Intervent 2008;71:590–93

[23] Yasue H et al. Effects of a 3-hydroxy-3-methylglutaryl CoA reductase inhibitor, luvastatin, on coronary spasm after withdrawal of calcium-channel blockers. J Am Coll Cardiol 2008;51:1742–8

[24] Hamm CW et al. Diagnostische Herzkatheteruntersuchung. Clin Res Cardiol 2008;97:475–512

[25] Stern S et al. Coronary artery spasm. Circulation 2009;119:2531–4

## 3.2 Akutes Koronarsyndrom

Unter dem Begriff akutes Koronarsyndrom (ACS) werden die instabile Angina pectoris, der Infarkt ohne ST-Hebung (NSTEMI – Non-ST-elevation myocardial infarction) und der Infarkt mit ST-Strecken-Hebung (STEMI) zusammengefasst.

### 3.2.1 Definitionen

◢ **Instabile Angina pectoris:** Nach ACC/AHA 2007 wie folgt definiert [67a]:
  – Angina in Ruhe und länger anhaltend, normalerweise > 20 min
  – Neu aufgetretene Angina, mind. Schweregrad CCS III
  – Vordiagnostizierte Angina, an Häufigkeit, Dauer und Intensität zunehmend, bzw. auf verminderter Belastungsstufe auftretende Angina (mind. CCS III)

◢ **NSTEMI:** Non-ST-elevation myocardial infarction: Myokardinfarkt ohne ST-Hebung im EKG

◢ **STEMI:** ST-elevation myocardial infarction: Myokardinfarkt mit ST-Hebung. Basierend auf den Indikationskriterien zur Thrombolyse-Therapie wurde/wird der Infarkt mit (vermutlich) neuem LSB hierzu gezählt.

◢ **Myokardinfarkt:** Myokardnekrose infolge einer myokardialen Ischämie.

**Kriterien für die Diagnosestellung akuter Myokardinfarkt**
**ESC/ACCF/AHA/WHF 2007** geben die folgenden Kriterien an [145]:

◢ Erhöhter Biomarker mit mind. einem der nachfolgenden Kriterien:
  – Symptome einer Ischämie
  – EKG-Veränderungen im Sinne einer Ischämie
  – Auftreten von pathologischen Q-Zacken im EKG

– Nachweis von neuen regionalen Wandbewegungsstörungen oder von Verlust an vitalem Myokard in der bildgebenden Diagnostik

◢ Plötzlicher Herztod: bei positiven EKG-Zeichen oder Nachweis koronarer Thromben in Angiografie oder Autopsie (Biomarker noch negativ oder Blutuntersuchungen stehen nicht zur Verfügung)

◢ Periprozeduraler Infarkt bei PCI: Biomarker größer als das 3-Fache der 99. Perzentile

◢ Perioperativer Infarkt bei ACVB-Op.: Biomarker größer als das 5-Fache der 99. Perzentile mit mind. einem der nachfolgenden Kriterien:
  – neue pathologische Q-Zacke oder neuer LSB
  – angiografischer Nachweis eines Gefäßverschlusses

Klassifizierungen des akuten Myokardinfarkts

| Nach der Zeitdauer | |
| --- | --- |
| Evolving | < 6 h |
| Acute | 6 h – 7 Tage |
| Healing | 7–28 Tage |
| Healed | > 29 Tage |
| **Nach den klinischen Umständen** | |
| Typ 1 | MI durch Plaque-Ruptur, -Erosion oder Koronardissektion |
| Typ 2 | MI sekundär durch Anämie, Arrhythmie, Hypotonie, Hypertonie, Embolie oder Spasmus |
| Typ 3 | Plötzlicher Herztod entsprechend der Definition |
| Typ 4a | MI bei PCI |
| Typ 4b | MI bei Stent-Thrombose |
| Typ 5 | MI bei ACVB |
| **Nach der Infarktgröße** | |
| Mikroskopisch | – |
| Klein | < 10% des LV-Myokards |
| Mittel | 10–30% des LV-Myokards |
| Groß | > 30% des LV-Myokards |

– Nachweis eines neuen Verlustes von vitalem Myokard in der bildgebenden Diagnostik

**Kriterien für die Diagnose abgelaufener Infarkt**

◢ Entstehung neuer pathologischer Q-Zacken im EKG

◢ Nachweis eines regionalen Verlustes von vitalem Myokard in der Bildgebung (Wandausdünnung mit Verlust der Kontraktilität bei fehlender nicht ischämischer Ursache)

◢ Pathologischer Nachweis

### 3.2.2 Instabile Angina pectoris/NSTEMI

#### 3.2.2.1 Epidemiologie
350 000–400 000 behandelte Patienten pro Jahr mit ACS ohne ST-Hebung in Deutschland [86].

#### 3.2.2.2 Pathophysiologie
Pathophysiologische Faktoren, die zu einer instabilen AP führen können, sind neben einer progressiv stenosierenden Koronarsklerose vor allem eine Plaque-Ruptur oder -Erosion mit Gerinnungsaktivierung und Thrombusbildung, ggf. Thrombusembolisation sowie Vasospasmen [23, 67, 153]. Inflammatorische Gefäßwandveränderungen führen nicht nur zur Stenose, sondern triggern auch die Plaque-Destabilisierung. Bei instabiler AP/NSTEMI ist angiografisch in 35–75% Thrombusmaterial nachweisbar [98]. Nicht selten sind pathophysiologisch auch sekundäre, extrakoronare Faktoren wirksam (erhöhter $O_2$-Bedarf bei Tachyarrhythmie und Hypertonie, vermindertes $O_2$-Angebot bei Anämie).

Die klassische Vorstellung von der **instabilen Angina** zeigt sich in der **Klassifizierung von Braunwald** [16] nach Schweregrad (I–III), klinischen Umständen (A–C) und Medikation (1–3):

| I | Neu aufgetretene AP < 2 Monate, dabei ausgeprägte Intensität oder mind. 3-mal pro Tag auftretend; bekannte AP, jetzt häufiger oder bei deutlich geringerer Belastung auftretend |
|---|---|
| II | Ruhe-AP vor mehr als 48 h |
| III | Ruhe-AP innerhalb der letzten 48 h |
| A | Sekundäre instabile AP als Folge von Infektion, Fieber, Tachyarrhythmia absoluta, Anämie, Hypotonie, Hyperthyreose |
| B | Primär instabile AP |
| C | Instabile AP < 2 Wochen post Infarkt |
| 1 | Ohne oder unter nur geringer Medikation |
| 2 | Unter Standardmedikation |
| 3 | Unter max. Therapie einschließlich i.v. Nitro |

Die Sichtweise auf das Krankheitsbild, die dieser Klassifizierung entspricht, wurde drastisch modifiziert, als die prognostische Wertigkeit der Troponin-Erhöhung erkannt wurde. Üblicherweise diente bis dato eine erhöhte CK-MB zur Abgrenzung eines enzymatischen Infarkts von der instabilen Angina [18]. Bei klinisch instabiler Angina wurde ein Anstieg des Myoglobins in 25%, ein Anstieg von Troponin I oder T in 20% bzw. 15% erfasst [32]. Eine Ischämie mit Troponin-Erhöhung bei normaler CK wurde zunächst als troponinpositive instabile Angina oder auch als minor myocardial damage gesehen [34, 46]. Seit dem **ESC/ACC-Konsensus von 2000** wird diese jedoch als Myokardinfarkt gewertet. In den Guidelines von **ACC/AHA 2007** unterscheidet sich der NSTEMI nur durch die nachweisbare Erhöhung der Biomarker von der instabilen Angina [67, 67a].

Der typische NSTEMI ist bedingt durch eine Plaque-Ruptur mit konsekutiver Gerinnungsaktivierung, die Bildung eines nicht vollständig okkludierenden Thrombus (daher keine ST-Elevation im EKG) und einen Thrombuszerfall mit Mikroembolisierung.

Daher wird bei einer kardialen Ischämie mit Troponin-Erhöhung auch von einer Gerinnungsaktivierung ausgegangen (mit entsprechenden therapeutischen Konsequenzen, s. Kap. 3.2.2.5.). Trotz vollständiger Gefäßokklusion manifestiert sich ein akuter RCX-Verschluss oftmals als NSTEMI, weil die posterioren Wandsegmente im EKG schlecht repräsentiert sind.

### 3.2.2.3 Diagnostik/Risikostratifikation

Die für den einzelnen Patienten stark differierenden Ereigniswahrscheinlichkeiten machen eine frühe Risikostratifikation notwendig. Initial sollte in chronisch-stabile AP, mögliches ACS, sicheres ACS oder nicht kardiale Beschwerden differenziert werden [67a].

#### 3.2.2.3.1 Anamnese

Anhaltende Ruheangina ist prognostisch ungünstig [25], insbesondere Ruhebeschwerden > 20 min sind verdächtig auf ein ACS [86].

◢ Brustbeschwerden mit Ausstrahlung in die Arme oder Schultern = hohe Wahrscheinlichkeit für ACS

◢ Brustbeschwerden, scharf oder pleuritisch = geringe Wahrscheinlichkeit für ACS

*Cave:* Keine Komponente der Anamnese ist ausreichend um ein ACS sicher auszuschließen [109].

#### 3.2.2.3.2 Alter

Starker Risikoprädiktor.

**Komplikationsraten bei ACS bis zur Entlassung nach Alter [103]**

|  | < 65 Jahre | > 85 Jahre |
|---|---|---|
| Tod | 1,9% | 11,5% |
| Reinfarkt | 2,5% | 4,1% |
| CHF | 5,1% | 16,7% |

### 3.2.2.3.3 Herzinsuffizienz

Die Hospitalmortalität beträgt nur 1% bei ACS ohne Herzinsuffizienz, aber 18% bei NSTEMI bzw. 16% bei instab. AP bei auftretender Herzinsuffizienz [132]. Bei kardiogenem Schock (in ca. 5% der NSTEMI-Patienten in PURSUIT) liegt die Mortalität bei > 60%.

### 3.2.2.3.4 EKG

Zunächst erfolgt die initiale Stratifizierung in ein **ACS mit bzw. ohne ST-Hebung.** Gefordert wird ein EKG innerhalb von 10 min [86, 67a], bei anhaltenden Beschwerden seriell in Intervallen von 15–30 min [67a]. Bei nicht diagnostischem EKG sollten auch $V_7$–$V_9$ abgeleitet werden, bei ca. 4% der MI-Patienten wird hier eine ST-Hebung bei RCX-Verschluss registriert [67a]. Die EKG-Kontrolle erfolgt nach 6–12 h [86]. Wegen häufig fluktuierender, stummer ST-Veränderungen wurde ein kontinuierliches ST-Monitoring empfohlen [52].

Die ST-Senkung hat einen starken prognostischen Wert [125]. Ein Ruhe-EKG ohne ST-Senkung zeigt ein Risiko für Tod oder AMI < 5% innerhalb von 60 Tagen, > 10% hingegen für Patienten mit ST-Senkung [28]. Ausgeprägte negative T-Wellen in den Brustwandableitungen finden sich bei Hauptstamm- oder LAD-Stenosen [86]. Die akute Ischämie verlängert regelhaft die QT-Zeit [128].

### 3.2.2.3.5 Belastungs-EKG

Das Belastungs-EKG ist kontraindiziert, solange Beschwerden bestehen, es ist bei beschwerdefreien Patienten mit niedrigem Risiko geeignet zur Stellung der Indikation zur Koronarangiografie [86]. Bei negativem Troponin und normalem EKG ist es innerhalb von 72 h durchzuführen [67a]. Patienten mit negativem Belastungs-EKG nach stattgehabter Instabilität hatten ein 5-Jahres-Überleben von > 95% [15].

### 3.2.2.3.6 Echokardiografie

Nach **ESC** [141] Bestandteil der Routine, Darstellung der LV-Funktion als prognostisch relevanter Prädiktor, differenzialdiagnostische Abgrenzung von HCM, Lungenembolie, Aortenstenose, Aortendissektion etc.

### 3.2.2.3.7 Nicht invasiver Stress-Test

Routinemäßig vor Entlassung bei troponinnegativem, beschwerdefreiem Patienten mit normalem EKG [141].

### 3.2.2.3.8 Kardio-MR

Aktuell keine ausreichende Validierung, nicht empfohlen [86]. Gute Möglichkeit stattgehabte kleinere Infarkte darzustellen, die sich weder im EKG noch im Echo eindeutig zeigen.

Bei der Konstellation Trop pos. ohne Nachweis einer KHK findet sich in 50% eine Myokarditis [130], bei unauffälligen Koronarien macht dies vor allem langfristig einen erheblichen therapeutischen Unterschied, weil nach Myokarditis keine lebenslange Sekundärprävention notwendig ist.

### 3.2.2.3.9 Troponin

Troponine sind die **Standard-Biomarker** des myokardialen Zelluntergangs, nachweisbar u.U. erst nach 8–12 h [67a]. Troponin T bzw. I (TnT, TnI) ist zudem ein Surrogatmarker für Mikroembolien durch instabile Koronarthromben und ist assoziiert mit stärkerer Thrombusbelastung, reduziertem TIMI-Fluss und komplexeren Stenosen [38]. Die beiden Troponine gelten als gleichwertig [86].

Mortalität innerhalb von 4 Wochen bei negativem TnT oder TnI 1,9% vs. 6,7% bei erhöhtem Tn. [39]. Bestimmung bei Aufnahme und 8–12 h nach Beschwerdebeginn [67a], bei hohem klinischem Verdacht auch nach 12–24 h [245].

Bei Niereninsuffizienz sind Troponine häufig auch ohne Vorliegen eines ACS erhöht, TnT in bis zu 50%, TnI in < 10% [67a], die Ursache hierfür ist unklar. Dennoch ist auch bei Niereninsuffizienz der prognostische Wert hoch [82]. Im Einzelfall empfiehlt sich eine serielle Bestimmung [73]. Nach [108] kann TnT bei **chronischer Niereninsuffizienz** prognostisch gewertet werden, Troponin I hingegen nicht.

**Differenzialdiagnose der Troponin-Erhöhung:** Kardiales Trauma, Herzinsuffizienz (akut und chronisch), Aortendissektion, Aortenvitium, HCM, Tachy-/Bradyarrhythmien, Hypertonie, Hypotonie, Niereninsuffizienz, kritisch kranke Patienten, bes. mit respiratorischer Insuffizienz und Diab. mell., Toxine (Adriamycin, Schlangenbiss), koronarer Spasmus, Myokarditis, Endokarditis, stressinduzierte Kardiomyopathie, Hypothyreose, Sepsis, Rhabdomyolyse, Lungenembolie, schwere pulmonale Hypertonie, Verbrennungen, Apoplex, Subarachnoidalblutung, infiltrative Erkrankungen (Sarkoidose, Amyloidose, Hämochromatose, Sklerodermie), Transplantat-Vaskulopathie [115, 141, 245].

> Die Diagnose eines NSTEMI darf nicht allein aufgrund des erhöhten Troponins gestellt werden [141, 245].

Troponin hat sich vor allem etabliert, nachdem gezeigt wurde, dass Troponin-positive Patienten von zusätzlich antikoagulatorischer und invasiver Therapie profitieren. Troponin kann bis zu 2 Wochen nach MI erhöht bleiben, bei geringem Anstieg auch nur für 1–3 Tage [245]. Bei 26% der Patienten mit ACS wird das TnI über Monate persistierend erhöht gefunden, einhergehend mit einer erhöhten Mortalität [136].

### 3.2.2.3.10 CK-MB
Bei Patienten mit anhaltender AP/Thoraxschmerz ohne ST-Hebung bei erhöhter CK und CK-MB wird ein NSTEMI diagnostiziert, einhergehend mit verschlechterter Prognose (nach 6 Monaten Tod oder AMI in 18%). Patienten mit erhöhter CK-MB bei normaler CK hatten eine gleichermaßen schlechte Prognose, nach 6 Monaten ein 14%iges (GUSTO IIb) bis 25%iges (PURSUIT) Risiko für Tod oder AMI [111].

### 3.2.2.3.11 Nierenfunktion
Es besteht eine hohe Mortalität bei Niereninsuffizienz [105].

| Kreatinin-Clearance | < 30 ml/min | 30–60 ml/min | > 60 ml/min |
|---|---|---|---|
| 30-Tage-Mortalität (gerundet) | 16% | 6% | 2% |

### 3.2.2.3.12 CRP/Fibrinogen/Il-6
CRP, Fibrinogen und Il-6 sind Marker inflammatorischer Prozessse, die auch bei instabiler AP bedeutsam sind. Die Bestimmung wurde von der **ESC** [70] zur Risikostratifikation empfohlen.

Risiko für kardialen Tod innerhalb von 2 Jahren nach instabiler AP 5,7% bei CRP < 2 mg/l bzw. 16,5% bei CRP > 10 mg/l und 5,4% bei Fibrinogen < 3,4 g/l bzw. 12,9% für Fib. > 4,0 g/l [55]. In GUSTO IV korrelierte die Höhe des CRP mit der Mortalität, nicht jedoch mit der Infarktrate [76]. In einer prospektiven Studie erwies sich das CRP zur Prädiktion ungeeignet [150].

### 3.2.2.3.13 BNP
Synthetisiert im Ventrikelmyokard und freigesetzt bei erhöhter Wandspannung, ist BNP (B-type natriuretic peptide) ein Marker für eine hämodynamische Alteration und ein guter zusätzlicher Risikomarker für Tod (nach 6 Monaten 8,4% vs. 1,8% für BNP > 80 pg/ml) und Herzinsuffizienz bei ACS, dies gilt unabhängig vom TnI [74]. Bei Bestimmung des NT-proBNP differiert das Mortalitätsrisiko zwischen 1,8% und 19,2% nach 1 Jahr für die 1. bzw. 4. Quartile [78].

Tod oder Infarkt nach 30 Tagen im PRISM-Kollektiv bei TnT-negativen Patienten mit NT-proBNP > 250 ng/l bei 7,2%, erhöhtes Risiko auch bei NT-proBNP-Anstieg > 250 ng/l über 72 h [96].

Die Verwendung ist noch unklar, in TACTICS-TIMI 18 kein Unterschied im Erfolg invasiver Maßnahmen zwischen Patienten mit und ohne erhöhtes BNP [74]. Die Daten aus FRISC II ergeben einen Mortalitätsvorteil für die invasive Therapie bei erhöhtem NT-proBNP [94], hingegen besteht kein Vorteil für Patienten mit erhöhtem NT-ProBNP durch invasives Vorgehen in der ICTUS-Studie [129].

### 3.2.2.3.14 PAPP

Das Pregnancy-associated plasma protein A (PAPP) ist eine Matrix-Metalloproteinase, deren Konzentration bei einem Cut-off von 2,9 mIU/l ein unabhängiger Prädiktor für MACE bei troponinnegativen Patienten ist [84].

### 3.2.2.3.15 Multi-Marker-Analyse

Eine Bestimmung mehrer Biomarker (Tn + CRP + BNP) erhöht die Sensitivität für eine Risikoprädiktion bes. für Frauen [87].

### 3.2.2.3.16 Troponin + Braunwald-Klasse IIIB

Tod oder AMI nach 6 Monaten bei Braunwald IIIB und neg. Trop. < 5% vs. 25% bei pos. Trop. [41].

### 3.2.2.3.17 Ruhe-EKG + Troponin

Tod oder Myokardinfarkt nach 30 Tagen bei Patienten mit ST-Senkung oder mit T-Wellen-Inversion ≥ 5 Abl. In 14% der Fälle, bei normalem Ruhe-EKG und negativem Troponin nur in 3% [18].

Pat. mit ST-Senkung + Trop.-Erhöhung sind deutlich stärker gefährdet als Patienten mit Normabweichung nur eines Parameters [112]. Risiko für Tod/AMI über 5 Monate nur 1% bei guter Belastbarkeit und negativem Troponin [27], 20%iges Risiko bei positivem Troponin und hochpathologischem Bel.-EKG.

### 3.2.2.3.18 Risikostratifikation nach klinischen, hämodynamischen und EKG-Kriterien

Zur folgenden Aufstellung s. [67a].

| Hohes Risiko | Mind. 1 der folgenden Merkmale: |
|---|---|
| | Zunehmende Häufigkeit der AP in den letzten 48 h |
| | Weiter anhaltende Ruheangina > 20 min |
| | Lungenödem vermutlich infolge Ischämie |
| | Ruheangina mit passageren ST-Strecken-Veränderungen > 0,05 mV |
| | (Vermutl.) neues Blockbild |
| | Anhaltende VT |
| | Angina mit neuem oder verstärktem Systolikum infolge Mitralinsuffizienz |
| | AP mit 3. Herzton oder neuen/verstärkten Rasselgeräuschen |
| | AP mit Hypotonie, Bradykardie, Tachykardie/hämodynamischer Instabilität |
| | Alter > 75 Jahre |
| | Erhöhtes Troponin oder CK-MB (TnT oder TnI > 0,1 ng/ml) |
| | Wiederkehrende Ischämie trotz Therapie |
| | Reduzierte LV-Funktion |
| | PCI < 6 Monate |
| | Z.n. ACVB-Op. |
| | Hochrisikoergebnisse in nicht invasiven Untersuchungen |
| Mittleres Risiko | Keine Hochrisikomerkmale, mind. 1 der folgenden Merkmale: |
| | Stattgehabte Ruheangina > 20 min, jetzt beschwerdefrei bei mittlerer oder hoher KHK-Wahrscheinlichkeit |
| | Z.n. MI, pAVK, Z.n. ACVB, zerebrovaskuläre Erkrankung, bestehende ASS-Medikation |
| | Ruheangina > 20 min mit Ansprechen auf Ruhe oder s.l. Nitrogabe |

| Mittleres Risiko | Nächtliche Angina |
|---|---|
| | Alter > 70 Jahre |
| | Neu aufgetretene AP oder zunehmende Angina, jetzt CCS III–IV, in den letzten 2 Wochen bei mittlerer oder hoher KHK-Wahrscheinlichkeit |
| | Pathologisches Q oder ST-Senkung < 1 mm in mehreren Ableitungen |
| | T-Wellen negativ |
| | Troponin gering erhöht (TnT > 0,01 ng/ml, aber < 0,1 ng/ml) |
| Niedriges Risiko | **Eines der folgenden Merkmale, kein Merkmal mittleren oder hohen Risikos:** |
| | Normales oder unverändertes EKG |
| | Neu manifestierte Angina > 2 Wochen, aber < 2 Monate |
| | Angina auf niedrigerer Belastungsstufe |
| | Angina mit zunehmender Frequenz, Dauer oder Intensität |
| | Normales Troponin |
| | AP < 10 min |

| | |
|---|---|
| 0/1 | 2,9% |
| 2 | 2,9% |
| 3 | 4,7% |
| 4 | 6,7% |
| 5 | 11,5% |
| 6/7 | 19,4% |

**PURSUIT**

Die Score-Parameter sind: Alter, ST-Senkung, Herzinsuffizienz, Geschlecht, CCS-Klasse in den letzten 6 Wochen. Das Risiko für Tod/MI nach 1 Jahr variiert zwischen 10% (< 10 Punkte) und 25% (> 14 Punkte) [169].

**GRACE-Score**

Die Parameter des Scores sind: Alter, HF, systol. Blutdruck, Kreatinin, Killip-Klasse, kardiale Marker, ST-Strecke, Reanimation. Wahrscheinlichkeiten für Tod/MI nach 1 Jahr variieren zwischen 4% (< 96 Punkte) und 27% (> 133 Punkte). Online-Rechner (6-Monats-Risiko für Tod oder Tod und MI) unter http://www.outcomes.org/grace verfügbar [123].

### 3.2.2.3.19 Risiko-Scores

3 Scores sind gebräuchlich, GRACE wohl mit der besten Genauigkeit für Tod oder Infarkt nach 1 Jahr [99]. Nach **ESC 2007** [141] sollte ein Risiko-Score (bevorzugt GRACE) Bestandteil der Routine sein [141].

**TIMI-Risk-Score**

Prädiktoren sind Alter > 64 Jahre, Vorhandensein von mind. 3 Risikofaktoren für KHK (Cholesterin, Blutdruck, Rauchen, Familienanamnese, Diabetes), bekannte KHK, ST-Strecken-Veränderungen im EKG, mind. 2 Angina-Episoden < 24 h, bestehende ASS-Medikation und erhöhte Serum-Marker. Das Risiko für Tod oder nicht tödlichen Infarkt < 14 Tage gilt nach Anzahl der Prädiktoren [47]:

### 3.2.2.3.20 Koronarangiografie

Die Koronarangiografie dient der Risikostratifikation und weiterer Therapieplanung. Zur Indikationsstellung s. Kap. 3.2.2.5.3.

| 30-Tage-Risiko für | Tod | Nicht tödlicher Infarkt |
|---|---|---|
| Patienten mit KHK | 3,3% | 8,0% |
| Patienten ohne KHK | 0,6% | 0,6% |
| Patienten mit geringer KHK (Stenose < 50%) | 0,5% | 0,8% [44] |

In ca. 40–50% der Fälle besteht eine Mehrgefäßerkrankung, 1-GE in 30–35%, Hauptstammstenose in 4–10% [67]. In ca. 9% findet sich keine stenosierende KHK [124], mögliche Ursachen sind: Vasospasmus, spontan lysierter Thrombus auf koronarangiografisch nicht darstellbarem Plaque, extrakardiale Genese der Beschwerden, falsch negativer Koro-Befund, Myokarditis, ACS bei spontaner Koronardissektion (bes. Frauen, peripartual).

Die Darstellung der Koronarien mittels CT oder MR wird von der **ESC 2007** nicht empfohlen [141].

### 3.2.2.3.21 Koronarangiografie + Troponin

Risiko für Tod oder Reinfarkt innerhalb von
6 Monaten in TACTICS-TIMI 18 [90]

| Trop neg., keine KHK | 0% |
|---|---|
| Trop pos., keine KHK | 5,3% |
| Trop neg. plus KHK | 5,5% |
| Trop pos. plus KHK | 11% |

### 3.2.2.4 Prognose

Die Prognose der Patienten ist belastet durch ein erhöhtes Risiko hinsichtlich Myokardinfarkt/-reinfarkt und Tod. Nach ca. 2 Monaten ist diese Risikophase meist beendet [67a]. Das Risiko für Tod oder Infarkt beträgt 1–34% innerhalb von 5 Monaten [27] bzw. 8–16% nach 1 Monat [52]. In der Synergy-Studie lag das Risiko für Tod innerhalb von 6 Monaten 5,4%, das Risiko für Tod oder Reinfarkt 17,7% und die Häufigkeit der Rehospitalisation 8–19% [110]. Das Risiko für Tod 1 Jahr nach Hospitalentlassung betrug 11,6% [131]. Das Risiko für Tod betrug 2,8% bzw. für Infarkt ca. 10% nach 30 Tagen unter ASS, Clopidogrel, Eptifibatid und ggf. Revaskularisation in EARLY-ACS [161]. Nach ESC liegt die Mortalität nach 6 Monaten bei 12% und damit ebenso hoch wie 6 Monate nach STEMI [141]. Neuere Daten zeigen eine Mortalität von nur 3,2% und eine Infarktrate von 9,5% nach 15 Monaten unter Clopidogrel bei Patienten nach PCI [142]. Häufigkeit für Tod bzw. Myokardinfarkt nach 12 Monaten 4,5% bzw. 5,8% in PLATO [165].

### 3.2.2.5 Therapie

#### 3.2.2.5.1 Konservative Therapie

**Konservative Basismaßnahmen**
Kontinuierliches **EKG-Monitoring**, bei komplikationslosem Verlauf (keine hämodynamische oder rhythmische Instabilität) für 24 h, ggf. weniger als 24 h bei geringer Nekrose, guter LV-Funktion und revaskularisiertem Gefäß [67a], nach **ESC 2007** nicht länger als 24–48 h nach Revaskularisation [141].

15–30% der Patienten haben – prognostisch relevante – passagere ST-Strecken-Veränderungen; ein kontinuierliches 12-Kanal-EKG-Monitoring ist die Methode der Wahl [70].

◢ Analgesie mit **Morphin**, soweit notwendig [67a], 1- bis 5-mg-Bolus i.v., ggf. mehrfach wiederholen

◢ **O₂ nasal** bei allen Patienten mit SO₂ < 90%, Klasse-I-Indikation, initial O₂ für alle Patienten über 6 h; Wertung als vernünftig anzusehen, trotz fehlenden Wirksamkeitsnachweises, Klasse IIa nach ACC/AHA [67a].

◢ Kausale Behandlung bei sekundär instabiler AP, soweit möglich.

◢ Intensive BZ-Kontrolle bei BZ > 180 mg/dl, BZ-Zielbereich 90–140 mg/dl. Eine Hyperglykämie ist bei ACS assoziiert mit einer schlechteren Prognose, wobei nicht geklärt ist, ob eine BZ-Senkung das Outcome verbessert [148].

◢ NSAR absetzen [67a].

**Antianginöse Therapie**
Datenlage für alle Substanzen bei NSTEMI-ACS spärlich.

◢ **Nitro:** Studien zur Effektivität hinsichtlich Tod/AMI speziell bei instabiler AP liegen nicht vor; aus pathophysiologischen Gründen dennoch empfohlen [70]. Bei mittlerweile beschwerdefreien Patienten erscheinen Nitrate bei fehlendem Nachweis prognostischer Wirksamkeit verzichtbar.

*Cave:* Nicht bei Viagra und ähnlichen Medikamenten einsetzen! Im AP-Anfall s.l., bei persistierender Ischämie, Herzinsuffizienz und/oder Hypertonie nachfolgend i.v., **Klasse-I-Indikation** nach **ACC/AHA 2007** [67a].

▲ **Ca-Antagonisten:** Prognostisch bei instab. AP unwirksam [40]. Nifedipin (und andere Dihydropyridine) sind ohne simultane Betablockade wegen tendenziell erhöhten AMI-Risikos seit der HINT-Studie obsolet [54]. **Klasse-I-Indikation für Verapamil oder Diltiazem** bei anhaltender Ischämie und Kontraindikation gegen Betablocker nach **ACC/AHA 2007** [67a], auch bei V.a. Koronarspasmus einsetzbar [86]. Nicht bei Herzinsuffizienz! Studienübersicht bei [67a].

▲ **Betablocker:** Antianginös wirksam, nach einer Meta-Analyse ist eine Reduktion der Infarktrate um absolute 3% wahrscheinlich [40]. In COMMIT (vor allem STEMI-Pat.) allerdings keine Prognoseverbesserung. Reduzierte Mortalität für Pat. mit PCI-Therapie [67a]. Herzfrequenzziel 50–60/min [86].

*Kontraindikationen:* Herzinsuffizienz oder erhöhtes Risiko für kardiogenen Schock, Asthma, PQ-Intervall > 0,24 s. **Klasse-I-Empfehlung** für die initial orale Gabe, IIa für die initial i.v. Applikation, **ACC/AHA 2007** [67a].

*Anm.:* Bei **Ischämie nach Kokain-Abusus** erfolgt eine med. Therapie mit Nitro und Benzodiazepinen (Klasse I). Betablocker sind ausdrücklich nicht indiziert, da die alphaadrenerge Vasokonstriktion des Kokains durch eine Blockade der Betarezeptoren verstärkt werden kann. Ca-Antagonisten sind bislang zu wenig untersucht. Die Therapie des ACS bei Kokain folgt ansonsten dem üblichen Standard [149].

**Antithrombotische Therapie**

Standard ist eine kombinierte antithrombozytär-antikoagulatorische Therapie.

**Antithrombozytäre Therapie:** Die antithrombozytäre Therapie umfasst die folgenden Maßnahmen.

▲ **ASS:** Irreversible Inhibition von COX-1 in Thrombozyten, konsekutive Hemmung der Thromboxan-$A_2$-Bildung. Reduktion des Infarktrisikos um 50% [1]. Dauerhaft für alle Patienten, so früh wie möglich [67a, 70], nach DGK 2004 [86] i.v. > 250 mg (i.v. ASS wurde allerdings nie in ACS-Studien geprüft). Bei Unverträglichkeit Clopidogrel, sonst Ticlopidin erwägen. ASS wird vor ACVB-Op. nicht abgesetzt [67a].

▲ **Thienopyridine** (ADP-Rezeptor-Antagonisten): Wirkung: Hemmung der ADP-vermittelten Thrombozytenaggregation.

– **Clopidogrel:** Nach der **CURE-Studie** [71] Reduktion des Risikos für Tod/AMI/Apoplex nach 9 Monaten von 11,4% auf 9,3%. Mortalitätsvorteil durch Clopidogrel auch bei den Patienten, die mit PCI behandelt wurden und GP-IIb/IIIa-Antagonisten bekamen [81]. Ebenfalls weniger ischämische Probleme bei Patienten, die sich nachfolgend einer ACVB-Op. unterzogen und das Clopidogrel 5 Tage präoperativ pausierten [159]. Clopidogrel zusätzlich zu ASS für alle Patienten für mind. 1 Monat und *idealerweise* für 12 Monate, Klasse I nach **ACC/AHA 2007** [67a], nach **ESC 2007** für 12 Monate [141]. Behandlungsbeginn so früh wie möglich. Loading dose standardmäßig 300 mg [141], vor PCI 600 mg [100], damit reduziert sich die Zeit bis zum Maximaleffekt von 12 h auf 2 h und die Anzahl der Non-Responder auf Clopidogrel. In einer Subgruppenanalyse Vorteil durch zusätzlich 600 mg Clopidogrel bei ACS-Patienten mit Clopidogrel-Dauermedikation [151].

Vor ACVB-Op. möglichst zuvor für 5 Tage absetzen [141]. Eine Komedikation mit einem PPI erhöhte das Risiko für Tod oder Rehospitalisierung [163], kein erhöhtes Risiko hingegen in der Analyse von 4 529 Pat. aus TRITON-TIMI 38 [166].

- **Ticlopidin:** Geringere Verträglichkeit als Clopidogrel (gastrointestinale Beschwerden, schwere Neutropenie in 0,8%, selten TTP), daher nur Reservetherapeutikum. BB alle 2 Wochen während der ersten 3 Monate [67a]. Dosis: 2-mal 150 mg/Tag.

- **Prasugrel:** In **TRITON-TIMI 38** [142] effektiver als Clopidogrel hinsichtlich ischämischer Ereignisse bei erhöhter Blutungsneigung. Besonders ausgeprägter Vorteil bei Diabetikern [154]. Reduktion der Infarktrate von 9,7% auf 7,4%, auch in der Erhaltungstherapie ab Tag 30 sig. besser als Clopidogrel [162]. Ein Mechanismus hierfür könnte die stärkere Abhängigkeit des Clopidogrel-Metabolismus von genetisch determinierten Zytochrom-P450-Polymorphismen sein.

- **Ticagrelor:** In **PLATO** (18 624 Pat.) effektiver als Clopidogrel in der Reduktion von MI, Apoplex, Tod oder vaskulärem Tod [165].

**Antikoagulatiorische Therapie:** Unfraktioniertes oder niedermolekulares Heparin halbieren das Risiko für Tod oder Infarkt bei ACS ohne ST-Elevation [57].

**Klasse-I-Empfehlung** für eine Antikoagulation zusätzlich zu einer antithrombozytären Therapie für alle Patienten nach **ESC 2007** [141].

◢ **Unfraktioniertes Heparin (UFH):** Vormals die Standardtherapie in Kombination mit ASS. Problematisch ist der rel. geringe Anteil der Patienten mit adäquater, effektiver Antikoagulation. Gewichtsadaptierte Anwendung empfohlen, Bolus 60–70 E/kg (max. 5 000 E), dann 12–15 IE/kg/h (max. 1 000 E), eine Ziel-PTT von ca. 50–75 s ist optimal [141]. Bei PCI Bolusgabe 100 E/kg oder 50–60 E/kg, wenn zusätzlich GP-IIb/IIIa-Antagonisten angewendet werden [141].

◢ **Niedermolekulares Heparin (LMWH):** Bessere Absorption bei s.c. Gabe, geringere Proteinbindung, geringere Plättchenaktivierung, stabilere Dosis-Wirkungs-Beziehung als UFH. Ziel: Anti-Xa-Aktivität von 0,6–1,0 U/ml [141]. Enoxaparin in **ESSENCE, TIMI-11B**-Studie und **A to Z** [7, 20, 21, 95] wirkungsvoller als UFH. In der Analyse von A to Z und **SYNERGY** (mit > 10 000 Patienten) gleichwertig zu, aber nicht besser als UFH [110]. In einer Meta-Analyse Reduktion von Tod und MI bei erhöhter Blutungsneigung [135]. Die sichere Anwendbarkeit von Enoxaparin mit Tirofiban, Eptifibatid oder Abciximab wurde u.a. in NICE-3 und SYNERGY dargelegt [83]. Wegen erhöhter Blutungsneigung und erhöhten Risikos für Tod und MI (in SYNERGY) ist ein Wechsel zwischen UFH und Enoxaparin zu vermeiden. Dosis: 1 mg/kg s.c. alle 12 h. Falls PCI innerhalb von 6–8 h nach letzter Gabe, kein zusätzliches UFH oder LMWH; falls > 8 h nach letzter Dosis, Bolus von 0,3 mg/kg i.v. zusätzlich. Soll bei PCI > 8 h auf UFH gewechselt werden (grundsätzlich allerdings nicht empfohlen), zusätzlich 60 U/kg UFH bzw. 50 U/kg, wenn auch GP-IIb/IIIa-Antagonisten verwendet werden [133]. Andere LMWH ohne Vorteil gegen UFH: Dalteparin in der FRIC-Studie [8], Nadroparin in FRAXIS [36]. Nadroparin und Dalteparin werden von der ESC 2007 als Therapieoptionen gelistet [141].

◢ **Direkte Thrombin-Inhibitoren**

- **Hirudin:** Tod oder AMI nach 35 Tagen leicht reduziert gegenüber Heparin (6,8% vs. 7,7%) in OASIS-2 [19], mit den Daten aus OASIS-1 und GUSTO

IIb zusammen grenzwertig signifikant. Etwas erhöhte Blutungsrate. Bislang keine Zulassung für ACS.

- **Bivalirudin**: In **ACUITY** gleichwertige Effektivität von Bivalirudin-Monotherapie im Vergleich zu UFH/LMWH + GP-IIb/IIIa-Antagonisten bei PCI bei geringerer Rate an Blutungskomplikationen [63, 122].

◢ **Faktor-Xa-Inhibitor (Fondaparinux)**: In **OASIS-5** bei 20078 Pat. mit ACS war 2,5 mg Fondaparinux s.c. vergleichbar effektiv wie Enoxaparin, schwere Blutungen sig. seltener. Bei Patienten mit PCI erhöhtes Auftreten eines Thrombus am Katheter (Fondaparinux 0,9%, Enoxaparin 0,4%) [137], sodass UFH in voller Dosis als Zusatz bei PCI empfohlen wird [133, 137]. Mortalität nach 6 Monaten 5,8 vs. 6,5% [107], Tod/MI/Apoplex nach 6 Monaten sig. reduziert. Die kombinierten Daten aus OASIS-5 und -6 ergeben einen Vorteil auch für frühinvasiv therapierte Patienten [155]. Nicht bei GFR < 30 ml/min.

Die optimale Dauer der Antikoagulation ist unklar, in den Studien wurde initial meist für 2–5 Tage therapiert, in FRAXIS kein Vorteil durch eine 14-tägige LMWH-Gabe [36]. Nach **ESC** [141] kann die Antikoagulation bis zur Entlassung fortgesetzt werden, nach PCI kann sie innerhalb von 24 h gestoppt werden. In OASIS wurde rund 5,5 Tage lang mit Fondaparinux therapiert. Bei Patienten mit niedrigem Risiko und negativem Troponin nach 6–12 h konnte nach ESC 2002 [70] die Antikoagulation beendet werden, im Jahr 2007 wurde diese Empfehlung nicht mehr aufgeführt [141].

Bei der **Auswahl des Antikoagulans** formuliert die **ACC/AHA 2007** eine **Klasse-I-Indikation** für UFH, LMWH, Bivalirudin und Fondaparinux, ohne dass eine klare Präferenz ausgesprochen wird [67a]. Die ESC macht die Wahl des Antikoagulans von der therapeutischen Strategie abhängig.

**Differenzialindikation bezüglich Antikoagulation nach ESC 2007** [141]

| Dringlich-invasive Strategie | UFH, LMWH oder Bivalirudin |
|---|---|
| Nicht dringlich-invasiv, evtl. auch konservativ | Fondaparinux als einzige Substanz mit Ia Empfehlung; Enoxaparin nur bei niedrigem Blutungsrisiko; andere LMWH oder UFH mangels Daten im Vgl. zu Fondparinux nicht zu bevorzugen. |
| Bei PCI | Fortsetzung des gewählten Antikoagulans, bei Fondparinux zusätzlich 50–100 E/kg UFH Bolus |

**Glycoprotein-IIb/IIIa-Inhibitoren:** GP-IIb/IIIa-Inhibitoren wurden geprüft bei einem primär konservativen Therapieansatz (PURSUIT, PRISM-Plus), unmittelbar vor PTCA **(EPIC)**, vor PTCA nach Vorbehandlung mit 600 mg Clopidogrel (ISAR-REACT 2) oder zur Stabilisierung bei innerhalb von 24 h geplanter PTCA (CAPTURE). Geringe, aber signifikante Reduktion von Tod/Myokardinfarkt um 1,5% mit Eptifibatid in der **PURSUIT**-Studie [11]. Tirofiban reduzierte in der **PRISM-Plus**-Studie das Risiko für Tod/Myokardinfarkt [13], in ELISA-2 nach Vorbehandlung mit ASS + Clopidogrel kein Effekt durch zusätzliches Tirofiban auf die Infarktgröße im Vergleich zu ASS und Clopidogrel alleine [116]. Senkung der Infarktrate durch Abciximab vor PTCA in der CAPTURE-Studie [12] und in der EPIC-Studie [49], Vorteil für Abciximab in **ISAR-REACT 2** [113] auch bei Vorbehandlung mit Clopidogrel für die NSTEMI-ACS-Patienten, Tod oder MI 11,6% vs. 15,3% nach 1 Jahr [144].

Tirofiban und Abciximab waren bei PTCA/Stent-Implantation in TARGET vergleichbar effektiv [62]. Eine Reduktion der Dosis auf den Bolus bzw. auf eine Infusion < 2 h bei Eptifibatid oder Abciximab reduzierte die Blutungskomplikationen bei gleicher Effektivität [167, 168].

GP-IIb/IIIa-Antagonisten sind prognostisch wirksam, Patienten mit erhöhtem Troponin und invasiver Therapie profitieren. **Kein Therapieeffekt zeigte sich hingegen bei Patienten mit normalem Troponin**, z.B. in CAPTURE [29], PRISM [35] und ISAR-REACT 2 (Patienten mit NSTEMI-ACS nach Vorbehandlung mit Clopidogrel) [113]. In **GUSTO IV-ACS** [48] war (überraschenderweise) kein Vorteil für konservativ behandelte Patienten unter Abciximab nachweisbar. Auch die Risikoreduktion durch Eptifibatid war nur für invasiv behandelte Patienten signifikant [50]. Von Tirofiban profitieren nach der PRISM-Studie bzw. PRISM-Plus-Studie auch konservativ therapierte Patienten mit Troponin-Erhöhung [35] bzw. Patienten mit einem TIMI-Risk-Score > 3 [66]. Besonders profitieren Diabetiker von GP-IIb/IIIa-Antagonisten [58]. In einer Meta-Analyse beschränkte sich der Vorteil von GP-IIb/IIIa-Antagonisten auf Patienten mit PCI-Therapie [65]. In einer weiteren Meta-Analyse konnte auch für Patienten, die nicht routinemäßig einer PCI zugeführt wurden, ein kleiner Vorteil durch GP-IIb/IIIa-Antagonisten dargestellt werden (Tod/AMI nach 30 Tagen 10,8% vs. 11,8% [68]).

In **ACUITY** [134] war ein Beginn mit der GP-IIb/IIIa-Antagonisten-Therapie vor PCI (**Upstream**) hinsichtlich Tod oder MI nicht besser als ein Therapiebeginn direkt vor PCI im Katheterlabor (**Downstream**). In EARLY-ACS kein Vorteil durch eine präinterventionelle Eptifibatidmedikation (12 h vor Koro.) im Vergleich zu Eptifibatid direkt vor PCI [161].

Nach **ACC/AHA 2007** [67a] besteht für GP-IIb/IIIa-Antagonisten in Kombination mit Clopidogrel eine **Klasse-IIa-Indikation** bei invasivem Vorgehen, eine **Klasse-I-Indikation** für Clopidorel *oder* GP-IIb/IIIa-Antagonisten in dieser Situation. Für konservativ therapierte Patienten sind GP-IIb/IIIa-Antagonisten regelhaft nicht indiziert. Klasse-I-Indikation für Abciximab (für 12–24 h) für nicht mit GP-IIb/IIIa-Antagonisten vorbehandelte PCI-Patienten, Klasse-IIa-Indika-

tion für Tirofiban oder Eptifibatid in dieser Situation. Bivalirudin mit Klasse-IIa-Empfehlung als Alternative zur Kombination UFH/LMWH + GP-IIb/IIIa-Antagonisten nach **ESC 2007** [141].

*Anm.:* Das Blutungsrisiko ist generell erhöht bei GP-IIb/IIIa-Antagonisten, intrakranielle Blutungen sind jedoch nicht häufiger [141]. Orale GP-IIb/IIIa-Antagonisten zur Sekundärprävention zeigten bislang entweder keine Vorteile (SYMPHONY-Studie [37]) oder sogar eine Übersterblichkeit (OPUS-TIMI 16 [43]).

**Wichtige Hinweise:**

◢ **Bei möglichem ACS und nicht diagnostischem EKG mit negativen Biomarkern wird die Beobachtung über 12 h oder mehr empfohlen, ACC/AHA 2007 [67a].**

◢ Für ACS-Patienten mit notwendiger **oraler Antikoagulation** (z.B. Vorhofflimmern) ist eine zusätzliche antithrombozytäre Therapie mangels aussagekräftiger Studien individuell zu entscheiden. Eine zusätzliche Antikoagulation mit UFH, LMWH, Bivalirudin oder Fondaparinux soll erst ab einem INR < 2,0 begonnen werden [141].

### 3.2.2.5.2 Operativ-interventionelle Therapie

Wie oben ausgeführt, bilden Patienten mit instab. AP/NSTEMI eine heterogene Gruppe. Bei einigen Patienten ist eine ACVB-Op. eindeutig die Therapie der Wahl (hochgradige Hauptstammstenose, fortgeschrittene 3-GE bei chronischen Gefäßverschlüssen), bei vielen anderen Patienten ergibt sich ein konservatives Prozedere (Ausschluss KHK, kompletter Verschluss eines kleinen Gefäßes). Bei nicht wenigen Patienten ist der Vorteil einer PCI nicht eindeutig oder nicht zu erwarten (z.B. mittelgradige Stenose, verschlossenes Gefäß bei guter LV-Funktion, schwierige Typ-C-Stenose, peripher gelegene Stenose). Erschwert wird die Entscheidung zur PCI dadurch, dass in mehr als $1/3$ der Fälle keine Culprit lesion erkennbar ist [147].

Für PCI-Prozeduren wurden erhöhte Komplikationsraten beschrieben [51, 114], bes. bei Patienten mit positivem Troponin [45]. In **TARGET** (PCI mit GP-IIb/IIIa-Antagonist) war der Erfolg (nach 30 Tagen) u.a. abhängig von angiografischen Parametern: Tod/MI/TVR nach 30 Tagen in 21,4% der Fälle bei Vorhandensein der Kombination von Thrombus, Stenoselänge > 20 mm und exzentrischer Läsion, hingegen in nur 4,2% ohne diese Merkmale [80]. Eine akute Stent-Thrombose (< 30 Tage) wurde bei 1 von 70 Patienten beschrieben [157].

Die **Indikationsstellung zur PCI** bei instabiler AP/NSTEMI unterscheidet sich nicht von derjenigen bei stabiler KHK. Gleiches gilt für die Indikation zur ACVB-Op. [67a].

Eine prinzipiell invasive Strategie wurde lange Zeit kontrovers diskutiert und die zuletzt publizierte ICTUS-Studie gab der Diskussion neue Nahrung. **Primäres Ziel operativ-interventioneller Maßnahmen** ist die weitere Reduktion des Risikos für Tod oder Infarkt, sekundäres Ziel ist anhaltende Beschwerdefreiheit. Das Risiko für Tod/Myokardinfarkt ist interessanterweise in Ländern mit hoher Angiografie-/PTCA-Frequenz bei instabiler AP nicht niedriger als in Ländern mit geringer Häufigkeit invasiver Prozeduren [9]. In der älteren **TIMI-IIIB**-Studie ließ sich durch eine frühe invasive Diagnostik und Therapie hinsichtlich Tod oder Myokardinfarkt kein Vorteil erzielen. Die Dauer der Hospitalisierung, das Auftreten erneuter Beschwerden und die Rehospitalisierungsrate waren jedoch deutlich niedriger. Ein großer Teil der Patienten des konservativen Studienarms benötigten im weiteren Verlauf eine invasive Diagnostik bzw. Therapie [6]. Eine PTCA innerhalb von 24 h war ein unabhängiger Risikoprädiktor für kardiovaskuläre Ereignisse [33]. Clopidogrel und GP-IIb/IIIa-Antagonisten waren damals aber noch nicht eingeführt.

## Wichtige Studien zum Stellenwert der invasiven Therapie

**FRISC II:** Ein frühzeitiges invasives Vorgehen (< 8 Tage) reduzierte das Risiko für Tod/AMI von 12,1% (konservativer Studienarm) auf 9,4% nach 6 Monaten [31]. Es profitierten besonders Risikopatienten mit Ruheangina, Troponin-Erhöhung, ST-Senkung, Alter > 65 Jahre, Angina seit mehr als 3 Monaten. Eine signifikante Mortalitätsreduktion zeigte sich nach 1 Jahr (2,2% vs. 3,9% [42]). Auch Patienten ohne Troponin-Erhöhung profitierten von PTCA/ACVB [53]. Bei Frauen ohne Erhöhung eines Biomarkers (Tn, CRP, BNP) wurde hingegen keine Prognoseverbesserung (Tod oder MI) gefunden [87]. Bei Patienten mit ST-Strecken-Senkung konnte das Risiko von Tod oder Infarkt nach 12 Monaten von 18% auf 12% (Mortalität von 5,8% auf 3,3%) reduziert werden [64]. Patienten mit geringer (< 2,5 mm kumulativ) oder keiner ST-Senkung profitierten nicht von invasiven Maßnahmen [77]. Die invasive Therapie erbrachte eine deutliche Verbesserung der Lebensqualität [91]. Der Vorteil der invasiven Therapie ist auch noch nach 5 Jahren nachweisbar [117].

**TACTICS-TIMI 18:** 2 220 randomisierte Patienten, Reduktion von Tod oder AMI (7,3% vs. 9,5%) nach 6 Monaten durch ein frühes invasives Vorgehen im Vergleich zu einer konservativen Therapie [56]. Der Vorteil war beschränkt auf Patienten mit erhöhtem Troponin, selbst bei einer nur geringgradigen Erhöhung von TnI (0,1–0,4 ng/ml) zeigte sich ein Vorteil durch eine invasive Therapie [59].

**RITA 3:** 1 810 randomisierte Patienten, Reduktion der refraktären Angina im Verlauf durch die invasive Strategie, Mortalität unbeeinflusst. Analyse der Daten gemäß der neueren Infarktkriterien nach ESC/ACC ergibt eine Reduktion der Infarktrate von 14,1% auf 9,4% nach 1 Jahr [61]. Anhaltender Effekt, nach 5 Jahren Tod oder nicht tödlicher Infarkt in 16,6% vs. 20%, Vorteil vor allem für Hochrisikopatienten [104].

ICTUS: 1 200 Patienten mit Trop. pos. ACS/NSTEMI mit EKG-Veränderungen oder bekannter KHK, randomisiert zum invasiven oder nicht invasiven Vorgehen [97]. Nach 1 Jahr hinsichtlich Tod kein Unterschied (2,5 vs. 2,5%), möglicherweise durch eine hohe Rate invasiver Therapie im konventionellen Therapiearm. Infarktrate (15% vs. 10%) bei frühem invasiven Prozedere im Vgl. zum selektiv-invasiven Vorgehen erhöht (im Wesentlichen durch kleine periprozedurale Infarkte bedingt), Rehospitalisierungsrate vermindert (7,4% vs. 10,9%). Im Verlauf von 4 Jahren kein Unterschied in gesamter und kardiovaskulärer Mortalität oder hinsichtlich Infarktrate [97a].

GUSTO IV-ACS: Nach Analyse der Daten von GUSTO IV-ACS reduziert das invasive Vorgehen die Mortalität von 5,6 auf 2,3% [92].

Eine Meta-Analyse von TIMI IIIb, VANQUISH, MATE, FRISC II, TACTICS, VINO und RITA 3 zeigt eine reduzierte Infarktinzidenz (7,3% (invasiv) vs. 9,4 (konservativ) ohne Einfluss auf die Mortalität [102]. Eine Meta-Analyse der Studien seit Verfügbarkeit von GP-IIb/IIIa-Antagonisten/Thienopyridinen und Stents (also ohne TIMI IIIb und VANQUIH, aber inkl. ICTUS) zeigt eine Mortalitätsreduktion (4,9% vs. 6,5%) durch frühe Intervention [120]. Nach [121] profitieren hinsichtlich der Mortalität die Patienten mit TnT > 0,01 µg/l und NT-proBNP > 237 ng/l. Es ergibt sich eine reduzierte 6-Monats-Mortalität bei Patienten mit Herzinsuffizienz [132]. Eine PCI wird gegenwärtig bei rund 30% der Patienten mit instab. AP/NSTEMI durchgeführt [137]. Die retrospektive Analyse von > 100 000 NSTEMI-ACS-Patienten zeigte kein erhöhtes Risiko für eine Mehrgefäß-PCI im Vgl. zur 1-Gefäß-PCI [139] und stellt damit die aktuelle Empfehlung der Culprit-lesion-only-PCI stark infrage.

**ACVB bei NSTE-ACS**

Die 30-Tage-Mortalität lag in FRISC II bei nur 2,1% [31], damit ergeben sich im Vergleich zur stabilen KHK keine erhöhten Komplikationsraten (zur Problematik der Post-MI-ACVB-Op. s. Kap. 3.2.3). Die Indikationen zur ACVB-Op. bei instabiler Angina sind die gleichen wie bei stabiler KHK, die ACVB-Op. ist indiziert bei Patienten mit Hauptstammstenose, LV-Dysfunktion, schwerer 3-GE und 2-GE mit Beteiligung des prox. LAD [46]. Ein Überlebensvorteil durch ACVB ist nur für Patienten mit einer EF < 50% oder bei 3-Gefäßerkrankung nachgewiesen [14, 15].

Bei Patienten mit instab. AP und Mehrgefäßerkrankung randomisiert zu PTCA oder ACVB ist unter aktuellen Bedingungen das Outcome nach 1 Jahr den Patienten mit stabiler KHK vergleichbar und die Ergebnisse nach PTCA und ACVB gleichwertig [60]. Auch bei Diabetikern scheinen die Überlebensraten bei Risikokonstellation mit ACVB bzw. PCI gleichwertig zu sein [69].

**Timing**

Der beste Zeitpunkt für Koro/PCI wird weiter kontrovers diskutiert. Eine prolongierte antithrombotische Therapie für 3–5 Tage mit ASS, Clopidogrel, Heparin und Tirofiban als Vorbehandlung vor invasiver Diagnostik und Therapie erwies sich einer sofortigen Intervention als unterlegen (ISAR COOL [85]). Im CRUSADE-Registry [106] zeigte sich hingegen kein Vorteil für eine frühe (im Mittel nach 23 h) Koro/PTCA im Vergl. zu einer „späten" (nach 46 h). Eine sofortige Koro/PTCA ist bei beschwerdefreien Patienten auch unter dem Aspekt der Aufklärung/Einwilligung bzw. einer evtl. Patientenentscheidung für ein konservatives Vorgehen problematisch. Daten aus SYNERGY zeigen einen möglichen Vorteil für eine Koro. < 6 h, nach 30 h war eine weitere Verzögerung ohne Bedeutung [140]. In **TIMACS** (3 031 Pat. mit ACS, Koro < 24 h vs. > 36 h) hatten Patienten mit einem GRACE-Risiko-Score > 140 (http://

www.outcomes.org/grace) einen sig. Vorteil durch eine frühe Intervention, kein Unterschied bestand für die Patienten mit niedrigerem Risiko [160]. In ABOARD (n = 352) zeigte sich kein Vorteil durch ein sofortiges invasives Vorgehen im Vgl. zur Koro/PCI/ACVB am nächsten Werktag [164].

Von der **ACC/AHA 2007** existiert diesbezüglich keine eindeutige Empfehlung [67a]. Nach **ESC 2007** ist der Eingriff je nach Klinik entweder dringlich oder innerhalb von 72 h vorzunehmen [141].

### Subgruppenanalysen

Die Daten zeigen einen deutlichen Nachteil hinsichtlich Mortalität (18,5% vs. 7,2%) bei nur inkompletter Revaskularisation nach Infarkt, auch für die Subgruppen mit Diabetes, Niereninsuffizienz oder niedriger LVEF [126].

**Diabetiker** weisen eine erhöhte inflammatorische, prokoagulatorische und thrombozytäre Aktivität auf [89] und haben einen Vorteil durch ein invasives Vorgehen: Tod oder Reinfarkt wurden nach 12 Monaten bei Nicht-Diabetikern durch invasives Vorgehen von 12% auf 9% reduziert, bei Diabetikern von 30% auf 21% [88]. Die absolute Risikoreduktion durch ein invasives Prozedere ist bei Diabetikern höher als bei Nicht-Diabetikern [89].

Patienten **nach ACVB-Op.** haben ebenfalls eine deutlich niedrigere 1-Jahres-Mortalität (5,4% vs. 13,1%) bei Revaskularisation nach ACS [127].

Auch Patienten **> 75 Jahre** hatten eine deutlich reduzierte Hospitalmortalität bei invasivem Vorgehen 6% vs. 12,5% [143], eine reduzierte 6-Monats-Mortalität ergab sich auch für Patienten > 80 Jahre [152].

Pat. mit **Niereninsuffizienz** haben eine deutlich schlechtere Prognose, profitieren aber stark von einer Revaskularisation. Die 1-Jahres-Mortalität mit und ohne Revaskularisation wird differenziert nach geschätzter glomerulärer Filtrationsrate (eGFR) [158]:

|  | Mortalität mit Revaskularisation | Mortalität ohne Revaskularisation |
|---|---|---|
| eGFR > 60 ml/min/1,73 m² | 2,5% | 7,6% |
| eGFR 30–59 ml/min/1,73 m² | 8,0% | 14,6% |
| eGFR < 30 ml/min/1,73 m² | 27,5% | 41,5% |

#### 3.2.2.5.3 Generelles Vorgehen

Nach Diagnosestellung erfolgt zunächst eine medikamentöse Therapie (ASS + Clopidogrel oder Prasugrel + Antikoagulation, Betablocker, ggf. Nitrat) mit simultaner Risikostratifikation.

◢ **Patienten mit therapierefraktären Beschwerden** werden dringlich/notfallmäßig koronarangiografiert.

◢ Bei **Patienten mit niedrigem Risiko**, beschwerdefrei, auch bei Kontrolle troponinnegativ, gilt ein konservatives Prozedere mit (evtl. ambulantem) Stress-Test, differenzialdiagnostischer Klärung der Beschwerden und koronarangiografischer Abklärung bei positivem Ischämie-Nachweis.

◢ **Patienten mit hohem Risiko** (Troponin-Erhöhung, neue ST-Strecken-Senkung, hämodynamische Instabilität, anhaltende VT, Herzinsuffizienz, Z.n. ACVB, Z.n. PCI < 6 Monate, hoher Risiko-Score (GRACE, TIMI), rezidivierende Angina, reduzierte LV-Funktion, Risikobefunde in der nicht invasiven Diagnostik) sollten koronarangiografiert und ggf. interventionell oder operativ therapiert werden (Klasse-I-Indikation nach **ACC/AHA 2007** [67a]).

◢ Bei **Patienten mit intermediärem Risiko** kann sowohl frühinvasiv als auch zunächst konservativ vorgegangen werden [101].

◢ Bei ausgeprägter **Komorbidität** wird von der **ACC/AHA 2007** ein konservatives Vorgehen empfohlen [67a].

**ESC Empfehlungen 2007** zum Prozedere bei instabiler Angina pectoris/NSTEMI [141]:

1. Initiale Evaluation (Anamese, Klinik, EKG)
2. Validierung – erweiterte Evaluation
3. Invasive Strategie:

| Dringliche Koronarangiografie | Frühe Koronarangiografie (< 72 h) | Keine/elektive Koronarangiografie |
|---|---|---|
| Persistierende oder rezidivierende AP mit/ohne ST-T-Veränderungen | Troponin erhöht | Kein AP-Rezidiv |
| Klinische Zeichen der Herzinsuffizienz oder hämodynamischen Instabilität | Dynamische ST-T-Veränderungen | Keine Herzinsuffizienz |
| Lebensbedrohliche Arrhythmien | Diabetes mellitus | Keine neuen EKG- Veränderungen |
| | Niereninsuffizienz (GFR < 60 ml) | Keine Troponin-Erhöhung |
| | LVEF < 40% | |
| | Frühe Post-Infarkt-Angina | |
| | Z.n. Infarkt | |
| | PCI < 6 Monate | |
| | Z.n. ACVB-Op. | |
| | Mittlerer bis hoher Risiko-Score nach GRACE | |

Auszüge aus den PCI-Empfehlungen nach **ACC/AHA/SCAI 2007** [146]

| | Klasse |
|---|---|
| PCI oder ACVB für Patienten mit 1- bis 2-GE, großem vitalen Myokard-Areal und Hochrisikokriterien | I |

Fortsetzung

| | Klasse |
|---|---|
| PCI oder ACVB für Patienten ohne Diabetes mellitus mit Mehrgefäßerkrankung, geeigneter Anatomie, normaler LV-Funktion | I |
| PCI von Bypass-Stenosen, wenn Patient wenig geeignet ist für eine Re-Op. | IIa |
| PCI oder ACVB für Patienten mit 1- bis 2-GE, mäßig großem vitalen Myokard-Areal und Ischämie-Nachweis | IIa |
| PCI ist „reasonable" bei Patienten mit Hauptstammstenose > 50%, wenn Pat. für ACVB-Op. nicht geeignet ist oder eine Notfallintervention benötigt | IIa |
| Bei initial stabilisierten Patienten mit Risikofaktoren (auch Troponin-Erhöhung) kann ein selektiv invasives Vorgehen erwogen werden | IIb |
| PCI kann erwogen werden für Patienten mit Diabetes mellitus und Mehrgefäßerkrankung inkl. prox. LAD und abnormer Ventrikelfunktion bei für PCI geeigneter Anatomie | IIb |
| Invasive Therapie bei chronischer Niereninsuffizienz | IIb |
| PCI oder ACVB bei beschwerdefreien Patienten ohne Ischämie-Nachweis, bei Patienten mit 1- bis 2-GE ohne Beteiligung des prox. LAD | III |
| PCI ist nicht empfohlen für Patienten mit instab. AP/NSTEMI ohne Hochrisikofaktoren bei 1-GE oder Mehrgefäßerkrankung ohne medikamentösen Therapieversuch, dazu eines der folgenden Merkmale:<br>• Kleines Myokardareal at risk<br>• Geringe Erfolgserwartung für PCI<br>• Hohes Morbiditäts- oder Mortalitätsrisiko bei PCI<br>• Stenose < 50%<br>• Hauptstammstenose, wenn der Pat. für ACVB-Op. geeignet ist | III |
| PCI bei stabilem Patienten mit anhaltend verschlossenem Gefäß nach STEMI oder NSTEMI | III |

### 3.2.2.5.4 Sekundärprävention/Rehabilitation

Die Maßnahmen der Sekundärprävention und Rehabilitation nach **ACC/AHA 2007** [67a] umfassen (s. auch Kap. 3.3.4):

◢ **ASS** dauerhaft
◢ **Thienopyridine**, d.h. Clopidogrel (oder Prasugrel) 12 Monate
◢ **Betablocker** dauerhaft
◢ **Statine:** Senkung des LDL-Cholesterins auf < 100 mg/dl (Klasse I) bzw. < 70 mg/dl (Klasse IIa). Eine Meta-Analyse von 12 Studien ergab keinen Wirksamkeitsnachweis für eine innerhalb von 14 Tagen begonnene Statintherapie („Plaque-Stabilisierung") hinsichtlich Tod, MI oder Apoplex für die ersten 4 Monate [119]. Eine Meta-Anylse zeigte die Mortalitätsreduktion durch eine Hochdosistherapie mit Statinen im Vergleich zur normalen Dosis (in A to Z mit 40 mg Simvastatin für 1 Monat, danach 80 mg, in PROVE IT-TIMI 22 mit 80 mg Atorvastatin) [156].
◢ **ACE-Hemmer** für alle Patienten als Klasse-IIa-Indikation, Klasse I bei Herzinsuffizienz
◢ Tägliches aerobes Ausdauertraining, mind. aber 5 Tage/Woche
◢ Klasse-I-Indikation für die jährliche **Influenza-Impfung**
◢ Kardiale **Rehabilitation** bei Einstellung mehrerer Risikofaktoren und bei Notwendigkeit der Überwachung des körperlichen Trainings
◢ Tägliches Gehen sofort, sexuelle Aktivität 7–10 Tage nach Entlassung, Autofahren 1 Woche nach Entlassung bzw. 2–3 Wochen nach Erreichen der Symptomfreiheit bei Problemen wie Hypotonie, Arrhythmien, Dyspnoe etc.
◢ Flugreisen < 2 Wochen nach ACS nur bei Beschwerdefreiheit
◢ Keine klaren Angaben zum Zeitpunkt der Arbeitsfähigkeit
◢ Keine Vitaminsubstitution
◢ NSAR sind zu vermeiden
◢ Antidepressive Therapie mit Sertralin gilt als sicher
◢ Keine Hormonersatztherapie bei postmenopausalen Frauen – keine sekundärpräventive Wirkung. In der Womens-Health-Studie und in HERS erhöhtes Risiko für Tod und MI nach Beginn der Hormonsubstitution. Frauen, die bereits 1–2 Jahre ein Präparat nehmen, sollten eine Abwägung treffen [67a].

### 3.2.2.6 Anhang

◢ Eine Anämie bei ACS erscheint aus pathophysiologischen Erwägungen („zu wenig Sauerstoffträger") ungünstig und wurde/wird mit **Transfusion** behandelt. Eine Post-hoc-Analyse der Daten aus GUSTO IIb, Paragon und PURSUIT ergab hingegen ein erhöhtes Mortalitätsrisiko bei einer Transfusion bei HKT > 25% [93].
◢ Eine **Lysetherapie bei NSTEMI** war assoziiert mit einer erhöhten Infarktrate (TIMI-IIIB-Studie [6]).
◢ Klasse-IIa-Indikation für die **IABP** bei fortbestehender schwerer Ischämie, hämodynamischer Instabilität oder mechanischen MI-Komplikationen [67a].
◢ Die Therapie eines Diabetes mell. mit **Pioglitazon** erhöht das Risiko einer stationären Behandlung wegen Herzinsuffizienz, senkt andererseits das Risiko für erneuten MI oder ACS [138].

### Literatur

[1] The RISC Group. Risk of myocardial infarction and death during treatment with low dose aspirin and intravenous heparin in men with unstable coronary artery disease. Lancet 1990;336:827–30
[2] Oler A. Adding Heparin to Aspirin reduces the incidence of myocardial infarction and death in patients with unstable angina. JAMA 1996;276:811–5
[3] de Freyter PJ et al. Bypass surgery versus stenting for the treatment of multivessel disease in patients with unstable angina compared with stable angina. Circulation 2002;105:2367–72
[4] Braunwald E. Diagnosing and Mananging Unstable Angina. Circulation 1994;90:613–22

[5] Polanczyk CA. Cardia Troponin I as a Predictor of Major Cardiac Events in Emergency Department Patients with Acute Chest Pain. J Am Coll Cardiol 1998;32:8–14

[6] TIMI IIIB Investigators. Effects of Tissue Plasminogen Activator and a Comparison or Early Invasive and Conservative Strategies in Unstable Angina and Non-Q-Wave Myocardial Infarction. Circulation 1994;89:1545–56

[7] Cohen M et al. A comparison of low-molecular-weight heparin with unfractionated heparin for unstable coronary artery disease. N Engl J Med 1997;337:447–52 (Essence)

[8] Klein W et al. Comparison of low-molecular-weight heparin with unfractionated heparin acutely and with placebo for 6 weeks in the management of unstable coronary artery disease (FRIC). Circulation 1997;96:61–8

[9] Yusuf S et al. for the OASIS Registry Investigators. Variations between countries in invasive cardiac procedures and outcomes in patients with suspected unstable angina or myocardial infarction without initial ST elevation. Lancet 1998;352:507–14

[10] Patel DJ Long-term prognosis in unstable angina – The importance of early risk stratification using continuous ST-segment monitoring. EUR Heart J 1998;19(2):240–9

[11] Pursuit-Investigators: Inhibition of Glycoprotein IIb/IIIa with Eptifibatide in patients with acute coronary syndroms. N Engl J Med 1998;339:436–43

[12] The CAPTURE Investigators. Randomized placebo-controlled trial of abciximab before and during coronary interventions in refractory unstable angina: the Capture study. Lancet 1997;349:1429–35

[13] The PRISM-PLUS-Investigators. Inhibition of the platelet glycoprotein IIb/IIIa receptor with tirofiban in unstable angina and non-Q-Wave myocardial infarction. N Engl J Med 1998;338:1488–97

[14] Theroux P. Acute Coronary Syndromes. Circulation 1998;97:1195–206

[15] Gersh BJ et al. Chronic Coronary Artery Disease. In: Braunwald E. Heart Disease, 5. Ed., 1289–365. 1997, W.B. Saunders, Philadelphia

[16] Braunwald E. Unstable Angina: A classification. Circulation 1989;80:410

[17] Braunwald E et al. Rational and clinical evidence for the use of GP IIb/IIIa inhibitors in acute coronary syndromes. Am Heart J 1998;135:S56–S66

[18] Holmvang L et al. and the TRIM Study Group. Very Early Risk Stratification Using Combined ECG and Biochemical Assessment in Patients with Unstable Coronary Artery Disease. Circulation 1998;98;2004–9

[19] Organisation to Assess Strategies for Ischemic Syndromes (OASIS-2) Investigators. Effects of recombinant hirudin (lepirudin) compared with heparin on death, myocardial infarction, refractory angina, and revascularisation procedures in patients with acute myocardial ischemia without ST elevation: a randomised trial. Lancet 1999;353:429–38

[20] Antman EM et al. for the TIMI 11B Investigators. Enoxaparin Prevents Death and Cardiac Ischemic Events in Unstable Angina/Non-Q-Wave Myocardial Infarction. Circulation 1999;100:1593–601

[21] Petersen JL et al. Efficacy and bleeding complications among patients randomized to enoxaparin or unfarctionated heparin for antithrombin therapy in non-ST-segment elevation acute coronary syndromes. JAMA 2004;292:89–96

[22] Gibbons RJ et al. ACC/AHA/ACP-ASIM Guidelines for the management of patients with chronic stable angina. J Am Coll Cardiol 1999;33:2092–197

[23] Fuster V et al. Acute coronary syndromes: biology. Lancet 1999;353(Suppl II):5–9

[24] White HD. Optimal treatment of patients with acute coronary syndromes and non-ST-elevation myocardial infarction. Am Heart J 1999;138:S105–S114

[25] Miltenburg-van Zijl AJM et al. Incidence and Follow-Up of Braunwald Subgroups in Unstable Angina Pectoris. J Am Coll Cardiol 1995;25:1286–92

[26] Newby LK et al. for the GUSTO-IIa Investigators. Value of Serial Troponin T Measures for Early and Late Risk Stratification in Patients with Acute Coronary Syndromes. Circulation 1998;98:1853–9

[27] Lindahl B et al. and the FRISC study group. Risk stratification in unstable coronary artery disease. Eur Heart J 1997;18:762–70

[28] Klootwijk P, Hamm C. Acute Coronary syndromes: diagnosis. Lancet 1999;353(Suppl II):10–5

[29] Hamm C et al. for the C7E3 Fab Antiplatelet Therapy in Unstable Refractory Angina

(CAPTURE) Study Investigators. Benefit of Abciximab in patients with refractory unstable angina in relation to serum troponin T levels. N Engl J Med 1999;340:1623–9

[30] Scanlon PJ et al. ACC/AHA Guidelines for Coronary Angiography. J Am Coll Cardiol 1999;33:1756–824

[31] Fragmin and Fast Revascularisation during instability in Coronary artery disease (FRISC II) Investigators. Invasive compared with non-invasive treatment in unstable coronary-artery disease: FRISC II prospective randomised multicenter study. Lancet 1999;354:708–15

[32] Zimmerman J et al. Diagnostic Marker Cooperative Study for the Diagnosis of Myocardial Infarction. Circulation 1999;99:1671–77

[33] Williams DO et al. Results of percutaneous transluminal coronary angioplasty in unstable angina and non-Q-wave myocardial infarction: observation from the TIMI IIIB trial. Circulation 1996;94:2749–55

[34] Hamm CW. Unstable angina: the breakthrough. Eur Heart J 1999;20:1517–9

[35] Heeschen C et al. for the PRISM Study Investigators. Troponin concentrations for stratification of patients with acute coronary syndromes in relation to therapeutic efficacy of tirofiban. Lancet 1999;354:1757–62

[36] The FRAX.I.S. Study Group. Comparison of two treatment durations (6 days and 14 days) of a low molecular weight heparin with a 6-day treatment of unfractionated heparin in the initial management of unstable angina of non-Q wave myocardial infarction: FRAX.I.S. (FRAXiparine in Ischaemic Syndrome). Eur Heart J 1999;20:1553–62

[37] The SYMPHONY Investigators. Comparison of sibrafiban with aspirin for the prevention of cardiovascular events after acute coronary syndromes: a ranomised trial. Lancet 2000; 355:337–45

[38] Heeschen C et al. for the CAPTURE Investigators. Angiographic Findings in Patients with Refractory Unstable Angina According to troponin T Status. Circulation 1999;100:1509–14

[39] Heidenreich PA et al. The Prognostic Value of Troponin in Patients with Non-ST-Elevation Acute Coronary Syndromes: A Meta-Analysis. J Am Coll Cardiol 2000;35(Suppl A):267A

[40] Yusuf S et al. Overview of results of randomized clinical trials in heart disease. Unstable angina, heart failure, primary prevention with aspirin, and risk factor modification. JAMA 1988;260:2259–63

[41] Hamm CW, Braunwald E. A Classification of Unstable Angina Revisited. Circulation 2000;102:118–22

[42] Wallentin L et al. for the FRISC II Investigators. Outcome at 1 year after an invasive compared with a non-invasive strategy in unstable coronary-artery disease: the FRISC II invasive randomised trial. Lancet 2000;356:9–16

[43] Cannon CP et al. for the OPUS-TIMI 16 Investigators. Oral glycoprotein IIb/IIIa inhibition with orofiban in patients with unstable coronary syndromes (OPUS-TIMI 16) Trial. Circulation 2000;102:149–56

[44] Roe MT et al. for the PURSUIT Investigators. Clinical and therapeutic profile of patients presenting with acute coronary syndromes who do not have significant coronary artery disease. Circulation 2000;102:1101–6

[45] Heeschen C et al. Cardiovascular risk and therapeutic benefit of coronary interventions for patients with unstable angina according to the troponin T status. Eur Heart J 2000;21:1159–66

[46] ACC/AHA Guidelines for the management of patients with unstable angina and non-ST-segment elevation myocardial infarction: executive summary and recommendations. Circulation 2000;102:1193–209

[47] Antman EM et al. The TIMI risk score for unstable angina/non-ST elevation MI. JAMA 2000;284:835–42

[48] The GUST IV-ACS investigators. Effect of glycoprotein IIb/IIIa receptor blocker abciximab on outcome in patients with acute coronary syndromes without early coronary revascularization: the GUSTO IV-ACS randomized trial. Lancet 2001;357:1915–24

[49] Lincoff AM et al. for the EPIC Investigators. Evidence for prevention of death and myocardial infarction with platelet membrane glycoprotein IIb/IIIa receptor blockade by abciximab (c7E3 Fab) among patients with unstable angina undergoing percutaneous coronary revascularisation. J Am Coll Cardiol 1997;30:149–56

[50] Kleiman NS for the PURSUIT Investigators. Early percutaneous coronary inter-

vention, platelet inhibition with eptifibatide, and clinical outcomes in patients
with acute coronary syndromes. Circulation 2000;101:751–7

[51] Myler RK et al. Unstable angina and coronary angioplasty. Circulation
1990;82(Suppl II):II-88–II-95

[52] Bertrand ME et al. Task Force Report. Management of acute coronary syndromes:
acute coronary syndromes without persistent ST-segment elevation. Eur Heart J
2000;21:1406–32

[53] Lagerqvist B et al. An early invasive treatment strategy reduces cardiac events re-
gardless of troponin levels in unstable coronary artery with and without troponin-
elevation: a FRISC II substudy. Circulation
1999;1000(Suppl I):I-497

[54] HINT Research Group. Early treatment of
unstable angina in the coronary care unit:
a randomised, double blind, placebo controlled comparison of recurrent ischaemia
in patients treated with nifedipine of metoprolol of both. Br Heart J 1986;56:400–13

[55] Lindahl B et al. for the FRISC Study
Group. Markers of myocardial damage
and inflammation in relation to long-
term mortality in unstable coronary artery
disease. N Engl J Med 2000;343:1139–47

[56] Cannon CP et al. Comparison of early invasive and conservative strategies in patients with unstable coronary syndromes
treated with the glycoprotein IIb/IIIa inhibitor tirofiban. N Engl J Med
2001;344:1879–87

[57] Unfractionated heparin and low-molecular-weight heparin in acute coronary syndrome without ST-elevation: a meta-analysis. Lancet 2000;355:1936–42

[58] Platelet glycoprotein IIb/IIIa inhibitors reduce mortality in diabetic patients with
non-ST-segment elevation acute coronary
syndroms. Circulation 2001;104:2767–71

[59] Morrow DA et al. for the TACTICS-TIMI
18 Investigators. Ability of minor elevations of troponins I and T to predict benefit
from an early invasive strategy in patients
with unstable angina and non-ST elevations myocardial infarction. JAMA
2001;286:2405–12

[60] de Feyter PJ et al. Bypass surgery versus
stenting for the treatment of multivessel
disease in patients with unstable angina
compared with stable angina. Circulation
2002;105:2367–72

[61] Fox KAA et al. for the RITA investigators.
Interventional versus conservative treatment for patients with unstable angina or
non-ST-elevation myocardial infarction:
the british heart foundation RITA 3 randomised trial. Lancet 2002;360:743–51

[62] Moliterno DJ et al. for the TARGET investigators. Outcomes at 6 months for the direct comparison of tirofiban and abciximab during percutaneous coronary revascularisation with stent placement. The
TARGET follow-up study. Lancet
2002;360:355–60

[63] Bittl J et al. for the Hirulog Angioplasty
Study investigators. Treatment with bivalirudin (hirulog) as compared with heparin
during coronary angioplasty for unstable
or postinfarction angina. N Engl J Med
1995;333:764–9

[64] Diderholm E et al. for the FRISC II investigators. ST depression in ECG at entry indi-
cates severe coronary lesions and large benefits of an early invasive treatment strategy in unstable coronary artery disease.
Eur Heart J 2002;23:41–9

[65] Roffi M. Platelet glycoprotein IIb/IIIa inhibition in acute coronary syndromes. Eur
Heart J 2002;23:1441–8

[66] Morrow DA et al. An integrated clinical
approach to predicting the benefit of tirofiban in non-ST elevation acute coronary
syndromes. Eur Heart J 2002;23:223–9

[67] Braunwald E et al. ACC/AHA 2002 Guideline update for the management of patients with unstable angina and non-ST-
segment elevation myocardial infarction.
JACC 2002;40:1366–74

[67a] Anderson JL et al. ACC/AHA 2007 Guidelines for the management of patients
with unstable angina and non-ST-segment
elevation myocardial infarction.
http://www.acc.org 2007

[68] Boersma E et al. Platelet glycoprotein
IIb/IIIa inhibitors in acute coronary syndromes: a meta-analysis of all major randomised clinical trials. Lancet 2002;359:189–98

[69] Sedlis SP et al. for the AWESOME investigators. Percutaneous coronary intervention versus coronary bypass graft surgery
for diabetic patients with unstable angina
and risk factors for adverse outcomes with
bypass. J Am Coll Cardiol
2002;40:1555–66

[70] Bertrand ME et al., Task Force of the ESC.
Management of acute coronary syndro-

mes in patients presenting without persistent ST-segment elevation. Eur Heart J 2002;23:1809–40

[71] Yusuf S et al. Effects of clopidogrel in addition to aspirin in patients with acute coronary syndromes without ST-segment elevation. N Engl J Med 2001;345:494–502

[72] Gilchrist IC et al. Heparin dosing and outcome in acute coronary syndromes: the GUSTO-IIb experience. Am Heart J 2002;144:73–80

[73] Freda BJ et al. Cardiac troponins in renal insufficiency. J Am Coll Cardiol 2002;40:2065–71

[74] Morrow DA et al. Evaluation of B-type natriuretic peptide for risk assessment in unstable angina/non-st-elevation myocardial infarction. J Am Coll Cardiol 2003;41:1264–72

[75] Lindmark E et al. Relationship between interleukin 6 and mortality in patients with unstable coronary artery disease. JAMA 2001;286:2107–13

[76] James SK et al. and the GUSTO-IV-ACS investigators. Troponin and C-reactive protein have different relations to subsequent mortality and myocardial infarction after acute coronary syndrome. J Am Coll Cardiol 2003;41:916

[77] Holmvang L et al. Quantitative analysis of the admission electrocardiogram identifies patients with unstable coronary artery disease who benefit the most from early invasive treatment. J Am Coll Cardiol 2003;41:905–15

[78] James SK et al. N-terminal pro-brain natriuretic peptide and other risk markers for the separate prediction of mortality and subsequent myocardial infarction in patients with unstable coronary artery disease. Circulation 2003;108:275–81

[79] Dietz R et al. Leitlinie zur Diagnose und Behandlung der chronischen koronaren Herzerkrankung der Deutschen Gesellschaft für Kardiologie – Herz- und Kreislaufforschung (DGK). Z Kardiol 2003;92:501–21

[80] Ross MJ et al. Angiographic variables predict increased risk for adverse ischemic events after coronary stenting with glycoprotein IIb/IIIa inhibition. J Am Coll Cardiol 2003;42:981–8

[81] Chan AW et al. for the TARGET investigators. Triple antiplatelet therapy during percutaneous intervention is associated with improved outcomes including one-year survival. J Am Coll Cardiol 2003;42:1188–95

[82] Aviles R et al. Troponin T levels in patients with acute coronary syndromes, with or without renal dysfunction. N Engl J Med 2002;346:2047–52

[83] Ferguson JJ et al. Combining enoxaparin and glycoprotein IIb/IIIa antagonists for the treatment of acute coronary syndromes: final results of the national investigators collaborating on enoxaparin-3 (NICE-3) study. Am Heart J 2003;146:628–34

[84] Lund J et al. Circulationg pregnancy-associated plasma protein A predicts outcome in patients with acute coronary syndrome but no troponin I elevation: Circulation 2003;108:1924–6

[85] Neumann F-J et al. Evaluation of prolonged antithrombotic pretreatment ("cooling-off" strategy) before intervention in patients with unstable coronary syndromes. JAMA 2003;290:1593–9

[86] Hamm CW. Leitlinien: akutes Koronarsyndrom (ACS). Teil 1: ACS ohne persistierende ST-Hebung. Z Kardiol 2004;93:72–90

[87] Wiviott SD et al. Differential expression of cardiac biomarkers by gender in patients with unstable angina/non-ST-elevation myocardial infarction. Circulation 2004;109:580–6

[88] Norhammar A et al. Diabetes mellitus: the major risk factor in unstable coronary artery disease even after consideration of the extent of coronary artery disease and benefits of revascularization. J Am Coll Cardiol 2004;43:585–91

[89] Roffi M et al. Percutaneous coronary intervention in diabetic patients with non-ST-segment elevation acute coronary syndromes. Eur Heart J 2004;25:190–8

[90] Pillai M et al. Impact of troponin status and coronary artery disease by angiography on outcome in acute coronary syndrome: a TACTICS-TIMI-18 substudy. J Am Coll Cardiol 2004;43(Suppl A)307A

[91] Janzon M et al. Invasive treatment in unstable coronary artery disease promotes health-related quality of life: results from the FRISC II trial. Am Heart J 2004;148:114–21

[92] Ottervanger JP et al. Association of revascularisation with low mortality in non-ST

elevation acute coronary syndrome, a report from GUSTO IV-ACS. Eur Heart J 2004;25:1494–501

[93] Rao SV et al. Relationship of blood transfusion and clinical outcomes in patients with acute coronary syndromes. JAMA 2004;292:1555–62

[94] Jernberg T et al. Natriuretic peptides in unstable coronary artery disease. Eur Heart J 2004;25:1486–93

[95] Lemos JA et al. Enoxaparin versus unfractionated heparin in patients treated with tirofiban, aspirin and an early conservative initial management strategy: results from the A phase of the A-to-Z trial. Eur Heart J 2004;25:1688–94

[96] N-terminal pro-B-type natriuretic peptide levels for dynamic risk stratification of patients with acute coronary syndromes. Circulation 2004;110:3206–12

[97] de Winter RJ et al. for the invasive versus conservative treatment in unstable coronary syndromes (ICTUS) investigators. Early invasive versus selectively invasive management for acute coronary syndromes. N Engl J Med 2005;353:1095–104

[97a] Hirsch A et al. for the ICTUS investigators. Long-term outcome after an early invasive versus selective invasive treatment strategy in patients with non-ST-elevation acute coronary syndrome and elevated cardiac troponin T (the ICTUS trial): a follow-up study. Lancet 2007;369:827–35

[98] ACC/AHA STEMI-Guidelines 2004. http://www.americanheart.org

[99] Goncalves P et al. TIMI, PURSUIT, and GRACE risk scores: sustained prognostic value and interaction with revascularisation in NSTE-ACS. Eur Heart J 2005;26:865–72

[100] ESC guidelines for percutaneous coronary intervention 2005. http://www.escardio.org

[101] Practical implementation of the guidelines for unstable angina/non-ST-segment elevation myocardial infarction in the emergency department. Circulation 2005;111:2699–710

[102] Mehta S et al. Routine vs. selective invasive strategies in patients with acute coronary syndromes. JAMA 2005;293:2908–17

[103] Alexander KP et al. for the CRUSADE investigators. Evolution in cardiovascular care for elderly patients with non-ST segment elevation acute coronary syndromes. J Am Coll Cardiol 2005;46:1479–87

[104] Fox KAA et al. 5-year outcome of an interventional strategy in non-ST-elevation acute coronary syndrome: the British Heart Foundation RITA3 randomised trial. Lancet 2005;366:914–20

[105] Collet J et al. for the GRACE investigators. Non-ST-segment elevation acute coronary syndrome in patients with renal dysfunction: benefit of low-molecular-weight heparin alone or with glycoprotein IIb/IIIa inhibitors on outcomes. The global registry of acute coronary events. Eur Heart J 2005;26:2285–93

[106] Ryan JW et al. for the CRUSADE investigators. Optimal timing of intervention in non-ST-segment elevation acute coronary syndromes. Circulation 2005;112:3049–57

[107] The OASIS-5 investigators. Comparison of fondaparinux and enoxaparin in acute coronary syndromes. N Engl J Med 2006;354:1464–76

[108] Khan NA et al. Prognostic value of troponin T and I among asymptomatic patients with end-stage renal disease. A meta-analysis. Circulation 2005;112:3088–96

[109] Swap CJ et al. Value and limitations of chest pain history in the evaluation of patients with suspected acute coronary syndromes. JAMA 2005;294:2623–9

[110] Mahaffey KW et al. for the SYNERGY investigators. High-risk patients with acute coronary syndromes treated with low-molecular-weight or unfractionated heparin. JAMA 2005;294:2594–600

[111] Galla JM et al. Elevated creatine kinase-mb with normal creatine kinase predicts worse outcomes in patients with acute coronary syndromes: results from 4 large clinical trials. Am Heart J 2006;151:16–24

[112] Sabatine MS et al. Combination of quantitative ST deviation and troponin elevation provides independent prognostic and therapeutic information in unstable angina and non-ST-elevation myocardial infarction. Am Heart J 2006;151:25–31

[113] Kastrati A et al. Abciximab in patients with acute coronary syndromes undergoing percutaneous coronary intervention after clopidogrel pretreatment: the ISAR-REACT 2 randomized trial. JAMA 2006;295:1531–8

[114] Poole-Wilson PA et al. Interventional versus conservative treatment in the acute

non-ST-elevation coronary syndrome; the time course of patient management and disease events over one year in the RITA 3 trial. Heart 2006;92:1473–79

[115] Jaffe AS et al. Biomarkers in acute cardiac disease. J Am Coll Cardiol 2006;48:1–11

[116] Rasoul S et al. A comparison of dual vs. triple antiplatelet therapy in patients with non-ST-segment elevation acute coronary syndrome: results of the ELISA-2 trial. Eur Heart J 2006;27:1401–7

[117] Lagerquist B et al. 5-year outcomes in the FRISC-II randomised trial of an invasive versus a non-invasive strategy in non-ST-elevation acute coronary syndrome: a follow-up study. Lancet 2006;368:988–1004

[118] Collins P et al. on behalf of the WHISP pilot study investigators. Randomized trial of effects of continuous combined HRT on markers of lipids and coagulation in women with acute coronary syndromes: WHISP pilot study. Eur Heart J 2006;27:2046–53

[119] Briel M et al. Effects of early treatment with statins on short-term clinical outcomes in acute coronary syndromes. A meta analysis of randomized trials. JAMA 2006;295:2046–56

[120] Bavry AA et al. Benefit of early invasive therapy in acute coronary syndromes. J Am Coll Cardiol 2006;48:1319–25

[121] James S et al. Troponin-T and N-terminal pro-B-type natriuretic peptide predict mortality benefit from coronary revascularisation in acute coronary syndromes. A GUSTO-IV substudy. J Am Coll Cardiol 2006;48:1146–54

[122] Stone GW et al. for the ACUITY investigators. Bivalirudin for patients with acute coronary syndromes. N Engl J Med 2006; 355:2203–16

[123] Fox KA et al. for the GRACE investigators. Prediction of risk of death and myocardial infarction in the six month after presentation with acute coronary syndrome: prospective multinational observational study (GRACE). BMJ 2006;333:1091–4

[124] Patel MR et al. Prevalence, predictors, and outcomes of patients with non-ST-elevation myocardial infarction and insignificant coronary artery disease: results from the can rapid risk stratification of unstable angina patients suppress adverse outcomes with early implementation of the ACC/AHA guidelines (CRUSADE) initiative. Am Heart J 2006;152:641–7

[125] Westerhout CM et al. on behalf of the GUSTO-IV ACS trial investigators. Short- and long-term risk stratification in acute coronary syndromes. J Am Coll Cardiol 2006;48:939–47

[126] Kalarus Z et al. Importance of complete revascularisation in patients with acute myocardial infarction treated with percutaneous coronary intervention. Am Heart J 2007;153:304–12

[127] Held C et al. Effects of revascularisation within 14 days of hospital admission due to acute coronary syndrome on 1-year mortality in patients with previous coronary artery bypass graft surgery. Eur Heart J 2007;28:316–32

[128] Kenigsberg DN et al. Prolongation of the QTc interval is seen uniformly during early transmural ischemia. J Am Coll Cardiol 2007;49:1299–305

[129] Windhausen F et al. for the ICTUS investigators. N-terminal pro-brain natriuretic peptide for additional risk stratification in patients with non-ST-elevation acute coronary syndrome and an elevated troponin T: an invasive versus conservative treatment in unstable coronary syndromes (ICTUS) substudy. Am Heart J 2007;153:485–92

[130] Assomull RG et al. The role of cardiovascular magnetic resonance in patients presenting with chest pain, raised troponin, and unobstructed coronary arteries. Eur Heart J 2007;28:1242–9

[131] Montalescot G et al. STEMI and NSTEMI: are they so different? 1 year outcomes in acute myocardial infarction as defined by the ESC/ACC definition (the OPERA registry). Eur Heart J 2007;28:1409–17

[132] Steg PG et al. for the GRACE investigators. Determinants and prognostic impact of heart failure complicating acute coronary syndromes. Circulation 2004;109:494–9

[133] Collet J et al. Antithrombin treatment in patients with non-ST-elevation acute coronary syndromes undergoing percutaneous coronary intervention. Eur Heart J 2007;9(Suppl A):A11–A24

[134] Stone GW et al. for the ACUITY investigators. Routine upstream initiation vs. deferred selective use of glycoprotein IIb/IIIa

inhibitors in acute coronary syndromes. JAMA 2007;297:591–602

[135] Murphy SA et al. Efficacy and safety of the low-molecular weight heparin enoxaparin compared with unfractionated heparin across the acute coronary syndrome spectrum: a meta-analysis. Eur Heart J 2007;28:2077–86

[136] Eggers K et al. Persistent cardiac troponin I elevation in stabilized patients after an episode of acute coronary syndrome predicts long-term mortality. Circulation 2007;116:1907–14

[137] Mehta SR et al. Efficacy and safety of fondaparinux versus enoxaparin in patients with acute coronary syndromes undergoing percutaneous coronary intervention. J Am Coll Cardiol 2007;50:1742–51

[138] Erdmann E et al. The effect of pioglitazone on recurrent myocardial infarction in 2445 patients with type 2 diabetes and previous myocardial infarction. J Am Coll Cardiol 2007;49:1772–80

[139] Brener SJ et al. Culprit-only or multivessel revascularisation in patients with acute coronary syndromes: an ACC national cardiovascular database report. 2008;155:140–6

[140] Tricoci P et al. Time to coronary angiography and outcomes among patients with high-risk non-ST-segment-elevation acute coronary syndromes. Circulation 2007;116:2669–77

[141] ESC task force. Guidelines for the diagnosis and treatment of non-ST-segment elevation acute coronary syndromes. Eur Heart J 2007;28:1598–660

[142] Wiviott SD et al. for the TRITON-TIMI38 investigators. Prasugrel versus Clopidogrel in patients with acute coronary syndromes. N Engl J Med 2007;357:2001–15

[143] Bauer T et al. Effect of an invasive strategy on in-hospital outcome in elderly patients with non-ST-elevation myocardial infarction. Eur Heart J 2007;28:2873–8

[144] Ndrepepa G et al. One-year clinical outcomes with abciximab vs. placebo in patients with non-ST-segment elevation acute coronary syndromes undergoing percutaneous coronary intervention after pre-treatment with clopidogrel: results of the ISAR-REACT 2 randomized trial. Eur Heart J 2008;29:455–61

[145] ESC/ACCF/AHA/WHF Task force. Universal definition of myocardial infarction. Eur Heart J 2007;28:2525–38

[146] ACC/AHA/SCAI Focused update of the ACC/AHA/SCAI 2005 guideline update for percutaneous coronary intervention. JACC 2008;51(2):172–209

[147] Kerensky RA et al. Revisiting the culprit lesion in non-Q-wave myocardial infarction: results from the VANQWISH trial angiographic core laboratory. J Am Coll Cardiol 202;39:1456–63

[148] Deedwania P et al. Hyperglcemia and acute coronary syndrome. Circulation 2008;117:1610–9

[149] McCord J et al. Mangement of cocaine-associated chest pain and myocardial infarction. Circulation 2008;117:1897–907

[150] Bogaty P et al. Clinical utility of C-reactive protein measured at admission, hospital discharge, and 1 month later to predict outcome in patients with acute coronary disease. The RISCA study. J Am Coll Cardiol 2008;51:2339–46

[151] ARMYDA-RELOAD, nach Clin Res Cardiol 2008;97:409–17

[152] Devlin G et al. management and 6-month outcomes in elderly and very elderly patients with high-risk non-ST-elevation acute coronary syndromes: the global registry of acute coronary events. Eur Heart J 2008;29:1275–82

[153] Ong P et al. Coronary artery spasm as a frequent cause of acute coronary syndrome. J Am Coll Cardiol 2008;52:523–7

[154] Wiviott S et al. for the TRITON-TIMI 38 investigators. Greater clinical benefit of more intensive oral antiplatelet therapy with prasugrel in patients with diabetes mellitus in the trial to assess improvement in therapeutic outcomes by optimizing platelet inhibition with prasugrel-thrombolysis in mayocardial infarction 38. Circulation 2008;118:1626–36

[155] Mehta SR et al. Antithrombotic therapy with fondaparinux in relation to interventional management strategy in patients with ST-and non-ST-segment elevation acute coronary syndromes. Circulation 2008;118:2038–46

[156] Josan K et al. The efficacy and safety of intensive statin therapy: a meta-analysis of randomized trials. CMAJ 2008;178(5):576–84

[157] Aoki J et al. Early stent thrombosis in patients with acute coronary syndromes treated with drug-eluting and bare metal stents. Circulation 2009;119:687–98

[158] Wong JA et al. temporal management patterns and outcomes of non-ST-elevation acute coronary syndromes in patients with kidney dysfunction. Eur Heart J 2009;30:549–57

[159] Ebrahimi R et al. Outcomes following pre-operative clopidogrel administration in patients with acute coronary syndromes undergoing coronary artery bypass surgery. J Am Coll Cardiol 2009;53:1965–72

[160] Mehta SR et al. for the TIMACS investigators. Early versus delayed invasive intervention in acute coronary syndromes. N Engl J Med 2009;360:2165–75

[161] Giugliano RP et al. for the EARLY ACS investigators. Early versus delayed, provisional eptifibatide in acute coronary syndromes N Engl J Med 2009;360:2176–90

[162] Morrow DA et al. Effect of the novel thienopyridine prasugrel compared with clopidogrel on spontaneous and procedural myocardial infarction in the trial to assess improvements in therapeutic outcomes by optimizing platelet inhibition with prasugrel- thrombolysis in myocardial infarction 38. Circulation 2009;119:2758–64

[163] Ho PM et al. Risk of adverse outcomes associated with concomitant use of clopidogrel and proton pump inhibitors following acute coronary syndrome. JAMA 2009;301(9):937–44

[164] Montalescot G et al. for the ABOARD investigators. Immediate vs. delayed intervention for acute coronary syndromes. JAMA 2009;302:947–54

[165] Wallentin L et al. for the PLATO investigators. Ticagrelor versus clopidogrel in patients with acute coronary syndromes. N Engl J Med 2009;361:1045–57

[166] O'Donoghue ML et al. Pharmacodynamic effect and clinical efficacy of clopidogrel and prasugrel with or without a proton-pump inhibitor: an analysis of two randomised trials. Lancet 2009;374:989–97

[167] Kini AS et al. Bolus-only versus bolus + infusion of glycoprotein IIb/IIIa inhibitors during percutaneous coronary intervention. Am Heart J 2008;156:513–9

[168] Fung AY et al. Abbreviated infusion of eptifibatide after succesful coronary intervention (BRIEF-PCI). J Am Coll Cardiol 2009;53:837–45

[169] Boersma E et al. Predictors of outcome in patients with acute coronary syndromes without persistent ST-segment elevation: results from an international trial of 9 461 patients. The PURSUIT investigators. Circulation 2000;101:2557–67

## 3.2.3 STEMI

### 3.2.3.1 Epidemiologie

Im Jahr 2003 ca. 295 000 Infarkte in Deutschland (Männer 162 000, Frauen 133 000), davon 171 000 tödlich. Gesamtmorbidität pro 100 000 Einwohner rückläufig in den Jahren 1991–1993 vs. 2001–2003 von 477 auf 389 (–28% für Männer) bzw. von 164 auf 125 (–24% für Frauen). Senkung der KHK-Mortalität um 42% bzw. 50%, Senkung der 28-Tage-Sterblichkeit für Männer (Frauen) von 58,9% (63,4%) auf 41,6% (41,6%) [168].

### 3.2.3.2 Pathophysiologie

Im Unterschied zum NSTEMI liegt dem Myokardinfarkt mit ST-Strecken-Hebung (STEMI) typischerweise der komplette Verschluss einer großen epikardialen Arterie zugrunde. Die Ausbildung eines akuten Myokardinfarkts (AMI) beginnt nach einer Ischämie-Zeit von 15–30 min. Der Infarkt ist ganz überwiegend bedingt durch einen erodierten oder rupturierten arteriosklerotischen Plaque mit aufgepfropftem Thrombus (angiografisch erkennbar in > 90% [8b]) und konsekutivem Gefäßverschluss. Dabei kommt es zu einer komplexen Interaktion von Metalloproteinasen und aktivierten Makrophagen, freigesetzten Mediatoren (Thromboxan, ADP, Serotonin, PAF) und aktivierten Thrombozyten bei stimulierter plasmatischer Gerinnung [3]. Als mögliche auslösende Umstände eines Infarktgeschehens wurden schwere körperliche Belastung, Ärger, Angst, schwere Trauerfälle, starke berufliche Anstrengungen, Abusus von Kokain oder Mariuhana, Infektionen der Atemwege und übermäßiges Essen identifiziert [221, 222]. Mitverantwortlich dürfte die Katecholaminfreisetzung bei Steigerung der Sympathikusaktivität sein [185, 187, 192, 208]. Sexuelle Aktivität verdoppelt das relative Infarktrisiko, das absolute Infarktrisiko ist allerdings sehr gering [185] und nicht abhängig von einer vorbestehenden KHK [174]. Das Infarktrisiko ist in den frühen Morgenstunden und in den Monaten November bis März deutlich erhöht [172].

Eine Prädiktion des Myokardinfarkts ist bislang nicht möglich, immerhin kann eine Risikosituation beschrieben werden: Hauptkriterien für den sog. vulnerablen Plaque sind aktive Inflammation, dünne Plaque-Kappe, endotheliale Denudation mit Plättchenaggregation, Fissur und Stenose. Nebenkriterien sind superfizielle Kalzifizierung, Hämorrhagie im Plaque, endotheliale Dysfunktion, positives Gefäßremodeling und glänzende Gelbfärbung [129]. Einem STEMI geht bei mind. 50% der Patienten eine Plaque-Instabilität und erste Thrombusbildung Tage oder Wochen voraus [149, 190].

Die Vorhersagbarkeit eines AMI aus dem angiografischen Stenosegrad oder der Stenosemorphologie ist völlig unzureichend [4, 5]. Hochgradige Stenosen führen eher zum Infarkt als mittelgradige, aber bei der Hälfte der Infarkte betrug der Stenosediameter zuvor < 50%, nur 19% der Infarktgefäße zeigten eine Stenose > 75% [6].

Der rechte Ventrikel ist hinsichtlich der Infarzierung durch Verschluss der RCA weniger gefährdet als der linke Ventrikel. Gründe hierfür: Der LAD versorgt etwa 25% der freien Wand des RV, der potenzielle Kollateralfluss zur RCA ist besser und der Sauerstoffbedarf des RV ist deutlich geringer, da die Muskelmasse nur etwa $1/6$ und die Schlagarbeit nur etwa $1/4$ des LV beträgt. Die RV-Dysfunktion bei Hinterwandinfarkt (HWI) ist überwiegend Folge der Ischämie und weniger Folge des Infarkts, das Erholungspotenzial des RV nach Infarkt ist entsprechend größer als das des LV [40]. Eine chronische postinfarzielle Dysfunktion infolge RV-Infarkts ist selten [97].

**Ursachen** des AMI ohne Arteriosklerose sind [3]:

▲ Kongenitale Anomalien (z.B. Bland-White-Garland-Syndrom)
▲ Koronardissektion
▲ Aortendissektion
▲ Koronare Embolie
▲ Bindegewebserkrankungen (Hurler, Marfan-Syndrom)
▲ Vaskulitis, Kollagenosen
▲ Kokain, Medikamente, z.B. Chemotherapeutika (5-FU u.a. [241])
▲ Spasmus, Trauma
▲ Thrombotischer Verschluss bei Thrombozytose oder DIC

Das Ausmaß **hämodynamischer Alteration** korreliert mit der Infarktgröße [3], ein Nekroseareal > 15% des Gesamtmyokards bedingt einen Anstieg von LVEDP und LVEDV mit Reduktion der EF, ab 40% droht ein kardiogener Schock.

Initial kommt es regelhaft zu einer Hyperkinesie des nicht vom Infarkt betroffenen Myokards. Bei ausgedehntem Infarkt führt eine Reduktion des HZV zu einer zusätzlichen Reduktion der Koronarperfusion bei ansteigendem Sauerstoffbedarf infolge erhöhter Vorlast und Nachlast. Wird dem durch medikamentöse Blutdruckanhebung entgegengewirkt, steigt zwar die Koronarperfusion, jedoch führt die steigende Nachlast zu einer weiteren Zunahme des $O_2$-Verbrauchs und damit zu einer Verstärkung der Ischämie.

### 3.2.3.3 Symptome

▲ **Thorakaler Schmerz (meist > 20 min,** evtl. auch kürzer), meist als stark empfunden; i.d.R. retrosternal.
   – Schmerzen mit Ausstrahlung nach linksthorakal (seltener rechtsthorakal), in den Kiefer, den linken Arm, den Oberbauch oder Rücken [78].
▲ Dyspnoe (infolge Compliance-Minderung oder Backward failure des LV).

◢ Übelkeit, Erbrechen, Schweißausbruch, allg. Schwäche, Kollaps, Synkope.

◢ Häufig atypische Klinik.

◢ 33% der Infarktpatienten haben keinen Thoraxschmerz [169].

◢ **Ca. 10–30% aller Infarkte verlaufen stumm,** d.h. völlig asymptomatisch.

◢ Bei 5% der Patienten war der **Thoraxschmerz durch lokalen Druck reproduzierbar** [96].

### 3.2.3.4 Diagnostik

#### 3.2.3.4.1 Körperliche Untersuchung

◢ Häufig 4. HT (verstärkte Vorhofaktion)

◢ Evtl. 3. HT infolge LV-Dysfunktion

◢ Systolikum bei AMI durch:
- Mitralinsuffizienz (meist durch Papillarmuskelinsuffizienz)
- Trikuspidalinsuffizienz (verstärkt durch Inspiration)
- Akuter VSD durch Septumruptur

◢ Evtl. Perikardreiben

◢ Evtl. Lungenstauung/Lungenödem

◢ Evtl. Halsvenenstauung (RV-Infarkt)

◢ Evtl. Zyanose

Killip-Klassifikation

| Klasse | Definition |
|--------|------------|
| I | Keine Rasselgeräusche, kein 3. HT |
| II | 3. HT auskultierbar, RG über max. 50% der Lunge |
| III | RG > 50% der Lunge oder Lungenödem |
| IV | Kardiogener Schock |

#### 3.2.3.4.2 Labordiagnostik

Eine Blutabnahme erfolgt initial sowie (falls zunächst negativ) nach 6–9 h und nach 12–24 h [78]. Bei STEMI hat die Bestimmung der Biomarker Bedeutung in der Bestätigung des nach Klinik und EKG diagnostizierten Infarkts und in der Abschätzung der Infarktgröße. Die Erhöhung eines Biomarkers ist relevant, wenn der Wert die 99. Perzentile der Referenzpopulation übersteigt [108].

**Gesamt-CK:** Unspezifischer, aber rel. sensitiver Marker des AMI, als Grenzwert zur Infarktdiagnostik wird meist das doppelte des oberen Normwertes genannt [78]. Häufig verwendet als einer der Screening-Marker, jedoch aktuell nicht mehr empfohlen und als alleiniger Enzym-Marker wegen mangelnder Spezifität diagnostisch nicht ausreichend [78]. In den Leitlinien von ACC/AHA 2004 wird die Gesamt-CK kaum mehr erwähnt [8b]. Die CK ist zunehmend in den Hintergrund getreten, ist aber im klinischen Alltag bei eindeutiger Situation nach Klinik und EKG (und evtl. vorliegendem Koro.-Status) immer noch völlig ausreichend.

**CK-MB-Aktivität:** Als diagnostisch gelten CK-MB-Werte von > 6% der Gesamt-CK bzw. von > 8 U/l. Die CK-MB ist in Dünndarm, Zunge, Prostata, Uterus und Skelettmuskulatur nachweisbar, sie wird außer bei AMI durch Trauma, Operation oder starke sportliche Aktivität freigesetzt [3].

◢ Zeit bis zum ersten Anstieg 3–12 h, Maximum nach 24 h, normalisiert nach 48–72 h [3].

◢ Ein früherer Peak nach 12–18 h macht eine Reperfusion wahrscheinlich [8b].

◢ Maximale Sensitivität 96% nach 16 h [7].

◢ Maximaler negativer prädiktiver Wert 94% nach 16 h [7].

◢ Maximaler positiver prädiktiver Wert > 95% ab der 3. h [7].

**CK-MB-Masse:** Noch unlängst der laborchemische Goldstandard [68], im klinischen Alltag wegen der erhöhten Kosten kaum verwendet. Beste Alternative zum Troponin [78]. Bestimmung im Enzym-Immunoassay.

**CK-MB-Isoform (Subform):** Die CK-MB$_2$ ist die im Myokard vorkommende CK-MB-Subform. Ihre Bestimmung ist kein Standard. Die Sensitivität beträgt nach 6 h 91%, die Spezifität um 90% [68].

**Myoglobin:** Erhöhte Werte nicht nur bei Myokardinfarkt, sondern auch bei Schädigung der Skelettmuskulatur, bei verschiedenen Medikamenten und bei Niereninsuffizienz. Nach einem kurzen Boom jetzt kaum noch verwendet. Im Einzelfall aufgrund der Enzymkinetik zur Diagnose einer Reinfarzierung einsetzbar.

- Zeit bis zum ersten Anstieg 1–4 h [3], daher geeignet für die Frühdiagnose innerhalb der ersten 2–3 h [8a, 68]
- Zeit bis Maximum 6–7 h, normalisiert nach 24 h [3]
- Maximaler negativer prädiktiver Wert 89% nach 5 h [7]
- Maximaler positiver prädiktiver Wert 98% ab der 3. h [7]
- Spezifität ca. 90% [68]
- Sensitivität nach 2/4/6/10 h 26%/43%/79%/86% [68]

**Troponin:** Kardiales Troponin T (cTnT, bindet an Tropomyosin), Troponin I (cTnI, bindet an Aktin) und Troponin C (bindet Kalzium) bilden den Troponin-Komplex und sind die Marker mit der höchsten kardialen Spezifität. Troponin ist normalerweise nicht im Serum nachweisbar, d.h. jeder Nachweis ist bereits pathologisch.

Der Cut-off für die MI-Diagnose mittels Troponin ist die 99. Perzentile der oberen Referenzgrenze bei einer Varianz des Koeffizienten < 10%, bezogen auf den verwendeten Assay [205]. Daten für **cTnT**:

- Zeit bis zum ersten Anstieg 3–12 h [3]
- Zeit bis Maximum 12–48 h, normalisiert nach 5–14 Tagen [3], etwas kürzere Dauer der Nachweisbarkeit für cTNI mit 7–10 Tagen [8b]
- Maximale Sensitivität 98–99% nach 16–20 h [7]
- Spezifität 95–98% [68]
- Maximaler negativer prädiktiver Wert 97% nach 16 h [7]

Der Vorteil der Troponine liegt in der Spezifität und der anhaltenden Erhöhung bis zu 2 Wochen, die den Nachweis eines älteren Infarkts ermöglicht. Troponine sind die opti-

malen Marker bei Infarktpatienten mit gleichzeitigem Skelettmuskelschaden [8b] und aktuell die bevorzugten Biomarker [78, 8b, 205].

**Diagnosestellung:** Nach WHO konnte die Diagnose eines Myokardinfarkts bei Vorhandensein von 2 von 3 Kriterien (Klinik, EKG, Enzymerhöhung) gestellt werden [8]. Nach den **ESC/ACC-Kriterien 2000** [78] ist für die klinische Infarktdiagnose ein typischer Anstieg und Abfall eines biochemischen Markers (Troponin oder CK-MB) notwendig sowie zusätzlich 1 von 4 weiteren Infarktzeichen: ischämische Symptome, Entwicklung pathologischer Q-Zacken, Zeichen der Ischämie im EKG (ST-Hebung oder -Senkung) oder stattgehabte Koronarintervention (PTCA). Aktuelle Infarktkriterien von **ESC/ACCF/AHA/WHF 2007** s. Kap. 3.2.2. Bei fehlendem Anstieg biochemischer Marker kann entsprechend ein Infarkt als ausgeschlossen gelten.

### 3.2.3.4.3 EKG

EKG-Veränderungen allein (ohne Laborwerte) sind nicht ausreichend für die Diagnosestellung [78]. Dennoch gilt die **ST-Hebung** bei gleichzeitig bestehenden ischämischen Symptomen für das unmittelbare Vorgehen als diagnostisch bei einer ST-Hebung **in 2 benachbarten Ableitungen** ≥ 0,2 mV in $V_2$–$V_3$ für Männer bzw. > 0,15 mV in $V_2$–$V_3$ für Frauen bzw. ≥ 0,1 mV in den anderen Ableitungen nach **ESC/ACCF/AHA/WHF 2007** [205]. Spezifität 94%, Sensitivität nur 56% [79].

> Bei Infarktverdacht sollten auch die rechtsventrikulären ($V_3$r, $V_4$r) und die Ableitungen $V_7$–$V_9$ geschrieben werden (**DGK 2004** [131]), bei anhaltendem Verdacht erfolgen EKG-Kontrollen in 5- bis 10-minütigem Abstand oder kontinuierlich [8b].

**Kriterien des älteren Infarkts** sind R-Verlust (= QS-Komplex) und die pathologische Q-Zacke.

◢ $Q > 0,02$ s in $V_2$–$V_3$ oder
◢ QS in $V_2$–$V_3$ oder
◢ jedes $Q > 0,03$ s bei Tiefe $\geq 0,1$ mV oder
◢ QS in 2 zueinander passenden Ableitungen aus I, II, III, AVL, AVF, $V_4$–$V_6$ [205].

Die Q-Zacke kann bereits im ersten EKG nachweisbar sein oder erst nach Tagen auftreten. Q-Zacken können nach STEMI fehlen oder auch nach NSTEMI auftreten [8b], sie differenzieren nicht den transmuralen vom nicht transmuralen Infarkt [199]! Eine Q-Zacke ohne stattgehabten MI ist nachweisbar bei LVH, Kardiomyopathie, Hyperkaliämie oder als Normvariante [199]. Sensitivität 48%, Spezifität 83% [184].

Weiteres Kriterium des stattgehabten Infarkts ist die R-Zacke $\geq 0,04$ s in $V_1$–$V_2$ mit R/S > 1 und positiver T-Welle bei fehlendem Leitungsblock [205].

Nicht in den Leitlinien findet sich bislang der fragmentierte QRS-Komplex als Zeichen des stattgehabten Infarkts mit einer Sensitivität/Spezifität von 86 bzw. 89% und einem NPV von 93%, der damit ein besseres Kriterium darstellt als die Q-Zacke [201].

### EKG-Stadien des STEMI
◢ Erstickungs-T
◢ ST-Hebung (Stadium I)
◢ ST-Hebung und negatives T (Stadium II)
◢ ST-Strecke isoelektrisch und negatives T (Stadium III)
◢ T isoelektrisch oder positiv, Q-Zacke (Stadium IV)

### Infarkt-EKG bei Blockbild
◢ Ein RSB behindert die Diagnostik des STEMI kaum.
◢ Bei LSB ist die EKG-Diagnostik sehr erschwert. Validiert wurden die **Sgarbossa-Kriterien** [165]:
 – ST-Elevation $\geq 1$ mm konkordant zum QRS-Komplex
 – ST-Senkung $\geq 1$ mm in $V_1$–$V_3$
 – ST-Elevation $\geq 5$ mm diskordant zum QRS-Komplex
◢ Spezifität > 90%, die Sensitivität lag zwischen 25% und 73% [10].

### ST-Hebung ohne Infarkt, „Pseudoinfarkt-EKG" [126, 205]

| |
|---|
| Als Normalbefund bei jungen Männern |
| Als Normvariante i.S. einer Early repolarisation |
| Als Normvariante mit T-Inversion und kurzer QT-Zeit |
| Präexzitation |
| Lungenembolie |
| Unmittelbar nach elektrischer Kardioversion |
| Tako-Tsubo-Kardiomyopathie |
| LVH |
| LSB |
| Brugada-Syndrom |
| Hyperkaliämie |
| Perimyokarditis |
| SAB |
| Prinzmetal-Angina |

**Apical ballooning/Stress induced cardiomyopathy/Tako-Tsubo-Kardiomyopathyie**
Akutes Krankheitsbild mit Thoraxschmerz/Dyspnoe oder Synkope, insbesondere bei postmenopausalen Frauen. Vorangegangene schwere Stress-Situation in 60–100% [157, 177, 230]. EKG-Veränderungen in 87% [230], u.a. ST-Hebung wie bei Infarkt, fehlende ST-Hebung im Sinne des STEMI in rund 65% [207]. Ausgedehnte apikale Akinesie – LVEF initial 29–48% [157, 177] – oder mittventrikuläre Akinesie [178] mit überwiegend schneller und vollständiger Rückbildung. Meist relativ geringe Enzymerhöhung, Trop I 0,8–14,8 ng/ml [157]. Im LHK offene Koronargefäße (KHK jedoch nicht selten, in 29% bei [227]). Im MRT kein Late enhancement, jedoch Ödem in den T2-gewichteten Sequenzen, hiermit gute Möglichkeit der Diffe-

renzierung von Infarkt und Myokarditis [157, 230]. Apikaler Thrombus mit Rückbildung beschrieben [230]. Plötzlicher Herztod möglich, Hospitalletalität gering. In 37% allerdings passager schlechte Hämodynamik bzw. kardiogener Schock [157]. Rezidivrate 11% über 4 Jahre [195], Überleben nach 1 Jahr zu 100% [157], im Verlauf von 4 Jahren normale Lebenserwartung [195]. Pathophysiologie weiter unklar, diskutiert werden koronarer Spasmus (pos. Acetylcholintest in nur 59% [177]), mikrovaskuläre Dysfunktion und eine katecholaminvermittelte Kardiotoxizität.

Infarktlokalisation nach EKG [9]

| Septal | $V_1, V_2$ |
|---|---|
| Anterior | $V_3, V_4$ |
| Anteroseptal | $V_1–V_4$ |
| Lateral | I, AVL, $V_6$ |
| Anterolateral | I, AVL, $V_3–V_6$ |
| Ausgedehnt anterior | I, AVL, $V_1–V_6$ |
| Inferior | II, III, AVF |
| Rechtsventrikulär | $V_3r, V_4r$ |
| Posterior(x) | ST-Senkung in $V_1–V_3$, Hebung in $V_7–V_9$ |

(x) Nach [205] ist posterior durch inferobasal zu ersetzen.

### 3.2.3.4.4 Echokardiografie

Echokardiografisches Korrelat des AMI ist eine segmentale Wandbewegungsstörung (DD: akute, passagere Ischämie, Narbe bei älterem Infarkt, Hibernating myocardium, Myokarditis). Eine Wandbewegungsstörung tritt erst nach einer ischämischen Alteration von > 20% der Wanddicke auf [78]. Nach [108a] ist das Echo von bes. Bedeutung, wenn die Diagnose STEMI unsicher ist.

3 Aspekte, unter denen die Echokardiografie durchzuführen ist:

◢ **Differenzialdiagnose** des unklaren Thoraxschmerzes: Ein unauffälliger Echo-Befund hat für die Diagnose AMI einen negativen prädiktiven Wert von 92–99% [16].

◢ **Risikostratifizierung:** Niedriges Komplikationsrisiko liegt vor bei geringen WBS und ausreichender globaler LV-Funktion, der negativ prädiktive Wert für schwere Komplikationen in 7 von 8 Studien betrug > 90%, der positiv prädiktive Wert ist mit 24–69% in diesen 7 Studien relativ niedrig [16].

◢ **Diagnostik bei Komplikationen:** Die Echokardiografie erlaubt eine zuverlässige Darstellung von Komplikationen und Ursachen einer Herzinsuffizienz:
  – Infarktausdehnung
  – Wandruptur/VSD
  – Ischämische Mitralinsuffizienz
  – RV-Infarkt
  – Thrombusbildung
  – Perikarderguss

### 3.2.3.4.5 Kardio-MR

Die Darstellung der Nekrose durch ein **Late enhancement** im T1-gewichteten Bild nach Injektion von Gadolinium gelingt schon 1 h nach Infarktbeginn [114], der **Ödemnachweis** im T2-gewichteten Bild differenziert die akute von der chronischen Läsion mit einer Spezifität von 96% [135].

### 3.2.3.4.6 Koronarangiografie

Ohne thrombolytische Therapie sind bei STEMI ca. 90% der Infarktgefäße innerhalb der ersten 6 h verschlossen, nach 2 Wochen nur noch ca. 50% [3].

*Indikationen*

◢ Geplante primäre PTCA < 12 h
◢ Kardiogener Schock oder persistierende hämodynamische Instabilität
◢ Persistierende oder rezidivierende Ischämie-Perioden
◢ Vor operativer Therapie bei Komplikationen (Mitralinsuffizienz, VSD, Pseudoaneurysma)

### 3.2.3.5 Prognose

Mortalität ca. 50% bei vermutetem AMI/ACS, 50% der Todesfälle in den ersten 2 h [20c]. Die viel niedrigere Mortalität in den Studien bezieht sich naturgemäß auf die Patienten, die lebend das Krankenhaus erreichen und mit unterzeichnetem Einverständnis randomisiert werden konnten:

| | |
|---|---|
| 5-Wochen-Mortalität in ISIS-2 ohne ASS und ohne SK | 12% |
| 30-Tage-Mortalität in der GUSTO-Studie mit t-PA | 6,3% |
| 5-Wochen-Mortalität in ISIS-4 mit Captopril | 7,2% |
| 6-Monate-Mortalität in ISIS-4 mit Captopril | 9,9% |

Eine Prognoseabschätzung unter Einbeziehung von 8 Variablen (Alter, systolischer Blutdruck, HF, Killip-Klasse, EKG, Diabetes, Gewicht und Zeit bis Behandlungsbeginn) bietet der **TIMI-Risiko-Score** [95].

### 3.2.3.6 Therapie

Bei Auftreten von Angina-/Ischämie-Symptomen mit Persistenz oder Verschlimmerung 5 min nach Nitro-Gebrauch sollte ein Notruf abgesetzt werden (frühere Regel: zunächst 3-malige Nitro-Anwendung im Abstand von 5 min). Der Patient sollte nicht selbst in die Notaufnahme fahren oder sich von Laien fahren lassen. Die Häufigkeit eines Herzstillstandes auf dem Weg in die Klinik wird mit 1 zu 300 angegeben [8b].

## Prognose der Subgruppen

| | | |
|---|---|---|
| 30-Tage-Mortalität [36] bei | VWI | 10% |
| | HWI[(x)] | 5% |
| 30-Tage-Mortalität [11] bei | EF > 45% | 3,9% |
| | EF < 45% | 14,7% |
| 30-Tage-Mortalität [11] bei | TIMI-Fluss 0/1 | 8,9% |
| | TIMI-Fluss 2 | 7,4% |
| | TIMI-Fluss 3 | 4,4% |
| 30-Tage-Mortalität [36] bei | Alter < 60 Jahre | 2,5% |
| | Alter 60–75 Jahre | 8,3% |
| | Alter > 75 Jahre | 20,0% |
| 30-Tage-Mortalität [36] bei | Killip-Klasse I | 5,1% |
| | Killip-Klasse II | 13,6% |
| | Killip-Klasse III | 32,2% |
| | Killip-Klasse IV | 57,8% |
| 30-Tage-Mortalität[(xx)] bei | Kreatinin < 1,2 mg/dl | 5% |
| | Kreatinin > 1,2–2 mg/dl | 10% |
| | Kreatinin > 2 mg/dl | 25% |
| Hospitalmortalität [146] bei | Terminaler Niereninsuffizienz | 30% |
| Hospitalmortalität [162] bei | ACVB-Verschluss | 21%, TIMI-3-Fluss in 81% nach prim. PTCA |
| Hospitalmortalität [162] bei | Nativgefäßverschluss | 8%, TIMI-3-Fluss in 94% nach prim. PTCA |

[(x)] Deutlich erhöhte Mortalität bei HWI mit AV-Block III, ST-Senkung in den Vorderwandableitungen oder mit RV-Beteiligung [40]
[(xx)] Werte gerundet, nach [123]

### 3.2.3.6.1 Basismaßnahmen

◢ **Überwachung** auf der Intensivstation: Bei unkompliziertem Infarkt für 12–24 h, dann Verlegung möglich auf eine Step-down-Unit mit EKG-Monitoring und Defibrillatorbereitschaft [8b]

◢ **Bettruhe:** Bei unkompliziertem Infarkt nicht länger als 12–24 h, Nachtstuhl erlaubt [8b]

◢ **O₂ nasal:** Keine Evidenz für positiven Einfluss auf Morbidität oder Mortalität. Nach **ESC 2008** nur für Patienten mit Luftnot, Herzinsuffizienz oder Schock [20c]

◢ **Analgesie:** Abgesehen von der unmittelbaren Beeinträchtigung des Patienten ist der schmerzinduzierte erhöhte Sympathikustonus unvorteilhaft. **Morphin i.v.** als Mittel der Wahl nach **ESC 2008**, 4–8 mg, zusätzlich 2 mg in 5- bis 15-min-Intervallen [20c].

◢ **Laxanzien:** Soweit notwendig, Vermeidung von Valsalva-Manövern (z.B. bei Stuhlentleerung) empfohlen [8b]

◢ **Sedativa:** Bei sehr ängstlichen Patienten als IIa-Indikation nach **ESC 2008** [20c]

◢ **Sonstiges:** NSAR wegen erhöhten Risikos für Mortalität/Reinfarkt/Wandruptur/Herzinsuffizienz absetzen bzw. vermeiden [8c]

### 3.2.3.6.2 Reperfusionstherapie

Primäres Therapieziel ist die Wiederherstellung der myokardialen Perfusion durch Wiedereröffnung des Infarktgefäßes innerhalb der ersten 12 h nach Infarktbeginn. Die Reperfusion nach 90 min reduziert das Infarktareal auf 50%, nach 4–6 h können i.d.R. nur noch minimale Myokardanteile gerettet werden [8b]. Neuere Daten zeigen jedoch, dass eine Reperfusion mittels PCI auch nach > 12 h die Infarktgröße reduzieren kann [191]. Trotz verschlossenen Infarktgefäßes konnte bei 41% der 55 Patienten > 12 h noch mehr als 50% des Myokards at risk gerettet werden [240].

**Indikationen zur Reperfusionstherapie nach ESC 2008** [20c]

| | Klasse |
|---|---|
| < 12 h nach Infarktbeginn mit anhaltender ST-Hebung oder mutmaßlich neu aufgetretener LSB | I |
| > 12 h bei Zeichen einer anhaltenden Ischämie | IIa |
| Innerhalb von 12–24 h bei stabilen Patienten | IIb |

Nicht indiziert ist die Wiedereröffnung > 24 h bei stabilem Patienten ohne Zeichen der Ischämie.

### Thrombolyse

Die medikamentöse Reperfusionstherapie erbringt eine eindeutige Letalitätsreduktion (erwiesen spätestens seit ISIS-2 [21]).

◢ **Ca. 30 zusätzlich Überlebende auf 1 000 behandelte Patienten bei Therapie innerhalb von 6 h**, ca. 20/1 000 bei Therapie 7–12 h nach Infarktbeginn [20], 49/1 000 bei Schenkelblock im EKG, 37/1 000 bei Vorderwandinfarkt, 8/1 000 bei inferiorem Infarkt [31], 35/1 000 bei Therapie in der ersten Stunde [8].

◢ Pro Stunde Verzögerung der Lysetherapie versterben zusätzlich 1,6–5 von 1 000 behandelten Patienten [33]. Eine Door-to-needle-Zeit < 30 min ist anzustreben [8b].

◢ Häufigkeit des hämorrhagischen, zerebralen Insultes: unter t-PA 0,7–0,93%, unter SK 0,37–0,51%, unter Lanoteplase 1,13% [8a].

**Streptokinase (SK):** Der Klassiker, geprüft in ISIS-2 [21] und ISIS-3 [28]; Dosis: 1,5 Mio. E i.v. in 30–60 min.

**Alteplase (t-PA):** Etwas effektiver als SK in GUSTO, etwa 10 zusätzlich Überlebende auf 1 000 behandelte Patienten, Vorteil besonders deutlich bei Vorderwandinfarkt, bei Therapiebeginn < 4 h nach Infarktbeginn, bei Alter < 75 Jahre. Unter t-PA mehr hämorrhagische Insulte, bes. bei älteren Patienten (> 75 Jahre), als mit SK [30]. Dosis: Bolus 15 mg, dann 0,75 mg/KG in 30 min (max. 50 mg), dann 0,5 mg/kg in 60 min (max. 35 mg).

**Reteplase (rPA):** In GUSTO III gleich effektiv wie SK [29] bzw. wie Alteplase [39]. Die Kombination von Reteplase mit Abciximab zeigte sich ohne Vorteil in GUSTO V [42].

**Lanoteplase:** In InTIME II so effektiv wie t-PA [38].

**Tenecteplase:** In ASSENT-2 vergleichbar effektiv wie Alteplase bei geringerem Blutungsrisiko [38]. Dosis: Einmal-Bolus nach KG.

**Auswahl des Thrombolytikums:** SK ist wesentlich günstiger als t-PA. Bei im Mittel 27 382 US-$ pro zusätzlichem Lebensjahr ist t-PA im Vergleich zu SK jedoch kosteneffektiv für die meisten Subgruppen [33, 37]. Von einigen Autoren wird weiterhin SK als das Standardthrombolytikum angesehen [34]. Eine Möglichkeit der Selektion ist die Anwendung von t-PA bei den Patienten, die in der GUSTO-Studie [30] signifikant von t-PA profitierten (VWI, Lysebeginn < 4 h, Alter < 75 Jahre) [41]. Zur Erleichterung der Differenzialtherapie wurde auch ein Nomogramm vorgeschlagen [35]. Die DGK verzichtete 2004 auf eine eindeutige Empfehlung [131], nach ESC 2008 soll ein fibrinspezifisches Thrombolytikum gewählt werden [20c].

Offenheit (Patency) des Infarktgefäßes in Abhängigkeit von Zeit und Thrombolytikum nach [11]

| | SK | t-PA |
|---|---|---|
| Nach 90 min TIMI 2,3 (TIMI 3) | 54% (29%) | 81% (54%) |
| Nach 180 min TIMI 2,3 (TIMI 3) | 73% (35%) | 76% (43%) |
| Nach 24 h TIMI 2,3 (TIMI 3) | 77% (51%) | 86% (45%) |

Die LVEF 90 min nach Lyse liegt zwischen 55% (TIMI 0) und 62% (TIMI 3) [11]. Eine

**prähospitale Lyse** reduziert die Mortalität [132, 141], der Vorteil ist bedeutsam, wenn die Zeitersparnis groß ist. Besonders wichtig ist eine Zeitersparnis in den ersten 3 h wegen der hier steilen, exponentiellen Wirkungsminderung bei Zeitverlust. Die Indikation besteht bei erwarteter Zeitersparnis von mind. 60 min [76]. Die Lyse wurde von der **DGK 2004** generell empfohlen, wenn keine PCI möglich ist [131]. IIa-Indikation nach **ESC 2008** [20c].

### Kontraindikationen

Als absolute Kontraindikationen für eine Thrombolyse gelten [20c]:

- Z.n. hämorrhagischem Apoplex oder Apoplex unklarer Ursache
- Ischämischer Insult < 6 Monate
- Schädigung des ZNS oder Tumor
- Bekannte Gerinnungsstörung
- Gastrointestinale Blutung < 1 Monat
- Aortendissektion
- Z.n. Punktion bei nicht komprimierbarer Lokalisation (Leber, Lumbalpunktion)
- Chirurgischer Eingriff, Trauma, Kopfverletzung < 3 Wochen

Relative Kontraindikationen [20c] für die Thrombolyse sind:

- Unkontrollierte Hypertonie bei Aufnahme (> 180/110 mmHg)
- Orale Antikoagulanzientherapie
- TIA < 6 Monate
- Traumatische Reanimation
- Fortgeschrittene Lebererkrankung
- Infektiöse Endokarditis
- Schwangerschaft und Geburt < 1 Woche
- Aktives, gastrointestinales Ulkus
- Anamnestisch Lysetherapie mit SK oder APSAC (bes. 5 Tage bis 2 Jahre zuvor) oder Z.n. allergischer Reaktion (rel. KI für erneute Anwendung von SK oder APSAC) [8]

Ein Alter > 75 Jahre ist keine etablierte KI, eine retrospektive Kohortenanalyse ergab jedoch eine Übersterblichkeit für diese Altersgruppe [73]. Es besteht eine Klasse-I-Indikation zur mechanischen Rekanalisation für Patienten mit Kontraindikationen gegen eine Lysetherapie [20c]. Die Hospitalmortalität betrug für Patienten mit Kontraindikation gegen eine Lysetherapie 11,1% nach Durchführung einer PCI vs. 30,6% ohne Rekanalisationsversuch [124].

### Primäre PTCA

Erstmalig 1979 von Rentrop beschrieben. Die PCI als mechanische Reperfusionstherapie erbrachte in den meisten Studien einen TIMI-3-Perfusionsgrad > 90% [43], in CADILLAC [87] sogar ca. 95%. Die bislang größte Untersuchung (GUSTO IIb) zeigte nach PTCA eine mittlere Reststenose von 23%, bei 91% der Patienten eine Reststenose < 50%, einen TIMI-2-Fluss in 7,1% und einen TIMI-3-Fluss in 85,4%. Die Zeit von der Ankunft im Krankenhaus bis zur PTCA betrug im Mittel 1,9 h [44]. Die 30-Tage-Mortalität betrug 5,7%. Die Ergebnisse sind im klinischen Alltag deutlich schlechter als in den Studien, für die Hospitalmortalität wurden im ALKK-Register 11,2% für den Zeitraum 1994–1997 angegeben [47].

Trotz großer Unterschiede im TIMI-Fluss des Infarktgefäßes ist der Mortalitätsunterschied (Lyse vs. PCI) relativ gering. Ursache ist vermutlich die **begrenzte Möglichkeit, die Gewebeperfusion zu normalisieren.** Bei TIMI-3-Fluss nach primärer PTCA war die Gewebeperfusion nur in 17% normal, in 34% vermindert und in 49% fehlend, weder Stents nochGP-IIb/IIIa-Antagonisten führten zu einer Perfusionsoptimierung [137]. Bei unbefriedigender Reperfusion (TIMI-Fluss < 3, Myocardial blush grade < 2) bestand ein deutlich erhöhtes Mortalitätsrisiko in 23% [158]. Eine eingeschränkte Perfusion bis hin zum **no reflow** (Erstbeschreibung [215]) trotz wiedereröffneten epikardialen Gefäßen tritt auf infolge peripherer Embolisation, funktionellem microvascular damage (Spasmus) und Reperfusionsschaden bei Zellödem, Kalziumüberladung, Zytokin-Aktivierung mit Inflammation u.a.m. [189]. Die Diagnose erfolgt mittels TIMI-Fluss, MBG, EKG (persistierende ST-Hebung) oder Kontrast-Echo. Eine Besserung der Perfusion ist nachweisbar nach intrakoronar verabreichtem Verapamil und Abciximab, divergente Daten bestehen für Nitroprussidnatrium, eine negative Outcome-Studie existiert für i.v. Adenosin [243]. Verapamil und Adenosin wurden als IIb-Empfehlung der **ESC 2008** formuliert [20c].

Die Datenanalyse zur sog. **Facilitated-PTCA**, also PCI nach Vorbehandlung mit Thrombolytika (PACT, GRACIA-2, ASSENT-4PCI) oder GP-IIb/IIIa-Antagonisten (ON-TIME u.a.) ergibt insgesamt (bes. aber für die Thrombolytika) eine Prognoseverschlechterung [161, 166, 167]. Kein Vorteil wurde in FINESSE bei Reteplase + Abciximab festgestellt [213]. Nach **ESC 2005** [150] ist die facilitated PTCA nicht empfohlen.

Die **Transradiale PCI** ist besser als die transfemorale PCI, es kommt zu geringeren Blutungs- und MACE-Raten [247]. Erhöhte Komplikationsraten ergaben sich, wenn bei Mehrgefäßerkrankung nicht nur das Infarktgefäß dilatiert wird [140], daher soll nur die Culprit lesion dilatiert werden [150], andere Stenosen erst im Intervall, ggf. abhängig von einem Ischämie-Nachweis. Die primäre PTCA kann auch an Institutionen ohne Kardiochirurgie im gleichen Haus durchgeführt werden, eine Intervention ist dann nach [49] zu vermeiden bei schwerer Hauptstammerkrankung proximal der Infarktläsion, schwer zugänglicher Läsion mit hohem Risiko für PTCA-Versagen bei TIMI-3-Fluss und einer Läsion mit TIMI-3-Fluss, wenn Stenting bei 3-GE oder Hauptstammstenose nicht möglich erscheint.

Die Zeitspanne **Door-to-balloon-inflation** sollte < 90 min betragen [8c], nach **ESC 2008** generell < 2 h und < 90 min für Patienten, die früh (< 2 h) gesehen werden [20c].

Eine Verzögerung der Door-to-balloon-Zeit verschlechtert die Prognose von Patienten mit hohem Risiko (Alter > 70 J., VWI, Killip III–IV) und die von Patienten mit Infarktbeginn < 3 h [164].

**Ballon vs. Stent:** Die ursprünglich als kontraindiziert angesehene Stent-Implantation bei AMI zeigte in Studien Vorteile hinsichtlich Reischämie-Rate und Revaskularisationsrate [51, 52]. In CADILLAC [87] reduzierte das Stenting die erneute Revaskularisation des Zielgefäßes von 15,7% auf 5,2%, Mortalität und Reinfarktrate blieben unverändert. Der Vorteil hinsichtlich ischämisch indizierter TVR nach 1 Jahr (9,1% vs. 19,1%) bestand auch bei einer Stent-like PTCA [118]. Kein Unterschied zeigte sich bezüglich Tod oder Reinfarkt bei reduzierter TVR in einer Meta-Analyse [8b]. Klasse-I-Indikation nach **ESC 2005** für systematisches Stenting [150].

**DES vs. BMS:** In der Meta-Analyse hatte der DES keinen Einfluss auf Tod oder Reinfarktrate bei geringerer Revaskularisationsrate [193]. In einer Observationsstudie mit 7 217 STEMI- und NSTEMI-Patienten zeigten sich eine reduzierte Revaskularisationsrate und eine verminderte Mortalität unter DES nach 2 Jahren [225]. Bei histologischem Nachweis einer verzögerten Gefäßheilung im DES [228] ergab die DEDICATION-Studie eine Tendenz zu erhöhter Mortalität mit DES im Vgl. zum BMS bei STEMI [229]. Tod und Stent-Thrombose nach 13 Monaten hingegen waren nicht erhöht bei 3 006 randomisierten Patienten, Häufigkeit der ischämiegeführten TVR 5,8% (DES) vs. 8,7% (BMS) [239]. Die Diskussion hielt 2010 noch an [244].

Nach **ACC/AHA/SCAI 2007** Klasse-I-Empfehlung für die Erwägung eines DES als Alternative zum BMS bei den Studien gemäß geprüfter Stenosemorphologie und Patienten mit der notwendigen Compliance bezüglich der antithrombozytären Medikation [206].

**Additive Prozeduren bei primärer PTCA**

**IABP:** Die prophylaktische IABP-Therapie bei hämodynamisch stabilen Hochrisikopatienten zeigte in PAMI-II [50] keinen zusätzlichen Vorteil gegenüber alleiniger primärer PTCA ohne IABP.

**Katheterinterventionelle Reduktion der Thrombuslast:** Die Verhinderung einer peripheren Embolisation von Thrombenmaterial soll eine weitere Reduktion der Infarktgröße ermöglichen. Es zeigt sich ein deutliches Missverhältnis zwischen der Verbesserung von Surrogatparametern (MBG, TIMI, ST-Strecke) und dem Outcome. Verschiedene Systeme wurden getestet:

- **Embolieprotektion:** Bislang nicht effektiv, z.B. der GUARDWire in der EMERALD-Studie oder der FilterWire in PROMISE und DEDICATION. In einer Meta-Analyse kein Vorteil [233].

- **Mechanische Thrombektomie:** Kein Effekt in X AMINE ST mit dem X-Sizer, erhöhte Mortalität in AIMI mit Angiojet Rheolytic Thrombectomy Device. Eine Meta-Analyse von 5 Studien zeigt eine erhöhte Mortalität von 5,3% vs. 2,8% für die alleinige PCI [233].

- **Thrombusaspiration:** Reduzierter kardialer Tod (3,6% vs. 6,7%) und Reinfarkt nach 1 Jahr in TAPAS durch den Export-Aspirations-Katheter (Medtronic) [214]. Reduktion der Infarktgröße und der Mortalität in EXPIRA [235]. 2 Meta-Analysen zeigen einen Mortalitätsvorteil von 2,7% vs. 4,4% für die alleinige PCI, allerdings bei erhöhtem Apoplexrisiko [232, 233]. IIa-Indikation zur Prävention des No reflow nach **ESC 2008** [20c].

**Primäre PTCA vs. Thrombolyse**

Die Frage wurde über viele Jahre diskutiert, die Empfehlungen der Fachgesellschaften wurden beständig verändert. Die primäre PTCA erbringt deutlich häufiger einen TIMI-3-Fluss als die Lyse (TIMI-3 bei t-PA nach 90 min 54%, bei primärer PTCA > 85% [43, 44].

In GUSTO IIb ergab sich nach 6 Monaten kein signifikanter Vorteil für PTCA oder t-PA [44]. Nach 2 Meta-Analysen ist die primäre PTCA eindeutig effektiver als die Lysetherapie, sie zeigt eine signifikante Reduktion von Tod (7% vs. 9%), Reinfarkt (3% vs. 7%) und Apoplex (1% vs. 2%) [98]. Der Vorteil ist unabhängig von Alter, Geschlecht, Infarktlokalisation, Reinfarkt und Zeit bis zur Therapie, es profitieren bes. Diabetiker, Patienten > 70 Jahre und Patienten mit hohem Mortalitätsrisiko sowie Patienten > 4–6 h nach Infarktbeginn [99].

In DANAMI-2 (n = 1 572) zeigte der Vergleich **t-PA-Lyse vs. Transfer zur primären PTCA** eine Reduktion der Reinfarktrate durch PCI (6,3% vs. 1,6%), jedoch ohne Mortalitätsvorteil [92]. In CAPTIM gab es keinen Unterschied zwischen prähospitaler Lyse und primärer PTCA [90], eine Subgruppenanalyse zeigte einen Mortalitätsvorteil durch die (prähospitale!) Lyse < 2 h nach Symptombeginn [128]. Nach PRAGUE-2 besteht ein Mortalitätsvorteil (6% vs. 15,3%) durch primäre PTCA nach Transport in ein entsprechendes Krankenhaus (vs. Lyse) bei Patienten, die > 3 h nach Infarktbeginn randomisiert wurden [112], hingegen war eine SK-Lyse < 3 h seit Symptombeginn der PTCA gleichwertig. Eine Meta-Analyse [122] zeigt einen Vorteil durch PCI bezüglich des Risikos für Apoplex und Reinfarkt und einen nicht signifikanten Trend für die Mortalität. Beträgt die Zeitspanne zwischen möglichem Lysebeginn und der PTCA < 60 min, so ist ein Mortalitätsvorteil nicht zu erwarten [8b, 148].

◢ **Patienten nach ACVB-Op.:** Patienten nach Bypass-Op. haben nach 6 Monaten eine deutlich höhere Mortalität (14,3% vs. 4,4%), wenn das Infarktgefäß ein Bypass-Gefäß ist (30% Mortalität nach 1 Jahr). TIMI-3-Fluss in 32% nach Lysetherapie [101]. Schlechtere Ergebnisse und erhöhte Letalität wurden auch bei primärer PTCA festgestellt, Hospitalmortalität 21% (vs. 8% bei Nativgefäßverschluss), TIMI-3-Fluss in 70–81% vs. 94% nach prim. PTCA bei Nativgefäßverschluss [101, 162].

◢ **Patienten mit Niereninsuffizienz:** Bei Patienten mit Niereninsuffizienz (Krea. > 1,5 mg/dl) wurde unter primärer PCI im Vergleich zur Lyse eine stark erhöhte 30-Tage-Mortalität von 40% vs. 8,3% gefunden [196]. Bei Krea. > 2,5 mg/dl betrug die Hospitalmortalität 23,4% nach PCI [245]. Es gibt keine klare Empfehlung der Fachgesellschaften zum optimalen Vorgehen.

Trotz aller Evidenz für die primäre PTCA bleibt festzuhalten, dass der Vorteil gegenüber der Lyse im Grunde nur gering ist. In Clarity-TIMI 28 hatten Patienten mit Lyse + Clopidogrel + LMWH eine kardiovaskuläre Mortalitätsrate von 3,2% bei einer Patency-Rate (TIMI 2–3) von 91% [173]. Die Lyse bleibt eine gute Therapieoption [172], zumal für die (seltenen) Patienten ohne arterielle Zugangsmöglichkeit. Nach **ESC 2008** ist die **primäre PTCA zu bevorzugen** [20c], die Lyse erfolgt bei fehlender Möglichkeit der PCI innerhalb der geforderten Zeit.

**Rescue-PTCA**

Die Rescue-PTCA ist die Rekanalisation/ PTCA im akuten Infarkt nach ineffektiver Lysetherapie. Zur Datenlage:

◢ Bei einer Erfolgsrate von 90% kein positiver Effekt in TIMI-4 bei 58 Patienten nach Rescue-PTCA [54].

◢ 151 randomisierte Patienten mit Vorderwandinfarkt in der RESCUE-Studie [55], Tod oder schwere Herzinsuffizienz bei 6% mit PTCA vs. 17% ohne PTCA.

◢ In MERLIN [138, 194] bei 307 Patienten kein Mortalitätsunterschied.

◢ In REACT [151] deutlicher Vorteil für Rescue-PCI im Vgl. zu Re-Lyse oder konservativer Therapie, Ereignisfreiheit nach 6 Monaten (hinsichtlich Tod/Reinfarkt/

Apoplex/schwere Herzinsuffizienz) 85% nach Rescue-PCI, 69% nach erneuter Lyse und 70% nach konservativer Therapie. Im Langzeitverlauf von 4,4 Jahren Mortalitätsreduktion durch PCI, kein Unterschied zwischen erneuter Lyse und konservativer Therapie [242].

◢ TIMI-3-Fluss in 68%; Mortalität 30% bei ineffektiver PTCA, erhöhte Rate größerer Blutungen [64].

◢ Eine Meta-Analyse [182] ergab eine Reduktion der Mortalität (6,9 vs. 10,7%), nach [74] zudem vermindertes Auftreten schwerer Herzinsuffizienz (3,8% vs. 11,7%).

Problematisch ist die korrekte Identifizierung der Patienten mit ineffektiver Lyse bei unzureichenden Vorhersagewerten der kurzfristig durchführbaren, diagnostischen Methoden (s. Anhang) sowie der logistische und prozedurale Aufwand und die zeitliche Verzögerung (Lysetherapie – Feststellung der Ineffektivität – Transfer in andere Klinik – Katheterlabor – Koronarangiografie – PTCA). Nach **ESC 2008** Klasse-IIa-Indikation < 12 h [20c].

### Indikationen

Indikationen zur Rescue-PTCA/ACVB nach
**ACC/AHA/SCAI 2008** [206]

| Klasse I | Kardiogener Schock bei Patienten < 75 Jahre, wenn geeignet für eine Revaskularisation |
|---|---|
| | Schwere kongestive Herzinsuffizienz und/oder Lungenödem (Killip III) |
| | Hämodynamisch kompromittierende ventrikuläre Tachyarrhythmie |
| Klasse IIa | Kardiogener Schock bei Patienten > 75 Jahre |
| | Elektrische oder hämodynamische Instabilität oder persistierende Ischämie-Symptome |
| | Großes oder mäßig großes Myokardareal at risk (VWI oder HWI mit RV-Beteiligung oder mit präkordialer ST-Senkung) |

### PCI nach Lyse

In GRACIA-1 [139] Reduktion ungeplanter Revaskularisationen und ein tendenziell niedrigeres Risiko für Tod oder Infarkt im 1. Jahr (7 vs. 12%) durch ein invasives Vorgehen < 24 h nach Lyse im Vergleich zu einem ischämiegeführten Vorgehen. Eine Meta-Analyse ergab eine Reduktion von Tod und Reinfarkt (7,5% vs. 13,2%) durch eine systematische frühe PCI nach Lyse [183]. Nach CARESS-in-AMI (n = 600) seltener Tod/MI/refraktäre AP bei sofortiger Verlegung zur PCI nach Lyse von Risikopatienten (großer MI, niedrige LVEF) im Vergl. zur PCI nur als Rescue-Therapie [202]. Sig. Vorteil durch PCI < 6 h nach Lyse in SIAM III bei 163 Pat. im Vergleich zur PCI 2 Wochen nach STEMI und Lyse [217]. In TRANSFER-AMI (1 059 STEMI-Pat. nach Lyse) Vorteil hinsichtlich Reinfarkt, Herzinsuffizienz und erneuter Ischämie bei genereller PCI < 6 h nach Lyse im Vergleich zu einem Vorgehen im Sinne der Rescue-PCI [218]. In FAST-MI gleiche Überlebensraten nach 1 Jahr bei Lyse mit nachfolgender PCI bzw. primärer PCI [220].

Die Analyse der Daten spricht für eine generelle Koro/PCI nach Lyse < 24 h nach Infarktbeginn [223, 224].

Nach **ESC 2005** [150] Klasse-I-Empfehlung für eine frühe Routine-Koro/-PCI nach erfolgreicher Lyse („Lyse now, stent later"). Nach **ESC 2008** nur Klasse-IIa-Indikation für diese Situation [20c].

## *Indikationen*

Indikationen zur PCI nach erfolgreicher Lyse bzw. bei initial fehlender Reperfusionstherapie nach **ACC/AHA/SCAI 2008** [206]

| | |
|---|---|
| **Klasse I** | Infarktrezidiv bei geeigneter Anatomie |
| | Mäßige oder schwere Ischämie im Verlauf |
| | Kardiogener Schock oder hämodynamische Instabilität |
| | Schwere kongestive Herzinsuffizienz und/oder Lungenödem (nach [8c]) |
| **Klasse IIa** | LVEF < 40% oder ernste ventrikuläre Arrhythmien |
| | Initial klinische Herzinsuffizienz |
| **Klasse IIb** | Hämodynamisch sig. Stenose > 24 h nach STEMI |
| **Klasse III** | Hämodynamisch und elektrisch stabile Patienten ohne Nachweis einer schweren Ischämie bei komplett verschlossenem Gefäß |

### Operative Myokardrevaskularisation

Die ACVB-Operation bei akutem Infarkt ist nur in Ausnahmefällen indiziert [8b]:

◢ Rezidivierende Ischämien unter primär medikamentöser Therapie bei geeigneter Anatomie in einer für Lyse oder PCI ungeeigneten Situation

◢ Als Bail-out-Option bei fehlgeschlagener primärer PTCA mit anhaltendem Schmerz oder Instabilität bei geeigneter Anatomie

◢ Als zusätzliche Maßnahme bei operativer Therapie bei VSD oder Mitralinsuffizienz

◢ Im Einzelfall bei großem Infarkt, wenn Thrombolyse kontraindiziert, PTCA nicht möglich, Revaskularisation gut durchführbar, insbesondere bei Hauptstammstenose oder Mehrgefäßerkrankung

◢ Bei kardiogenem Schock, hierbei kein Unterschied in der Mortalität zwischen PCI und ACVB [197]

Keine Indikation besteht bei guter epikardialer Reperfusion, aber unzureichender mikrovaskulärer Reperfusion. Bei Mehrgefäßerkrankung mit ACVB-Indikation wird die PCI der Culprit lesion mit ACVB-Op. nach Stabilisierung empfohlen [20c].

### 3.2.3.6.3 Antithrombotische Therapie

#### Antithrombozytäre Therapie

**ASS:**

◢ Eindeutige Mortalitätsreduktion in der ISIS-2-Studie [21], Reinfarktrisiko und Apoplexrate ebenfalls reduziert

◢ Beginn mit mind. 160–320 mg [8b], 100 mg für den Akuteffekt zu wenig

◢ 24 zusätzlich Überlebende auf 1 000 behandelte Patienten; 38 verhütete Reinfarkte, Apoplexien und vaskuläre Todesfälle auf 100 behandelte Patienten über 1 Monat [106]

◢ Indiziert bei allen Infarktpatienten [8b, 20c]

#### ADP-Rezeptor-Antagonisten:

◢ **Clopidogrel**

– Clopidogrel zusätzlich zu ASS zeigte in **Clarity-TIMI 28** [153] keine Reduktion der Mortalität bei verminderter Reinfarktrate (4,1% vs. 5,9%) ohne sig. erhöhtes Blutungsrisiko.

– In **COMMIT** bei Therapie bis max. 4 Wochen [160] leicht reduzierte Mortalität (7,5% vs. 8,1%).

– Im deutschen ACOS-Register zeigte sich unter ASS + Clopidogrel eine verminderte Mortalität [183].

– Anders als bei NSTEMI-ACS gibt es für STEMI-Patienten keine Daten für eine prolongierte Clopidogrelmedikation, der Nutzen einer solchen Therapie ist in Analogie zu den NSTEMI-Patienten anzunehmen.

– Nach BRAVE-3 [216] macht eine Prämedikation mit 600 mg Clopidogrel

vor primärer PCI eine zusätzliche Ab-
ciximabgabe verzichtbar.
- Loading dose bei PCI generell jetzt
  600 mg [150], sonst 300 mg [8c].
- Klasse-I-Indikation für alle STEMI-
  Patienten mit und ohne Lyse/PCI für
  bis zu 14 Tage, Klasse-IIa-Indikation
  für die Dauer von 1 Jahr nach ACC/
  AHA 2007 [8c].
- Clopidogrel als Therapieoption bei
  ASS-Unverträglichkeit (Klasse IIa nach
  ACC/AHA [8b]).
- Clopidogrel nach PTCA ohne Stent
  mind. 14 Tage, nach Stent-Implanta-
  tion (BMS) für mind. 1 Monat, idealer-
  weise aber für 12 Monate, nach DES-
  Implantation 12 Monate bei fehlen-
  dem hohen Blutungsrisiko [8b].

◢ **Prasugrel**
- In **TRITON-TIMI 38** Tod, Infarkt oder
  Apoplex unter Prasugrel nach 30 Tagen in 6,5% vs. 9,5% unter Clopidogrel bei gleicher Blutungsrate [238].
  Loading dose 60 mg, Erhaltungsdosis
  10 mg.

◢ **Ticlopidin**
- In der retrospektiven Analyse von CA-
  DILLAC hatte Ticlopidin einen deut-
  lich größeren Effekt als Clopidogrel
  [231]. Wegen höherer Nebenwirkun-
  gen (Neutropenie) ist Ticlopidin nach
  Clopidogrel und Prasugrel nur 3.
  Wahl.

**Antikoagulatorische Therapie**

**Unfraktioniertes Heparin (UFH):**
◢ **Patienten ohne Revaskularisation**
- Dies war in der Vor-Lyse-Ära der The-
  rapiestandard. Bei Patienten, die bereits mit ASS behandelt werden, ist der
  Effekt von zusätzlichem Heparin gering (5 Todesfälle weniger auf 1000
  Behandelte, 3 Reinfarkte weniger auf
  1000) [110], sodass immer eine Risiko-
  abwägung erfolgen sollte. Für Patien-

ten > 65 Jahre wahrscheinlich kein
Mortalitätsvorteil bei erhöhtem Blutungsrisiko [19].
- Nach **ACC/AHA 2007** [8c] wird UFH
  ohne Lyse nicht mehr empfohlen,
  stattdessen als Klasse-IIa-Indikation
  Enoxaparin oder Fondparinux für die
  Dauer der stationären Behandlung bis
  zu 8 Tagen.

◢ **Patienten mit Lysetherapie**
- Klasse-I-Indikationen für UFH nach
  **ACC/AHA** [8b]:
- bei Lyse mit Alteplase, Reteplase oder
  Tenecteplase
- Dosierung: Bolus 60 U/kg, max. 4000
  U, dann 12 U/kg/h (max. 1000 U/h),
  Ziel: aPTT 50–70 s,
- Dauer: 48 h, bislang gibt es keine aus-
  reichende Datenlage für einen Vorteil
  durch längere UFH-Gabe, wohl aber
  ein Risiko für Blutungen und die Ent-
  wicklung eines HIT
- Bei Lyse mit SK, UK, APSAC und ho-
  hem Risiko für systemische Embolien
  (großer Infarkt, anteriorer Infarkt, AF,
  Z.n. Embolie, bekannter LV-Thrombus)
- In Kombination mit Streptokinase
  kein nachweisbarer Vorteil durch i.v.
  Heparin in ISIS-3, geringere Reokklusi-
  on unter Heparin nach t-PA-Lyse.

◢ **Patienten mit PCI**
- UFH ist der **Standard für die Antikoagulation** bei primärer PTCA nach
  **ESC 2008** [20c].
- Bei primärer PCI 100 U/kg bzw. 60 U/
  kg in Kombination mit GP-IIb/IIIa-An-
  tagonisten, **ACT-Bestimmung** empfohlen, Ziel: aPTT 250–350 s bzw.
  200–250 s bei der Kombination UFH
  mit GP-IIb/IIIa-Antagonisten.
- Prolongierte Heparingabe nach Stenting ohne Vorteil bei erhöhter Blutungsrate, Reduktion der MACE-Rate
  durch postprozedurales Heparin nach
  PTCA ohne Stent [186], optimale Dauer unklar.

**LMWH:**

◢ **LMWH ohne Lyse**

– In TETAMI war Enoxaparin bei nicht lysiertem STEMI vergleichbar wirksam wie unfraktioniertes Heparin [107], für Dalteparin gleiche Ergebnisse in FAMI.

– Klasse-IIa-Indikation für Enoxaparin für die Dauer der stationären Behandlung (bis zu 8 Tage) nach **ACC/AHA 2007** [8c].

◢ **LMWH und Lyse**

– In HART II [82] war Enoxaparin im Trend wirksamer als i.v. Heparin bei t-PA-Lyse, kein Mortalitätsunterschied nach 1 Jahr zwischen Enoxaparin und UFH bei Tenecteplase-Lyse in ASSENT-3 [83a].

– Enoxaparin ist dem UFH bei SK-Lyse hinsichtlich Patency überlegen (30 mg Bolus i.v., dann 1 mg/kg s.c. alle 12 h [86]).

– Enoxaparin in **ExTRACT-TIMI 25** (n = 20 506) sig. besser als UFH bei Lyse trotz erhöhter Blutungsneigung [170], LMWH im Vgl. zu UFH in der Auswertung von CLARITY-TIMI 28 [173] assoziiert mit geringerem Risiko für Tod oder Reinfarkt (6,9% vs. 11,5%).

– In CREATE [144] war Reviparin (7 Tage 2-mal tgl. s.c.) sig. besser als Placebo (Mortalität 9,8% vs. 11,3%, NNT 15 auf 1 000) bei STEMI (n = 15 570).

– Nach einer Meta-Analyse [175] sollte LMWH (für 4–8 Tage nach Lyse) wegen Überlegenheit gegenüber UFH das bevorzugte Antithrombin sein.

– Klasse-I-Indikation nach **ACC/AHA 2007** als Alternative zu UFH für die Antikoagulation bei Lyse [8c].

| Dosis 1 | Kreatinin < 2,5 mg/dl bei Männern bzw. < 2,0 mg/dl bei Frauen und Alter < 75 Jahre Beginn mit 30 mg i.v. Bolus, 15 min später 1 mg/kg s.c., dann alle 12 h 1 mg/kg s.c. |
|---|---|
| Dosis 2 | 0,75 mg/kg alle 12 h |
| Dosis 3 | Krea.-Clearance < 30 ml/min: 1 mg/kg alle 24 h |
| Dauer | Prolongiert für bis zu 8 Tage |

◢ **LMWH und PCI**

– Nach **ESC** nicht indiziert bei prim. PTCA und STEMI [150, 20c].

– Nach **ACC/AHA/SCAI** kann bei Pat., die zuvor Enoxaparin erhielten, dieses Antikoagulans auch für die PCI verwendet werden, Klasse-I-Indikation [206, 8c]. Bei letzter Gabe < 8 h keine zusätzliche Enoxaparingabe, bei letzter Dosis vor 8–12 h zusätzlich 0,3 mg/kg [8c].

**Fondaparinux:** Synthetisches Pentasaccharid, bindet an Antithrombin und inhibiert selektiv den Faktor Xa. In **OASIS-6** (12 092 Pat., ohne Reperfusion 2 867 Pat., mit Lyse 5 436 Pat.) und mit primärer PCI (3 789 Pat.) war Fondaparinux besser als Heparin bei Nicht-PCI-Patienten mit STEMI [176]. Sowohl bei Patienten mit Lysetherapie als auch bei Patienten ohne Lyse (2,5 mg tgl. s.c. über ca. 5,5 Tage) reduzierte Fondaparinux Tod, Reinfarkt und schwere Blutungen im Vgl. zu UFH [203, 204]. Voraussetzung: Krea. < 3,0 mg/dl. Dosis: initial 2,5 mg i.v., dann 2,5 mg 1-mal tgl. bis zu 8 Tage (wurde effektiv 5–6 Tage gegeben).

◢ **Fondaparinux ohne Lyse**

– Klasse-IIa-Indikation nach **ACC/AHA 2007** [8c].

◢ **Fondaparinux und Lyse**

– Klasse-I-Indikation nach **ACC/AHA 2007** [8c].

◢ **Fondaparinux bei primärer PCI**

– Bei PCI als Monotherapie nicht potent genug, von der ESC nicht empfohlen.

Zusätzlich ist UFH in üblicher Dosis unter Berücksichtigung der evtl. zusätzlichen Gabe von GP-IIb/IIIa-Antagonisten notwendig [206, 8c].

**Bivalirudin:** Direkter Thrombin-Inhibitor. Vorteile: keine Plättchenaktivierung, keine Thrombozytopenie, vorhersagbare Pharmakokinetik.

◢ **Bivalirudin bei primärer PTCA**
- In HORIZONS sig. geringere kardiovaskuläre Mortalität als UFH + GP-IIb/IIIa-Antagonisten (1,8% vs. 2,9%) bei geringerer Blutungsrate (4,9% vs. 8,3%), Reinfarkt idem [211]. Subgruppenanalysen fehlen noch, evtl. Abciximab nur noch für Pat. im kardiogenen Schock, bei Stent-Thrombose oder großer Thrombuslast [212]. Von der **ESC 2008** als 2. Option (neben UFH) als Klasse-IIa-Empfehlung aufgeführt [20c].

**Glykoprotein-IIb/IIIa-Inhibitoren**

**GP-IIa/IIIb-Inhibitoren bei Lyse:**
◢ Abciximab ermöglichte in TIMI 14 [66] zusätzlich zu t-PA eine höhere TIMI-3-Rate, in GUSTO V war Abciximab hinsichtlich der 30-Tage-Mortalität nicht besser als UFH bei Reteplase-Lyse, ischämische Komplikationen waren seltener, das Blutungsrisiko jedoch erhöht [84, 84a]. Abciximab ist kurzfristig wirksamer als UFH bei Tenecteplase-Lyse, Enoxaparin war hier gleich wirksam wie Abciximab [83]. Nach 1 Jahr jedoch kein Mortalitätsunterschied zwischen UFH, LMWH und Abciximab [83a].
◢ Bei einer medikamentös-konservativen STEMI-Therapie sind GP-IIb/IIIa-Antagonisten **nicht indiziert**, eine prähospitale Gabe wird von der DGK 2004 ebenfalls nicht empfohlen [131].

**GP-IIa/IIIb-Inhibitoren bei primärer PTCA:**
◢ Die zusätzliche Gabe von Abciximab reduzierte in der RAPPORT-Studie [53] die Inzidenz von Tod oder Reinfarkt. In ADMIRAL Reduktion des Endpunktes Tod/Reinfarkt/Notfall-Revaskularisation bei primärer PTCA plus Stent mit Abciximab vs. Placebo [70]. In **CADILLAC** [119] zeigte sich hingegen kein Vorteil durch Abciximab Die ACE-Studie zeigte einen klaren Vorteil durch Abciximab bei Stenting des Infarktgefäßes, Tod/Reinfarkt nach 6 Monaten in 5,5% vs. 13,5% [127]. Eine Meta-Analyse [130] ergab lediglich einen nicht signifikanten Trend hinsichtlich Tod bzw. Reinfarkt zugunsten von Abciximab, eine andere Meta-Analyse zeigt eine Reduktion der 30-Tage-Mortalität (2,4 vs. 3,4%) und der 6- bis 12-Monate-Mortalität (4,4 vs. 6,2%) [152]. Mortalität 14,3% vs. 10,9% unter Abciximab nach [188]. Mortalitätsvorteil durch Abciximab für Patienten im kardiogenen Schock [120, 164]. In **BRAVE-3** (n = 800) kein zusätzlicher Nutzen durch Abciximab nach Vorbehandlung mit 600 mg Clopidogrel, Pat. im kardiogenen Schock waren ausgeschlossen [216].
◢ In **EVA-AMI** (AHA 2007) und bei [209] kein relevanter Unterschied zwischen Eptifibatid und Abciximab.
◢ Tirofiban ist Abciximab nicht unterlegen [210].
◢ Kein Vorteil durch Abciximab mit oder ohne Lyse vor PCI als sog. **Facilitated-PCI** in ASSENT-4 und FINESSE. In ON-TIME ergab eine prähospitale Tirofibanmedikation bei STEMI < 6 h vor primärer PTCA ebenfalls keinen relevanten Vorteil [134].
◢ Nach **ESC 2008** Klasse-IIa-Indikation für Abciximab, Klasse-IIb-Indikation für Tirofiban und Eptifibatid [20c].

### 3.2.3.6.4 Hämodynamisch-kardioprotektive medikamentöse Therapie

**Betablocker**
Reduktion von $O_2$-Bedarf, Infarktgröße, Reinfarktrate und Mortalität in den ersten größeren STEMI-Studie überhaupt (**MIAMI** und **ISIS**). Der Effekt ist allerdings gering, nach ISIS-1 ca. 6 zusätzlich Überlebende auf 1000 behandelte Patienten [24].

Die Auswertung der Daten der GUSTO-I-Studie [25] zeigte keinen Vorteil für den intravenösen Therapiebeginn, in **COMMIT** [159] weniger Reinfarkte und seltener VF, aber häufiger kardiogener Schock bei gleicher Mortalität. Daraus wurde gefolgt, den Betablocker erst bei stabiler Hämodynamik zu beginnen. Reduzierte Mortalität bei i.v. Anwendung vor PCI [179]. Bei primärer PTCA erscheint ein intravenöser Therapiebeginn vorteilhaft [133].

> **Dosierung**
> 5–10 mg Atenolol i.v., dann 100 mg/Tag oral (ISIS) *oder*
> 5–15 mg Metoprolol i.v., dann 4-mal 50 mg oral, nach 2 Tagen 2-mal 100 mg (MIAMI)

Nach **ACC/AHA** generell indiziert (Klasse I), außer bei Patienten mit Herzinsuff., Low output, erhöhtem Risiko für kardiogenen Schock, PR > 0,24 s, Asthma oder reaktiver COPD [8b], Klasse IIa für i.v. Anwendung bei hypertensiven Pat. ohne Low output, ohne rel. KI und ohne Risikofaktoren für die Entwicklung eines kardiogenen Schocks, d.h. HF > 120/min oder < 60/min, $RR_{sys}$ < 120 mmHg, Alter > 70 Jahre [8b].

Nach **ESC 2008** Klasse I für die orale Anwendung, Klasse IIb für die i.v. Gabe [20c].

**Kontraindikationen**
Asthma/schwere COPD, schwere pAVK, mittel- bis höhergradige LV-Dysfunktion, systol. RR < 100 mmHg, HF < 60/min, AV-Block II–III, PQ-Zeit > 0,24 s, Zeichen der peripheren Minderperfusion [8b].

**RAAS-Blockade**
**ACE-Hemmer:** Mortalitätsreduktion gezeigt in ISIS-4 [22], GISSI-3 [23] u.a.m., ca. 100000 Patienten erfasst in einer Meta-Analyse. Ca. 5 zusätzlich Überlebende auf 1000 behandelte Patienten bei oraler Therapie am 1. Tag. Größerer Vorteil für Patienten mit Herzinsuffizienz und VWI, kein Vorteil bei HWI und fehlenden Zeichen der Herzinsuffizienz [26]. Früher Therapiebeginn wichtig, da die Mortalitätsreduktion im Wesentlichen in den ersten 4 Tagen erreicht wird (Reduktion von Pumpversagen, Wandruptur und EMD in GISSI-3), kontraindiziert bei $RR_{sys}$ < 100 mmHg [8b]. Die frühzeitige i.v. Gabe von ACE-Hemmern ist nachteilig (CONSENSUS II).

> **Dosierung**
> Initial Captopril 6,25 mg, 2 h später 12,5 mg, 12 h später 25 mg, dann 2-mal 50 mg (ISIS-4-Schema) *oder*
> Ramipril 2-mal 2,5 mg, dann 2-mal 5 mg (AIRE)

Diskutiert wird nach diesen Daten, ob alle Patienten oder nur Hochrisikopatienten therapiert werden sollten. Nach **ACC/AHA** Klasse-IIa-Indikation für alle Patienten mit akutem Infarkt innerhalb der ersten 24 h, Klasse-I-Indikation für Patienten mit Vorderwandinfarkt oder klinisch manifester Herzinsuffizienz oder einer EF < 40%. Nach **ESC 2008** Klasse-IIa-Indikation für alle Patienten, Klasse I für Hochrisikopatienten [20c].

**Angiotensin-Rezeptorenblocker:** Valsartan in VALIANT nicht besser als ACE-Hemmer (s. Kap. 3.3). Indiziert sind Valsartan oder Candesartan bei STEMI mit Herzinsuffizienz oder LVEF < 40% bei ACE-Hemmer-Unverträglichkeit bzw. als Alternative zu ACE-Hemmern.

## Nitrate

Nitrate bewirken eine Reduktion von Preload und Afterload sowie eine Koronardilatation. In **ISIS-4** [22] und **GISSI-3** [23] wurde keine Mortalitätsreduktion durch orale Nitrate nachgewiesen (allerdings wurden zu viele Patienten der Kontrollgruppe mit Nitraten behandelt). Eine Meta-Analyse aller Daten ergibt einen geringen Vorteil unter Nitrattherapie (ca. 3–4 zusätzlich Überlebende auf 1 000 behandelte Patienten (nach [8b]).

Kontraindiziert sind Nitrate bei $RR_{sys}$ < 90 mmHg, Bradykardie (< 50/min), Tachykardie > 100/min oder V.a. RV-Infarkt. KI auch nach Anwendung von Phosphodiesterase-Hemmern bei erektiler Dysfunktion < 24 h (< 48 h für Tadalafil) wegen möglicher schwerer Hypotonie.

*Cave:* Die Anwendung von Nitraten bei Rechtsherzinfarkt kann einen gravierenden Blutdruckabfall verursachen!

Nach **ACC/AHA 2004** [8b] klare Indikation (Klasse I) für i.v. Nitro bei persistierender Ischämie, Hypertonie oder pulmonaler Überwässerung. Nach **ESC 2008** Klasse-I-Indikation bei Pumpversagen, sonst Klasse IIb [20c].

### 3.2.3.6.5 Sonstige Therapieansätze

**Digitalis:** Mögliche negative Effekte (erhöhte Kontraktilität mit erhöhtem $O_2$-Bedarf, proarrhythmische Effekte, Vasokonstriktion bei schneller i.v. Gabe). Die Analyse der AIRE-Studie ergab die Assoziation mit einer erhöhten Sterblichkeit [147]. Von der **ESC 2008** nur zur Frequenzkontrolle bei AF als IIb-Indikation erwähnt [20c].

**Ca-Antagonisten:** Nach **ESC 2008** generell nicht indiziert. Klasse-I-Indikation für Verapamil und Diltiazem bei TAA zur Frequenzkontrolle für Patienten ohne Herzinsuffizienz [20c].

**Magnesium:** In **ISIS-4** [22] und in **MAGIC** [93] ohne Effekt auf Mortalität. Routinemäßig nicht empfohlen [20c]. Bei TdP-VT 1–2 g Magnesium als i.v. Bolus über 5 min [8b].

**Glukose-Insulin-Kalium:** In der DIGA-MI-Studie (n = 620) Reduktion der Langzeitmortalität von Diabetikern mit AMI [109]. Eine Meta-Analyse der vorhandenen Studien zeigte eine Reduktion der Hospitalmortalität um 49 auf 1 000 behandelte Patienten [27]. **DIGAMI 2** (1 253 Diabetiker) ergab keine Mortalitätsbeeinflussung [154]. Angewendet bei primärer PTCA, zeigte sich eine Mortalitätsreduktion bei Patienten ohne Herzinsuffizienz und eine erhöhte Mortalität bei höherer Killip-Klasse [117]. In **CREATE-ECLA** (n = 20 201) 30-Tage-Mortalität 10%, GIK ohne Effekt [145], seitdem ist die Diskussion beendet, keine Indikation.

**Insulin zur Blutzuckerkontrolle:** Der Anstieg von Katecholaminen, Kortisol und Glukagon erhöht die Konzentration an freien Fettsäuren mit konsekutiver Verstärkung des Ischämie-Schadens. Nach **ACC/AHA** [8b] Normalisierung der Blutglukose mit Insulin-Infusion (Klasse-I-Indikation bei kompliziertem STEMI, andernfalls IIa). BZ-Ziel 90–140 mg/dl [20c].

**Stammzelltherapie:** Noch experimentell (s. Kap. 3.3).

**Bluttransfusion:** Eine retrospektive Studie zeigt einen Überlebensvorteil für Patienten > 65 Jahre nach Transfusion wegen Anämie mit einem Hkt < 30%, bei Transfusion bei Hkt > 36% jedoch sogar eine erhöhte Mortalität [88].

## 3.2.4 Vitale Komplikationen bei akutem Myokardinfarkt

### 3.2.4.1 Kardiogener Schock

Die Häufigkeit des kardiogenen Schocks liegt bei 5,4% [56]. Die **Mortalität** beträgt 52–70% [47, 58]. Die Prognose kann durch Berechnung des sog. Cardiac power output (CPO) abgeschätzt werden:

$$CPO\ (W) = \frac{\text{arterieller Mitteldruck} \times HZV}{451}$$

Die Mortalität beträgt ca. 10% bei einem CPO von ca. 1, aber ca. 70% bei einem CPO von ca. 0,2 [143]. Der Schock manifestatiert sich in 59% innerhalb von 48 h (30-Tage-Mortalität 45%), an Tag 3–4 in 11% und in 30% > 4 Tage (Mortalität > 80%) [103].

**Diagnosestellung** bei persistierender Hypotonie ($RR_{sys}$ < 90 mmHg) und HZV < 1,8 l/min/m$^2$ bei Füllungsdruck > 20 mmHg und klinischen Schockzeichen wie reduzierte Gewebeperfusion, Oligurie, Verwirrtheit, Tachykardie, Lungenödem nach Ausschluss von Vagotonie, Arrhythmien, Hypovolämie, Sepsis, Lungenembolie und pharmakologischen Ursachen. Zusätzlich zu den bekannten Ursachen des Schocks bei AMI scheint im Verlauf ein mediatorgetriggertes inflammatorisches Geschehen Bedeutung zu haben [198].

*Cave:* Es gibt Patienten im kardiogenem Schock bei fehlender Hypotonie, die Hospitalmortalität liegt bei 43% [201].

Bei Hypotonie ist zunächst immer (außer bei deutlicher pulmonaler Überwässerung) eine Hypovolämie auszuschließen (ggf. durch kontrollierte Volumenexpansion) sowie eine Echokardiografie zur **Ursachenabklärung** anzufertigen. Divergierende Ansichten zum Monitoring mittels **Einschwemmkatheter**: Klasse-I-Indikation bei fehlendem Ansprechen auf Volumen nach **ACC/AHA** [8b] bzw. Klasse IIb nach **ESC 2008** [20c].

### 3.2.4.1.1 Kardiogener Schock infolge ausgedehnter Infarzierung

Ursache des Schocks ist in 78,5% der Verlust an kontraktilem Myokard [80]. Ein Schock droht ab einem Verlust von 35% des LV-Myokards [3], im Mittel beträgt die Infarktzone 50% des LV [75].

In der **SHOCK-Studie** betrug die 6-Monats-Mortalität bei medikamentös behandelten Patienten 63% vs. 50% bei revaskularisierten Patienten, 13 gerettete Patienten auf 100 behandelte [8b].

Die 30-Tage- und 6-Monate-Mortalität war geringer für revaskularisierte Pat. < 75

Jahre, aber höher für Pat. > 75 Jahre [65]. Anders als im SHOCK-Trial zeigte sich im größeren Kollektiv des SHOCK-Trial-Registers auch für Patienten > 75 Jahre ein Vorteil durch eine frühe Revaskularisation, die Hospitalmortalität lag bei 48% vs. 81% [116]. Die Hospitalmortalität wird mit bestimmt vom TIMI-Fluss (33% bei TIMI 3, 50% bei TIMI 2, 85,7% bei TIMI 0–1) [100]. Die 1-Jahres-Mortalität lag bei erfolgreicher PCI 39% vs. 85% bei erfolgloser PCI [121]. Die Durchführung einer Mehrgefäß-PCI war assoziiert mit einer erhöhten Mortalität [121].

Die **sofortige Rekanalisation/Revaskularisation** ist die bevorzugte Strategie mit Klasse-I-Indikation nach **ESC 2008** [20c]. Nach **ACC/AHA** [8b] besteht eine Klasse-I-Indikation zur Revaskularisation < 36 h nach Infarktbeginn bzw. < 18 h nach Einsetzen des Schocks im Alter < 75 J bzw. eine Klasse-IIa-Indikation im Alter > 75 Jahre bei geeigneten Patienten.

Die **operative Revaskularisation** im kardiogenen Schock bleibt eine Einzelfallentscheidung für Patienten nach ineffektiver PTCA oder mit entsprechender Koronarmorphologie (3-GE, Haupstammstenose), die 30-Tage-Mortalität liegt bei 42% [8b]. Operative Therapie ist bei VSD, Ruptur und Mitralinsuffizienz angezeigt (s. Kap. 2.4.1.3)

Keine Mortalitätsreduktion zeigte sich in GISSI-I [58] durch eine **Lysetherapie**, in der SHOCK-Studie ist die Lyse jedoch assoziiert mit einer verbesserten 12-Monats-Prognose [125]. Im kardiogenen Schock ist Streptokinase effektiver als t-PA [33]. Sie ist indiziert, wenn PCI/ACVB nicht bzw. nicht zeitgerecht zur Verfügung stehen [20c].

### Medikamentöse Therapie

Ein präziser Therapiealgorithmus ist bislang nicht evaluiert (s. Kap. 8.14). Therapieoptionen sind:

◢ Optimierung der Füllungsdrücke und des HZV (PCWP ≥ 15 mmHg, CI > 2 l/min/m$^2$ [20c].

◢ Dobutamin, Dopamin, Noradrenalin.

◢ Levosimendan: Im therapierefraktären Schock erwies sich Levosimendan der Therapie mit dem PDE-III-Inhibitor Enoximone überlegen [219], eine Bestätigung durch eine größere Studie ist notwendig.

Anhaltende Hypotonie wird mittels Vasopressoren therapiert, nach **ACC/AHA** mit Dopamin oder Noradrenalin [8b]. Die **ESC** bewertet hingegen Dopamin als IIb- und Dobutamin als IIa-Indikation, Noradrenalin bleibt unerwähnt [20c].

### Respiratortherapie
Die Sicherstellung einer ausreichenden Oxygenation hat höchste Priorität, sie erfolgt nasal, per Maske, via CPAP oder als nicht invasive Beatmung (CPAP + ASB oder BIPAP). S. zu diesem Thema Kapitel 8.14 und [62]. Die **ESC** gibt keine präzisen Empfehlungen [20c].

### IABP
Effekte der IABP sind Nachlastreduktion, Verbesserung der Koronarperfusion und Verminderung des Sauerstoffbedarfs [1]. Die IABP erhöht den diastolischen RR und vermindert den systolischen RR. Bei Patienten im kardiogenen Schock nach MI zeigten sich die hämodynamischen Parameter allerdings z.T. kaum beeinflusst [226]. Schwere Komplikationen, vor allem Blutung und Ischämie, treten in 7–8% der Fälle auf [1].

Absolute Kontraindikation für die IABP ist die Aorteninsuffizienz, die relativen Kontraindikationen sind: schwere pAVK, Aortenaneurysma, aktive Blutung sowie andere Kontraindikationen gegen Antikoagulation, außerdem schwere Thrombopenie [1].

Daten aus Observationsstudien (GUSTO I, NRMI) zeigen mehrheitlich Vorteile durch die IABP-Therapie, eine Evidenz durch eine adäquate prospektive randomisierte Studie fehlt [1]. Bei 57 randomisierten Patienten zeigte sich kein signifikanter Unterschied in

der Mortlität [236]. Eine Meta-Analyse der vorhandenen Daten ergab einen Vorteil für lysierte Patienten und eine **Mortalitätszunahme unter IABP-Therapie bei Patienten mit PCI-Therapie** [237]. **Die Bewertung der Fachgesellschaften entbehrt der Evidenz.**

Nach **ACC/AHA 2004** besteht eine Klasse-I-Indikation bei Hypotension/Low output oder kardiogenen Schock [8b], auch nach **ESC 2008** handelt es sich um eine Klasse-I-Indikation [20c].

### Linksventrikuläre Assist-Systeme (LVAD)
LVAD (TandemHeart, Impella device) stellen standardmäßig die Ultima-Ratio-Therapie als „Bridge to transplant" dar, die Datenlage ist allerdings sehr spärlich. Im direkten Vergleich mit der IABP bei 25 Patienten im kardiogenen Schock erbrachte die perkutane Unterstützung mit der Impella-Pumpe nach 30 min bessere Ergebnisse (CI + 0,5 vs. + 0,11 l/min/m$^2$, MAP + 9 mmHg vs. – 1,2 mmHg), der Unterschied nivellierte sich im Verlauf, kein Unterschied bestand hinsichtlich Vasopressorendosis, Urinmenge oder Mortalität [226]. In 3 Studien an insgeamt 100 Patienten zeigte sich kein Unterschied zwischen LVAD und IABP hinsichtlich Überleben [246]. Klasse-IIa-Indikation nach **ESC 2008** [20c].

### 3.2.4.1.2 Kardiogener Schock bei rechtsventrikulärem Infarkt
Der RV-Infarkt ist Schockursache bei AMI in 5,3% mit einer Mortalität von 53% [115]. Ein RV-AMI ist generell zu berücksichtigen bei Hypotonie und Schock nach inferiorem Infarkt.

◢ EKG-Diagnose durch Nachweis der ST-Hebung in $V_3r$ und $V_4r$ (sehr sensitiv für RV-Infarkt, aber nicht spezifisch für hämodynamisch relevante RV-Dysfunktion [97], Klasse-I-Indikation für diese Ableitung bei RV-Infarkt mit Schock [8b]

◢ Klinische Hinweise sind Kussmaul-Zeichen (inspiratorisch erhöhter Jugularvenendruck) und Pulsus paradoxus (systolischer Blutdruckabfall > 10 mmHg bei Inspiration) [97] sowie die Konstellation Schock bei Infarkt ohne Lungenstauung mit Halsvenenstauung

◢ Im Echo dilatierter RV, Ausschluss einer Perikardtamponade als Differenzialdiagnose

◢ Hämodynamische Zeichen: Erhöhter RA-Druck (23 mmHg), hohe v-Welle. Typisch, aber eher selten: RVEDP deutlich höher als LVEDP (PCP 23 mmHg), RA/PCP > 0,8 in 70%, systolischer RV- und PA-Druck normal bis erniedrigt, HZV reduziert, arterielle Hypotonie (Druckwerte nach [115])

**Therapie**

◢ Revaskularisation, Effektivität entspricht der Situation bei LV-Schock [115]

◢ Preload-Optimierung: kontrollierte Volumenexpansion, bei fehlendem Ansprechen invasives Monitoring mit Füllungsdruck- und HZV-Bestimmung [97], keine Vorlastreduktion (Diuretika, Nitrate, Morphin)

◢ Rhythmuskontrolle: HZV bei RV-Dysfunktion sehr frequenzabhängig, daher Frequenzoptimierung mit Atropin, ggf. Therapieversuch mit Aminophyllin oder Schrittmacher [97], AV-synchrone 2-Kammer-Stimulation bei höhergradigem AV-Block [20c]; prompte Kardioversion in den SR bei Vorhofflimmern [20c]

◢ ggf. Katecholamine

Eine ACVB-Op. nach klinisch bedeutsamer RV-Dysfunktion sollte zur Regeneration der RV-Funktion möglichst erst 4 Wochen nach Infarkt erfolgen [8b], es droht sonst ein perioperatives RV-Versagen.

### 3.2.4.1.3 Kardiogener Schock infolge Wandruptur

Inzidenz 1–6% bei STEMI [8b]. Die akute Ruptur der freien Wand führt zur Perikardtamponade mit Schock und nachfolgender elektromechanischer Dissoziation und damit meist sehr schnell zum Tode. Die Mortalität mit chirurgischer Therapie beträgt 55–60% [80, 8b]. Risikofaktoren sind anteriorer Infarkt, Erstinfarkt, weibliches Geschlecht, Kortikoide und NSAR [8b]. Die Diagnose durch Echo bzw. Lävokardiografie ist nicht ausreichend sensitiv. Soweit möglich, sollten unverzüglich Operation, Perikardiozentese und Volumentherapie zur Überbrückung erfolgen [20, 8b]. Dringliche Op.-Indikation besteht auch bei **Pseudoaneurysma** als Folgestadium einer freien Ruptur [8b].

### 3.2.4.1.4 Kardiogener Schock durch akuten Ventrikelseptumdefekt

Der akute Ventrikelseptumdefekt ist Folge einer Septum-Ruptur, die Inzidenz ohne Lyse beträgt 1–3%, nach Lysetherapie wohl nur ca. 0,2%, Symptombeginn tritt im Median nach 24 h ein [94]. Ein akuter Ventrikelseptumdefekt ist in ca. 3,9% Schockursache, die Mortalität beträgt 87% [80]. Eine akute Ausdehnung des Defekts ist möglich.

◢ Wegweisend ist ein neu aufgetretenes Holosystolikum bei Dyspnoe und Schock.

◢ Diagnose durch Echo, evtl. Oxymetrie (s. Kap. 1.13) oder Lävokardiografie (LAO 45–60°, kranial 15–20°)

◢ Bis zur Op. Vasodilatatoren (soweit möglich) und IABP zur präoperativen Stabilisierung [8b]

◢ Hospitalmortalität mit Op. 20–50% [8b], Hospitalmortalität im Schock ohne Op. ca. 95% [94].

◢ Der katheterinterventionelle VSD-Verschluss wurde beschrieben, Mortalität für Patienten im kardiogenen Schock allerdings 88% [234], noch experimentell

Notfallmäßige Op. im kardiogenen Schock, bei hämodynamischer Stabilität frühzeitige Op. [20c].

### 3.2.4.1.5 Kardiogener Schock durch akute Mitralinsuffizienz bei Papillarmuskelruptur

Schwere Mitralinsuffizienz in ca. 4% [75] bzw. Schockursache in 6,9% [80], Mortalität 55% [80]. Ruptur des anterolateralen Papillarmuskels bei VWI, des posteromedialen Papillarmuskels bei HWI.

◢ Lungenödem und Schock bei auskultatorisch neuem Holosystolikum

◢ Diagnose mittels Echo, Bestätigung in der Lävokardiografie

◢ IABP nach ESC zur Vorbereitung der Koronarangiografie und Op. meist notwendig [20c]

◢ Mortalität im kardiogenen Schock mit Op. 40%, ohne Op. 71% [81]

> Notfallmäßige Op. im kardiogenen Schock, bei hämodynamischer Stabilität frühzeitige Op. [20c].

### 3.2.4.2 Reinfarkt

Ein früher Reinfarkt (während der ersten Hospitalisierung) tritt in 4,3% nach im Mittel 3,8 Tagen auf, die Mortalität ist mit mit Reinfarkt auf 11,3% erhöht (vs. 3,5% ohne Reinfarkt) [85]. Eine erneute Reperfusionsstrategie mit PTCA oder Lyse geht mit einer deutlich niedrigeren Mortalität einher als eine rein konservative Therapie (11% vs. 28%) [91].

### 3.2.4.3 Arrhythmien

#### 3.2.4.3.1 Bradykardien

Früh auftretende Sinusbradykardien bei akutem Hinterwandinfarkt und bei Reperfusion der RCA (Bezold-Jarisch-Reflex) sind oft Folge eines erhöhten Vagotonus und sprechen gut auf Atropin an [104]. AV-Blockierungen entstehen durch Ischämie, Infarzierung des Reizleitungssystems oder hydropische Zellschwellung, bei Hinterwandinfarkt auch durch exzessiv erhöhten Parasympathikotonus. Bei HWI ist der Block im AV-Knoten lokalisiert und ist oft innerhalb von 2 Wochen regredient, meist besteht ein noch ausreichender Ersatzrhythmus mit schmalen QRS-Komplexen. Bei Vorderwandinfarkt ist der AV-Block infranodal und prognostisch viel kritischer, weil Folge eines ausgedehnten Septuminfarkts durch Okklusion des prox. LAD. Der Ersatzrhythmus ist langsam und im Gegensatz zur Situation bei Hinterwandinfarkt besteht durchaus die Gefahr einer Asystolie [8b].

**Gefäßversorgung des Reizleitungssystems [104]**

| | |
|---|---|
| **Sinusknoten** | RCA (60%), RCX (40%) |
| **AV-Knoten** | RCA (90%), RCX (10%) |
| **His-Bündel** | AV-Knoten-Ast der RCA, zum geringen Teil auch R. septalis/LAD |
| **Rechter Tawara-Schenkel** | R. septalis des LAD, z.T. auch RCA und RCX |
| **Linker Tawara-Schenkel** | |
| • Linker anteriorer Faszikel | R. septalis des LAD |
| • Linker posteriorer Faszikel | AV-Knoten-Arterie (proximaler Teil) und Rr. septales (LAD + RIVP) |

#### Symptomatische Sinusbradykardie

◢ Atropin (0,5–1,0 mg, zusätzlich 0,5-mg-Bolus bis max. 2 mg oder 0,04 mg/kg).

◢ Temporäre Schrittmachertherapie, falls Atropin unwirksam, nach **ESC 2008** [20c].

◢ Betamimetika und Theophyllin sind aufgrund ihrer proarrhythmischen Wirkungen nicht indiziert [8b].

#### AV-Block II–III mit bradykardieassoziierter Hypotonie oder Herzinsuffizienz

◢ Atropin

◢ Temporäre Schrittmachertherapie, falls Atropin unwirksam, nach **ESC 2008** [20c].

Die Empfehlungen von **ACC/AHA 2004** zur Schrittmachertherapie sind wesentlich differenzierter und beziehen auch die transkutane Stimulation in die Differenzialtherapie mit ein [8b]. Zu berücksichtigen sind die potenziellen Komplikationen einer temporären, transvenösen Schrittmachertherapie (in einer Übersicht betrug die Gesamtrate an Komplikationen und Sondenrevisionen 35% [105]).

Klasse-I-Indikationen für eine transvenöse Stimulation sind nach **ACC/AHA 2004**: alternierender LSB/RSB, RSB mit LAHB oder LPHB bei zusätzlichem AV-Block II, Typ Mobitz, sowie neu aufgetretener RSB oder LSB mit AV-Block II, Typ Mobitz [8b].

### 3.2.4.3.2 Tachyarrhythmien

**Tachyarrhythmia absoluta**

Häufigkeit des Vorhofflimmerns ca. 8% (GISSI-3), bei LV-Dysfunktion ca. 21%, assoziiert mit erhöhter Mortalität und Apoplexrate (ca. 3%) [8b]. Antikoagulation mit UFH oder LMWH, Klasse I nach **ESC 2008** [20c]. Frequenzkontrolle mit Betablocker, Verapamil/Diltiazem (möglichst nicht bei Herzinsuffizienz) oder mit Amiodaron (Klasse I) und/oder Digitalis (bei LV-Dysfunktion und/oder Herzinsuffizienz; Klasse IIb), elektrische Kardioversion bei unzureichender Frequenzkontrolle oder bei schwerer hämodynamischer Beeinträchtigung nach **ESC 2008** [20c].

**Ventrikuläre Tachykardie**

Eine prophylaktische Therapie zur Verhinderung von VT/VF bei asymptomatischen VES bzw. ventrikulären Tachyarrhythmien ist nicht indiziert [8b]. Früher war eine primärprophylaktische Anwendung von Lidocain gängig, galt dann als gefährlich [8], aktuell ist sie nicht mehr indiziert [8b, 20c].

Anm.: Bei Auftreten von VT/VF gilt es immer die folgenden möglichen Ursachen abzuklären und ggf. zu beseitigen: Ischämie, Hypokaliämie/Hypomagnesiämie, adrenerge Stimulation (Betablocker), bei Torsade-depointes-Tachykardien auch eine auslösende Bradykardie, ggfs. mittels passagerem Schrittmacher.

**Empfehlungen nach ESC 2008** [20c]

| | |
|---|---|
| **Asymptomatische VT** | Keine Therapie |
| **Symptomatische monomorphe VT** | Amiodaron, Betablocker, Sotalol, Lidocain, ventrikuläre Überstimulation (alle Klasse IIa) |
| **Polymorphe VT** | |
| • Bei normaler QT-Zeit | Sotalol, Betablocker, Lidocain, Amiodaron (alle Klasse I) |
| • Bei QT-Verlängerung | Elektrolytausgleich, Magnesium, temporäre Schrittmacherstimulation, Isoproterenol, Lidocain |
| **Hämodynamisch instabile VT** | Elektrische Kardioversion |

**VF und pulslose VT**

VF bei ca. 5% der hospitalisierten Pat. [76], wesentliche Mortalitätsursache in den ersten 24 h und bes. häufig innerhalb der ersten 4 h [8b].

Defibrillation, initial 200 J, bei Erfolglosigkeit 200–300 J dann 360 J. Bei Erfolglosigkeit 300-mg-Bolus Amiodaron (oder 5 mg/kg) und weitere Defibrillationen. Ggf. Kalium auf 4 mmol/l, Magnesium auf 2 mg/dl ausgleichen (**ACC/AHA 2004**) [8b].

## 3.2.5 Anhang

### 3.2.5.1 Nicht invasive Diagnostik der Offenheit des Infarktgefäßes (Patency)

Eine Reihe nicht invasiver diagnostischer Strategien ist vorgeschlagen worden, um den Erfolg einer Lyse zu beurteilen. Für klinisch-praktische Zwecke sind nur solche Methoden relevant, die so zeitig Ergebnisse erbringen, dass ggf. noch eine Rescue-PTCA eingeleitet werden kann:

◢ Plötzliches **Verschwinden des Infarktschmerzes**, Sensitivität 66–84%, Spezifität 30% [12]

◢ Eine 50%ige Reduktion der **ST-Elevation** 90–180 min nach Lysebeginn hat einen prädiktiven Wert für die Offenheit von 70–82% bzw. für eine persistierende Okklusion von 58%-64% [14]. Eine persistierende ST-Elevation nach 90 min bzw. 180 min geht einher mit einer 30-Tage-Mortalität von 12,3% bzw. 15,6% bei VWI und von 8,8% bzw. 11,4% bei HWI [113]. Die Bewegung der ST-Strecke sollte nach SK-Lyse wohl besser erst nach 180 min bewertet werden [113]. Nach DGK 2004 [131] sollte ein EKG 90 min nach Lysebeginn geschrieben werden.

1 h nach effektiver, primärer PTCA war die ST-Strecke in nur 51% normalisiert, partiell normalisiert in 34% und unverändert in 15% [15].

### 3.2.5.2 Graduierung der Perfusion

Graduierung der koronaren und myokardialen Perfusion [142]

| TIMI (Thrombolysis in myocardial infarction) | |
|---|---|
| 0 | Keine Perfusion des Kontrastmittels |
| 1 | Penetration ohne Perfusion, Kontrastmittel füllt nicht das ganze Gefäß |
| 2 | Partielle Perfusion, verzögerter Kontrastmittelfluss, aber das gesamte Gefäß ist mit Kontrastmittel gefüllt |
| 3 | Komplette Perfusion; prompter, antegrader Fluss mit schneller Auswaschung |

| TMPG (TIMI myocardial perfusion grade) | |
|---|---|
| 0 | Kontrastmittel dringt nicht in das Mikrogefäßsystem ein; keine oder nur minimale Anfärbung des Myokards im Versorgungsbezirk des Koronargefäßes |
| 1 | Kontrastmittel dringt ins Myokardgefäßsystem ein, wird jedoch nicht ausgewaschen und ist bei der nächsten KM-Injektion noch zu erkennen |
| 2 | Verzögerter Eintritt in und Austritt aus dem Mikrogefäßsystem |

| | |
|---|---|
| 3 | Normale Anfärbung des Myokards und regelrechte Auswaschung, KM ist nach 3 Herzzyklen vollständig ausgewaschen bzw. gering persistierend mit deutlicher Intensitätsverminderung |

| MBG (Myocardial blush grade) | |
|---|---|
| 0 | Keine KM-Anfärbung des Myokards im Versorgungsbezirk der Arterie |
| 1 | Stark verminderte Anfärbung |
| 2 | Leicht verminderte Anfärbung |
| 3 | Normale KM-Anfärbung |

## Literatur

[1] Santa-Cruz RA et al. Aortic counterpulsation: a review of the hemodynamic effects and indications for use. Cathet cardiovasc Intervent 2006;67:68–77

[2] Wollert KC et al. Intracoronary autologous bone-marrow cell transfer after myocardial infarction: the BOOST randomized controlled clinical trial. Lancet 2004;364:141–8

[3] Antman EM, Braunwald E. Acute Myocardial Infarction. In: Braunwald E. Heart Disease, 5. Ed., 1184–288. 1997, W.B. Saunders, Philadelphia

[3b] Antman EM. ST-elevation myocardial infarction: management. In: Zipes DP et al. Braunwald's Heart Disease, 7. Ed., 1167–222. 2005, Elsevier Saunders, Philadelphia

[4] Tousoulis D et al. Angiographic characteristics of infarct-related and non-infarct-related stenoses in patients in whom stable angina progressed to acute myocardial infarction. Am Heart J 1998;136:382–8

[5] Ledru F et al. Geometric Features of Coronary Artery Lesions Favoring Acute Occlusion and Myocardial Infarction: A Quantitative Angiographic Study. J Am Coll Cardiol 1999;33:1353–61

[6] Fishbein MC et al. How Big Are Coronary Atherosclerotic Plaques That Rupture? Circulation 1996;94:2662–6.

[7] de Winter RJ et al. Value of Myoglobin, Troponin T, and CK-MBmass in Ruling Out an Acute Myocardial Infarction in the Emergency Room. Circulation 1995;92:3401–7

[8] Ryan TJ et al. ACC/AHA Guidelines for the Management of Patients with Acute

Myocardial Infarction. J Am Coll Cardiol 1996;28:1328–428

[8a] Ryan TJ et al. 1999 Update: ACC/AHA Guidelines for the Mangement of Patients with Acute Myocardial Infarction. J Am Coll Cardiol 1999;34:890–911

[8b] ACC/AHA STEMI-Guidelines 2004. http://www.americanheart.org

[8c] ACC/AHA 2007 focused update of the ACC/AHA 2004 guidelines for the management of patients with ST-elevation myocardial infarction. J Am Coll Cardiol 2008;51:210–7

[9] Fisch C. Electrocardiography. In: Braunwald E. Heart Disease, 5. Ed., 108–152. 1997, W.B. Saunders, Philadelphia

[10] Sgarbossa EB et al. Electrocardiographic diagnosis of evolving acute myocardial infarction in the presence of left-bundle branch block. N Engl J Med 1996;334:481–7

[11] The GUSTO Angiographic Investigators: The comparative effects of tissue plasminogen activator, streptokinase, or both on coronary artery patency, ventricular function and survival after acute myocardial infarction. N Engl J Med 1993;329: 1615–22

[12] Davies CH, Ormerod OJM. Failed coronary thrombolysis. Lancet 1998;351:1191–6

[13] Danne O et al. Myoglobin beim akuten Myokardinfarkt. Intensivmed 1995;32:138–46

[14] Klootwijk P et al. Non-invasive prediction of reperfusion and coronary artery patency by continuous ST segment monitoring in the GUSTO-I trial. Eur Heart J 1996;17:689–98

[15] van't Hof AWJ et al. Clinical value of 12-lead electro cardiogram after successful reperfusion therapy for acute myocardial infarction. Lancet 1997;350:615–9

[16] Cheitlin MD et al. ACC/AHA Guidelines for the Clinical Application of Echocardiography. Circulation 1997;95:1686–744

[17] Scanlon PJ et al. ACC/AHA Guidelines for Coronary Angiography: Executive Summary and Recommendations. Circulation 1999;99:2345–57

[18] Rich MW. Heparin for Acute Myocardial Infarction: The Controversy Continues. J Am Coll Cardiol 1998;31:964–6

[19] Krumholz HM et al. Use and Effectiveness of Intravenous Heparin Therapy for Treatment of Acute Myocardial Infarction in the Elderly. J Am Coll Cardiol 1998;31:973–9

[20] The Task Force on the Management of Acute Myocardial Infarction of the European Society of Cardiology. Acute myocardial infarction: pre-hospital and in-hospital management. Eur Heart J 1996;17:43–63

[20b] ESC Task Force. Management of acute myocardial infarction in patients presenting with ST-segment elevation. Eur Heart J 2003;24:28–66

[20c] ESC Task Force. Management of acute myocardial infarction in patients presenting with ST-segment elevation. Eur Heart J 2008;29:2909–45

[21] ISIS-2 (Second International Study of Infarct Survival) Collaborative Study Group. Randomized trial of intravenous streptokinase, oral aspirin, both, or neither among 17 187 cases of suspected acute myocardial infarction: ISIS-2. Lancet 1988;2:349–60

[22] ISIS-4 Collaborative Group. ISIS-4: A randomised factorial trial assessing early oral captopril, oral mononitrate, and intravenous magnesium sulphate in 58 050 patients with suspected acute myocardial infarction. Lancet, 1995;345:669–85

[23] GISSI-3: effects of lisinopril and transdermal glyceryl trinitrate singly and together on 6-week mortality and ventricular function after acute myocardial infarction. Lancet 1994;343:1115–22

[24] First International Study of Infarct Survival Collaborative Group. Randomized trial of intravenous atenolol among 16 027 cases of suspected myocardial infarction: ISIS-1. Lancet 1986;2:57–66

[25] Pfisterer M et al. for the GUSTO-I Investigators. Atenolol Myocardial Infarction: The GUSTO-I Experience. J Am Coll Cardiol 1998;32:634–40

[26] ACE Inhibitor Myocardial Infarction Collaborative Group. Indications for ACE Inhibitors in the Early Treatment of Acute Myocardial Infarction. Circulation 1998;97:2202–12

[27] Fath-Ordoubadi F et al. Glucose-Insulin-Potassium Therapy for Treatment of Acute Myocardial Infarction. Circulation 1997;96:1152–6

[28] ISIS-3 (Third International Study of Infarct Survival) Collaborative Group. A ranomised comparison of streptokinase vs. tissue plasminogen activator vs. anistreplase and aspi-

rin plus heparin vs. aspirin alone among 41 299 cases of suspected acute myocardial infarction: ISIS-3. Lancet 1992;339:753–70

[29] International Joint Efficacy Comparison of Thrombolytics. Randomized, double-blind comparison of reteplase double bolus administration with streptokinase in acute myocardial infarction (INJECT): trial to investigate equivalence. Lancet 1995;346:329–36

[30] The GUSTO Investigators. An international randomized trial comparing four thrombolytic strategies for acute myocardial infarction. N Engl J Med 1993;329:673–82

[31] Fibrinolytic Therapy Trialists (FFT) Collaborative Group. Indications for fibrinolytic therapy in suspected myocardial infarction: collaborative overview of early mortality and major morbidity results from all randomised trials of more than 1 000 patients. Lancet 1994;343:311–22

[32] Langer A et al. for the LATE Study Investigators. Late Assessment of Thrombolytic Efficacy (LATE) Study: Prognosis in patients with non-Q- wave myocardial infarction. J Am Coll Cardiol 1996;27:1327–32

[33] White HD, van de Werf FJJ. Thrombolysis for Acute Myocardial Infarction. Circulation 1998;97:1632–46

[34] Collins R et al. Aspirin, Heparin, and Fibrinolytic Therapy in Suspected Acute Myocardial Infarction. N Engl J Med 1997;336:847–60

[35] Califf RM et al. for the GUSTO-I Investigators. Selection of thrombolytic therapy for individual patients: Development of a clinical model. Am Heart J 1997;133:630–9

[36] Lee KL et al. for the GUSTO-I Investigators. Predictors of 30-day mortality in the era of reperfusion for acute myocardial infarction. Circulation 1995;91:1659–68

[37] Mark DB et al. Cost effectiveness of thrombolytic therapy with tissue plasminogen activator as compared with streptokinase for acute myocardial infarction. N Engl J Med 1995;332:1418–24

[38] Assessment for the Safety and Efficacy of a New Thrombolytic (ASSENT-2) Investigators. Single-bolus tenecteplase compared with front-loaded alteplase in acute myocardial infarction: the ASSENT-2 double-blind randomised trial. Lancet 1999;354:716–22

[39] The GUSTO III Investigators. A comparison of reteplase with alteplase for acute myocardial infarction. N Engl J Med 1997;337:1118–23

[40] Bates ER. Revisiting Reperfusion Therapy in Inferior Myocardial Infarction. J Am Coll Cardiol 1997;30:334–42

[41] International Society and Federation of Cardiology and World Health Organization Task Force on Myocardial Reperfusion. Reperfusion in Acute Myocardial Infarction. Circulation 1994;90:2091–102

[42] Grines C et al. Primary coronary angioplasty vs. thrombolytic therapy for acute myocardial infarction: long term follow-up of ten randomized trials. Circulation 1999;100(Suppl I):I-499

[43] Waldecker B et al. Früh- und Langzeitergebnisse der direkten PTCA bei Patienten mit akutem Myokardinfarkt. Z Kardiol 1997;86:703–11

44] The GUSTO IIb Substudy Investigators. A clinical trial comparing primary coronary angioplasty with tissue plasminogen activator for acute myocardial infarction. N Engl J Med 1997;336:1621–8

[45] Every NR et al. A comparison of thrombolytic therapy with primary coronary angioplasty for acute myocardial infarction. N Engl J Med 1996;335:1253–60

[46] Nunn CM et al. for the PAMI-I Study Group. Long-Term Outcome after Primary Angioplasty: Report from the Primary Angioplasty in Myocardial Infarction (PAMI-I) Trial. J Am Coll Cardiol 1999;33:640–6

[47] Vogt A et al. on behalf of the study group of the ALKK. Direct percutaneous transluminal coronary angioplasty in acute myocardial infarction. Eur Heart J 1998;19:917–21

[48] Zahn R et al. for the MITRA Study Group. Comparison of Primary Angioplasty with Conservative Therapy in Patients with Acute Myocardial Infarction and Contraindications for Thrombolytic Therapy. Cathet Cardiovasc Intervent 1999;46:127–33

[49] Wharton Th. Should patients with acute myocardial infarction be transferred to a tertiary center for primary angioplasty or receive it at qualified hospitals in the community? Circulation 2005;112:3509–34

[50] Stone GW et al. on behalf of the PAMI-II Trial Investigators. A Prospective, Rando-

mized Evaluation of Prophylactic Intra-aortic Balloon Counterpulsation in High Risk Patients with Acute Myocardial Infarction Treated with Primary Angioplasty. J Am Coll Cardiol 1997;29:1459–67

[51] Mehta RH, Bates ER. Coronary stent implantation in acute myocardial infarction. Am Heart J 1999;137:603–11

[52] Grines CL et al. for the Stent Primary Angioplasty in Myocardial Infarction Study Group. Coronary angioplasty with or without stent implantation for acute myocardial infarction. N Engl J Med 1999;341:1949–56

[53] Brener SJ et al. on behalf of the RAPPORT Investigators. Randomized, Placebo-Controlled Trial of Platelet Glycoprotein IIb/IIa Blockade with Primary Angioplasty for Acute Myocardial Infarction. Circulation 1998;98:734–41

[54] Gibson MC et al. for the TIMI 4 Study Group. Rescue Angioplasty in the Thrombolysis in Myocardial Infarction (TIMI)4 Trial. Am J Cardiol 1997;80:21–6

[55] Ellis SG et al. for the RESCUE Investigators. Randomized Comparison of Rescue Angioplasty with Conservative Management of Patients with Early Failure of Thrombolysis for Acute Anterior Myocardial Infarction. Circulation 1994;90:2280–84

[56] Hasdai D et al. Frequency and clinical outcome of cardiogenic shock during acute myocardial infarction among patients receiving reteplase or alteplase. Eur Heart J 1999;20:128–35

[57] Scanlon PJ et al. ACC/AHA Guidelines for Coronary Angiography. J Am Coll Cardiol 1999;33:1756–824

[58] Gruppo Italiano per lo Studio della Streptochinasi nell Infarto Miocardico (GISSI). Effectiveness of intravenous thrombolytic treatment in acute myocardial infarction. Lancet 1996;1:397–401

[59] Tiefenbrunn AJ et al. Clinical Experience with Primary Percutaneous Transluminal Coronary Angioplasty Compared with Alteplase (Recombinant Tissue-Type Plasminogen Activator) in Patients with Acute Myocardial Infarction. J Am Coll Cardiol 1998;31:1240–5

[60] Berger PB et al. for the GUSTO-1 Investigators. Impact of an Agressive Invasive Catheterization and Revascularisation Strategy on Mortality in Patients with Car-diogenic Shock in the Global Utilization of Streptokinase and Tissue Plasminogen Activator for Occluded Coronary Arteries (GUSTO-I) Trial. Circulation 1997;96:122–7

[61] Deutsche Gesellschaft für Kardiologie – Herz- und Kreislaufforschung. Richtlinien der interventionellen Koronartherapie. Z Kardiol 1997;86:1040–63

[62] Engelmann L. Bedeutung und Einsatz der Betmung bei akut dekompensierter Herzinsuffizienz. Intensivmed 2009;46:391–8

[63] Mortalität nach PTCA bei 865 Patienten mit kardiogenem Schock beim Herzinfarkt. Ergebnisse des Infarkt-PTCA Registers der ALKK. Z Kardiol 1999;88(Suppl I):253

[64] Ross A et al. for the GUSTO-1 Angiographic Investigators. Rescue Angioplasty after Failed Thrombolysis: Technical and Clinical Outcomes in a Large Thrombolysis Trial. J Am Coll Cardiol 1998;31:1511–7

[65] Hochman JS et al. for the SHOCK Investigators. Early Revascularisation in acute myocardial infarction complicated by cardiogenic shock. N Engl J Med 1999;341:625–34

[66] Antman EM et al. for the TIMI 14 Investigators. Abciximab facilitates the Rate and Extent of Thrombolysis. Circulation 1999;99:2720–2732

[67] Tansijevic MJ et al. Myoglobin, Creatin-Kinase-MB and Cardiac Troponin-I 60-Minute Ratios Predict Infarct-related Artery Patency after Thrombolysis for Acute Myocardial Infarction. J Am Coll Cardiol 1999;34:739–47

[68] Zimmermann J et al. Diagnostic Marker Cooperative Study for the Diagnosis of Myocardial Infarction. Circulation 1999;99:1671–7

[69] Antman EM et al. Assessment of the Treatment Effect of Enoxaparin for Unstable Angina/Non-Q-Wave Myocardial Infarction. TIMI 11B-ESSENCE Meta-Analysis. Circulation 1999;100:1602–8

[70] Montalescot G et al. for the ADMIRAL Investigators. Platelet glycoprotein IIb/IIIa inhibition with coronary stenting for acute myocardial infarction. N Engl J Med 2001;344:1895–903

[71] Kong DF et al. Clinical outcomes of therapeutic agents that block the platelet glycoprotein IIb/IIIa integrin in ischemic heart disease. Circulation 1998;98:2829–35

[72] White HD. Optimal treatment of patients with acute coronary syndromes and non-ST-elevation myocardial infarction. Am Heart J 1999;138:S105–S114

[73] Thiemann DR et al. Lack of benefit for intravenous thrombolysis in patients with myocardial infarction who are older than 75 years. Circulation 2000;101:2239–46

[74] Ellis SG et al. Review of immediate angioplasty after fibrinolytic therapy for acute myocardial infarction: Insights from the RESCUE I, RESCUE II, and other contemporary clinical experiences. Am Heart J 2000;139:1046–53

[75] Hasdai D et al. Cardiogenic shock complicationg acute coronary syndromes. Lancet 2000;356:749–56

[76] Guidelines 2000 for cardiopulmonary resuscitation and emergency cardiovascular care. Part 7, Section 1: Acute Coronary sydnromes (Acute myocardial infarction) Circulation 2000;102:I-172–I-203

[77] Braunwald E et al. ACC/AHA Guidelines for the management of patients with unstable angina and non-ST-segment elevation myocardial infarction: executive summary and recommendations. Circulation 2000;102:1193–1209

[78] Joint ESC/ACC Committee. Myocardial infarction redefined – A consensus document of The Joint European Society of Cardiology/American College of Cardiology Committee for the Redefinition of Myocardial Infarction. Eur Heart J 2000;21:1502–13

[79] Menown IBA et al. Optimizing the initial 12-lead electrocardiographic diagnosis of acute myocardial infarction. Eur Heart J 2000;21:275–83

[80] Hochman JS et al. for the SCHOCK Investigators. Cardiogenic shock complication acute myocardial infarction – etiologies, management and outcome: A report from the Schock trial registry. J Am Coll Cardiol 2000;36:1063–70

[81] Thompson R et al. for the SHOCK Investigators. Cardiogenic Shock due to acute severe mitral regurgitation complicating acute myocardial infarction: a report from the SHOCK trial registry. J Am Coll Cardiol 2000;36:1104–9

[82] Ross AM et al. Randomized comparison of enoxaparin, a low-molecular-weight heparin, with unfractionated heparin adjunctive to recombinant tissue plasminogen activator thrombolysis and aspirin. Second trial of heparin and aspirin reperfusion therapy (HART II). Circulation 2001;104:648–52

[83] The ASSENT-3 Investigators. Efficacy and safety of tenecteplase in combination with enoxaparin, abciximab, or unfractionated heparin: the ASSENT-3 randomised trial in acute myocardial infarction. Lancet 2001;358:605–13

[83a] Sinnaeve PR et al. Efficacy of tenecteplase in combination with enoxaparin, abciximab, or unfractionated heparin: one-year follow-up results of the assessment of the safety of a new thrombolytic-3 (ASSENT-3) randomized trial in acute myocardial infarction. Am Heart J 2004;147:993–8

[84] The GUSTO V Investigators. Reperfusion therapy for acute myocardial infarction with fibrinolytic therapy or combination reduced fibrinolytic therapy and platelet glycoprotein Ib/IIIa inhibition: the GUSTO V randomised trial. Lancet 2001;357:1905–14

[84a] Lincoff MA et al. Mortality at 1 year with combination platelet glycoprotein IIb/IIIa inhibition and reduced-dose fibrinolytic therapy vs. conventional fibrinolytic therapy for aucte myocarial infarction. GUSTO V randomised trial. JAMA 2002;288:2130–5

[85] Hudson MP et al. Early reinfarction after fibrinolysis. Circulation 2001;104:1229–35

[86] Alonso A. Safety and efficacy of subcutaneous enoxaparin and streptokinase in patients presenting acute myocardial infarction: results of the AMI-SK Trial. Late breaking clinical trials. J Am Coll Cardiol 2001;38:609

[87] Stone GW et al. for the CADILLAC investigators. Comparison of angioplasty with stenting with or without abciximab in acute myocardial infarction. N Engl J Med 2002;346:957–66

[88] Wu WC et al. Blood transfusion in elderly patients with acute myocardial infarction. N Engl J Med 2001;345:1230–36

[89] Zahn R et al. for the MITRA and MIR study Groups. Primary angioplasty versus intravenous thrombolysis in acute myocardial infarction: can we define subgroups of patients benefiting most from primary angioplasty? J Am Coll Cardiol 2001;37:1827–35

[90] Bonnefoy E et al. for the CAPTIM study group. Primary angioplasty versus prehospital fibrinolysis in acute myocardial infarction: a randomised study. Lancet 2002;360:825–9

[91] Barbash GI et al. Treatment of reinfarction after thrombolytic therapy for acute myocardial infarction. Circulation 2001;103:954–60

[92] Andersen HR et al. for the DANAMI-2 investigators. A comparison of coronary angioplasty with fibrinolytic therapy in acute myocardial infarction. N Engl J Med 200;349:733–42

[93] The MAGIC trial investigators. Early administration of intravenous magnesium to high-risk patients with acute myocardial infarction in the magnesium in coronaries (MAGIC) trial: a randomised controlled trial. Lancet 2002;360:1189–96

[94] Birnbaum Y et al. Ventricular septal rupture after acute myocardial infarction. N Engl J Med 2002;347:1426–32

[95] Morrow DA et al. TIMI risk score for ST-elevation myocardial infarction: a convenient, bedside, clinical score for the risk assessment at presentation. Circulation 2000;102:2031–7

[96] Lee TH et al. Acute chest pain in the emergency room. Arch intern Med 1985;145:65–9

[97] Goldstein JA. Pathophysiology and management of right heart ischemia. J Am Coll Cardiol 2002;40:841–53

[98] Keeley E et al. Primary angioplasty versus intravenous thrombolytic therapy for acute myocardial infarction: a quantitative review of 23 randomised trials. Lancet 2003;361:13–20

[99] PCAT Collaborators. Primary coronary angioplasty compared with intravenous thrombolytic therapy for acute myocardial infarction: six-month follow up and analysis of individual patient data from randomized trials. Am Heart J 2003;145:47–57

[100] Webb JG et al. Percutaneous coronary intervention for cardiogenic shock in the SHOCK trial registry. Am Heart J 2001;141:964–70

[101] Brodie BR. Reperfusion therapy for acute myocardial infarction in patients with prior bypass surgery. Am Heart J 2001;142:381–3

[102] Johanson P et al. Prognostic value of ST-segment resolution – when and what to measure. Eur Heart J 2003;24:337–45

[103] Lindholm J et al. Cardiogenic shock complicating acute myocardial infarction. Eur Heart J 2003;24:258–65

[104] Zimetbaum PJ et al. Use of the electrocardiogram in acute myocardial infarction. N Engl J Med 2003;348:933–40

[105] Heinroth KM et al. Passagere Schrittmachertherapie. Internist 2000;41:1019–30

[106] Antithrombotic trialists Collaboration. Collaborative meta-analysis of randomised trials of antiplatelet therapy for prevention of death, myocardial infarction, and stroke in high risk patients. BMJ 2002;324:71–86

[107] Cohen M et al. on behalf of the TETAMI investigators. The safety and efficacy of subcutaneous enoxaparin versus unfractionated heparin and tirofiban versus placebo in the treatment of acute ST-segment elevation myocardial infarction patients ineligible for reperfusion (TETAMI), J Am Coll Cardiol 2003;42:1348–56

[108] ESC Task Force. Management of acute myocardial infarction in patients presenting with ST-segment elevation. Eur Heart J 2003;24:28–66

[109] Malmberg K for the DIGAMI study group. Prospective randomised study of intensive insulin treatment on long term survival after acute myocardial infarction in patients with diabetes mellitus. BMJ 1997;314:1512–5

[110] Collins R et al. Clinical effects of anticoagulant therapy in suspected acute myocardial infarction: systematic overview of randomised trials. BMJ 1996;313:652–9

[111] Dietz R et al. Leitlinie zur Diagnose und Behandlung der chronischen koronaren Herzerkrankung der Deutschen Gesellschaft für Kardiologie – Herz- und Kreislaufforschung. Z Kardiol 2003;92:501–21

[112] Widimsky P et al. Long distance transport for primary angioplasty vs. immediate thrombolysis in acute myocardial infarction. Eur Heart J 2003;24:94–104

[113] Schröder K et al. Extent of ST-segment deviation in the single ECG lead of maximum deviation present 90 or 180 minutes after start of thrombolytic therapy best predicts outcome in acute myocardial infarction. Z Kardiol 2001;90:557–67

[114] Schulz-Menger J et al. Cardiovascular magnetic resonance of acute myocardial infarction at a very early stage. J Am Coll Cardiol 2003;42:513–8

[115] Jacobs AK et al. Cardiogenic shock caused by right ventricular infarction. J Am Coll Cardiol 2003;41:1273–9

[116] Dzavik V et al. for the SHOCK investigators. Early revascularization is associated with improved survival in elderly patients with acute myocardial infarction complicated by cardiogenic shock: a report from the SHOCK trial registry. Eur Heart J 2003;24: 828–37

[117] van der Horst ICC et al. on behalf of the Zwolle Infarct Study Group. Glucose-Insulin-Potassium in patients treated with primary angioplasty for acute myocardial infarction. J Am Coll Cardiol 2003;42:784–91

[118] Cox DA et al. for the CADILLAC investigators. Outcomes of optimal of „stentlike" ballon angioplasty in acute myocardial infarction: the CADILLAC trial. J Am Coll Cardiol 2003;42:971–7

[119] Tcheng JE et al. for the CADILLAC investigators. Benefits and risks of abciximab use in primary angioplasty for acute myocardial infarction. Circulation 2003;108:1316–23

[120] Chan AW et al. Long-term mortality benefit with the combination of stents and abciximab for cardiogenic shock complicating acute myocardial infarction. Am J Cardiol 2002;89:132–6

[121] Webb JG et al. for the SCHOCK investigators. Percutaneous coronary intervention for cardiogenic shock in the SCHOCK trial. J Am Coll Cardiol 2003;42:1380–6

[122] Dalby M et al. Transfer for primary angioplasty versus immediate thrombolysis in acute myocardial infarction. A meta-analysis. Circulation 2003;108:1809–14

[123] Gibson CM et al. Association of creatinine and creatinine clearance on presentation in acute myocardial infarction with subsequent mortality. J Am Coll Cardiol 2003;42:1535–43

[124] Grzybowski M et al. Mortality benefit of immediate revascularization of acute ST-segment elevation myocardial infarction in patients with contraindications to thrombolytic therapy. JAMA 2003;290:1891–8

[125] French JK et al. Influence of thrombolytic therapy, with or without intra-aortic balloon counterpulsation, on 12-month survival in the SHOCK trial. Am Heart J 2003;146:804–10

[126] Wang K et al. ST-segment elevation in conditions other than acute myocardial infarction. N Engl J Med 2003;349:2128–35

[127] Antoniucci D et al. A randomized trial comparing primary infarct artery stenting with or without abciximab in acute myocardial infarction. J Am Coll Cardiol 2003;42:1879–85

[128] Steg PG et al. for the CAPTIM investigators. Impact of time to treatment on mortality after prehospital fibrinolysis or primary angioplasty. Circulation 2003;108:2851–6

[129] Naghavi M et al. From vulnerable plaque to vulnerable patient. Circulation 2003;108:1664–72

[130] Kandzari DE et al. Improved clinical outcomes with abciximab therapy in acute myocardial infarction: a systematic overview of randomized clinical trials. Am Heart J 2004;47:457–62

[131] Hamm CW. Leitlinien: Akutes Koronarsyndrom (ACS). Teil 2: Akutes Koronarsyndrom mit ST-Hebung. Z Kardiol 2004;93:324–41

[132] Farzin F-O et al. Meta-Analysis of randomised trials of prehospital versus hospital thrombolysis. Circulation 1994;90:I-325 (Abstract)

[133] Halkin A et al. Impact of intravenous beta-blockade before primary angioplasty on survival in patients undergoing mechanical reperfusion therapy for acute myocardial infarction. J Am Coll Cardiol 2004;43:1780–7

[134] van't Hof AWJ et al. Facilitation of primary coronary angioplasty by early start of a glycoprotein 2b/3a inhibitor: results of the ongoing tirofiban in myocardial infarction evaluation (ON-TIME) trial. Eur Heart J 2004;25:837–46

[135] Abdel-Aty H et al. Delayed enhancement and T2-weighted cardiovascular magnetic resonance imaging differentiate acute from chronic myocardial infarction. Circulation 2004;109:2411–6

[136] Matetzky S et al. Clopidogrel resistance is associated with increased risk of recurrent atherothrombotic events in patients with acute myocardial infarction. Circulation 2004;109:3171–5

[137] Costantini CO et al. Frequency, correlates, and clinical implications of myocardial perfusion after primary angioplasty and

stenting, with and without glycoprotein IIb/IIIa inhibition in acute myocardial infarction. J Am Coll Cardiol 2004;44:305–12

[138] Sutton A et al. A randomized trial of rescue angioplasty versus a conservative approach for failed fibrinolysis in ST-Segment elevation myocardial infarction. J Am Coll Cardiol 2004;44:287–96

[139] Fernandez-Aviles F et al. Routine invasive strategy within 24 hours of thrombolysis versus ischemia-guided conservative approach for acute myocardial infarctiion with ST-segment elevation (GRACIA-1): a randomised controlled trial. Lancet 2004;364:1045–53

[140] Corpus RA et al. Multivessel percutaneous coronary intervention in patients with multivessel disease and acute myocardial infarction. Am Heart J 2004;148:493–500

[141] Danchin Impact of prehospital thrombolysis for acute myocardial infarction on 1-year outcome. Results from the french nationwide USIC 200 registry. Circulation 2004;110:1909–15

[142] Gibson SM et al. Coronary and myocardial angiography. Angiographic assessment of both epicardial and myocardial perfusion. Circulation 2004;109:3096–105

[143] Fincke R et al. Cardiac power is the strongest hemodynamic correlate of mortality in cardiogenic shock: a report from the SHOCK trial registry. J Am Coll Cardiol 2004;44:340–8

[144] CREATE trial group. Effects of reviparin, a low-molecular-weight heparin, on mortality, reinfarction, and strokes in patients with acute myocardial infarction presenting with ST-segment elevation. JAMA 2005;293:427–36

[145] CREATE-ECLA trial group investigators. Effect of glucose-insulin-potassium infusion on mortality in patients with acute ST-segment elevation myocardial infarction. JAMA 2005;293:437–46

[146] Wright RS et al. Acute myocardial infarction and renal dysfunction: a high-risk combination. Ann Intern Med 2002;137:563–70

[147] Spargias K et al. Safety concerns about digoxin after acute myocardial infarction. Lancet 1999;354:391–2

[148] Nallamothu BK et al. Percutaneous coronary intervention versus fibrinolytic therapy in acute myocardial infarction: is timing (almost) everything? Am J Cardiol 2003;92:824–6

[149] Rittersma SZH et al. Plaque instability frequently occurs days or weeks before occlusive coronary thrombosis. Circulation 2005;111:1160–5

[150] ESC-Guidelines. Guidelines for percutaneous coronary interventions. Eur Heart J 2005; http://www.escardio.org

[151] Gershlick AH et al. for the REACT trial investigators. Rescue angioplasty after failed thrombolytic therapy for acute myocardial infarction. N Engl J Med 2005;353:2758–68

[152] De Luca G et al. Abciximab as adjunctive therapy to reperfusion in acute ST-segment elevation myocardial infarction. JAMA 2005;293:1759–65

[153] Sabatine MS et al. for the CLARITY-TIMI 28 investigators. Addition of clopidogrel to aspirin and fibrinolytic therapy for myocardial infarction with ST-segment elevation. N Engl J Med 2005;352:1179–89

[154] Malmberg K et al. for the DIGAMI 2 investigators. Intense metabolic control by means of insulin in patients with diabetes mellitus and acute myocardial infarction (DIGAMI 2): effects on mortality and morbidity. Eur Heart J 2005;26:650–61

[155] Bybee KA et al. systematic review: transient left ventricular apical ballooning: a syndrome that mimics ST-segment elevation myocardial infarction. Ann Intern Med 2004;141:858–65

[156] Schömig A et al. for the BRAVE-2 investigators. Mechanical reperfusion in patients with acute myocardial infarction presenting more than 12 hours from symptom onset. JAMA 2005;293:2865–72

[157] Sharkey SW et al. Acute and reversible cardiomyopathy provoked by stress in women from the united states. Circulation 2005;111:472–9

[158] de Luca G et al. Unsuccesful reperfusion in patients with ST-segment elevation myocardial infarction treated by primary angioplasty. Am Heart J 2005;150:557–62

[159] COMMIT collaborative group. Early intravenous then oral metoprolol in 45 852 patients with acute myocardial infarction: randomised placebo-controlled trial. Lancet 2005;366:1622–32

[160] COMMIT collaborative group. Addition of clopidogrel to aspirin in 45 852 patients

with acute myocardial infarction: randomised placebo-controlled trial. Lancet
2005;366:1607–21

[161] ASSENT-4 PCI investigators. Primary versus tenecteplase-fascilitated percutaneous coronary intervention in patients with ST-
segment elevation acute myocardial infarction (ASSENT-4 PCI): randomised trial.
Lancet 2006;367:569–78

[162] Brodie BR et al. Poor long-term patient
and graft survival after primary percutaneous coronary intervention for acute myocardial infarction due to saphenous vein
graft occlusion. Cath Cardiovasc Intervent
2005;65:504–9

[163] Antoniucci D et al. Abciximab therapy
improves survival in patients with acute
myocardial infarction complicated by early cardiogenic shock undergoing coronary
artery stent implantation. Am J Cardiol
2002;90:353–7

[164] Brodie BR et al. Door-to-balloon time
with primary percutaneous coronary intervention for acute myocardial infarction
impacts late cardiac mortality in high-risk
patients and patients presenting early after onset of symptoms. J Am Coll Cardiol
2006;47:289–95

[165] Sgarbossa EB et al. Electrocardiographic
diagnosis of evolvine acute myocardial infarction in the presence of left bundle-
branch block. N Engl J Med 1996;334:481–7

[166] ASSENT-4PCI investigators. Primary versus tenecteplase-fascilitated percutaneous
coronary intervention in patients with ST-
segment elevation acute myocardial infarction (ASSENT4-PCI): randomised trial.
Lancet 2006;367:569–78

[167] Keeley EC et al. Comparison of primary
and facilitated percutaneous coronary interventions for ST-elevation myocardial
infarction: quantitative review of randomised trials. Lancet 2006;367:579–88

[168] Löwel H et al. Herzinfarkt und koronare
Sterblichkeit in Süddeutschland. Dtsch
Ärztebl 2006;103(10):A616–A622

[169] Canto JG et al. Prevalence, clinical characteristics, and mortality among patients
with myocardial infarction presenting
without chest pain. JAMA 2000;283:3223–9

[170] Antman EM et al. for the ExTRACT-TIMI
25 investigators. Enoxaparin versus unfractionated heparin with fibrinolysis for
ST- elevation myocardial infarction. N
Engl J Med 2006;354:1477–88

[171] Kloner RA. Natural and unnatural triggers of myocardial infarction. Prog Cardiovasc Dis 2006;48:285–300

[172] Brophy JM et al. Primary angioplasty
and thrombolysis are both reasonable options in acute myocardial infarction. Ann
Intern Med 2004;141:292–7

[173] Sabatine MS et al. for the TIMI 28 investigators. Angiographic and clinical outcomes
in patients receiving low-molecular-weight
heparin versus unfractionated heparin in
ST-elevation myocardial infarction treated
with fibrinolysis in the CLARITY-TIMI 28
trial. Circulation 2005;112:3846–54

[174] Muller JE et al. Triggering myocardial infarction by sexual activitiy. Low absolute
risk and prevention by regular physical
exertion. Determinants of myocardial infarction onset study investigators. JAMA
1996;275:1405

[175] Eikelboom JW et al. Unfractionated and
low-molecular-weight heparin as adjunct
to thrombolysis in aspirin-treated patients
with ST-elevation acute myocardial infarction. Circulation 2005;112:3855–67

[176] The Oasis-6 trial group. Effects of fondaparinux on mortality and reinfarction in
patients with acute ST-segment elevation
myocardial infarction. JAMA
2006;295:1519–30

[177] Athanasiadis A et al. Transient left ventricular dysfunction with apical ballooning (tako-tsubo cardiomyopathy) in Germany. Clin Res Cardiol 2006;95:321–8

[178] Hurst RT et al. Transient midventricular
ballooning syndrome. J Am Coll Cardiol
2006;48:579–83

[179] Harjai KJ et al. Effects of prior beta-blocker therapy on clinical outcomes after
primary coronary angioplasty for acute
myocardial infarction. Am J Cardiol
2003;91:655–60

[180] Spaulding C et al. for the TYPHOON investigators. Sirolimus-eluting versus uncoated stents in acute myocardial infarction. N Engl J Med 2006;355:1093–104

[181] Laarman GJ et al. Paclitaxel-eluting versus uncoated stents in primary percutaneous coronary intervention. N Engl J Med
2006;355:1105–13

[182] Collet J et al. Percutaneous coronary intervention after fibrinolysis. J Am Coll
Cardiol 2006;48:1326–35

[183] Zeymer U et al. Effect of clopidogrel on
1-year mortality in hospital survivors of

acute ST-segment elevation in myocardial infarction in clinical practice. Eur Heart J 2006;27:2661–2666

[184] Asch F et al. Lack of sensitivity of the electrocardiogram for detection of old myocardial infarction: a cardiac magnetic resonance imaging study. Am Heart J 2006;152:742–8

[185] Tofler GH et al. Triggering of acute cardiovascular disease and potential preventive strategies. Circulation 2006;114:1863–72

[186] Harjai KJ et al. Usefulness of routine unfractionated heparin infusion following primary percutaneous coronary intervention for acute myocardial infarction in patients not receiving glycoprotein IIb/IIIa inhibitors. Am J Cardiol 2007;99:202–7

[187] Bhattacharyya MR et al. Emotional triggers of acute coronary syndromes: strength of evidence, biological process, and clinical implications. Prog Cardiovasc Dis 2007;49:353–65

[188] Montalescot G et al. Abciximab in primary coronary stenting of ST-elevation myocardial infarction: a European meta-analysis on individual patients data with long-term follow-up. Eur Heart J 2007;28:443–9

[189] Lerman A et al. Microvascular dysfunction in ST-elevation myocardial infarction: cause, consequence, or both? Eur Heart J 2007;28:788–97

[190] Ojio S et al. Considerable time from the onset of plaque rupture and/or thrombi until the onset of acute myocardial infarction in humans. Circulation 2000;102:2063–9

[191] Schömig A et al. for the BRAVE-2 trial investigators. Mechanical reperfusion in patients with acute myocardial infarction presenting móre than 12 hours from symptom onset. A randomized controlled trial. JAMA 2005;293:2865–72

[192] AHA scientific statement. Exercise and acute cardiovascular events. Circulation 2007;115:2358–69

[193] Pasceri V et al. Meta-analysis of clinical trials on use of drug-eluting stents for treatment of acute myocardial infarction. Am Heart J 2007;153:749–54

[194] Kunadian B et al. Early invasive versus conservative treatment in patients with failed fibrinolysis – no late survival benefit: the final analysis of the Middles-brough Early revascularisation to Limit Infarction (MERLIN) randomized trial. Am Heart J 2007;153:763–71

[195] Elesber AA et al. Four-year recurrence rate and prognosis of the apical ballooning syndrome. J Am Coll Cardiol 2007;50:448–52

[196] Dragu R et al. Should primary percutaneous coronary intervention be the preferred method of reperfusion therapy for patients with renal failure and ST-elevation acute myocardial infarction? Am J Cardiol 2006;97:1142–5

[197] White HD et al. Comparison pf percutaneous coronary intervention and coronary artery bypass grafting after acute myocardial infarction complicated by cardiogenic shock: results from the SHOCK trial. Circulation 2005;112:1992–2001

[198] Kohsaka S et al. Systemic inflammatory response syndrome after acute myocardial infarction complicated by cardiogenic shock. Arch intern Med 2005;165:1643–50

[299] Michael MA et al. Electrocardiographic signs of remote myocardial infarction. Prog Cardiovasc Dis 2007;50:198–208

[200] Menon V et al. Acute myocardial infarction complicated by systemic hypoperfusion without hypotension: report of the SHOCK trial registry. Am J Med 2000;108:374–80

[201] Das MK et al. Significance of a fragmented QRS complex versus a Q wave in patients with coronary artery disease. Circulation 2006;113:2495–501

[202] Di Mario C et al. on behalf of the CARESS-in-AMI investigators. Immediate angioplasty versus standard therapy with rescue angioplasty after thrombolysis in the Combined Abciximab Reteplase Stent Study in Acute Myocardial Infarction (CARESS-in-AMI): an open, prospective, randomised, multicentre trial. Lancet 2008;371:559–68

[203] Peters RJG et al. for the OASIS-6 investigators. The role of fondaparinux as an adjunct to thrombolytic therapy in acute myocardial infarction: a subgroup analysis of the OASIS-6 trial. Eur Heart J 2008;29:324–31

[204] Oldgren J et al. Effects of fondaparinux in patients with ST-segment elevation acute myocardial infarction not receiving reperfusion treatment. Eur Heart J 2008;29:315–23

[205] ESC/ACCF/AHA/WHF Task force. Universal definition of myocardial infarction. Eur Heart J 2007;28:2525–38

[206] ACC/AHA/SCAI. Focused update of the ACC/AHA/SCAI 2005 guideline update for percutaneous coronary intervention. JACC 2008;51(2):82–108

[207] Dib C et al. Clinical correlates and prognostic significance of electrocardiographic abnormalities in apical ballooning syndrome (Takotsubo/stress-induced cardiomyopathy). Am Heart J 2009;157:933–8

[208] Clayton TC et al. Recent respiratory infection and risk of cardiovascular disease: case-control study through a general practice database. Eur Heart J 2008;29:96–103

[209] Gurm HS et al. The relative safety and efficacy of abciximab and eptifibatide in patients undergoing primary percutaneous coronary intervention. J Am Coll Cardiol 2008;51:529–35

[210] Valgimigli M et al. for the MULTISTRATEGY investigators. Comparison of angioplasty with infusion of tirofiban or abciximab and with implantation of sirolimus-eluting or uncoated stents for acute myocardial infarction. JAMA 2008;299(15):788–1799

[211] Stone GW et al. for the HORIZONS-AMI trial investigators. Bivalirudin during primary PCI in acute myocardial infarction. N Engl J Med 2008;358:2218–30

[212] Brodie BR. What anti-thrombotic therapy is best with primary PCI for acute ST elevation myocardial infarction. Cath Cardiovasc Intervent 2008;71:816–21

[213] Ellis S et al. Facilitated PCI in patients with ST-elevation myocardial infarction. N Engl J Med 2008;358:2205–17

[214] Vlaar PJ et al. Cardiac death and reinfarction after 1 year in the thrombus aspiration during percutaneous coronary intervention in acute myocardial infarction study (TAPAS): a 1-year follow-up study. Lancet 2008;371:1915–20

[215] Kloner RA et al. The „no-reflow" phenomenon after temporary coronary occlusion in the dog. J Clin Invest 1974;54:1496–508

[216] Mehilli J et al. for the BRAVE-3 investigators. Abciximab in patients with acute ST-segment-elevation myocardial infarction undergoing primary percutaneous coronary intervention after clopidogrel loading. Circulation 2009;119:1933–40

[217] Scheller B et al. Beneficial effects of immediate stenting after thrombolysis in acute myocardial infarction. J Am Coll Cardiol 2003;42:634–41

[218] Cantor WJ et al. for the TRANSFER-AMI trial investigators. Routine early angioplasty after fibrinolysis for acute myocardial infarction. N Engl J Med 2009;360:2705–18

[219] Fuhrmann JT et al. Levosimendan is superior to enoximone in refractory cardiogenic shock complicationg acute myocardial infarction. Crit Care Med 2008;36:2257–66

[220] Danchin N et al. Comparison of thrombolysis followed by broad use of percutaneous coronary intervention with primary percutaneous coronary intervention for ST-segment-elevation acute myocardial infarction. Circulation 2008;118:268–76

[221] Mittleman MA et al. Triggering of acute myocardial infarction by heavy physical exertion – protection against triggering by regular exertion. N Engl J Med 1993;329:1677–83

[222] von Klot S et al. Intensity of physical exertion and triggering of myocardial infarction: a case-crossover study. Eur Heart J 2008;29:1881–8

[223] Stone GW et al. Angioplasty strategies in ST-segment-elevation myocardial infarction. Circulation 2008;118:552–66

[224] Wijeysundera HC et al. An early invasive strategy versus ischemia-guided management after fibrinolytic therapy for ST-segment elevation myocardial infarction: a meta-analysis of contemporary randomized controlled trials. Am Heart J 2008;156:564–72.e2

[225] Mauri L et al. Drug-eluting or bare-metal stents for acute myocardial infarction. N Engl J Med 2008;359:1330–42

[226] Seyfarth M et al. A randomized clinical trial to evaluate the safety and efficacy of a percutaneous left ventricular assist device versus intra-aortic balloon pumping for treatment of cardiogenic shock caused by myocardial infarction. J Am Coll Cardiol 2008;52:1584–8

[227] Winchester DE et al. Concurrence of angiographic coronary artery disease in patients with apical ballooning syndrome. Cath Cardiovasc Intervent 2008;72:612–6

[228] Nakazawa G et al. Delayed healing and increased late stent thrombosis at culprit

sites after drug-eluting stent placement for acute myocardial infarction patients. Circulation 2008;118:1138–45

[229] Kelbaek H et al. for the DEDICATION investigators. Drug-eluting versus bare metal stents in patients with ST-segment-elevation myocardial infarction. Circulation 2008;118:1155–1162

[230] Eitel I et al. Differential diagnosis of suspected apical ballooning syndrome using contrast-enhanced magnetic imaging. Eur Heart J 2008;29:2651–9

[231] Lansky A et al. Comparison between ticlopidine and clopidogrel in patients undergoing primary stenting in acute myocardial infarction: results from the CADILLAC trial. Cath and cardiovasc Interv 2008;72:917–24

[232] de Luca G et al. Adjunctive manual thrombectomy improves myocardial perfusion and mortality in patients undergoing primary percutaneous coronary intervention for ST-elevation myocardial infarction: a meta-analysis of randomized trials. Eur Heart J 2008;29:3002–10

[233] Bavry AA et al. Role of adjunctive thrombectomy and embolic protection devices in acute myocardial infarction: a comprehensive meta-analysis of randomized trials. Eur Heart J 2008;29:2989–3001

[234] Thiele H et al. Immediate primary transcatheter closure of postinfarction ventricular septal defects. Eur Heart J 2009;30:81–8

[235] Sardella G et al. Thrombus aspiration during primary percutaneous coronary intervention improves myocardial reperfusion and reduces infarct size. J Am Coll Cardiol 2009;53:309–15

[236] Ohman ME et al. Thrombolysis and counterpulsation to improve survival in myocardial infarction complicated by hypotension and suspected cardiogenic shock of heart failure: results of the TACTICS trial. J Thrombosis and Thrombolysis 2005;19(1):33–9

[237] Sjauw KD et al. A systematic review and meta-analysis of intra-aortic balloon pump therapy in ST-elevation myocardial infarction: should we change the guidelines? Eur Heart J 2009;30:459–68

[238] Montalescot G et al. Prasugrel compared with clopidogrel in patients undergoing percutaneous coronary intervention for ST-elevation myocardial infarction (TRITON-TIMI 38): double-blind, randomised trial. Lancet 2009;373:723–31

[239] Stone GW et al. for the HORIZONS-AMI-trial investigators. Paclitaxel-eluting stents versus bare-metal stents in acute myocardial infarction. N Engl J Med 2009;360:1946–59

[240] Busk M et al. Infarct size and myocardial salvage after primary angioplasty in patients presenting with symptoms for < 12 h vs. 12–72 h. Eur Heart J 2009;30:1322–30

[241] Yeh ET et al. Cardiovascular complications of cancer therapy. J Am Coll Cardiol 2009;53:2231–47

[242] Carver A et al. Longer-term follow-up of patients recruited to the REACT (Rescue angioplasty versus conservative treatment of repeat thrombolysis) trial. J Am Coll Cardiol 2009;54:118–26

[243] Niccoli G et al. Myocardial no-reflow in humans. J Am Coll Cardiol 2009;54:281–92

[244] Finn AV et al. Drug eluting or bare metal stent for acute myocardial infarction: an issue of safety? Eur Heart J 2009;30:1828–30

[245] Vasu S et al. The impact of advanced chronic kidney disease on in-hospital mortality following percutaneous coronary intervention for acute myocardial infarction. Cath Cardiovasc Intervent 2007;70:701–5

[246] Cheng JM et al. Percutaneous left ventricular assist device vs. Intra-aortic balloon pump counterpulsation for treatment of cardiogenic shock: a meta analysis of controlled trials. Eur Heart J 2009;30:2102–8

[247] Vorobsuk A et al. Transradial versus transfemoral percutaneous coronary intervention in acute myocardial infarction: systematic overview and meta-analysis. Am Heart J 2009;158:814–21

## 3.3 Patientenbetreuung in der Post-Infarkt-Phase

Als Post-Infarkt-Phase wird hier der Zeitraum bezeichnet, der sich übergangslos an die Primärtherapie und **Überwachung auf der Intensivstation** anschließt. Bei unkompliziertem STEMI reicht eine Überwachung mit

EKG-Monitoring für mind. 24 h nach **ESC 2008** aus [33c], nach **DGK 2004** für 48 h [114]. Nach **ACC/AHA 2004** kann die Verlegung bei klinischer Stabilität über 12–24 h erfolgen oder – bei Patienten mit niedrigem Risiko – nach erfolgreicher PCI die Verlegung direkt auf eine Step-down-Unit [1]. Ein verlängertes Monitoring ist individuell erforderlich bei Herzinsuffizienz, Arrhythmieneigung und Ischämie.

Der Verlauf nach NSTEMI ist deutlich weniger untersucht, die Patientengruppe ist schon allein hinsichtlich der Infarktgröße viel inhomogener. Dementsprechend ist das Prozedere für NSTEMI-Patienten schlechter definiert. Die folgenden Ausführungen beziehen sich – soweit nicht anders vermerkt – daher auf den typischen STEMI-Patienten.

Aufgaben der Patientenbetreuung in der Post-Infarkt-Phase sind:

◢ Rehabilitation
◢ Therapie von Komplikationen
◢ Risikostratifizierung
◢ Initiierung und Optimierung der Maßnahmen zur Sekundärprävention

## 3.3.1 Rehabilitation

Bei unkompliziertem Infarkt beginnt die Rehabilitation noch auf der Intensivstation (Phase I der Rehabilitation nach WHO) im Sinne der Frühmobilisation. Phase II entspricht den Maßnahmen der Anschlussheilbehandlung nach Entlassung aus der stationären Akutversorgung. Als Phase III ist die weitere (lebenslange) gezielte, ambulante Nachbetreuung durch die niedergelassenen Ärzte und Koronarsportgruppen o.Ä. anzusehen.

**Bettruhe** ist nur ca. 12 h erforderlich [114], selbst bei anhaltender Ischämie oder hämodynamischer Instabilität ist nach 12–24 h die Benutzung des Nachtstuhls möglich [1]. Für eine längere (früher absolut übliche) Bettruhe gibt es keinen wissenschaftlichen Beleg. Nach Verlegung auf die Normalstation ist Gehen bis 200 m sofort und Treppensteigen innerhalb von wenigen Tagen möglich [33a].

Bei unkompliziertem Verlauf ist eine frühe **Entlassung** nach einer Entlassungsuntersuchung am 4.–5. Tag [8, 41, 44, 45, 64, 65], gemäß der SHORT-Studie [73] am 7. Tag, möglich. Eine Risikoprädiktion wie z.B. mit dem Zwolle-Risk-Score für STEMI-Patienten nach primärer PTCA erlaubt eine gute Selektion von Patienten für eine noch frühere Entlassung [117].

Bei stabilen Patienten ist **Spazierengehen** sofort möglich, **Sex** innerhalb von 7–10 Tagen, **Autofahren** 1 Woche nach Entlassung, **Flugreisen** sind möglich, sobald der Patient für 2–3 Wochen beschwerdefrei war [1]. Vor Entlassung erfolgt eine Beratung bezüglich der Belastbarkeit im Alltagsleben.

Nach Meta-Analysen [58, 66, 118] ist eine Mortalitätsreduktion insbesondere durch strukturierte **trainingsbasierte Rehaprogramme** anzunehmen, es besteht ein nicht signifikanter positiver Trend hinsichtlich verminderter Infarkt- und Revaskularisierungsrate [66]. Eine Leitlinie zur körperlichen Aktivität findet sich bei [168]. Von großer Bedeutung sind zudem die innerhalb einer Rehabilitationsmaßnahme besseren Möglichkeiten der **beruflichen Rehabilitation**.

Nach **ESC 2008** [33c] sollte ein Rehaprogramm allen STEMI-Patienten angeboten werden, nach **DGK 2004** [114] basiert die Indikationsstellung im Einzelfall auf Infarktgröße, Folgeschäden durch Reanimationsmaßnahmen und Risikokonstellation. Die **DGK 2003** [103] empfiehlt weiterhin eine Reha in ausgewählten Fällen nach NSTEMI und elektiver PTCA (z.B. bei ausgeprägtem Risikoprofil, bei besonderem Schulungsbedarf, bei Compliance-Problemen). Ambulante Rehaprogramme gelten den stationären als gleichwertig [33c].

**Ziele der kardiologischen Rehabilitation**

◢ Verbesserung des kardiopulmonalen Trainingszustandes

◢ Verhaltenstherapeutisch orientierte Modifikation der Risikofaktoren

◢ Erhaltung bzw. Wiederherstellung der Arbeitsfähigkeit

◢ Psychische Stabilisierung im Sinne von Angst- und Stressbewältigung

Ein häufigeres Problem ist die Wiederaufnahme einer körperlich anstrengenden beruflichen Tätigkeit. Die Datenlage ist unzureichend, eine Analyse ergab kein erhöhtes kardiales Risiko [122].

### 3.3.2  Komplikationen und Probleme in der Post-Infarkt-Phase

Die meisten gravierenden ventrikulären Arrhythmien treten in den ersten 24 h auf, 95% der übrigen schweren Komplikationen (Tod, Apoplex, Schock, Herzinsuffizienz oder Reinfarkt) ereignen sich innerhalb von 2,7 Tagen [99].

#### 3.3.2.1  Herzinsuffizienz

Die Entwicklung einer Herzinsuffizienz post AMI belastet die weitere Prognose deutlich (Prognose s. Kap. 3.3.3.1). Die medikamentöse Therapie der Herzinsuffizienz nach Myokardinfarkt erfolgt gemäß den üblichen Standards (s. Kap. 8.11.3)

Bei Manifestation einer postinfarziellen Herzinsuffizienz wird generell die Möglichkeit einer Prognoseverbesserung durch eine Revaskularisierung geprüft. Bei gestörter Kontraktilität gilt es, vitales Myokard und Nekrose bzw. Narbe zu unterscheiden. Ein vitales Myokard mit chronischer Kontraktilitätsminderung infolge schwerer, anhaltender Minderperfusion (bei persistierendem Verschluss oder hochgradiger Koronarstenose) wird als **Hibernating myocardium** bezeichnet (Pathophysiologie bei [28]). Hier-

von zu unterscheiden ist das **Stunned myocardium** als prolongierte myokardiale Dysfunktion mit spontaner Rückbildung, bedingt durch eine kurze Phase ausgeprägter Ischämie.

Eine Funktionsverbesserung ergibt sich bei Stunned myocardium in $2/3$ der Segmente früh, d.h. innerhalb von 3 Monaten nach Revaskularisation, und in $1/10$ spät, d.h. nach 14 Monaten. Bei Hibernating myocardium ist eine frühe Verbesserung nur in $1/3$ und eine spätere in $2/3$ zu erwarten [124]. Bezüglich der Revaskularisation bei LV-Dysfunktion s. Kap. 3.5.

Eine neue, noch experimentelle Option bietet die **Stammzelltherapie**. Bislang gibt es sehr divergierende Ergebnisse bei unterschiedlichen Einschlusskriterien und prozeduralen Abläufen, eine Bewertung ist daher noch nicht möglich.

◢ Die intrakoronare Applikation von autologem Knochenmark 5 Tage nach primärer PTCA ergab einen Anstieg der EF von 6,7% (vs. 0,7% in der Kontrollgruppe) nach 6 Monaten in BOOST [116].

◢ Kein Effekt auf die LV-Funktion 6 Monate nach intrakoronarer Injektion von Stammzellen (aus eigenem Knochenmark) bei Patienten 6 Tage nach Vorderwand-STEMI in der ASTAMI-Studie [134].

◢ Bei 62 Pat. 7 Tage nach STEMI intrakoronare Transplantation autologer Knochenmarkszellen, EF-Anstieg um ca. 7% nach 1 Jahr, um ca. 5% nach 5 Jahren [166].

◢ Nach 4 Monaten Anstieg der LVEF um 5,5% (vs. 3%) nach intrakoronarer Stammzellinjektion bei 204 randomisierten STEMI-Patienten mit einer LVEF ≤ 45% [136].

◢ Nur sehr geringe Verbesserung der LVEF um 2 Prozentpunkte, wenn der Infarkt mind. 3 Monate zurücklag [137].

◢ Anstieg der LVEF um 5% nach kathetergestützter, endomyokardialer Implantation von Knochenmarkszellen, gesteuert durch ein elektromechanisches Mapping [151].

◢ Eine Meta-Analyse von 698 Patienten ergab eine Zunahme der LVEF von 3% und einen Trend zugunsten der MACE-Rate [153].

### 3.3.2.2 Arrhythmien

Die Therapie von Arrhythmien außerhalb der ersten 48 h unterscheidet sich nicht von dem auch sonst üblichen Vorgehen. Häufigstes, oft passageres Problem ist neu aufgetretenes Vorhofflimmern.

### 3.3.2.3 LV-Thrombus

Zur Thrombusbildung im LV kommt es nach VWI in ca. 39% [1], nach Daten aus den Jahren 2000–2006 allerdings nur in 6,2%, unabhängig von der durchgeführten Therapie [165]. Nach HWI entsteht ein Thrombus nur in ca. 1% [12]. Ein LV-Thrombus manifestiert sich in > 75% innerhalb von 1 Woche [13]. Die Embolierate post AMI beträgt nur 2% ohne Thrombus, 18% mit LV-Thrombus, 55% bei mobilen Thromben [12], das Embolierisiko ist in der 1. Woche am größten [13].

◢ Diagnostische Sensitivität/Spezifität für Kontrast-MRT 88% bzw. 99%, TTE 23% bzw. 96% und TEE 40% bzw. 96% [132], Sensitivität der Lävokardiografie nur 26–31% [12].

◢ Durch Antikoagulation Reduktion des Embolierisikos um 70%, Thrombenauflösung in 65% innerhalb von 1–2 Jahren [12].

◢ Mit hoch dosiertem Heparin Thrombusauflösung in 83% in 7–22 Tagen beschrieben [14].

◢ Therapie mit initial verabreichtem Heparin oder LMWH und überlappender **oraler Antikoagulation für mind. 3–6 Monate** empfohlen [33c].

### 3.3.2.4 Pseudoaneurysma

Ein Pseudoaneurysma entsteht als gedeckte Ruptur nach Infarkt, herzchirurgischem Eingriff oder Trauma [15].

◢ Nach HWI 2-mal häufiger als nach VWI

◢ Symptome und EKG unspezifisch

◢ Sensitivität des 2-D-Echos unzureichend, TEE und MRT mit > 75%iger Accuracy

◢ Lävokardiografie als Goldstandard der Diagnostik

◢ 30–45%iges Ruptur-Risiko, Mortalität ca. 48% mit konservativer Therapie, Op. grundsätzlich indiziert

◢ Peri-Op.-Mortalität ≤ 10%

### 3.3.2.5 Aneurysma

Umschriebener, dyskinetischer Bezirk des LV-Myokards.

◢ Mortalität etwa 6-fach erhöht [62]

◢ Chirurgische Aneurysmektomie strittig, zu erwägen bei schwerer Herzinsuffizienz oder therapierefraktärer VT/VF additiv zur chirurgischen Revaskularisation; Op.-Mortalität 3,3–7,2% [1]

◢ Im Gegensatz zum Pseudoaneurysma keine relevante Rupturgefahr

### 3.3.2.6 Perikarderguss

◢ In ca. 25% nachweisbar, meist asymptomatisch

◢ Resorption dauert oft Monate

◢ Auch ohne Perikarditis auftretend

### 3.3.2.7 Perikarditis

◢ Perikarderguss in > 40% [1], Tamponade selten.

◢ Mittel der ersten Wahl ist ASS, bis 650 mg alle 4–6 h, bei nicht ausreichender Wirkung zusätzlich Colchicin oder Acetaminophen [1]. NSAR und Kortikoide „sind zurückhaltend einzusetzen" [114]. Nach **ACC/AHA 2007** sollen bei STEMI-Patienten weder nicht selektive NSAR noch Cox-2-Hemmer während des stationären Aufenthaltes verordnet werden [8b]

◢ Antikoagulation stoppen [33a].

### 3.3.3 Risikostratifikation

Die Risikostratifikation dient der Akkumulation von Daten zur

◢ Abschätzung der individuellen Prognose (bes. hinsichtlich Reinfarkt, Herzinsuffizienz, Tod),
◢ Kalkulation der Effizienz von Therapieoptionen zur Prognoseverbesserung.

Der individuelle Krankheitsverlauf nach Infarkt ist sehr unterschiedlich. Marker/Faktoren für ein erhöhtes **Mortalitätsrisiko** sind:

◢ Hohes Lebensalter
◢ LV-Dysfunktion
◢ Herzinsuffizienz
◢ Koronare Mehrgefäßerkrankung
◢ Elektrische Instabilität/Arrhythmieneigung
◢ Post-Infarkt-Angina/Myokardischämie
◢ Diabetes mellitus
◢ Niereninsuffizienz

#### 3.3.3.1 Post-Infarkt-Prognose

##### 3.3.3.1.1 Mortalität nach STEMI

Todesursachen im 1. Jahr nach Infarkt [3]

| Kardiovaskuläre Ursachen | 79% |
|---|---|
| • Reinfarkt | 21% |
| • Low output | 16% |
| • Arrhythmien | 31% |

6-Monats-Mortalität, stratifiziert nach LVEF für Überlebende der Hospitalphase [22, 49]

| EF > 60% | 1,1% |
|---|---|
| EF 40–49% | 2,2% |
| EF 30–39% | 8,6% |
| EF < 30% | 15,2% |
| Gute LV-Funktion, keine Herzinsuffizienz, < 70 Jahre | 1,2% |
| EF < 40% und klinische Herzinsuffizienz | 19,0% |

1-Jahres-Mortalität für Überlebende der Hospitalphase [3]

| Alter | < 50 Jahre | 3,9% |
|---|---|---|
| | 50–59 Jahre | 4,3% |
| | 60–69 Jahre | 6,3% |
| | 70–75 Jahre | 6,7% |
| | > 75 Jahre | 15,5% |
| Nach vorangegangenem Infarkt | | 10,3% |
| Bei Z.n. Bypass-Operation | | 13,0% |
| Killip-Klasse | I | 3,8% |
| | III–IV | 18,0% |

1-Jahres-Mortalität bei Diabetes [112]

| Nicht-Diabetiker | 7,5% |
|---|---|
| Diabetiker | 12,7% |

1-Jahres-Prognose in Abhängigkeit vom TIMI-Fluss nach primärer PTCA [110]

| | Hospital-mortalität | 1-Jahres-Mortalität | 1-Jahres-MACE |
|---|---|---|---|
| TIMI 0 | 27% | 41% | 58% |
| TIMI 1 | 20% | 38% | 44% |
| TIMI 2 | 10% | 17% | 30% |
| TIMI 3 | 2% | 5% | 20% |

1-Jahres-Mortalität in Abhängigkeit von der Nierenfunktion

| 1-Jahres-Überleben bei dialysepflichtiger Niereninsuffizienz [52] | | 61% |
|---|---|---|
| 1-Jahres-Mortalität in Abhängigkeit von der Niereninfunktion, Patienten > 65 Jahre [121] | Ohne Niereninsuffizienz | 24% |
| | Kreatinin 1,5–2,4 mg/dl | 46% |
| | Kreatinin 2,5–3,9 mg/dl | 66% |

Die Niereninsuffizienz in höherem Lebensalter ist damit der stärkste Prädiktor überhaupt!

Langzeitprognose:
Die Überlebensrate 6,3 Jahre nach STEMI beträgt 46%, nach NSTEMI mit 48% gleichartig

[90]. Häufigkeit eines kardiovaskulären Todes 7 Jahre post Infarkt bei Nicht-Diabetikern 15,9%, für Diabetiker mit 42% deutlich höher [107].

**10-Jahres-Mortalität für Überlebende am 15. Tag 59% [51].**

### 3.3.3.1.2 Plötzlicher Herztod

◢ 1,2% nach 30 Tagen, dann 1,2%/Jahr [157]

◢ Kumulative Inzidenz 6,9% nach 5 Jahren [157]

◢ 0,7%/Jahr bei EF > 35% [123]

◢ 2,7%/Jahr bei EF < 36% [123]

### 3.3.3.1.3 Reinfarktrate

Reinfarktrate innerhalb von 7 Jahren nach Infarkt [107]

| Nicht-Diabetiker | 18,8% |
|---|---|
| Diabetiker | 45% |

### 3.3.3.1.4 Manifestation einer Herzinsuffizienz

Eine Hospitalisierung wegen Herzinsuffizienz erfolgt in ca. 10% innerhalb von ca. 2 Jahren bzw. in ca. 3,4%/Jahr mit einer erhöhten Hospitalisierungsrate in den ersten Monaten nach MI [152].

### 3.3.3.1.5 Prognose-Scores

Verschiedene **Scores** wurden vorgeschlagen [90]. Ein sehr schöner Prognoserechner auf der Basis der GRACE-Daten kann unter http://www.outcomes.org/grace heruntergeladen werden [143].

### 3.3.3.2 Ausgewählte Kriterien der Risikostratifikation

### 3.3.3.2.1 LV-Dysfunktion

Die EF ist einer der stärksten Prädiktoren für kardiovaskuläre Mortalität [1]. Der Nachweis einer **systolischen LV-Dysfunktion** erfordert die Therapie mit ACE-Hemmern, sodass hier die Risikostratifizierung direkt zur Prognoseverbesserung genutzt wird. Eine reduzierte LVEF erhöht zudem die Wahrscheinlichkeit für eine Mehrgefäßerkrankung und damit auch den potenziellen Nutzen einer Koronarangiografie.

Eine LVEF < 30% post Infarkt charakterisiert die Patienten, die nach MADIT II von einer Primärprophylaxe durch ICD-Implantation profitieren, eine LVEF < 35% war Einschlusskriterium in SCD-HeFT und eine LVEF < 40% charakterisierte die MUSTT-Patienten (s. Kap. 15.6). Ein E/E' > 15 als Echo-Parameter der **diastolischen Dysfunktion** ist ein weiterer starker Mortalitätsprädiktor [146].

Über die Darstellung von Ventrikelfunktion und Infarktgröße hinaus liefert das Kardio-MR mit der Darstellung von Obstruktion der Mikrozirkulation [163] und myokardialer Hämorrhagie (bei [164] in 25%) unabhängige Prädiktoren für den Verlauf des postinfarziellen Remodelings (wird bislang nicht standardmäßig genutzt).

Die Evaluierung der LV-Funktion post Infarkt gehört zur absolut notwendigen Basisdiagnostik.

Die Abgrenzung funktionsgestörten, aber vitalen Myokards von infarziertem Myokard erfolgte zunächst szintigrafisch, heute häufiger mittels Dobutamin-Stress-Echo und Kardio-MR (Late enhancement zeigt die Narbe). In der Entwicklung ist die CT-Diagnostik für diese Fragestellung, die Strahlenbelastung reduziert die Anwendung aber auf Patienten, die weder für Stress-Echo nach für Kardio-MR geeignet sind [148, 158].

### 3.3.3.2.2 Myokardischämie

Die Ischämie-Diagnostik hat das Ziel, ischämisches und damit potenziell gefährdetes Myokard zu identifizieren. Die damit verbundene Vorstellung beinhaltet, hierdurch das Risiko für Tod oder Reinfarkt abschätzen zu können bzw. durch Ischämie-Reduktion die Prognose zu verbessern (s.u.).

Prädiktive Werte der Ischämie-Diagnostik für kardiale Ereignisse innerhalb von 1 Jahr nach Infarkt (Daten gerundet, nach [9])

| Untersuchung/ Modus | Kardiale Ereignisse nach Untersuchungsergebnis | | | |
|---|---|---|---|---|
| | Tod | | Tod oder Reinfarkt | |
| | Positiv | Negativ | Positiv | Negativ |
| **Belastungs-EKG** | | | | |
| ST-Senkung | 5% | 2% | 16% | 10% |
| AP | 5% | 3% | 19% | 11% |
| Reduzierter RR-Anstieg | 5% | 2% | 21% | 12% |
| **Thallium-Szintigrafie** | | | | |
| Reversibler Defekt | 7% | 2% | 16% | 5% |
| Multiple Defekte | 7% | 2% | 17% | 2% |
| **Stress-Echo** | | | | |
| Neue Dyssynergie | 5% | 2% | 8% | 6% |

6-Monats-Mortalität in Abhängigkeit vom Ergebnis des Belastungs-EKGs 4 Wochen nach Infarkt [10]:

| | |
|---|---|
| Negatives Belastungs-EKG | 0,9% |
| Positiv auf maximaler Stufe | 1,5% |
| Positiv auf submaximaler Stufe | 1,9% |
| Nicht diagnostisch auswertbar | 1,3% |
| Belastungs-EKG nicht durchführbar | 7,1% |
| Stumme Ischämie | 1,3% |
| Belastungsangina | 2,6% |

Die positiv prädiktiven Werte zur Vorhersage von Tod oder Reinfarkt sind unzureichend niedrig, es gelingt jedoch mit dieser Strategie Patienten zu identifizieren, die bei erhaltener LV-Funktion und nur kleinem Perfusionsdefekt (< ca. 10–20%) auch bei rein konservativem Vorgehen eine sehr gute Post-Infarkt-Prognose haben und keiner invasiven Diagnostik oder Therapie bedürfen [141].

Das Belastungs-EKG bildet die Basis der Diagnostik bezüglich Ischämie und Belastbarkeit (Klasse-I-Empfehlung nach ACC/AHA 2004 [1]). Das Bel.-EKG kann submaximal am 4.–7. Tag (70% der max. Herzfrequenz) oder symptomlimitiert nach 14–21 Tagen erfolgen [89].

Wenn ein Belastungs-EKG nicht möglich oder eingeschränkt interpretierbar ist, sollte die Ischämie-Diagnostik mittels Stress-Echokardiografie oder Szintigrafie erfolgen (Klasse-I-Empfehlung nach ACC/AHA 2004 [1]). Bei Patienten, die zu einem physischen Stress-Test nicht in der Lage sind, können 4–10 Tage nach Infarkt mittels Dobutamin-Stress-Echo oder Dipyridamol- bzw. Adenosin-Szintigrafie untersucht werden [1]. Die ST-Strecken-Analyse im Lz.-EKG ergab eine unzureichende Prädiktion der Mortalität [16, 17] und wurde wie die Ischämie-Diagnostik mittels **Kardio-MR** von der **ACC/AHA 2004** nicht routinemäßig empfohlen [1].

### 3.3.3.3 Arrhythmien

Rhythmusuntersuchungen nach STEMI (Langzeit-EKG, Spätpotenzialmessung, Herzfrequenzvariabilität, Baroreflexsensitivität, Heart rate turbulence, programmierte Ventrikelstimulation) sollen Patienten mit hohem Risiko für einen plötzlichen Herztod (PHT) definieren, die von speziellen präventiven Maßnahmen profitieren. Ein PHT nach Myokardinfarkt ist jedoch insgesamt selten:

◢ PHT in 3,6% innerhalb von 37 Monaten nach AMI [6], erhöhtes PHT-Risiko für Pat. mit LV-Dysfunktion oder Herzinsuffizienz.

◢ 7% der Infarktpatienten starben innerhalb von 180 Tage am PHT oder wurden reanimiert, 83% der Todesfälle traten in den ersten 30 Tagen nach Infarkt auf [125].

◢ 2 Jahren nach Infarkt liegt die PHT-Häufigkeit nur noch bei 0,14%/Monat. Die Inzidenz des PHT lag bei 1,2% nach 30 Tagen, dann 1,2%/Jahr, die kumulative

Inzidenz betrug 6,9% nach 5 Jahren [157].

◢ Die Inzidenz von PHT oder symptomatischer VT betrug 18% in einer Hochrisikogruppe (EF < 40% und/oder pathologisches Langzeit-EKG und pathologisches Ergebnis in der EPU) [6].

Unter standardmäßiger Betablockermedikation sind EF < 40%, NSVT im Lz.-EKG und ein pathologisches SAECG Risikoprädiktoren [105], allerdings mit geringer prädiktiver Genauigkeit für einen PHT; nur 3,2% der Patienten erlitten einen PHT innerhalb von 43 Monaten (sonstige kardiale Todesfälle 5,5%).

Der positiv prädiktive Wert der Untersuchungen zur Vorhersage eines PHT ist selbst dann niedrig, wenn 2 oder mehr Marker kombiniert werden (z.B. LV-Funktion und Herzfrequenzvariabilität wie in der **ATRAMI**-Studie [49, 68, 69, 70]. Die negativ prädiktiven Werte liegen hingegen bei über 95% [70]. Die Kombination aus LVEF < 50%, einem abnormen T-Wellen-Alternans und einem gestörten Baroreflex ergab in der **REFINE**-Studie eine Sensitivität von 37%, eine Spezifität von 93% und eine positive bzw. negative Accuracy von 31% bzw. 94% für die Vorhersage des kardialen Todes oder einer Reanimation bei PHT [150]. Bei nur 29 entsprechenden Ereignissen bedarf diese Studie einer Bestätigung. In **ISAR-Risk** zeigte die HRT in Kombination mit einer pathologischen Dezelerationskapazität bei Post-Infarkt-Patienten und einer LVEF > 30% ein stark erhöhtes 5-Jahres-Mortalitäts-Risiko von 39% an [161].

Für den klinischen Alltag ist die Datenlage unzureichend [180]. Die in diesem Abschnitt beschriebene Arrhythmiediagnostik gehört nicht zum empfohlenen Standard post Infarkt [1, 33c, 70].

### 3.3.3.4 Koronarstatus

Die Durchführung der **Koronarangiografie** zur Risikostratifikation ist wegen der Kosten, der potenziellen Komplikationen und der nicht generell zu erwartenden Prognoseverbesserung diskussionswürdig. Eine Evidenz für den Nutzen einer routinemäßigen Koro. fehlt [4, 5, 50], die Koro. wurde z.B. für Patienten < 55 Jahre ohne Herzinsuffizienz bei unauffälligem Belastungs-EKG von der ESC 1996 nicht empfohlen [33].

Für die Koro. auch bei asymptomatischem Patienten spricht die Möglichkeit, eine prognostische Indikation zur Revaskularisation zu erkennen, allerdings ist bei Patienten nach Infarkt ohne schweren Ischämie-Hinweis (als Indikator einer Mehrgefäßerkrankung) und ohne LV-Dysfunktion (als Prognosemarker) die Kosten-Nutzen-Risiko-Relation ungünstig, da überwiegend eine 1- bis 2-Gefäßerkrankung vorliegt.

**Eine Prädiktion des Reinfarkts aufgrund des angiografischen Befundes ist nicht möglich.** Die Koro. lässt auch keine Aussagen über Vitalität, Hibernating, gefährdetes Myokard oder über die physiologische Signifikanz vieler Stenosen zu.

Eine routinemäßige Koro. wäre dennoch adäquat, wenn eine PCI/ACVB auch ohne Ischämie und/oder Vitalitätsnachweis die Prognose deutlich verbessern könnte. Die vorliegenden Daten lassen dies jedoch nicht erkennen. Die häufigere Durchführung der Koronarangiografie ergab keinen Mortalitätsvorteil im Vergleich zu einem weniger invasiven Vorgehen [19, 20]. Nach **ACC/AHA 2007 Klasse-IIb-Indikation** [1a].

Indikationen zur Koronarangiografie nach Myokardinfarkt nach **ACC/AHA 2004** [1]

| | Klasse |
|---|---|
| Spontane Ischämie oder Ischämie bei minimaler Belastung | I |
| Vor operativer Therapie bei VSD, akuter Mitralinsuffizienz, Pseudoaneurysma | I |
| Persistierende hämodynamische Instabilität | I |
| Befunde entsprechend einem hohen oder intermediärem Risiko nach nicht-invasiven Tests nach STEMI (s. Guidelines in 3.1.4.15) | I |
| Passagere Herzinsuffizienz bei im Weiteren gut erhaltener LV-Funktion | I |
| Bei Diab. mell., LVEF < 40%, Z.n. Revaskularisation, lebensbedrohlichen ventrikulären Arrhythmien oder chronischer Herzinsuffizienz | IIa |

Indikationen zur Koronarangiografie **ESC 2003** [33]

| Low risk | LVEF > 50% + induzierbare Ischämie < 20% des vitalen Myokards | Konservativ |
|---|---|---|
| Medium risk | Weder Low risk noch High risk | Konservativ oder invasiv |
| High risk | LVEF < 35% oder induzierbare Ischämie > 50% des vitalen Myokards | Invasiv |

Die **ESC** führte dieses Schema **2008** nicht mehr auf, sondern befand eine Klasse-IIb-Indikation für stabile Patienten ohne Reperfusionstherapie, eine IIa-Indikation nach erfolgreicher Lyse [33a]. IIb-Empfehlung der **ACC/AHA 2007** zur Koronarangiografie als Risikoevaluation [1a]. Nach **DGK 2004** sollte *auch bei fehlender Evidenz* die Indikation zur Koronarangiografie großzügig gestellt werden [114], **2008** formulierte die DGK keine neue Empfehlung.

### 3.3.3.5 Bewertung der Möglichkeiten der Risikostratifikation

Die Prädiktion weiterer schwerer, akuter kardiovaskulärer Ereignisse (vor allem Reinfarkt und plötzlicher Herztod) ist im Einzelfall nicht möglich, die positiv prädiktiven Werte aller diagnostischen Maßnahmen sind unzureichend. Immerhin gelingt es Patienten zu identifizieren, die ein sehr geringes Risiko für Tod/Reinfarkt haben (z.B. Alter < 60 Jahre, EF > 50% nach erstem Infarkt, beschwerdefrei, kleines Myokardareal).

## 3.3.4 Sekundärprävention

Die präventiven Maßnahmen umfassen die Modifikation der Risikofaktoren und spezifische medikamentöse und technische Interventionen (ICD).

Risikofaktoren für Myokardinfarkt [169, 170, 171, 172]:
- Rauchen
- Hypertonie
- Diabetes
- Hyperlipidämie
- Psychosoziale Faktoren (chronischer psychischer Stress)
- Ungesunde Ernährung (frittierte Speisen, Fleisch, Eier, salzige Snacks)

Protektive Faktoren:
- Regelmäßige körperliche Aktivität
- Ernährung mit Früchten und Gemüse
- Alkoholkonsum
- Weibliches Geschlecht (Frauen bekommen den ersten Infarkt 9 Jahre später als Männer)

### 3.3.4.1 Allgemeinmaßnahmen
**Beendigung des Nikotinkonsums:** Bei Patienten nach AMI sank das Risiko für Tod und Reinfarkt 1 Jahr nach Beendigung des Rauchens um 50% [79], die NNT beträgt nur 13 [147]. Entwöhnung von der Nikotinsucht ist damit die wirksamste Maßnahme überhaupt.

**Regelmäßiges Ausdauertraining:** Durch regelmäßiges Ausdauertraining kommt es zu einer signifikanten Mortalitätsreduktion. Patienten mit niedrigem oder mäßigem Risiko ohne spezielle Bedürfnisse können das Ausdauertraining zu Hause ohne Überwachung durchführen, optimal ist wahrscheinlich das überwachte, organisierte Training bei einer Koronarsportgruppe o.Ä. [80]. Ziel ist ein Training für mind. 30 min an 7 Tagen der Woche, mind. aber an 5 Tagen/Woche [8b].

**Mediterrane Kost:** In der LYON Heart Study [102] und nach Daten aus Observationsstudien handelt es sich um eine prognostisch wirksame Maßnahme [102], sie stellt eine Standardempfehlung dar.

### 3.3.4.2 Medikamentöse Maßnahmen

**ASS:** Reduktion der Reinfarktrate um 31%, Reduktion der vaskulären Mortalität um 13% [38]. Vermeidung von 36 schweren Ereignissen (vaskulärer Tod, Apoplex oder nicht tödlichem Infarkt) auf 1000 Behandelte über 2 Jahre [92]. Standardtherapie für alle Post-Infarkt Patienten [1].

**Clopidogrel:** Gering wirksamer als ASS in der CAPRIE-Studie [40]. Alternative der 1. Wahl bei ASS-Unverträglichkeit. Nach der CURE-Studie Bestandteil der Standardtherapie über 9–12 Monate zusammen mit ASS nach NSTEMI-ACS [77]. Analog dazu wird eine entsprechende Wirkung auch nach STEMI angenommen.

**Prasugrel:** S. Kap. 3.2.2.

**Orale Antikoagulation:** Signifikante Reduktion der Reinfarktrate, Reduktion der Mortalität (nicht signifikant in der **ASPEKT**-Studie [47]). Die Kombination von ASS + niedrig dosiertem Warfarin zeigte in der **CARS**-Studie (INR < 1,6) [46] und der **CHAMP**-Studie (INR 1,8) [71] sowie in der **LoWASA**-Studie (ASS vs. ASS + 1,25 mg Warfarin) [113] keinen Vorteil gegenüber der ASS-Monotherapie bei erhöhtem Blutungsrisiko. Die **ASPECT-II**-Studie erbrachte mit ASS + Warfarin (INR 2–2,5) ein leicht redu-

ziertes Risiko für Tod/Apoplex/Reinfarkt bei einer Verdoppelung der leichten Blutungen [81]. Auch in **WARIS II** [88] war Warfarin allein (INR 2,8–4,2) oder mit ASS (INR 2,0–2,5) signifikant effektiver in der Verhinderung von Tod, Infarkt oder embolischem Apoplex als ASS allein – bei allerdings niedrigen jährlichen Ereignisraten (4,2 (Warfarin) vs. 3,7 (Warfarin + ASS) vs. 5,2 (ASS) Ereignisse/100 Patientenjahre).

Die Datenlage lässt sich wie folgt zusammenfassen: Hoch dosiertes Warfarin sowie Warfarin in mittlerer Dosierung (INR 2–3), kombiniert mit ASS, ist wirksamer als die ASS-Monotherapie, allerdings bei erhöhtem Blutungsrisiko. Niedrig dosiertes Warfarin allein oder mit ASS bietet keinen Vorteil [96, 97]. Die orale Antikoagulation hat sich bislang nicht durchsetzen können, mit der CURE-Kombination ASS + Clopidogrel steht zudem eine einfachere Medikation zur Verfügung, die allerdings für Patienten nach STEMI erst noch validiert werden müsste. Für Patienten mit Vorhofflimmern nach Myokardinfarkt ergab eine prospektive Kohortenstudie eine Reduktion der Mortalität um absolute 7% nach 1 Jahr durch eine orale Antikoagulation [155].

Zu den ESC-Empfehlungen 2008 s. Tabelle in Kap. 3.3.4.3. Ausgedehnte Wandbewegungsstörung post AMI sind eine Klasse-IIa-Indikation nach ACC/AHA 2004 [1].

**Betablocker:** Die Substanzgruppe gehört zur Standardtherapie für alle Post-Infarkt-Patienten, nachweislich ist die Reduktion von Reinfarktrate (–22%), Mortalität (–21%) und plötzlichem Herztod [53]. Die Behandlung von 1000 Patienten über 1 Jahr verhindert 13 Todesfälle und 8 nicht tödliche Infarkte [91], 42 Patienten müssen über 2 Jahre therapiert werden um 1 Todesfall zu verhindern [100]. Die Mortalität wurde bei Patienten mit einer EF < 40% in NYHA II–IV um 40% gesenkt [108]. Eine Mortalitätsreduktion ist auch für Patienten mit Non-Q-AMI oder COPD wahrscheinlich [54]. In der CAPRI-

CORN-Studie [93] gelang eine Reduktion des Mortalitätsrisikos nach 1,3 Jahren von 15% auf 12% (–2,3% im 1. Jahr, NNT 43) durch Carvedilol bei Patienten mit EF < 41%.

**Statine:** In der **LIPID**-Studie [48] mit u.a. 5 754 Post-Infarkt-Patienten 22%ige Mortalitätsreduktion über 6 Jahre mit Pravastatin 40 mg (14,1% vs. 11,0% unter Placebo), anhaltende Reduktion des Risikos für Infarkt, Apoplex und kardiovaskuläre Mortalität auch im weiteren Verlauf über 8 Jahre [87]. Nach **PROVE IT-TIMI 22** weniger Tod/Reinfarkt/Rehospitalisierung mit ACS nach 6 Monaten unter 80 mg Atorvastatin (LDL-C 67 mg/dl) als unter 40 mg Pravastatin (LDL-C 97 mg/dl) [127]. In **IDEAL** (n = 888) waren 80 mg Atorvastatin im primären Endpunkt nicht besser als 20–40 mg Simvastatin.

**ACE-Hemmer:**
- ◢ Prognoseverbesserung bei allen Patienten, bei denen ACE-Hemmer am 1. Tag für die Dauer von 4–6 Wochen initiiert wurden (nach **ISIS-4, GISSI-3, CCS-1,** Übersicht bei [53])
- ◢ In der **HOPE**-Studie [78] Prognoseverbesserung durch 10 mg Ramipril
- ◢ Allerdings in **PRE-AMI** (1 252 Pat. > 65 J. nach AMI mit LVEF > 40%) reduziertes LV-Remodeling, aber keine Verbesserung der Prognose
- ◢ Mortalitätsreduktion bei klinisch manifester Herzinsuffizienz nach AMI (**AIRE** [57]) bzw. bei EF < 40% (**SAVE** [56]) oder bei echokardiografisch festgestellter LV-Dysfunktion (**TRACE** [55]).

**AT-I-Blocker:** Valsartan (20 mg in 4 Stufen auf 2-mal 160 mg) war in **VALIANT** [109] vergleichbar effektiv wie Captopril bei Patienten 0,5–10 Tage nach Infarkt mit klinisch oder radiologisch manifester Herzinsuffizienz und/oder LV-Dysfunktion (EF ≤ 35% in Echo oder Lävo oder ≤ 40% in der RNV). Die Sterblichkeit betrug rund 20% nach 2 Jahren. Losartan wurde in **OPTIMAAL** geprüft

(12,5 mg bis auf 50 mg/Tag). Candesartan ist nach **CHARM** (allerdings keine Post-Infarkt-Studie) ebenfalls als Alternative zu ACE-Hemmern bei Unverträglichkeit gut dokumentiert.

**Aldosteron-Antagonisten:** Selektive Blockade des Mineralokortikoid-Rezeptors von Aldosteron. Prognoseverbesserung durch Eplerenon in **EPHESUS** [106] bei Patienten mit Herzinsuffizienz und EF < 40% 3–14 Tage post Infarkt:
- ◢ Mortalität nach 1 Jahr reduziert von 13,6% auf 11,8%
- ◢ Reduktion des PHT, der kardiovaskulären Mortalität und der Hospitalisierungsrate

Keine erhöhte Inzidenz an Gynäkomastie, bei Niereninsuffizienz auf Hyperkaliämie achten! Ähnlicher Effekt kann auch von Spironolacton (wie in **RALES**) erwartet werden, hierzu jedoch keine spezielle Post-Infarkt-Studie.

**Influenza-Impfung:** Atemwegsinfekte gehen mit einem erhöhten Infarktrisiko einher. Reduktion ischämischer Ereignisse in **FLUCAD** [174].

### 3.3.4.3 Sonstige Präventionsmaßnahmen

**ICD-Implantation:** Prognoseverbesserung nach MADIT II und SCD-HeFT (s. Kap. 15.6).

**Mehrfach ungesättigte Fettsäuren (Omega-3-FS):** Neben den Omega-3-FS (Docosahexaensäure und Eicosapentaensäure) gehört Alphalinolensäure (in Sojaöl und Rapsöl) zu den mehrfach ungesättigten FS. Omega-3-FS gibt es als Kapseln oder in fettem Seefisch (Makrele, Hering, Lachs, Thunfisch). In **GISSI-Prevenzione** reduzierte 1 g/Tag die Mortalität (8,3% vs. 9,6% nach 3,5 Jahren) bei Verminderung des PHT, die Reinfarktrate blieb unbeeinflusst [67]. Ein unmittelbarer antiarrhythmischer Effekt ließ sich jedoch nicht belegen [128]. Auch die SOFA-Studie ergab keinen Effekt von Omega-3-FS auf die Schockrate bei ICD-Patienten [139]. In **OMEGA** kein Nutzen bei 3 851 randomisierten Patienten nach STEMI und NSTEMI.

**Psychotherapeutische Intervention bei Depression:** Nach stattgehabtem Myokardinfarkt besteht eine hohe Prävalenz für eine Depression; bei Vorhandensein einer Depression post Infarkt ist die Mortalität erhöht. Eine gezielte Therapie konnte jedoch in der **ENRICHD**-Studie die Komplikationsraten nicht reduzieren [98]. Problematisch aufgrund potenzieller kardialer Nebenwirkungen sind trizyklische Antidepressiva, Serotonin-Uptake-Hemmer erscheinen deutlich geeigneter [130].

**Ca-Antagonisten:** Keine Bestandteil der Standardtherapie. Diltiazem/Verapamil können bei Hypertonie, Angina und Unverträglichkeit/Kontraindikationen für eine Betablockertherapie gegeben werden, nicht bei symptomatischer LV-Dysfunktion. Ältere Daten für eine Prognoseverbesserung finden sich in **DAVIT II** und **MDPIT** [76]. In einer Substudie von **INVEST** hatten Post-Infarkt-Patienten unter Verapamil die gleiche Prognose wie die Patienten unter Atenolol [156]. Nifedipin ist kontraindiziert.

**Vitamin E:** Vitamin E ist unwirksam [67].

**Folsäure:** Folsäure ist nach der **NORVIT**-Studie nicht wirksam [133]. Folsäure + Vitamin $B_{12}$ zur Senkung des Homocysteinspiegels blieben ohne Effekt in **SEARCH**.

**Antibiotische Therapie:** Auch eine antibiotische Therapie war nicht wirksam. Positive Effekte hinsichtlich Hospitalisierung und Reinfarkt zeigten sich in STAMINA (n = 325 [84]), ließen sich jedoch in AZACS [85], WIZARD [86] und ANTIBIO [95] nicht bestätigen.

**Nitrate:** Keine Verbesserung der Prognose, die Nitrattherapie nach MI ist sogar assoziiert mit einer erhöhten Mortalität [149]. Nur zur symptomatischen Therapie bei Post-Infarkt-Angina.

**Wein-Konsum:** Reduzierte in einer Observationsstudie das Komplikationsrisiko um 60% [82], bislang existiert keine entsprechende Interventionsstudie.

Sekundärprävention in der Übersicht nach **ESC 2008** [33a]

| Maßnahme | Klasse |
|---|---|
| Nikotinkarenz | I |
| Optimale Diabetesbehandlung, Hb-$A_{1c}$-Ziel < 6,5% | I |
| Blutdruckbehandlung mit Ziel < 130/80 mmHg | I |
| Ernährung mit Früchten, Gemüse und Fisch, dabei wenig Salz und gesättigte Fettsäuren | I |
| Verstärkte Aufnahme von Omega-3-Fettsäuren | IIb |
| 1 g Omega-3-Fettsäuren bei geringem Fisch-Öl-Konsum | IIa |
| ASS 75–100 mg/Tag | I |
| Clopidogrel bei Kontraindikation gegen ASS | I |
| Clopidogrel für 12 Monate | IIa |
| Orale Antikoagulation bei Unverträglichkeit von ASS und Clopidogrel | IIa |
| Betablocker | I |
| ACE-Hemmer | IIa |
| Angiotensinblocker bei ACE-Hemmer-Intoleranz | IIa |
| Aldosteron-Antagosisten bei EF < 40% und Herzinsuffizienz oder Diab. mell., solange Kreatinin < 2,5 mg/dl (Männer) bzw. < 2,0 mg/dl (Frauen) | I |
| Statine (Ziel: LDL-Cholesterin < 100 mg/dl) | I |
| Statine (Ziel: LDL-Cholesterin < 80 mg/dl für Hochrisikopatienten) | IIa |
| Influenza-Impfung | I |
| Fibrate und Omega-3-Fettsäuren bei Statin-Intoleranz, bes. wenn HDL < 40 mg/dl und/oder TG > 150 mg/dl | IIa |
| Körperliches Training | I |
| Rehaprogramm für Hochrisikopatienten | I |
| Gewichtsreduktion bei BMI $\geq$ 30 kg/m$^2$ | I |

Effektivität der Sekundärprävention, NNT zur
Verhinderung eines Todesfalls über 2 Jahre [115]

|                      | NNT |
|----------------------|-----|
| Betablocker          | 42  |
| Statin               | 94  |
| ASS                  | 153 |
| ACE-Hemmer bei EF < 36% | 20  |
| Beendigung des Rauchens | 13  |

*Cave:* Erhöhtes Risiko für Tod (tendenziell
auch für Reinfarkt) unter Cox-2-Hemmer
und NSAR bes. bei höher dosiertem Ibuprofen und Diclofenac [131], alle NSAR sind daher abzusetzen bzw. zu vermeiden [1a].

### 3.3.4.4 Sekundärprävention bei Myokard-
ischämie und/oder Koronarstenosen

Das optimale Vorgehen bei Post-Infarkt-Angina oder Ischämie-Nachweis ist im Einzelfall
unklarer, als es zunächst scheint. Die postin-
farziell szintigrafisch darstellbare Ischämie
lässt sich grundsätzlich durch intensive medikamentöse Therapie vergleichbar gut reduzieren wie durch Revaskularisationsmaßnahmen
[140]. Die in der älteren SAVE-Studie [18] in
den USA häufiger als in Kanada durchgeführten Revaskularisationsmaßnahmen (31% vs.
12%) führten zu keiner Reduktion der Mortalität (22% vs. 23%) oder der Reinfarktrate (13%
vs. 14%). Eine Analyse der neueren GUSTO-
Daten [32] ergab hingegen einen leichten, signifikanten Prognosevorteil durch extensivere
invasive Diagnostik und Therapie (Mortalität
USA/Kanada nach 5,5 Jahren 19,6 vs. 21,4%).
Eine invasive Diagnostik und Therapie mit
PCI/ACVB bei Post-Infarkt-Angina bzw. stummer Ischämie im Bel.-EKG führte in der **DA-
NAMI**-Studie zur sig. Reduktion von Reinfarkt,
instabiler AP oder Tod [39]. Die Entscheidung
zur primär medikamentösen oder revaskulari-
sierenden Therapie erfolgt individuell unter
Beachtung der auch sonst geltenden Indikationen für PTCA/ACVB, auch unter Berücksichtigung des Ansprechens auf medikamentöse
Maßnahmen. Viele **Fragen** sind offen:

◢ Sollte wirklich jede bedeutsame Stenose
des Infarktgefäßes bei Restvitalität/Ischä-
mie dilatiert werden?

◢ Lohnt der Aufwand der Intervention
auch bei erhaltener LV-Funktion und geringer ausgeprägten Formen der Mehrgefäßerkrankung?

◢ Ist nicht für die meisten Patienten nach
Infarkt die strikte Reduktion von Risikofaktoren mit optimierter medikamentöser Therapie die bessere Strategie?

### 3.3.4.4.1 Rekanalisation eines verschlossenen
Infarktgefäßes > 24 h

Es wurde postuliert, dass – auch unabhängig
von Vitalität oder Ischämie – die Prognose
bei offenem Infarktgefäß besser ist als bei
persistierendem Verschluss (Open-infarct-ar-
tery-Hypothese), der Grund sei eine bessere
LV-Funktion und größere elektrische Stabilität [11, 75]. Daraus wurde abgeleitet, dass
eine späte Rekanalisation der Infarktarterie
Morbidität und Mortalität senken könnte.
Ohne eine ausreichende Datenbasis wurden
daher viele Jahre lang verschlossenen IRA
systematisch rekanalisiert. In der **TOAT**-Stu-
die [83] zeigte sich im invasiven Therapiearm unerwartet ein ungünstiger Effekt auf
das Remodeling des LV. In **DECOPI** zeigte
sich keine Verbesserung hinsichtlich Tod, Infarkt, VT/VF oder Hospitalisierung wegen
Herzinsuffizienz bei einer um 5% verbesserten LVEF [120]. Kein positiver Effekt ergab
sich auf die LVEF in der **TOSCA-2**-Studie
[142]. Die **OAT**-Studie (n = 2 166) ergab ebenfalls keinen Vorteil durch Rekanalisation einer 3–28 Tage nach AMI verschlossenen Koronararterie [138], auch dann nicht, wenn
nur auf die frühe Post-Infarkt-Zeit (24–72 h)
fokussiert wurde [160]. Patienten mit Angina
in Ruhe oder schwerer Ischämie im Stress-
Test waren ausgeschlossen. Nach einer Meta-
Analyse von 10 Studien hingegen ergab sich
eine verbesserte LV-Funktion und erhöhte
Überlebensrate [173].

Die Rekanalisation einer verschlossenen Infarktarterie > 24 nach Infarkt wird für stabile Patienten ohne Nachweis einer (schweren) Ischämie von **ACC/AHA 2007** [1a] und **ESC 2008** [33a] nicht empfohlen, es handelt sich um eine Klasse-III-Indikation.

### 3.3.4.4.2  PTCA des Infarktgefäßes bei signifikanter Reststenose unabhängig von einem Ischämie-Nachweis

Eine Beeinflussung der Prognose konnte bislang nicht gezeigt werden (**SWIFT, TIMI II, TOPS** u.a. [7, 31]). Zum Zeitpunkt dieser Studien wurden allerdings GP-IIb/IIIa-Antagonisten, Stents und Clopidogrel nicht so genutzt wie heute, sodass die Datenlage veraltet ist. In einer Studie der ALKK [15] bei 1-GE nach Infarkt zeigten sich in der PTCA-Gruppe nach 56 Monaten eine geringere Mortalität (96% vs. 89%) sowie eine geringere AP-Häufigkeit, leider wurden periinterventionelle Infarkte nicht beschrieben bzw. berücksichtigt. Die Studie ist mit n = 300 zu klein für eine generelle Empfehlung. Nach Ansicht der Studienleiter müssen die Ergebnisse in einer weiteren Studie bestätigt werden.

### 3.3.4.4.3  PTCA des Infarktgefäßes bei Ischämie/Angina pectoris

In der **DANAMI**-Studie [39] war die Durchführung von PTCA/ACVB bei Auftreten von Post-Infarkt-Angina oder pathologischem Belastungs-EKG mit einer verminderten Reinfarktrate verbunden, die Mortalität wurde nicht beeinflusst. Allerdings nahmen nur 40% einen Betablocker, und eine Cholesterinsenkung mit CSE-Hemmer war nicht Bestandteil der konservativen Strategie (die 4S-Studie war noch nicht publiziert). Die medikamentöse Therapie entsprach damit nicht dem heutigen Standard.

Die **SWISS-II**-Studie bei Patienten mit stummer Ischämie post Infarkt ergab eine Reduktion der MACE-Rate durch PCI, allerdings wurden zum Follow-up nach 4 Jahren nur noch 152 Patienten erfasst, die Studie ist damit zu klein für eine generelle Aussage [145].

Es besteht eine **Klasse-I-Indikation** zur PCI nach **DGK 2008** für Patienten bis max. 4–6 Wochen nach STEMI mit folgenden Charakteristika: Patienten mit Reinfarkt, mit spontaner Post-Infarkt-Angina, mit induzierbarer Ischämie oder Belastungsangina, bei einer EF < 40%, bei Verschlechterung der Hämodynamik oder elektrischer Instabilität [175].

Die Mortalität einer **ACVB-Op.** 2–7 Tage nach Infarkt betrug 6,6% bzw. 1,5% bei Op. nach 8–30 Tagen [72]. Nach [1] erfolgt die ACVB-Op. innerhalb einiger Tage nach AMI bei stabilen Patienten mit erhaltener LV-Funktion, wenn möglich sollte bei eingeschränkter LV-Funktion eine längere Stabilisierungsphase gewährt werden. Die ACVB-Op. nach rechtsventrikulärem Infarkt erfolgt möglichst erst nach 4 Wochen [126]. ASS wird vor der Op. nicht abgesetzt, die Medikation mit Clopidogrel muss 5–7 Tage vor der operativen Revaskularisation beendet werden [1].

### 3.3.5  Nachweis älterer Infarkte

Der Nachweis einer postinfarziellen segmentalen Kontraktilitätsminderung ist abhängig von Infarktgröße und transmuralem Ausmaß der Infarzierung. Das infarzierte Areal muss mind. 50% der Myokarddicke betragen, bevor regelhaft eine Wandbewegungsstörung erkennbar wird [111].

Die Diagnostik transmuraler älterer Infarkte gelingt mit **SPECT** oder Kardio-MR mit vergleichbarer Sensitivität und Spezifität (> 95%), kleinere subendokardiale Infarkte sind mit dem **Kardio-MR** durch Darstellung des Late enhancement zuverlässiger zu detektieren [94]. Die Sensitivität des Kardio-MR für den Infarktnachweis beträgt 99% bei MI < 16 Tage bzw. 94% bei MI 17 Tage bis 6 Monate [154]. Die Darstellung des infarzierten Segments mittels MR gelingt bereits 1 h nach Infarkteintritt und zeigt sich nach 1–3 Tagen in maximaler Ausdehnung [104].

Pathologische **Q-Wellen** (> 25% der R-Wellen-Höhe oder mind. 0,03 s Dauer) sind wenig zuverlässig in der Diagnostik älterer Infarkte, die Sensitivität liegt bei 20–61%, die Spezifität bei 69–89% [119].

**Literatur**
[1]   ACC/AHA practice guidelines for the management of patients with ST-elevation myocardial infarction 2004. http://www.acc.org, http://www.americanheart.org
[1a] ACC/AHA 2007 focused update of the ACC/AHA 2004 guidelines for the management of patients with ST-elevation myocardial infarction. J Am Coll Cardiol 2008;51:210–7
[2]   Scanlon PJ et al. ACC/AHA Guidelines for Coronary Angiography. J Am Coll Cardiol 1999; 33:1756–824
[3]   Rouleau JL et al. Myocardial Infarction Patients in the 1990s – Their Risk Factors, Stratification and Survival in Canada: The Canadian Assessment of Myocardial Infarction (CAMI) Study. J Am Coll Cardiol 1996;27:1119–27
[4]   Pitt B. Evaluation of the postinfarct patient. Circulation 1995;91:1855–60
[5]   TU JV et al. Coronary angiography and revascularisation after acute myocardial infarction: which rate is right? Eur Heart J 1998;19:529–30
[6]   Andresen D et al. Risk Stratification Following Myocardial Infarction in the Thrombolytic Era. J Am Coll Cardiol 1999;33:131–8
[7]   SWIFT trial study group. SWIFT trial of delayed elective intervention vs. conservative treatment after thrombolysis with anistreplase in acute myocardial infarction. BMJ 1991;302:5550–60
[8]   Peterson E et al. Risk Stratification after Myocardial Infarction. Ann Intern Med 1997;126:561–82
[9]   Shaw LJ et al. A Metaanalysis of Predischarge Risk Stratification after Acute Myocardial Infarction with Stress Electrocardiographic, Myocardial Perfusion, and Ventricular Function Imaging. Am J Cardiol 1996;78:1327–37
[10] Villella A et al. on behalf of the GISSI-2 Investigators. Prognostic significance of maximal exercise testing after myocardial infarction treated with thrombolytic agents: the GISSI-2 data-base. Lancet 1995;346:523–9
[11] Lamas GA et al. for the Survival and Ventricular Enlargement Investigators. Effect of Infarct Artery Patency on Prognosis after Acute Myocadial Infarction. Circulation 1995;92:1101–9
[12] van Dantzig JM et al. Left ventricular thrombus in acute myocardial infarction. Eur Heart J 1996;17:1640–5
[13] Vaitkus PT, Barnathan ES. Embolic Potential, Prevention and Management of Mural Thrombus Complication Anterior Myocardial Infarction: A Meta-Analysis. J Am Coll Cardiol 1993;22:1004–9
[14] Heik SCW et al. Efficacy of High Dose Intravenous Heparin for Treatment of Left Ventricular Thrombi with High Embolic Risk. J Am Coll Cardiol 1994;24:1305–9
[15] Frances C et al. Left Ventricular Pseudoaneurysma. J Am Coll Cardiol 1998;32:557–61
[16] Moss AJ et al. for the Multicenter Myocardial Ischemia Research Group. Detection and Significance of Myocardial Ischemia in Stable Patients after Recovery from an Acute Coronary Event. JAMA 1993;269:2379–85
[17] Gill JB et al. Prognostic importance of myocardial ischemia detected by ambulatory monitoring early after acute myocardial infarction. N Engl J Med 1996;334:65–70
[18] Rouleau JL et al. for the SAVE Investigators. A comparison of management patterns after acute myocardial infarction in Canada and in the United States. N Engl J Med 1993;328:779–84
[19] Every NR et al. for the MITI Investigators. Long-term Outcome in Acute Myocardial Infarction Patients Admitted to Hospitals with and Without On-site Cardiac Catheterization Facilities. Circulation 1997;96:1770–5
[20] Pilote L et al. for the GUSTO-1 Investigators. Regional variation across the United States in the management of acute myo-

cardial infarction. N Engl J Med 1995;333:565–72

[21] Ertl G. Revaskularisierende Maßnahmen bei ischämischer Herzinsuffizienz. Internist 1998;39:739–48

[22] Volpi A et al. Determinants of 6-Month Mortality in Survivors of Myocardial Infarction after Thrombolysis. Results of the GISSI-2 Data Base. Circulation 1993;88:416–29

[23] Baker DW et al. Management of Heart Failure. III. The Role of Revascularisation in the Treatment of Patients with Moderate or Severe Left Ventricular Systolic Dysfunction. JAMA 1994;272:1528–34

[24] Langenburg SE et al. Predicting Survival after Coronary Revascularisation for Ischemic Cardiomyopathy. Ann Thorac Surg 1995;60:1193–7

[25] Christakis GT et al. Coronary artery bypass grafting in patients with poor ventricular function. J Thorax Cardiovasc Surg 1992;103:1083–92

[26] Louie HW et al. Ischemic Cardiomyopathy. Criteria for Coronary Revascularisation and Cardiac Transplantation. Circulation 1991;84(Suppl III):III-290–III-295

[27] Haas F et al. Preoperative positron emission tomographic viability assessment and perioperative and postoperative risk in patients with advanced ischemic heart disease. J Am Coll Cardiol 1997;30:1693–700

[28] Vanoverschelde J-LJ et al. Chronic Myocardial Hibernation in Humans. Circulation 1997;95:1961–71

[29] Castro PF et al. Evaluation of Hibernating Myocardium in Patients with Ischemic Heart Disease. Am J Med 1998;104:69–77

[30] Bonow RO. Identification of viable myocardium. Circulation 1996;94:2674–80

[31] Michels KB et al. Does PTCA in Acute Myocardial Infarction Affect Mortality and Reinfarction Rates? Circulation 1995;91:476–85

[32] Kaul P et al. Long-term mortality of patients with acute myocardial infarction in the united states and Canada. Circulation 2004;110:1754–60

[33] ESC Task Force. Management of acute myocardial infarction in patients presenting with ST-segment elevation. Eur Heart J 2003;24:28–66

[33a] ESC Task Force. Management of acute myocardial infarction in patients presen-

ting with ST-segment elevation. Eur Heart J 2008;29:2909–45

[34] Ritchie JL et al. ACC/AHA Task Force Report. Guidelines for Clinical Use of Cardiac Radionuclide Imaging. J Am Coll Cardiol 1995;25:521–47

[35] Cheitlin MD et al. ACC/AHA Guidelines for the Clinical Application of Echocardiography. Circulation 1997;95:1686–744

[36] Deutsche Gesellschaft für Kardiologie – Herz- und Kreislaufforschung. Empfehlungen zur umfassenden Risikoverringerung für Patienten mit koronarer Herzerkrankung. Z Kardiol 1997;86:776–7

[37] Gibbons RJ et a. ACC/AHA Guidelines for Exercise Testing. J Am Coll Cardiol 1997;30:260–315

[38] Antiplatelet Trialists Collaboration. Secondary prevention of vascular disease by prolonged antiplatelet treatment. BMJ 1998;296:320–31

[39] Madson JK et al. on behalf of the DANA-MI Study Group. Danish Multicenter Randomized Study of Invasive Versus Conservative Treatment in Patients with Inducible Ischemia after Thrombolysis in Acute Myocardial Infarction (DANAMI). Circulation 1997;96:748–55

[40] CAPRIE Steering Commitee. A randomized, blinded trial of clopidogrel versus aspirin in patients at risk of ischemic events. Lancet 1996;348:1329–39

[41] Mark DB et al. Identification of Acute Myocardial Infarction Patients Suitable for Early Hospital Discharge after Aggressive Interventional Therapy. Circulation 1991;83:1186–93

[42] Pepine CJ, Deedwania PC. How do we best treat patients with ischemic heart disease? Circulation 1998;98:1985–6

[43] The Danish Study Group on Verapamil in Myocardial Infarction. Effect of verapamil on mortality and major events after myocardial infarction (the Danish Verapamil Infarction Trial II-DAVIT II). Am J Cardiol 1990;66:779–85

[44] Grines C et al. for the PAMI-II Investigators. Safety and Cost-Effectiveness of Early Discharge after Primary Angioplasty in Low Risk Patients with Acute Myocardial Infarction. J Am Coll Cardiol 1998;31:967–72

[45] Senaratne MPJ et al. Feasibility of Direct Discharge from the Coronary/Intermedia-

te Care Unit after Acute Myocardial Infarction. J Am Coll Cardiol 1999;33:1040–6

[46] Coumadin Aspirin Reinfarction Study (CARS) Investigators. Randomized double-blind trial of fixed low-dose warfarin with aspirin after myocardial infarction. Lancet 1997;350:389–96

[47] Anticoagulants in the Secondary Prevention of Events in Coronary Thrombosis (ASPECT) Research Group. Effect of long-term oral anticoagulant treatment on mortality and cardiovascular morbidity after myocardial infarction. Lancet 1994;343:499–503

[48] The Long-Term Intervention with Pravastasin In Ischemic Disease (LIPID) Study Group. Prevention of cardiovascular events and death with pravastasin in patients with coronary heart disease and a broad range of initial cholesterol levels. N Engl J Med 1998;339:1349–57

[49] Redwood SR et al. Selection of dichotomy limits for multifactorial prediction of arrhythmic events and mortality in survivors of acute myocardial infarction. Eur Heart J 1997;18:1278–87

[50] Arnold AER et al. Prediction of mortality following hospital discharge after thrombolysis for acute myocardial infarction: is there a need for coronary angiography? Eur Heart J 1993;14:306–15

[51] Galatius-Jensen S et al. Sex related differences in short and long term prognosis after acute myocardial infarction: 10 year follow up of 3 073 patients in database of first Danish verapamil infarction trial. BMJ 1996;313:137–40

[52] Herzog CA et al. Poor long-term survival after acute myocardial infarction among patients on long-term dialysis. N Engl J Med 1998;339:799–805

[53] Frishmann WH, Cheng A. Secondary prevention of myocardial infarction: Role of adrenergic blockers and angiotensin- converting enzyme inhibitors. Am Heart J 1999;137:S25–S34

[54] Gottlieb SS et al. Effect of beta-blockade on mortality among high risk and low-risk patients after myocardial infarction. N Engl J Med 1998;339:489–97

[55] Kober L et al. for the Trandolapril Cardiac Evaluation (TRACE) Study Group. A clinical trial of the angiotensin- converting-enzyme inhibitor trandolapril in patients with left ventricular dysfunction after myocardial infarction. N Engl J Med 1995;333:1670–6

[56] Pfeffer MA et al. on behalf of the SAVE Investigators. Effect of captopril on mortality and morbidity in patients with left ventricular dysfunction after myocardial infarction: results of the Survival and Ventricular Enlargement trial. N Engl J Med 1992;327:669–77

[57] The Acute Infarction Ramipril Efficacy (AIRE) Study Investigators. Effect of ramipril on mortality and morbidity of survivors of acute myocardial infarction with clinical evidence of heart failure. Lancet 1993;342:821–8

[58] O'Connor et al. An overview of randomized trials of rehabilitation with exercise after myocardial infarction. Circulation 1989;80:234–44

[59] Pizzetti G et al. Coronary Recanalization by Elective Angioplasty Prevents Ventricular Dilation after Anterior Myocardial Infarction. J Am Coll Cardiol 1996;28:837–45

[60] Sirnes PA et al. Improvement in left ventricular ejection fraction and wall motion after successful recanalisation of chronic coronary occlusions. Eur Heart J 1998;19:273–81

[61] Hochman JS. Has the Time Come to Seek and Open All Occluded Infarct-Related Arteries after Myocardial Infarction? J Am Coll Cardiol 1996;28:846–8

[62] Antmann EM. ST-Elevation Myocardial Infarction: Management. In: Zipes DP et al. Braunwald's Heart Disease, 7. Ed., 1170–226. 2005, Elsevier Saunders, Philadelphia

[63] Gersh BJ et al. Chronic Coronary Artery Disease. In: Braunwald E. Heart Disease, 5. Ed., 1289–1365. 1997, W.B. Saunders, Philadelphia

[64] Newby LK et al. for the GUSTO Investigators. Early Discharge in the Thrombolytic Era: An Analysis of Criteria for Uncomplicated Infarction from the Global Utilization of Streptokinase and t-PA for Occluded Coronary Arteries (GUSTO) Trial. J Am Coll Cardiol 1996;27:625–32

[65] Guerci AD. Early Discharge after Aute Myocardial Infarction: Who and When? J Am Coll Cardiol 1999; 33:1047–9

[66] Taylor RS et al. Exercised-based rehabilitation for patients with coronary heart disease: systematic review and meta-analysis of randomized trials. Am J Med 2004;116:682–97

[67] GISSI-Prevenzione Investigators. Dietary supplementation with n-3 polyunsaturated fatty acids and vitamin E after myocardial infarction: results of the GISSI-Preventione trial Lancet 1999;354:447–55

[68] La Rovere MT et al. for the ATRAMI Investigators. Baroreflex sensitivity and heart-rate variability in prediction of total cardiac mortality after myocardial infarction. Lancet 1998;351:478–84

[69] Klingenheben T et al. Kardialer autonomer Tonus zur Risikostratifikation nach Myokardinfarkt: Ergebnisse einer prospektiven Langzeit-Studie bei 411 konsekutiven Patienten. Z Kardiol 1999;88:400–9

70] Crawford MH et al. ACC/AHA Guidelines for Ambulatory Electrocardiography. J Am Coll Cardiol 1999;34:912–48

[71] Fiore LD et al. for the CHAMP study. Department of veterans affairs cooperative studies program clinical trial comparing combined warfarin and aspirin with aspirin alone in survivors of acute myocardial infarction. Primary results of the CHAMP study. Circulation 2002;105:557–63

[72] Zeymer U et al. für die InTime-2-Untersucher. Wie sicher ist eine frühe Bypass-Operation nach akutem Herzinfarkt? Ergebnisse der InTime-2-Studie. Z Kardiol 2000;89(Suppl 5):159

[73] van der Vlugt MJ et al. Prospective study of early discharge after acute myocardial infarction (SHORT). Eur Heart J 2000;21:992–9

[74] Zeymer U et al. for the ALKK study group. Randomized comparison of percutaneous transluminal coronary angioplasty and medical therapy in stable survivors of acute myocardial infarction with single vessel disease. Circulation 2003;108:1324–8

[75] Lund M et al. Occluded infarct-related arteries and clinical events. Prog Cardiovasc Dis 2000;42:405–18

[76] Opic LH et al. Current status of safety and efficacy of calcium channel blockers in cardiovascular diseases: a critical analysis based on 1 000 studies. Prog Cardiovasc Dis 2000;43:171–96

[77] The Clopidogrel in Unstable Angina to Prevent Recurrent Events Trial Investigators Effects of clopidogrel in addition to aspirin in patients with acute coronary syndromes without ST-Segment Elevation. N Engl J Med 2001;345:494–502

[78] The Heart Outcomes Prevention Evaluation Study Investigators. Effects of an angiotensin-converting-enzyme inhibitor, ramipril, on cardiovascular events in high-risk patients. N Engl J Med 2000;342:145–53

[79] Wilhelmsson C et al. Smoking and myocardial infarction. Lancet 1975;1:415–20

[80] Ades PA. Cardiac rehabilitation and secondary prevention of coronary heart disease. N Engl J Med 2001;345:892–902

[81] van Es R et al. for the ASPECT-2 Research Group. Aspirin and coumadin after acute coronary syndromes (the ASPECT-2 study): a randomised trial. Lancet 2002;360:109–13

[82] de Logeril M et al. Wine drinking and risks of cardiovascular complications after recent acute myocardial infarction. Circulation 2002;106:1465–9

[83] Yousef ZR et al. Late intervention after anterior myocardial infarction: effects on left ventricular size, function, quality of life, and exercise tolerance. J Am Coll Cardiol 2002;40:869–76

[84] Stone AFM et al. Effect of treatment for chlamydia pneumoniae and helicobacter pylori on markers of inflammation and cardiac events in patients with acute coronary syndromes. Circulation 2002;106:1219–23

[85] Cercek B et al. for the AZACS investigators. Effect of a short-term treatment with azithromycin on recurrent ischaemic events in patients with acute coronary syndrome in the Azithromycin in Acute Coronary Syndrome (AZACS) trial: a randomised trial. Lancet 2003;361:809–13

[86] O'Connor CM et al. for the investigators in the WIZARD study. Azithromycin for the secondary prevention of coronary heart disease events. JAMA 2003;290:1459–66

[87] The LIPID study group. Long-term effectiveness and safety of pravastatin in 9 014 patients with coronary heart disease and average cholesterol concentration: the LI-

PID trial follow up. Lancet 2002;359:1379–87

[88] Hurlen M et al. Warfarin, Aspirin, or both after myocardial infarction. N Engl J Med 2002;347:969–74

[89] Gibbons RJ et al. ACC/AHA 2002 guideline update for exercise testing: summary article. Circulation 2002;106:1883–92

[90] Singh M et al. Scores for post-myocardial infarction risk stratification in the community. Circulation 2002;106:2309–14

[91] Freemantle N et al. What is the place of β-blockade in patients who have experienced a myocardial infarction with preserved left ventricular function? Evidence and (mis)interpretation. Prog Cardiovasc Dis 2002;44:243–50

[92] Antithrombotic trialists collaboration. Collaborative meta-analysis of randomised trials of antiplatelet therapy for prevention of death, myocardial infarction, and stroke in high risk patients. BMJ 2002;324:71–86

[93] The CAPRICORN Investigators. Effect of carvedilol on outcome after myocardial infarction in patients with left-ventricular dysfunction: the CAPRICORN randomised trial. Lancet 2001;357:1385–90

[94] Wagner A et al. Contrast-enhanced MRI and routine single photon emission computed tomography (SPECT) perfusion imaging for detection of subendocardial myocardial infarcts: an imaging study. Lancet 2003;361–79

[95] Zahn R et al. Antibiotic therapy after acute myocardial infarction. Circulation 2003;107:1253–9

[96] Anand SS et al. Oral anticoagulants in patients with coronary artery disease. J Am Coll Cardiol 2003;41:62S–69S

[97] Hirsh J et al. AHA/ACC scientific statement. American Heart Association/American College of Cardiology foundation guide to warfarin therapy. Circulation 2003;107:1692–711

[98] Writing committee for the ENRICHD investigators. Effects of treating depression and low perceived social support on clinical events after myocardial infarction. JAMA 2003;289:3106–16

[99] Newby LK et al. Time-based risk assessment after myocardial infarction. Implications for timing of discharge and applications to medical decision-making. Eur Heart J 2003;24:182–9

[100] Freemantle N et al. Beta-blockade after myocardial infarction: systematic review and meta regression analysis. BMJ 1999;318:1730–7

[101] The Task Force of the European Society of Cardiology. Management of acute myocardial infarction in patients presenting with ST-segment elevation. Eur Heart J 2003;24:28–66

[101a] The Task Force of the European Society of Cardiology. Management of acute myocardial infarction in patients presenting with ST-segment elevation. Eur Heart J 2008;29:2909–45

[102] de Lorgeril et al. Mediterranean diet, traditional risk factors, and the rate of cardiovascular complications after acute myocardial infarction: final report of the Lyon Diet Heart Study. Circulation 1999;99:779–85

[103] Dietz R et al. Leitlinie zur Diagnose und Behandlung der chronischen koronaren Herzerkrankung der Deutschen Gesellschaft für Kardiologie – Herz- und Kreislaufforschung. Z Kardiol 2003;92:501–21

[104] Schulz-Menger J et al. Cardiovascular magnetic resonance of acute myocardial infarction at a very early stage. J Am Coll Cardiol 2003;42:513–8

[105] Huijuri HV et al. Prediction of sudden cardiac death after myocardial infarction in the beta-blocking era. J Am Coll Cardiol 2003;42:652–8

[106] Pitt B et al. for the EPHESUS investigators. Eplerenone, a selective aldosterone blocker, in patients with left ventricular dysfunction after myocardial infarction. N Engl J Med 2003;348:1309–21

[107] Haffner SM et al. Mortality from coronary heart disease in subjects with type 2 diabetes and in nondiabetic subjects with and without prior myocardial infarction. N Engl J Med 1998;339:229–34

[108] Janosi A et al. Metoprolol CR/XL in postmyocardial infarction patients with chronic heart failure: experiences from MERIT-HF. Am Heart J 2003;146:721–8

[109] Pfeffer MA et al. for the valsartan in acute myocardial infarction trial investigators. Valsartan, Captopril, or both in myocardial infarction complicated by heart failure, left ventricular dysfunction, or both. N Engl J Med 2003;349:1893–906

[110] Mehta R et al. on behalf of the PAMI investigators. Clinical and angiographic correlates and outcomes of suboptimal coronary flow in patients with acute myocardial infarction undergoing primary percutaneous coronary intervention. J Am Coll Cardiol 2003;42:1739–46

[111] Mahrholdt H et al. Relationsship of contractile function to transmural extent of infarction in patients with chronic coronary artery disease. J Am Coll Cardiol 2003;42:505–12

[112] Gurm HS et al. Outcome of acute ST-Segment elevation myocardial infarction in diabetics treated with fibrinolytic of combination reduced fibrinolytic therapy and platelet glycoprotein IIb/IIIa inhibition. J Am Coll Cardiol 2004;43:542–8

[113] Herlitz J et al. for the LoWASA study group. Effect of fixed low-dose warfarin added to aspirin in the long term after acute myocardial infarction. Eur Heart J 2004;25:232–9

[114] Hamm CW. Leitlinien: Akutes Koronarsyndrom (ACS). Teil 2: Akutes Koronarsyndrom mit ST-Hebung. Z Kardiol 2004;93:324–41

[115] Arntz H-R Empfehlungen für die Sekundärprävention. Z Kardiol 2004;(Suppl 1): I23–I25

[116] Wollert KC et al. Intracoronary autologous bone-marrow cell transfer after myocardial infarction: the BOOST randomised controlled clinical trial. Lancet 2004;364:141–8

[117] de Luca G et al. Prognostic assessment of patients with acute myocardial infarction treated with primary angioplasty. Circulation 2004;109:2737–43

[118] Witt BJ et al. Cardiac rehabilitation after myocardial infarction in the community. J Am Coll Cardiol 2004;44:988–96

[119] Ammar KAA et al. Defining unrecognized myocardial infarction: a call for standardized electrocardiographic diagnostic criteria. Am Heart J 2004;148:277–84

[120] Steg PG et al. on behalf of the DECOPI investigators. DECOPI (DEsobstruction COronaire en Post-Infarctus): a randomized multi-centre trial of occluded artery angioplasty after acute myocardial infarction. Eur Heart J 2004;25:2187–94

[121] Shlipak MG et al. Association of renal insufficiency with treatment and outcomes after myocardial infarction in elderly patients. Ann Intern Med 2002;137:555–62

[122] Wolf R et al. Cardiac risk of coronary patients after reintegration into occupations with heavy physical exertion. Z Kardiol 2005;94:265–73

[123] Mäkikallio TH et al. Prediction of sudden death after acute myocardial infarction: role of holter monitoring in the modern treatment era. Eur Heart J 2005;26:762–9

[124] Chareonthaitawee P et al. Revascularisation in severe left ventricular dysfunction. J Am Coll Cardiol 2005;46:567–74

[125] Solomon SD et al. for the VALIANT investigators. Sudden death in patients with myocardial infarction and left ventricular dysfunction, heart failure, or both. N Engl J Med. 2005;352:2581–8

[126] Eagle KA et al. ACC/AHA 2004 guideline update for coronary artery bypass gaft surgery. http://www.americanheart.org

[127] Ray KK et al. for the PROVE IT-TIMI22 investigators. Early and late benefits of high-dose atorvastatin in patients with acute coronary syndromes. J Am Coll Cardiol 2005;46:1405–10

[128] Raitt MH et al. Fish oil supplementation and risk of ventricular tachycardia and ventricular fibrillation in patients with implantable defibrillators. JAMA 2005;293:2884–91

[129] GISSI prevenzione investigators. Dietary supplementation with n-3 polyunsaturated fatty acids and vitamin E after myocardial infarction: results of the GISSI-Prevenzione trial. Lancet 1999;354:447–55

[130] Jiang W et al. Antidepressant therapy in patients with ischemic heart disease. Am Heart J 2005;150:871–81

[131] Gislason G et al. Risk of death or reinfarction associated with the use of selective cyclooxygenase-2 inhibitors and non-selective nonsteroidal antiinflammatory drugs after acute myocardial infarction. Circulation 2006;113:2906–13

[132] Srichai MB et al. Clinical imaging and pathological characteristics of left ventricular thrombus: a comparison of contrast-enhanced magnetic resonance imaging, thransthoracic echocardiography, and transesophageal echocardiography with surgical or pathological validation. Am Heart J 2006;152:75–84

[133] Bona KH et al. for the NORVIT trial investigators. Homocystein lowering and cardiovascular events after acute myocardial infarction. N Engl J Med 2006;354;1578–88

[134] Lunde K et al. Intracoronary injection of mononuclear bone marrow cells in acute myocardial infarction. N Engl J Med 2006;355:1199–209

[135] Assmus B et al. Transplantation of progenitor cells and regeneration enhancement in acute myocardial infarction (TOPCARE- AMI). Circulation 2002;106:3009–17

[136] Schächinger V et al. for the REPAIR-AMI investigators. Intracoronary bone-marrow-derived progenitor cells in acute myocardial infarction. N Engl J Med 2006;355:1210–21

[137] Assmus B et al. Transcoronary transplantation of progenitor cells after myocardial infarction. N Engl J Med 2006;355:1222–32

[138] Hochman JS et al. for the Occluded Artery Trial Investigators. Coronary intervention for the persistent occlusion after myocardial infarction. N Engl J Med 2006;355. http://www.nejm.org (14.11.06)

[139] Brouwer IA et al. for the SOFA study group. Effect of fish oil on ventricular tachyarrhythmia and death in patients with implantable cardioverter defibrillators. JAMA 2006;295:2613–9

[140] Mahmarian JJ et al. An initial strategy of intensive medical therapy is comparable to that of coronary revascularization for suppression of scintigraphic ischemia in high-risk but stable survivors of acute myocardial infarction. J Am Coll Cardiol 2006;48:2458–67

[141] Mahmarian JJ et al. for the INSPIRE investigators. A multinational study to establish the value of early adenosine technetium-99m stestamibi myocardial perfusion imaging in identifying a low-risk group for early hospital discharge after acute myocardial infarction 2006;48:2448–57

[142] Dzavik V et al. Randomized trial of percutaneous coronary intervention for sub-acute infarct-related coronary artery occlusion to achieve long-term patency and improve ventricular function. The total occlusion study of canada (TOSCA)-2 trial. Circulation 2006;114:2449–57

[143] Fox KAA et al. for the GRACE investigators. Prediction of risk of death and myocardial infarction in the six months after presentation with acute coronary syndrome: prospective multinational observational study (GRACE). BMJ 2006;333:1091–4

[144] ESC Guidelines. Guidelines on the diagnosis and management of pericardial diseases. Executive summary. Eur Heart J 2004;25:587–610

[145] Erne P et al. Effects of percutaneous coronary interventions in silent ischemia after myocardial infarction. The SWISS II randomized trial. JAMA 2007;297:1985–91

[146] Hillis GS et al. Noninvasive estimation of lef ventricular filling pressure by E/é is a powerful predictor of survival after acute myocardial infarction. J Am Coll Cardiol 2004;43:360–7

[147] Wilson K et al. Effect of smoking cessation on mortality after myocardial infarction. Arch Intern Med 2000;160:939–44

[148] Baks T et al. Assessment of acute reperfused myocardial infarction with delayed enhancement 64-MDCT. Am J Roentgenol 2007;188:W135–W137

[149] Nakamura Y et al. Long-term nitrate use may be deleterious in ischenic heart disease: a study using the databases from two large-scale postinfarction studies. Am Heart J 1999;138:577–85

[150] Exner DV et al. for the REFINE investigators. Noninvasive risk assessment early after a myocardial infarction. J Am Coll Cardiol 2007;50:2275–84

[151] Tse H et al. Prospective randomized trial of direct endomyocardial implantation of bone marrow cells for treatment of severe coronary artery disease (PROTECT-CAD trial). Eur Heart J 2007;28:2998–3005

[152] Lewis EF et al. Predictors of the first heart failure hospitalization in patients who are stable survivors of myocardial infarction complicated by pulmonary congestion and/or left ventricular dysfunction: a VALIANT study. Eur Heart J 2008;29:748–56

[153] Lipinski MJ et al. Impact of intracoronary cell therapy on left ventricular function in the setting of acute myocardial infarction. J Am Coll Cardiol 2007;50:1761–7

[154] Kim RJ et a. Performance of delayed-enhancement magnetic resonance imaging

with gadoversetamide contrast for the detection and assessment of myocardial infarction. Circulation 2008;117:629–37

[155]  Stenestrand U et al. Anticoagulation therapy in atrial fibrillation in combination with acute myocardial infarction influences long-term outcome. (RIKS-HIA). Circulation 2005;112:3225–31

[156]  Bangalore S et al. Verapamil-sustained release-based treatment strategy is equivalent to atenolol-based treatment strategy at reducing cardiovascular events in patients with prior myocardial infarction: an international verapamil sr-trandolapril (INVEST) substudy. Am Heart J 2008;156:241–7

[157]  Adabag AS et al. Sudden death after myocardial infarction. JAMA 2008;300(17):2022–9

[158]  Chiou K-R et al. Identification and viability assessment of infarcted myocardium with late enhancement multidetector computed tomography: comparison with thallium single photon emission computed tomography and echocardiography. Am Heart J 2008;155:738–45

[159]  Ezekowitz JA et al. Declining in-hospital mortality and increasing heart failure incidence in elderly patients with first myocardial infarction. J Am Coll Cardiol 2009;53:13–20

[160]  Menon V et al. Lack of benefit from percutaneous intervention of persistently occluded infarct arteries after the acute phase of myocardial infarction is time independent: insights from occluded artery trial. Eur Heart J 2009;30:183–91

[161]  Bauer A et al. Improved stratification of autonomic regulation for risk prediction in post-infarction patients with preserved left ventricular function (ISAR-Risk). European Heart J 2009;30:576–83

[162]  Malek LA et al. Late coronary intervention for totally occluded left anterior descending coronary arteries in stable patients after myocardial infarction: results from the occluded artery trial (OAT). Am Heart J 2009;157:724–32

[163]  Hombach V et al. Sequelae of acute myocardial infarction regarding cardiac structure and function and their prognostic significance as assessed by magnetic resonance imaging. Eur Heart J 20005;26:549–57

[164]  Ganame J et al. Impact of myocardial haemorrhage on left ventricular function and remodeling in patients with reperfused acute myocardial infarction. Eur Heart J 2009;30:1440–9

[165]  Osherov A et al. Incidence of early left ventricular thrombus after acute anterior wall myocardial infarction in the primary coronary intervention era. Am Heart J 2009;157:1074–80

[166]  Yousef M et al. The BALANCE study. J Am Coll Cardiol 2009;53:2262–9

[167]  Chan MY. Long-term mortality of patients undergoing cardiac catheterization for ST-elevation and non-ST-elevation myocardial infarction. Circulation 2009;119:3110–7

[168]  Bjarnason-Wehrens et al. Leitlinie körperliche Aktivität zur Sekundärprävention und Therapie kardiovaskulärer Erkrankungen. Clin Res Cardiol 2009;(Suppl 4):1–44

[169]  Yusuf S et al. on behalf of the INTERHEART study investigators. Effect of potentially modifiable risk factors associated with myocardial infarction in 52 countries (the INTERHEART study): case-control study. Lancet 2004;364:937–52

[170]  Anand SS et al. on behalf of the INTERHEART study investigators. Risk factors for myocardial infarction in women and men: insights from the INTERHEART study. Eur Heart Journal 2008;29:932–40

[171]  Iqbal R et al. on behalf of the INTERHEART study investigators. Dietary patterns and the risk of acute myocardial infarction in 52 countries. Circulation 2008;118:1929–37

[172]  Dimsdale JE. Psychological stress and cardiovascular disease. J Am Coll Cardiol 2008;51:1237–46

[173]  Abbate A et al. Survival and cardiac remodeling benefits in patients undergoing late percutaneous coronary intervention of the infarct-related artery. J Am Coll Cardiol 2008;51:956–64

[174]  Ciszewski A et al. Influenza vaccination in secondary prevention from coronary ischaemic events in coronary artery disease: FLUCAD study. Eur Heart J 2008;29:1350–8

[175]  Bonzel T et al. Leitlinie. Perkutane Koronarintervention (PCI). Clin Res Kardiol 2008;97:513–47

## 3.4 Interventionelle Therapie der KHK mittels PCI

### 3.4.1 Geschichte der Herzkatheterprozeduren

| | |
|---|---|
| 1929 | Forßmann positioniert einen Katheter in seinen rechten Vorhof |
| 1941 | Beginn der Studien von Cournand und Richards mit Katheterisierung des RA, ab 1942 des RV und ab 1944 der PA |
| 1951 | Erster Ballon-Angiografie-Katheter von Dotter |
| 1950 | Erste retrograde LV-Katheterisierung von Zimmermann |
| 1952 | Formel für die Klappenöffnungsfläche von Gorlin und Gorlin (Vater und Sohn) |
| 1953 | Seldinger führt seine neue Technik ein |
| 1958 | Erste Koronarangiografie (RCA akzidentell) durch Sones |
| 1967 | Judkins und Amplatz mit neuen Kathetern via A. femoralis |
| 1969 | Damato und Scherlag mit erster His-Bündel-Ableitung |
| 1970 | Swan und Ganz mit neuem Ballonkatheter zum Rechtsherzkatheterismus |
| 1976 | Bis 1979 zeigen Chazov und Rentrop Thrombusfragmentierung mittels Draht und intrakoronarer Streptokinase |
| 1977 | 16. September, Grüntzig mit 1. PTCA (LAD bei 1-GE) |
| 1980 | De Wood zeigt den okkludierenden Thrombus als Infarktursache und die Sicherheit einer Koro. bei AMI |
| 1982 | Meyer mit erster PTCA bei AMI |
| 1986 | Simpsons koronarer Atherektomie-Katheter |
| 1987 | Sigwart mit dem ersten Koronarstent (Wallstent) |
| 1988 | Excimerlaser für die Koronarien |
| 1989 | Erste Koronarangiografie via A. radialis |
| 1993 | Erste PTCA via A. radialis |
| 2000 | Drug eluting stent |
| 2006 | Drug eluting balloon |

Angaben aus [187]

### 3.4.2 Ergebnisse

Ergebnis im Katheterlabor: Erfolgsrate (als < 50%ige Reststenose) liegt bei 92–95% [8, 38].

9-Monats-Ergebnisse (nach PRESTO [143], 11 482 Patienten, Stentrate ca. 76% (BMS))

| | Nicht-Diabetiker | Diabetiker |
|---|---|---|
| Tod | 0,9% | 2,1% |
| Myokardinfarkt | 1,2% | 1,9% |
| TVR | 12,8% | 17,9% |

Langzeitergebnisse bei PTCA proximaler LAD-Stenosen [9]

| Freiheit von | 5 Jahre | 10 Jahre |
|---|---|---|
| Tod | 93% | 80% |
| Myokardinfarkt | 90% | 86% |
| Re-PTCA | 85% | 84% |
| ACVB | 87% | 79% |
| AP, CCS II–III | 71% | 47% |

PTCA bei 1-GE und Mehr-GE (in %, mod. nach [20])

| | 1 Jahr | 5 Jahre | 10 Jahre |
|---|---|---|---|
| **Tod** | | | |
| 1-GE | 1–1,5 | 5–7 | 17–18 |
| Mehr-GE | 1,2 | 10–11 | 27 |
| **Infarkt** | | | |
| 1-GE | 2–3 | 7 | 14–15 |
| Mehr-GE | 2–3 | 11–13 | 21–22 |
| **Re-PTCA** | | | |
| 1-GE | 15–21 | 23–28 | 36–39 |
| Mehr-GE | 21–25 | 32–39 | 43–54 |
| **ACVB-Op.** | | | |
| 1-GE | 17–24 | 29–33 | 46–47 |
| Mehr-GE | 27 | 44–45 | 60–62 |

Auch wenn die Zahlen älter sind, die Ergebnisse hinsichtlich Tod und Infarkt sind noch valide, denn bei stabiler KHK konnten auch neuere Methoden (beschichtete und unbeschichtete Stents) das Risiko für AMI oder

Tod im Verlauf nicht reduzieren. Das unmittelbare Ergebnis und die Reinterventionsrate wurde durch Stents und antithrombozytäre Medikation deutlich verbessert. Für den Langzeitverlauf ist weniger die einzelne Läsion als vielmehr der Umfang der Progression der Koronarsklerose und das Auftreten von ACS entscheidend.

### 3.4.3 Periinterventionelle Komplikationen

#### Mortalität

▲ 1,1% (Daten der ACC-NCDR vom 1.1.1998–30.9.2000 [63])

▲ 1,2% (ALKK 2000 [113], 1,8% für 2003/2004 aus der Mayo-Klinik [224]

▲ 0,1% (ISAR-REACT 3 unter Clopidogrel [263])

Erhöhte Hospitalmortalität für folgende Subkollektive [64, 134]: Notfalleingriff, Hauptstammstenose, Myokardinfarkt < 24 h.

Beobachtete Hospitalmortalität bei PCI-Patienten bei Vorliegen von Risikofaktoren [64]

| | |
|---|---|
| Herzinsuffizienz III/IV | 7,3% |
| EF 20–29% | 4,4% |
| pAVK | 2,2% |
| COPD | 2,2% |
| CVI | 2,4% |
| Niereninsuffizienz | 5,3% |
| Proximale LAD-Stenose | 2,1% |
| Typ-C-Stenose | 2,8% |
| Rekanalisation | 4,5% |

#### Myokardinfarkt

Nach [1] kommt es in folgender Häufigkeit zum periinterventionellen Infarkt: nicht transmuraler Infarkt bei ca. 4%, transmuraler Infarkt bei 1%; Q-Zacken-Infarkt 0,4% [263]. Allerdings: CK-MB-Anstieg in 17–34% [75, 89, 99], Troponin-Anstieg in 33% [248] bis 74% [100]. Die Angaben zur periinterventionellen Infarktrate (häufig asymptomatisch) differieren stark infolge verschiedener Definitionen für AMI und unterschiedlicher Häufigkeit serologischer Kontrollen (Übersicht bei [192]). Bei Erhöhung des Troponins I > 1 µg/l ist im Kardio-MR ein Myokardinfarkt durch ein Late enhancement feststellbar [175].

30-Tage-Infarktrate in EPISTENT 4,5–9,6% [25], in REPLACE-2 6,2% mit GP-IIb/IIIa-Antagonisten [107], in einer gepoolten Analyse (mit n = 13 158) 7,7% [92]. Infarktrate 4% in ISAR-REACT (MI-Definition: CK > 3-fach der Norm) unter Prämedikation mit 600 mg Clopidogrel bei stabilen Low-risk-Patienten [130].

6% der Patienten mit klinisch stabiler KHK hatten ein erhöhtes Troponin vor PCI, die Infarktrate war mit 13,4% vs. 5,6% für troponinnegative Patienten stark erhöht [268]. Die Relevanz der CK- und Troponin-Erhöhung wurde viel diskutiert. Das Mortalitätsrisiko für die ersten 4 Monate nach PTCA lag ohne CK-MB-Anstieg bei 1,2%, bei CK-MB-Anstieg < 5-fach bei 1,9% und bei CK-MB > 5-fach der Norm bei 9% [75]. Bei 23 230 PCI wurde eine Erhöhung der CK-MB in 25% der Fälle (davon in 6% das > 5-Fache der normalen CK-MB) festgestellt. Ein leicht erhöhtes Mortalitätsrisiko um das 1,5-Fache war bereits bei einer 1- bis 3-fachen CK-MB-Erhöhung nachweisbar [124]. Auch die Troponin-Erhöhung geht einher mit einem erhöhtem Mortalitätsrisiko [248], eine erhöhte Mortalität bei Trop.-T-Anstieg ist auch ohne CK-Erhöhung beschrieben [213]. Nach ESC [177] ist ein alleiniger Troponin-Anstieg prognostisch unwesentlich bzw. ein CK-MB-Anstieg auf < 500% von geringer Relevanz.

Nach der aktuellen Definition liegt der periprozedurale Infarkt bei PCI vor, wenn ein entsprechender Biomarker das 3-Fache der 99. Perzentile der oberen Referenzgrenze überschreitet [246].

**Frühverschluss**

Bis zu Anfang der 1990er Jahre in 2–8%, aktuell durch Stent-Anwendung und duale antithrombozytäre Therapie sicher seltener. In 75% noch im Katheterlabor, in den übrigen 25% innerhalb von 24 h. Risikofaktoren: instabile Angina, Mehrgefäß-KHK, weibliches Geschlecht, intrakoronarer Thrombus, Stenose > 10 mm Länge, kalzifizierte Stenose, exzentrische Stenose, ausgedehnte Dissektion, überdimensionierter Ballon, hochgradige Stenose [19].

**Notfall-ACVB-Op.**

Häufigkeit rückläufig von initial 2,9% (vor 1995) auf 0,3% (seit 2000), jedoch unverändert hohe Hospitalmortalität von 10–14% [193]. Erhöhtes Risiko bei Frauen, primärer PTCA und schwieriger Stenosemorphologie [83].

**Koronarperforation**

In ca. 0,6%, Mortalität ca. 7%. Therapie mit Gabe von Protamin, prolongierter Ballondilatation, Perikardpunktion, operativem Verschluss, Implantation eines gecoverten Stens [139], Letzteres in 96% erfolgreich [208].

**Gefäßkomplikationen**

Gesamtzahl 0,9–14%, op.-pflichtig 0,9–3,5% [18]. Standard ist der Zugang über die A. femoralis. Das transradiale Vorgehen (1. Koro 1989 von Campeau, 1. PTCA von Kiemeneij und Laarmann 1993) reduziert die Rate der Gefäßkomplikationen (insbesondere Blutungen) im Vergleich zum transfemoralen oder transbrachialen Vorgehen signifikant [288, 289, 312]. Allerdings ist die Lernkurve für den Zugang via A. radialis erheblich und die Anwendung eines Gefäßverschluss-Systems beim transfemoralen Vorgehen reduziert den Arbeitsaufwand bei der Nachsorge, sodass der transfemorale Zugang (noch) allgemein bevorzugt wird.

**Größere Blutungen**

4,6% in ISAR-REACT 3 unter UFH, Transfusion in 1,4% [263].

**Apoplex**

Häufigkeit bei 0,25% [148].

**Nierenversagen**

Dialysepflichtiges Nierenversagen in 0,7% (0,2% nach [248]), mittlerer KM-Verbrauch 285 ± 179 ml. Risiko bes. erhöht für Diabetiker mit vorbestehender Niereninsuffizienz. Hospitalmortalität 27,5%, 1-Jahres-Mortalität 54,5%. 23% der Überlebenden werden dialysepflichtig entlassen, davon bleiben 75% chronisch dialysepflichtig [165] (s. auch Kap. Koronarangiografie 3.1.4.16).

Risk-Score für akutes Nierenversagen nach Mehran für Patienten mit PCI (nach [196])

| Risikofaktor | | Score |
|---|---|---|
| $RR_{sys}$ < 80 mmHg > 1 h und notwendige IABP oder inotrope Med. | | 5 |
| IABP | | 5 |
| NYHA III/IV und/oder Z.n. Lungenödem | | 5 |
| Alter > 75 Jahre | | 4 |
| Hkt < 39% (Männer) < 36% (Frauen) | | 3 |
| Diabetes | | 3 |
| KM-Volumen | | 1 pro 100 ml |
| Krea. > 1,5 mg/dl | | 4 |
| Krea-Clearance | 40–60 ml/min/1,73 m² | 2 |
| | 20–39 ml/min/1,73 m² | 4 |
| | < 20 ml/min/1,73 m² | 6 |

| Summe Risiko Score | Risiko für Krea.-Anstieg > 0,5 mg/dl | Risiko für Dialyse |
|---|---|---|
| < 6 | 7,5% | 0,04% |
| 6–10 | 14% | 0,12% |
| 11–15 | 26% | 1,1% |
| > 15 | 57% | 12,6% |

## Prädiktion des Interventionsrisikos

Verschiedene Modelle wurden entwickelt, werden im klinischen Alltag allerdings kaum benutzt [133, 134, 183, 260]. Zu den Risikoprädiktoren zählen Alter, LV-Funktion, Schockzustand, ACS, angiografische Faktoren, Niereninsuffizienz, pAVK; Diab. mell. ist Notfallindikation; leider beinhalten die Scores keine Vorhersage von Langzeitkomplikationen. Zum Risiko für Hospitalmortalität s. [231] und Kap. 3.4.14.

**Mayo-Clinic-Risk-Score [133]**

| Variable | Score |
|---|---|
| Kardiogener Schock | 5 |
| Hauptstammstenose | 5 |
| Serum-Krea. > 3 mg/dl | 3 |
| Dringliche/notfallmäßige Prozedur | 2 |
| NYHA III–IV | 2 |
| Thrombus | 2 |
| Mehrgefäßerkrankung | 2 |
| Alter, Zahl der Dekaden über 30 Jahre | 1 |

Ereignisraten (Tod, Q-wave-MI, Notfall-ACVB, Apoplex) nach addiertem Risiko-Score, Ereignisrate < 2% bei 0–8 Punkten, 7–9% bei 9–14 Punkten und 40% bei ≥ 15 Punkten.

Zum **British Columbia PCI Risk Score** s. http://www.bcpci.org [317].

### 3.4.4 PCI vs. medikamentöse Therapie der stabilen KHK

In Relation zur Häufigkeit von PTCA-/Stent-Interventionen ist die Zahl randomisierter Patienten in vergleichenden Studien gering, bis 2005 ca. 3 000 Patienten [184], 2007 kam COURAGE mit 2 287 Patienten hinzu.

◢ **ACME, 1-GE:** 212 randomisierte Patienten; weniger Angina, aber mehr Komplikationen in der PTCA-Gruppe [27]. Nach 5 Jahren ergibt sich ein Vorteil in der Belastbarkeit für ca. 15% der Patienten [40].

◢ **ACME, 2-GE:** 101 Patienten, kein wesentlicher symptomatischer Vorteil durch PTCA im Vergleich zur medikamentösen Therapie bei 2-GE [30].

◢ **RITA 2:** 1 018 Pat., in 40% 2- bis 3-GE, in nur 9% Stent-Implantation; größerer symptomatischer Vorteil nach PTCA. Tod oder Infarkt bei 6,3% der PTCA-Patienten, nur 3,3% bei medikamentös therapierten Patienten nach 2,7 Jahren [28]. Nach 7 Jahren kein Unterschied bezüglich Risiko für Tod oder Myokardinfarkt, leichter symptomatischer Vorteil durch PTCA; AP CCS II–IV in 15% (PTCA) vs. 21,4% (Med.) [28a].

◢ **MASS:** 214 Patienten mit > 80% Stenose des prox. LAD, randomisiert zu PTCA, med. Therapie oder Bypass. Überlebensrate 94% (PTCA) bzw. 97% (med. Therapie), Infarktrate und Bypass-Rate gleich hoch nach 5 Jahren, frei von Angina waren 25% unter med. Therapie bzw. 65% nach PTCA, 30% der PTCA-Patienten brauchten 1–2 Re-PTCA [29]. Die Häufigkeit des LAD-Verschlusses war im Verlauf ebenfalls nicht different (15% Med., 19% PTCA). Bei 50% der Pat. Progression mit > 50% Stenose an einem weiteren Gefäß.

◢ **MASS II:** 611 Patienten mit stabiler Mehrgefäßerkrankung und erhaltener LV-Funktion, randomisiert zu ACVB, PTCA oder medikamentöser Therapie. Nach 5 Jahren kein Unterschied zwischen Med. und PCI, ACVB-Patienten hatten die niedrigste Ereignisrate, 44% weniger als Med.-Patienten. Infarktrate nach ACVB 8,3%, in der Med.-Gruppe 15,3% [58], Freiheit von Angina nach 1 Jahr bei PTCA in 79%, nach ACVB 88% unter med. Therapie 49% [123].

◢ **AVERT:** 341 randomisierte Patienten mit 1- bis 2-GE und guter LV-Funktion, asymptomatisch oder CCS I–II, Follow-up 18 Monate. Ischämische Ereignisse unter 80 mg Atorvastatin seltener als nach PTCA (vor allem Hospitalisation wegen Angina) [36].

◢ **Hambrecht et al.:** 101 Patienten, randomisiert zu PCI oder körperlichem Training. Event-free survival nach 12 Monaten 70% vs. 88% [316].

◢ **COURAGE:** 2 287 Patienten, mind. 1 Gefäß > 70% stenosiert, 2-GE 39%, 3-GE 30%, prox. LAD 37%, randomisiert zu Med. oder PCI. Kein Unterschied im Überleben, in der kardiovaskulären Mortalität, in der Infarktrate oder in der Hospitalisierungsrate für ACS. Nach ca. 5 Jahren in beiden Gruppen gleich hohe Rate für Freiheit von Angina (72%), leichter symptomatischer Vorteil hinsichtlich Angina in der PTCA-Gruppe nach 1 Jahr (Freiheit von Angina in 66% vs. 58%) [222, 319]. Die Pat. profitierten initial hinsichtlich der Symptomatik und der Lebensqualität von der PCI, nach 24–36 Monaten war dieser Vorteil jedoch nicht mehr nachweisbar [265].

Die PTCA ist geeignet, Angina-pectoris-Symptomatik zu reduzieren, ist also quasi ein invasives Antianginosum, bis zu $^3/_4$ der Patienten sind nach 1 Jahr frei von Angina [86]. Allerdings werden im Verlauf auch viele medikamentös therapierte Patienten frei von Angina [222]. Eine Observationsstudie zeigte einen Vorteil durch Revaskularisation (PCI und ACVB) für Patienten mit einem mäßigen bis großen Myokardareal induzierbarer Ischämie, hingegen einen Vorteil bei konservativer Therapie ohne bzw. bei nur kleinem Ischämie-Areal [303]. Eine entsprechend prospektiv-randomisierte Studie fehlt bislang.

Nach Meta-Analysen keine Senkung der Mortalität oder der Infarktrate bei stabiler KHK (im nicht signifikanten Trend eher ein erhöhtes Infarktrisiko), Reinterventionen sind häufig notwendig [132, 150, 184]. Die bislang größte Studie (**COURAGE**) bestätigte diese Ergebnisse. Eine neuere Meta-Analyse zeigt einen deutlichen nicht signifikanten Trend hinsichtlich Reduktion des kardialen

Todes durch PCI, hier wurden allerdings auch Post-Infarkt-Studien integriert [269]. Bei Beschränkung der Analyse auf die nicht akute KHK kein Vorteil der PCI im Vgl. zur medikamentösen Therapie hinsichtlich Tod oder Myokardinfarkt [304].

Ob bei **Mehrgefäßerkrankung** alle signifikanten Stenosen oder nur die mutmaßliche Culprit lesion mittels PCI therapiert werden sollten, ist unklar, die Daten sind widersprüchlich. Bei 219 randomisierten Patienten ergaben sich nach 4,6 Jahren keine sig. Unterschiede [162]. Bei [235] ergab sich das gleiche 1-Jahres-Ergebnis nach kompletter Revaskularisation wie nach inkompletter Revaskularisation. Nach einer großen Kohortenstudie [207] war eine inkomplette Revaskularisation mittels PCI assoziiert mit einer erhöhten Sterblichkeit. Eine geringere Mortalität bei kompletter im Vergleich zu einer inkompletten Revaskularisation unter Verwendung von DES zeigte sich bei [279].

Nach **DGK** [113] ist bei Mehrgefäßerkrankung grundsätzlich eine komplette Revaskularisation aller ischämischen Areale anzustreben, nach **ESC 2005** [177] wird eine individuelle Entscheidung vorgesehen.

### 3.4.5 Indikationen zur PCI bei stabiler KHK

#### 3.4.5.1 Indikationen zur PCI nach ESC 2006

Indikationen nach **ESC 2006** bei stabiler KHK zur symptomatischen Verbesserung [232]

|  | Klasse |
|---|---|
| Patienten mit mäßiger bis schwerer Symptomatik, medikamentös nicht kontrollierbar, bei geeigneter (nicht Hochrisiko-)Anatomie bei 1-GE oder Mehrgefäßerkrankung | I |
| Patienten mit leichter bis mäßiger, dennoch nicht akzeptabler Symptomatik, bei 1-GE oder Mehrgefäßerkrankung, wenn die Risiken den Vorteil nicht aufwiegen | IIa |

### 3.4.5.2 Indikationen zur PTCA nach ACC/AHA 2005

Die ACC/AHA 2005 [98] formuliert vorsichtiger und weist gesondert darauf hin, dass nicht alle Patienten eine PCI bekommen müssen. Die vormals formulierte Klasse-I-Indikation wurde daher auf Klasse IIa gewechselt.

| | Klasse |
|---|---|
| PCI is reasonable in patients with asymptomatic ischemia or CCS class I or II angina and with 1 or more significant lesions in 1 or 2 coronary arteries suitable for PCI with high likelihood of success and a low risk of morbidity and mortality. The vessels to be dilated must subtend a moderate to large area of viable myocardium or be associated with a moderate to severe degree of ischemia on non-invasive testing | IIa |
| It is reasonable that PCI is performed in patients with CCS class III angina and single or multivessel CAD who are undergoing medical therapy and who have one or more coronary arteries suitable for PCI with high likelihood of success and a low risk of morbidity and mortality | IIa |
| PCI is reasonable in patients with asymptomatic ischemia or CCS class I or II angina and recurrent stenosis after PCI with a large area of viable myocardium or high-risk criteria on non-invasive testing | IIa |
| Use of PCI is reasonable in patients with asymptomatic ischemia or CCS class I or II or III angina with significant left main CAD (> 50%) who are candidates for revascularisation but are not eligible for CABG | IIa |
| PCI wird nicht empfohlen in folgenden Fällen: • Kleines, vitales Myokardareal at risk • Kein objektiver Ischämie-Nachweis • Läsionen mit niedriger Erfolgswahrscheinlichkeit der PCI • Geringe Symptomatik, myokardiale Ischämie als Ursache unwahrscheinlich • Faktoren für eine erhöhte Morbidität und Mortalität • Hauptstammstenose bei operablem Patient • Stenose < 50% | III |

Eine sehr differenzierte, ausführliche Auflistung angemessener, fraglicher und nicht angemessener Indikationen findet sich bei **ACCF/SCAI/AATS/AHA/ASNC 2009** [297] und sollte unbedingt zur Kenntnis genommen werden.

Eine FFR-geführte Indikationsstellung zur PCI reduzierte die Anzahl implantierter Stents auf 980 im Vergleich zu 1 359 in der rein angiografisch geführten Indikationsstellung in **FAME**. Ca. 80% der Patienten in beiden Gruppen waren nach 1 Jahr frei von Angina, die Gruppe der angiografisch geführten Patienten hatten bei höherer Stent-Rate ein höheres MACE-Risiko (18,3%) als die FFR-geführten Patienten (13,2%) [298].

### 3.4.6 Restenose nach PTCA

Neben der KHK-Progression ist die Restenose nach PTCA bislang das Hauptproblem aller interventionellen Techniken. Innerhalb von 6 Monaten tritt sie in 20–50% der Fälle auf, anschließend sehr selten. Klinische und angiografische Parameter erlauben nur eine sehr eingeschränkte Prädiktion einer Restenose [158].

Restenose nach 1 Monat in 12,7%, nach 3 Monaten in 43,0%, nach 6 Monaten in 49,4%, nach 12 Monaten in 52,5% [11]. Die Restenose beruht auf Gefäßremodeling, Thrombose mit Organisation, elastischem Recoil und Intimahyperplasie [3]. Die Prognose der asymptomatischen Restenose nach PTCA ist gut und ein Infarkt nur sehr selten die einzige Manifestation [19]. Das Risiko für eine Restenose ist erhöht bei Diabetes mellitus, Niereninsuffizienz, instabiler AP, chronischem Gefäßverschluss und bei langstreckigen Stenosen [19].

Systemisch-medikamentöse Therapieansätze waren überwiegend erfolglos. In VESPA reduzierte Verapamil eine Restenose > 75%

von 13,7% auf 7,8% bei einer Stent-Rate von 83% [159]. Experimentelle Ansätze gibt es derzeit mit Inhibierung von Wachstumsfaktoren oder Gentransfer. Die Therapie einer Restenose führt zur Re-Restenose nach Re-PTCA in 32% bzw. in 18% nach Stenting [10].

Die Restenose hat wohl keinen Einfluss auf die Mortalität oder Infarktrate [144]. Die deutliche Reduktion der Restenoserate durch die konventionellen Stents bzw. durch DES änderte nicht die Prognose. Entsprechend konnte auch bislang nicht gezeigt werden, dass die PCI der Restenose die Prognose bessert.

### 3.4.7 Stents

#### 3.4.7.1 Bare metal stents (BMS)

Ergebnisse nach Stentimplantation bei Patienten (n = 4 374) mit stabiler und instabiler AP [136]

|  | Frauen | Männer |
|---|---|---|
| Mortalität, 30 Tage | 2% | 1% |
| Mortalität, 1 Jahr | 5,2% | 4,5% |
| Restenose nach 6 Monaten | | |
| • Angiografisch | 29% | 34% |
| • Klinisch | 15% | 17% |
| Angina pectoris nach 6 Monaten | 15% | 18% |

#### Stents vs. Ballondilatation

Vor vielen Jahren gab es einmal die Frage „Ballon oder Ballon + Stent" (das direkte Stenting gab es noch nicht). Eine klare Indikation gab es für den Stent ursprünglich nur als sog. Bail-out-Maßnahme zur Prävention des drohenden Gefäßverschlusses nach schlechtem Ergebnis der PTCA (Notwendigkeit hierfür in bis zu 34% bei Dilatation langer Stenosen [76]).

#### Systematisches Stenting

2 Studien, STRESS und BENESTENT, untersuchten das systematische Stenting im Ver-

gleich zur alleinigen Ballondilatation, randomisiert wurden Patienten mit de-novo-Stenose, einem stenosierten Gefäß > 3 mm, erfasst wurde der Verlauf nach 7–8 Monaten (mod. nach [11]):

|  | STRESS [12] | | BENESTENT [13] | |
|---|---|---|---|---|
|  | Stent | PTCA | Stent | PTCA |
| Restenose | 32% | 42% | 22% | 32% |
| TVR | 10% | 15% | 13% | 23% |

Im Verlauf von 1 Jahr waren die oben gezeigten Unterschiede nicht mehr signifikant [15]:

|  | PTCA | Stent | |
|---|---|---|---|
| Symptomgesteuerte Revaskularisierung | 17% | 12% | n.s. |
| Keine AP | 84% | 84% | n.s. |

⊿ Ereignisfreies Überleben nach 12 Monaten mit PTCA 79%, mit Stent 89% bei > 3 mm Gefäß (Benestent II [21]).

⊿ Im 5-jährigen Verlauf der BENESTENT-Studie 10% weniger TLR nach Stent, jedoch kein signifikanter Unterschied im ereignisfreien Überleben [46].

⊿ Nach PTCA eines proximalen LAD trat innerhalb von 12 Monaten in 25% erneut AP auf, nach Stenting in nur 10% [17].

⊿ Restenose nach PTCA 35%, nach Stent 19% (8 156 Patienten, [57]).

⊿ ISAR-STEREO-2 zeigte eine verminderte Restenoserate und TVR-Rate in Abhängigkeit vom Strut-Durchmesser verschiedener Stents [77].

In einer Meta-Analyse wurde im Vergleich zur PTCA durch Stenting eine um 4,6% reduzierte Zielgefäß-Revaskularisation gefunden, ein geringer Einfluss auf die Mortalität ist wohl nur bei gleichzeitiger GP-IIb/IIIa-Medikation gegeben [138]. Es besteht kein Einfluss auf Letalität, Infarktrate oder ACVB-Notwendigkeit nach [275].

Restenose nach Stent **bei Diabetikern** 31% vs. 21% bei Nicht-Diabetikern, Prädiktoren für Restenose bei Diabetikern sind ebenfalls Stent-Länge und Gefäßdurchmesser [145]. Stenting von **Bypass-Gefäßen** reduziert den kombinierten Endpunkt Tod/Infarkt/ACVB-Op./Re-PTCA von 42% auf 27% [26], angiografische Restenose ohne Stent 43%, mit Stent 29%, kein Mortalitätsvorteil [56]. Stent-Implantation verbessert die Langzeitergebnisse vs. PTCA **bei rekanalisierten Gefäßverschlüssen**, Restenoserate PTCA 68% vs. Stent 32% [2]. Stenting **langer Stenosen** (20–50 mm) reduziert die Restenoserate von 42% auf 27% bei gleicher MACE-Rate (23% in 9 Monaten) [76]. 2 Meta-Analysen ergaben auch für die Stent-Implantation in **Gefäße < 3 mm** eine verminderte Restenoserate [154], der Vorteil beschränkt sich auf Gefäße mit suboptimalem PTCA-Ergebnis, Restenoserate 37% nach PTCA vs. 24% nach Stenting [179], Infarktrate und Mortalität nicht beeinflusst.

### Provisionelles Stenting

In der **OPUS-1**-Studie bei Patienten mit stenosierten Gefäßen > 3 mm und einer Stenoselänge < 20 mm ereignete sich der Endpunkt von Tod/AMI/TVR nach 6 Monaten bei Stenting in 6,1% vs. 14,9% bei PTCA mit provisionellem Stenting (Stent nur bei suboptimalen PTCA-Resultaten) [42]. In der **FROST-Studie** hingegen war provisionelles Stenting dem systematischen Stenting gleichwertig [45]. Eine Meta-Analyse ergab keine signifikanten Unterschiede für Mortalität oder Infarkt zwischen systematischem oder provisionellem Stenting [151].

### Direktes Stenting

Ein **direktes Stenting** ist mit gleicher MACE-Rate und Restenoserate durchführbar wie ein konventionelles Stenting mit Vordilatation [79] und hat den Vorteil der kürzeren Eingriffszeit, geringerer Strahlenbelastung und geringeren Kontrastmittelverbrauchs [102].

Voraussetzung: Die Läsion ist nicht hochgradig verkalkt, nicht subtotal stenosiert und erscheint gut erreichbar.

### Stent-Thrombose

◢ Frühe Stent-Thrombose: akut < 24 h, subakut 24 h–30 Tage

◢ Späte bzw. sehr späte Stent-Thrombose: 1 Monat bis 1 Jahr bzw. > 1 Jahr [237]

Frühe Stent-Thrombose in ca. 1%, BMS wie DES [237]. Unter zweifacher antithrombozytärer Medikation nur in 0,5% innerhalb von 30 Tagen, mit Tod bzw. nicht tödlichem Infarkt in 48% bzw. 39% [84]. Risikofaktoren: residuale Dissektion, kleiner Gefäßdurchmesser, unzureichende Stent-Expansion, In-Stent-Thrombus, mehrere Stents, überlappende Stents, vermindertes Ansprechen auf ASS/Clopidogrel [111].

Späte Stent-Thrombose (> 30 Tage) bei Stenting über Seitenast-Ostien, Ruptur angrenzender Plaques, nach Radiatio, bei ausgedehntem Plaque-Prolaps durch die Struts, Absetzen der antithrombozytären Medikation [126, 237]. Nach erster Stent-Thrombose erhöhtes Risiko für ein Rezidiv [286, 287].

Zur Stent-Thrombose bei DES s. Kap. 3.4.10.

### Stents vs. Ballondilatation, Zusammenfassung

Für den großzügigen Einsatz von Stents spricht die Reduktion der Restenoserate und der Re-PTCA-Rate, allerdings ist der Vorteil relativ gering (4–5 Reinterventionen weniger auf 100 PCI [275]) und möglicherweise im Langzeitverlauf klinisch nicht sehr relevant. Zudem ist nach gutem PTCA-Ergebnis (Reststenose < 30%) die Restenoserate mit 12–16% ähnlich niedrig wie nach Stent-Implantation [16, 38]. Häufig erfolgte daher ein sog. provisionelles Stenting. Die Ergebnisse der OPUS-Studie [42] und der FROST-Studie [45] zum direkten Vergleich mit einem generellen Stenting sind widersprüchlich, ebenfalls widersprüchlich sind die Ergebnisse der Studien ISAR-SMART [50] und BESMART [51] zum systematischen vs. provisionellen Stenting in Arterien < 3 mm. Bei langen Läsionen (20–50 mm) zeigte sich bei provisionellem Stenting eine erhöhte Restenoserate (27% vs. 42%) im Vgl. zu systematischem Stenting – bei jedoch gleicher MACE-Rate nach 9 Monaten [76]. Der Einsatz von Stents bei Restenose nach PTCA, bei rekanalisierten Gefäßverschlüssen und bei Bypass-Stenose ist vorteilhaft hinsichtlich einer verminderten Reinterventionsrate.

Die seit Jahren übliche, generelle, systematische Stent-Implantation wird durch die Datenlage unzureichend gestützt, entspricht aber den Empfehlungen. Nach **DGK** ist eine Stent-Implantation grundsätzlich in geeigneten Gefäßen anzustreben [113]. Nach **ESC 2005** [177] besteht eine Klasse-IA-Indikation zum Stenting von De-novo-Stenosen sowohl in Nativgefäßen als auch in Venen-Bypass-Gefäßen.

### 3.4.7.2　Drug eluting stents (DES)

Das Prinzip der DES beruht auf der Hemmung der Intimaproliferation zur Reduktion der Restenoserate. Hierbei kommen verschiedene Wirkstoffe zum Einsatz.

▲ **Sirolimus** (Cypher-Stent, SES, Sirolimus eluting stent)
　– Initial in der RAVEL-Studie (120 Patienten mit De-novo-Stenose) 0% Restenose [65]!
　– TLR in SIRIUS (n = 1058, 15- bis 30-mm-Stenosen in Gefäßen mit 2,5–3,5 mm Durchmesser) 4,1% vs. 16,6% nach 9 Monaten (SES vs. BMS) [122, 122a]. Der Vorteil hinsichtlich TVF hält über 5 Jahre an, kein Unterschied zum BMS hinsichtlich Infarktrate (6,2%/5 Jahre nach SES) oder kardialer Mortalität (4,1% nach SES) [313
　– TLR in E-SIRIUS 4% (SES) vs. 20,9% (BMS) bei Läsionen von 15–32 mm in 2,5- bis 3,0-mm-Gefäßen [120].

　– Im RESEARCH-Register betrug die klinisch indizierte TLR 3,7% vs. 10,9% (BMS), hinsichtlich Tod oder nicht tödlichen Infarkts kein Vorteil durch den DES [140]. TLR nach 2 Jahren 8,2% vs. 14,8%, der Unterschied deutlich geringer als in SIRIUS [202].
　– Bei Gefäßen ≥ 2,8 mm ergab sich kein sig. Unterschied zwischen dem SES und einem Stent mit dünnen Struts (beStent) [185].

▲ **Paclitaxel** (Taxus-Stent, PES, Paclitaxel eluting stent)
　– 5% Restenose in TAXUS II (n = 536) nach 6 Monaten [119].
　– In TAXUS IV (1 314 Patienten mit De-novo-Stenose) angiografische Restenoserate 8% vs. 27% (BMS) nach 9 Monaten. TVR nach 12 Monaten 7% vs. 17% (BMS), keine Unterschiede hinsichtlich Tod (1,4%) und Infarkt (3,5 vs. 4,7%) nach 1 Jahr [97, 97a].
　– In TAXUS V [195] bei komplexeren Stenosen TLR bei Verwendung eines 2,25-mm-Stents 21,5% (BMS) vs. 10,4% (DES), hingegen bei 4,0-mm-Stents 5% (BMS) vs. 0%, bei multiplen Stents 12,6% vs. 28,2% (BMS).
　– Anhaltender Effekt über 3 Jahre, MACE 15,8% vs. 33,1% in RAVEL [176].

▲ **Zotarolimus**
　– In Endeavor II (n = 1 197 mit De-novo-Stenosen im Nativgefäß) Reduktion der Restenose von 35% (BMS) auf 13,2% und der TLR von 11,8 auf 4,6% [211].

▲ **Everolimus**
　– Niedrigere TVF im Vergleich zum Paclitaxel-Stent in SPIRIT III nach 2 Jahren, kein Unterschied hinsichtlich Tod (0,3%) oder Infarktrate [296].

▲ **Sirolimus vs. Paclitaxel**
　– In REALITY (n = 1 353) und SORT OUT II (n = 2 098) kein Unterschied (TLR, MACE) zwischen Sirolimus-Stent und Paclitaxel-Stent [243].

- In SIRTAX (n = 1012), ISAR-Diabetes (n = 250), CORPAL (n = 652) und ISAR-DESIRE (n = 200) niedrigere Restenoserate mit SES.
- Bei Gefäßen < 2,8 mm Restenoserate/TLR mit Sirolimus-Stent 11,4%/6,6% und mit Paclitaxel-Stent 19%/14,7% (p < 0,05) [198].
- Bei Diabetikern kein Unterschied zwischen SES und PES bei [261], Vorteil (TLR 7,5% vs. 2%) für SES bei [266].
- In einem großen Multicenter-Register kein Unterschied in MACE [238].
- Erhöhte Mortalität nach PES im Vgl. zu BMS und SES in einem dänischen Register [307].

In 2 Meta-Analysen Vorteil für den SES hinsichtlich Reinterventionsrate bzw. Restenoserate, kein Unterschied hinsichtlich Mortalität oder Infarktrate [234, 314].

### 3.4.7.3 Morbidität und Mortalität nach DES vs. BMS

Problematisch sind die verspätete Endothelialisierung insbesondere bei suboptimaler Platzierung und inadäquater Stent-Dilatation mit Malapposition und das resultierende Risiko der subakuten Stent-Thrombose. Es wurde das Auftreten von koronaren Aneurysmen beschrieben (in 1,25%), die Relevanz dieser Befunde ist bislang unklar [306]. Die DES-Implantation in Gefäße > 3 mm ist wohl ohne größeren Vorteil hinsichtlich TVR-Reduktion [294]. Der Einfluss auf die klinische Symptomatik im Langzeitverlauf der KHK als einer chronischen, unheilbaren Erkrankung ist unklar.

Trotz der deutlichen Reduktion des Restenoserisikos ergab sich keine Verminderung der wirklich wichtigen Raten hinsichtlich Tod oder Myokardinfarkt [94]. Es wurde über spät auftretende Stent-Thrombosen berichtet [164]. Die Inzidenz der Stent-Thrombosen insges. beträgt ca. 0,6% [174] bis 1,3% (0,6% < 30 Tage, 0,7% > 30 Tage [182]), nach [219] 0,6%/Jahr bis mind. 3 Jahre nach Implantation, 2% in 3 Jahren bei [251].

Auf dem ESC-Kongress wurde 2006 erstmalig über eine vermehrte Infarktrate und eine erhöhte Mortalität nach DES-Implantation berichtet [212], seitdem wird die Indikationsstellung nicht mehr nur unter Kostenaspekten diskutiert. Das Risiko einer späten Stent-Thrombose des DES ist gegenüber dem BMS gering erhöht, und zwar um ca. 0,1–0,15%/Jahr [110]. Ein erhöhtes Risiko für Tod oder Infarkt besteht generell nicht [229, 300], auch nicht bei Off label use [242]. In einer großen Matched-control-Kohortenanalyse ergab sich für ältere Patienten ein Überlebensvorteil [259]. Eine Meta-Analyse (9470 Pat. in RCTs, 182901 Pat. in Observationsstudien) ergab keinen Unterschied hinsichtlich Mortalität oder Infarktrate in RCTs, hingegen eine sig. reduzierte Mortalität und Infarktrate in Observationsstudien [310]. Für Subgruppen (z.B. niereninsuffiziente Diabetiker) sind Morbiditäts-/Mortalitätsunterschiede aufgrund der begrenzten Datenlage durchaus noch möglich.

Die **ESC** empfiehlt **2005** den Einsatz von DES bei Patienten, die die Einschlusskriterien von SIRIUS, TAXUS IV und TAXUS VI erfüllen:

◢ De-novo-Läsion 15–30 mm in einem 2,5- bis 3,5-mm-Gefäß (SIRIUS)
◢ De-novo-Läsion 10–28 mm (TAXUS IV) bzw. 18–40 mm (TAXUS VI) in einem 2,5- bis 3,75-mm-Gefäß

Empfehlungen der **DGK** aus dem Jahr **2007**, keine Indikationsänderung 2008 [110, 110a]:
◢ DES bevorzugt bei erhöhtem Restenoserisiko:
  - Stabile KHK, Gefäßdurchmesser ≤ 3 mm und/oder ≥ 15 mm lang
  - Rekanalisation bei chronischem Verschluss
  - In-Stent-Restenose
◢ DES zurückhaltend einzusetzen wegen erhöhten Risikos der Stent-Thrombose:

– LVEF < 30%, Niereninsuffizienz, diffuse KHK und Mehrgefäß-PCI
◢ Eher keine DES:
　– Compliance schwierig oder unklar, geplante Op., erhöhtes Blutungsrisiko, ASS- oder Clopidogrel-Unverträglichkeit, Indikation zur Dauerantikoagulation, multimorbider Patient mit hoher Tablettenzahl

### 3.4.7.4 In-Stent-Restenose

Ursachen für eine In-Stent-Restenose (ISR) sind Inflammation, Zellproliferation und Anreicherung extrazellulärer Matrix. Bei 9,5% der Patienten mit ISR wurde ein Infarkt diagnostiziert [274].

Erhöhte Restenoseraten treten auf nach Stent-Implantation bei Diabetes mell., Gefäßdiameter < 2,6 mm, langer Läsion, langem Stent, Ostiumstenose, Bifurkationsstenose, chronischem Verschluss, Stenose im Venen-Bypass [190]. Die erneute Rezidivrate ist relativ zur De-novo-Stenose deutlich erhöht:

Klassifizierung nach Mehran [172]

| Pattern | | TLR 12 Monate |
|---|---|---|
| I (fokal) | ≤ 10 mm | 19% |
| II (diffus) | > 10 mm im Stent | 34% |
| II (proliferativ) | > 10 mm im und außerhalb des Stents | 50% |
| IV | Vollständiger Verschluss, TIMI 0 | 84% |

Pattern I wird nochmals unterteilt in:

| IA | In GAP od. Artikulation |
|---|---|
| IB | An einem Stent-Ende |
| IC | Fokal im Stent |
| ID | Multifokal |

### Re-PTCA bei ISR

Bei fokalen Restenosen (< 10 mm) lag die Re-Restenoserate nach PTCA bei 25% [93]. Die Therapie der diffusen In-Stent-Restenose mittels Re-PTCA führt zu Re-Restenosen von bis zu 85%. Die Ergebnisse nach Rotablation ergaben in der ARTIST-Studie eine Restenoserate von 65% vs. 51% nach PTCA [49]. Die DCA hat sich ebenso wie der Laser nicht durchgesetzt, es gibt nur kleinere Studien.

### Restenting bei ISR

In Gefäßen > 3 mm mit In-Stent-Restenose reduzierte ein erneutes Stenting (vs. Re-PTCA) die Restenoserate von 49% auf 27% [118], andere Studien zeigten hingegen keinen Erfolg [190].

### Brachytherapie bei ISR

◢ Auftreten einer klinisch indizierten TVR in 27% nach Re-PTCA, nach Brachytherapie in 17% (Betastrahlung) [53].
◢ In INHIBIT zeigte sich eine Reduktion des Endpunktes Tod, Infarkt oder TVR von 31% auf 15% nach 9 Monaten durch die Brachytherapie [59].
◢ In WRIST war nach 5 Jahren eine deutlich reduzierte TVR und Ereignisrate bei Therapie mit Gammastrahlennachweisbar [142].

Die Brachytherapie zeigte in 7 randomisierten Studien mit 1 047 Patienten eine Restenoserate von 39–64% unter Placebo und von 8–33% mit Brachytherapie [131]. Problematisch sind Spätthrombosen, Restenosen und Gefäßverschlüsse [47, 52, 85]:

◢ Späte Thrombosierung: Verspätete Heilung von Dissektionen und verzögerte Endothelialisierung nach PTCA, insbesondere auch nach Stenting, sowie eine anhaltende Thrombozytenaktivierung bedingen ein stark erhöhtes Thromboserisiko, daher verlängerte antithrombozytäre Therapie mit Clopidogrel über 12 Monate [90].
◢ „Edge effect" oder „Candy wrapper": Stenosierung in dem der therapierten Läsion benachbarten Gefäßsegment infolge

reduzierter Strahlendosis in diesem Bereich (mit Induktion einer verstärkten Intimaproliferation). Z.T. bedingt durch einen Geographic miss, d.h. eine unzureichende Länge der Strahlenquelle, oder auch durch erhöhten Proliferationsreiz nach Stenting.

**Drug eluting stent bei ISR**

◢ In ISAR-Desire (n = 300, 95% Mehran-Pattern I und II) betrug die angiografische Restenoserate/TVR nach PTCA 44%/33%, nach Sirolimus-Stent 14,3%/ 8% und nach Paclitaxel-Stent 21,7%/ 19% [168].

◢ Die Restenose in einem DES war in 66% fokal und in 34% nonfokal, eine erneute DES-Implantation senkte die Re-TLR im Vergleich zur einfachen PTCA nicht, Re-TLR bei fokaler ISR ca. 11%, bei nonfokaler ca. 23% [206].

◢ Gute Ergebnisse für den Sirolimus-Stent auch in TROPICAL, e-CYPHER, GERMAN CYPHER und TRUE.

◢ TLR 19,2% vs. 8,5% im Vergleich Brachytherapie vs. Sirolimus-Stent [201].

◢ Die Therapie der diffusen In-Stent-Restenose mit dem Paclitaxel-Stent ergab eine vergleichbare Re-Restenoserate wie nach Brachytherapie: 20% vs. 16% [114].

◢ In Taxus V ISR war der Paclitaxel-Stent besser als die Brachytherapie (Betastrahler), ischämische TVR 10,5% vs. 17,5%, Risiko für Tod oder Infarkt ohne sig. Unterschied [200].

Damit ist die Brachytherapie für ISR zur 2. Wahl geworden, nach einer Meta-Analyse ist der DES die Therapie der 1. Wahl [218].

**ISR im Drug eluting stent**

Die ISR im Drug eluting stent ist in 63–87% der Fälle fokal [225], in 24% diffus, in 8% kommt es zum Gefäßverschluss [311]. Ursachen sind unzureichende oder ungleichmäßige Stent-Expansion, Bruch der Struts,

Resistenz gegenüber dem eluierten Medikament, lokale Hypersensitivität, Thrombusbildung [311].

Die TLR-Rate nach PCI wg. fokaler ISR betrug nur ca. 10%, aber 23% bei nicht fokaler ISR [311]. Die Datenlage bezüglich der Therapie ist noch sehr begrenzt. Optionen sind neben PTCA, BMS und DES auch Cutting balloon und die Brachytherapie. Ein IVUS wurde zum Ausschluss einer mangelhaften Stent-Expansion vorgeschlagen [311]. Die Re-Restenoserate betrug 26% sowohl bei Einsatz des gleichen DES als auch bei Implantation eines anderen DES [223].

Nach **ACC/AHA 2005** Klasse-IIa-Indikation für den DES bei ISR [98]. Klasse I-A Indikation nach **DGK** für den DES bei nicht fokaler ISR [272].

### 3.4.8 Drug eluting balloon (DEB)

In PEPCAD II (131 randomisierte Patienten) niedrigere TLR durch den DEB (6%) im Vergl. zum DES (15%) bei In-Stent-Restenose [264]. Noch unzureichende Datenlage für eine Empfehlung.

### 3.4.9 Spezielle katheterinterventionelle Verfahren

#### 3.4.9.1 Atherektomie

Die Atherektomie (Directional Coronary Atherectomy, DCA) ist aufwendiger als die alleinige PTCA, da zur Erzielung optimaler Ergebnisse meist nachdilatiert bzw. gestentet werden muss. Es besteht eine erhöhte Komplikationsrate, insbesondere treten vermehrt Non-Q-Infarkte auf. Die erhoffte Verminderung der Restenoserate durch Abtragung arteriosklerotischen Materials hat sich auch in der AMIGO-Studie [78] nicht bestätigt. Gute Ergebnisse wurden in einem Register bei Bifurkationsstenose erzielt [277]. Die DCA ist derzeit nur für Einzelfälle bei De-novo-Ostiumstenosen oder Bifurkationsstenosen als Klasse IIb indiziert (**ESC 2005** [177]).

### 3.4.9.2 Laserangioplastie

Wegen des hohen technischen Aufwands, der von einem entsprechenden Vorteil nicht kompensiert wird, ist das Verfahren weitestgehend verlassen worden. Mögliche Indikation ist die Rekanalisation chronischer Verschlüsse. Die Ergebnisse bei der Therapie von In-Stent-Restenosen sind ebenfalls eher enttäuschend [54].

### 3.4.9.3 Hochfrequenz-Rotablation/ Rotational atherectomy

Therapieprinzip ist der Lumengewinn durch Vorschieben eines rotierenden Bohrkopfes (Verhältnis Arterie/Bohrkopf ca. 0,6, Rotationsfrequenz ca. 140 000/min). Die meisten Partikel passieren die koronare Mikrozirkulation und werden in Leber, Milz und Lunge phagozytiert. In zahlreichen Studien ist das Verfahren in den allermeisten Situationen dem Standard PTCA/Stenting unterlegen oder nur gleichwertig bei erhöhtem Aufwand (üblich ist die Rotablation mit nachfolgender PTCA bzw. Stenting).

Erhöhte Komplikationsrate, bes. Spasmus-Neigung, AV-Blockierung, No reflow, NSTEMI. Mit GP-IIb/IIIa-Antagonisten deutliche Reduktion der postinterventionellen Enzymfreisetzung möglich. Reserveindikation für sehr harte, nicht dilatierbare Stenosen und für stark verkalkte Stenosen, evtl. für Ostiumstenosen [177, 194, 278]. Ungeeignet für weiche Stenosen, Thromben und venöse Bypass-Gefäße. In der ARTIST-Studie auch bei In-Stent-Restenosen schlechter als die PTCA [81].

Für die ablativen Techniken konnte auch in einer Meta-Analyse kein Vorteil nachgewiesen werden [147].

### 3.4.9.4 Cutting balloon

Kein langfristiger Vorteil gegenüber konventioneller PTCA bzw. Stent nachweisbar. Zur Reduktion eines Gefäßtraumas durch zurückrutschenden Ballon in der Therapie der In-Stent-Restenose Klasse-IIa-Indikation nach **ESC 2005** [177].

### 3.4.9.5 Brachytherapie

Die Studien mit radioaktiven Stents zeigten ebenso wenig einen Vorteil wie die Brachytherapie in Kombination mit Stenting bei De-novo-Läsionen [155, 156]. Die Brachytherapie war Therapie der Wahl der diffusen ISR (s. Kap. 3.4.9.4), DES sind der Brachytherapie jedoch auch in dieser Situation überlegen [262]. Damit bleibt die Brachytherapie nur Ausnahmesituationen vorbehalten.

### 3.4.9.6 Intravaskulärer Ultraschall

Die zweidimensionale Darstellung im Schnittbildverfahren ermöglicht eine Darstellung von Gefäßwandmorphologie, Innenlumen und Dissektionen. Das Verfahren ist in Einzelfällen indiziert bei diagnostischen Unsicherheiten nach Koronarangiografie. Die Optimierung des prozeduralen Ergebnisses bei PTCA oder Stent-Implantation durch IVUS ist mit hohen Kosten, einer längeren Untersuchungszeit, erhöhter Strahlenexposition und erhöhtem Kontrastmittelverbrauch verbunden. Ein klinischer Vorteil durch eine routinemäßige IVUS-geführte PCI ließ sich in Studien (OPTICUS, AVID, TULIP, RESIST) insgesamt nicht nachweisen [41, 161]. Eine Meta-Analyse ergab eine Reduktion der Restenoserate und der TVR bei gleichem Risiko für Tod bzw. Infarkt [181].

### 3.4.9.7 Fraktionierte Flussreserve

Die fraktionierte Flussreserve (Fractional flow reserve, FFR) erlaubt die Bestimmung des intrakoronaren prästenotischen und poststenotischen Blutdruckverhältnisses nach induzierter Hyperämie, z.B. zur Schweregradbestimmung bei intermediären oder schwer einschätzbaren Stenosen. Das Verfahren wird sowohl zur Indikationsstellung einer Intervention als auch zur Begründung eines konservativen Vorgehens genutzt [186].

### 3.4.10 Spezielle Patientenkollektive

#### 3.4.10.1 PCI bei Niereninsuffizienz

Patienten mit einer GFR < 70 ml/min haben ein mehr als 3-fach erhöhtes Mortalitätsrisiko, das Risiko für eine kardiovaskuläre Erkrankung ist 5-fach erhöht und das Risiko für eine KHK nahezu 6-fach [69]. Ein besonders hohes kardiovaskuläres Risiko besteht für Patienten mit terminaler Niereninsuffizienz, die Mortalität beträgt 24% im ersten Jahr nach Beginn der Dialyse [61].

◢ Hohe Restenoseraten nach PTCA, 60–80% [62] bzw. 60% [68] bei terminaler NI und 70% bei dialysepflichtiger NI [71].

◢ Angiografische Ergebnisse nach Stenting bei Dialysepatienten besser, TVR bei 35%, jedoch unbeeinflusst hohe 9-Monats-Mortalität von 18% [72].

◢ Deutlich niedrigere TVR mit Sirolimus-Stent (7% vs. 22% mit BMS) bei Patienten mit chronischer Niereninsuffizienz, 6-Monats-Mortalität jedoch mit 16,7% nicht niedriger als mit BMS [205]. Ähnliche Zahlen in kleinen Serien auch für dialysepflichtige Patienten [321].

◢ Hospitalmortalität nach PCI 4–6% bei dialysepflichtigen Patienten (mit Krea.-Clearance < 30 ml/min 7%), Mortalität im folgenden Jahr 20% (bzw. 18%) [62, 82].

| 1-Jahres-Mortalität nach PCI | Bei Krea.-Clearance [323] |
|---|---|
| 1,5% | ≥ 70 ml/min |
| 7,8% | 30–49 ml/min |
| 18,3% | < 30 ml/min |
| 19,9% | Dialysepflichtige Niereninsuffizienz |

◢ 5-Jahre kardiales ereignisfreies Überleben von Dialysepatienten nach PTCA nur 18%, in dieser retrospektiven Analyse hingegen nach ACVB 70% [71].

Überlebensraten von Dialysepatienten aus dem US Renal Data System Database [87]

| | 1 Jahr | 2 Jahre | 3 Jahre | 5 Jahre |
|---|---|---|---|---|
| PTCA | 65,1% | 47,6% | 33,3% | 16,2% |
| Stent | 67,3% | 48,6% | 35,3% | 16,5% |
| ACVB mit IMA | 73,6% | 58,5% | 44,8% | 24,4% |

#### 3.4.10.2 PCI bei Diabetikern

Erhöhte Komplikationsraten und schlechtere Langzeitergebnisse, höhere Restenoseraten, höhere TLR. Schlechtere 1-Jahres-Überlebensraten bei Diabetikern mit Mehrgefäßerkrankung (85% vs. 95% bei Nicht-Diabetikern [149]).

In BARI 2D wurden Diabetiker mit KHK einer frühzeitigen Revaskularisation (PCI oder ACVB) oder einer medikamentösen Therapie zugeordnet. Keine Ereignisreduktion nach PCI im Vgl. zu medikamentös therapierten Patienten [302].

Auch bei Diabetikern Senkung der Restenoserate durch **Drug eluting stents**. In DIABETES [188] TLR 31,3% (BMS) vs. 7,3% (SES). Ergebnisse in SIRIUS [153]:

| | Sirolimus-Stent | | Konventioneller Stent | |
|---|---|---|---|---|
| | Diabetiker | Nicht-Diabetiker | Diabetiker | Nicht-Diabetiker |
| TVR | 9,9% | 5,2% | 24,3% | 16,5% |

In einem großen Real-world-Register wurde die 2-Jahres-TVR durch DES allerdings nur gering gesenkt (11,6% vs. 15% bei BMS), der Vorteil war beschränkt auf die nicht insulinpflichtigen Diabetiker [255]. Andere Daten zeigen, dass der Einsatz der DES die Unterschiede zwischen Diabetikern und Nicht-Diabetikern hinsichtlich der TVR und der Stent related major cardiac events nivelliert, die Gesamtmortalität der Diabetiker nach 2 Jahren blieb deutlich erhöht (9,7% vs. 5,3%) [309].

Einerseits könnte ein DES bei Diabetikern durch eine Verminderung der Restenoserate hilfreich sein, andererseits könnte dieser Vorteil durch die größere Ausdehnung der Arteriosklerose und die höhere Rate der Ausbildung von De-novo-Stenosen klinisch nicht wirksam werden. Die entsprechenden Langzeitdaten fehlen noch. Diabetiker mit Mehrgefäßerkrankung hatten mit dem SES eine stark erhöhte Stent-Thrombose-Rate von 4,3% im Vergleich zu 0,8% für die Situation einer 1-GE bei Nicht-Diabetikern [230]. Eine reduzierte TLR (12,4% vs. 24,7%) ohne erhöhtes Risiko für Tod, Infarkt oder Stent-Thrombose wurde für die Therapie mit dem Paclitaxel-Stent im Vergleich zum BMS gefunden [247]. Bei Diabetikern ergab sich kein Unterschied zwischen SES und PES bei [261, 276], ein Vorteil (TLR 7,5% vs. 2%) für den SES hingegen bei [266]. In einem großen Register (> 5 000 Diabetiker) wurde ein Mortalitätsvorteil mit DES vs. BMS nach 3 Jahren festgestellt, Mortalitätshäufigkeit 14% vs. 22% [292].

Letztlich bleiben Mortalität, Infarktrate und Schweregrad der Angina pectoris im Langzeitverlauf die entscheidenden Parameter der Therapieeffizienz bei der KHK. Die **DGK** empfahl **2007** für Diabetiker dieselbe Indikationsstellung wie für Nicht-Diabetiker [110]. Die periinterventionellen Komplikationsraten konnten mit Abciximab gesenkt werden. Nach Vorbehandlung mit 600 mg Clopidogrel > 2 h vor Intervention betrug die Mortalität 0,9% und die Infarktrate 3,1% nach 30 Tagen, die zusätzliche Abciximab-medikation ergab dann keinen Vorteil [171].

### 3.4.10.3 PCI bei Stenosen in Venen-Bypässen

Eine hohe Restenoserate (bis 50% auch nach Stent-Implantation) und eine deutlich erhöhte MACE-Rate ist bei Dilatation von Stenosen in venösen Bypassgefäßen festzustellen, besonders bei der PCI von Bypassgefäßen im Rahmen eines ACS [108]. Wenn möglich, ist eine PCI des Nativgefäßes statt des Bypass-Gefäßes anzustreben [272].

◢ **Stenting** von Bypass-Gefäßen reduziert den kombinierten Endpunkt Tod/Infarkt/ACVB-Op./Re-PTCA von 42% auf 27% [26], angiografische Restenose ohne

Stent 43% vs. mit Stent 29%, kein Mortalitätsvorteil [56].

◢ Die Verwendung eines sog. PTFE-covered stent ging mit einer erhöhten Infarktrate einher [109] oder erbrachte eine erhöhte TLR (SYMBIOT III).

◢ 30-Tage-Infarktrate ca. 15%, lässt sich mit **Embolie-Protektionssystemen** (GuardWire) auf 8,6% reduzieren [60]. Vergleichbar wirksam ist das FilterWire-EX-System [117], auch in dieser Studie jedoch eine hohe 30-Tage-Infarktrate von 8,1–9,7%. CAPTIVE zeigte Nachteile für das CardioShield (Abbott), TriActiv in PRIDE im Vergleich zu GuardWire oder FilterWire nicht unterlegen. Klasse-I-Indikation nach **ESC 2005** für den Einsatz der Embolie-Protektionssysteme.

◢ Die Durchführung einer Thrombektomie vor Stent-Implantation konnte die Prognose nicht verbessern [135]. 30-Tage-Mortalitätsrisiko 2,1% (vs. 1% bei Nativgefäßen), GP-IIb/IIIa-Antagonisten nicht vorteilhaft [92, 272].

◢ Rekanalisationsversuche chronisch verschlossener Venen-Grafts sind so schlecht (Infarktrate 20%, Mortalität 3,4–6,5% [191]), dass darauf verzichtet werden sollte [108, 191]. Eine Rekanalisation des Nativgefäßes ist zu bevorzugen.

◢ Der Einsatz von **DES** kann noch nicht bewertet werden, Vorteil hinsichtlich TVR z.B. bei [216, 241], nicht jedoch bei [270]. Erhöhte Mortalität in einer Post-hoc-Analyse im Vgl. zum BMS bei [228], nicht jedoch bei [241, 242, 270, 290].

### 3.4.10.4 PCI bei Hauptstammstenose

Die Hauptstammstenose war immer *die* Indikation zur operativen Revaskularisation, die Datenlage hierfür ist jedoch wesentlich schwächer als die mittlerweile vorliegenden Daten zur PCI der Hauptstammstenose:

◢ Bei PCI der geschützten Hauptstammstenose 1-Jahres-Mortalität 5%, TLR 18% [121]

▲ Bei BMS-Implantation 30-Tage-Mortalität ca. 6%, 1- bis 2-Jahres-Mortalität 17%, Revaskularisationsrate 29%, nach DES-Implantation 30-Tage-Mortalität 2,4%, 11-Monats-Mortalität 7%, Revaskularisationsrate 13%, jeweils Analyse gepoolter Daten [253]

▲ Nach PCI mit DES Tod in 5,5%, TVR in 6,5% bei FU von 10 Monaten [245], bei 28-Monats-FU kardialer Tod in 12% [249]

▲ Restenoserate 7% mit DES vs. 30% BMS [173]

▲ Nach 2 Jahren kardialer Tod in 5,4% (n = 291 mit ungeschütztem Haupstamm), TLR 8,7% (Taxus-Stent) bei provisionellem Side-branch-Stenting [301]

▲ MACE-Rate von 45% (BMS) auf 24% (DES) gesenkt, auch in dieser Subgruppe ohne Einfluss auf die Mortalität [178]

▲ Unter Einsatz eines DES kein Unterschied zwischen PCI und ACVB nach 1 Jahr hinsichtlich Tod/Infarkt/Apoplex (n = 249) [209]

▲ Kein Mortalitätsunterschied (ACVB vs. DES bei Pat. > 75 J.) nach 2 Jahren bei [240]

▲ In einer **Observationsstudie** (1 102 PCI-Pat., 1 138 ACVB-Pat.) kein Unterschied hinsichtlich Tod bzw. Tod/MI/Apoplex bei einem 3-Jahres-Überleben von ca. 92% in beiden Gruppen [254]

▲ 3-Jahres-Mortalität ohne Unterschied zwischen DES und BMS bei 8–9,5%, TVR 5,4% statt 12,1% [315]

▲ Bei 607 Patienten in **ISAR Left Main** kein Unterschied zwischen Taxus- und Cypher-Stent, Mortalität nach 2 Jahren 8,7–10,7%, Restenoserate 16–19,4%, Stent-Thrombose < 1% [317]

▲ Im **MAIN-COMPARE**-Register (858 Pat.) kein sig. Unterschied zwischen SES und PES nach 3 Jahren, Tod in 9,1% bzw. 11,0%, TVR in 12,1% vs. 10,6% [322].

Bei Bifurkationsstenosen des Hauptstammes ist eine einfache Strategie mit Überstenten des RCX-Abgangs wahrscheinlich besser als komplexe Interventionen mit Kissing stent oder Crush-Technik, die Restenoserate beträgt 5% vs. 25% mit dem Sirolimus-Stent [291].

Bislang gibt es keine relevanten randomisierten Studien (PCI vs. ACVB) mit ausreichenden Langzeitergebnissen. Für das **Syntax**-Kollektiv (PCI/DES 357 Pat., ACVB 348 Pat.) existieren bislang nur 12-Monats-Daten: Mortalität 4,4 vs. 3,5% (n.s.), Apoplex 0,6% vs. 2,2%, erneute Revask. 13,5% vs. 5,9% für PCI bzw. ACVB [305]. Für ISAR Left Main (s.o.) gibt es immerhin 2-Jahres-Daten [317], 3-Jahres-Daten auch von [254] und [322].

Nach **ESC 2005** [177] sollte eine PCI des ungeschützten Hauptstammes nur erfolgen, wenn eine Bypass-Versorgung nicht möglich erscheint, weil das Op.-Risiko zu hoch ist (EuroSCORE > 10%). Eine 2%ige Mortalität bei PCI des geschützten Hauptstammes zur Vermeidung einer Re-Op. ist akzeptabel [177]. Nach **ACC/AHA** ist die Hauptstamm-PCI bislang eine Klasse-III-Indikation bei operablen Patienten. Die **DGK 2008** formuliert: „Daher ist die Behandlung generell die Domäne der Bypasschirurgie", die PCI erfolgt nur in Einzelfällen [272].

> Die Guidelines berücksichtigen nicht die mittlerweile publizierten Daten, ein Paradigmenwechsel wird erwartet.

### 3.4.10.5 PCI bei Ostiumstenose

Erhöhter Schwierigkeitsgrad wegen der Probleme mit der Quantifizierung, der Positionierung des Führungskatheters und der Stent-Platzierung.

### 3.4.10.6 PCI bei Bifurkationsstenose

Zur Klassifikation wurden u.a. der SYNTAX-Score [226] und die **Medina-Klassifikation** [250] vorgeschlagen.

Medina verwendet eine Kodierung von 1 oder 0 für Stenose oder Nicht-Stenose im proximalen Segment, im distalen Segment und im Seitenast – 1,1,0 bezeichnet z.B. eine

Stenose proximal und distal vom Abgang des Seitenastes, dieser hat selbst keine Stenose.

◢ Erhöhtes Hospitalrisiko für AMI, ACVB-Op. (2,2%) und Seitenast-Okklusion (7,3%), vollständiger angiografischer Erfolg nur in 86%, MACE nach 1 Jahr 32% [96]

◢ Ein **DES** reduzierte die Restenoserate im Hauptgefäß von 28% auf 5% und im Seitengefäß von 43% auf 15% in **SCAND-STENT** [285]. Stent-Thrombose 4% bei [146], 0% bei [285]

◢ In ARTS II keine erhöhte 1-Jahres-MACE-Rate im Vergleich zu Nicht-Bifurkationsstenosen mit SES [227]

◢ MACE-Rate nur 2,9% nach 6 Monaten in der NORDIC-Studie [252].

◢ Stenting beider Gefäße nicht besser als Stenting des Hauptgefäßes mit PTCA des Seitenastes [166]

◢ In **TULIPE** [233] nur 16% TLR mit einem BMS bei provisionellem T-Stenting. Auch in **NORDIC** kein Vorteil für die Patienten mit Stenting (SES) von Haupt- und Seitengefäß im Vgl. zu den Patienten mit alleinigem Hauptgefäß-Stenting und provisionellem Seitgefäß-Stenting mittels SES (PTCA des Seitengefäßes war nur erlaubt bei TIMI-Fluss < 3, Stent für das Seitengefäß nur bei TIMI 0) [252]

◢ Kein Vorteil eines systematischen T-Stentings mit SES gegenüber einem provisionellen T-Stenting (n = 101) bei prinzipiellem Kissing balloon am Ende der Intervention, TLR nur bei 10% nach 1 Jahr [283]

◢ TLR 21% nach 1 Jahr bei Verwendung der Culotte-Technik mittels DES [284]

◢ In **CACTUS** gleiche Ergebnisse 6 Monate nach SES-Stent-Implantation für die Crush-Technik und das provisionelle Side-branch-Stenting; MI 8,6%, TLR 6,3%, Tod 0,5% [293]

Das optimale Vorgehen ist noch unklar, ein guter primärer Ansatz ist ein provisionelles T-Stenting; wenn von vornherein beide Gefäße gestentet werden sollen, ist entweder ein T-Stenting, die Culotte- oder die Crush-Technik zu überlegen. Details zum interventionellen Vorgehen (V-Technik, Crush-Technik, Reverse-Crush, T-Technik etc.) bei [189].

Trotz der mittlerweile besseren Ergebnisse mit DES sollte die ACVB-Op. als Alternative ausführlich diskutiert werden.

### 3.4.10.7 PCI bei chronischen Verschlüssen

Höchster Schwierigkeitsgrad aller PCI-Prozeduren [191], deutlich niedrigere Erfolgsraten als bei PTCA offener Gefäße, nur ca. 69–80% [44, 170, 191]. Nach einem Fehlversuch ist ein 2. Versuch nach 6–8 Wochen gerechtfertigt und kann bei > 50% der Patienten gelingen [191].

◢ Bessere Langzeitergebnisse nach Stent-Implantation als nach PTCA [106], TVR reduziert von 31% auf 15% [191], allerdings erhöhtes periprozedurales MI-Risiko bei Stenting [214]

◢ Perforationsrate bei 2% [44]

◢ Restenoserate/Reverschlussrate mit BMS 51%/23,4% vs. 8,3%/2,1% mit Taxus-Stent [170]

◢ TLR 4% (SES) vs. 19% BMS [210]. Nach 3 Jahren Vorteil für den SES gegenüber dem BMS hinsichtlich TVR/MACE jedoch nicht mehr nachweisbar [236]

Prognostischer Wert der Rekanalisation nicht gesichert, in einer retrospektiven Analyse ergab sich ein leichter, signifikanter Überlebensvorteil nach 5 Jahren (93% vs. 88%) bei erfolgreicher Revaskularisation [197]. In der OAT-Studie (stabile Post-Infarkt-Patienten) kein Vorteil durch Rekanalisation chronischer Verschlüsse [257]. Eine sig. Verbesserung der segmentalen Kontraktilität ist nur zu erwarten bei einer < 25%igen transmuralen Infarzierung im Kardio-MR, keine Verbesserung bei > 75%iger Infarzierung [199]. Zum Stellenwert der Rekanalisation nach MI s. Kapitel 3.3.

Chronische Verschlüsse bei stabiler KHK sind nach ESC eine IIa/C-Indikation für PCI [177].

### 3.4.10.8 PCI bei Patienten mit hohem Op.-Risiko

Es besteht eine IIa-Empfehlung der **ESC 2005** zur PCI [177] für Patienten mit hohem Op.-Risiko (Z.n. ACVB-Op. und/oder LVEF < 35%) als Alternative zur ACVB-Op. auf der Basis der **AWESOME**-Studie/Register.

### 3.4.10.9 PCI bei asymptomatischen Patienten

1 Jahr nach PTCA bei stabiler KHK hatte sich für 85% der zuvor symptomatischen Patienten die Lebensqualität gebessert, hingegen für weniger als 36% der zuvor asymptomatischen Patienten, bei 13% gab es sogar eine Verschlechterung [169]. Da eine Prognoseverbesserung durch die PCI bei stabiler KHK nicht nachgewiesen ist, werden asymptomatische Patienten nicht profitieren. Eine Ausnahme könnten Patienten sein, die eine Hauptstammstenose/3-GE o.Ä. haben – eine Konstellation, in der die (operative) Revaskularisation die *Prognose* bessert. Eine Verbesserung der Situation ist nach **ESC 2005** unwahrscheinlich [177].

## 3.4.11 Peri- und postoperative Therapiemaßnahmen

### 3.4.11.1 ASS

Irreversible Hemmung der Zyklooxygenase mit konsekutiver Synthesehemmung von Thromboxan $A_2$, welches die Plättchenaggregation fördert, Wirkung 60 min nach oraler Aufnahme. Signifikante Senkung der Infarktrate durch ASS + Dipyridamol, diese Kombination war wiederum nicht besser als ASS allein [101a].

300–325 mg mind. 2 h, besser 24 h vor dem Eingriff, wenn bislang kein ASS genommen wurde. Pat. unter ASS-Dauermedikation nehmen 75–325 mg [98a]. Nach PCI 162–325 mg ASS für mind. 1 Monat nach Bare metal stent, für mind. 3 Monate nach Sirolimus-Stent und mind. 6 Monate nach Paclitaxel-Stent, anschließend zeitlich unbegrenzt 75–162 mg (**ACC/AHA/SCAI 2008** [98a]). Nach ACCP [101a] reichen 75–325 mg, bei Kombination mit Clopidogrel oder Warfarin 75–100 mg.

Patienten mit absoluter Kontraindikation für ASS erhalten 300–600 mg Clopidogrel mind. 6 h vor PCI und/oder GP-IIb/IIIa-Antagonisten (**ACC/AHA/SCAI 2005** [98]).

### 3.4.11.2 Clopidogrel

Clopidogrel ist ein Thienopyridin mit irreversibler Hemmung des P2Y12-ADP-Rezeptors und konsekutiver Hemmung der ADP-vermittelten Plättchenaggregation (ADP wird von aktivierten Thrombozyten freigesetzt). Clopidogrel muss über den Zytochrom-P450-Weg in den aktiven Metaboliten verstoffwechselt werden.

Clopidogrel ist die Standardtherapie zur Verhinderung der subakuten Stent-Thrombose bzw. für 12 Monate nach der CURE-Studie bei PCI im Rahmen eines ACS zur Senkung ischämischer Ereignisse. Clopidogrel war in der **CLASSICS**-Studie [39] vergleichbar effektiv mit Tyklid, bei jedoch geringeren Nebenwirkungen. Nach der **CREDO**-Studie [88] senkt die Clopidogrelgabe über 12 Monate nach PCI das Risiko für AMI, Tod oder Apoplex um absolute 3% (nach der Subgruppenanalyse nur wirksam, wenn > 6 h vor PCI gegeben). Nach Ergebnissen der **ISAR-RE-ACT**-Studie [130] ist bei Patienten mit niedrigem Risiko (kein ACS, kein IDDM) eine Vorbehandlung mit 600 mg Clopidogrel (mind. 2 h vor dem Eingriff) gleich wirksam wie eine Abciximab-Komedikation.

300 mg Clopidogrel als Prämedikation (6–24 h vorher) waren deutlich besser als die gleiche Dosis unmittelbar nach PCI [220]. Bei [163] wurde kein Vorteil durch Clopidogrel (300 mg 3 Tage vor PCI) in der Infarktrate

(gemäß TnI und CK-MB) gefunden. Eine **600-mg-Loading-dose** erbringt eine schnellere Plättchenhemmung, dies wurde in CLEAR PLATELTES, ISAR-REACT und ISAR-SWEET untersucht. Nach [180] konnte die Infarktrate von 12% (300 mg) auf 4% (600 mg 4–8 h vor PCI) reduziert werden (255 Pat).

Nach **ACC/AHA 2008** [98a] besteht eine Klasse-I-Indikation für 600 mg Clopidogrel als Loading dose vor oder bei PCI. Ein Vorteil durch eine Clopidogrel-Prämedikation ist auch für Patienten unter Therapie mit GP-IIb/IIIa-Antagonisten nachweisbar [258]. In **PRAGUE-8** war eine 600-mg-Clopidogrel-Gabe unmittelbar nach Koro. und direkt vor PCI im Katheterlabor bei geringerem Blutungsrisiko ebenso effektiv wie eine Medikation > 6 h zuvor [239]. Bei Patienten unter Dauermedikation mit Clopidogrel reduziert eine erneute 900-mg-Loading-dose den Anteil der Patienten mit suboptimaler Clopidogrel-Wirkung von 24% auf 5% [280].

Nach PCI mittels Bare metal stent erfolgt die Verordnung von Clopidogrel 75 mg für mind. 1 Monat, idealerweise für 12 Monate, **ACC/AHA 2008** [98a]. Nach **AHA/ACC 2007** 12 Monate Clopidogrel + ASS nach DES [221, 98a]. Diese Empfehlung ist angesichts der Daten von [217], die eine Reduktion von später Stent-Thrombose, Tod und MI [217] bei prolongierter Clopidogrelmedikation bis 24 Monate zeigen, noch zu auf der Basis weiterer Studien zu diskutieren.

ASS plus Clopidogrel sollte dauerhaft [98] oder für 12 Monate [177] nach Brachytherapie gegeben werden. Clopidogrel sollte für mind. 2 Wochen nach PTCA bei STEMI ohne Stent-Implantation verordnet werden, **ACC/AHA 2008** [98a].

### 3.4.11.3 Ticlopidin

Ticlopidin ist ein Thienopyridin mit irreversibler Hemmung des $P2Y_{12}$-ADP-Rezeptors und konsekutiver Hemmung der ADP-vermittelten Plättchenaggregation (ADP wird von aktivierten Thrombozyten freigesetzt).

MACE-Rate in **STARS** 3,6% mit ASS, 2,7% mit ASS + Warfarin und 0,5% mit ASS + Ticlopidin [105].

Ticlopidin + ASS löste daraufhin als Standardtherapie die initial für das Stenting etablierte Komedikation mit ASS + Heparin + Marcumar/Warfarin nach Stent-Implantation ab und wurde dann nach der **CLASSICS**-Studie [39] von ASS + Clopidogrel verdrängt. Ticlopidin reduziert klinisch relevante Parameter [23] nach Stent-Implantation (Infarkt, Stent-Thrombose etc.) und wird bei Clopidogrel-Unverträglichkeit für 10–14 Tage nach Stent-Implantation empfohlen [101]. **Blutbildkontrollen** müssen alle 2 Wochen wegen Thrombopeniegefahr in ca. 1% erfolgen. Ticlopidin ist evtl. effektiver als Clopidogrel [103]. Loading dose 500 mg, dann 2-mal 250 mg/Tag [101].

### 3.4.11.4 Prasugrel und Ticagrelor

Hierbei handelt es sich um 2 neuere $P2Y_{12}$-ADP-Rezeptor-Antagonisten, s. Kapitel 3.2.2.

### 3.4.11.5 Orale Antikoagulation

Bei Patienten, die nach PCI eine orale Antikoagulation in Kombination mit ASS und Clopidogrel benötigen, wird eine INR von 2–2,5 angestrebt [98a]. Eine Studie ergab keine erhöhten Blutungskomplikationen bei Verzicht auf eine Unterbrechung der oralen Antikoagulation vor PCI bei 241 Patienten [256].

### 3.4.11.6 Unfraktioniertes Heparin

UFH findet routinemäßige Anwendung, Klasse-I-Indikation nach **ACC/AHA/SCAI 2005** [98]. Die optimale Dosierung ist unklar, nach [244] liegt die optimale ACT bei 325 s. Nach **ACCP** werden 60–100 IU/kg unfraktioniertes Heparin benötigt, um eine ACT von 250–350 s zu erzielen [101a]. Nach einem Bolus von 70–100 IU/kg erreichten allerdings nur 20% der Patienten den ACT-Zielbereich von 300–350 s [244].

Häufig wird in Deutschland auf ein ACT-Monitoring der Antikoagulation verzichtet.

Eine routinemäßige postprozedurale Heparingabe bei unkomplizierten Eingriffen wird nicht empfohlen [101a]. Empfehlenswert ist die frühzeitige Entfernung der Schleuse bei einer von ACT < 150–180 s. Bei Verwendung von GP-IIb/IIIa-Antagonisten nur 50–70 IU/ kg Heparin-Bolus [101a]. Nach Daten der ESPRIT-Studie ist eine ACT von 200–250 s ausreichend sicher [104], die STEEPLE-Daten bestätigen dies nicht [244]. Hohe ACT-Zeiten (> 325 s) erhöhen die Blutungsraten, nicht jedoch die Sicherheit [157, 244]. Ein Verzicht auf Heparin bei Anwendung von Clopidogrel, ASS und Eptifibatid (n = 500) wurde beschrieben [167]. Bei heparininduzierter Thrombopenie wird Bivalirudin oder Argatroban empfohlen [98].

### 3.4.11.7 Niedermolekulares Heparin

Im A-to-Z-Trial [129] erwies sich **Enoxaparin** (1 mg/kg/12 h s.c.) bei 3 987 Patienten in der Komedikation zu ASS und Tirofiban als gleichwertig zu unfraktioniertem Heparin. In **STEEPLE** war Enoxaparin (0,75 mg/kg i.v. als Bolus, gleiche Dosis auch bei Verwendung von GP-IIb/IIIa-Antagonisten) vergleichbar effektiv wie 70–100 U/kg Heparin bei geringerer Blutungsrate [215], der Anti-Xa-Zielbereich war 0,5–1,8 IU/ml. Eine Katheter-Thrombose trat nur bei 2 von 1 202 Pat. (vs. 4/1 223 unter UFH) auf, zu Gefäßverschluss oder Stent-Thrombose kam es bei 5/1 202 Pat. (vs. 1/1 223 unter UFH) [244]. Nach [244] liegt der optimale Anti-Xa-Bereich bei 0,9 IU/ml.

Nach **ACCP** [101a] ist < 8 h nach Enoxaparingabe keine weitere Antikoagulation nötig, 8–12 h nach der letzten Applikation werden zusätzlich 0,3 mg/kg als Bolus i.v. vor PCI gegeben, > 12 h nach Enoxaparingabe wird die konventionelle Heparin-Anwendung empfohlen. Nach **ACC/AHA/SCAI 2005** ist Enoxaparin nur bei UA/NSTEMI eine Alternative zu UFH [98].

### 3.4.11.8 Bivalirudin

Wirkmechanismus ist die direkte Hemmung von Thrombin. In **REPLACE-2** war Bivalirudin mit provisionalem GP-IIb/IIIa-Antagonisten ähnlich effektiv wie eine systematische Anwendung von GP-IIb/IIIa-Antagonisten [107]. Empfohlen wird Bivalirudin bei heparininduzierter Thrombopenie [101, 177, 98] oder als Alternative zu Heparin und GP-IIb/IIIa-Antagonisten [98].

In ISAR-REACT 3 traten bei Patienten ohne Erhöhung der Biomarker für NSTEMI und nach Vorbehandlung mit 600 mg Clopidogrel weniger schwere Blutungen unter Bivalirudin auf als unter UFH (3,1% vs. 4,6%, UFH war allerdings mit 140 U/kg rel. hoch dosiert) bei einer insgesamt gleich hohen Rate an Tod/MI/Urgent revascularisation/ Major bleeding von 8,7% [263].

Zu Daten bezüglich NSTEMI-ACS s. Kap. 3.2.2.

### 3.4.11.9 GP-IIa/IIIb-Antagonisten

Wirkmechanismus ist die Blockade des GP-IIb/IIIa-Rezeptors, über den Fibrinogen an die Thrombozyten bindet.

**Abciximab** reduziert signifikant das Risiko für Tod und Infarkt bzw. Tod/Infarkt/Revaskularisation (EPILOG [24], EPISTENT [25, 34, 35]). Der Vorteil ist besonders evident für Patienten mit akutem Koronarsyndrom (s. Kap. 3.2) und für Diabetiker, während Nicht-Diabetiker in einer Analyse gepoolter Daten nicht profitierten [80]. Abciximab wird als Bail-out-Medikament bei drohendem thrombotischen Verschluss verwendet, hierzu gibt es jedoch keine randomisierten Studien.

**Eptifibatid** ist nach den Daten der ESPRIT-Studie [48] ebenfalls effektiv: Tod/ AMI nach 48 h mit/ohne Eptifibatid 5,5% vs. 9,2%. Ähnliches gilt für **Tirofiban** in der RESTORE-Studie. Eine Meta-Analyse [95] zeigt eine Verminderung des relativen Mortalitätsrisikos für 6 Monate von 21%, das absolute Risiko wurde jedoch nur um 0,55% reduziert (1,98% vs. 2,53%). Eine Verkürzung der Infusionsdauer von 18 h auf 2 h ergab bei gleicher Effektivität eine geringere Blutungsneigung [299].

Von der ACCP werden GP-IIb/IIIa-Antagonisten generell, aber besonders bei refraktärer instabiler AP oder in sonstigen Hochrisikosituationen empfohlen [101]. Nach **ACC/AHA 2005** besteht eine IIa-Indikation, bes. für Hochrisikopatienten [98]. Vor allem aufgrund der hohen Kosten sind die GP-IIb/IIIa-Antagonisten kein Bestandteil der Routine außerhalb des ACS.

### 3.4.11.10 ASS-Clopidogrel-Resistenz

Sowohl für ASS als auch für Clopidogrel wurde eine (In-vitro-)Resistenz beschrieben. Die verschiedenen Tests zeigen eine nur geringe Übereinstimmung, das Ergebnis ist also sehr abhängig von der verwendeten Methode [281]. Bei [198] zeigte die Hälfte der Patienten mit ASS-Resistenz auch eine Clopidogrelresistenz, Non-Responder hatten eine sig. erhöhte periinterventionelle Infarktrate. Zu Tod oder Stent-Thrombose kam es innerhalb von 6 Monaten in 13,3% der Non-Responder gegen ASS und Clopidogrel bzw. in 2,6% der Respondern, nur 6% der PCI-Patienten zeigten eine Resistenz gegen beide Medikamente [267].

Das Management der Problematik ist unklar [203] und betrifft insbesondere Patienten, die nach Stenting sowohl ASS als auch Clopidogrel benötigen. Eine zusätzliche Clopidogrel-Dosis von 600 mg mit einer Erhaltungsdosis von 150 mg/Tag erhöhte die Clopidogrel-Wirksamkeit bei Non-Respondern [273].

Bei unzureichender Clopidogrel-Wirkung – z.T. infolge einer Funktionsminderung von Zytochrom-P450-(CYP-)Enzymen, basierend auf einem genetischen Polymorphismus [318] – wurde ein gutes Ansprechen auf Prasugrel publiziert [308]. Die routinemäßige Bestimmung der Plättchenfunktion wird nicht empfohlen [282, 295].

Es besteht eine IIb-Indikation für Clopidogrel (150 mg/Tag) bei Patienten mit < 50%

Thrombozytenaggregationshemmung unter Clopidogrel und einer möglichen letalen Gefährdung durch eine subakute Stent-Thrombose [98]. Mangels Daten existiert keine Empfehlung seitens der **ESC 2009** [295].

### 3.4.11.11 Anmerkungen zur Nachsorge

◢ Eine nicht randomisierte Studie mit 4 520 Patienten [66] nach Stenting ergab einen deutlichen 1-Jahres-Mortalitätsvorteil unter einer **Statin**therapie (2,6% vs. 5,6%).

◢ In einem prospektiven Register [67] zeigte sich ein deutlicher Überlebensvorteil unter **Betablocker**therapie nach PCI (Mortalität 3,9% vs. 6,0%).

◢ Eine Senkung des Homocystein-Spiegels mit Folsäure, Vitamin $B_6$ und $B_{12}$ reduzierte die Rate von Tod/AMI/Revask. nach 1 Jahr [73], in FACIT (n = 636) zeigte sich jedoch ein verschlechtertes Outcome nach 6 Monaten [128]. Kein Effekt war bei KHK in NORVIT nachweisbar.

◢ Die Anwendung von **arteriellen Verschluss-Systemen** war im Vergleich zur konventionellen Kompression mit einem leicht erhöhten Risiko für Hämatom und Pseudoaneurysma behaftet [141].

◢ Ein Belastungs-EKG (Laufband) am Tag nach PTCA/Stent-Implantation ist möglich und sicher [127].

◢ Bis zur Wiederaufnahme von körperlichem Training sollte nach PTCA 5–7 Tage gewartet werden [115].

### 3.4.11.12 Follow-up-Untersuchungen

Ca. 50% der Patienten mit Restenose sind asymptomatisch, bei bis zu 45% der Patienten ohne Restenose treten Beschwerden nach PTCA auf [152]. Die prognostische Bedeutung einer Restenose – insbesondere einer asymptomatischen Restenose – ist unklar, aber vermutlich nicht sehr groß, andernfalls wäre zu erwarten, dass die verminderte Restenoserate nach Stent, bes. nach Drug eluting stent, mit einer relativ besseren Prognose einhergeht, was aber nicht der Fall ist.

Früher [1] wurde ohne hinreichende Absicherung ein **Belastungs-EKG** nach 4 Wochen und nach 6 Monaten empfohlen, die Wertigkeit zur Detektion einer Restenose ist allerdings gering [18]:

| Sensitivität | 33–58% | Spezifität | 64–79% |
|---|---|---|---|
| Positiv prädiktiver Wert | 31–89% | Negativ prädiktiver Wert | 37–93% |

Für eine **Myokardszintigrafie** wurde in den ersten Wochen nach PCI eine niedrige Spezifität beschrieben. Die Szintigrafie nach mind. 2 Monaten hat eine befriedigende Sensitivität/Spezifität und Accuracy von jeweils 79% [152]. Eine Klasse-IIa-Indikation wird angegeben für selektierte asymptomatische Patienten mit besonders hohem Risiko 3–5 Jahre nach PCI **ACC/AHA/ASNC 2003** [7]. Die wesentliche Indikation zur Szintigrafie besteht in der Abklärung von neuerlichen Symptomen bei V.a. eine Progression der KHK [7].

Die **ADORE**-Studie [74a] ergab in der Tendenz ein verschlechtertes Outcome bei routinemäßiger nicht invasiver Nachkontrolle, die neueren **ACC/AHA**-Guidelines empfehlen daher keine routinemäßige Ischämie-Diagnostik. Die früher übliche **Routine-Rekoronarangiografie nach PCI ist nicht indiziert** [113, 271], nach **DGK** kann in ausgewählten Fällen bei erhöhtem Risiko eine Kontrollangiografie indiziert sein [271]. In einer randomisierten Studie konnte weder auf die Mortalität noch auf die Infarktrate ein positiver Effekt gezeigt werden [91].

## 3.4.12 Anhang

NHLBI-Klassifizierung der Dissektionen nach PTCA[x] (nach [3])

| | |
|---|---|
| **Typ A** | Lokaler Füllungsdefekt im Koronarlumen während der Kontrastmittelpassage (Haziness) |
| **Typ B** | Paralleler Füllungsdefekt im Gefäßlumen während der Kontrastmittelpassage (größerer Längseinriss) |
| **Typ C** | Persistierender Kontrastmittelstreifen außerhalb des Gefäßlumens (Teilablösung des Plaques) |
| **Typ D1** | Spiraliger Füllungsdefekt mit normalem Kontrastmittelabfluss |
| **Typ D2** | Spiraliger Füllungsdefekt mit verzögertem Kontrastmittelabfluss |
| **Typ E** | Neu aufgetretener, persistierender intraluminaler Füllungsdefekt (häufig Thrombus) |
| **Typ F** | Dissektionen, die zu einem kompletten Verschluss der Koronararterie führen (Thrombus möglich) |

[x] Seit Einführung des systematischen Stentings weniger verwendet

## ACC/AHA-Stenosetypisierung nach [1][x]

| Typ-A-Stenose | Typ-B-Stenose | Typ-C-Stenose |
|---|---|---|
| | 1 Kriterium = B1-Stenose >1 Kriterium = B2-Stenose | |
| Umschrieben (< 1 cm) | Tubuläre Stenose (1–2 cm) | Diffuse Stenosierung (> 2 cm) |
| Konzentrisch | Exzentrische Stenose | |
| Glatt konfiguriert | Geschlängeltes Gefäß | Stark geschlängeltes Gefäß |
| Kein Thrombus | Thrombus | Gefäßverschluss |
| Wenig anguliert (< 45°) | Stark anguliert (45–90°) | Angulierung > 90° |
| Nicht am Abgang von Seitenästen | Bifurkationsstenose | Einbeziehung eines großen Seitenastes |
| Leicht erreichbar | | |
| | Irreguläre Kontur | Degenerativ veränderter koronarer Bypass |
| Kein/wenig Kalk | Geringe bis ausgedehnte Verkalkung | |
| Entfernt vom Ostium | Ostiumstenose | |

(x) Hat im Laufe der Zeit stark an Bedeutung verloren und wird vielerorts kaum noch verwendet

## Mortalitätsprädiktion für PCI nach [231]

| Risikofaktor | Score | Gesamt-Score | Risiko für Tod im Krhs. |
|---|---|---|---|
| **Alter** | | | |
| 56–64 | 1 | 0 | 0,05% |
| 65–74 | 3 | 10 | 1% |
| > 74 | 5 | 15 | 5% |
| **Geschlecht** | | 18 | 13% |
| Weiblich | 1 | 20 | 21% |
| **Hämodynamik** | | 23 | 41% |
| Instabil | 6 | 24 | 49% |
| Schock | 9 | 30 | 97% |
| **LVEF** | | | |
| 20–29% | 2 | | |
| < 20% | 3 | | |
| **MI vor PCI** | | | |
| > 14 Tage | 2 | | |
| 1–14 Tage | 4 | | |
| 6–23 h ohne Stent-Thrombose | 6 | | |
| < 6 h ohne Stent-Thrombose | 7 | | |
| < 24 h mit Stent-Thrombose | 9 | | |
| **pAVK** | **2** | | |
| **Herzinsuffizienz** | | | |
| Aktuell | 4 | | |
| Früher | 3 | | |
| **Niereninsuffizienz** | | | |
| Krea. > 2,5 mg/dl | 3 | | |
| Dialysepflichtig | 4 | | |
| **Hauptstammstenose** | **3** | | |

## Literatur

[1]  Deutsche Gesellschaft für Kardiologie –
     Herz- und Kreislaufforschung. Richtlinien
     der interventionellen Koronartherapie.
     Z Kardiol 1997;86:1040–63

[2]  Rubartelli P et al. Stent Implantation Ver-
     sus Ballon Angioplasty in Chronic Coro-
     nary Occlusions: Results from the GISSOC
     Trial. J Am Coll Cardiol 1998;32:90–6

[3]  Krakau I. Das Herzkatheterbuch. 1999,
     Georg Thieme, Stuttgart

[4]  Simonoton CA et al. „Optimal" Directio-
     nal Coronary Atherectomy. Final Results
     of the Optimal Atherectomy Restenosis
     Study (OARS). Circulation 1998;97:332–9

[5]  Baim DS et al. for the BOAT Investigators.
     Final Results of the Ballon vs. Optimal
     Atherectomy Trial (BOAT). Circulation
     1998;97:322–31

[6]  Topol et al. A Comparison of Directional
     Atherectomy with Balloon Angioplasty in
     Patients with Coronary Artery Disease:
     The CAVEAT study Group. N Engl J Med
     1993;329:221–7

[7]  ACC/AHA/ASNC guidelines for the clini-
     cal use of cardiac radionuclide imaging –
     executive summary. Circulation 2003;108:
     404–18

[8]  Neuhaus K-L. Qualitätssicherung bei Koro-
     nararteriendilatation.
     1996;93(51–52A):3393–5

[9]  Berg JM et al. Ten-year follow-up of percu-
     taneous transluminal coronary angioplas-
     ty for proximal left anterior descen- ding
     Coronary Artery Stenosis in 351 Patients. J
     Am Coll Cardiol 1996;28:82–8

[10] Erbel R et al. for The Restenosis Stent Stu-
     dy Group. Coronary-artery stenting com-
     pared with balloon angioplasty for reste-
     nosis after initial balloon angioplasty. N
     Engl J Med 1998;339:1672–8

[11] Nobuyoshi M et al. Restenosis after Suc-
     cessful Percutaneous Transluminal Coro-
     nary Angioplasty: Serial Angiographic Fol-
     low-Up of 229 Patients. J Am Coll Cardiol
     1988;12:616–23

[12] Narins CR et al. A Call for Provisional
     Stenting. Circulation 1998;97:1298–305

[13] Fischmann D et al. A randomized compa-
     rison of coronary-stent placement and
     balloon angioplasty in the treatment of
     coronary artery disease. N Engl J Med
     1994;331:496–501

[14] Serruys P et al. A comparison of balloon-ex-
     pandable-stent implantation with balloon
     angioplasty in patients with coronary arte-
     ry disease. N Engl J Med 1994;331:489–95

[15] George CJ et al.One-Year Follow-Up of
     The Stent Restenosis (STRESS I) Study. Am
     J Cardiol 1998;81:860–5

[16] Serruys P et al. Long-Term Follow-up of
     „Stent-like"(< 30% Diameter Stenosis
     post) angioplasty: A Case for Provisional
     Stenting. J Am Coll Cardiol 1996;27(Suppl
     A):15A

[17] Versaci F et al. A comparison of coronary-
     artery stenting with angioplasty for isola-
     ted stenosis of the proximal left anterior
     descending coronary artery. N Engl J Med
     1997;336:817–22

[18] O'Meara JJ, Dehmer GJ. Care of the Pa-
     tient and Management of Complications
     after Percutaneous Coronary Artery Inter-
     ventions. Ann Intern Med.
     1997;127:458–71

[19] Landau C et al. Percutaneous Translumi-
     nal Coronary Angioplasty. N Engl J Med.
     1994;330:981–93

[20] Holmes DR et al. Long-Term Analysis of
     Conventional Coronary Balloon Angio-
     plasty and an Initial „Stent-like" Result. J
     Am Coll Cardiol 1998;32:590–5

[21] Serruys PW et al. Randomised comparison
     of implantation of heparin-coated Stents
     with balloon angioplasty in selected pa-
     tients with coronary artery disease (Benes-
     tent II). Lancet 1998;352:673–81

[22] Holmes DR et al. ACC Expert Consensus
     Document on Coronary Artery Stents. J
     Am Coll Cardiol 1998;32:1471–82

[23] Leon MB. A clinical trial comparing three
     antithrombotic drug regimens after coro-
     nary artery stenting. N Engl J Med
     1998;339:1665–71

[24] Epilog Investigators. Platelet glycoprotein
     IIb/IIIa receptor blockade and low-dose
     heparin during percutaneous coronary re-
     vascularisation. N Engl J Med
     1997;336:1689–96

[25] Epistent Investigators. Randomized place-
     bo-controlled and balloon-angioplasty-
     controlled trial to assess safety of coronary
     stenting with use of platelet glycoprotein-
     IIb/IIIa blockade. Lancet 1998;352:87–92

[26] Savage MP et al. Stent placement compa-
     red with balloon angioplasty for ob-
     structed coronary bypass grafts. N Engl J
     Med 1997;337:740–7

[27] Parisi AF et al. A comparison of angioplas-
     ty with medical therapy in the treatment

of single-vessel coronary artery disease. N Engl J Med 1992;326:10–6

[28] RITA-2 trial Participants. Coronary angioplasty versus medical therapy for angina: the second Randomized Intervention Treatment of Angina (RITA-2) trial. Lancet 1997;350:461–8

[28a] Henderson RA et al. Seven-year outcome in the RITA-2 trial: coronary angioplasty versus medical therapy. J Am Coll Cardiol 2003;42:1161–70

[29] Hueb WA et al. Five-Year Follow-Up of the Medicine, Angioplasty, or Surgery Study (MASS). A Prospective, Randomized Trial of Medical Therapy, Balloon Angioplasty or Bypass Surgery for Single Proximal Left Anterior Descending Artery Stenosis. Circulation 1999;100(Suppl II):II-107–II-113

[30] Folland ED et al. Percutaneous Transluminal Coronary Angioplasty Versus Medical Therapy for Stable Angina Pectoris. J Am Coll Cardiol 1997;29:1505–11

[31] Haude M. Argumente gegen eine konventionelle Ballondehnung von Rezidiven im Stent. Z Kardiol 1998;87(Suppl 3):72–7

[32] Rutsch W. Baumann G. Soll man Rezidive im Stent konventionell dilatieren? Z Kardiol 1998;87(Suppl 3):60–64

[33] Popma JJ et al. Contemporary Stent Designs: Technical considerations, complications Role of Intravascular Ultrasound, and anticoagulation therapy. Prog Cardiovasc Dis 1996;39(2):111–28

[34] Lincoff AM et al. for the EPISTENT Investigators. Complementary clinical benefits of coronary-artery stenting and blockade of platelet glycoprotein IIb/IIIa receptors. N Engl J Med 1999;341:319–27

[35] Topol EJ et al. for the EPISTENT Investigators. Outcomes at 1 year and economic implications of platelet glycoprotein IIb/IIIa blockade in patients undergoing coronary stenting: results from a multicentre randomised trial. Lancet 1999; 354:2019–24

[36] Pitt B et al. Aggressive lipid-lowering therapy compared with angioplasty in stable coronary artery diesase. N Engl J Med 1999;341:70–6

[37] Gibbons RJ et al. ACC/AHA/ACP-ASIM Guidelines for the management of patients with chronic stable angina. J Am Coll Cardiol 1999;33:2092–197

[38] Ellis SG. Elective Coronary Angioplasty: Technique and Complications. In: Topol EJ. Textbook of Interventional Cardiology, 3. Ed. 1999, W.B. Saunders, Philadelphia

[39] Bertrand ME et al. for the CLASSICS Investigators. Double-blind study of the safety of clopidogrel with and without a loading dose in combination with aspirin compared with ticlopidine in combination with aspirin after coronary stenting. Circulation 2000;102:624–9

[40] Hartigan PM. Angioplasty Compared to Medicine (ACME): Five-Year clinical and Economic Outcomes. J Am Coll Cardiol 1998;32:6

[41] Orford JL et al. Routine intrasvascular ultrasound guidance of percutaneous coronary intervention. J Am Coll Cardiol 2004;43:1335–42

[42] Weaver DW et al. for the OPUS-1 Investigators. Optimum percutaneous transluminal coronary angioplasty compared with routine stent strategy trial (OPUS-1): a randomised trial. Lancet 2000;355:2199–203

[43] O'Neill WW et al. for the EXCITE Trial Investigators. Long-term treatment with a platelet glycoprotein-receptor anta- gonist after percutaneous coronary revascularisation. N Engl J Med 2000;342:1316–24

[44] Olivari Z et al. on behalf of the TOAST-GISE investigators. Immediate results and one-year clinical outcome after percutaneous coronary interventions in chronic occlusions. J Am Coll Cardiol 2003;41:1672–8

[45] Lafont A et al. for the FROST study Group. The French Randomized Optimal Stenting Trial: a prospective evaluation of provisional stenting guided by coronary velocity reserve and quantitative coronary angiography. J Am Coll Cardiol 2000;36:404–9

[46] Kiemeneji F et al. on behalf of the Benestent I study group. Continued benefit of coronary stenting versus balloon angioplasty: five-year clinical follow-up of benestent trial. J Am Coll Cardio 2001;37:1598–603

[47] Carrozza JP. In-Stent Restenosis: Should an Old Device Treat a New Problem? J Am Coll Cardiol 2000;35:1577–9

[48] Labinaz M et al. for the ESPRIT investigators. Comparison of one-year outcomes following coronary artery stenting in diabetic versus nondiabetic patients (frome the enhanced suppression of the platelet IIb/IIIa receptor with integrellin therapy

(ESPRIT) trial. Am J Cardiol 2002;89:585–590

[49] von Dahl J et al. im Namen der ARTIST Studiengruppe. Angioplasty versus Rotational Atherectomy for treatment of diffuse In-Stent Restenosis (ARTIST Studie). Z Kardiol 2000;89(Suppl 5):184

[50] Hausleiter J et al. for the ISAR-SMART trial investigators. Comparative analysis of stent placement versus balloon angioplasty in small coronary arteries with long narrowings (the intracoronary stenting or angioplasty for restenosis reduction in small arteries (ISAR-SMART) trial. Am J Cardiol 2002;89:58–60

[51] Koning RA et al. In-hospital results and six-month clinical and angiographic follow-up of coronary stenting in small coronary arteries: final results of the BEstent in Small Arteries (BESMART) study. In: Kleimann NS et al. Results from late-breaking clinical trials sessions at ACCIS 2000 and ACC 2000. J Am Coll Cardiol 2000;36:310–325

[52] Waksman R et al. Intracoronary gamma radiation for diffuse in-stent restenosis: a two-center randomized clinical trial study – the washington radiation for in-stent-restenosis trial for long lesions. (LONG WRIST) In: Kleimann NS et al. Results from late-breaking clinical trials sessions at ACCIS 2000 and ACC 2000. J Am Coll Cardiol 2000;36:310–325

[53] Popma JJ et al. for the START investigators. Randomized trial of beta-radiation versus placebo control for treatment of In-Stent Restenosis. Circulation 2002;106:1090–6

[54] Köster R et al. Six-month clinical and angiographic outcome after successful excimer laser angioplasty for In-Stent Restenosis. J Am Coll Cardiol 2000;36:69–74

[55] van Buuren F et al. 21. Bericht über die Leistungszahlen der Herzkatheterlabore in der Bundesrepublik Deutschland. http://www.dgk.org (12.05.2006)

[56] Keeley EC et al. Long-term clinical outcome and predictors of major adverse cardiac events after percutaneous interventions on saphenous vein grafts. J Am Coll Cardiol 2001;38:659–65

[57] Mercado N et al. Clinical and quantitative coronary angiographic predictors of coronary restenosis. J Am Coll Cardiol 2001; 38:645–52

[58] Hueb W et al. Five year follow-up of the Medicine, Angioplasty, or Surgery study (MASS II) Circulation 2007;115:1082–9

[59] Waksman R et al. for the INHIBIT investigators. Use of localised intracoronary β-radiation in treatment of in-stent restenosis: the INHIBIT randomised controlled trial. Lancet 2002;359:551–7

[60] Baim DS et al. for the SAFER Trial Investigators. Randomized trial of a distal embolic protection device during percutaneous intervention of saphenous vein aorto-coronary bypass grafts. Circulation 2002;105:1285–90

[61] Wolfe RA et al. Excerpts from the united states renal data system, 1998 annual data report: V. Patients mortality and survival. Am Kidney Dis 1998;32(Suppl 1):S69–S80

[62] Best PJM et al. The impact of renal insufficiency on clinical outcomes in patients undergoing percutaneous coronary interventions. J Am Coll Cardiol 2002;39:1113–9

[63] Anderson HV et al. on behalf of the ACC-NCDR. J Am Coll Cardiol 2002;39:1096–103

[64] Shaw RE et al. on behalf of the ACC-NCDR. Development of a risk adjustment mortality model using the american college of cardiology-national cardiovascular data registry (ACC-NCDR) experience: 1998–2000. J Am Coll Cardiol 2002;39:1104–12

[65] Morice M-C et al. for the RAVEL Study Group. A randomized comparison of a sirolimus-eluting stent with a standard stent for coronary revascularization. N Engl J Med 2002;346:1773–80

[66] Schömig A et al. Statin treatment following coronary artery stenting and one-year survival. J Am Coll Cardiol 2002;40:854–61

[67] Chan AW et al. Mortality benefit of beta-blockade after successful elective percutaneous coronary intervention. J Am Coll Cardiol 2002;40:669–75

[68] Schoebel F-C et al. Restenosis after elective coronary balloon angioplasty in patients with end stage renal disease: a case control study using quantitative coronary angiography. Heart 1997;78:337–42

[69] Munter P et al. Renal insufficiency and subsequent death resulting from cardiovascular disease in the united states. J Am Soc Nephrol 2002;13:745–53

[70] Szczech LA et al. for the BARI investigators. Outcomes of patients with chronic renal insufficiency in the bypass angioplasty revascularisation investigation. Circulation 2002;105:2253–8

[71] Koyanagi T et al. Comparison of clinical outcomes of coronary artery bypass grafting and percutaneous transluminal coronary angioplasty in renal dialysis patients. Ann Thorac Surg 1996;61:1793–6

[72] Azar RR et al. Impact of end-stage renal disease on clinical and angiographic outcomes after coronary stenting. Am J Cardiol 2000;86:485–9

[73] Schnyder G et al. Effect of homocystein-lowering therapy with folic acid, vitamin $B_{12}$ and vitamin $B_6$ on clinical outcome after percutaneous coronary intervention. The Swiss Heart Study. JAMA 2002;288:973–9

[74a] Eisenberg MJ et al. The aggressive diagnosis of restenosis (ADORE) trial. In: DiMarco J. Results from late-breaking clinical trals sessions at ACC 2001. JACC 2001;38:599–612

[74] Chieffo A et al. Favorable long-term outcome after drug-eluting stent implantation in nonbifurcation lesions that involve unprotected left main coronary artery. Circulation 2007;116:158–62

[75] Ellis SG et al. Death following creatine kinase-MB elevation after coronary intervention. Circulation 2002;106:1205–10

[76] Serruys PW et al. A randomized comparison of the value of aditional stenting after optimal balloon angioplasty for long coronary lesions. (ADVANCE Study) J Am Coll Cardiol 2002;39:393–9

[77] ISAR-STEREO-2, ACC 2002. Pache J et al. Intracoronary stenting and angiographic results: strut thickness effect on restenosis outcome (ISAR-STEREO-2) trial. J Am Coll Cardiol 2003;41:1283–8

[78] AMIGO, ACC 2002. Stankovic G et al. for the AMIGO investigators. Comparison of directional coronary atherectomy and stenting versus stenting alone for the treatment of de novo and restenotic coronary artery narrowing. Am J Cardiol 2004;93:953–958

[79] Martinez-Elbal L et al. Direct coronary stenting versus stenting with balloon predilation: immediate and follow-up results of a multicentre, prospective, randomized study. The DISCO trial. Eur Heart J 2002;23:633–40

[80] Bhatt EL et al. Abciximab reduces mortality in diabetics following percutaneous coronary intervention. J Am Coll Cardiol 2002;35:922–8

[81] v. Dahl J et al. for the ARTIST investigators. Rotational atherectomy does not reduce recurrent in-stent restenosis. Circulation 2002;105:583–8

[82] Herzog CA et al. comparative survival of dialysis patients in the united states after coronary angioplasty, coronary artery stenting, and coronary artery bypass surgery and impact of diabetes. Circulation 2002;106:2207–11

[83] Seshadri N et al. Emergency coronary artery bypass surgery in the contemporary percutaneous coronary intervention era. Circulation 2002;106:2246–350

[84] Orford JL et al. Frequency and correlates of coronary stent thrombosis in the modern era. J Am Coll Cardiol 2002;40:1567–72

[85] Schiele TM et al. Edge effect und späte Thrombose – Notwendiges Übel oder vermeidbare Nebenwirkung der intrakoronaren Brachytherapie? Z Kardiol 2002;91:869–75

[86] Holubkov R et al. for the registry investigators. Angina 1 year after percutaneous coronary intervention: A report from the NHLBI dynamic registry. Am Heart J 2002;144:826–33

[87] Herzog CA et al. Survival of dialysis patients in the united states after percutaneous versus surgical revascularisation: is there a clear choice? Circulation 2002;106(Suppl II):II-492

[88] Steinhubl SR et al. for the CREDO investigators. Early and sustained dual oral antiplatelet therapy following percutaneous coronary intervention. JAMA 2002;288:2411–20

[89] Brener SJ et al. Frequency and long-term impact of myonecrosis after coronary stenting. Eur Heart J 2002;23:869–76

[90] Waksman R et al. Twelve versus six month of clopidogrel to reduce major cardiac events in patients undergoing gamma-radiatio therapy for in-stent-restenosis. Circulation 2002;106:776–8

[91] ten Berg JM et al. Influence of planned six-month follow-up angiography on late outcome after percutaneous coronary intervention. J Am Coll Cardiol 2001;38:1061–9

[93]Mehran R et al. Treatment of focal in-stent restenosis with balloon angioplasty alone versus stenting: short-and longterm results. Am Heart J 2001;141:610–4

[94] Hill RA et al. Drug-eluting stents: an early systematic review to inform policy. Eur Heart J 2004;25:902–19

[95] Karvouni E et al. Intravenous glycoprotein IIb/IIIa receptor antagonists reduce mortality after percutaneous coronary interventions. J Am Coll Cardiol 2003;41:26–32

[96] Suwaidi JA et al. Immediate and one-year outcome in patients with coronary bifurcation lesions in the modern era (NHLBI dynamic registry). Am J Cardiol 2001;87:1139–44

[97] Stone GW et al. for the TAXUS-IV investigators. A polymer-based, paclitaxel-eluting stent in patients with coronary artery disease. N Engl J Med 2004;350:221–31

[97a] Stone GW et al. for the TAXUS-IV investigators. One-year clinical results with the slow-release, polymer-based, paclitaxel-eluting TAXUS stent. Circulation 2004;109:1942–7

[98] ACC/AHA/SCAI 2005 Guideline update for percutaneous coronary intervention – summary article. J Am Coll Cardiol 2006;47: 216–36

[98a] ACC/AHA/SCAI. Focused update of the ACC/AHA/SCAI 2005 guideline update for percutaneous coronary intervention. JACC 2008;51(2):172–209

[99] Brener SJ et al. Association between CK-MB elevation after percutaneous of surgical revascularisation and three-year mortality. J Am Coll Cardiol 2002;40:1961–7

[100] Bonz AW et al. Effect of additional temporary glycoprotein IIb/IIIa receptor inhibition on troponin release in elective percutaneous coronary interventions after pretreatment with aspirin and clopidogrel (TOPSTAR). J Am Coll Cardiol 2002;40;662–8

[101] Popma JJ et al. Antithrombotic therapy in patients undergoing percutaneous coronary intervention. Chest 2001;119:321S–336S

[101a] Popma JJ et al. Antithrombotic therapy during percutaneous coronary intervention: the seventh ACCP conference on antithrombotic and thrombolytic therapy. Chest 2004;126:576–99

[102] Barbato E et al. Direct stenting. Eur Heart J 2003;24:394–403

[103] Mueller C et al. A randomized comparison of clopidogrel and aspirin versus ticlopidine and aspirin after the placement of coronary artery stents. J Am Coll Cardiol 2003;41:969–73

[104] Tolleson TR et al. Relationship between heparin anticoagulation and clinical outcomes in coronary stent intervention. J Am Coll Cardiol 2003;41:386–93

[105] Leon M et al. for the Stent Anticoagulation Restenosis Study investigators. A clinical trial comparing three antithrombotic-drug regimens after coronary-artery stenting. N Engl J Med 1998;339:1665–71

[106] Rubartelli P et al. for the GISSOC investigators. Coronary stent implantation is superior to ballon angioplasty for chronic coronary occlusions.J Am Coll Cardiol 2003;41:1488–92

[107] Lincoff AM et al. for the REPLACE-2 investigators. Bivalirudin and provisional glycoprotein IIb/IIIa blockade compared with heparin and planned glycoprotein IIb/IIIa blockade during percutaneous coronary intervention. JAMA 2003;289:853–63

[108] de Feyter PJ. Percutaneous treatment of saphenous vein bypass graft obstructions. Circulation 2003;107:2284–6

[109] Stankovic G et al. for the RECOVERS investigators. Randomized evaluation of polytetrafluorethylene-covered stent in saphenous vein grafts. Circulation 2003;108:37–42

[110] Silber S et al. Positionspapier der DGK zur Wirksamkeit und Sicherheit von Medikamente freisetzenden Koronarstents (DES). Der Kardiologe 2007;1:84–111

[110a] Silber S et al. Medikamente freisetzende Koronarstents (DES) und Medikamente freisetzende Ballonkatheter (DEB): Aktualisierung des Positionspapiers der DGK. Clin Res Cardiol 2008;97:548–63

[111] Honda Y et al. Stent thrombosis. Circulation 2003;108:2–5

[112] Sick PB et al. Prospective randomized comparison of early and late results of 4 different stent designs. Am Heart J 2003;146:134–41

[113] Dietz R et al. Leitlinie zur Diagnose und Behandlung der chronischen koronaren Herzerkrankung der Deutschen Gesellschaft für Kardiologie – Herz- und Kreislaufforschung. Z Kardiol 2003;92:501–21

[114] Radke P et al. Treatment of in-stent restenosis using a paclitaxel-eluting stent:

acute results and long-term follow-up of a matched-pair comparison with intracoronary β-radiation therapy. Eur Heart J 2004;25:920–5

[115] Fletcher GF et al. Exercise standards for testing and training. AHA scientific statement. Circulation 2001;104:1694–740

[116] Bashore TM et al. Cardiac catheterization laboratory standards: a report of ACC/SCA&I committee. JACC 2001;37:2170–214

[117] Stone GW et al. for the FIRE investigators. Randomized comparison of distal protection with a filter-based catheter and a balloon occlusion and aspiration system during percutaneous intervention of diseased saphenous vein aorto-coronary bypass grafts. Circulation 2003;108:548–53

[118] Alfonso F et al. for the RIBS investigators. A randomized comparison of repeat stenting with balloon angioplasty in patients with in-stent restenosis. J Am Coll Cardiol 2003;42:796–805

[119] Colombo A et al. for the TAXUS II study group. Randomized study to assess the effectiveness of slow- and moderate-released polymer-based paclitaxel-eluting stents for coronary artery lesions. Circulation 2003;108:788–94

[120] Schofer et al. for the E-Sirius investigators. Sirolimus-eluting stents for the treatment of patients with long atherosclerotic lesions in small coronary arteries: double-blind, randomised controlled trial (E-SIRIUS). Lancet 2003;362:1093–9

[121] Kelley MP et al. One-year clinical outcomes of protected and unprotected left main coronary artery stenting. Eur Heart J 2003;24:1554–9

[122] Moses JW et al. for the SIRIUS investigators. Sirolimus-eluting stents versus standard stents in patients with stenosis in a native coronary artery. N Engl J Med 2003;349:1315–23

[122a] Holmes DR et al. Analysis of 1-year clinical outcomes in the SIRIUS trial. Circulation 2004;109:634–40

[123] Hueb W et al. The medicine, angioplasty or surgery study (MASS-II): a randomized, controlled clinical trial of three therapeutic strategies for multivessel coronary artery disease. J Am Coll Cardiol 2004;43:1743–51

[124] Ioannidis JP et al. Mortality risk confered by small elevations of creatine kinase-MB isoenzyme after percuataneous coronary intervention. J Am Coll Cardiol 2003;42:1406–11

[125] Alpert JS et al. Myocardial infarction redefined – a consensus document of the joint european society of cardiology/american college of cardiology committee for the redefinition of myocardial infarction. J Am Coll Cardiol 2000;36:959–69

[126] Farb A et al. Pathological mechanisms of fatal late coronary stent thrombosis in humans. Circulation 2003;108:1701–6

[127] Roffi M et al. Early exercise after coronary stenting is safe. J Am Coll Cardiol 2003;42:1569–73

[128] Lange H et al. Folate therapy and in-stent restenosis after coronary stenting. N Eng J Med 2004;350:2673–81

[129] de Lemos JA et al. A-to-Z investigators. Early intense vs. a delayed conservative simvastatin strategy in patients with acute coronary syndromes: phase Z of the A-to-Z trial. JAMA 2004;292:1307–16

[130] Kastrati A et al. for the ISAR-REACT study investigators. A clinical trial of abciximab in elective percutaneous coronary intervention after pretreatment with clopidogrel. N Engl J Med 2004;350:232–8

[131] Sheppard R et al. Intracoronary brachytherapy for the prevention of restenosis after percutaneous coronary revascularization. Am Heart J 2003;146:775–86

[132] Bucher HC et al. Percutaneous transluminal coronary angioplasty versus medical treatment for non-acute coronary heart disease: meta-analysis of randomised controlled trials. BMJ 2000;321:73–7

[133] Singh M et al. Validation of Mayo clinic risk adjustment model for in-hospital complications after percutaneous coronary interventions, using the national heart, lung and blood institute dynamic registry. J Am Coll Cardiol 2003;42:1722–8

[134] Cutlip DE et al. Risk assessment for percutaneous coronary intervention: our version of the weather report? J Am Coll Cardiol 2003;42:1896–9

[135] Stone GW et al. for the X-TRACT investigators. Prospective, randomized evaluation of thrombectomy prior to percutaneous intervention in diseased saphenous vein grafts and thrombus-containing co-

ronary arteries. J Am Coll Cardiol 2003;42:2007–13

[136] Mehilli J et al. Gender and restenosis after coronary artery stenting. Eur Heart J 2003;24:1523–30

[137] Choussat R et al. A unique low dose of intravenous enoxaparin in elective percutaneous coronary intervention. J Am Coll Cardiol 2002;40:1943–50

[138] Nordmann AJ et al. Clinical outcomes of stents versus balloon angioplasty in non-acute coronary disease. Eur Heart J 2004;25:69–80

[139] Fasseas P et al. Incidence, correlates, management, and clinical outcome of coronary perforation: analysis of 16 298 procedures. Am Heart J 2004;147:140–5

[140] Lemose PA et al. Unrestricted utilization of sirolimus-eluting stents compared with conventional bare stent implantation in the „real“ world. RESEARCH registry. Circulation 2004;109:190–5

[141] Koreny M et al. Arterial puncture closing devices compared with standard manual compression after cardiac catheterization. JAMA 2004;291;350–7

[142] Waksman R et al. Five-year follow-up after intracoronary gamma radiation therapy for in-stent restenosis. Circulation 2004;109:340–4

[143] Mathew V et al. Outcomes in patients with diabetes mellitus undergoing percutaneous coronary intervention in the current era. A report from the PRESTO trial. Circulation 2004;109:476–80

[144] Cole JH et al. Restenosis: Are the implications changing? Am Heart J 2004;147:197–9

[145] West NEJ et al. Clinical and angiographic predictors of restenosis after stent deployment in diabetic patients. Circulation 2004;10:867–73

[146] Colombo A et al. Randomized study to evaluate sirolimus-eluting stents implanted at coronary bifurcation lesions. Circulation 2004;109:1244–9

[147] Bittl JA et al. Meta-analysis of randomized trials of percutaneous transluminal coronary angioplasty versus atherectomy, cutting balloon atherectomy, or laser angioplasty. J Am Coll Cardiol 2004;43:936–42

[148] Dukkipati S et al. Characteristics of cerebrovascular accidents after percutaneous

coronary intervention. J Am Coll Cardiol 2004;43:1161–7

[149] Mehran R et al. Short- and long-term results after multivessel stenting in diabetic patients. J Am Coll Cardiol 2004;43:1348–54

[150] Best P et. al. Can percutaneous coronary intervention reduce death and myocardial infarction in stable and unstable coronary disease? Cath Cardiovasc Intervent 2004;61:528–36

[151] Suwaidi J et al. Impact of coronary artery stents on mortality and nonfatal myocardial infarction: meta-analysis of randomized trials comparing a strategy of routine stenting with that of balloon angioplasty. Am Heart J 2004;147:815–22

[152] Giedd KN et al. Myocardial perfusion imaging following percutaneous coronary intervention. J Am Coll Cardiol 2004;43:329–36

[153] Moussa I et al. Impact of sirolimus-eluting stents on outcome in diabetic patients. Circulation 2004;109:2273–8

[154] Moreno R et al. Coronary stenting versus balloon angioplasty in small vessels. J Am Coll Cardiol 2004;43:1964–72

[155] Sabate M et al. Intracoronary brachytherapy after stenting de novo lesions in diabetic patients. J Am Coll Cardiol 2004;44:520–7

[156] Serruys PW et al. Direct stenting vs. direct stenting followed by centered beta-radiation with intravascular-guided dosimetry and long-term anti-platelet treatment. J Am Coll Cardiol 2004;44:528–37

[157] Brener SJ et al. Relationship between activated clotting time and ischemic or hemorrhagic complications. Circulation 2004;110:994–8

[158] Singh M et al. Clinical and angiographic predictors of restenosis after percutaneous coronary intervention. Circulation 2004;109:2727–31

[159] Bestehorn HP et al. Evaluation of the effect of oral verapamil on clinical outcome and angiographic restenosis after percutaneous coronary intervention. J Am Coll Cardiol 2004;43:2160–5

[160] Jeremias A et al. Differential mortality risk of postprocedural creatine kinase-mb elevation following successful versus unsuccessful stent procedures. J Am Coll Cardiol 2004;44:1210–4

[161] Orford JL et al. Routine intravaskular ultrasound scanning guidance of coronary stenting is not associated with improved clinical outcomes. Am Heart J 2004;148:501–6

[162] Ijsselmuiden AJ et al. Complete versus culprit vessel percutaneous coronary intervention in multivessel disease: A randomized comparison. Am Heart J 2004;148:467–74

[163] Heijden DJ et al. Lack of efficacy of clopidogrel pre-treatment in the prevention of myocardial damage after elective stent implantation. J Am Coll Cardiol 2004;44:20–4

[164] McFadden E et al. Late thrombosis in drug-eluting coronary stents after discontinuation of antiplatelet therapy. Lancet 2004;364:1519–21

[165] Gruberg L et al. Acute renal failure requiring dialysis after percutaneous coronary interventions. Cathet Cardiovasc Intervent 2001;52:409–16

[166] Pan M et al. Rapamycin-eluting stents for the treatment of bifurcated coronary lesions: a randomized comparison of a simple versus complex strategy. Am Heart J 2004;148:857–64

[167] Denardo SJ et al. Elective percutaneous coronary intervention using broad-spectrum antiplatelet therapy (eptifibatide, clopidogrel, and aspirin) alone, without scheduled unfractionated heparin or other antithrombin therapy. Am Heart J 2005;149:138–44

[168] Kastrati A et al. for the ISAR-DESIRE study investigators. Sirolimus-eluting stent or paclitaxel-eluting stent vs. balloon angioplasty for prevention of recurrences in patients with coronary in-stent restenosis. JAMA 2005;293:165–71

[169] Spertus JA et al. Predictors of quality-of-life benefit after percutaneous coronary intervention. Circulation 2004;110:3789–94

[170] Werner GS et al. Prevention of lesion recurrence in chronic total coronary occlusions by paclitaxel-eluting stents. J Am Coll Cardiol 2004;44:2301–6

[171] Mehilli J et al. Randomized clinical trial of abciximab in diabetic patients undergoing elective percutaneous coronary interventions after treatment with a high loading dose of clopidogrel. Circulation 2004;110:3627–35

[172] Mehran R et al. Angiographic patterns of in-stent restenosis. Circulation 1999;100:1872–8

[173] Park Seung-Jung et al. Sirolimus-eluting stent implantation for unprotected left main coronary artery stenosis. JACC 2005;45:351–6

[174] Moreno R et al. Drug-eluting stent thrombosis. J Am Coll Cardiol 2005;45:954–9

[175] Selvanayagam JB et al. Troponin elevation after percutaneous coronary intervention directly represents the extent of irreversible myocardial injury. Circulation 2005;111:1027–3

[176] Fajadet J et al. Maintenance of long-term clinical benefit with sirolimus-eluting coronary stents. Circulation 2005;111:1040–4

[177] ESC-Guidelines. Guidelines for percutaneous coronary interventions. http://www.escardio.org (15.03.2005)

[178] Valgimigli M et al. Short- and long-term clinical outcome after drug-eluting stent implantation for the percutaneous treatment of left main coronary artery disease. Circulation 2005;111:1383–9

[179] Agostoni P et al. Is bare-metal stenting superior to balloon angioplasty for small vessel coronary artery disease? Evidence from a meta-analysis of randomized trials. Eur Heart J 2005;26:881–9

[180] Patti G et al. Randomized trial of high loading dose of clopidogrel for reduction of periprocedural myocardial infarction in patients undergoing coronary intervention. Results from the ARMYDA-2 study. Circulation 2005;111:2099–106

[181] Casella G et al. Impact of intravascular ultrasound-guided stenting on long-term clinical outcome. Cathet Cardiovasc Intervent 2003;59:314–21

[182] Iakovou I et al. Incidence, predictors, and outcome of thrombosis after successful implantation of drug-eluting stents. JAMA 2005;293:2126–30

[183] Singh M et al. A critical appraisal of current models of risk stratification for percutaneous coronary interventions. Am Heart J 2005;149:753–60

[184] Katritis DG et al. Percutaneous coronary intervention versus conservative therapy in nonacute coronary artery disease. Circulation 2005;111:2906–12

[185] Pache J et al. Drug-eluting stents compared with thin-strut bare stents for the re-

duction of restenosis: a prospective, randomized trial. Eur Heart J 2005;26:1262–8

[186] Berger A et al. Long-term clinical outcome after fractional flow reserve-guided percutaneous coronary intervention in patients with multivessel disease. J Am Coll Cardiol 2005;46:438–42

[187] Müller RL et al. The history of interventional cardiology: cardiac catheterization, angioplasty, and related interventions. Am Heart J 1995;129:146–72

[188] Sabate M et al. for the DIABETES investigators. Randomized comparison of sirolimus-eluting stent versus standard stent for percutaneous coronary revascularisation in diabetic patients. Circulation 2005;112:2175–83

[189] Iakovou I et al. contemporary stent treatment of coronary bifurcations. J Am Coll Cardiol 2005;46:1446–55

[190] Schiele TM. Current understanding of coronary in-stent restenosis. Z Kardiol 2005;94:772–90

[191] Stone G et al. Percutaneous recanalization of chronically occluded coronary arteries: procedural techniques, devices, and results. Cathet Cardiovasc Intervent 205;66:217–36

[192] Herrmann J. Periprocedural myocardial injury: 2005 update. Eur Heart J 2005;26:2493–519

[193] Yang EH et al. Emergency coronary artery bypass surgery for percutaneous coronary interventions. J Am Coll Cardiol 2005;46:2004–9

[194] Cavusoglu E et al. Current status of rational atherectomy. Cathet Cardiovasc Intervent 2004;62:485–98

[195] Stone GW et al. for the TAXUS V investigators. Comparison pf a polymer-based paclitaxel-eluting stent with a bare metal stent in patients with complex coronary artery disease. JAMA 2005;294:1215–23

[196] Barrett BJ et al. Preventing nephropathy induced by contrast medium. N Engl J Med 2006;354:379–86

[197] Hoye A et al. Percutaneous coronary intervention for chronic total occlusions: the thoraxcenter experience 1992–2002. Eur Heart J 2005;26:2630–6

[198] Mehilli J et al. for the ISAR-SMART 3 study investigators. Randomized trial of paclitaxel- and sirolimus-eluting stenst in small coronary vessels. Eur Heart J 2006;27:260–6

[199] Baks T et al. Prediction of left ventricular function after drug-eluting stent implantation for chronic total coronary occlusions. J Am Coll Cardiol 2006;47:721–5

[200] Stone GW et al. for the TAXUS V ISR randomized trial. Paclitaxel-eluting stents vs. vascular brachytherapy for in-stent restenosis within bare-metal stents: the TAXUS V ISR randomized trial. JAMA 2006;295:1253–63

[201] Holmes DR et al. on behalf of the SISR investigators. Sirolimus-eluting stents vs. vascular brachytherapy for In-stent restenosis within bare-metal stents: the SISR randomized trial. JAMA 2006;295:1264–73

[202] Ong ATL et al. Sirolimus-eluting stents remain superior to bare-metal stents at two years. J Am Coll Cardiol 2006;47:1356–60

[203] Wang TH et al. Aspirin and clopidogrel resistance: an emerging clinical entity. Eur Heart J 2006;27:647–54

[204] Miller WL et al. Baseline troponin level: key to understanding the importance of post-PCI troponin elevations. Eur Heart J 2006;27:1061–69

[205] Kuchulakante PK et al. Impact of renal insufficiency on clinical outcomes in patients undergoing percutaneous coronary intervention with sirolimus-eluting stenst versus bare metal stents. Am J Cardiol 2006;97:792–7

[206] Cosgrave J et al. Drug eluting stent restenosis. J Am Coll Cardiol 2006;47:2399–404

[207] Hannan EL et al. Impact of completeness of percutaneous coronary intervention revascularization on long-term outcomes in the stent era. Circulation 2006;113:2406–12

[208] Lansky AJ et al. Treatment of coronary artery perforations complicating percutaneous coronary intervention with a polytetrafluorethylene-covered stent graft. Am J Cardiol 2006;98(3):370–4

[209] Chieffo A et al. Percutaneous treatment with drug-eluting stent implantation versus bypass surgery for unprotected left main stenosis. Circulation 2006;113:2542–7

[210] Suttorp MJ et al. Primary stenting of totally occluded native coronary arteries II (PRISON II). Circulation 2006;114:921–8

[211] Fajadet J et al. for the Endeavor II investigators. Randomized, double-blind, mul-

ticenter study of the endeavour zotaroli-mus-eluting phophorylcholine-encapsula-ted stent for treatment of native coronary artery lesions. Circulation 2006;114:798–806

[212] Nordmann AJ et al. Mortality in rando-mized controlled trials comparing drug-eluting vs. bare metal stents in coronary artery disease: a meta-analysis. Eur Heart J 2006;27, 2784–814

[213] Prasad A et al. Isolated elevation in Tro-ponin T after percutaneous coronary in-tervention is associate with higher long-term mortality. J Am Caoll Cardiol 2006;48:1765–70

[214] Agostoni P et al. Clinical effectiveness of bare-metal stenting compared with bal-loon angioplasty in total coronary occlu-sions: insights from a systematic overview of randomized trials in light of the drug-eluting stent era. Am Heart J 2006;151:682–9

[215] Montalescot G et al. for the STEEPLE in-vestigators. Enoxaparin versus unfractio-nated heparin in elective percutaneous co-ronary intervention. N Engl J Med 2006;355:1006–17

[216] Vermeersch P et al. Randomized double-blind comparison of sirolimus-eluting stent versus bare-metal stent implantation in diseased saphenous vein grafts. J Am Coll Cardiol 2006;48:2423–31

[217] Eisenstein EL et al. Clopidogrel use and long-term cclinical outcomes after drug-eluting stent implantation. JAMA 2007;297:159–68

[218] Dibra A et al. Effectiveness of drug-elu-ting stents in patients with bare-metal in-stent restenosis. J Am Coll Cardiol 2007;49:616–23

[219] Daemen J et al. Early and late coronary stent thrombosis of sirolimus-eluting and paclitaxel-eluting stents in routine clinical practice: data from a large two-institutio-nal cohort study. Lancet 2007;369:667–78

[220] Szük T et al. Effect of timing of clopido-grel administration on 30-day clinical out-comes: 300 mg loadingdose immediately after coronary stenting versus pretreat-ment 6 to 24 hours before stenting in a large unselected patient cohort. Am Heart J 2007;153:289–95

[221] Grines CL et al. AHA/ACCSCAI/ACS/ADA science advisory. Prevention of pre-mature discontinuation of dual antiplate-let therapy in patients with coronary arte-ry stents. J Am Coll Cardiol 2007;49:734–9

[222] Boden WE et al. for the COURAGE trial research group. Optimal medical therapy with or without PCI for stable coronary disease. N Engl J Med 2007;356:1503–16

[223] Cosgrave J et al. Repeated drug-eluting stent implantation for drug-eluting stent restenosis: the same or a different stent. Am Heart J 2007;153:354–9

[224] Singh M et al. Twenty-five-year trends in in-hospital and long-term outcome after percutaneous coronary intervention. Cir-culation 2007;115:2835–41

[225] Cowley MJ. Drug-eluting stent resteno-sis: incidence, predictors, mechanisms, and treatment. J Intervent Cardiol 2006;19: S47–S53

[226] Sianos G et al. The SYNTAX score: an angiographic tool grading the complexity of coronary artery disease. Eurointerventi-on 2005;1:219–27

[227] Tsuchida K et al. The clinical outcome of percutaneous treatment of bifurcation le-sions in multivessel coronary artery disea-se with the sirolimus-eluting stent: in-sights from the arterial revascularisation therapies study part II (ARTS II). Eur Heart J 2007;28:433–42

[228] Vermeersch P et al. for the DELAYED FRISC trial. Increased mortality after siroli-mus-eluting stents versus bare-metal stents in diseased saphenous vein grafts. J Am Coll Cardiol 2007;50:261–7

[229] Stettler C et al. Outcomes associated with drug-eluting and bare-metal stents: a collaborative network meta-analysis. Lan-cet 2007;370:937–48

[230] Machecourt J et al. for the EVASTENT investigators. Risk factors for stent throm-bosis after implantation of sirolimus-elu-ting stents in diabetic and nondiabetic pa-tients: the EVASTENT mached-cohort re-gistry. J Am Coll Cardiol 2007;50:501–8

[231] Wu C et al. A risk score to predict in-hospital mortality for percutaneous coro-nary interventions. J Am Coll Cardiol 2006;47:654–60

[232] ESC guidelines on the management of stable angina pectoris. 2006. http://www.escardio.org

[233] Brunel P et al. Provisional T-stenting and kissing ballon in the treatment of co-ronary bifurcation lesions: results of coro-

nary bifurcation lesions: results of the French multicenter „TULIPE" study. Cath Cardiovasc intervent 2006;68:67–73

[234] Schömig A et al. A meta-analysis of 16 randomized trials of sirolimus-eluting stents versus paclitaxel-eluting stents in patients with coronary artery disease. J Am Coll Cardiol 2007;50:1373–80

[235] Vankeepuram SS et al. completeness of revascularisation for multivessel coronary artery disease and its effect on one-year outcome: a report from the NHLBI dynamic register. J Interven Cardiol 2007;20:373–80

[236] Garcia-Garcia HM et al. Three-year clinical outcomes after coronary stenting of chronic total occlusion using sirolimus-eluting stents: insights from the rapamycin-eluting stent evaluated at rotterdam cardiology hospital – (research) registry. Cathet and Cardiovasc Intervent 2007;70:635–9

[237] Windecker S et al. Late coronary stent thrombosis. Circulation 2007;116:1952–65

[238] Simonton CA et al. Comparative clinical outcomes of Paclitaxel- and Sirolimus-eluting stents. J Am Coll Cardiol 2007;50:1214–22

[239] Widimsky P et al. Clopidogrel pretreatment in stable angina: for all patients > 6 h before elective coronary angiography of only for angiographically selected patients a few minutes before PCI? A randomized multicentre trial PRAGUE-8. Eur Heart J 2008;29:1495–503

[240] Palmerini T et al. A comparison between coronary artery bypass grafting surgery and drug eluting stent for the treatment of unprotected left main coronary artery disease in elderly patients (aged > 75 Jahre). Eur Heart J 2007;28:2714–9

[241] Minutello RM et al. Long-term clinical benefit of sirolimus-eluting stents compared to bare metal stents in the treatment of saphenous vein graft disease. J Interven Cardiol 2007;20:458–65

[242] Marroquin OC et al. A comparison of bare-metal and drug-eluting stents for off-label indications. N Engl J Med 2008;358:342–52

[243] Galloe AM et al. for the SORT OUT II investigators. Comparison of paclitaxel- and sirolimus-eluting stents in everyday clinical practice. JAMA 2008;299(4): 409–416

[244] Montalescot G et al. Impact of anticoagulation levels on outcomes in patients undergoing elective percutaneous coronary intervention: insights from the STEEPLE trial. Eur Heart J 2008;29:462–71

[245] Biondi-Zoccai G et al. A collaborative systematic review and meta-analysis on 1278 patients undergoing percutaneous drug-eluting stenting for unprotected left main coronary artery disease. Am Heart J 2008;155:274–83

[246] ESC/ACCF/AHA/WHF Task force. Universal definition of myocardial infarction. Eur Heart J 2007;28:2525–38

[247] Kirtane AJ et al. Paclitaxel-eluting coronary stents in patients with diabetes mellitus. Pooled analysis from 5 randomized trials. J Am Coll Cardiol 2008;51:708–15

[248] Mattichak SJ et al. Failed percutaneous coronary intervention. Cath Cardiovasc Interven 2008;71:131–7

[249] Wood FO et al. Unprotected left main disease managed with drug-eluting stents. Cath Cardiovasc Interven 2008;71:533–8

[250] Classification of coronary artery bifurcation lesions and treatments: time for a consensus. Cath Cardiovasc Interven 2008;71: 175–83

[251] Torre-Hernandez JM et al. Drug-eluting stent thrombosis. J Am Coll Cardiol 2008;51:986–90

[252] Steigen TK et al. for the NORDIC PCI study group. Randomized study on simple versus complex stenting of coronary artery bifurcation lesions. Circulation 2006;114:1955–61

[253] Taggart DP et al. Revascularisation for unprotected left main stem coronary artery stenosis. J Am Coll Cardiol 2008;51:885–92

[254] Seung KB et al. Stents versus coronary-artery bypass grafting for left main coronary artery disease. N Engl J Med 2008;358:781–92

[255] Ortolani P et al. Two-year clinical outcomes with drug-eluting stents for diabetic patients with de novo coronary lesions. Circulation 2008;117:923–30

[256] Karjalainen PP et al. Safety of percutaneous coronary intervention during uninterrupted oral anticoagulation treatment. Eur Heart J 2008;29:1001–10

[257] Hochman JS et al. for the Occluded Artery Trial Investigators. Coronary intervention for the persistent occlusion after myo-

cardial infarction. N Engl J Med 2006;355.
http://www.nejm.org (14.11.2006)

[258]  Sabatine MS et al. Efficacy and safety of
clopidogrel pretreatement before percutaneous coronary intervention with and
without glycoprotein IIb/IIIa inhibitor
use. Am Heart J 2008;155(5):910–7

[259]  Groeneveld PW et al. Drug-eluting compared with bare-metal coronary stents
among elderly patients. J Am Coll Cardiol
2008;51:2017–24

[260]  Madan P et al. Predicting major adverse
cardiac events after percutaneous coronary intervention: The Texas heart institute
risk score. Am Heart J 2008;155:1068–74

[261]  Mahmud E et al. Clinical efficacy of
drug-eluting stents in diabetic patients. J
Am Coll Cardiol 2008;51:2385–96

[262]  Ellis SG et al. for the TAXUS V ISR investigators. Two-year outcomes after paclitaxel-eluting stent of brachytherapy treatment for bare metal stent restenosis: the
TAXUS V ISR trial. Eur Heart J
2008;29:1625–34

[263]  Kastrati A et al. for the ISAR-REACT 3
trial investigators. Bivalirudin versus unfractionated heparin during percutaneous
coronary intervention. N Engl J Med
2008;359:688–96

[264]  Unverdorben M et al. Paclitaxel-coated
balloon catheter versus paclitaxel-coated
stent for the treatment of coronary in-
stent restenosis. Circulation
2009;119:2986–94

[265]  Weintraub WS et al. Effect of PCI on
quality of life in patients with stable coronary artery disease. N Engl J Med
2008;359:677–87

[266]  Lee S-W et al. A randomized comparison
of sirolimus- versus paclitaxel-eluting
stent implantation in patients with diabetes mellitus. J Am Coll Cardiol
2008;52:727–33

[267]  Gori AM et al. Incidence and clinical
impact of dual nonresponsiveness to aspirin and clopicogrel in patients with drug-
eluting stents. J Am Coll Cardiol
2008;52:734–9

[268]  Jeremias A et al. for the EVENT registry
investigators. Prevalence and prognostic
significance of preprocedural cardiac troponin elevation among patients with stable coronary artery disease undergoing
percutaneous coroanry intervention. Circulation 2008;118:632–38

[269]  Schömig A et al. A meta-analysis of 17
randomized trials of a percutaneous coronary intervention-based strategy in patients with stable coronary artery disease.
J Am Coll Cardiol 2008;52:894–904

[270]  Okabe T et al. Drug-eluting stents versus
bare metal stents for narrowing in saphenous vein grafts. Am J Cardiol
2008;102:530–4

[271]  Hamm CW et al. Diagnostische Herzkatheteruntersuchung. Clin Res Cardiol
2008;97:475–512

[272]  Bonzel T et al. Perkutane Koronarinter-
ventionen. Clin Res Cardiol 2008;97:513–47

[273]  Matetzky S et al. Effectiveness of reloading to overcome clopidogrel nonresponsiveness in patients with acute myocardial
infarction. Am J Cardiol 2008;102:524–9

[274]  Chen MS et al. Bare metal stent restenosis is not a benign clinical entity. Am Heart J 2006;151:1260–4

[275]  Brophy JM et al. Evidence for use of coronary stents. Ann Intern Med
2003;138:777–86

[276]  Kim J-S. Comparison of sirolimus-eluting stent and paclitaxel-eluting stent for
long-term cardiac adverse events in diabetic patients. KOMATE registry. Cath Cardiovasc Intervent 2008;72:601–7

[277]  Tsuchikane E et al. Pre-drug-eluting
stent debulking of bifurcated coronary lesions. J Am Coll Cardiol 2007;50:1941–5

[278]  Tran T et al. An evidence-based approach
to the use of rotational and directional coronary atherectomy in the era of drug-eluting stents: when does it make sense? Cath
Cardiovasc Intervent 2008;72:650–62

[279]  Tamburino C et al. Complete versus in-
complete revascularisation in patients
with multivessel disease undergoing percutaneous coronary intervention with
drug-eluting stents. Cathet Cardiovasc Intervent 2008;72:448–56

[280]  Collet J et al. Dose effect of clopidogrel
reloading in patients already on 75-mg
maintenance dose. Circulation
2008;118:1225–33

[281]  Lordkipanidze M et al. Comparison of
four tests to assess inhibition of platelet
function by clopidogrel in stable coronary
artery disease patients. Eur Heart J
2008;29:2877–85

[282]  Serebruany VL et al. The challenge of
monitoring platelet response after clopidogrel. Eur Heart J 2008;29:2833–4

[283] Ferenc M et al. Randomized trial on routine vs. provisional T-stenting in the treatment of de novo coronary bifurcation lesions Eur Heart J 2008;29:2859–67

[284] Adriaenssens T et al. Culotte stenting technique in coronary bifurcation disease: angiographic follow-up using dedicated quantitative coronary angiographic analysis and 12 month clinical outcomes. Eur Heart J 2008;29:2868–76

[285] Thuesen L et al. Comparison of sirolimus-eluting and bare metal stents in coronary bifurcation lesions: subgroup analysis of the stenting coronary arteries in non-stress/benestent disease trial (SCAND-STENT). A Heart J 2006;152:1140–5

[286] Burzotta F et al. Angiographic and clinical outcome of invasively managed patients with thrombosed coronary bare metal or drug-eluting stens: the OPTIMIST study. Eur Heart J 2008;29:3011–21

[287] Lemesle G et al. High incidence of recurrent in stent thrombosis after successful treatment of a first in stent thrombosis. Cath cardiovasc interv 2008;72:470–8

[288] Kiemeneij F et al. A randomized comparison of percutaneous transluminal coronary angioplasty by the radial, brachial and femoral approaches: the access study. J Am Coll Cardiol 1997;29:1269–75

[289] Eichhöfer J et al. Decreased complication rates using the transradial compared to the transfemoral approach in percutaneous coronary intervention in the era of routine stenting and glycoprotein platelet IIb/IIIa inhibitor use: a large single-center experience. Am Heart J 2008;156:864–70

[290] Ramana RK et al. Long-term clinical outcomes of real-world experience using sirolimus-eluting stents in saphenous vein graft disease. Cath cardiovasc interv 2008;71:886–93

[291] Kim Y-H et al. Comparison of simple and complex stenting techniques in the treatment of unprotected left main coronary artery bifurcation stenosis. Am J Cardiol 2006;97:1597–601

[292] Mauri L et al. Drug-eluting and bare metal stenting in patients with diabetes mellitus: results from the MASS-DAC registry. AHA 2008 in Circulation 2008;118:2311

[293] Colombo A et al. Randomized study of the crush technique versus provisional side-branch stenting in true coronary bifurcations. Circulation 2009;119:71–8

[294] Pfisterer M et al. for the BASKET investigators. Long-term benefit-risk balance of drug-eluting vs. bare-metal stents in daily practice: does stent diameter matter? Three-year follow-up of BASKET. Eur Heart J 2009;30:16–24

[295] Kuliczkowski W et al. Interindividual variability in the response to oral antiplatelet drugs: a position paper of the working group on antiplatelet drugs resistance appointed by the section of cardiovascular interventions of polish cardiac society, endorsed by the working group on thrombosis of the European society of cardiology. European Heart J 2009;30:426–35

[296] Stone GW et al. for the SPIRIT III investigators. Randomized comparison of everolimus-eluting and paclitaxel-eluting stents. Circulation 2009;119:680–6

[297] ACCF/SCAI/AATS/AHA/ASNC 2009 appropriateness criteria for coronary revascularisation. Cathet Cardiovasc Interv 2009;73:E1–E24

[298] Tonino P et al. Fractional flow reserve versus angiography for guiding percutaneous coronary intervention. N Engl J Med 2009;360:213–24

[299] Fung AY et al. Abbreviated infusion of eptifibatide after successful coronary intervention. J Am Coll Cardiol 2009;53:837–45

[300] James SK et al. Long-term safety and efficacy of drug-eluting versus bare-metal stents in sweden. N Engl J Med 2009;360:1933–45

[301] Vaquerizo B et al. Unprotected left main stenting in the real world. Two-year outcomes of the French Left Main Taxus Registry. Circulation 2009;119:2349–56

[302] The BARI 2D study group. A randomized trial of therapies for type 2 diabetes and coronary artery disease. N Engl J Med 2009;360:2503–15

[303] Hachamovitch R et al. Comparison of the short-term survival benefit associated with revscularisation compared with medical therapy in patients with prior coronary artery disease undergoing stress myocardial perfusion single photon emission computed tomography. Circulation 2003;107:2900–6

[304] Trikalinos TA et al. Percutaneous coronary interventions for non-acute coronary artery disease: a quantitative 20-year synopsis and a network meta-analysis. Lancet 2009;373:911–8

[305] SYNTAX, TCT 2008 – Serruys PW et al. For the SYNTAX investigators. Percutaneous coronary intervention versus coronary-artery bypass grafting for severe coronary artery disease. N Engl J Med 2009;360:961–72

[306] Alfonso F et al. Coronary aneurysms after drug eluting stent implantation. J Am Coll Cardiol 2009;53:2053

[307] Kaltoft A et al. 2-year clinical outcomes after implantation of sirolimus-eluting, paclitaxel-eluting, and bare-metal coronary stents. J Am Coll Cardiol 2009;53:658–64

[308] Pena A et al. Can we override clopidogrel resistance? Circulation 2009;119:2854–7

[309] Lasala JM et al. Two-year results of paclitaxel-eluting stents in patients with medically treated diabetes mellitus from the TAXUS ARRIVE program. Am J Cardiol 2009;103:1663–71

[310] Kirtane AJ et al. Safety and efficacy of drug-eluting and bare metal stents. Comprehensive meta-analysis of randomized trials and observational studies. Circulation 2009;119:3198–206

[311] Aminian A et al. Treatment of drug-eluting stent restenosis: an emerging challenge. Cathet Cardiovasc Interv 2009;74:108–16

[312] Sciahbasi A et al. Arterial access-site-related outcomes of patients undergoing invasive coronary procedures for acute coronary syndromes (from the comparison of early invasive and conservatice treatment in patients with non-ST-elevation acute coronary syndromes (PRESTO-ACS) vascular substudy. Am J Cardiol 2009;103:796–800

[313] Weiz G et al. Five-year follow-up after sirolimus-eluting stent implantation. J Am Coll Cardiol 2009;53:1488–97

[314] Gurm HS et al. Comparative safety and efficacy of a sirolimus-eluting versus paclitaxel-eluting stent: a meta-analysis. Am Heart J 2008;155:630–9

[315] Kim Y-H Long-term safety and effectiveness of unprotected left main coronary stenting with drug-eluting stents compared with bare-metal stents. Circulation 2009;120:400–7

[316] Hambrecht R et al. Percutaneous coronary angioplasty compared with exercise training in patients with stable coronary artery disease. A randomized trial. Circulation 2004;109:1371–8

[317] Hamburger JN et al. Percutaneous coronary intervention and 30-day mortality: The British Columbia PCI Risk Score. Cath Cardiovasc Interv 2009;74:377–85

[318] Shuldiner AR et al. Association of cytochrom P4502C19 genotype with the antiplatelet effect and clinical efficacy of clopidogrel therapy. JAMA 2009;302(8):849–58

[320] Boden WE et al. Impact of optimal medical therapy with or without percutaneous coronary intervention on long-term cardiovascular end points in patients with stable coronary artery disease (from the COURAGE trial). Am J Cardiol 2009;104:1–4

[321] Hage FG et al. The scope of coronary heart desease in patients with chronic kidney disease. J Am Coll Cardiol 2009;53:2129–40

[322] Lee J-Y et al. Long-term clinical outcomes of sirolimus-versus paclitaxel-eluting stents for patients with unprotected left main coronary artery disease. J Am Coll Cardiol 2009;54:853–9

[323] Best PJM et al. The impact of renal insufficiency on clinical outcomes in patients undergoing percutaneous coronary interventions. J Am Coll Cardiol 2002;39:1113–9

[324] Tanzilli G et al. Effectiveness of two-year clopidogrel + aspirin in abolishing the risk of very late thrombosis after drug-eluting stent implantation (from the TYCOON (Two-year clopidogrel need) study). Am J Cardiol 2009;104:1357–61

## 3.5 Operative Myokardrevaskularisation

Die erste erfolgreiche (wenngleich ungeplante) Bypass-Operation erfolgte im Jahr 1964 durch DeBakey und Garrett.

### 3.5.1 Op.-Mortalität/Morbidität und Prognose post Op.

#### 3.5.1.1 Perioperative Mortalität

◢ 30-Tage-Mortalität in Deutschland 3,9% [36], < 1% im Alter < 65 Jahre bei elekti-

ver Op. ohne schwere LV-Dysfunktion oder Herzinsuffizienz [35a]
- ◢ Perioperative Mortalität bei 2. Op. 8,7% [6], bei EF < 36% um 12% [2], bei 3. oder 4. Op. ca. 12% [3]
- ◢ 30-Tage-Mortalität bei > 80-Jährigen 7–8% [110]
- ◢ 30-Tage-Mortalität bei Op. im kardiogenen Schock bei isolierter ACVB 20%, ACVB + Klappe 33%, ACVB + Ventrikelseptumverschluss 58% [143]

Die **7 Hauptprädiktoren für perioperative Mortalität** sind Notfalloperation, Alter, Z. n. Herzoperation, LVEF, Stenosegrad des Hauptstammes, Anzahl der zu > 70% stenosierten Hauptkoronargefäße, weibliches Geschlecht. Zusätzliche Bedeutung haben pAVK, Niereninsuffizienz, Diabetes mellitus, Myokardinfarkt vor < 7 Tagen, COPD und zerebrovaskuläre Insuffizienz [35a]. Die Parameter können genutzt werden, um nach einem Scoring die individuelle Mortalität mit hoher Genauigkeit zu prognostizieren [13, 35a]. 19 Scores zur Abschätzung des Mortalitätsrisikos wurden verglichen [121], der Logistic und der Additive **EuroSCORE** zeigten die besten Ergebnisse. Allerdings ergab sich für eine deutsche Kohorte aus den Jahren 2006–2007 eine starke Risikoüberschätzung: Die Hopitalmortalität für ACVB-Patienten lag bei 2,6% statt wie eingeschätzt bei 5,2% [159]. Der SYNTAX-Score erwies sich als ungeeignet [155].

### 3.5.1.2 Perioperative Morbidität
- ◢ **Infarkt:** AMI mit neuer Q-Zacke oder CK-MB > 70 ng/ml in 3,7% [126], perioperative Q-Wave-Infarkte in 4,6% in der BARI-Studie [27]. Perioperative CK-MB-Erhöhung in 90%, in 6% sogar eine > 10-fache Überschreitung des Normwertes [74]. Konsekutiv erhöhte Mortalität bei Überschreiten der CK-MB um das 5-Fache des Normwertes [35a]. Nach der aktuellen Definition liegt der perioperative Infarkt bei ACVB-Op. vor, wenn

– ein entsprechender Biomarker das 5-Fache der 99. Perzentile der oberen Referenzgrenze < 72 h post Op. überschreitet und *zusätzlich* ein neuer LSB oder neue Q-Zacken im EKG auftreten
– oder ein Infarkt in der bildgebenden Diagnostik dargestellt werden kann
– oder angiografisch ein Gefäßverschluss gesichert wurde [141].

- ◢ **Neurologische Probleme:** Apoplex in 3%, Enzephalopathie in 3% [35a]. Eine postoperative Störung der Gedächtnisleistung oder der intellektuellen Leistungsfähigkeit ist bei bis zu 24% der Patienten noch nach 6 Monaten nachweisbar [71]. Ca. $1/3$ der zerebralen Insulte sind Thromboembolien, ausgehend von arteriosklerotischen Plaques der Aorta. Risikofaktoren für einen perioperativen Apoplex sind Alter, Z.n. TIA/Apoplex, atheromatöse Veränderungen der proximalen Aorta, Diabetes, Hypertonie u.a.m. [35]. Nach einem Apoplex sollte eine ACVB-Op. mit 4-wöchiger Verzögerung erfolgen [35a].

- ◢ **Vorhofflimmern:** In ca. 30% Auftreten von AF, vor allem am 2.–3. Tag, erhöhtes Apoplexrisiko. Bei Vorhofflimmern > 24 h Antikoagulation für 4 Wochen empfohlen (Klasse-IIa-Indikation [35a]). **Perioperative Prophylaxe** mit Betablocker, wenn diese kontraindiziert, mit Amiodaron (600 mg für 7 Tage), Indikation Klasse I bzw. IIa **ACC/AHA 2004** [35a].

- ◢ **Mediastinitis:** Auftreten in 1–4%, Mortalität hierbei um 25% [35a]. Perioperative Antibiotikaprophylaxe mit einem Cephalosporin für 1–2 Tage sowie strikte Vermeidung einer Hyperglykämie (max. 150–180 mg/dl) indiziert [35a]. Voroperation und Diabetes sind die Hauptrisikofaktoren für eine Mediastinitis.

- ◢ **Niereninsuffizienz:** Postoperative Niereninsuffizienz in ca. 8% [35a]. Die Zahlenangaben hierzu sind unterschiedlich, abhängig von der Definition. Dialysepflichtig-keit in ca. 1%; in 42% chronische Dialyse-pflichtigkeit bei einem Kreatinin-Wert > 2,5 mg/dl vor Op. (0% bei Kreatinin ≤ 2,6%). Sehr hohe Mortalität (63%) bei perioperativem Nierenversagen mit Dialysepflichtigkeit [35a]. **Wegen des hohen Risikos sollten bei Patienten > 70 Jahre mit Kreatinin > 2,5 mg/dl Alternativen zur ACVB-Op. erwogen werden [35a].**

◢ **Verschluss von Bypass-Gefäßen**: 3–12% der venösen Bypass-Gefäße nach 1 Monat [5].

◢ **Rehospitalisierung** innerhalb von 30 Tagen bei 13% der Patienten, die Hauptgründe hierfür sind Infektionen und Herzinsuffizienz [88].

◢ **Häufige Beschwerden 6 Wochen post Op.**: Wundschmerzen (Männer 55%/ Frauen 61%), Taubheitsgefühl an der Inzision (37%/30%), Appetitlosigkeit (18%/ 35%), Schlafstörungen (31%/27%), Dyspnoe in Ruhe oder bei leichter Belastung (5%/16%) [72].

Die traditionelle Annahme einer erhöhten Morbidität/Mortalität für **adipöse Patienten** war falsch [80] und führte zu völlig unsinnigen präoperativen Vorgaben der Gewichtsreduktion. Tatsächlich haben untergewichtige Patienten ein erhöhtes Op.-Risiko, Adipositas ist lediglich ein Risikofaktor für Infektionen [88, 89].

### 3.5.1.3 Angiografischer Langzeiterfolg

Außer bei einer RCA-Stenose < 70% ist der IMA-Bypass länger offen als der venöse Bypass.

Offenheit der Bypass-Gefäße [142]

|  | Venen | IMA |
|---|---|---|
| Nach 1 Jahr | 78% | 93% |
| Nach 5 Jahren | 65% | 88% |
| Nach 10 Jahren | 57% | 90% |
| Nach 10 Jahren, wenn IMA auf LAD | 99% | |

Nach ca. 9 Jahren waren etwa 90% der Arteria-radialis-Bypässe offen [84], von anderen Autoren wurden jedoch schlechtere Offenheitsraten (51%) als nach Venen-Bypass (64%) berichtet [95]. 5-Jahres-Patency nach Revaskularisation des RCX mittels Radialis-Bypass 94% vs. 86% nach Venen-Bypass [144]. Nach 1 Jahr waren nur bei 67% der konventionell operierten Patienten bzw. bei 72% der komplett arteriell revaskularisierten Patienten alle Bypass-Gefäße offen [157].

*Anm.:* Der angeblich verstärkt auftretende Verschluss von venösen Bypass-Gefäßen bei geringer Stenose des Nativgefäßes durch hohen Konkurrenzfluss ist ein Märchen. Nur bei IMA-Bypass auf ein Gefäß mit einer Stenose < 50% existiert tatsächlich eine hohe Verschlussrate von 79% [103], eine erhöhte Verschlussrate ist auch bei einem IMA-Bypass auf die RCA belegt, bes. wenn die RCA < 70% stenosiert ist [142].

### 3.5.1.4 Klinischer Langzeitverlauf

**Mortalität**

◢ 5-Jahres-Überleben 92%, 10-Jahres-Überleben ca. 81% [35a].

◢ 5-Jahres-Überleben nach 3. oder 4. ACVB-Op. bei 76% [3].

◢ 20-Jahres-Überleben nach Op. 55% für Patienten < 50 Jahre zum Op.-Zeitpunkt, 38% für Patienten im Alter von 50–59 Jahren, 22% für Patienten im Alter von 60–69 Jahren und 11% für > 70 Jahre alte Patienten [77].

◢ Die Berechnung des Coronary-Bypass-Graft-Index unter Berücksichtigung einer postoperativen Angiografie ermöglicht eine individuelle Abschätzung der 5-Jahres-Überlebensrate (50–95,7%) [125].

**Morbidität**

Die ACVB-Op. bietet initial die besten antianginösen Ergebnisse, allerdings geht ein Teil des Effektes durch Progression der Arteriosklerose in den Nativgefäßen und durch Degeneration der Bypass-Gefäße verloren.

◢ Nach 1 Jahr waren 90% der operierten Patienten in ARTS **frei von Angina** [68].

◢ Nach 5 Jahren bzw. 10 Jahren waren noch 63% bzw. 47% der operierten Patienten frei von Angina (im Vergleich zu 38% bzw. 42% der medikamentös behandelten, nicht operierten Patienten der CASS-Studie [8]).

◢ Nach 10 Jahren bestand kein Unterschied mehr hinsichtlich Angina und Lebensqualität zwischen operierten bzw. medikamentös therapierten Patienten [35a].

◢ Die Häufigkeit ischämischer Ereignisse (Herztod, Infarkt, Angina) nimmt im zeitlichen Verlauf entsprechend der Verschlussrate der Bypässe stetig zu [1]: 25%/50%/85% nach 5/10/15 Jahren.

◢ Re-ACVB innerhalb von 20 Jahren in ca. 40% [77], erneutes Auftreten von Angina 5 Jahre nach Re-ACVB in 27%.

◢ Keine Reduktion des Infarktrisikos durch ACVB-Op. in der CASS-Studie und in der VA-Studie.

### 3.5.2 ACVB-Op. vs. PCI und medikamentöse Therapie

#### 3.5.2.1 Operative Myokardrevaskularisation vs. medikamentöse Therapie

Mehrere kleinere und 3 große randomisierte Studien sowie eine Meta-Analyse [12] zeigten, dass im Vergleich zur medikamentösen Therapie eine ACVB-Op. bei folgenden Patientenkollektiven zu einer nachgewiesenen **Mortalitätsreduktion** führt:

◢ Hauptstammstenose > 50% [7, 12, 19]

◢ 1-/2-GE bei prox. LAD-Stenose [12, 35]

◢ 3-GE [12, 35]

Als signifikant wurde eine Diameterstenose von > 50% definiert [35a]. Als sog. **Hauptstamm-Äquivalent** gilt eine > 70%ige Stenose des prox. LAD und RCX.

Die Differenz der Überlebenswahrscheinlichkeiten medikamentös behandelter vs. operierter Patienten ist nach etwa 5 Jahren am größten und nimmt anschließend ab. Über 15 Jahre ergibt die Revaskularisation eine zusätzliche Lebenszeit von 8–23 Monaten je nach Schweregrad der KHK [134].

> Die mittlere Überlebenszeit für operierte Patienten mit Hauptstammstenose beträgt 13,3 Jahre, ohne Op. nur 6,6 Jahre, bei Hauptstammäquivalent 13,1 bzw. 6,6 Jahre [35a].

Patienten mit einer Haupstammstenose von nur 50–70% haben eine rel. gute Prognose, der Effekt einer ACVB-Op. auf die Prognose ist fraglich [147]. Patienten mit eingeschränkter LV-Funktion profitieren von einer Operation am stärksten. Die Verwendung eines IMA-Bypasses zum LAD allein oder in Kombination mit ACVB bietet einen klaren Überlebensvorteil im Vergleich zur ACVB-Op. ohne IMA [14]. Die Analyse der Kohortenstudien ergibt einen Mortalitätsvorteil bei Verwendung bilateraler Mammaria-Grafts [30, 100].

Die Studien zur Mortalitätsreduktion durch ACVB im Vergleich zur medikamentösen Therapie sind jedoch kaum noch aktuell. Die konsequente Therapie mit ASS, CSE-Hemmern, Betablockern und ACE-Hemmern beeinflusst die Mortalität erheblich, die routinemäßige Verwendung eines IMA-Bypasses erhöht die Patency-Raten. Eine Reevaluation der Effekte der operativen Revaskularisation im Vergleich zur medikamentösen Therapie wäre notwendig [4].

#### 3.5.2.2 Operative Myokardrevaskularisation vs. PCI

In 23 Studien (Übersicht bei [35, 146]) wurden Patienten mit Mehrgefäßerkrankung den beiden Therapieregimen randomisiert zugeordnet (CABRI, BARI, EAST, RITA, ERACI, Toulouse, GABI, mit Stent-Implantation in SOS, ARTS und ERACI II u.a.m.). Es ergab sich kein eindeutiger Vorteil hinsichtlich

Mortalität, Myokardinfarktrate oder hinsichtlich des kombinierten Endpunktes Mortalität und Infarkt. Auch die Subgruppe der Patienten mit Hochrisiko-Gefäßerkrankung, die prognostisch von einer Bypass-Operation im Vergleich zur alleinigen medikamentösen Therapie profitieren, wurde analysiert. Auch für dieses Patientenkollektiv zeigte sich nach 7 Jahren eine vergleichbare Überlebenswahrscheinlichkeit nach ACVB bzw. PCI (70% vs. 74%, n.s.) [54].

PTCA-Patienten waren jedoch seltener beschwerdefrei und benötigten deutlich häufiger Reinterventionen [24]. In BARI wurden 31% der PTCA-Patienten im Verlauf operiert [27]. Es besteht ein höheres Risiko hinsichtlich periinterventionellen Apoplexes nach ACVB [146]. Für das Gesamtkollektiv betrug die 10-Jahres-Überlebensrate 71% (PCI) vs. 73,5% nach ACVB, n.s. [129].

Im Langzeit-Verlauf von 13 Jahren ergab sich kein Unterschied hinsichtlich Mortalität oder Symptomatik in **GABI** [117]. Auch für Patienten mit 1-GE (einschließlich prox. LAD-Stenosen) fanden sich keine signifikanten Mortalitätsunterschiede zwischen PTCA und ACVB [26, 40, 41].

In einer **Observationsstudie** ergab sich ein prognostischer Vorteil für operierte Patienten im Vgl. zu PTCA-Patienten bei Vorliegen einer > 70%igen proximalen LAD-Stenose bei 1- bis 3-GE [32]. Die weniger schwer Kranken profitieren stärker von der PCI, die anderen Patienten eher von der ACVB-Op. [146]. Die Gesamtbehandlungskosten waren für Patienten mit 3-GE gleich hoch wie bei ACVB-Behandlung, bei 2-GE mit PTCA niedriger [28].

Im Vergleich Stent vs. minimalinvasiver Bypass bei prox. > 74%iger LAD-Stenose zeigte sich im 5-Jahres-Verlauf kein Unterschied in der Mortalität (10% vs. 12%) oder der Infarktrate (5% vs. 7%) bei erhöhter Revaskularisationsrate nach Stent (32% vs. 10%) [118]. In einer Folgestudie gab es keinen Unterschied in MACE zwischen minimalinvasivem Bypass und SES nach 112 Monaten, interessanterweise bestand Beschwerdefreiheit nur in 74–81% der Fälle [162].

In **ERACI II** (n = 450, Mehrgefäßkrankung) wurden Stents systematisch implantiert (1,4 Stents pro Patient) und Abciximab bei Bedarf (in 28% der Fälle) eingesetzt [47]. Nach 18,5 Monaten ergab sich ein Vorteil für PCI-Patienten (Überlebensrate 96,9% vs. 92,5% bei ACVB, Infarktrate 2,3% vs. 6,6%). Nach 5 Jahren bestand weder ein sig. Unterschied im Gesamtüberleben (PCI 92,8% vs. 88,4% für CABG) noch ein Unterschied in der Infarkthäufigkeit (97,3% vs. 94%) [47a]. Asymptomatisch oder Klasse I nach CCS waren 86% nach PCI bzw. 82% nach ACVB (n.s.).

Die Untersuchung von 1 205 Patienten in **ARTS**, randomisiert zu Stenting oder ACVB, ergab nach 1 Jahr eine Mortalitätsrate von 2,5 bzw. 2,8% und eine Infarktrate von 6,2 bzw 4,8% (n.s.). Nach 1 Jahr waren in der Stent-Gruppe 79% frei von Angina, nach ACVB 90% [68]. Nach 5 Jahren zeigte sich kein Unterschied hinsichtlich Freiheit von Tod, Apoplexes oder Infarkts (18,2% nach PCI bzw. 14,9% nach CABG), eine erneute Revaskularisation erfolgte nach PCI bei 30,3% nach ACVB bei 8,8% innerhalb von 3 Jahren [93].

In der **SOS**-Studie (n = 988) zeigte sich nach 2 Jahren kein Unterschied hinsichtlich Todes oder AMI (9–10%) bei ebenfalls erhöhter Rezidivneigung auch bei systematischem Stenting (zusätzliche Revaskularisation: 21% vs. 6%); Freiheit von Angina bestand in 79% nach ACVB bzw. 66% nach PCI. Die erhöhte Mortalität in der Stent-Gruppe (5% vs. 2%) ist wohl Zufall (erhöhte Malignom-Sterblichkeit). GP-IIb/IIIa-Antagonisten erhielten 8%, 2,7 Läsionen wurden dilatiert, bei 78% der Stenosen wurden Stents implantiert [53].

Die Daten der neueren Studien mit Stenting zeigen im Vergleich zu den BARI-Daten eine deutlich reduzierte Revaskularisationsrate bei ca. 20%, dies wird bestätigt durch die neueren NHLBI-Daten (45% vs. 21%) [63].

Die **Meta-Analyse** der gepoolten Daten (Stents vs. ACVB) ergab für 5 Jahre keinen Unterschied hinsichtlich der Mortalität [150]. Eine Kohortenstudie (n = 6033) zeigte hingegen eine Überlegenheit der ACVB-Op. bei zahlreichen Risikomarkern [96]. Eine Oberservationsstudie mit nahezu 60000 Patienten ergab einen Mortalitätsvorteil für eine 2- bis 3-GE mit Beteiligung des prox. LAD und Bestätigung des niedrigeren Re-Op.-/Reinterventionsrisikos nach ACVB (8% vs. 27% nach PTCA nach 3 Jahren) [114]. Ein Überlebensvorteil durch ACVB-Op. ergab sich bei 3-GE > 75% und bei 2-/3-GE > 95%, ein Vorteil hingegen für die Patienten nach PCI bei 1-/2-GE mit einem Stenosegrad von 75–95%; untersucht wurden 18481 Pat. bei einem FU von 7,4 Jahren [134].

Ein **Review** aus dem Jahr **2007** ergab bei gleicher Mortalität eine stärkere Beschwerdebesserung nach ACVB (AP-Freiheit in 84% bzw. 75% nach PCI nach 1 Jahr), eine häufigere Revaskularisierungsnotwendigkeit nach PCI (keine erneute Revaskularisierung nach 5 Jahren bei 90% nach ACVB bzw. 60% nach PCI mit Stent), aber eine geringere Apoplexrate nach PCI. Die Infarktrate für beide Therapieformen lag bei 12% nach 5 Jahren [149]. Eine **Meta-Analyse 2009** von 10 Studien ergab einen Mortalitätsvorteil nach ACVB-Op. für Patienten ≥ 65 Jahre mit Mehrgefäßerkrankung [154].

Hierzu die **ACC/AHA 2005**: „Among patients who are eligible, CABG with 1 arterial conduit is generally preferred for treatment of multivessel disease with significant proximal LAD obstruction in patients with treated diabetes and/or abnormal LV dysfunction" [123].

### 3.5.2.2.1 ACVB-Op. vs. PCI mit DES

◢ Kein Unterschied nach 12 Monaten hinsichtlich Tod/Apoplex/MI in **SYNTAX** (ACVB vs. Taxus, 1800 Patienten mit 3-GE oder Hauptstammstenose) nach 12 Monaten, hinsichtlich erhöhter Revaskularisationsrate nach DES [148]; MACE-Rate nach PCI 23,4% vs. 10,9% nach ACVB für Patienten mit hohem SYNTAX-Score (≥ 33).

◢ In einer Observations-Studie mit Follow-up über 18 Monate war ein kleiner, sig. Vorteil hinsichtlich Mortalität (94% vs. 92,7%) und Infarktfreiheit (92,1% vs. 89,7%) für Pat. mit 3-GE nach ACVB-Op. vs. DES darstellbar, in ähnlicher Größenordnung galt dies für Patienten mit 2-GE [140].

Aussagekräftige Langzeitdaten randomisierter Studien mit DES stehen noch aus.

### 3.5.2.2.2 Re-ACVB-Op. vs. PCI

Bei Notwendigkeit einer erneuten Intervention nach stattgehabter ACVB-Op. geht die Re-Op. mit einer im Vergleich zur PTCA erhöhten Hospitalletalität einher (7,3–8,8% vs. 0,3–1,2%). Im Langzeitverlauf nach 5–6 Jahren bestand jedoch für dieses Kollektiv hinsichtlich Mortalität kein Unterschied mehr [17, 18]. Auch für Diabetiker wurde ein vergleichbares Outcome bei Reintervention zwischen erneuter ACVB-Op. und PCI gezeigt [70].

> Bei einer Stenose eines Venenbypasses zum LAD sollte eine Re-Op. erwogen werden [35a].

### 3.5.2.2.3 ACVB-Op. vs. PCI bei Hochrisikopatienten

In **AWESOME** wurden 4545 Patienten mit hohem Op.-Risiko (refraktäre AP plus 1 der folgenden Kriterien: > 70 Jahre, LVEF < 35%, Z.n. AMI < 7 Tage, Z.n. Herz-Op.) zu PCI (Stents in 54%) bzw. ACVB randomisiert, nach 36 Monaten ergab sich kein Unterschied in der Mortalität [21].

### 3.5.2.2.4 ACVB-Op. und PCI bei Diabetikern

Diabetiker haben eine vergleichsweise stärker ausgeprägte und diffusere Koronarsklerose, die Langzeitmortalität bei KHK ist erhöht.

◢ Nach PTCA sind die Komplikationsrate, die Progressionsrate und die Restenoserate sowie die Langzeitmortalität deutlich höher als bei Nicht-Diabetikern [86].

◢ Die Op.-Mortalität ist 2-fach erhöht (6,7%), ebenso wie das Mortalitätsrisiko in den 2 Jahren nach ACVB-Op. (7,8%), die Op.-Morbidität ist ebenfalls erhöht [35a].

◢ Auch bei Verwendung von Drug eluting stents sind die MACE-Rate und insbesondere auch die Mortalität bei 2- bis 3-GE erhöht [136].

◢ Im Langzeitverlauf nach ACVB zeigte sich eine erhöhte Mortalität für Pat. mit IDDM, Pat. mit NIDDM unterschieden sich nicht von Nicht-Diabetikern [137].

◢ In der **BARI**-Studie (PTCA ohne systematisches Stenting!) zeigte sich für die Untergruppe der behandelten Diabetiker nach 5 Jahren eine höhere Überlebensrate nach ACVB (80,6%) als nach PTCA (65,5% [20, 23]), die 10-Jahres-Überlebensraten lagen bei 45,5% vs. 57,8% nach ACVB [129]. Der Überlebensvorteil beschränkte sich auf die Diabetiker, die einen Mammaria-Bypass erhielten.

◢ Die Analyse der gepoolten Daten aus insgesamt 6 Studien zeigte hingegen keinen Unterschied zwischen ACVB-Op. und PCI bei Diabetikern [146].

◢ In **ARTS** waren die 5-Jahres-Überlebensrate in der Tendenz und die MACE-Rate sig. niedriger in der ACVB-Gruppe [120].

◢ Kein Unterschied in Tod/Apoplex/MI über 5 Jahre in der Meta-Analyse der Stent- vs. ACVB-Daten [150].

◢ Kein Unterschied hinsichtlich Tod/Apoplex/MI in der Subgruppe der Diabetiker in SYNTAX nach 12 Monaten [148].

◢ In CARDIA (n = 510 Diabetiker mit Mehrgefäßerkrankung) nach 1 Jahr kein Unterschied hinsichtlich Tod/MI oder Apoplex (ges. 10–11%) zwischen PCI und ACVB (ESC 2008, München).

◢ In BARI 2D wurden Diabetiker mit KHK einer frühzeitigen Revaskularisation (PCI oder ACVB) oder einer medikamentösen Therapie zugeordnet. Es ergab sich keine Ereignisreduktion nach PCI im Vgl. zu medikamentös therapierten Patienten, jedoch traten weniger kardiovaskuläre Ereignisse nach ACVB-Op. im Vgl. zu medikamentös therapierten Patienten auf: nach 5 Jahren 22,4% vs. 30,5% [158].

◢ **Eine Meta-Analyse von 10 Studien ergab 2009 für Diabetiker mit Mehrgefäßerkrankung einen Mortalitätsvorteil nach ACVB-Op.** [154].

FREEDOM und VA CARDS werden weitere Daten liefern.

### 3.5.2.2.5 ACVB-Op. vs. PCI bei Pat. > 80 Jahre

Eine retrospektive Analyse ergab ein erhöhtes Mortalitätsrisiko nach ACVB-Op. für die ersten 6 Monate bei koronarer 2- bis 3-GE, gefolgt von einer Mortalitätssenkung > 6 Monate bis zu 8 Jahren [145].

## 3.5.3 Indikationen

Patienten mit vertretbarem Op.-Risiko und einer Konstellation, die im Vergleich zur medikamentösen Therapie einen Überlebensvorteil durch ACVB-Op. haben (s.o.), sollten operiert werden.

Die 1-GE stellt seltener eine Op.-Indikation dar, z.B. bei hauptstammnaher, nicht dilatierbarer symptomatischer Stenose, chronischem, nicht rekanalisierbarem Verschluss bei vitalem Myokard in größerem Versorgungsgebiet oder Re-Restenose. In den übrigen Situationen (2- bis 3-GE bei guter LV-Funktion) wird man den Patienten über die Datenlage informieren, sodass er sich selbst

Indikationen zur Bypass-Operation nach **ACC/AHA 2004** [35a]

| | Klasse |
|---|:---:|
| **Asymptomatische Patienten bzw. geringe AP** | |
| Signifikante Hauptstammstenose | I |
| Hauptstammäquivalent (> 70% Stenose des prox. LAD + RCX) | I |
| 3-GE (Überlebensvorteil größer bei EF < 50% oder ausgedehnter Ischämie) | I |
| 1–2 GE bei prox. LAD-Stenose mit EF < 50% oder Nachweis eines großen ischämischen Areals | I |
| 1–2 GE bei prox. LAD-Stenose (ohne o.g. Kriterien) | IIa |
| **Stabile Angina** | |
| Signifikante Hauptstammstenose | I |
| Hauptstammäquivalent (> 70% Stenose des prox. LAD + RCX) | I |
| 3-GE | I |
| 2-GE mit sig. prox. LAD-Stenose bei LVEF < 50% oder nachweisbarer Ischämie in nicht invasiven Tests | I |
| 1-/2-GE ohne den prox. LAD bei großem Areal vitalen Myokards und Hochrisikokriterien in nicht invasiven Tests | I |
| Behinderung durch Angina trotz maximaler, nicht invasiver Therapie, wenn die Op. mit akzeptablem Risiko erfolgen kann | I |
| Prox. LAD-Stenose bei 1-GE mit EF < 50% und/oder ausgedehnter Ischämie in nicht invasiven Tests | I |
| Prox. LAD-Stenose bei 1-GE | IIa |
| 1-/2-GE ohne prox. LAD-Beteiligung bei mäßig großem vitalen Myokardareal und nachweisbarer Ischämie | IIa |
| Stenose < 50% | III |
| Grenzwertstenosen (50–60%) außer Hauptstamm ohne nachweisbare Ischämie | III |
| 1-/2-GE mit leichter Angina und nur kleinem vitalen Areal oder fehlendem Ischämie-Nachweis | III |
| **Instabile KHK/NSTEMI** | |
| Signifikante Hauptstammstenose | I |
| Hauptstammäquivalent (> 70% Stenose des prox. LAD + RCX) | I |
| Anhaltende Ischämie, refraktär gegenüber maximaler, nicht chirurgischer Therapie | I |
| 1-/2-GE auch ohne Beteiligung des prox. LAD bei ausgedehnter Ischämie und Hochrisikokriterien in nicht invasiven Tests | I |
| Prox. LAD-Stenose bei 1-/2-GE | IIa |

Möglichst sollte präoperativ medikamentös eine Stabilisierung des Patienten erzielt werden [35a].

Fortsetzung

| | Klasse |
|---|---|
| **STEMI** | |
| Erfolglose PTCA bei hämodynamischer Instabilität oder anhaltender Ischämie bei geeigneter Anatomie | I |
| Anhaltende Ischämie, anatomische Verhältnisse geeignet für ACVB, aber ungeeignet für PCI, bei signifikantem, gefährdetem Myokardareal | I |
| Lebensbedrohliche Arrhythmien bei 3-GE oder Hauptstammstenose | I |
| Kardiogener Schock bei Pat. < 75 Jahre, MI < 36 h, Schock < 18 h, geeignet für Revaskularisation | I |
| PTCA nicht möglich oder erfolglos bei STEMI < 6–12 h und geeigneter Anatomie | IIa |

Op.-Mortalität ist erhöht innerhalb von 7 Tagen nach STEMI, das Risiko einer Op. in dieser Zeit muss daher kritisch abgewogen werden. Nach 7 Tagen gelten die Kriterien für Op. wie bei stabiler KHK [35a].

| **Erfolglose PTCA** | |
|---|---|
| Anhaltende Ischämie | I |
| Signifikantes gefährdetes Myokard bei drohendem Verschluss | I |
| Hämodynamische Kompromittierung | I |

für eine Therapie (PTCA oder ACVB) entscheiden kann.

Aufgrund des Langzeitverlaufs nach ACVB-Op. mit einem hohen Risiko des Bypass-Verschlusses nach 10 Jahren und einer relativ hohen Mortalitätsrate bei einer Re-Op. wird bei jungen Patienten initial häufig primär eine PCI-Strategie gewählt, die die Möglichkeit einer späteren ACVB-Op. einkalkuliert.

### 3.5.4 Spezielle Patientenkollektive

#### 3.5.4.1 ACVB-Op. bei höhergradiger LV-Dysfunktion

In den großen randomisierten Studien sind Patienten mit höhergradiger LV-Dysfunktion nicht repräsentiert. Die vorhandenen Daten zeigen, dass bei stark reduzierter LV-Funktion der Überlebensvorteil durch ACVB-Op. am größten ist [35a], allerdings nur, wenn noch ausreichend vitales Myokard vorhanden ist [15]. Bei Patienten mit Vitalität beträgt die jährliche Mortalität 16% bei medikamentöser Therapie, jedoch nur 3,2% nach Revasku-

larisation. Patienten ohne vitales Myokard haben dagegen gleiche Mortalitätsraten von 6,2% (med.) bzw. 7,7% (ACVB) [57].

Eine Revaskularisation erscheint daher bislang nur bei Nachweis von Ischämie bzw. Hibernating myocardium indiziert [35a]. Eine Verbesserung der LV-Funktion ist nur zu erwarten, wenn > 20% des LV vital sind [69]. Vorgeschlagen wurde die Erwägung einer Revaskularisation bei mind. 25–30% vitalem, aber kontraktionsgemindertem Myokard [115].

Die Daten von [133] stellen die Vitalitätshypothese allerdings sehr infrage. Der Überlebensvorteil bestand unabhängig von Angina, NYHA-Klasse oder Alter und war auch bei EF < 25% darstellbar [135]. Die erwartete Prognoseverbesserung beruht auf nicht randomisierten Daten aus einer Zeit, in der die heute übliche med. Herzinsuffizienztherapie noch nicht durchgeführt wurde. **STICH** ist eine entsprechend konzipierte Studie (Med. vs. Med. + ACVB) deren Ergebnisse 2010 erwartet werden.

In **STICH 2** ließ sich durch eine zusätzlich zur ACVB-Op. erfolgte ventrikuläre Rekonstruktion die Prognose von Patienten mit einer LVEF < 35% nach 48 Monaten nicht verbessern, die 30-Tage-Mortalität lag bei 5% [156].

> Die Alternative HTX kann nur individuell entschieden werden, gesicherte Daten fehlen.

Die Op.-Mortalität bei EF < 30%, 30–50% bzw. > 50% wird angegeben mit 4,6%, 3,4% bzw. 1,9%. Die 5-Jahres-Überlebensrate für diese Kollektive liegt bei 78%, 85% bzw. 91% [104]. Eine Op.-Mortalität von nur 3,5% bei einer EF < 35% wurde berichtet für Patienten ohne symptomatische Herzinsuffizienz [39]. Die 30-Tage-Mortalität beträgt zwischen 3% und 11% und das 5-Jahres-Überleben zwischen 82% und 45% bei EF < 25%, die Prognose ist individuell zu berechnen mit dem HAVOC-Score [16].

In der **Diagnostik vitalen Myokards** stehen für die klinische Routine vor allem **Dobutamin-Stress-Echo** (Vorhersage der systolischen Funktionsverbesserung durch ACVB-Op. mit Sensitivität 95%, Spezifität 80%, positiv prädiktivem Wert 87%) und **Thallium-SPECT** (Sensitivität 87%, Spezifität 98%, PVW 97%, NPW 93%) zur Verfügung [10]. Möglicherweise ist die Genauigkeit des Vitalitätsnachweises mittels Strain rate im Dobutamin-Stress-Echo noch zu verbessern [130]. Die Diagnostik mittels **PET** mit Nachweis eines Perfusion-metabolism mismatch (verminderte Perfusion mit N-13-Ammoniak, normale oder verstärkte Aufnahme des Glukose-Analogons FDG) gilt als Goldstandard [55], ist jedoch noch wenig verbreitet. Es bestehen eine Sensitivität von 93% und eine Spezifität von 58% für die Vorhersage einer LVEF-Verbesserung [115]. Eine weitere Option ist das **Kontrast-MRT** [50]. Die vermehrte Anreicherung von Gadolinium-DTPA (Late enhancement, LE) identifiziert Narbengewebe mit ähnlicher Genauigkeit wie die PET [56]: Sensitivität 96%, Spezifität 84% im Ver-

gleich zur PET [79]. Mit einem PPV von 87% (90%) kann eine fehlende Verbesserung der LV-Funktion erwartet werden, wenn > 50% (> 75%) des Myokardsegments ein LE aufweisen [83]. Eine regionale Kontraktilitätsverbesserung zeigt sich bei fehlendem LE in 78–82%, in 59–64% bei einem LE-Anteil von 1–25% des Segments, in 37% bei LE-Anteil von 26–50% [105] und in nur 2% bei > 75% LE [106]. Die genannten Methoden wurden als gleichrangig bewertet [98].

### 3.5.4.2 ACVB-Op. bei Niereninsuffizienz
Niereninsuffizienz ist ein **starker Risikofaktor** für eine erhöhte postoperative Morbidität und Mortalität.

Komplikationen [%] in Abhängigkeit von der glomerulären Filtrationsrate [121]

| GFR (ml/min) pro 1,73 m² | > 90 | 60–89 | 30–59 | < 30 | 0 |
|---|---|---|---|---|---|
| 30-Tage-Mortalität | 1,3 | 1,8 | 4,3 | 9,3 | 9,0 |
| Apoplex | 0,9 | 1,3 | 2,4 | 3,5 | 3,3 |
| Reoperation | 4,2 | 4,8 | 7,1 | 10,6 | 11 |
| Prolongierte Beatmung | 5,3 | 6,1 | 11,1 | 19,7 | 19 |

### Leichtgradige Niereninsuffizienz
Bei leichter Niereninsuffizienz (Kreatinin < 1,7 mg/dl) bestand kein Unterschied hinsichtlich Tod, Infarkt oder Apoplex bei randomisierten Patienten mit Mehrgefäßerkrankung nach PCI bzw. ACVB in ARTS [112], jedoch gab es häufigere Revaskularisationsmaßnahmen nach 3 Jahren in der PCI-Gruppe (25% vs. 8%). Die leichte Niereninsuffizienz war assoziiert mit erhöhter Todes- oder Apoplexrate, nicht jedoch mit einem erhöhten Infarktrisiko oder einer erhöhten Revaskularisationsrate.

**Terminale Niereninsuffizienz**

40%ige Prävalenz einer KHK bei Dialysepatienten [101]. **Die jährliche Mortalität dialysepflichtiger Patienten liegt bei 20–23%**, 50–60% der Sterbefälle sind bedingt durch kardiovaskuläre Erkrankungen [99, 160]. Der plötzliche Herztod hat einen Anteil von 60% an allen kardialen Todesfällen bzw. von 25% an der Gesamtmortalität [160].

Bei Dialysepatienten ist **Op.-Mortalität mit 12–14%** stark erhöht [61, 62, 99] bei ebenfalls erhöhter Op.-Morbidität (3-fach erhöhtes Risiko für Mediastinitis, deutlich höheres Apoplexrisiko (4,7%) [35a]. Eine hohe Sterblichkeit ist auch für den postoperativen Verlauf belegt. Die **5-Jahres-Überlebensrate** beträgt für Patienten ohne Nierenversagen 83%, für Patienten mit Dialysepflichtigkeit ohne Diabetes oder pAVK 78,5% und nur 42% für Patienten mit terminaler Niereninsuffizienz und Diabetes oder pAVK, die entsprechenden jährlichen Mortalitätsraten betragen 3,8%, 7,7% bzw. 23% [91].

◢ 5-Jahres-Überlebensrate für dialysepflichtige Patienten nach kardialer Op. 42% nach [161].

◢ Eine hohe Hospitalmortalität von 14% bei einer jährlichen postoperativen von Mortalitätsrate 22% wurde in einer retrospektiven Analyse an 70 Dialysepatienten gefunden [58]. Eine subjektive Verbesserung konnte in nur 41% dieser Patienten festgestellt werden, 33% der Patienten zeigten eine subjektive Verschlechterung.

◢ Besonders hohes Mortalitätsrisiko im Lz.-Verlauf bei Alter > 60 J, NYHA III–IV oder EF < 45% mit 5-Jahres-Überlebensraten von nur ca. 20% [62].

Schlechte Ergebnisse bei PTCA, hohes periinterventionelles Komplikationsrisiko, Hospitalmortalität 5,4%, Restenoseraten 40–70% [48], Target vessel revascularisation nach Stenting immer noch 35% [99]. 2 kleinere Studien zeigten einen möglichen Vorteil durch ACVB-Op. gegenüber konservativer Therapie [48].

Ein retrospektiver Vergleich von PCI und ACVB bei terminaler Niereninsuffizienz zeigte eine verminderte Infarktrate und Moraliät nach ACVB, ein Vorteil, der bei nicht dialysepflichtiger Niereninsuffizienz nicht darstellbar war [99]. Eine andere Observationsstudie ergab einen Überlebensvorteil durch ACVB-Op. für Dialysepatienten und nicht dialysepflichtige Patienten, einen Mortalitätsvorteil durch PCI nur für Dialysepatienten [102].

Dialysepatienten waren nach ACVB-Op. in 3 kleineren Studien häufiger beschwerdefrei als nach PTCA, bei höherer perioperativer Mortalität waren die Daten zum ereignisfreien Überleben inkongruent [101]. Eine retrospektive Kohortenstudie mit 407 Dialysepatienten ergab einen Mortalitätsvorteil nach ACVB-Op. im Vgl. zur PCI, kein entsprechender Vorteil zeigte sich für niereninsuffiziente Patienten ohne Dialysepflichtigkeit [108]. Eine weitere Kohortenstudie zeigt die Überlegenheit der ACVB-Op. hinsichtlich Mortalität im Vgl. zur PCI oder med. Therapie für leichte und schwere Niereninsuffizienz (nicht dialysepflichtig), bei leichter bis mäßiger Niereninsuffizienz war die PCI im Vgl. zur med. Therapie ebenfalls mit einer reduzierten Mortalität assoziiert [109].

Die operative Revaskularisation ist die primäre nicht medikamentöse Therapieoption bei terminaler Niereninsuffizienz [99].

### 3.5.4.3 ACVB-Op. bei instabiler Angina pectoris/NSTEMI

Eine erhöhte Op.-Mortalität ist bei Vorliegen eines ACS festzustellen, bei instab. AP 4,5% und bei NSTEMI bis zu 12%. Ein prognostischer Vorteil durch die operative Revaskularisation ist für Patienten mit LV-Dysfunktion, bes. bei 3-GE anzunehmen [35a].

### 3.5.4.4 ACVB-Op. nach akutem Myokardinfarkt

Bes. hohes Risiko innerhalb der ersten 48 h post AMI [35a]. Aufgrund der möglichen schweren postoperativen hämodynamischen Probleme sollte nach rechtsventrikulärem Infarkt eine ACVB-Op. erst nach 4 Wochen erfolgen [35a]. S.a. Kapitel 3.3.

### 3.5.4.5 ACVB-Op. bei Klappenvitium

Eine Indikation zum gleichzeitigen Aortenklappenersatz (unabhängig von der Symptomatik) bei anstehender ACVB-Op. besteht bei einem Doppler-Gradient > 50 mmHg über der Aortenklappe (Klasse I) oder bei einem Gradienten 30–50 mmHg (Klasse IIa). Bei klinisch signifikanter Mitralinsuffizienz besteht ebenfalls die Indikation zur gleichzeitigen Klappenoperation [35a].

### 3.5.4.6 ACVB-Op. bei Patienten mit Karotisstenose

Das Risiko eines perioperativen Apoplex beträgt normalerweise < 2% bei Vorliegen einer Karotisstenose < 50%, das Risiko steigt auf 10% bei einer Stenose von 50–80% und liegt bei 11–19% bei Karotisstenose > 80%. Die präoperative Karotis-Endarterektomie 1–5 Tage vor ACVB-Op. reduziert die Apoplexrate bei Bypass-Op. auf < 4% [35a] und ist das übliche Vorgehen. Eine Indikation besteht bei symptomatischer Karotisstenose oder bei asymptomatischer Karotisstenose > 80% [35a]. Neben dem 2-zeitigen Vorgehen ist die simultane Operation (Bypass + Karotis) gleichfalls möglich [35], allerdings strittig, z.T. wurde von hohen Apoplex-Raten berichtet [97]. Zu einem ipsilateralen Apoplex kam es bei simultanen Karotis-Op. in 3%, zu einer TIA in 2%, zu einem PRIND in 1,5% (119). Nach [127] ist das Risiko für Tod oder Apoplex bei simultaner Op. erhöht.

> Bei fehlenden prospektiven randomisierten Studien ist der Wert einer präoperativen Karotis-Op. unklar.

### 3.5.4.7 ACVB-Op. bei älteren Patienten

Alter ist per se keine Kontraindikation, zu berücksichtigen bleibt jedoch eine deutlich höhere Op.-Mortalität, 5,3% bei einem Alter von 75–79 Jahren, 8,3% > 80 Jahre [35a]. Ein erhöhtes Risiko besteht bei Hauptstammstenose, 3-GE, Herzinsuffizienz, instab. AP, Niereninsuffizienz, Rauchen, COPD sowie insbesondere bei Notfall-Op., dringlicher Op. und hämodynamischer Instabilität. Bei erfolgreicher Op. entspricht die Lebenserwartung dem Altersdurchschnitt [35a].

## 3.5.5 Minimalinvasive Koronarchirugie

### 3.5.5.1 MIDCAB (Minimal invasive direct coronary bypass)

Anlage eines Mammaria-Interna-Bypasses auf LAD oder Ramus diagonalis am schlagenden Herzen ohne HLM bei Zugang über die normale Sternotomie, partielle Sternotomie oder linksanterolaterale Minithorakotomie. Vorteile sind deutlich niedrigere Kosten bei selektierten Patienten, reduzierte Aufenthaltsdauer und ein besseres kosmetisches Ergebnis bei Verwendung einer Minithorakotomie; das Hauptproblem ist die Qualität der Bypass-Anastomose [11].

### 3.5.5.2 Port-Access-Verfahren

Der Anschluss der extrakorporalen Zirkulation erfolgt über die Femoralgefäße, die Op. findet am kardioplegierten Herzen statt. Über eine anterolaterale Thorakotomie sind praktisch alle Gefäße zu erreichen. Vorteil ist das bessere kosmetische Ergebnis, eine pAVK ist die wesentliche Kontraindikation [11].

### 3.5.5.3 ACVB-Op. ohne HLM (Off-pump coronary artery bypass, OPCAB)

Der Verzicht auf eine HLM und die Op. am schlagenden Herzen sollen die perioperative Morbidität senken und das Risiko für neurologische Defizite reduzieren.

◢ Verminderte Morbidität und Mortalität (1,4% vs. 2,9%), auch bei adipösen Patienten [67, 81].

◢ Bei 281 randomisierten Low-risk-Patienten kein Unterschied nach 1 Jahr bzw. nach 5 Jahren hinsichtlich Graft patency (91%), MACE-Rate und Lebensqualität [75, 128].

◢ Keine Verbesserung des neurokognitiven Outcomes [128].

◢ In einer Meta-Analyse findet sich ein Mortalitäts-/Morbiditätsvorteil für OP-CAB in Observationsstudien, der sich in randomisierten Studien nicht bestätigt [116], kein Vorteil zeigt sich – außer für die Verminderung von Vorhofflimmern – bei [152].

◢ Kein Mortalitätsunterschied, aber leicht erhöhte Reinterventionsrate bei verminderter Komplikationsrate in einer großen Observationsstudie für OPCAB-Patienten [138].

◢ Schlechtere Bypass-Patency ohne sonstigen Vorteil hinsichtlich Mortalität oder Morbidität durch das Off-pump-Verfahren in ROOBY bei 2 203 randomisierten Patienten [163].

### 3.5.6  Peri- und postoperative Therapiemaßnahmen

**ASS:** Innerhalb von 24 h post Op. senkt ASS das Risiko eines frühen Bypass-Verschlusses [35a]. Ein früher (< 48 h) postoperativer Beginn einer ASS-Medikation reduziert die Hospitalmortalität von 4% auf 1,3% [66] und gehört daher zum perioperativen Standard [35a]. Die präoperative ASS-Medikation reduziert die Op.-Mortalität und erhöht *nicht* das Blutungsrisiko [131]. ASS gehört lebenslang zur Sekundärprophylaxe [35a].

**Clopidogrel:** 5 Tage prä Op. absetzten, wenn es die klinische Situation zulässt [35a]. Erhöhtes Blutungsrisiko (35% vs. 26%) und Re-Op.-Risiko (6,4% vs. 1,7%) unter Clopido-grel [153], Mortalität nicht beeinflusst. Nach [132] kein erhöhtes Blutungsrisiko, wenn prophylaktisch niedrig dosiertes Aprotinin gegeben wird.

Clopidogrel gilt als primäre Alternative bei ASS-Unverträglichkeit. Eine Analyse der CAPRIE-Daten ergab eine deutliche Überlegenheit für Clopidogrel im Vgl. zu ASS [51].

**Ticlopidin:** Ebenfalls effektiv, jedoch mit dem Risiko der Neutropenie behaftet und daher nur 3. Wahl [35].

**CSE-Hemmer:** Ziel: LDL-Cholesterin < 100 mg/dl, nach NCEP-Panel III bei besonders hohem Risiko < 70 mg/dl. Senkung der kardiovaskulären Mortalität im Post-CABG-Trial [45] und in der retrospektiven Kohortenanalyse [151].

**Orale Antikoagulation:** Ohne Effekt auf den Bypass-Verschluss, indiziert bei Vorhofflimmern post Op.

**Weitere Maßnahmen:** Die Angio-CT erlaubt eine gute nicht invasive Bypass-Darstellung, Sensitivität/Spezifität/PPV/NPV für Stenose/Verschluss bei 98%/89%/90%/98% [122]. Beendigung eines Nikotinkonsums ggf. mithilfe eines Nikotinersatzes oder von Buprorion [35a]. Post Op. wird eine **Rehabilitationsmaßnahme** generell empfohlen [35a].

### 3.5.7  Anhang: Therapieoptionen bei chronisch refraktärer Angina pectoris

Zu den verschiedenen Therapieoptionen s. auch [59, 60].

**Implantation eines Neurostimulators:** Epidurale Elektrodenpositionierung in Höhe BWK 1–2, Generator liegt üblicherweise im linken oberen Abdomen. [60]. Bis 2002 ca. 2 000 behandelte Pat. [59]. Wohl komplexer Wirkungsmechanismus mit vermindertem $O_2$-Bedarf, vermindertem Sympathikotonus und verbesserter koronarer Perfusion [59]. Noch keine Standardtherapie, jedoch eine mittlerweile untermauerte palliative Behandlungsform [42]. Bei Patienten mit erhöhtem Op.-Risiko in einer nicht eindeutig prognostischen KHK-Konstellation in der ESBY-Studie einer ACVB-Op. gleichwertig hinsichtlich Verbesserung der Symptomatik im Verlauf von 5 Jahren [22]. Verbesserte Lebensqualität bis zu 3 Jahren nachgewiesen, ca. 80% der Patienten profitieren [59]. Mögliche Komplikationen (Elektrodenmigration, neurologische Schäden, Infektion, zerebrospinale Leckage) sind zu berücksichtigen. Nach ACC/AHA 2002 Klasse-IIb-Indikation [76].

**Transkutane elektrische Nervenstimulation (TENS):** Positionierung von 2 Elektroden im Bereich des Dermatoms mit der stärksten Intensität der Beschwerden und im kontralateralen Dermatom, dadurch Modulation zentraler Schmerzrezeptoren und Minderung des Sympathikotonus. Hautirritation als Nebenwirkung [60].

**Transmyokardiale Laserrevaskularisation (TMLR):** Initial wurden eine Verbesserung der Belastbarkeit und der Lebensqualität, eine Verminderung des CCS-Schweregrades und der Hospitalisierung [37, 38] dargestellt. Z.T. fand sich ein nur geringer therapeutischer Effekt nach 12 Monaten [33]. Im Langzeitverlauf ergibt sich hinsichtlich Perfusion, Metabolismus und LV-Funktion keine Verbesserung [29].

In randomisierten und geblindeten Studien (DIRECT mit 298 Patienten [52], BELIEF mit n = 90 [73] sowie [65] mit n = 141) ließ sich kein bzw. nur ein geringer Therapieeffekt nachweisen. Aufgrund der meist fortgeschrittenen kardialen Erkrankung ist die perioperative Letalität (ca. 5–13%) erheblich [29, 33]. Auch für die perkutane TMLR [49] ließ sich in einer kontrollierten Studie kein Vorteil im Vergleich zu einer Placebo-Prozedur aufzeigen [44]. Andererseits war die perkutane TMLR der Neurostimulatortherapie in SpiRiT vergleichbar effektiv [124].

Mögliche Indikationen bestehen bei Patienten mit nicht revaskularisierbaren Gefä-

ßen bei ausgeprägter AP-Symptomatik (CCS III–IV) sowohl als alleiniges Verfahren wie auch in Kombination mit einer Myokardrevaskularisation. Eine TMLR bei einer EF < 40% sollte nach Ansicht mancher Autoren vermieden werden [34]. Von der **ESC 2002** wurde die TMLR als letzte Therapieoption eingestuft [59], nach **ACC/AHA 2002** besteht hingegen Klasse-IIa-Indikation für die chirurgische Variante [76, 35a].

**Enhanced external counterpulsation (EECP):** An jedem Bein werden 3 pneumatische Manschetten angebracht (Unterschenkel, unterer und oberer Oberschenkel) und pulssynchron sequenziell aufgeblasen und entlastet. Üblicherweise erfolgt die Behandlung 1 h/Tag an 5 Tagen/Woche für 7 Wochen. Als Wirkmechanismen werden Verbesserung der Endothelfunktion, der Kollateralisierung, der LV-Funktion und Placebo-Effekte diskutiert [78]. Die Ansprechrate liegt bei 70–80% [82, 85, 139]. In Deutschland ist diese Therapieform bislang wenig gebräuchlich. Nach **ACC/AHA 2002** besteht eine Klasse IIb-Indikation [76].

**Perkutane in-situ-koronarvenöse Arterialisation (PICVA):** Auch perkutaner in-situ-koronarer arterieller Bypass (PICAB) genannt. Verbesserung der Koronarperfusion durch Schaffung einer Shuntverbindung unter Nutzung der arteriosklerosefreien Venen, die unmittelbar neben den epikardialen Arterien verlaufen. Experimentelles Verfahren [60].

**Therapeutische Angioneogenese:** Induktion einer Angiogenese durch Proteintransfer oder Gentransfer, experimentell.

**Blockade des linken Ganglion stellatum:** Experimentell, Datenlage unzureichend bei befriedigenden ersten Ergebnissen [59].

### Literatur

[1] Gersh BJ et al. Chronic coronary artery disease. In: Braunwald E. Heart Disease, 5. Ed., 1289–365. 1997, W.B. Saunders, Philadelphia

[2] Kron IL. The Risks of Reoperative Coronary Artery Bypass in Chronic Ischemic Car-

diomyopathy. Circulation 1997;96 (Suppl II):II-21–II-25

[3] Pick AW. Third and Fourth Operations for Myocardial Ischemia. Circulation 1997;96(Suppl II):II-26–II-31

[4] Forrester JS, Shah PK. Lipid Lowering Versus Revascularisation. Circulation 1997;96:1360–2

[5] Motwani JG, Topol E. Aortocoronary Saphenous Vein Graft Disease. Circulation 1998;97:916–31

[6] Dougenis D et al. Late Survival and Predictors of Recurrent Angina after Coronary Artery Reoperation. Thorac Cardiovasc Surg 1997;45:114–8

[7] Taylor HA et al. Asymptomatic Left Main Coronary Artery Disease in the Coronary Artery Surgery Study (CASS) Registry. Circulation 1989;79:1171–9

[8] Rogers WJ et al. Ten-Year Follow-up of Quality of Life in Patients Randomized to Receive Medical therapy of Coronary Artery Bypass Graft Surgery. Circulation 1990;82:1647–58

[9] Rahimtoola SH. Importance of Diagnosing Hibernating Myocardium: How in Whom? J Am Coll Cardiol 1997;30:1701–6

[10] Elsässer A et al. Assessment of myocardial viability: Dobutamine echocardiography and thallium-201 single-photon emission computed tomographic imaging predict the postoperative improvement of left ventricular function after bypass surgery. Am Heart J 1998;136:463–75

[11] Reichenspurner H et al. Minimal-invasive Herzchirurgie – eine Modeerscheinung oder ein klinisch anerkanntes Therapieverfahren? Z Kardiol 1998;87:594–603

[12] Yusuf S et al. Effect of coronary artery bypass graft surgery on survival: overview of 10-year results from randomised trials by the Coronary Artery Bypass Graft Surgery Trialists Collaboration. Lancet 1994;344:563–70

[13] Magovern JA. A Model That Predicts Morbidity and Mortality after Coronary Artery Bypass Graft Surgery. J Am Coll Cardiol 1996;28:1147–53

[14] Cameron A et al. Coronary Bypass Surgery with Internal-Thoracic Artery Grafts-Effects On Survival Over A 15-Year Period. N Engl J Med 1996;334:216–9

[15] Afridi I et al. Myocardial Viability During Dobutamine Echocardiography Predicts Survival in Patients with Coronary Artery Disease and Severe Left Ventricular Systolic Dysfunction. J Am Coll Cardiol 1998;32:921–6

[16] deRose JJ et al. Preoperative prediction of long-term survival after coronary artery bypass grafting in patients with low ventricular ejection fraction. J Cardiovasc Surg 2005;129:314–21

[17] Weintraub WS et al. Outcome of Reoperative Coronary Bypass Surgery Versus Coronary Angioplasty after Previous Bypass Surgery. Circulation 1997;95:868–77

[18] Stephan WJ et al. Coronary Angioplasty Versus Repeat Coronary Bypass Grafting for Patients with Previous Bypass Surgery. J Am Coll Cardiol 1997;28:1140–6

[19] Caracciolo EA et al. Comparison of Surgical and Medical Group Survival in Patients with Left Main Coronary Artery Disease. Circulation 1995;91:2325–34

[20] Ferguson JJ. NHLBI BARI Clinical Alert on Diabetics Treated with Angioplasty. Circulation 1995;92:3371

[21] Morrison DA et al. for the investigators of the AWESOME trial. Percutaneous coronary intervention versus coronary artery bypass graft surgery for patients with medically refractory myocaridal ischemia and risk factors for adverse outcomes with bypass: a multicenter, randomized trial. J Am Coll Cardiol 2001;38:143–9

[22] Ekre O et al. Long-term effects of spinal cord stimulation and coronary artery bypass grafting on quality of life and survival in the ESBY study. Eur Heart J 2002;23:1938–45

[23] BARI Investigators. Influence of Diabetes on 5-Year Mortality and Morbidity in a Randomized Trial Comparing CABG and PTCA in Patients with Multivessel Disease. Circulation 1997;96:1761–9

[24] Pocock SJ et al. Meta-analysis of randomised trials comparing coronary angioplysty with bypass surgery. Lancet 1995;346:1184–9

[25] CABRI Trial Participants. First-Year Results of CABRI. Lancet 1995;346:1179–84

[26] Henderson RA et al. Long-term results of RITA-1 trial: Clinical and cost comparisons of coronary angioplasty and coronary-artery bypass grafting. Lancet 1998;352:1419–25

[27] BARI-Investigators. Comparison of Coronary Bypass Surgery with Angioplasty In

Patients with Multivessel Disease. N Engl J Med 1996;335:217–25

[28] Hlatky MA et al. Medical Care Costs and Quality of Life after Randomization To Coronary Angioplasty Or Coronary Bypass Surgery. N Engl J Med 1997;336:92–9

[29] Lutter G et al. Behandlungsstrategien bei therapierefraktärer Angina pectoris: Transmyokardiale Laserrevaskularisation. Z Kardiol 1998;(Suppl 2):199–202

[30] Taggart DP et al. Effect of arterial revascularisation on survival: a systematic review of studies comparing bilateral and single internal mammary arteries. Lancet 2001;358:870–5

[31] ACC/AHA Guidelines for Perioperative Cardiovascular Evaluation for Noncardiac Surgery. Circulation 1996;93:1280–317

[32] Hannan EL et al. A Comparison of Three-Year Survival after Coronary Artery Bypass Graft Surgery and Percutaneous Transluminal Coronary Angioplasty. J Am Coll Cardiol 1999;33:63–72

[33] Schofield PM et al. Transmyocardial laser revascularisation in patients with refractory angina: a randomised controlled trial. Lancet 1999;353:519–24

[34] Nägele H et al. Results of transmyocardial laser revascularisation in non-revascularisable coronary artery disease after 3 years of follow-up. Eur Heart J 1998;19:1525–30

[35] Eagle KA et al. ACC/AHA Guidelines for Coronary Artery Bypass Graft Surgery. J Am Coll Cardiol 1999;34:1262–347

[35a] Eagle KA et al. ACC/AHA 2004 guideline update for coronary artery bypass gaft surgery. http://www.americanheart.org

[36] Vogt A et al. for the Arbeitsgemeinschaft Leitender Kardiologischer Krankenhausärzte (ALKK). Determinants of mortality after cardiac surgery: results of the registry of the Arbeitsgemeinschaft Leitender Kardiologischer Krankenhausärzte (ALKK) on 10 525 patients. Eur Heart J 2000;21:28–32

[37] Allen KB et al. Comparison of transmyocardial revascularisation with medical therapy in patients with refractory angina. N Engl J Med 1999;341:1029–36

[38] Burkhoff D et al. for the ATLANTIC Investigators. Transmyocardial laser revascularisation compared with continued medical therapy for treatment of refractory angina pectoris: a prospective randomised trial. Lancet 1999;354:885–90

[39] Argenziano M et al. Risk Stratification for Coronary Bypass Surgery in Patients with Left Ventricular Dysfunction. Circulation 1999;100(Suppl II):II-119–II-124

[40] Hueb WA et al. Five-Year Follow-Up of the Medicine, Angioplasty, or Surgery Study (MASS). Circulation 1999; 100(Suppl):II-107–II-113

[41] O'Keefe JH et al. Isolated Left Anterior Descending Coronary Artery Disease. Percutaneous Transluminal Coronary Angioplasty Versus Stenting Versus Left Internal Mammary Artery Bypass Grafting. Circulation 1999;100(Suppl II):II-114–II-118

[42] Brodison A. Chauhan A. Spinal-cord stimulation in management of angina. Lancet 1999;354:1748–9

[43] Kalmar P, Irrgang E. Cardiac Surgery in Germany during 1996. Thorac cardiovasc Surgeon 1997;45:134–7

[44] Leon MB et al. A blinded, randomized, placebo-controlled trial of percutaneous laser myocardial revascularisation to improve angina symptoms in patients with severe coronary disease. J Am Coll Cardiol 2005;46:1812–9

[45] Knatterud GL et al. and Post CABG Investigators. Long-Term Effects on clinical outcomes of aggressive lowering of low-density lipoprotein cholesterol levels and low-dose anticoagulation in the post coronary artery bypass graft trial. Circulation 2000;102:157–65

[46] Brooks MM et al. for the BARI Investigators. Predictors of mortality and mortality from cardiac causes in the bypass angioplasty revascularisation investigation (BARI) randomized trial and registry. Circulation 2000;101:2682–9

[47] Rodriguez A et al. for the ERACI II Investigators. Argentine randomized study: coronary angioplasty with stenting versus coronary bypass surgery in patients with multiple-vessel disease (ERACI II): 30-day and one year follow-up results. J Am Coll Cardiol 2001;37:51–8

[47a] Rodriguez AE on behalf of the ERACI II Investigators. Five-year follow-up of the argentine randomized trial of coronary angioplasty with stenting versus coronary bypass surgery in patients with multiple vessel disease (ERACI II). J Am Coll Cardiol 2005;46:582–8

[48] Vaitkus PT. Current status of prevention, diagnosis, and management of coronary artery disease in patients with kidney failure. Am Heart J 2000;139:1000–8

[49] Oesterle SN et al. Percutaneous transmyo-cardial laser revascularisation for severe angina: the PACIFIC randomised trial. Lancet 2000;356:1705–10

[50] Kim RJ et al. The use of contrast-enhanced magnetic resonance imaging to identify reversible myocardial dysfunction. N Engl J Med 2000;343:1445–53

[51] Bhatt DL et al. Superiority of clopidogrel versus aspirin in patients with prior cardiac surgery. Circulation 2001;103:363–8

[52] Leon MB et al. Direct laser myocardial revascularisation with Biosense electromechanical mapping in patients with refractory myocardial ischemia. Results from late-breaking clinical trials sessions at ACC 2001. J Am Coll Cardiol 2001;38:595

[53] The SoS investigators. Coronary artery bypass surgery versus percutaneous coronary intervention with stent implantation in patients with multivessel coronary artery disease (the Stent of Surgery trial): a randomised controlled trial. Lancet 2002;360: 965–70

[54] Berger PB et al. on behalf of the BARI Investigators. Survival following coronary angioplasty versus coronary artery bypass surgery improves survival compared with medical therapy. J Am Coll Cardiol 2001;38:1440–9

[55] Zimmermann R et al. Positionsbericht nuklearkardiologische Diagnostik – Update. Z Kardiol 202;91:88–92

[56] Klein C et al. Assessment of myocardial viability with contrast-enhanced magnetic resonance imaging. Circulation 2002;105:162–7

[57] Altman KC et al. Myocardial viability testing and impact of revascularisation on prognosis in patients with coronary artery disease and left ventricular dysfunction: a meta-analysis. J Am Coll Cardiol 2002;39:1151–8

[58] Khaitan et al. Coronary artery bypass grafting in patients who require long-term dialysis. Ann thorac surg 2000;69:1135–9

[59] Mannheimer C et al. for the ESC joint study group. The problem of chronic refractory angina. Eur Heart J 2002;23:355–70

[60] Kim MC et al. Refractory angina pectoris. J Am Coll Cardiol 2002;39:923–34

[61] Liu JY et al. for the northern england cardiovascular disease study group. Circulation 2000;102:2973–7

[62] Labrousse L et al. Early and long term results of coronary artery bypass grafts in patients with dialysis dependant renal failure. Eur J Cardio-thorac Surg 1999;15:691–6

[63] Srinivas VS et al. Contemporary percutaneous coronary intervention versus balloon angioplasty for multivessel coronary artery disease. Circulation 2002;106:1627–33

[64] Brooks RC et al. Clinical trials of revascularisation therapy in diabetics. Curr Opinion Cardiol 2000;15:287–92

[65] Stone GW et al. A prospective, multicenter, randomized trial of percutaneous transmyocardial laser revascularisation in patients with nonrecanalizable chronic occlusions. J Am Coll Cardiol 2002;39:1581–7

[66] Mangano DT et al. for the multicenter study of perioperative ischemia research group. N Engl J Med 2002;347:1309–17

[67] Ascione R et al. Effectiveness of coronary artery bypass grafting with or without cardiopulmonary bypass in overweight patients. Circulation 2002;106:1764–70

[68] Serruys PW et al. for the ARTS group. Comparison of coronary-artery bypass surgery and stenting for the treatment of multivessel disease. N Engl J Med 2001;344:1117–24

[69] Pitt M et al. Coronary artery surgery for ischemic heart failure: risks, benefits, and the importance of assessment of myocardial viability. Prog Cardiovasc Dis 2001;43:373–86

[70] Cole JH et al. Outcomes of repeat revascularisation in diabetic patients with prior coronary surgery. J Am Coll Cardiol 2002;40:1968–75

[71] Newman MF et al. Longitudinal assessment of neurocognitive function after coronary-artery bypass surgery. N Engl J Med 2001;344:395–402

[72] Vaccarino V et al. Gender difference in recovery after coronary artery bypass surgery. J Am Coll Cardiol 2003;41:307–14

[73] Salem M et al. Blinded evaluation of laser intervention electively for angina pectoris. Circulation 2001;104(Suppl II):II-144

[74] Brener SJ et al. Association between CK-MB elevation after percutaneous or surgical revascularisation and three-year mortality. J Am Coll Cardiol 2002;40:1961–7

[75] Nathoe HM et al. for the study group. A comparison of on-pump and off-pump co-

ronary bypass surgery in low-risk patients. N Engl J Med 2003;348:394–402

[76] ACC/AHA 2002 Guideline Update for the management of patients with chronic stable angina – summary article. J Am Coll Cardiol 2003;41:159–68

[77] Weintraub WS et al. Twenty-year survival after coronary artery surgery. Circulation 2003;107:1271–7

[78] Bonetti PO et al. Enhanced external counterpulsation for ischemic heart disease. J Am Coll Cardiol 2003;41:1918

[79] Kühl HP et al. Myocardial viability in chronic ischemic heart disease. J Am Coll Cardiol 2003;41:1341–8

[80] Reeves BC et al. Effect of body mass index on early outcomes in patients undergoing coronary artery bypass surgery. J Am Coll Cardiol 2003;42:669–76

[81] Al-Ruzzeh S et al. Off-pump coronary artery bypass (OPCAB) surgery reduces risk-stratified morbidity and mortality: a united kingdom multi-center comparative analysis of early clinical outcome. Circulation 2003;108(Suppl II):II-1–II-8

[82] Linnemeier G et al. for the IEPR investigators. Enhanced external counterpulsations for the relief of angina in patients with diabetes: safety, efficacy and 1-year clinical outcomes. Am Heart J 2003;146:453–8

[83] Schwartzman PR et al. Nonstress delayed-enhancement magnetic resonance imaging of the myocardium predicts improvement of function after revascularisation for chronic ischemic heart disease with left ventricular dysfunction. Am Heart J 2003;146:535–41

[84] Possati G et al. Long-term results of the radial artery used for myocardial revascularisation. Circulation 2003;108:1350–4

[85] Arora RR et al. The multicenter study of enhanced external counterpulsation (MUST-EECP): effect of EECP on exercise-induced myocardial ischemia and anginal episodes. J Am Coll Cardiol 1999;33:1833–40

[86] Mak KH et al. Clinical studies on coronary revascularisation in patients with type 2 diabetes. Eur Heart J 2003;24:1087–103

[87] Kolenda K-D. Sekundärprävention der koronaren Herzkrankheit. DMW 2003;128:1849–53

[88] Hannan EL et al. Predictors of readmission for complications of coronary artery bypass graft surgery. JAMA 2003;290:773–80

[89] Potapov EV et al. Impact of body mass index on outcome in patients after coronary artery bypass grafting with and without valve surgery. Eur Heart J 2003;24:1933–41

[90] Rihal CS et al. Indications for coronary artery bypass surgery and percutaneous coronary intervention in chronic stable angina. Circulation 2003;108:2439–45

[91] Dacey LJ et al. Long-term survival of dialysis patients after coronary bypass grafting. Ann Thorac Surg 2003;74:458–63

[92] Khan NE et al. A randomized comparison of off-pump and on-pump multivessel coronary-artery bypass surgery. N Engl J Med 2004;350:21–8

[93] Serruys PW et al. Five-year outcome after coronary stenting versus bypass surgery for the treatment of multivessel disease. J Am Coll Cardiol 2005;46:575–81

[94] Verma S et al. Off-pump coronary artery bypass surgery. Circulation 2004;109:1206–11

[95] Khot UN et al. Radial artery bypass grafts have an increased occurrence of angiographically severe stenosis and occlusion compared with left internal mammary arteries and saphenous vein grafts. Circulation 2004;109:2086–91

[96] Brener SJ et al. Propensity analysis of long-term survival after surgical or percutaneous revascularisation in patients with multivessel coronary artery disease and high-risk features. Circulation 2004;109:2290–5

[97] Brown KR et al. Multistate population-based outcome of combined carotid endarterectomy and coronary bypass. J Vasc Surg 2003;37:32–9

[98] Underwood RS et al. Imaging techniques for the assessment of myocardial hibernation. Eur Heart J 2004;25:815–36

[99] Best PJM et al. Cardiovascular disease and chronic kidney disease: insights and an update. Am Heart J 2004;148:230–42

[100] Burfeind WR et al. Single versus multiple internal mammary artery grafting for coronary artery bypass. Circulation 2004;11(Suppl II):II-27–II-35

[101] Gupta R et al. The renal patient with coronary artery disease. J Am Coll Cardiol 2004;44:1343–53

[102] Hemmelgarn BR et al. Survival after coronary revascularisation among patients with kidney disease. Circulation 2004;110:1890–5

[103] Berger A et al. Long-term patency of internal mammary artery bypass grafts. Circulation 2004;110(Suppl II):II-36–II-40

[104] Appoo J et al. Long-term outcome of isolated coronary artery bypass surgery in patients with severe left ventricular dysfunction. Circulation 2004;110(Suppl II):II-13–II-17

[105] Selvanayagam JB et al. Value of delayed-enhancement cardiovascular magnetic resonance imaging in predicting myocardial viability after surgical revascularisation. Circulation 2004;110:1535–41

[106] Kim RJ et al. The use of contrast-enhanced magnetic resonance imaging to identify reversible myocardial dysfunction. N Engl J Med 2000;343:1445–53

[107] Desal ND et al. A randomized comparison of radial-artery and saphenous-vein coronary bypass grafts. N Engl J Med 2004;351:2302–9

[108] Szech LA et al. Differential survival after coronary revascularisation procedures among patients with renal insufficiency. Kidney International 2001;60:292–9

[109] Reddan DN et al. Chronic kidney disease, mortality and treatment strategies among patietns with clinically significant coronary artery disease. J Am Soc Nephrol 2003;14:2373–80

[110] Matt P et al. Herzchirurgie im fortgeschrittenen Lebensalter. Dtsch Ärztebl 2005;102A(15):1056–60

[111] Niles NW et al. Survival of patients with diabetes and multivessel coronary artery disease after surgical or percutaneous coronary revascularisation: results of a large regional prospective study. J Am Coll Cardiol 2001;37:1008–15

[112] Ix JH et al. Assoziation of chronic kidney disease with clinical outcomes after coronary revascularisation: ARTS study. Am Heart J 2005;149:512–9

[113] Sellke FW et al. AHA Scientific statement. Comparing on-pump and off-pump coronary artery bypass grafting. Circulation 2005;111:2858–64

[114] Hannan EL et al. Long-term outcomes of coronary-artery bypass grafting versus stent implantation. N Engl J Med 2005;352:2174–83

[115] Chareonthaitawee P et al. Revascularisation in severe left ventricular dysfunction. J Am Coll Cardiol 2005;46:567–74

[116] Wijeysundera DN et al. Off-pump coronary artery surgery for reducing mortality and morbidity. J Am Coll Cardiol 2005;46:872–82

[117] Kaehler J et al. 13-year follow-up of the german angioplasty bypass surgery investigation. Eur Heart J 20005;26:2148–53

[118] Thiele H et al. Comparison of bare-metal stenting with minimally invasive bypass surgery for stenosis of the left anterior descending coronary artery. Circulation 2005;112:3445–50

[119] Kohl PH et al. Concurrent coronary and carotid artery surgery: factors influencing perioperative outcome and long-term results. Eur Heart J 2006;27:49–56

[120] ARTS, Ergebnisse nach mündl. Präsentation. Zit. nach: Grapow MTR et al. Aktuelle evidenzbasierte Situation in der Koronarrevaskularisation. Clin Res Cardiol 2006;(Suppl 1):I/31–I/34

[121] Cooper WA et al. Impact of renal dysfunction on outcomes of coronary artery bypass surgery. Circulation 2006;113:1063–70

[121] Nilson J et al. Comparison of 19 preoperative risk stratification models in open-heart surgery. Eur Heart J 2006;27:867–74

[122] Pache G et al. Initial experience with 64-slice cardiac CT: non-invasive visualization of coronary artery bypass grafts. Eur Heart J 2006;27:976–80

[123] ACC/AHA/SCAI 2005 guideline update for percutaneous coronary intervention – summary article. J Am Coll Cardiol 2006;47: 216–36

[124] McNab D et al. An open label, single-centre, randomized trial of spinal cord stimulation vs. percutaneous myocardial laser revascularisation in patients with refractory angina pectoris: the SPiRiT trial. Eur Heart J 2006;27:1048–53

[125] Liao L et al. A new anatomic score for prognosis after cardiac catheterisation in patients with previous bypass surgery. J Am Coll Cardiol 2005;46:1684–92

[126] Mangano DT et al. Post-Reperfusion Myocardial Infarction. J Am Coll Cardiol 2006;48:206–14

[127] Dubinsky RM et al. Mortality from combined carotid endarterectomy and coronary artery bypass surgery in the US. Neurology 2007;68:195–7

[128] van Dijk D et al. for the octopus study group. Cognitive and cardiac outcomes 5 years after off-pump vs. on-pump coronary artery bypass graft surgery. JAMA 2007;297:701–8

[129] The BARI investigators. The final 10-year follow-up results from the BARI randomized trial. J Am Coll Cardiol 2007;49:1600–6

[130] Hoffmann R et al. Strain rate measurement by Doppler echocardiography allows improved assessment of myocardial viability in patients with depressed left ventricular function. J Am Coll Cardiol 2002;39:443–9

[131] Dacey LJ et al. Effect of preoperative aspirin use on mortality in coronary artery bypass grafting patients. Ann Thorac Surg 2000;70:1986–90

[132] Ouattra A et al. Impact of aspirin with or without clopidogrel on postoperative bleeding and blood transfusion in coronary surgical patients treated prophylactically with a low-dose of aprotinin. Eur Heart J 2007;28:1025–32

[133] Tarakji K et al. Myocardial viability testing and the effect of early intervention in patients with advanced left ventricular systolic dysfunction. Circulation 2006;113:230–7

[134] Smith PK et al. Selection of surgical or percutaneous coronary intervention provides differential longevity benefit. Ann Thorac Surg 2006;82:1420–9

[135] O'Connor CM et al. Comparison of coronary artery bypass grafting versus medical therapy on long-term outcome in patients with Ischemic cardiomyopathy (a 25-year experience from the Duke cardiovascular disease databank). Am J Cardiol 2002;90:101–7

[136] Javaid A et al. Outcomes of coronary artery bypass grafting versus percutaneous intervention with drug-eluting stents for patients with multivessel coronary artery disease. Circulation 2007;116(Suppl I):I-200–I-206

[137] Mohammadie S et al. Long-term impact of diabetes and its comorbidities in patients undergoing isolated primary coronary bypass graft surgery. Circulation 2007;116(Suppl I):I-220–I-225

[138] Hannan EL et al. Off-pump versus on-pump coronary artery bypass graft surgery. Circulation 2007;116:1145–52

[139] Manchanda A et al. Enhanced external counterpulsation and future directions. J Am Coll Cardiol 2007;50:1523–31

[140] Hannan EL et al. Drug-eluting stents vs. coronary-artery bypass grafting in multivessel coronary disease. N Engl J Med 2008;358:331–41

[141] ESC/ACCF/AHA/WHF Task force. Universal definition of myocardial infarction. Eur Heart J 2007;28:2525–38

[142] Sabik III JF et al. Comparison of saphenous vein and internal thoracic artery graft patency by coronary system. Ann Thorac Surg 2005;79:544–51

[143] Mehta RH et al. Clinical characteristics and in-hospital outcomes of patients with cardiogenic shock undergoing coronary artery bypass surgery. Circulation 2008;117:876–85

[144] Collins P et al. Radial artery versus saphenous vein patency randomized trial Circulation 2008;117:2859–64

[145] Dacey LJ et al. Long-term survival after surgery versus percutaneous intervention in octogenarians with multivessel coronary disease. Ann Thorac Surg 2007;84:1904–11

[146] Bravata DM et al. Systematic review: the comparative effectiveness of percutaneous coronary interventions and coronary artery bypass graft surgery. Ann Intern Med 2007;147:703–16

[147] Gyenes GT et al. Should all patients with asymptomatic but significant (> 50%) left main coronary artery stenosis undergo surgical revascularisation? Circulation 2008;118:422–5

[148] Serruys PW et al. for the SYNTAX investigators. Percutaneous coronary intervention versus coronary-artery bypass grafting for severe coronary artery disease. N Engl J Med 2009;360:961–72

[149] Bravata DM et al. Systematic review: the comparative effectiveness of percutaneous coronary interventions and coronary artery bypass graft surgery. Ann Intern Med 2007;141:703–16

[150] Daemen J et al. Long-term safety and efficacy of percutaneous coronary intervention with stenting and coronary artery bypass surgery for multivessel coronary artery disease. Circulation 2008;118:1146–54

[151] Kulik A et al. Impact of statin use on outcomes after coronary artery bypass graft surgery. Circulation 2008;118:1785–92

[152] Moller CH et al. Clinical outcomes in randomized trials of off- vs. on-pump coronary artery bypass surgery: systematic review with meta-analysis and trial sequential analysis. Eur Heart J 2008;29:2601–16

[153] Berger JS et al. Impact of clopidogrel in patients with acute coronary syndromes requiring coronary artery bypass surgery. J Am Coll Cardiol 2008;52:1693–701

[154] Hlatky MA et al. Coronary artery bypass surgery compared with percutaneous coronary interventions for multivessel disease: a collaborative analysis of individual patient data from ten randomised trials. Lancet 2009;373:1190–7

[155] Lemesie G et al. Prognostic value of the SYNTAX score in patients undergoing coronary artery bypass grafting for three-vessel coronary artery disease. Cathet Cardiovasc Intervent 2009;73:612–7

[156] Jones HR et al. for the STICH Hypothesis 2 investigators. Coronary bypass surgery with or without surgical ventricular reconstruction. N Engl J Med 2009;360:1705–17

[157] Damgaard S et al. One-year results of total arerial revascularization vs. conventional coronary surgery: CARRPO trial. Eur Heart J 2009;30:1005–11

[158] The BARI 2D study group. A randomized trial of therapies for type 2 diabetes and coronary artery disease. N Engl J Med 2009;360:2503–15

[159] Gummert JF et al. EuroSCORE overestimates the risk ofcardiac surgery: results from the national registry of the German society of thoracic and cardiovascular surgery. Clin Res Cardiol 2009;98:363–9

[160] Bie MK The current status of interventions aiming at reducing sudden cardiac death in dialysis patients. Eur Heart J 2009;30:1559–64

[161] Bechtel M et al. Cardiac surgery in patients on dialysis: decreased 30-day mortality, unchanged overall survival. Ann Thorac Surg 2008;85:147–53

[162] Thiele H et al. Randomized comparison of minimally invasive direct coronary artery bypass surgery versus sirolimus-eluting stenting in isolated proximal left anterior descending coronary artery stenosis. J Am Coll Cardiol 2009;53:2324–31

[163] Shroyer AL et al. for the ROOBY study group. On-pump versus off-pump coronary-artery bypass surgery. N Engl J Med 2009;361:1827–37

# 4 Erworbene Vitien, Endokarditis und Herzklappenprothesen

## 4.1 Aortenstenose

### 4.1.1 Epidemiologie

Häufigstes Klappenvitium, bei 4% der > 75-Jährigen nachweisbar [86].

### 4.1.2 Ätiologie/Morphologie

**Erworbene AS**
- Degenerativ verkalkend (ca. 80% [33])
- Rheumatisch (meist kombiniert mit Aorteninsuffizienz und fast immer mit Mitralvitium)
- Selten: bei Ochronose, rheumatoider Arthritis oder Z.n. Radiatio [37]

**Angeborene AS**
- Valvulär (uni-, bi-, trikuspidal, dysplastisch)
- In ca. 50% der isolierten AS: angeborene Malformation [45]
- Supravalvulär (fibromuskuläre Sanduhrstenose, membranös)
- Subvalvulär (membranös oder fibromuskulär)

### 4.1.3 Pathophysiologie

Die typische kalzifizierende Aortenstenose (AS) entwickelt sich ähnlich wie die Arteriosklerose [70] und i.d.R. langsam über Jahrzehnte. Die Reduktion der Klappenöffnungsfläche (normal: 3,0–4,0 cm$^2$) bedingt eine Druckbelastung des LV mit kompensatorischer, konzentrischer LV-Hypertrophie bei normalem LV-Volumen. Die LVEF ist lange normal. Die Hypertrophie führt im Verlauf zur diastolischen Dysfunktion mit erhöhtem LVEDP, welcher durch eine verstärkte Vorhofkontraktion ausgeglichen werden muss. Die a-Welle der linksatrialen Druckkurve ist typischerweise deutlich erhöht. Bei Wegfall der Vorhofkontraktion durch Auftreten einer absoluten Arrhythmie ist eine schnelle klinische Verschlechterung bei schwerer AS häufig. Bei höhergradiger AS kann sich eine myokardiale Ischämie entwickeln, resultierend aus inadäquater Kapillarisierung (in Relation zur Hypertrophie), vermindertem Perfusionsdruck, erhöhtem Sauerstoffbedarf und verkürzter Diastolendauer, welche zur Entwicklung einer LV-Dysfunktion beiträgt.

Bei dekompensierter AS ist das SV/HZV reduziert und fixiert. Kompensationsmechanismen bei fixiertem SV sind Frequenzanstieg und erhöhte arteriovenöse Sauerstoffdifferenz. Der Druckanstieg im LV ist verzögert, das Druckmaximum verspätet.

Der Druckgradient über der Aortenklappe nimmt im Laufe der Erkrankung zunächst zu, der mittlere Druckgradient beträgt bei schwerer AS i.d.R. > 50 mmHg. Bei zunehmender LV-Dysfunktion und reduziertem Schlagvolumen nimmt der Druckgradient im Krankheitsverlauf jedoch wieder ab [1].

- Gehäuftes Auftreten eines erworbenen Von-Willebrand-Syndroms (Typ 2A) bei AS. Messbare Abnormitäten in 67–92% der Fälle, vermutlich durch Proteolyse der Multimere im Klappenbereich. In 20% kommt es konsekutiv zu Schleimhautblutungen [60]. Restitutio nach Klappenersatz [35].

Die Quantifizierung der AS erfolgt nach der Klappenöffnungsfläche (KÖF) [2a]:

Schweregradeinteilung

| | KÖF | Mittlerer Druckgradient | Flussgeschwindigkeit |
|---|---|---|---|
| Leichte AS | > 1,5 cm² | < 25 mmHg | < 3 m/s |
| Mäßige AS | 1,0–1,5 cm² | 25–40 mmHg | 3–4 m/s |
| Schwere AS | < 1,0 cm² | > 40 mmHg | > 4 m/s |

Nach **ESC 2007** [66] ist bei großer oder kleiner Körperoberfläche für die schwere AS ein Schwellenwert von 0,6 cm²/m² Körperoberfläche vorteilhaft. Dies führt u.U. bei sehr adipösen Patienten zur Fehleinschätzung, die KÖF ist nicht abhängig vom Fett. Nach ESC 2007 besteht eine mäßige AS bei einem Druckgradienten von 30–50 mmHg [66].

### 4.1.4 Symptome

Die AS ist in der Regel über eine lange Zeit asymptomatisch.
- Belastungsdyspnoe, Ruhedyspnoe, Orthopnoe, paroxysmale nächtliche Dyspnoe
- Angina pectoris
- Synkopen
- Palpitationen
- Plötzlicher Herztod (bei sonst asymptomatischen Pat. sehr selten)

*Anm.:* Pathophysiologische Mechanismen der Synkope bei AS:
- (Supra-)Ventrikuläre Tachyarrhythmien, intermittierender AV-Block
- Orthostatische Dysregulation
- Belastungsabhängige Kreislaufdysregulation (die belastungsinduzierte Reduktion des peripheren Widerstands führt bei fixiertem HZV zum kritischen Blutdruckabfall)

### 4.1.5 Diagnostik

#### 4.1.5.1 Körperliche Untersuchung
- Zyanose, seltener Blässe
- Systolisches Schwirren im 1–3. ICR rechts parasternal
- Hebender, nach linkslateral verlagerter Herzspitzenstoß
- Pulsus tardus et parvus (typisch, aber selten) [3]

#### 4.1.5.2 Auskultation
- 1. HT oft abgeschwächt
- 2. HT abgeschwächt oder fehlend (fehlender 2. HT spezifisch, aber nicht sensitiv für die schwere AS [36])
- Spindelförmiges Systolikum, in die Karotiden fortgeleitet; bei hochgradiger Stenose wird das Systolikum bei niedrigem HZV leiser oder evtl. unhörbar!
- Evtl. paradoxe Spaltung des 2. HT
- Evtl. frühsystol. Ejektionklick 0,06–0,09 s nach 1. HT
- Evtl. 4. HT
- Evtl. 3. HT [3, 4]

#### 4.1.5.3 EKG
Die EKG-Kriterien bestehen nicht immer parallel mit Stenosegrad, selbst bei unauffälligem EKG kann eine schwere Stenose vorliegen.
- LT in 20–30%, sonst IT-ST
- Evtl. P-sinistroatriale
- LV-Hypertrophiezeichen (in ca. 85% bei schwerer AS)
- ST-T-Negativierungen (sog. Linksschädigungszeichen)
- Arrhythmien (VES, VT, VF, AV-Block) [1, 3]. AF nur in ca. 5% [59]

#### 4.1.5.4 Röntgen-Thorax
Keine Beziehung zwischen Druckgradient und Röntgenbefund [3]
- Zunächst unauffällig
- Später zunehmende Vergrößerung des LV
- Abgerundete Herzspitze, aortale Konfiguration

◢ Später auch LA-Dilatation
◢ Pulmonale Hypertonie und RV-/RA-Dilatation, dann evtl. Mitralkonfiguration bei sekundärer Mitralinsuffizienz
◢ Evtl. Erweiterung der Aorta ascendens
◢ Verkalkungen der Aortenklappe

### 4.1.5.5 Echokardiografie

◢ Morphologische Beurteilung der Aortenklappe, Differenzierung zwischen sub-, supra- und valvulärer AS
◢ Semiquantitative Beurteilung der Separationsfähigkeit
◢ LV-Volumen/-Funktion/-Hypertrophie (hochgradige Stenose auch bei fehlender Hypertrophie möglich! [9])
◢ Aortenstenose erst ab einer Flussgeschwindigkeit > 2,5 m/s, bei einer Flussgeschwindigkeit < 2,5 m/s wird die Bezeichnung Aortenklappensklerose benutzt [59, 92]
◢ Schweregradbestimmung

*Anm.:* Das Risiko der Entwicklung einer AS aus einer Sklerose wurde mit 16% angegeben [40].

### Echokardiografische Schweregradbestimmung

Zur Schweregradbestimmung der Aortenstenose über Echokardiografie s. [10, 11, 92].

### Bestimmung des Druckgradienten

Vereinfachte Bernoulli-Gleichung:
$dP = 4 \times V_{max}^2$

Nach den Guidelines von **EAE/ASE 2009** sind die max. Flussgeschwindigkeit und der mittlere Gradient über der Klappe zu messen [92]. Der momentane, instantane, maximale Gradient im Echo ist generell höher als der invasiv gemessene Peak-to-peak-Gradient und daher nicht vergleichbar. Der Druckgradient ist nicht nur abhängig von der KÖF, sondern auch vom Flussvolumen pro Zeiteinheit, also von SV und HF. Druckgradient und KÖF korrelieren daher nur mäßig.

Der positiv prädiktive Wert eines mittleren Druckgradienten > 50 mmHg für eine KÖF < 0,9 cm$^2$ liegt bei 90%. Häufig gibt es Diskrepanzen bei der Feststellung einer hochgradigen AS nach Gradientenkriterien und KÖF-Kriterium bei Patienten mit normaler systolischer Funktion [74]. Ein mittlerer Druckgradient von z.B. 30 mmHg schließt eine höhergradige AS auch bei normaler EF nicht aus [18], selbst bei einem SVI > 35 ml/m$^2$ hatten 30% der Patienten mit hochgradiger AS und LVEF > 50% einen mittleren Gradienten von < 31 mmHg [69]!

So beträgt z.B. bei einem HZV von 4,4 l/min, einer HF von 90/min, einer systolischen Ejektionszeit von 0,3 s der mittlere Druckgradient nur 21 mmHg bei einer KÖF nach der Gorlin-Formel von 0,8 cm$^2$ [75].

Infolge der sog. Pressure recovery ist eine echokardiografische Überschätzung des mittleren Druckgradienten um bis zu 48 mmHg und des maximalen Druckgradienten um bis zu 75 mmHg beschrieben. Diese Diskrepanz zwischen Doppler und Katheter ist bes. bei einem Aortendurchmesser < 3 cm zu erwarten [50, 51] bzw. zu vernachlässigen, sofern der Aortendurchmesser > 3 cm beträgt [92].

Der Druckgradient ist für die Schweregradbeurteilung daher häufig gänzlich ungeeignet.

### Bestimmung der Klappenöffnungsfläche

Wichtigster Parameter des Schweregrades, 3 Möglichkeiten:
◢ Mittels Kontinuitätsgleichung:
$A_1 \times V_1 = A_2 \times V_2$
◢ Mittels transthorakaler Planimetrie
◢ Mittels transösophagealer Planimetrie

Nach [92] ist die KÖF-Bestimmung mittels Kontinuitätsgleichung unter Verwendung der VTI zu bevorzugen, die Planimetrie stellt eine Alternative bei nicht zuverlässigen Doppler-Ergebnissen dar.

Sensitivität und Spezifität zur Erkennung einer KÖF < 0,8 cm$^2$ für TTE 74% bzw. 67%, für TEE 70% bzw. 70% [54]. Die Übereinstimmung der TTE-KÖF zur Katheter-KÖF lässt sich durch Addition von 0,11 cm$^2$ zur TTE-KÖF (zum Ausgleich des Effektes der Pressure recovery) verbessern [71]. Die KÖF wird im TEE deutlich höher eingeschätzt (TEE-KÖF 0,89 cm$^2$ vs. 0,64 cm$^2$, r = 0,47), die TEE-KÖF stimmt hingegen sehr gut mit der MRT-KÖF überein [36].

Die Übereinstimmung mit der KÖF nach Gorlin ist relativ schlecht. Die KÖF nach der Kontinuitätsgleichung ist deutlich (bis zu 30%) kleiner als die anatomische KÖF bzw. die KÖF nach Gorlin, d.h. der Schweregrad der Aortenstenose wird durch die KÖF nach der Kontinuitätsgleichung systematisch überschätzt! Es wurde daher vorgeschlagen, den Cut-off für die hochgradige AS nach der Kontinuitätsgleichung bei 0,8 cm$^2$ neu festzulegen [74]. Während die Gorlin-Formel einen Korrekturfaktor enthält (Faktor 44,3 – eingeführt, um die erkannte Abweichung der berechneten KÖF von der anatomischen KÖF sowie die Umrechnung der Einheit Pascal in mmHg auszugleichen), gibt es für die Kontinuitätsgleichung keine Korrektur. Die Abweichung ist daher systematisch, im Ausmaß allerdings variabel [75]. Nach [92] entspricht jedoch die KÖF nach Kontinuitätsgleichung der effektiven KÖF, die physikalisch bedingt kleiner ist als die anatomische KÖF und der bessere Prädiktor für die Prognose ist.

Im Dobutamin-Stress-Echo lässt sich zeigen, dass die effektive KÖF häufig nicht völlig fixiert ist, sondern dass eine flussabhängige Compliance der Klappe besteht, die die Symptomatik und die Messergebnisse mit beeinflusst [32].

### 4.1.5.6 Ergometrie
Der Stellenwert der Ergometrie bei asymptomatischer Aortenstenose ist strittig, nach [49] ist sie nur bei körperlich aktiven Patienten < 70 Jahre sinnvoll. Die Ergometrie ist nur eine Klasse-IIb-Indikation nach ACC/ AHA 2006 [2a], nach ESC 2007 ist sie hilfreich und ohne Alterslimit anzuwenden [66]:

◢ Bei symptomatischen Patienten kontraindiziert
◢ Zur KHK-Diagnostik bei Aortenstenose untauglich
◢ Sinnvoll bei asymptomatischen oder fraglich symptomatischen Patienten zur Objektivierung der Belastbarkeit, zur prognostischen Evaluation und zur Feststellung der Op.-Indikation
　– Allerdings: Schwierige Interpretation von Dyspnoe bei Patienten mit geringer körperlicher Aktivität, bes. im höheren Alter [66].
　– Normale Ergometrie macht das Auftreten von Symptomen < 12 Monaten sehr unwahrscheinlich [49]
　– Blutdruckabfall bei Ergometrie ist nach ESC bei asymptomatischen Patienten eine IIa-Indikation zur Klappen-Op. [66].

### 4.1.5.7 Rechtsherzkatheter
◢ Bestimmung des HZV bei der kombinierten Rechts-/Links-Katheterisierung zur KÖF-Bestimmung mittels Gorlin-Formel (falls notwendig)
◢ Keine gute Korrelation zwischen PAM und Schweregrad der Aortenstenose

### 4.1.5.8 Linksherzkatheter
◢ Bis zu 50% der Patienten mit AS haben eine KHK [87]

Die präoperative Koronarangiografie ist Klasse-I-Indikation nach DGK 2008 [82].

Bei einwandfreiem echokardiografischem Befund in Übereinstimmung mit der Klinik kann/sollte auf die **invasive KÖF-Bestimmung nach Gorlin** verzichtet werden. Die Indikation zur retrograden Sondierung der Aortenklappe sollte wegen des Embolierisikos sorgfältig gestellt werden, eine Embolierate von 22% [26] wurde von anderen Autoren nicht gefunden [61].

Die Indikation zur invasiven hämodynamischen Diagnostik besteht nach **DGK 2008** bei diskrepanten Untersuchungsergebnissen, fehlender Übereinstimmung mit der Symptomatik, zusätzlichen Klappenfehlern oder wenn bei einer nicht invasiv bestimmten KÖF < 1,0 cm² der mittlere Druckgradient < 40 mmHg beträgt [82].

**Bestimmung des Druckgradienten**
Näheres s. [6].

◢ Bei Rückzug LV/Aorta problematisch, weil nicht simultan gemessen wird. Bei absoluter Arrhythmie nicht verwendbar. Dennoch nach DGK 2008 ausreichend bei guter Aufzeichnungsqualität [82].

◢ Simultan LV/Aorta nach transseptaler Punktion mittels Brockenbrough-Katheter, wegen der Invasivität sehr selten durchgeführt

◢ Simultan mit Doppellumen-Katheter, bei kleiner KÖF beeinflusst allein der Katheter in der Stenose schon den Druckgradienten

◢ Simultan LV/A. femoralis (über die Schleuse): Problematisch ist ein evtl. deutlicher Druckunterschied zwischen Aorta ascendens und A. femoralis, sodass eine zeitliche Verschiebung der Femoralisdruckkurve oder der mittlere Druckgradient Aorta – A. fem. berechnet werden muss [15, 16, 17]. Nach **DGK 2008** ungeeignet [82].

◢ Simultan LV/Aortenwurzel beste Methode, allerdings sind 2 arterielle Schleusen für 2 Pigtail-Katheter notwendig. Notwendiges Vorgehen bei Vorhofflimmern und beim Dobutamin-Test s. nächster Abschnitt.

◢ Die Inzisur in der Aortendruckkurve sollte als das Ende der Ejektion angesehen werden [43].

**Berechnung der Klappenöffnungsfläche nach Gorlin**

$$\frac{\dfrac{\text{HZV [ml/min]}}{\text{SEP [s]} \times \text{HF [S/min]}}}{44,3 \times \sqrt{\text{mittl. P}}}$$

mittl. P = mittlerer Druckgradient

Die KÖF-Bestimmung nach Gorlin ist zwar der historische Goldstandard, andererseits ebenso wie die anderen Methoden nicht optimal. Problematisch ist die KÖF-Bestimmung bei niedrigem Druckgradienten (< 30 mmHg) und niedrigem HZV, die sog. **Low-flow-/Low-gradient-AS.**

Messungenauigkeiten bei der Druckgradient- oder HZV-Messung können zu relevanten Fehlbestimmungen der KÖF führen [2]. Die HZV-Bestimmung nach Fick ist der Thermodilutionsmethode bei niedrigem HZV dabei überlegen [82]. Die KÖF kann allein wegen eines erniedrigten SV und einer konsekutiv verminderten Klappenöffnung deutlich unterschätzt werden [28]. Ab einem mittleren Gradienten < 40 mmHg ist eine berechnete niedrige KÖF nicht mehr ausreichend, um eine hochgradige AS zu diagnostizieren [66].

Zur Differenzierung einer relativen AS von einer echten, schweren AS wird bei Pat. mit hochgradiger LV-Dysfunktion im Echo-Labor oder im Katheterlabor ein **Dobutamin-Test** mit 5–20 µg/kg/min verwendet [29, 82]. Verschiedene Kriterien zur Differenzierung der echten Stenose von der Pseudostenose wurden vorgeschlagen, KÖF < 1,0 cm² oder < 1,2 cm², Gradient > 30 mmHg, KÖF-Zunahme < 0,3 cm² jeweils unter Dobutamin:

◢ Patienten mit LV-Dysfunktion und einem Gradienten von > 30 mmHg unter Dobutamin sowie einer kalkulierten KÖF < 1,2 cm² hatten tatsächlich intra Op. eine hochgradige AS [29].

◢ Eine relative AS bestand bei einer Zunahme der KÖF unter Dobutamin um mind. 0,2–0,3 cm² auf > 1 cm² [2a, 34], diese Patienten sollten nicht operiert werden [58, 82].

◢ Bei echter, schwerer AS beträgt die Zunahme der KÖF unter Dobutamin < 0,2 cm$^2$, die KÖF bleibt ≤ 1,0 cm$^2$ bei einer Zunahme des mittleren Gradienten auf > 50 mmHg [66, 82].

Die TOPAS-Studie zeigte eine limitierte Genauigkeit dieser Parameter, vermutlich, weil unter Dobutamin sehr unterschiedliche Flussraten erzielt wurden (138–445 ml/s). Vorgeschlagen wurde als neuer Parameter die Projected EOA als die für einen standardisierten Fluss von 250 ml/s über der Klappe berechnete KÖF/m$^2$. Die sicherste Erkennung einer echten AS gelang bei einem Cut-off von 0,55 cm$^2$/m$^2$ [85].

Das Dobutamin-Stress-Echo oder der Dobutamin-Test im Katheterlabor ermöglicht zudem die Bestimmung der **kontraktilen Reserve**: Diese kann positiv festgestellt werden bei Anstieg des SV > 20% [2a], des mittleren Druckgradienten > 10 mmHg und der max. Geschwindigkeit > 0,6 m/s [58]. Eine fehlende kontraktile Reserve kennzeichnet Patienten mit schlechterer Prognose bei erhöhter Op.-Mortalität [83], diese Patienten können bei sorgfältiger Indikationsstellung gleichwohl operiert werden [66].

Seit 2006 besteht eine Klasse-IIa-Indikation für das Dobutamin-Echo sowie für die Dobutamin-Infusion während der Herzkatheterdiagnostik zur Evaluierung einer Low-flow-/Low-gradient-AS [2a].

**Berechnung des Klappenwiderstands**
Auch der Klappenwiderstand ist abhängig von der Flussrate und ist der berechneten KÖF insgesamt nicht überlegen [59], ein Wert < 120 dyn x s x cm$^{-5}$ wurde für eine Pseudostenose beschrieben [41].

### 4.1.5.9 Lävokardiografie
Nur falls notwendig zur Beurteilung des LV oder der Mitralklappe (bei unzureichendem Echo-Befund).

### 4.1.5.10 MRT/CT
Bestimmung der Klappenöffnungsfläche mittels Planimetrie [24], gute Übereinstimmung mit der KÖF im TEE, r = 0,96. Die KÖF wurde jedoch im Vergleich zur KÖF nach Gorlin z.T. deutlich überschätzt (KÖF im MRT 0,91 cm$^2$ vs. 0,64 cm$^2$) [36]. Sensitivität und Spezifität zur Erkennung einer KÖF < 0,8 cm$^2$ 78% bzw. 89% [54]. Problematisch ist die Planimetrie bei stark verkalkten Klappen, wenn Flussturbulenzen die Darstellung des wahren Lumens erschweren [91]. Die planimetrische Bestimmung der KÖF gelingt auch mittels CT [64].

## 4.1.6  Prognose

Bei ca. jedem 6. Patienten mit Aortenklappensklerose entwickelt sich eine Stenose, bei jedem 2. Patienten mit leichter bis mittelgradiger Stenose kommt es zur Progression zur hochgradigen Stenose [85].

### 4.1.6.1 Asymptomatische Patienten
◢ Sehr gute Prognose quoad vitam.
◢ Das Risiko des plötzlichen Herztodes wird angegeben mit 0,3–0,4%/Jahr [27, 28] bis 1%/Jahr [48].
◢ 25–60% der Patienten zeigen keine Progression des Druckgradienten im Laufe von 3,6–5,9 Jahren [5].
◢ Gute 10-Jahres-Prognose bei Patienten mit KÖF > 1,5 cm$^2$ [20], auch nach 10 Jahren weiterhin leichte AS in 88% [22].
◢ Bei mäßiger AS (KÖF 0,8–1,5 cm$^2$) im Mittel 13,4 Jahre bis zur Op.-Pflichtigkeit [22].
◢ Jährliche Zunahme des Druckgradienten um 3,4–14,5 mmHg/Jahr [5], Abnahme der KÖF 0,05–0,16 cm$^2$/Jahr [5], Progression der Flussgeschwindigkeit um 0,24–0,3 m/s/Jahr [39].
◢ Auftreten von Symptomen in 5–23%/Jahr [27], 38% der asymptomatischen Patienten mit Flussgeschwindig-

keiten > 4 m/s entwickelten Symptome innerhalb von 2 Jahren [12].

◢ Das prothesenfreie Überleben bei einer Flussgeschwindigkeit > 4 m/s betrug in einer anderen Studie nur 21%, hingegen 84% bei < 3 m/s [31].

◢ Asymptomatische Patienten mit $V_{max}$ > 4 m/s blieben symptomfrei ohne Operation nach 1, 2 und 5 Jahren in 82%, 67% bzw. 33% [48].

◢ Tod oder Klappenersatz bei asymptomatischen Patienten mit leichter bis mittelgradiger AS (max. 2,5–3,9 m/s) nach 5 Jahren in 40%, bei mäßiger bis starker Verkalkung der Klappe in 68% der Fälle, das Ausmaß der Verkalkung war der stärkste Prädiktor für eine Progression [39].

◢ Asymptomatische Patienten mit schwerer AS ($V_{max}$ > 5 m/s) und mäßiger bis schwerer Klappenverkalkung hatten ein ereignisfreies Überleben (Tod oder AKE) zu 47% innerhalb von 2 Jahren, ohne Kalk zu 84% [23].

◢ Jährliches prothesenbedingtes Mortalitätsrisiko bei mind. 1% – somit unter Berücksichtigung des Op.-Risikos höher als die Chance, bei asymptomatischen Patienten eine Lebensverlängerung zu erreichen [28].

### 4.1.6.2 Symptomatische Patienten

◢ Schlechteste Prognose aller Klappenerkrankungen [7].

◢ Mittlere Überlebenszeit nach Auftreten von Angina pectoris 45 Monate, nach Synkopen 27 Monate, bei Herzinsuffizienz 11 Monate [22].

◢ Im Kollektiv mit KÖF < 0,75 cm² bei EF < 35% und mittlerem Druckgradienten < 30 mmHg Überlebensraten ohne Op. 41% (1 Jahr) bzw. 15% (4 Jahre) [30].

◢ Patienten mit Low-flow-/Low-gradient-Stenose, die als Pseudostenose erkannt wurde, welche konservativ therapiert wurden, hatten eine sehr schlechte Prog-

nose [85], möglicherweise würde auch hier eine Klappen-Op. helfen.

*Anm.:* Patienten mit hochgradiger AS bei niedrigem Druckgradienten hatten nach einem Jahr eine Überlebensrate von nur 47% bei einem BNP > 550 pg/ml, hingegen 97% bei BNP < 550 pg/ml [68].

## 4.1.7 Therapie

### 4.1.7.1 Konservative Therapie

#### 4.1.7.1.1 Patienten mit asymptomatischer AS und guter LV-Funktion

◢ Endokarditisprophylaxe nicht mehr empfohlen [81].

◢ Sofortige Kontrolluntersuchung bei Auftreten von Symptomen, dann AKE bei entsprechendem Schweregrad.

◢ Körperliche Belastung bei milder AS nicht limitiert, bei mittelgradiger und schwerer AS kein Wettkampfsport mit hoher muskulärer Beanspruchung [2a], bei Patienten mit normaler Ergometrie ist in reduziertem Umfang Ausdauersport möglich [62].

◢ Bislang ist keine Therapie etabliert, die den Verlauf einer asymptomatischen AS positiv beeinflusst. Rosuvastatin verzögerte die Progression in einer ersten prospektiven Studie [65]. In SEAS zeigten Simvastatin und Ezetimib keinen Einfluss auf die Prognose der AS [84].

◢ Echo-Kontrolluntersuchung: Jährlich bei schwerer AS, alle 1–2 Jahre bei mittelgradiger AS, alle 3–5 Jahre bei leichter AS [2a], klinische Reevaluation alle 6–12 Monate [66].

#### 4.1.7.1.2 Symptomatische Patienten bei nicht indizierter Op.

◢ Diuretika: Vorsichtig einsetzen, plötzliche Reduktion des LVEDP und damit des HZV vermeiden [1].

◢ Rhythmisierungsversuch bei absoluter Arrhythmie indiziert [1].

◢ Betablocker bei Herzinsuffizienz vermeiden [66], bei ausgeprägter Angina möglich [2a].

◢ Nitrate sind möglich, wenn AP das Hauptproblem ist [2a].

◢ Digitalis bei symptomatischer LV-Dysfunktion oder TAA [2a].

◢ Bei akutem Lungenödem kann Nitroprussidnatrium versucht werden [2a, 66].

◢ ACE-Hemmer galten als kontraindiziert, obwohl es hierfür keine relevanten Daten gibt [19]. Die vorsichtige Anwendung von ACE-Hemmern oder AT-Rezeptoren-Blockern bei Herzinsuffizienz oder arterieller Hypertonie wird empfohlen bzw. ist möglich [1, 2a, 62, 66].

Eine arterielle Hypertonie besteht bei ca. 30% der Patienten mit schwerer AS, eine Therapie ist indiziert [85].

### 4.1.7.2 Operativ-interventionelle Therapie

#### 4.1.7.2.1 Ballon-Valvuloplastie

**Bei älteren Patienten**

◢ Im Unterschied zur Mitralstenose ist das Problem nicht bedingt durch die fusionierten Kommissuren, sondern durch eine von der Klappenbasis her entwickelte kalzifizierte und stenosierte Klappe.

◢ Prozedurale Mortalität 3–5%, Hospitalmortalität 8–10% [14], schwere Komplikationen 17% [76].

◢ Im Mittel kam es zu einer Zunahme der KÖF von 0,84 cm$^2$ auf 1,25 cm$^2$ bei Reduktion des mittleren Druckgradienten von 51 mmHg auf 27 mmHg [76].

◢ 6-Monats-Überleben 75%, 1-Jahres-Überleben 71% [76].

◢ Erfolgsrate nur 73% [76].

◢ Restenoserate 50% nach 6 Monaten, im Verlauf zunehmend [14].

◢ Bislang keine Prognoseverbesserung nachgewiesen.

◢ Kontraindikationen: Hauptstammstenose, LV-Thrombus, begleitende mäßige bis schwere AI.

◢ *Indikationen*
  – AS mit instabiler Hämodynamik bei hohem Op.-Risiko als Bridge to surgery (Indikation IIb) [2a]
  – Als palliativer Eingriff bei wegen Komorbidität inoperablen Patienten (Indikation IIb) [2a]
  – Bei symptomatischen Patienten vor dringender nicht kardialer Op. (Indikation IIb) [66]

**Bei Jugendlichen und jüngeren Erwachsenen**

◢ I.d.R. angeborene AS mit fusionierten Kommissuren.

◢ Gute Ergebnisse, allerdings limitierte Langzeiterfahrungen, die ersten Pat. wurden in den 1980er Jahren therapiert.

◢ *Indikationen*
  – Klasse-I-Indikation für Pat. mit Angina, Dyspnoe oder Synkope oder ST-T-Veränderungen im EKG bei Peak-to-Peak-Gradient > 50 mmHg und für asymptomatische Patienten mit Peak-to-Peak-Gradient > 60 mmHg
  – Klasse-IIa-Indikation für asymptomatische Patienten mit Peak-to-Peak-Gradient > 50 mmHg, die schwanger werden wollen, oder vor Wettkampfsport [2a].

*Anm.:* Die Indikation zur Intervention mit Ballon-Valvuloplastie bei nicht kalzifizierender AS bei Jugendlichen und jungen Erwachsenen (eine Altersgrenze wurde bislang nicht definiert) unterscheidet sich damit von der Indikationsstellung zum AKE. Bezüglich der Indikation zur Ross-Op., zum Homograft oder zur Klappenrekonstruktion gibt es hingegen keinen Unterschied zum typischen AKE [2a].

#### 4.1.7.2.2 Prothetischer Aortenklappenersatz

Indikationen nach **ACC/AHA 2006** [2a]

| | Klasse |
|---|---|
| Symptomatischer Patient mit schwerer AS | I |
| Patient mit schwerer AS bei Notwendigkeit einer Bypass-Op. | I |
| Patient mit schwerer AS bei Notwendigkeit einer Op. der Aorta oder anderer Herzklappen | I |
| Patient mit mäßiger AS bei Notwendigkeit einer Bypass-/Aorten-/sonstigen Herzklappen-Op. | IIa |
| Asymptomatischer Patient mit schwerer AS und LVEF < 50% | I(x) |
| Asymptomatischer Patient mit: | |
| • Abnormer Belastungsreaktion (z.B. Hypotension) | IIb(x) |
| • Schwerer AS bei hohem Risiko für Progression | IIb |
| • Leichter AS bei hohem Risiko für Progression und anstehender ACVB-Op. | IIb |
| • Extrem schwerer AS mit KÖF < 0,6 cm², > 5 m/s Flussgeschwindigkeit und mittlerem Druckgradienten > 60 mmHg bei Op.-Mortalität ≤ 1% | IIb |

(x) Bei [2] noch IIa

Indikationen nach **ESC 2007** [66]

| | Klasse |
|---|---|
| Symptomatischer Patient mit schwerer AS | I |
| Patient mit schwerer AS, der sich einer Bypass-Op., einer anderen Klappen-Op. oder einer Op. an der Ao. ascend. unterziehen muss | I |
| Asymptomatischer Patient mit LV-Dysfunktion (EF < 50%), außer wenn für die LV-Dysfunktion eine andere Ursache besteht | I |
| Asymptomatischer Patient mit Symptomen im Belastungstest | I |
| Asymptomatischer Patient mit schwerer AS und Blutdruckabfall im Belastungstest | IIa |

Fortsetzung

| | Klasse |
|---|---|
| Patient mit mittelgradiger AS (KÖF 1,0–1,5 cm² bzw. 0,6–0,9 cm²/m² oder mittlerer Gradient 30–50 mmHg bei normalem Flow), der sich einer Bypass-Op., einer anderen Klappen-Op. oder einer Op. an der Ao. ascend. unterziehen muss | IIa |
| Asymptomatischer Patient mit schwerer AS, mäßiger bis schwerer Klappenverkalkung und schneller Progression der max. Flussgeschwindigkeit an der stenosierten Klappe (≥ 0,3 m/s/Jahr) | IIa |
| AS mit Gradient < 40 mmHg bei LV-Dysfunktion mit kontraktiler Reserve (ohne kontraktile Reserve nur IIb) | IIa |

I.d.R. keine Indikation zum Klappenersatz bei asymptomatischer hochgradiger AS und guter LV-Funktion. Nach [87] zu empfehlen bei asymptomatischen Patienten mit sehr schwerer AS (KÖF < 0,7 cm² bzw. < 0,4 cm²/m²), schneller Abnahme der KÖF, KHK, LV-Ischämie, schwerer Hypertrophie, höherem Alter, diastolischer Dysfunktion, positivem Belastungstest.

Nach retrospektiven Analysen ist bei mittelgradiger AS der simultane Klappenersatz bei geplanter ACVB-Op. vorteilhaft [66], die Indikation ist individuell unter sorgfältiger Abwägung zu stellen [62, 66]. Ein AKE ist bei schwerer AS auch dann indiziert, wenn bei schwerer KHK keine Revaskularisationsmöglichkeit besteht [66].

Ein schwieriges Problem ist die Indikationsstellung zum AKE bei Patienten mit niedrigem Gradienten, niedriger EF und niedrigem HZV, sog. **Low-gradient-AS** [55]. Einerseits ist die Op.-Mortalität erhöht, andererseits profitiert zumindest ein bedeutender Teil dieser Patienten [30]. In einer Serie aus den Jahren 2000–2005 wurde von einer Op.-Mortalität von „nur" 10% berichtet, das 5-Jahres-Überleben lag bei 49% [83].

Bei Patienten mit fehlender kontraktiler Reserve wird die Op.-Indikation als Einzelfallentscheidung gestellt [2a]. Nach neueren Daten besteht auch für diese Patienten eine Prognoseverbesserung, die 5-Jahres-Überlebensraten lagen bei 54% nach AKE vs. 13% unter konservativer Therapie [93].

Bei dekompensierter Aortenstenose mit kardiogenem Schock sollte auch bei eingetretenem Muliorganversagen nicht auf einen notfallmäßigen AKE verzichtet werden, die Ergebnisse sind durchaus gut [63].

### 4.1.7.2.3 Perkutaner prothetischer Aortenklappenersatz

2002 wurde über die erste perkutane, antegrade (via atriales Septum) kathetergestützte Implantation einer Bioprothese berichtet [25]. Seit 2008 sind 2 Prothesen CE-zertifiziert: Eine Prothese aus Rinderperikard auf einem Stahlstent (Edwards-Sapien-Prothese, Fa. Edwards) und die CoreValve (Fa. Medtronic), eine Prothese aus Schweineperikard, montiert auf einem selbstexpandierenden Nitinol-Stent.

*Kontraindikationen*

Aortenanulus < 18 oder > 25 mm für ballonexpandierende Stents bzw. < 20 oder > 27 für selbstexpandierende Stents, bikuspide Klappe, schwere asymmetrische Verkalkung, Thrombus im LV-Apex [80].

Kein strukturelles Klappenversagen nach im Median 221 Tagen [95]. Hämodynamische und echokardiografische Parameter sowie NYHA-Klasse und Lebensqualität bei allen Patienten (n = 30) gebessert [98]. Als Folge der Druckalteration von AV-Knoten und linkem Schenkel wurde in bis zu 33% der Fälle eine Schrittmacherimplantation notwendig [94].

*Op.-Techniken*

2 unterschiedliche Techniken kommen zur Anwendung:

◿ Implantation retrograd via A. femoralis nach vorheriger Ballon-Valvuloplastie, prozeduraler Erfolg in 88% der Fälle, Hos-

pitalmortalität 12%, MACE 22% [52]. Anderenorts in Lokalanästhesie ohne Device-related-Todesfälle bei 27 Patienten [56]. 30-Tage-Mortalität 5–18% [80], nur 3,6% bei [95]. Apoplex 3–9%, Gefäßkomplikationen 10–15%, AV-Block 4–8% [80]. *Kontraindikationen:* Schmale A. iliaca (< 6–9 mm), stark geschlängelter Verlauf, Z.n. aortofemoralem Bypass, schwere Arteriosklerose der Aorta mit großen Thromben

◿ Transapikal nach anterolateraler Minithorakotomie; bei fehlender Zugangsmöglichkeit via Femoralarterien. Mortalität 9–18%, Apoplex 0–6% [80]. 6-Monats-Überleben 74% [72]. *Kontraindikationen:* Kalzifiziertes Perikard, schwere respiratorische Insuffizienz, LA-Apex nicht erreichbar

Das Verfahren ist nach wie vor als experimentell einzustufen, Pat.-Auswahl und Details des Eingriffs sind nicht definiert und standardisiert. Nach **DGK** soll dem Patienten ein 30-Tage-Mortalitätsrisiko von 10% genannt werden, Apoplexrisiko 0,6–9% [95]. Med. Nachsorge: ASS dauerhaft für beide Prothesen, initial zusätzlich Clopidogrel für 4–24 Wochen [95].

Nach **ESC** ist die Anwendung beschränkt auf Patienten mit Kontraindikationen gegen den Standard-AKE bzw. auf Patienten mit hohem Mortalitätsrisiko, > 20% gemäß Logistic EuroSCORE bzw. > 10% nach dem STS-Score [80]. Es zeigte sich allerdings eine gravierende Überschätzung der Op.-Mortalität sowohl durch den additiven EuroSCORE als auch den logistischen EuroSCORE, sodass beide EuroSCOREs nicht mehr anwendbar erscheinen [88, 97]. Dennoch hat die DGK diese Grenzwerte in einem Positionspapier übernommen [95].

Der Eingriff wird nicht empfohlen für Pat., deren Lebenserwartung < 1 Jahr beträgt, oder für Pat., die aus persönlichen Gründen einen Standard-AKE ablehnen [80, 95].

### 4.1.7.3 Op.-Mortalität/Morbidität

◢ Op.-Mortalität im Mittel 2,2% [88], Hospitalmortalität für 2006–2007 in Deutschland 3,9% [97], bei schwerer LV-Dysfunktion 9% [13] bis 10–25% [1]; bei NYHA I–II < 2% [27].

◢ Scores ermöglichen die Berechnung des individuellen Mortalitätsrisikos zwischen 0,2% und 53% [57], Online-Score zur Berechnung bei http://www.euroscore.org und http://www.sts.org. Der Logistic EuroSCORE überschätzte das Op.-Risiko stark [88], der STS-Score lieferte die beste Prädiktion, der Ambler-Score [77] war fast genauso gut [78].
*Anm.:* Der EuroSCORE geht auf Daten aus dem Jahr 1995 zurück, hierunter zu 64% Daten aus ACVB-Op. [89, 90]. Die festgestellte Op.-Mortalität lag mit 6% deutlich höher als heute (z.B. 2,2% bei [88]).

◢ Perioperative Mortalität bei Low-flow-/Low-gradient-AS 10% [83].

◢ Op.-Mortalität 5% bei vorhandener kontraktiler Reserve (SV-Anstieg > 20% unter Dobutamin-Infusion bis 20 ug/kg/min) vs. 32% bei fehlender kontraktiler Reserve [34].

◢ Mortalität bei AKE ohne ACVB 2,7–4%, AKE mit ACVB 4,3–6,8% [2a, 33].

◢ Bei > 80-Jährigen:
  – 30-Tage Mortalität nach AKE 5,2–8,5% [46]
  – Operative Mortalität bei AKE + ACVB 11,6%, AKE bei NYHA IV 20,5%, als Notfall-Op. 37%, als Redo-Op. 35%, bei Niereninsuffizienz 18% [73]

◢ Schwere Blutungskomplikation 7,7%, Tamponade 3%, Embolie 3%, Infarkt 1% [33].

◢ Perioperative Mortalität für asymptomatische Patienten bei 1,25% (0–5%) [87].

### 4.1.7.4 Prognose post Op.

◢ Nach dem ersten Jahr post Op. haben Patienten > 65 Jahre eine normalisierte Lebenserwartung [8].

◢ 5-Jahres-Überleben 85% (ohne peri-Op. Todesfälle) [1], 10-Jahres-Überleben nach AKE 68,3% [8].

◢ Auch bei > 80-Jährigen gute post-Op. Prognose, Überleben nach 1 Jahr 89%, 3 Jahre 79%, 5 Jahre 69%, 8 Jahre 46%, 70% der Todesfälle waren nicht kardial [47].

◢ Auch bei EF < 35% deutlich bessere Prognose nach AKE: 4-Jahres-Überleben nach Op. 78%, ohne Op. nur 15% [30].

◢ Auch bei EF < 35% verbessert sich der NYHA-Status in 88% der Fälle. Zunahme der EF bei 76% der Patienten, im Mittel von von 27% auf 39% [13].

◢ Pat. mit LVEF < 40% und fehlender kontrakiler Reserve hatten bei hoher Op.-Mortalität (s.o.) eine gute Lz.-Prognose mit einer post-Op. 2-Jahres-Überlebensrate von 90%, ein LVEF-Anstieg von mind. 10% war bei 65% der Patienten festzustellen [67].

### 4.1.8 Schwangerschaft und Aortenstenose

Der häufigste Grund für eine AS bei Schwangeren ist die angeborene Fehlbildung. Asymptomatische oder wenig symptomatische Frauen werden konservativ therapiert, bei schwerer AS mit relevanter Symptomatik ist eine perkutane Ballon-Valvuloplastie oder ein Klappenersatz zu diskutieren [2a]. Bei einem mittleren Gradienten von < 50 mmHg ist das Risiko für Herzinsuffizienz während Schwangerschaft und Geburt gering [66].

### Literatur

[1] Bonow RO et al. Valvular heart disease. In: Zipes DP et al. Braunwald's Heart Disease, 7. Ed., 1553–632. 2005, Elsevier Saunders, Philadelphia

[2] ACC/AHA Guidelines for the Management of Patients with Valvular Heart Disease. J Am Coll Cardiol 1998;32:1486–588

[2a] ACC/AHA 2006 Guidelines for the Management of Patients with Valvular Heart Disease. J Am Coll Cardiol 2006;48:1–148

[2b] 2008 focused update incorporated into the ACC/AHA 2006 guidelines fort he management of patients with valvular heart disease. J Am Coll Cardiol 2008;52:e1–e142

[3] Roskamm H, Reindell H. Herzkrankheiten, 3. Aufl. 1989, Springer, Berlin

[4] Holldack K. Wolf D. Phonokardiographie. 1974, Georg Thieme, Stuttgart

[5] Faggiano P et al. Progression of valvular stenosis in adults: Literature review and clinical implications. Am Heart J 1996;132:408–17

[6] Krakau I. Das Herzkatheterbuch. 1999, Georg Thieme Stuttgart

[7] Rapaport E. Natural History of Aortic and Mitral Valve Disease. Am J Cardiol 1975;35:221–7

[8] Lindblom D et al. Long-Term Relative Survival Rates after Heart Valve Replacement. J Am Coll Cardiol 1990;15:566–73

[9] Seiler C, Jenni R. Severe aortic stenosis without left ventricular hypertrophy: prevalence, predictors, and short-term follow up after aortic valve replacement. Heart 1996;76:250

[10] Bednarz JE et al. An Echocardiographic Approach to the Assessment of Aortic Stenosis. J Am Soc Echocardiogr 1996;9:286–94

[11] Okura H et al. Planimetry and Transthoracic Two-Dimensional Echocardiography in Noninvasive Assessment of Aortic Valve Area in Patients with Valvular Aortic Stenosis. J Am Coll Cardiol 1997;30:753–9

[12] Pellika PA et al. The natural history of adults with asymptomatic, hemodynamically significant aortic stenosis. J Am Coll Cardiol 1990;15:1012–7

[13] Connolly HM et al. Aortic valve Replacement for Aortic Stenosis with Severe Left ventricular Dysfunction. Circulation 1997;95:2395–400

[14] Wang A et al. Balloon Aortic Valvuloplasty. Prog Cardiovasc Dis 1997;40:27–36

[15] Grossman W, Baim DS. Cardiac Catheterization, Angiography and Intervention. 4. Ed. 1991, Lea & Febiger, Philadelphia

[16] Folland ED et al. Simplified Method for Estimating True Aortic Valve Mean Gradient from Simultaneous Left Ventricular and Peripheral Arterial Pressure Recordings. Cathet Cardiovasc Diagn 1990;20:271–5

[17] Degeratu FT et al. Calculation of the Aortic Valve Gradient from the Left Ventricular-Femoral and Aortic-Femoral Pairs of Pressure Waveforms. Cathet Cardiovasc Diagn 1998;44:9–13

[18] Griffith MJ et al. Inaccuracies in using aortic valve gradients alone to grade severity of aortic stenosis. Br Heart J 1989;62:372–8

[19] Cox NLT et al. Why deny ACE inhibitors to patients with aortic stenosis? Lancet 1998;352:111–2

[20] Horstkotte D et al. The natural history of aortic valve stenosis. Eur Heart J 1988;9(Suppl E):57–64

[21] Rahimtoola SH. Prophylactic Valve Replacement for Mild Aortic Valve Disease at Time of Surgery for Other Cardiovascular Disease? No. J Am Coll Cardiol 1999;33:2009–15

[22] Horstkotte D, Loogen F. The natural history of aortic valve stenosis. Eur Heart J 1988;9(Suppl E):57–64

[23] Rosenhek R et al. Predictors of outcome in severe, asymptomatic aortic stenosis. N Engl J Med. 2000;343:611–7

[24] Friedrich MG et al. Quantification of valvular aortic stenosis by magnetic resonance imaging. Am Heart J 2002;144:329–34

[25] Cribier A et al. Percutaneous transcatheter implantation of an aortic valve prothesis for calcific aortic stenosis. Circulation 2002;106:3006–8

[26] Omran H et al. Silent and apparent cerebral embolism after retrograde catheterisation of the aortic valve in valvular stenosis: a prospective, randomised study. Lancet 2003;361:1241–6

[27] Lung B et al. on behalf on the working group on valvular heart disease. Recommendations on the managemnet of the asymptomatic patient with valvular heart disease. 2002;23:1253–66

[28] Carabello BA. Evaluation and management of patients with aortic stenosis. Circulation 2002;105:1746–50

[29] Nishimura RA et al. Low-output, low-gradient aortic stenosis in patients with depressed left ventricular systolic function. Circulation 2002;106:809–13

[30] Pereira JJ et al. Survival after aortic valve replacement for sever aortic stenosis with low transvalvular gradients and severe left ventricular dysfunction. J Am Coll Cardiol 2002;39:1356–63

[31] Otto CN et al. Prospective study of asymptomatic valvular aortic stenosis. Circulation 1997;95:2262–70

[32] Valve study group. Determinants of symptoms and exercise capacity in aortic stenosis: a comparison of resting haemodynamics and valve compliance during dobutamine stress. Eur Heart J 2003;24:1254–63

[33] Lung B et al. A prospective survey of patients with valvular heart disease in europe: the europe heart survey on valvular heart disease. Eur Heart J 2003;24:1231–43

[34] Monin JL et al. Low-gradient aortic stenosis. Circulation 2003;108:319–24

[35] Vincentelli A et al. Acquired von Willebrand syndrome in aortic stenosis. N Engl J Med 2003;349:343

[36] John AS et al. Magnetic resonance to assess the aortic valve area in aortic stenosis. J Am Coll Cardiol 2003;42:519–26

[37] Heidenreich PA et al. Asymptomatic cardiac disease following mediastinal irradiation. J Am Coll Cardiol 2003;42:743–9

[38] ACC/AHA/ASE 2003 guideline update for the clinical application of echocardiography: summary article. Circulation 2003;108:1146–62

[39] Rosenhek R et al. Mild and moderate aortic stenosis. Eur Heart J 2004;25:199–205

[40] Cosmi JE et al. The risk of the developement of aortic stenosis in patients with „benign" aortic valve thickening. Arch Intern Med 2002;162:2345–7

[41] Mascherbauer J et al. Value and limitations of aortic valve resistance with particular consideration of low flow – low gradient aortic stenosis: an in vitro study. Eur Heart J 2004;25:787–93

[42] Rosenheck R et al. Statins but not angiotensin-converting enzyme inhibitors delay progression of aortic stenosis. Circulation 2004;110:1201–95

[43] Bermejo J et al. Estimation of the end of ejection in aortic stenosis. Circulation 2004;110:1114–20

[44] Carabello BA. Is it ever too late to operate on the patient with valvular heart disease? J Am Coll Cardiol 2004;44:376–83

[45] Roberts WC et al. Frequency by decades of unicuspid, bicuspid, and tricuspid aortic valves in adults having isolated aortic valve replacement for aortic stenosis, with or without associated aortic regurgitation. Circulation 2005;111:920–5

[46] Matt P et al. Herzchirurgie im fortgeschrittenen Lebensalter. Dtsch Ärztebl 2005;102A(15):1056–60

[47] Asimakopoulos G et al. Aortic valve replacement in patients 80 years of age and older: survival and cause of death based on 1100 cases: collectice results from the UK Heart Valve Registry. Circulation 1997;96:3403–8

[48] Pellika PA et al. Outcome of 622 adults with asymptomatic, hemodynamically significant aortic stenosis during prolonged follow-up. Circulation 2005;111:3290–5

[49] Baumgartner H. Management of asymptomatic aortic stenosis: how helpful is exercise testing? Eur Heart J 2005;26:1252–54

[50] Baumgartner H et al. „Overestimation" of catheter gradients by doppler ultrasound in patients with aortic stenosis: a predictable manifestation of pressure recovery. J Am Coll Cardiol 1999;33:1655–61

[51] Sakthi C et al. Overestimation of aortic valve gradient measured by Doppler echocardiography in patients with aortic stenosis. Cathet Cardiovasc Diagn 2005;65:176–9

[52] Grube E et al. Percutaneous aortic valve replacement for severe aoric stenosis in high-risk patients using the second- and current third-generation self-expanding CoreValve prosthesis. J Am Coll Cardiol 2007;50:69–76

[53] Quinones MA et al. Recommendations for quantification of doppler echocardiography. J Am Soc Echocardiogr 2002;15:167–84

[54] Kupfahl C et al. Evaluation of aortic stenosis by cardiovascular magnetic resonance imaging: comparison with established routine clinical techniques. Heart 2004;90:893–901

[55] Grayburn PA. Assessment of low-gradient aortic stenosis with dobutamine. Circulation 2006;113:604–6

[56] Cribier A et al. Treatment of calcified aortic stenosis with the percutaneous heart valve. J Am Coll Cardiol 2006;47:1214–23

[57] Ambler G et al. Generic, simple risk stratification model for heart valve surgery. Circulation 2005;112:224–31

[58] Lange RA et al. Dobutamine stress echocrdiography in patients with low-gradient aortic stenosis. Circulation 2006;113:1718–20

[59] Otto CM. Valvular aortic stenosis. J Am Coll Cardiol 2006;47:2141–51

[60] Vincentelli A et al. Acquired von Willebrand syndrome in aortic stenosis. N Engl J Med 2003;349:343–9

[61] Hamon M et al. Cerebral microembolism during cardiac catheterization and risk of acute brain injury. Stroke 2006;37:2035–8

[62] Daniel WG et al. Klappenvitien im Erwachsenenalter. Leitlinie der DGK. Clin Res Cardiol 2006;95:620–41

[63] Christ G et al. Emergency aortic valve replacement for critical aortic stenosis. Intensive Care Med 1997;23:297–300

[64] Bouvier E et al. Diagnosis of aortic valvular stenosis by multislice cardiac computed tomography. Eur Heart J 2006;27:3033

[65] Moura LM et al. Rosuvastatin affecting aortic valve endothelium to slow the progreesion of aortic stenosis. J Am Coll Cardiol 2007;49:554–61

[66] ESC guidelines on the management of valvular heart disease. Eur Heart J 2007;28:230–68

[67] Quere J-P et al. Influence of preopearive left ventricular contractile reserve on postoperative ejection fraction in low-gradient aortic stenosis. Circulation 2006;113:1738–44

[68] Bergler-Klein J. B-type natriuretic peptide in low-flow, low-gradient aortic stenosis. Circulation 2007;115:2848–55

[69] Hachicha Z et al. Paradoxical low-flow, low-gradient severe aortic stenosis despite preserved ejection fraction is associated with higher afterload and reduced survival. Circulation 2007;115:2856–64

[70] Goldbarg SH et al. Insights into degenerative aortic valve disease. J Am Coll Cardiol 2007;50:1205–13

[71] Spevack DM et al. Routine adjustment of Doppler echocardiographically derived aortic valve area using a previously derived equation to account for the effect of pressure recovery. J Am Soc Echocardio 2008;21:34–7

[72] Walther T et al. Transapical minimally invasive aortic valve implantation; the initial 50 patients. Eur J Cardiothoracic Surg 2008;33:983–88

[73] Langanay T et al. Current hospital mortality of aortic valve replacement in octogenarians. J Heart Valve Dis 2006;15:630–7

[74] Minners J et al. Inconsistencies of echocardiographic criteria for the grading of aortic valve stenosis. Eur Heart J 2008;29:1043–8

[75] Flachskampf FA. Severe aortic stenosis with low gradient and apparently preserved left ventricular systoli function – under-recognized or overdiagnosed? Eur Heart J 2008;29:966–8

[76] Sack S et al. Revival of an old method with new techniques: balloon aortic valvuloplasty of the calcified aortic stenosis in the elderly. Clin Res Cardiol 2008;97:288–97

[77] Ambler G et al. Generic, simple risk stratification model for heart valve surgery. Circulation 2005;112:224–31

[78] Dewey TM et al. Reliability of risk algorithms in predicting early and late operative outcomes in high-risk patients undergoing aortic valve replacement. J thorac cardiovasc surg 2008;135:180–7

[79] Roques F et al. Risk factors for early mortality after valve surgery in europe in the 1990s: lessons from the EuroSCORE pilot program. J Heart Valve Dis 2001;10:572–7

[80] Vahanian A et al. Transcatheter valve implantation for patients with aortic stenosis: a position statement from the european association of cardio-thoracic surgery (EACTS) and the european society of cardiology (ESC), in collaboration with the european association of percutaneous cardiovascular interventions (EAPCI). Eur Heart J 2008;29:1463–70

[81] Nishimura RA et al. ACC/AHA 2008 guideline update on valvular heart disease: focused update in infective endocarditis. J Am Coll Cardiol 2008;52:676–85

[82] Hamm CW et al. Diagnostische Herzkatheteruntersuchung (Leitlinie der DGK). Clin Res Cardiol 2008;97:475–512

[83] Levy F et al. Aortic valve replacement for low-flow/low-gradient aortic stenosis. J Am Coll Cardiol 2008;51:1466–72

[84] Rossebo AB et al. for the SEAS investigators. Intensive lipid lowering with simvastatin and ezetimibe in aortic stenosis. N Engl J Med 2008;359:1343–56

[85] Blais C et al. Projected valve area at normal flow rate improves the assessment of

stenosis severity in patients with low-flow, low-gradient aortic stenosis. The multicenter TOPAS study. Circulation 2006;113:711–21

[86] Dal-Banco JP et al. Management of asymptomatic severe aortic stenosis. J Am Coll Cardiol 2008;52:1279–92

[87] Rahimtoola SH. Valvular heart disease: a perspective on the asymptomatic patient with severe valvular aortic stenosis. Eur Heart J 2008;29:1783–90

[88] Osswald BR et al. Overestimation of aortic valve replacement ris by EuroSCORE: implications for percutaneous valve replacement. Eur Heart J 2009;30:74–80

[89] Roques F et al. Risk factors and outcome in European cardiac surgery: analysis of the EuroSCORE multinational database of 19 030 patients. Eur J Cardiothorac Surg 1999;15:816–23

[90] Nashef SAM et al., the EuroSCORE study group. European system for cardiac operative risk evaluation (EuroSCORE). Eur J Cardiothorac Surg 1999;16:9–13

[91] Cawley PJ et al. Cardiovascular magnetic resonance imaging for valvular heart diesase. Circulation 2009;119:468–78

[92] Baumgartner H et al. Echocardiographic assessment of valve stenosis: EAE/ASE recommendations for clinical practise. J Am Soc Echocardiogr 2009;22:1–23

[93] Tribouilloy C et al. Outcome after aortic valve replacement for low-flow/low-gradient aortic stenosis without contractile reserve on dobutamine stress echocardiography. J Am Coll Cardiol 2009;53:1865–73

[94] Jilaihawi H et al. Predictors for permanent pacemaker requirement after transcatheter aortic valve implantation with the CoreValve bioprothesis. Am Heart J 2009;157:860–6

[95] Webb JG et al. Transcatheter aortic valve implantation. Circulation 2009;119:3009–16

[96] Figulla HR et al. Positionspapier zur kathetergeführten Aortenklappenintervention. Kardiologe 2009;3:19–206

[97] Gummert JF et al. EuroSCORE overestimates the risk ofcardiac surgery: results from the national registry of the German society of thoracic and cardiovascular surgery. Clin Res Cardiol 2009;98:363–9

# 4.2 Aorteninsuffizienz

## 4.2.1 Epidemiologie

Nachweisbare Aorteninsuffizienz aller Schweregrade bei ca. 10% der Normalbevölkerung, die schwere AI ist relativ selten [33].

## 4.2.2 Ätiologie

Die Insuffizienz der Aortenklappe kann bedingt sein durch eine Dilatation der Aorta oder durch eine Alteration der Aortenklappe [14, 17]:

- Rheumatische Endokarditis, ca. 15% [27]
- Infektiöse Endokarditis, ca. 7% [27]
- Primär degenerative Klappenveränderungen, ca. 50% [27]
- Angeborene Fehlbildung (vor allem die bikuspide Aortenklappe), ca. 15% [27]
- Prolaps
- Aortendissektion
- Arterielle Hypertonie
- Trauma
- Rupturiertes Sinus-Valsalvae-Aneurysma
- Zystische Medianekrose (Erdheim-Gsell)
- Lues
- Spondylarthritis ankylopoetica
- Rheumatoide Arthritis
- Bindegewebserkrankungen (Marfan-Syndrom, Ehlers-Danlos-Syndrom, Osteogenesis imperfecta)
- Z.n. Radiatio [29]
- Idiopathische Dilatation der Aorta

Häufig bleibt die Ursache pathologisch unklar [35].

## 4.2.3 Pathophysiologie

Die Schlussunfähigkeit der Klappe führt zum Rückfluss in den linken Ventrikel. Das totale Schlagvolumen (SVtot) setzt sich zusammen aus effektivem SV ($SV_{eff}$) und Regurgitationsvolumen (Reg.Vol). Der Quotient Reg.Vol/ SV$_{tot}$ ist die Regurgitationsfraktion (RF), die bis 80% gemessen wurde [4]. Dies bedingt ein totales HZV des LV in Ruhe bis 30 l/min bei einem effektivem HZV von 6 l/min.

Die Größe des Regurgitationsvolumens hängt ab von

◢ der Größe der Insuffizienzfläche,
◢ der diastolischen Druckdifferenz Aorta/ LV und
◢ der Herzfrequenz.

Je niedriger die Herzfrequenz, desto länger die Diastole und desto größer das Regurgitationsvolumen. Durch die Regurgitation erfährt der LV eine Volumenbelastung, im Unterschied zur Mitralinsuffizienz auch eine Druckbelastung, da das erhöhte Volumen gegen den Systemwiderstand in die Aorta ausgeworfen werden muss [14]. Kompensatorisch kommt es zur Dilatation und Hypertrophie des LV. Peripherer Widerstand und diastolischer Blutdruck sind kompensatorisch erniedrigt. Die Auswirkungen einer AI hängen ab von der Größe des Regurgitationsvolumens, dem Zustand des Myokards und dem zeitlichen Verlauf des Prozesses.

Zunächst dilatiert der LV bei normalem LVEDP unter Zunahme der ventrikulären Compliance, erst spät ist der LVEDP in Ruhe erhöht [4]. Bei höhergradiger AI besteht eine relative Koronarinsuffizienz infolge LV-Hypertrophie, erhöhten Sauerstoffbedarfs, aber erniedrigten diastolischen Aortendrucks und evtl. erhöhten LVEDP.

Bei chronischer AI geht die Ventrikelgröße mit dem Schweregrad der Volumenüberlastung einher. Bei der AI werden die größten LV-Volumina überhaupt gemessen (Cor bovinum). Symptome der Linksherzinsuffizienz zeigen i.d.R. ein deutlich fortgeschrittenes Stadium mit evtl. irreversiblem Myokardschaden an. Bei akuter, schwerer AI ist der LVEDP typischerweise stark erhöht, konsekutiv kommt es zu einem schnellen Anstieg des LA-Drucks mit Lungenstauung, Tachykardie

und vorzeitigem Schluss der Mitralklappe [6a, 12, 14, 17].

> **Schweregradeinteilung**
> Alle erworbenen Vitien werden nach **ACC/AHA und ESC** in **leicht – mäßiggradig – schwergradig** klassifiziert. Für die Aorteninsuffizienz existiert aber – ebenso wie für die Mitral- und Trikuspidalinsuffizienz – noch eine **angiografische Klassifizierung in 4 Schweregrade** (s. Kap. 4.2.5.8).

### 4.2.4 Symptome

◢ Palpitationen
◢ Belastungsdyspnoe, Ruhedyspnoe
◢ Angina pectoris (relative Koronarinsuffizienz)
◢ Verstärkte Pulsationen des Herzens und der großen Gefäße

Bei akuter, schwerer AI (Aortendissektion, Endokarditis, Prothesendysfunktion) schnelle kardiale Dekompensation mit Lungenstauung und Forward failure bis hin zum kardiogenen Schock.

Bei chronischer AI sind die Patienten lange beschwerdefrei. Bei Erreichen des Stadiums einer deutlichen Leistungseinschränkung ist ein schneller Progress zur therapierefraktären Herzinsuffizienz zu erwarten. Die asymptomatische Entwicklung einer schweren LV-Dysfunktion ist möglich [6].

### 4.2.5 Diagnostik

#### 4.2.5.1 Körperliche Untersuchung

◢ Pulsus celer et altus
◢ Pulssynchrones Kopfnicken (Musset-Zeichen), Quincke-Kapillarpuls
◢ Verbreiterter und nach links verlagerter Herzspitzenstoß

◢ Niedriger diastolischer Blutdruck (evtl. bis scheinbar 0); nur leicht erniedrigter diastolischer RR schließt eine höhergradige AI jedoch nicht sicher aus

◢ Systolischer Blutdruck an der unteren Extremität > 60 mmHg höher als der am Arm gemessene Blutdruck (Hill-Zeichen)

◢ Evtl. Gesichtsblässe (diastolischer Gefäßkollaps)

◢ Hyperhidrosis [12]

### 4.2.5.2 Auskultation

◢ 2. HT abgeschwächt oder sogar fehlend (schwere AI).

◢ Decrescendo-Diastolikum direkt nach 2. HT, hauchend, hochfrequent, je länger, desto schwerer die AI, Punctum max. im 2.–3. ICR re, bei sehr hochgradiger AI evtl. mesodiastolisches Geräuschende infolge frühen Druckangleichs Ao/LV. Bei schwerer, akuter AI mit schnellem Druckangleich zwischen LV und Aorta kann das Diastolikum fehlen [33].

◢ Frühsystolisches, spindelförmiges Geräusch (relative Stenose).

◢ Mesodiastolisches bis präsystolisches Geräusch (Austin-Flint-Geräusch) durch Vibration des AML zwischen aortaler Regurgitation und mitralem Einstrom (Punctum maximum-Spitze, kein MÖT), DD. zusätzl. Mitralstenose (MÖT etc.).

◢ Frühsystolischer Ejektionsklick.

◢ Evtl. 3. HT (bei hochgradiger AI).

◢ Evtl. 4. HT (bei hochgradiger AI) [12, 18].

◢ Die Sensitivität der Auskultation für eine AI liegt bei nur 37–73%, allerdings lässt sich eine schwere AI bei einer Geräuschintensität $\leq 1/6$ ausschließen [14].

### 4.2.5.3 EKG

Mit zunehmendem Schweregrad Zeichen der Volumenbelastung des LV:

◢ LT

◢ Kleine R-Zacken und tiefe S-Zacken in $V_1/V_2$, hohes R in $V_5/V_6$

◢ Positiver Sokolow-Index (S in $V_1$ + R in $V_{5/6} > 3,5$ mV)

◢ Q-Zacke in I, AVL, $V_4$–$V_6$

◢ ST-Senkung und T-Negativierung links präkordial [12, 17]

### 4.2.5.4 Röntgen-Thorax

◢ LV-Dilatation

◢ Abgerundete Herzspitze, verstrichenes Cava-Dreieck

◢ Aortenkonfiguration des LV

◢ Aorta elongiert und dilatiert

◢ Bei Insuffizienz des LV „Mitralisation des Aortenherzens" mit Dilatation des LA und RV

◢ Lungenstauung [1, 12]

### 4.2.5.5 Echokardiografie

#### 4.2.5.5.1 Spezielle Aspekte bei der Darstellung einer AI

◢ Abnorme Morphologie der Aortenklappe und der Aortenwurzel, z.B. bikuspide Klappe, endokarditische Vegetationen, degenerative Veränderungen, Prolapsdarstellung der Aorta auf Höhe von Anulus, Sinus Valsalvae, sinotubulärem Übergang und Aorta ascendens [36]. Anuloaortale Ektasie, Aortendissektion, Sinus-Valsalvae-Aneurysma.

◢ LV dilatiert (bis zum Cor bovinum). Messwerte für LVESD und LVEDD sind wichtig, s. Op.-Indikation 4.2.7.2. Ein normal großer LV schließt eine bedeutsame chronische AI aus [30].

◢ EF-Bestimmung; wichtig für die Op.-Indikation.

◢ Hochfrequentes, diastolisches Flattern des vorderen Mitralsegels, evtl. vorzeitiger Mitralklappenschluss.

◢ LA evtl. dilatiert [21].

◢ Ein Druckgradient von 5–25 mmHg kann eine rein funktionelle Stenose bedeuten, höhere Gradienten entsprechen einem kombinierten Aortenvitium [14].

Besteht bei asymptomatischen Patienten allein aufgrund der Messwerte (LVESD, LVEDD, EF) eine Op.-Indikation, so sind diese mind. 1-mal mit hoher Qualität zu kontrollieren [6a, 36].

### 4.2.5.5.2 Echokardiografische Schweregradbestimmung

Einteilung nach **ASE 2003** in **leichte, mäßige/mittelschwere** und **schwere AI** [30]. Es gibt verschiedene Parameter, aber keinen „Goldstandard".

### Länge oder Fläche des Regurgitationsjets

Ungenau, weil abhängig vom Untersucher, vom verwendetem Gerät und der Gerätejustierung [21]. Größe der apikalen Jetfläche 5–7 cm² bei angiografischem Schweregrad III, > 7 cm² bei Angio-Grad IV [24]. **Kein Bestandteil der Empfehlung der ASE.**

### Druckhalbwertszeit

Bei schwerer AI kommt es zu einer schnellen Abnahme der Flussgeschwindigkeit der Regurgitation. Bei Messung der DHZ, invers zur Situation bei der Mitralstenose, entspricht eine niedrige Druckhalbwertszeit (DHZ, auch Pressure half time, PHT) von < 400 ms einer bedeutenden AI mit einem positiven/negativen prädiktiven Wert (PPW/NPW) von 91/82% [13]. Nach ASE [30]:

⊿ Leichte AI bei DHZ > 500 ms
⊿ Schwere AI bei DHZ < 200 ms

### Breite der Vena contracta

Gemessene Breite des Regurgitationsjets auf Höhe der Klappe unmittelbar unterhalb der Flusskonvergenzzone, nach ASE [30]:

⊿ Leichte AI bei Vena contracta (Vc) < 3 mm
⊿ Schwere AI bei Vc > 6 mm

Mögliche Ungenauigkeit aufgrund der kleinen Werte (4 mm vs. 5 mm = 25% Differenz)

### Durchmesser oder Fläche des Regurgitationsjets im LVOT

Gemessen wird der Jet 1 cm unterhalb der Klappe im LVOT bei Messung in der langen Achse sowie Quotient:

$$\frac{\text{Breite (oder Fläche) des Regurgitationsjets}}{\text{Durchmesser (oder Fläche) des LVOT}}$$

Ungenau bei exzentrischen Jets und bei multiplen Jets.

⊿ PPW/NPW für eine leichte AI bei einem Quotienten < 30% ist 89%/100% [13].
⊿ Schwere AI bei Breitenquotient ≥ 65% bzw. Flächenquotient ≥ 60% [30].

### Diastolische Flussumkehr

PW-Messung des aortalen Flusses von suprasternal in der oberen Aorta thoracica descendens oder von subkostal in der unteren Ao. descendens. Ein Quotient

$$\frac{\text{TVI}_{dia}}{\text{Diastolendauer [ms]}} \times 100$$

von > 1,0 erreicht einen PPW/NPW für eine schwere AI von je 96% [13]. Eine fehlende oder nur kurze diastolische Flussumkehr kennzeichnet die leichte AI [30].

### PISA

S. Kap. 4.3. Weniger Daten als für die MI, schwierig bei Verkalkungen, exzentrischen oder multiplen Jets.

⊿ Leichte AI: ERO < 0,1 cm² entspricht einem Reg.Vol. < 30 ml bzw. RF < 30%
⊿ Schwere AI: ERO ≥ 0,3 cm² entspricht einem Reg.Vol. ≥ 60 ml bzw. RF ≥ 50% [30, 36]

### Regurgitationsvolumen (Reg.Vol.)/Regurgitationsfraktion (RF)

Bestimmung des Schlagvolumens über der Aortenklappe einerseits und über Mitral- oder Pulmonalklappe andererseits. Verlässliche Werte nur mit ausreichender Übung zu erzielen.

⊿ Leichte AI: Reg.Vol. < 30 ml bzw. RF < 30%
⊿ Schwere AI: Reg.Vol. ≥ 60 ml bzw. RF ≥ 50% [30]

### 4.2.5.6 Ergometrie

Zur Evaluierung der Belastbarkeit bei unklarer Symptomatik und vor sportlicher Betätigung. Nach **ACC/AHA 2006**: Klasse-IIa-Indikation [6a].

### 4.2.5.7 Rechtsherzkatheter

◢ Zur Bestimmung des HZV und Berechnung des $SV_{eff}$ bei simultanem Rechts-/Linksherzkatheter.

◢ Bei suffizientem LV in Ruhe und Belastung normale Werte für PA- und PC-Druck.

◢ PCP < LVEDP bei vorzeitigem Mitralklappenschluss.

◢ Erhöhte PA-/PC-Druckwerte unter Belastung zeigen eine beginnende LV-Insuffizienz, für die Verlaufskontrolle ist der RHK jedoch ohne klar definierten Stellenwert.

### 4.2.5.8 Linksherzkatheter

Darstellung der Regurgitation mit Graduierung des Schweregrades, wenn nicht invasive Tests nicht aussagekräftig genug sind:

◢ **Aortografie** (RAO-Projektion): Die Aortografie gehörte zum Standard, wird nach wie vor gerne verwendet, wird jedoch in den ESC-Guidelines 2007 nicht erwähnt!

Angiografische Schweregradeinteilung nach Sellers [5]

| | |
|---|---|
| Grad I | Diskreter Reflux, LV nicht vollständig von KM angefärbt |
| Grad II | Regurgitation mit schwacher KM-Anfärbung des LV |
| Grad III | Dichte KM-Anfärbung des LV |
| Grad IV | KM-Dichte im LV stärker als in Aorta |

◢ **Ventrikulografie:** Bestimmung von EDV, ESV, EF, Berechnung von $SV_{tot}$, bei simultanem RHK mit HZV-Bestimmung erfolgt die Berechnung des effektiven HZV bzw. des $SV_{tot}$ und die Berechnung von Regurgitationsvolumen und der prozentualen Regurgitationsfraktion:

– $SV_{tot}$ = EDV – ESV (aus dem lävokardiografischen Bild)
– HZV = HF x $SV_{eff}$ (im RHK nach Fick oder Thermodilution)
– Reg.Vol = $SV_{tot}$ – $SV_{eff}$
– RF% = Reg.Vol x 100/$SV_{tot}$

Hämodynamische Graduierung [15, 16]

| | |
|---|---|
| Grad I | RF < 20% |
| Grad II | RF 20–40% |
| Grad III | RF 40–60% |
| Grad IV | RF > 60% |

Nach **ESC 2007** [36] sollte die invasive Diagnostik nur bei unklarer Situation infolge widersprüchlicher Daten erfolgen.

### 4.2.5.9 Koronarangiografie

*Indikationen*

Indikationen zur präoperativen Koronarangiografie nach **ESC 2007** sind [36]:

◢ KHK in der Anamnese

◢ V.a. KHK (nach Klinik oder bei abnormem nicht invasivem Test)

◢ Bei systolischer Dysfunktion des LV

◢ Männer > 40 Jahre und Frauen in der Postmenopause

◢ Patienten mit mind. 1 Risikofaktor für KHK

◢ Bei V.a. Ischämie als Ursache einer schweren Mitralinsuffizienz

*Anm.:* Nach den AHA/ACC-Guidelines liegt die Altersgrenze für Männer bei 35 Jahren.

### 4.2.5.10 Kernspintomografie

Nicht invasive Schweregradabschätzung, Bestimmung des Regurgitationsvolumens und der LVEF, auch seriell, bei unzureichender echokardiografischer Beurteilbarkeit oder Unstimmigkeit der Befunde mit der Symptomatik [6a, 20, 39]. Gute Option bei erfahrenem Untersucher.

### 4.2.5.11 Radionuklidventrikulografie

◢ Nicht invasive Abschätzung von Reg.Vol und RF, wegen begrenzter Genauigkeit nur Indikationsklasse IIb nach ACC/AHA [19].

◢ Evtl. zu erwägen für serielle Bestimmungen der EF und des LV-Volumens als diagnostische Option bei schlechter echokardiografischer Beurteilbarkeit [6a, 19, 36], in dieser Hinsicht jedoch in „Konkurrenz" zum MRT. Die Methode hat in Deutschland diesbezüglich keine Bedeutung mehr.

## 4.2.6 Differenzialdiagnose

Aorteninsuffizienz, Differenzialdiagnose akut vs. chronisch

|  | Akut | Chronisch |
|---|---|---|
| HF | ++ | n |
| RR$_{sys}$ | n | + |
| RR$_{dia}$ | n/– | –– |
| Spitzenstoß | n | Nach links verlagert |
| EKG | n | LV-Hypertrophie |
| LV | n/+ | ++(+) |
| Aorta | n | + |
| LVEDP | ++ | n/(+) |
| EF | n | + |

n = normal, +/++ = stark oder sehr stark ausgeprägt,
–/–– = vermindert oder stark erniedrigt

## 4.2.7 Prognose

### 4.2.7.1 Akute, schwere Aorteninsuffizienz

Schlechte Prognose, schnelle Dekompensation möglich, bei entsprechendem Schweregrad dringliche Op.

### 4.2.7.2 Chronische Aorteninsuffizienz, asymptomatische Patienten

◢ Gute Prognose asymptomatischer Patienten mit normaler LV-Funktion auch bei schwerer AI, Mortalität 0% über 10 Jahre [28].

◢ Progression zu Symptomen oder LV-Dysfunktion in nur 4,3%/Jahr. Plötzlicher Herztod in < 0,2%/Jahr, Entwicklung einer LV-Dysfunktion ohne Symptomatik sehr selten, < 1,3%/Jahr [26].

◢ Asymptomatische Patienten mit LV-Dysfunktion werden sehr häufig (> 25%/Jahr) durch die Entwicklung von Symptomen operationspflichtig.

◢ Ein LVESD > 50 mm bzw. > 25 mm/m$^2$ KÖF ist ein Prädiktor für eine reduzierte Prognose [26].

### 4.2.7.3 Chronische Aorteninsuffizienz, symptomatische Patienten

◢ Jährliche Mortalität bei symptomatischer, schwerer AI > 10%/Jahr [33]

◢ Jährliche Mortalität bei schwerer oder mäßig schwerer AI in NYHA-Klasse III–IV 24,5%, in NYHA II nur 6,3% [22]

## 4.2.8 Therapie

### 4.2.8.1 Konservative Therapie

Indiziert für asymptomatische Patienten, die die Op.-Kriterien nicht erfüllen (s.u.).

◢ Verzicht auf stärkere körperliche Belastung bei Zeichen von LV-Dysfunktion und/oder klinischer Herzinsuffizienz.

◢ **Vasodilatanzien:** Vasodilatanzien sollen über eine Blutdrucksenkung das effektive Schlagvolumen erhöhen, das Regurgitationsvolumen reduzieren und via Entlastung des LV einer Funktionseinbuße vorbeugen. Bei asymptomatischen Patienten mit schwerer AI reduzierte **Nifedipin** die Notwendigkeit des Klappenersatzes, die Studie hatte allerdings einige Limitationen [7]. Nach [34] kein Vorteil durch Nifedipin oder Enalapril hinsichtlich Klappenersatz, LV-Volumen oder LV-Funktion bei schwerer AI und guter LV-Funktion. Gute Lz.-Prognose nach Nifedipin-Dauermedikation, wenn Klappenersatz wegen eines Abfalls der LVEF notwendig wird

[32]. **ACE-Hemmer** als Alternative zum Nifedipin sind weniger belegt, Reduktion des LV-Volumens und der LV-Hypertrophie wurden beschrieben [6, 8]. Nach [34] allerdings kein Effekt bei schwerer AI und guter LV-Funktion. Der Review von [37] ergab eine unzureichende Datenlage. Keine Verordnung von Vasodilatanzien bei leichter bis mittelgradiger AI ohne begleitende Hypertonie [26] bzw. bei normaler LV-Funktion [6a]. Vasodilatanzien nicht indiziert bei Patienten, die für einen AKE geeignet wären, indiziert hingegen bei Patienten mit schwerer AI mit Symptomen oder LV-Dysfunktion, wenn ein AKE nicht infrage kommt, oder als Therapie bis zur Op. [6a]. Indiziert zudem nach AKE bei persistierender LV-Dysfunktion.

◢ **Diuretika:** Bei symptomatischer Herzinsuffizienz mit Ödemneigung.

◢ **Digitalis:** Bei symptomatischer LV-Dysfunktion.

◢ **Nitro:** Versuchsweise bei AP.

◢ **Betablocker:** Bei Patienten mit Marfan-Syndrom sind Betablocker generell indiziert, bei schwerer AI problematisch wegen Verlängerung der Diastole und damit der Regurgitationsdauer [26]. In einer Observationsstudie waren Betablocker bei schwerer AI assoziiert mit längerem Überleben, sodass Betablocker zumindest als nicht kontraindiziert gelten müssen [40].

◢ **Regelmäßige ärztliche Kontrollen:** Alle 2 Jahre bei leichter bis mittelgradiger AI, bei LVESD 60–65 mm alle 6 Monate, bei annäherndem Erreichen der Op.-Indikation auch kurzfristiger. Bei Aortendilatation jährlich, solange Diameter < 50 mm [26]. Halbjährliche Kontrollen bei schwerer AI und guter LV-Funktion, falls ohne Änderung stabil, genügt 1-mal/Jahr [36].

◢ Bei akuter AI evtl. Nitroprussidnatrium (ggf. + Inotropika) zur präoperativen Stabilisierung [33, 36].

◢ IABP bekanntermaßen kontraindiziert.

### 4.2.8.2 Operativ-interventionelle Therapie

#### 4.2.8.2.1 Prothetischer Aortenklappenersatz

Der Klappenersatz sollte möglichst durchgeführt werden, bevor es zu einem irreversiblen myokardialen Schaden gekommen ist! Postoperative Prognose besser für Patienten mit LVESD < 55 mm bzw. 25 mm/m² und EF > 55% (55er-Regel [33]). Prinzipiell ist es nie zu spät für eine Op., auch Patienten mit niedriger LVEF profitieren von der Op. [33]. Bei akuter, schwerer AI besteht eine dringliche Op.-Indikation [12].

### *Indikationen*

Indikationen zur Klappenoperation nach **ACC/AHA 2006 [6a]**

| Bei chronischer, schwerer AI | Klasse |
|---|---|
| Symptomatische Patienten, unabhängig von der LV-Funktion. In der alten Fassung [6] wurde für die Klasse-I-Indikation noch wie folgt differenziert:<br>• Symptomatische Patienten NYHA III–IV bei EF > 50%<br>• Symptomatische Patienten NYHA II mit EF > 50% bei zunehmender LV-Dilatation oder abnehmender EF oder Verminderung der Belastungstoleranz<br>• Patienten mit Angina pectoris CCS II–IV | I |
| Patienten mit AI, die sich einer ACVB-Op. oder einer anderen Klappenoperation bzw. einem Eingriff an der Aorta unterziehen | I |
| Asymptomatische Patienten mit reduzierter LV-Funktion (EF < 50%) | I |
| Asymptomatische Patienten bei LVEF > 50% bei schwerer LV-Dilatation (EDD > 75 mm, ESD > 55 mm) | IIa |
| Patienten mit mittelgradiger AI bei ACVB-Op. oder Op. an der Aorta | IIb |
| Asymptomatische Patienten mit EF > 50% und LV-EDD > 70 mm bzw. LV-ESD > 50 mm bei abnehmender Belastbarkeit, zunehmender LV-Dilatation oder abnormer hämodynamischer Reaktion unter Belastung | IIb |

Indikationen zur Klappenoperation nach **ESC 2007** [36]

| Patienten mit schwerer AI | Klasse |
|---|---|
| Symptomatische Patienten mit Dyspnoe NYHA II–IV oder Angina | I |
| Asymptomatische Patienten mit LVEF ≤ 50% in Ruhe | I |
| Patienten mit Indikation zur ACVB-Op., anderer Klappen-Op. oder Op. der Ao. ascend. | I |
| Asymptomatische Patienten mit LVEF > 50% und LVEDD > 70 mm oder LVESD > 50 mm oder LVESD > 25 mm/m² KÖF | IIa |
| Unabhängig vom Schweregrad der AI: | |
| Bei Dilatation der Aortenwurzel | |
| • ≥ 45 mm bei Marfan-Syndrom | I |
| • ≥ 50 mm bei Patienten mit bikuspider Klappe | IIa |
| • ≥ 55 mm für alle anderen Patienten | IIa |

Nach [6a] besteht eine Op.-Indikation unabhängig vom Schweregrad der AI bei einem Aortendurchmesser > 5 cm im Echo. Bei Patienten mit nur mittelgradiger AI und Indikation zur ACVB-Op., anderer Klappen-Op. oder Op. der Aorta. ascend. ist eine Einzelfallentscheidung zu treffen [36].

Neben dem Herzklappenersatz durch eine mechanische Prothese oder Bioprothese kommt als Option auch ein Ersatz durch einen pulmonalen Autograft mit Ersatz des RVOT durch einen Homograft infrage (Ross-Operation). Von Vorteil sind die optimale Hämodynamik sowie das fehlende Embolie- und Thromboserisiko. Prospektiv randomisierte Studien stehen bislang aus [10]. S. Kapitel 4.1.

### 4.2.8.2.2 Klappenrekonstruktion
In kleinen Serien wurde über die erfolgreiche Rekonstruktion bikuspider Aortenklappen berichtet, Langzeitergebnisse stehen aus [31, 38].

### 4.2.8.3 Op.-Mortalität/Morbidität
Perioperative Letalität 2–6%, 2001 im Mittel 3,4% [27], bei zusätzlichem ACVB deutlich höher. Perioperative Mortalität u.a. abhängig vom NYHA-Status und LVEF:
- Bei NYHA I–II 1,2%,
- Bei NYHA III–IV 7,8% [2]
- 15% bei EF < 35%
- 6,7% bei EF 35–50%
- 3,7% bei EF > 50% [25]

Hohes Op.-Risiko für Patienten in NYHA IV und EF < 25%, Mortalität ca. 10% [6a].

Präoperative Risikoabschätzung über http://www.euroscore.org und http://www.sts.org. möglich. Die **ESC 2007** wertet die Scores als gutes Mittel in der Risiko-Nutzen-Abwägung einer Op. [36].

### 4.2.8.4 Prognose post Op.
- Besserung der Belastbarkeit im Mittel um 1,5 NYHA-Klassen [1]
- 10-Jahres-Überleben bei prä-Op. Status NYHA I–II 78%, bei NYHA III–IV 45% [2]
- 10-Jahres-Überleben 70% bei EF > 50%, 56% bei EF 35–50% und 41% bei EF < 35% [25]
- Überlebensraten nach 5/10/15 Jahren bei 80%/64%/49% [9], 20-Jahres-Überleben 55% [11]
- Gravierende Ereignisse in folgender Häufigkeit [11]:

| Bakterielle Endokarditis | 0,75%/Patientenjahr |
|---|---|
| Größere Blutungen | 1,1%/Patientenjahr |
| Letale zerebrale Blutungen | 0,19%/Patientenjahr |
| Thromboembolie | 0,93%/Patientenjahr |

## 4.2.9 Schwangerschaft und Aorteninsuffizienz

Bei der Mehrzahl der Schwangeren genügt eine medikamentöse Therapie mit Diuretika und Hydralazin, eine Klappenoperation ist bei therapierefraktärer Herzinsuffizienz NYHA III–IV indiziert [6a].

## Literatur

[1] Horstkotte D, Loogen F. Erworbene Herzklappenfehler. 1987, Urban & Schwarzenberg, München

[2] Klodas E et al. Optimizing Timing of Surgical Correction in Patients with Severe Aortic Regurgitation: Role of Symptoms. J Am Coll Cardiol 1997;30:746

[3] Cheitlin MD. Finding „Just the right Moment" for Operative Intervention in the Asymptomatic Patient with moderate to severe Aortic Regurgitation Circulation 1998;97:518–20

[4] Rapaport E. Natural History of Aortic and Mitral Valve Disease. Am J Cardiol 1975;35:221–7

[5] Sellers R et al. Left Retrograde Cardioangiography in Acquired Cardia disease. Am J Cardiol 1964;14:437–47

[6] Bonow RO et al. ACC/AHA Guidelines for the Management of Patients with Valvular Heart Disease. Circulation 1998;98:1949–84

[6a] Bonow RO et al. ACC/AHA 2006 Guidelines for the Management of Patients with Valvular Heart Disease. J Am Coll Cardiol 2006;48:1–148

[7] Scognamiglio R et al. Nifedipine in asymptomatic patients with severe aortic regurgitation and normal left ventricular function. N Engl J Med 1994;331:689–94

[8] Levine HJ et al. Vasoactive drugs in Chronic Regurgitant Lesions of the Mitral and Aortic Valves J Am Coll Cardiol 1996;28:1083

[9] Hokken RB et al. 25 years of aortic valve replacement using mechanical valves. Eur Heart J 1997;18:1157–65

[10] Staab ME et al. Aortic Valve Homografts in Adults: A Clinical Perspective Mayo Clin Proc 1998;73:2231–8

[11] Turina J et al. Valve Replacement in Chronic Aortic Regurgitation. Circulation 1998;98:II-100–II-107

[12] Roskamm H, Reindell H. Herzkrankheiten, 3. Aufl. 1989, Springer, Heidelberg

[13] Zaranza J et al. An integrated approach to the quantification of aortic regurgitation by doppler echocardiography. Am Heart J 1998;136:1030–41

[14] Otto CM. Valvular Heart Disease. 1999, W.B. Saunders, Philadelphia

[15] Krakau I. Das Herzkatheterbuch. 1999, Georg Thieme, Stuttgart

[16] Grossman W, Baim DS. Cardiac Catheterization, Angiography and Intervention, 4. Ed. 1991, Lea & Febiger, Philadelphia

[17] Braunwald E. Valvular Heart Disease. In: Braunwald E. Heart Disease, 5. Ed., 1007–76. 1997, W.B. Saunders, Philadelphia

[18] Holldack K, Wolf D. Phonokardiographie. 1974, Georg Thieme, Stuttgart

[19] ACC/AHA Task Force Report. Guidelines for Clinical Use of Cardiac Radionuklide Imaging. J Am Coll Cardiol 1995;25:521–47

[20] Task Force Report. The clinical role of magnetic resonance in cardiovascular disease. Eur Heart J 1998;19:19–39

[21] Köhler E. Klinische Echokardiographie, 3. Aufl. 1993, Ferdinand Enke, Stuttgart

[22] Dujardin KS et al. Mortality and Morbidity of Aortic Regurgitation in Clinical Practise. Circulation 1999;99:1851–7

[23] Tribuilloy CM et al. Assessment of severity of aortic regurgitaion using the width of the vena contracta. Circulation 2000;102:558–64

[24] Evangelista A et al. Strategy for the optimal aortic regurgitation quantification by doppler echocardiography: agreement among different methods. Am Heart J 2000;139:773–81

[25] Chaliki HP et al. Outcomes after aortic valve replacement in patients with severe regurgitation and markedly reduced left ventricular function. Circulation 2002;106:2687–93

[26] Lung B et al. on behalf of the working group on valvular heart disease. Recommendations on the management of the asymptomatic patient with valvular heart disease. Eur Heart J 2002;23:1253–66

[27] Lung B et al. A prospective survey of patients with valvular heart disease in europe: the euro heart survey on valvular heart disease. Eur Heart J 2003;24:1231–43

[28] Tarasoutchi F et al. Ten-year clinical laboratory follow-up after application of a symptom-based therapeutic strategy to patients with severe chronic aortic regurgitation of predominant rheumatic etiology. J Am Coll Cardiol 2003;41:1316–24

[29] Heidenreich PA et al. Asymptomatic cardiac disease following mediastinal irradiation. J Am Coll Cardiol 2003;42:743–9

[30] Zoghbi WA et al. Recommendations for evaluation of the severity of native valvular regurgitation with two-dimensional and doppler echocardiography. J Am Soc Echocardiogr 2003;16:777–802

[31] Schmidtke C et al. Echocardiographic and hemodynamic characteristics of reconstructed bicuspid aortic valves at rest and exercise. Z Kardiol 2005;94:437–44

[32] Scognamiglio R et al. Long-term survival and functional results after aortic valve replacement in asymptomatic patients with chronic severe aortic regurgitation and left ventricular dysfunction. J Am Coll Cardiol 2005;45:1025–30

[33] Bekeredjian R et al. Valvular heart disease. Aortic Regurgitation. Circulation 2005;112:125–34

[34] Evangelista A et al. Long-term vasodilator therapy in patients with severe aortic regurgitation. N Engl J Med 2005;353:1342–9

[35] Roberts WC et al. Causes of pure aortic regurgitation in patients having isolated aortic valve replacement at a single use tertiary hospital (1993 to 2005). Circulation 2006;114:422–9

[36] ESC guidelines on the management of válvular heart disease. Eur Heart J 2007;28:230–68

[37] Mahajerin A et al. Vasodilator therapy in patients with aortic insufficiency: a systematic review. Am Heart J 2007;153:454–61

[38] Petterson GB et al. Toward predictable repair of regurgitant aortic valves: a systematic morphology-directed approach to bicommisural repair. J Am Coll Cardiol 2008;52:40–9

[39] Cawley PJ et al. Cardiovascular magnetic resonance imaging for valvular heart disease. Circulation 2009;119:468–78

[40] Sampat U et al. Effect of beta-Blocker therapy on survival in patients with severe aortic regurgitation. J Am Coll Cardiol 2009;54:452–7

## 4.3 Mitralinsuffizienz

### 4.3.1 Epidemiologie

Die Mitralinsuffizienz ist nach der Aortenstenose der zweithäufigste Klappenfehler.

### 4.3.2 Anatomie

Die Mitralklappe besteht aus dem anterioren Segel (Fläche ca. 4,3 cm$^2$) und dem posterioren Segel (Fläche ca. 5,2 cm$^2$ mit medialem, zentralem und lateralem Abschnitt), beide gehen an der lateralen und medialen Kommissur ineinander über. Der Durchmesser beträgt ca. 3,1 cm, die Zirkumferenz 8–9 cm. Lateraler (anterolateraler) und medialer (posteromedialer) Papillarmuskel sind über jeweils ca. 12 Chordae tendineae mit den Klappenschließungsrändern verbunden [28].

### 4.3.3 Ätiologie

Veränderungen an Segel, Anulus, Chordae tendineae und Papillarmuskel [27, 28]:

◢ Degenerativ, ca. 61% [36]
◢ Rheumatische Endokarditis, ca. 14% [36]
◢ Ischämisch, ca. 7% [36]
◢ Bakterielle Endokarditis, ca. 3,5% [36]
◢ Marfan-Syndrom, Ehlers-Danlos-Syndrom
◢ Lupus erythematodes
◢ HOCM
◢ Nach Trauma
◢ Angeboren (z.B. bei Endokard-Kissendefekt), ca. 5% [36]
◢ Relative/funktionelle MI durch Dilatation des LV und konsekutiv des Anulus
◢ Mitralklappenprolaps. Definition nach [50]: Prolaps > 2 mm über die Ringebene hinaus, „klassischer" Prolaps bei Segelverdickung > 5 mm

## Ätiologie der akuten Mitralinsuffizienz

◢ Endokarditis (Perforation, Chordae-Ruptur)

◢ Myokardinfarkt (Papillarmuskelnekrose)

◢ Trauma

◢ Prothesen-Malfunktion

### 4.3.4 Pathophysiologie

Durch die Schlussunfähigkeit der Klappe kommt es zur Regurgitation in das LA und damit zur Volumenbelastung von LA und LV. Das Regurgitationsvolumen (Reg. V) addiert sich mit dem effektiven Schlagvolumen ($SV_{eff}$) zum totalen Schlagvolumen ($SV_{tot}$).

Das Reg. V ist abhängig von der Regurgitationsquerschnittsfläche (Regurgitant Orifice Area, ROA), der Druckdifferenz zwischen LV und LA und der Systolendauer. Die ROA ist abhängig von der Weite des Mitral-Anulus, sodass eine Verkleinerung des LV-Durchmessers zu einer Reduktion der ROA und damit zu einer Reduktion der Regurgitation bzw. des Schweregrades der MI führen kann. Bei chronischer MI erhöht sich die Compliance des dilatierten LA, sodass eine starke pulmonalarterielle Drucksteigerung seltener als bei der MS auftritt. Eine Regurgitationsfraktion von < 40% wird dauerhaft problemlos toleriert [59]. Die schwere, chronische Mitralinsuffizienz führt zur Dilatation des LV und u.U. zur myokardialen Überlastung mit progressiver Reduktion der Kontraktilität. Die hämodynamische Situation ist bei der Mitralinsuffizienz günstiger als bei der Aorteninsuffizienz, da das Regurgitationsvolumen in den Niederdruckbereich des LA und nicht in den Hochdruckbereich der Aorta ausgeworfen werden muss.

Bei akuter, schwerer MI hingegen kommt es aufgrund der niedrigen Compliance des LA schnell zu einer atrialen Druckerhöhung, die sich in die Lungenstrombahn fortsetzt und zum Lungenödem führt. Eine zusätzlich bestehende arterielle Hypertonie oder Aor-

tenstenose erhöht das Regurgitationsvolumen [27, 28, 32].

> **Schweregradeinteilung**
> Alle erworbenen Vitien werden nach ACC/AHA und ESC in **leichtgradig – mäßiggradig – schwergradig** klassifiziert. Für die Mitralinsuffizienz existiert aber – ebenso wie für die Aorten- und Trikuspidalinsuffizienz – noch eine **angiografische Klassifizierung in 4 Schweregrade** (s. Kap. 4.3.6.8).

### 4.3.5 Symptome

◢ Palpitationen

◢ Dyspnoe bei Belastung, später auch in Ruhe

◢ Ödembildung

### 4.3.6 Diagnostik

#### 4.3.6.1 Körperliche Untersuchung

◢ Herzspitzenstoß verbreitert, verstärkt und nach links verlagert

◢ Systolisches Schwirren (bei akuter, schwerer MI)

◢ Pulsus celer et altus (bei rel. niedrigem systolischem Druck)

◢ Evtl. Zeichen der Rechtsherzinsuffizienz [6, 27]

#### 4.3.6.2 Auskultation

◢ Systolikum: hochfrequent, decrescendo bis bandförmig.

Je länger das Systolikum anhält, desto höher ist der Schweregrad. Bei höhergradiger chronischer MI dauert das Systolikum immer bis zum 2. HT (ist also holosystolisch). Das p.m. liegt über der Herzspitze, es wird in die Axilla fortgeleitet und wird in Linksseitenlage lauter. Das Systolikum dauert evtl. bis über den 2. HT hinaus an, da auch nach dem Aortenklappenschluss der Druck im LV höher ist als im LA. Bei akuter, schwerer MI kann das Geräusch auch fehlen [1a].

◢ Geräusch endet bei leichter MI deutlich vor dem 2. HT.

◢ Beginn direkt mit 1. HT, noch vor LV-Ejektion.

◢ Abgeschwächter 1. HT bei schwerer MI.

◢ 2. HT weit gespalten (vorzeitiger Aortenklappenschluss).

◢ 3. HT bei schwerer MI.

◢ Mesosystolischer Klick bei MKP.

◢ Evtl. 4. HT (bei akuter, relevanter MI).

◢ Evtl. protodiastolisches kurzes Geräusch als Ausdruck einer funktionellen MS (Carey-Coombs-Geräusch).

◢ Die Korrelation zwischen Lautstärke des Systolikums und dem Schweregrad ist nur gering [6, 27, 28]!

### 4.3.6.3 EKG

Veränderungen abhängig von Schweregrad und Dauer der MI:

◢ Vorhofflimmern (abhängig vom Schweregrad, in bis zu 75% bei schwerer MI [6])

◢ P-mitrale

◢ LV-Hypertrophie

◢ Iindifferenztyp bis Linkstyp

◢ Unspezifische Repolarisationsstörungen

### 4.3.6.4 Röntgen-Thorax

In Abhängigkeit von Dauer, Schweregrad und Myokardfunktion:

◢ LA-Dilatation

◢ LV-Dilatation

◢ Evtl. Zeichen der pulmonalvenösen Drucksteigerung

◢ Evtl. Kerley-B-Linien, Lungenstauung

◢ Evtl. Rechtsherzvergrößerung

◢ Bei MI kombiniert mit MS frühzeitigere Entwicklung einer Lungenstauung und Rechtsherzbelastung

◢ Bei akuter MI: Stauung ohne größere LV-Dilatation [6, 27]

### 4.3.6.5 Echokardiografie

#### 4.3.6.5.1 Echokardiographische Basisdiagnostik

Wichtigste Untersuchung zur Darstellung von Ursache, Ausmaß und Therapiemöglichkeit der MI.

◢ Mitralklappe ist evtl. verdickt, verkalkt, mit Vegetationen besetzt. Zu achten ist auf evtl. nachweisbaren Chordae-Abriss, Prolaps, Infarktnarbe, DCM oder Perforation als Hinweis für rheumatische, endokarditische oder ischämische Genese. Die Beschreibung der Morphologie des Klappenapparates gelingt am genauesten mittels TEE.

◢ Dilatiertes LA

◢ Dilatierter LV (LV-ESD > 45 mm prognostisch bedeutsam [5])

◢ LVEF-Bestimmung

◢ Hohe Kontraktionsamplitude der Wandung und hohe FS bei kompensatorischer Hyperkontraktilität

◢ Evtl. systolische Konvergenz der aortalen Klappentaschen

◢ (Farb-)dopplerechokardiografischer Refluxnachweis

◢ Echokardiografische Beurteilung differenzialtherapeutischer Optionen (Klappenrekonstruktion oder MKE)

#### 4.3.6.5.2 Echokardiografische Schweregradbestimmung

Die Quantifizierung der MI erfolgt nach **ACC/AHA** [1a] – wie für die anderen Klappenfehler auch in **leicht – mittelgradig – schwer**. Die Quantifizierung der MI ist nach wie vor schwierig. Es besteht eine sehr große **Intraobserver-Variabilität** [62]. Relativ häufig sind die Messergebnisse der verschiedenen Parameter widersprüchlich, kein Parameter ist für sich allein diagnostisch. Daher ist immer eine Integration aller Messergebnisse erforderlich [51]. Der Schweregrad kann abhängig z.B. von einer belastungsinduzierten Verstärkung oder Verminderung einer LV-Dyssynchronie erheblich variieren [54]. Kleine Jets im Farb-Doppler sind mit ca. 40% so häufig, dass sie als Normvariante angesehen werden [45].

### Größe der Regurgitationsfläche (Farb-Doppler)

Sehr gebräuchliche, aber sehr unzuverlässige Methode der Unterscheidung von leichtgradig bzw. schwergradig (bes. bei exzentrischen Jets). Eine subtilere Unterscheidung (Grad 1–4) korreliert nicht mit der angiografischen Methode nach Sellers und täuscht eine nicht erreichbare Genauigkeit vor [13]. Wird die Regurgitationsfläche auf die Vorhofgröße bezogen, wurde ein Einteilung in < 20%, 20–40%, > 40% zur semiquantitativen Klassifizierung vorgeschlagen [23]. Die Farbregurgitationsfläche ist jedoch abhängig vom Gerät, von der Geräteeinstellung (Standard: Nyquist-Grenze 50–60 cm/s, Farb-Gain so stark, dass keine farbigen Artefakt-Pixel mehr erscheinen [45]) und auch von Blutdruck und LA-Druck (scheinbar große MI bei Hypertonus, scheinbar kleine MI bei niedrigem Blutdruck, aber hohem LA-Druck). Die visuelle Abschätzung oder auch die Planimetrie der Regurgitationsfläche wird ausdrücklich nicht empfohlen [45], auch wenn eine Fläche < 20% oder < 4 cm² meist einer leichten MI entsprechen dürfte.

### Breite der Vena contracta

Die Vena contracta (Vc) ist der schmalste Teil des Regurgitationsjets im Bereich der Klappenöffnung. Zu suchen ist mit dem Zoom aus allen möglichen Schnittebenen. Die Messung der Vc. kann im TTE und TEE erfolgen [12, 16, 25, 52], die Anwendung ist auch bei exzentrischen Jets möglich. Bei der Vc. wird eigentlich von einer zirkulären Regurgitationsöffnung ausgegangen, die oft jedoch nicht vorliegt. Studien mittels 3-D-Echo zeigen, dass eine Mittelwertbildung der gemessenen Vc.-Werte wahrscheinlich die besten Ergebnisse bringt [69]. Werte zwischen 0,3–0,6 cm lassen eine eindeutige Zuordnung nicht zu.

◢ Vc < 0,3–0,35 cm bei leichtgradiger MI
◢ Vc > 0,6–0,8 cm bei schwerer MI

### Regurgitationsfraktion und -volumen

Berechnung des Schlagvolumens mittels Berechnung des SV über der Aorten- oder Pulmonalklappe und der Mitralklappe (Details s. unbedingt bei [47]). Zeitlich aufwendig wegen notwendiger Mehrfachmessungen, gute Ergebnisse nur in erfahrenen Labors [24], auch bei multiplen Jets einsetzbar.

$$SV = \text{Durchströmte Fläche} \times VTI = \pi \times \frac{d^2}{4} \times VTI$$

$VTI$ = Velocity time integral

### PISA-Methode/Flusskonvergenzzone

Die PISA-Methode hat sich als Routinemethode etabliert und liefert verlässliche Ergebnisse bei optimal darstellbarer Konvergenzzone [17], d.h. bei zentralen Jets und einer eher zirkulären Öffnung der Mitralklappe [45]. Darstellung einer Flusskonvergenzzone bei einer Nyquist-Grenze von 24–58 cm/s [52], nach [45] bei 50–60 cm/s. Eine zu starke Verschiebung der Grenze hin zu niedrigen Geschwindigkeiten kann durch Elongation der Konvergenzzone zu einer Überschätzung führen. Die Methode ist bei multiplen Jets nicht zu gebrauchen. Sie ist nur bei halbrunder Form der Konvergenzzone verlässlich. Die Möglichkeit einer dynamischen Änderung der Regurgitationsflussrate und konsekutiv auch der ERO ist eine weitere Limitationen der Methode [60].

Berechnet werden die **ERO** (Effective regurgitant orifice) und das instantane Regurgitationsvolumen (**iRV**) nach:

$$iRV = \text{max. Regurgitationsfluss} = 2 \times \pi \times r^2 \times V_{alias}$$

$$ERO = \frac{iRV}{\text{max. Regurgitationsflussgeschwindigkeit}}$$

| Mitralinsuffizienz angiografisch | Gemessene iRV |
|---|---|
| MI I | 2–59 ml/sec [18] |
| MI II | 9–152 ml/sec |
| MI III | 85–537 ml/sec |
| MI IV | 343–1263 ml/sec |

ERO × Integral des Regurgitationsjets im CW-Doppler = Regurgitationsvolumen

Mittels TEE gelang die Trennung einer MI I–II von III–IV (nach Sellers) mit einer Sensitivität/Spezifität von 92%/100% bei einem Trennwert von 300 ml/s für die iRV bzw. 0,5 cm$^2$ für die ERO [19]. Nach [45]:

> ERO ≥ 0,4 cm$^2$ bei schwerer MI
> ERO < 0,2 cm$^2$ bei leichter MI
> ERO 0,2–0,39 cm$^2$ bei mäßiger MI

**Mitralklappeneinstromprofil**
Eine Geschwindigkeit der E-Welle > 1,2 m/s bei reiner MI identifizierte eine schwere MI mit einer Sensitivität und Spezifität von jeweils 86% [14]. Eine betonte A-Welle schließt eine schwere MI praktisch aus [45].

**Pulmonalvenenflussprofil**
Mit zunehmendem Schweregrad der MI wird der pulmonalvenöse Einstrom in das LA behindert. Spezifisch, aber nicht sensitiv ist eine systolische Umkehr der Flussrichtung in mind. 2 Pulmonalvenen [45].

### 4.3.6.6 Kardio-MR
Die Volumen- und EF-Bestimmung sowie die Insuffizienzquantifizierung ist durch Bestimmung des Regurgitationsvolumens mit hoher Genauigkeit möglich. Die Methode ist daher auch für Verlaufskontrollen, als Alternative bei schlechten Schallbedingungen oder zusätzlich wegen der bekannten Schwierigkeiten der echokardiografischen Quantifizierung geeignet [30, 46, 65].

### 4.3.6.7 Rechtsherzkatheter
◢ Bei akuter MI hohe V-Welle, evtl. „ventrikularisierte" Druckkurve in PC-Position.

Quantifizierung der Mitralinsuffizienz nach **ACC/AHA 2006** [1a] und nach ASE 2003 [45]

| | Leichte MI | Mittelgradige MI | Schwere MI |
|---|---|---|---|
| Größe LA | Normal | Normal bis dilatiert | Dilatiert |
| Größe LV | Normal | Normal bis dilatiert | Dilatiert |
| Mitralklappe | Normal oder abnorm | Normal oder abnorm | Abnorm |
| Jetfläche | Klein | Unterschiedlich | Großer, zentraler Jet |
| • Bei Nyquistgrenze 50–60 cm/s | < 20% des LA < 4 cm$^2$ | | > 40% des LA > 10 cm$^2$ |
| Mitrales Einstromprofil im PW-Doppler | A-Welle betont | Variabel | E-Welle betont, E > 1,2 m/s |
| Pulmonalvenenflussprofil | Systolischer Einstrom dominierend | Systolischer Einstrom behindert | Systolische Flussumkehr |
| Vena contracta | < 0,3 cm | 0,3–0,69 cm | ≥ 0,7 cm |
| Regurgitationsvolumen[x] | < 30 ml/Schlag | 30–59 | ≥ 60 ml/Schlag |
| RF[x] | < 30% | 30–49% | ≥ 50% |
| ERO-Area[x] | < 0,2 cm$^2$ | 0,2–0,39 | ≥ 0,4 cm$^2$ |

[x] Die Werte gelten nach ACC/AHA [1a] auch für die herzkathetergestützte MI-Quantifizierung

◢ Bei chronischer MI lange normale Druckwerte infolge erhöhter Compliance von LV und LA, bei chronischer MI ist die hohe V-Welle ein weder sensitiver noch spezifischer Befund für eine schwere MI; dennoch macht eine V-Welle von 3-facher Höhe als der mittlere PC-Druck eine schwere MI wahrscheinlich [21].

### 4.3.6.8 Lävokardiografie

Angiografische Bestimmung von SV, EDV, ESV; Berechnung von Regurgitationsvolumen und -fraktion bei Bestimmung des effektiven SV nach Fick oder mittels Thermodilution im RHK. Darstellung der Kontrastmittelregurgitation in das LA, am besten in der seitl. 90°-Projektion [31].

Angiografische Graduierung nach Sellers [2]

| Grad I | KM-Reflux mit minimaler Färbung des LA |
|---|---|
| Grad II | Regurgitationsjet mit mäßiger KM-Kontrastierung des LA |
| Grad III | Vollständige KM-Anfärbung des LA mit gleicher Dichte wie der LV |
| Grad IV | Die KM-Dichte ist im LA stärker als im LV, das LA ist deutlich vergrößert, der LV dilatiert (Kontrastreflux bis in die Pulmonalvenen [21]) |

Hämodynamische Graduierung nach Grossmann u. Baim [21]

| Leichte MI | RF < 20% |
|---|---|
| Mäßige MI | RF 20–40% |
| Mäßig-höhergradige MI | RF 40–60% |
| Hochgradige MI | RF > 60% |

RF = Regurgitationsfraktion = Reg.V/$SV_{tot}$

Differenzialdiagnose der Mitralinsuffizienz in akut, chronisch und dekompensiert, nach [28, 32]

| | Akute MI | Chronische MI, kompensiert | Chronische MI, dekompensiert |
|---|---|---|---|
| LVEDV | + | ++ | +++ |
| LVESV | – | –/+ | ++ |
| $SV_{eff}$ | –– | n | n/– |
| EF | + | + | – |
| LA-Druck | +++ | n/+ | ++ |
| LV-Funktion | n/+ | n | –– |
| Herzgröße | n/+ | ++ | +++ |
| Lungenödem | + | – | + |
| EKG | n/AMI | AF, P-mitrale, LV-Hypertrophie | |
| LA-Größe | n/(+) | ++ | ++ |

## 4.3.7 Prognose

Die Daten zum natürlichen Verlauf der schweren MI differieren:

◢ Die 5-Jahres-Mortalität liegt zwischen 20% [4] und 31%-49% [5] bis hin zu 73% [6].

◢ Starke Abhängigkeit der Mortalität vom NYHA-Stadium: NYHA I–II mit 4% jährlicher Mortalität, hingegen 34% bei NYHA III–IV [34].

◢ Die Prognose von asymptomatischen Patienten ist abhängig von der ERO und dem Regurgitationsvolumen, die 5-Jahres-Sterblichkeit aus kardialer Ursache liegt bei 3% bei ERO < 20 mm², 20% bei ERO 20–39 mm² und 36% bei ERO > 39 mm² [42].

◢ Todesursache ist vor allem myokardiales Versagen. Embolien treten im Vergleich zur MS deutlich seltener auf (Spüleffekt).

## 4.3.8 Therapie

### 4.3.8.1 Konservative Therapie
Für asymptomatische Patienten mit chronischer MI gibt es keine allgemein akzeptierte medikamentöse Therapie.

#### 4.3.8.1.1 Symptomatische Patienten
◢ **Vasodilatanzien:** Senkung des peripheren Widerstands (Hydralazin, Nitroprussidnatrium) vermindert kurzfristig die Regurgitationsfraktion bei gleicher EF (Indikation bei akuter MI, ggf. in Kombination mit Inotropika). Bei chronischer MI kommen Vasodilatanzien nur in Betracht bei LV-Dysfunktion bzw. Symptomatik und KI gegen Op., ACE-Hemmer wie bei Herzinsuffizienz. Langzeitstudien fehlen. Der Einsatz von Vasodilatanzien wie bei der AI ist nicht etabliert [3].
◢ **Betablocker:** Bislang kein Standard, keine prospektiven randomisierten Studien. In einer retrospektiven Observationsstudie war der Betablocker bei chronisch schwerer MI und normaler LV-Funktion mit einem Überlebensvorteil assoziiert [61].
◢ **Digitalis:** Evtl. bei LV-Dysfunktion.
◢ **Diuretika:** Bei Ödemneigung.
◢ Eine Kardioversion sollte bei leicht- bis mittelgradiger MI und kurzzeitig bestehendem Vorhofflimmern erwogen werden [50], bei schwerer MI ist der Erhalt des SR ohne Op. unwahrscheinlich [51].
◢ IABP (evtl. zur Überbrückung bei akuter MI).
◢ Antikoagulation bei Vorhofflimmern, INR 2–3 [50, 51].

#### 4.3.8.1.2 Patienten mit Mitralklappenprolaps
ASS für Patienten nach TIA, bei AF ohne weitere Risikofaktoren, zur Antikoagulation nach Apoplex bei AF, bei Mitralinsuffizienz oder LA-Thrombus. Antikoagulation als IIa-Indikation bei MVP ohne MI, bei MVP mit stattgehabter TIA trotz ASS [1b].

### 4.3.8.2 Operativ-interventionelle Therapie

#### 4.3.8.2.1 Operative Therapie der nicht ischämischen Mitralinsuffizienz

**Operative Klappenrekonstruktion**
Operatives Vorgehen der Wahl, wann immer technisch möglich [1a]. Intraoperatives TEE zur Kontrolle des Op.-Erfolges. Im Vergleich zum Klappenersatz niedrigere Op.-Mortalität (< 2% nach [49]), bessere LV-Funktion im Verlauf, keine Antikoagulation [5, 7].

Höhere Überlebensraten im Langzeitverlauf sowohl im Alter < bzw. > 60 Jahre, mit und ohne gleichzeitige ACVB-Op. Der Vorteil gilt wohl nicht für die ischämische Mitralinsuffizienz (die ja ohnehin ein besonderes Problem darstellt) [38].

Op.-Mortalität 3% bei [32], 2,2% bei [36]. Optionen sind u.a. Anuloplastie mit und ohne Ring, Raffung oder Verlängerung von Sehnenfäden, Defektverschluss mit Naht oder Perikard-Patch. Zu berücksichtigen ist ein Risiko von 3,7%/Jahr für das Rezidiv einer schweren MI [35].

**Mitralklappenersatz**
Op.-Mortalität im Mittel ca. 6% [32, 36], mit ACVB kombiniert 15% [32]. Ein Score ermöglicht die Berechnung des individuellen Mortalitätsrisikos zwischen 0,2% und 53% [48]. Häufig LV-Funktionsverschlechterung nach MKE wegen des Verlustes an Anulus-Chordae-Papillarmuskel-Kontinuität sowie infolge der post-Op. veränderten Arbeitsbedingungen des LV mit dann erhöhter Nachlast bei verminderter Vorlast (präoperativ Entleerung des LV teilweise in das LA, somit relativ niedrige Nachlast bei aufgrund des Pendelvolumens erhöhter Vorlast des LV).

***Indikationen***
Ziel muss es sein zu operieren, bevor irreversible Schäden des LV aufgetreten, damit eine postoperative LV-Dysfunktion nicht die postoperative Prognose belastet. Hierbei ist

die EF nicht der einzige Parameter. Auch bei normaler EF ist die Prognose post-Op. hinsichtlich der LV-Funktion verschlechtert bei einem LVESD > 45 mm bzw. einem LVESVI > 50 ml/m$^2$ [5, 9].

Nach Daten von [42] ist eine Op. bei asymptomatischen Patienten mit einer ERO > 39 mm$^2$ empfehlenswert. Nach Registerdaten ist eine Op. < 6 Monaten bei schwerer asymptomatischer Mitralinsuffizienz und erhaltener LV-Funktion assoziiert mit einer niedrigeren 7-Jahres-Ereignisfreiheit [67]. Eine Op. ist nicht sinnvoll bei leichter bis mittelgradiger MI [1a].

Die **Klappenoperationen bei EF < 30%** sowie Op. wegen sekundärer MI bei schwerer DCM werden kontrovers diskutiert. In kleinen Serien werden relativ hohe Überlebensraten dargestellt, randomisierte Untersuchungen fehlen [5, 20], der Effekt auf die Mortalität ist unklar. Die Op.-Indikation muss unter Berücksichtigung der Komorbidität, des Ansprechens auf die medikamentöse Therapie und der Wahrscheinlichkeit einer Klappenrekonstruktion gestellt werden [51].

Nach [40] ist ein MKE bei EF < 35% wahrscheinlich nicht mehr indiziert. Die **DGK 2006** [50] benennt eine IIa-Indikation für Pat. mit schwerer, symptomatischer, chronischer Mitralinsuffizienz auch bei einer EF < 30%, wenn die Klappe rekonstruiert werden kann. Eine Klasse-IIb-Indikation besteht nach **ESC 2008** bei schwerer, organischer MI und einer LVEF < 30%, eine Op. sollte nur bei Patienten mit niedrigem Op.-Risiko erwogen werden [63].

Indikationen zur Klappenoperation bei nicht ischämischer Mitralinsuffizienz nach **ACC/AHA 2006** [1a]

|  | Klasse |
|---|---|
| Akute, schwere MI bei symptomatischem Patient | I |
| Chronische, schwere MI bei NYHA II–IV mit EF > 30% und LVESD < 55 mm | I |
| Chronische, schwere MI ohne Symptomatik bei EF 30–60% und/oder LVESD ≥ 45–50 mm | I |
| Chronische, schwere MI bei asymptomatischem Pat. mit erhaltener LV-Funktion und neu aufgetretenem Vorhofflimmern | IIa |
| Chronische, schwere MI, erhaltene LV-Funktion mit pulmonaler Hypertonie (PA-Druck systolisch > 50 mmHg in Ruhe bzw. > 60 mmHg unter Belastung) | IIa |
| Asymptomatische Patienten mit chronischer, schwerer MI mit EF > 60% bei LVESD > 40 mm, wenn die Wahrscheinlichkeit für ein Gelingen der Mitralklappenrekonstruktion > 90% beträgt | IIa |
| Chronische, schwere MI infolge einer primären Abnormität des Mitralklappenapparates, Herzinsuffizienz NYHA III–IV mit schwerer LV-Dysfunktion (EF < 30% und/oder LVESD 55 mm), wenn eine Rekonstruktion sehr wahrscheinlich möglich ist | IIa |
| Mitralklappenrekonstruktion kann erwogen werden bei chronischer, schwerer MI infolge schwerer LV-Dysfunktion mit Herzinsuffizienz NYHA III–IV trotz optimaler Therapie inkl. biventrikulärem Pacing | IIb |

Indikationen zur Klappenoperation bei chronisch-organischer Mitralinsuffizienz nach **ESC 2007** [51]

| | Klasse |
|---|---|
| Symptomatische Patienten mit LVEF > 30% und ESD < 55 mm | I |
| Asymptomatische Patienten mit LV-Dysfunktion (ESD > 45 mm$^2$ und/oder LVEF ≤ 60%) | I |
| Asymptomatische Patienten mit erhaltener LV-Funktion und Vorhofflimmern | IIa |
| Asymptomatische Patienten mit erhaltener LV-Funktion und pulmonaler Hypertonie (systolischer LA-Druck > 50 mmHg in Ruhe) | IIa |
| Patienten mit schwerer LV-Dysfunktion (LVEF < 30% und/oder ESD > 55 mm), medikamentös therapierefraktär bei hoher Wahrscheinlichkeit einer dauerhaften Klappenrekonstruktion und niedriger Komorbidität | IIa |
| Patienten mit schwerer LV-Dysfunktion (LVEF < 30% und/oder ESD > 55 mm), medikamentös therapierefraktär bei niedriger Wahrscheinlichkeit einer dauerhaften Klappenrekonstruktion und niedriger Komorbidität | IIb |
| Asymptomatische Patienten mit erhaltener LV-Funktion bei hoher Wahrscheinlichkeit einer dauerhaften Klappenrekonstruktion und geringem Op.-Risiko | IIb |

#### 4.3.8.2.2 Operative Therapie der ischämischen Mitralinsuffizienz

Die akute MI bei akutem Infarkt bessert sich oft nach Revaskularisation [43]. Die akute schwere MI infolge Papillarmuskelruptur (kardiogener Schock, das Systolikum ist evtl. nicht hörbar!) macht aufgrund der sehr hohen Letalität i.d.R. einen sofortigen Klappenersatz notwendig, ggf. nach Stabilisierung mittels IABP und Vasodilatatoren [51].

Kennzeichen der chronischen ischämischen MI sind Manifestation > 16 Tage post MI, segmentale Kontraktionsminderung mit korrespondierender Koronarinsuffizienz und strukturell intakte Mitralklappen und Chordae tendineae [57]. Es handelt sich hierbei um ein schwieriges Problem: Typischerweise besteht ein wechselnder Schweregrad der MI (in Abhängigkeit von Arrhythmien, Preload und Afterload, z.B. Hypertonie, körperliche Anstrengung, Überwässerung), es gibt keine Op.-Standards, die bestehende Herzinsuffizienz ist mitverursacht durch eine systolische oder diastolische LV-Dysfunktion und es gibt zu wenig gute Daten.

Bei morphologisch unauffälligen Segeln kommt es zum unvollständigen Klappenschluss infolge einer Imbalance der am Klappenschluss beteiligten Strukturen Mitralring, Muskel, Halteapparat sowie der LV-Größe und der LV-Geometrie. Die früher übliche Bezeichnung MI bei Papillarmuskeldysfunktion ist falsch, da eine alleinige Ischämie der Papillarmuskel keine relevante MI verursacht [57]. Die akute, nicht ischämiebedingte Exazerbation einer ischämischen MI ist eine der Differenzialdiagnosen des akuten Lungenödems, eine Verstärkung der Insuffizienz wurde auch unter körperlicher Belastung gesehen [43]. Ein nur leises MI-Geräusch lässt keinen Rückschluss auf den Schweregrad zu [51]. Eine ERO > 20 mm$^2$ geht einher mit einer erhöhten Mortalität [57]. Die chronische ischämische MI ist assoziiert mit erhöhter Mortalität sowohl bei AMI wie auch bei CHF. Die Op.-Mortalität ist erhöht bei schlechter Langzeitprognose im Vergleich zur organischen MI [51]. Prospektiv-randomisierte Studien fehlen, **Op.-Indikation bzw. Op.-Verfahren werden kontrovers diskutiert** (nur ACVB, ACVB und Klappenersatz, Klappenrekonstruktion, Anuloplastie). Verschiedene Rekonstruktionstechniken wurden erprobt, ein Standardverfahren ist nicht etabliert [43], auch wenn vielfach ACVB + Ringanuloplastie favorisiert wurden. Bei chronischer ischämischer MI ist die Effektivität nach alleiniger Revaskularisation unzureichend [51].

30-Tage-Mortalität bei EF < 36% bei ACVB-Op. mit Mitralanuloplastie 8,4%, ACVB mit Klappenrekonstruktion 7,7% aber ACVB mit MKE 14,3% [37]. Daten aus nicht randomisierten, retrospektiven Studien zeigten eine deutlich bessere Prognose bei invasiv-operativem Vorgehen [39]. Nach [57] ist die operative Mortalität bei kombinierter ACVB + MV-Rekonstruktion (9,5–15%) im Vgl. zu ACVB allein (3–5%) stark erhöht und ohne Vorteil im Lz.-Verlauf. Eine Observationsstudie (n = 390) ergab ebenfalls keine Verbesserung hinsichtlich der Überlebensrate (75%) oder NYHA-Status durch eine zusätzliche Anuloplastie bei ACVB-Op. [53]. Nach durchgeführter Anuloplastie treten im Verlauf Rezidiv einer Mitralinsuffizienz Grad III–IV in 20–28% auf [56]. Bei einem Teil der Patienten ist nach Anuloplastie eine funktionelle Mitralstenose feststellbar [58].

**Indikationen zur Klappenoperation bei chronisch ischämischer Mitralinsuffizienz nach ESC 2007 [51]**

| | Klasse |
|---|---|
| Patienten mit schwerer MI bei LVEF > 30% bei gleichzeitiger ACVB-Op. | I |
| Patienten mit mittelgradiger MI bei gleichzeitiger ACVB-Op., wenn eine Rekonstruktion möglich ist | IIa |
| Symptomatische Patienten mit schwerer MI bei Möglichkeit der Revaskularisation | IIa |
| Patienten mit schwerer MI, LVEF < 30%, medikamentös therapierefraktär, geringe Komorbidität bei fehlender Revaskularisationsoption | IIb |

**Therapie der funktionellen Mitralinsuffizienz**
Die funktionelle MI entsteht bei normaler Klappenmorphologie als Folge einer Dilatation des LV bei LV-Dysfunktion mit konsekutiv fehlender Koaptation der Segel. Eine mittel- bis hochgradige MI ist in rund 50% der Pat. mit symptomatischer LV-Dysfunktion nachweisbar [64]. Die Datenlage ist hinsichtlich des natürlichen Verlaufs und des Stellen-

wertes der MI im Kontext der chronischen Herzinsuffizienz resultierend aus der LV-Dysfunktion noch unzureichend. Ein E/E' > 13,5 geht einher mit einer schlechteren Prognose hinsichtlich Mortalität und Rehospitalisierung [55]. Eine mittel- bis hochgradige Mitralinsuffizienz war ein unabhängiger Prädiktor für Herzinsuffizienz und kardialen Tod, nicht hingegen für die Gesamtsterblichkeit. 45% der Todesfälle waren nicht kardial, die Gesamtsterblichkeit betrug rund 50% nach 4 Jahren unter einer aktuellen Standardtherapie [66].

> Die medikamentöse Therapie ist 1. Wahl.

Bei nicht ischämischer, sekundärer Mitralinsuffizienz ist eine Op. auch bei sehr niedriger EF möglich, vorausgesetzt, es kann klappenerhaltend operiert werden, z.B. mittels restriktiver Anuloplastie [51]. Eine Verbesserung der Prognose ist allerdings nicht belegt, die Anuloplastie ergab in einer retrospektiven Studie keinen Überlebensvorteil [41].

> Klasse-IIb-Indikation für die Op. nach ESC 2008 für symptomatische Patienten trotz optimaler med. Therapie [63].

**Perkutane Klappenrekonstruktion.** Neueres Verfahren, noch in der Evaluierung:
- Über einen transseptal in den LA vorgebrachten Katheter wird ein Clip platziert, der AML und PML verbindet und die MI bei Rekonstruktion der Mitralklappe mittels 2 Klappenöffnungen reduziert (Edge-to-edge-Technik) [44]. Ein prozeduraler Erfolg wurde in 74% gefunden, ein gutes Ergebnis bestand für 66% der erfolgreich operierten Patienten nach 12 Monaten [70].
- Insertion eines Anuloplastie-Katheters in den Koronarvenensinus. Verlängerung der Gehstrecke um 100 m und Besserung der Lebensqualität nach 6 Monaten in Amadeus mit dem Carillon-System in einer Studie mit 30 Patienten [68].

**Prognose post Op.** Die postoperative Prognose wird u.a. beeinflusst durch den präoperativen NYHA-Status und das Vorhandensein einer LV-Dysfunktion:

- ◢ 10-Jahres-Überlebensrate im Mittel 53,1% [8].
- ◢ 10 Jahres-Überlebensrate post Op. bei EF > 60%/50–60%/< 50% beträgt 72%/53%/ 32% [7].
- ◢ 10-Jahres-Überleben bei prä-Op. NYHA I/II 76% vs. 48% bei prä-Op. NYHA III/IV [22].
- ◢ LVESD > 50 mm bedeutet ein hohes post-Op. Letalitätsrisiko nach Klappenersatz [9].
- ◢ 10-Jahres-Überlebensraten nach Klappenrekonstruktion 68%, nach Klappenersatz 52% [7].
- ◢ Schlechtere Prognose nach Op. bei MI und KHK, 5-Jahres-Überleben nur 40%, bei rheumatischer Genese der MI 75% [32].
- ◢ Bei prä-Op. bestehendem Vorhofflimmern > 3 Monate besteht ein hohes Risiko für persistierendes Vorhofflimmern post Op. [7].
- ◢ Bei MI durch Flail leaflet zeigte sich eine bessere Prognose bei frühzeitiger Op. im Vergleich zur verzögerten Op., nach 10 Jahren kardialer Tod in 8% vs. 28%, kongestive Herzinsuffizienz in 27% vs. 59% [26].

### 4.3.9  Schwangerschaft und Mitralinsuffizienz

Der häufigste Grund für eine MI bei Schwangeren ist ein Mitralklappenprolaps. Meist reicht eine medikamentöse Therapie mit Diuretika, evtl. zusätzlich Hydralazin. ACE-Hemmer sind kontraindiziert. Eine operative Therapie mittels Mitralklappenrekonstruktion ist nur selten erforderlich [1a].

**Literatur**

[1]   Bonow RO et al. ACC/AHA Guidelines for the management of patients with valvular heart disease. Circulation 1998;98:1949–84

[1a]  Bonow RO et al. ACC/AHA 2006 Guidelines for the Management of Patients with Valvular Heart Disease. J Am Coll Cardiol 2006;48:1–148

[1b]  Bonow 2008 focused update incorporated into the ACC/AHA 2006 guidelines fort he management of patients with valvular heart disease. J Am Coll Cardiol 2008;52:e1–e142

[2]   Sellers RD et al. Left retrograde cardioangiography in acquired cardiac disease. Am J Cardiol 1964;14:437–47

[3]   Levine HJ et al. Vasoactive drugs in chronic regurgitant lesions of the mitral and aortic valves. J Am Coll Cardiol 1996;28:1083

[4]   Rapaport E. Natural history of aortic and mitral valve disease. Am J Cardiol 1975;35:221–7

[5]   Cooper HA et al. Treatment of chronic mitral regurgitation. Am Heart J 1998;135:925–36

[6]   Hostkotte D, Loogen F. Erworbene Herzklappenfehler. 1987, Urban & Schwarzenberg, München

[7]   Enriquez-Sarano M et al. Mitral regurgitation: a new clinical perspective. Mayo Clin Proc 1997;72:1034–43

[8]   Lindblom D et al. Long-term relative survival rates after heart valve replacement. J Am Coll Cardiol 1990;15:566–73

[9]   Wisenbaugh T et al. Prediction of outcome after valve replacement for rheumatic mitral regurgitation in the era of chordal preservation. Circulation 1994;89:191–7

[10]  Flachskampf FA. Kursbuch Echokardiographie, 2. Aufl. 2004, Georg Thieme, Stuttgart, New York

[11]  Cheitlin MD et al. ACC/AHA Guidelines for the Clinical Application of Echocardiography. Circulation 1997;95:1686–744

[12]  Hall SA et al. Assessment of Mitral Regurgitation Severity by Doppler Color Flow Mapping of the Vena Contracta. Circulation 1997;95:636–42

[13]  Grossmann G et al. Schweregradbestimmung bei Mitralinsuffizienz – Wertigkeit verschiedener farbdopplerechokardiographischer Methoden. Z Kardiol 1995;84:190–7

[14] Thomas L et al. Peak Mitral Inflow Velocitiy Predicts Mitral Regurgitation Severity. J Am Coll Cardiol 1998;31:174–9

[15] Pieper EPG et al. Value of systolic pulmonary venous flow reversal and color doppler jet measurements assessed with transoesophageal echocardiography in recognizing severe pure mitral regurgitation. Am J Cardiol 1996;78:444–50

[16] Heinle SK et al. Comparison of Vena Contracta Width by Multiplane Transoesophageal Echocardiography with Quantitative Doppler Assessment of Mitral Regurgitation. Am J Cardiol 1998;81:175–9

[17] Enriquez-Sarano M et al. Effective Mitral Regurgitant Orifice Area: Clinical Use and Pitfalls of the proximal isovelocitiy surface area method. J Am Coll Cardiol 1995;25:703–9

[18] Bargiggia GS et al. A New Method for Quantification of Mitral Regurgitation Based on Color Flow Doppler Imaging of Flow Covergence Proximal to Regurgitant Orifice. Circulation 1991;84:1481–9

[19] Frieske R et al. Transösophageale dopplerechokardiographische Beurteilung der Mitralinsuffizienz: Vergleich von Jetfläche, pulmonalvenösem Flußprofil, proximalem Jetdurchmesser, maximaler Regurgitationsflußrate und Regurgitationsquerschnittsfläche mit der Angiographie. Z Kardiol 1997;86:346–53

[20] Chen F et al. Mitral Valve Repair in Cardiomyopathy. Circulation 1998;98:II-124–II-127

[21] Grossman W, Baim DS. Cardiac Catheterization, Angiography and Intervention, 4. Ed. 1991, Lea & Febiger, Philadelphia

[22] Tribouilly C et al. Impact of preoperative Symptoms on Survival after Surgical Correction of Organic Mitral Regurgitation. Circulation 1999;99:400–5

[23] Helmcke F et al. Color Doppler assessment of mitral regurgitation with orthogonal planes. Circulation 1987;75:175–83

[24] Enriquez-Sarano M et al. Quantitaitve Doppler Assessment of Valvular Regurgitation. Circulation 1993;87:841–8

[25] Fehske W. Color-Coded Doppler Imaging of the Vena Contracta as a Basis for Quantification of Pure Mitral Regurgitation. Am J Cardiol 1994;73:268–74

[26] Ling LH et al. Early Surgery in Patients with Mitral Regurgitation Due to Flail Leaflets. Circulation 1997;96:1819–25

[27] Roskamm H, Reindell H. Herzkrankheiten, 3. Aufl. 1989, Springer, Berlin

[28] Otto CM. Valvular Heart Disease. 1999, W.B. Saunders, Philadelphia

[29] ACC/AHA Task Force Report. Guidelines for Clinical Use of Cardiac Radionuclide Imaging. J Am Coll Cardiol 1995;25:521–47

[30] Task Force Report. The clinical role of magnetic resonance in cardiovascular disease. Eur Heart J 1998;19:19–39

[31] Krakau I, Lapp H. Das Herzkatheterbuch, 2. Aufl. 2005, Georg Thieme, Stuttgart, New York

[32] Bonow RO et al. Valvular heart disease. In: Zipes DP et al. Braunwald's Heart Disease, 7. Ed., 1553–632. 2005, Elsevier Saunders, Philadelphia

[33] Lung B et al. on behalf of the working group on valvular heart disease. Recommendations on the management of the asymptomatic patient with valvular heart disease. Eur Heart J 2002;23:1253–66

[34] Ling LH et al. Clinical outcome of mitral regurgitation due to flail leaflet. N Eng J Med 1996;335:1417–23

[35] Flameng W et al. Recurrence of mitral valve regurgitation after mitral valve repair in degenerative valve disease. Circulation 2003;107:1609–13

[36] Lung B et al. A prospective survey of patients with valvular heart disease in Europe: The EURO heart survey on valvular heart disease. Eur Heart J 2003;24:1231–43

[37] Trichon BH et al. Outcomes after various surgical strategies for patients with severe ischemic cardiomyopathy and moderate mitral regugitation. J Am Coll Cardiol 2003;(Suppl A):504A

[38] Enriquez-Sarano M et al. Mitral regurgitation. Circulation 2003;108:253–6

[39] Trichon BH et al. Survival after coronary revascularisation, with and without mitral valve surgery, in patients with ischemic mitral regurgitation. Circulation 2003;108(Suppl II):II-103–II-110

[40] Carabello BA. Is it ever too late to operate on the patient with valvular heart disease? J Am Coll Cardiol 2004;44:376–83

[41] Wu AH et al. Impact of mitral valve annuloplasty on mortality risk in patients with mitral regurgitation and left ventricular systolic function. J Am Coll Cardiol 2005;45:381–7

[42] Enriquez-Sarano M et al. Quantitative determinants of the outcome of asymptomatic mitral regurgitation. N Engl J Med 2005;352:875–83

[43] Levine RA et al. Ischemic mitral regurgitation on the threshold of a solution. Circulation 2005;112:745–58

[44] Feldmann T et al. Percutaneous mitral valve repair using the edge-to-edge technique. J Am Coll Cardiol 2005;46:2134

[45] Zoghbi WA et al. Recommendations for evaluation of the severity of native valvular regurgitation with two-dimensional and doppler echocardiography. J Am Soc Echocardiogr 2003;16:777–802

[46] Schulte B, Boldt A, Beyer D. MRT des Herzens und der Gefäße. 2005, Springer, Berlin, Heidelberg

[47] Quinones MA et al. Recommendations for quantification of doppler echocardiography. J Am Soc Echocardiogr 2002;15:167–84

[48] Ambler G et al. Generic, simple risk stratification model for heart valve surgery. Circulation 2005;112:224–31

[49] Society of thoracic surgeons national cardiac surgery database. http://www.sts.org/documents/pdf/STS-executive summaryFall2005.pdf.

[50] Daniel WG et al. Klappenvitien im Erwachsenenalter. Leitlinie der DGK. Clin Res Cardiol 2006;95:620–41

[51] ESC guidelines on the management of valvular heart disease. Eur Heart J 2007;28:230–68

[52] Flachskampf FA. Praxis der Echokardiographie, 2. Aufl. 2007, Georg Thieme, Stuttgart, New York

[53] Mihaljevic T et al. Impact of mitral valve annuloplasty combined with revascularisation in patients with functional ischemic mitral regurgitation. J Am Coll Cardiol 2007;49:2191–201

[54] Piérard LA. Left ventricular dyssynchrony and functioonal mitral regurgitation: two dynamic conditions. Eur Heart J 2007;28:924–5

[55] Bruch C et al. Diagnostic usefulness and prognostic implications of the mitral E/E' ratio in patients with heart failure and severe secondary mitral regurgitation. Am J Cardiol 2007;100:860–5

[56] Kolh P et al. Surgical correction of ischaemic mitral regurgitation – still a long way to go. Eur Heart J 2008;29:147–9

[57] Agricola E et al. Ischemic mitral regurgitation: mechanisms and echocardiographic classification. Eur J Echocardiogr 2008;9:207–21

[58] Magne J et al. Restrictive annuloplasty for ischemic mitral regurgitation may induce functional mitral stenosis. J Am Coll Cardiol 2008;51:1692–701

[59] Carabello BA et al. The current therapy for mitral regurgitation. J Am Coll Cardiol 2008;52:319–26

[60] Buck T et al. Effect of dynamic flow rate and orifice area on mitral regurgitant stroke volume quantification using the proximal isovelocity surface area method. J Am Coll Cardiol 2008;52:767–78

[61] Varadarajan P et al. Effect of beta-blocker therapy on survival in patients with severe mitral regurgitation and normal left ventricular ejection fraction. Am J Cardiol 2008;102:611–5

[62] Thomas N et al. Intraobserver variability in grading severity of repeated identical cases of mitral regurgitation. Am Heart J 2008;156:1089–94

[63] ESC Guidelines for the diagnosis and treatment of acute and chronic heart failure 2008. Eur Heart J 2008;29:2388–442

[64] Mehra MR et al. Surgery for severe mitral regurgitation and left ventricular failure: what do we really know? J Cardiac Fail 2008;14(2):145–50

[65] Cawley PJ et al. Cardiovascular magnetic resonance imaging for valvular heart diesase. Circulation 2009;119:468–78

[66] Agricola E et al. Long-term prognosis of medically treated patients with functional mitral regurgitation and left ventricular dysfunction. Eur J Heart Fail 2009;11:581–7

[67] Kang D-H et al. Comparison of early surgery versus conventional treatment in asymptomatic severe mitral regurgitation. Circulation 2009;119:797–804

[68] Schofer J et al. Percutaneous mitral annuloplasty for functional mitral regurgitation. Circulation 2009;120:326–33

[69] Kahlert P et al. Direct assessment of size and shape of noncircular vena contracta area in functional versus organic mitral regurgitation using real-time three-dimensional echocardiography. J Am Soc Echocardiogr 2008;2:912–21

# 4.4 Mitralstenose

## 4.4.1 Epidemiologie

Aufgrund des Rückgangs des rheumatischen Fiebers selten gewordenes Vitium in entwickelten Ländern, Frauen : Männer = 2–3 : 1 [30].

## 4.4.2 Ätiologie

◢ Überwiegend postrheumatisch, ca. 85% [26]
◢ Degenerativ, ca. 12% [26]
◢ Vereinzelt infolge abgeheilter bakterieller Endokarditis, 0,6%
◢ Sehr selten angeboren (z.B. Parachute deformity), 0,6%
◢ Sehr selten erworben bei Karzinoid-Syndrom oder infolge anorektischer Medikation [30]

## 4.4.3 Pathogenese

Im Rahmen eines rheumatischen Fiebers ödematös-fibrinoide Veränderungen an den Klappen mit nachfolgender Bildung von warzenähnlichen Auflagerungen aus Fibrin und Thrombozyten. Schrumpfung, Verklebung der Klappenschließungsränder, schubweise weitere Ablagerungen bei Rezidiven mit weiterer Deformierung, oft unter Beteiligung der Chordae tendineae.

## 4.4.4 Pathophysiologie

Normale Öffnungsfläche der Mitralklappe 4–5 cm², hämodynamische Auswirkungen einer Stenose bei einer Klappenöffnungfläche (KÖF) < 1,5–2,5 cm² [2]. Pathophysiologische Faktoren bei reiner Mitralstenose sind:
◢ Klappenöffnungsfläche
◢ Reaktive pulmonale Hypertonie
◢ Myokardialer Funktionszustand
◢ Arrhythmien (insbes. Tachyarrhythmia absoluta)

Die Mitralstenose führt zu einer Druckbelastung des linken Atriums (LA) mit konsekutiver Dilatation und Hypertrophie des LA. Der LA-Druck ergibt sich aus dem LVEDP und dem transmitralen Druckgradienten. Der Druckanstieg im LA führt ab 18 mmHg zur pulmonalen Überwässerung, ab 25 mmHg zum interstitiellen Ödem und ab 35 mmHg zum alveolären Ödem [19].

Der transmitrale Druckgradient (und damit der LA-Druck) ist eine quadratische Funktion der transvalvulären Flussrate, d.h. eine Verdoppelung der Flussrate (z.B. bei belastungsinduziertem HZV-Anstieg) führt zu einer Vervierfachung des Druckgradienten (mit entsprechendem Druckanstieg im LA). Der Druckgradient ist weiterhin wesentlich abhängig von der Herzfrequenz bzw. der Diastolendauer: Je kürzer die diastolische Füllungsperiode (DFP) ist, desto höher ist der Druckgradient.

| Beispiel [14]: KÖF 1,0 cm², HZV 5 l/min | | |
|---|---|---|
| **HF** | **DFP** | **Mittlerer Druckgradient** |
| 72/min | 0,58 s | 8–10 mmHg |
| 100/min | 0,32 s | Ca. 17 mmHg |

Neu aufgetretenes tachykardes Vorhofflimmern ist ein häufiger Grund für eine symptomatisch gewordene Mitralstenose (Verlust der Vorhofkontraktion bei gleichzeitiger Verkürzung der Diastolendauer). Der erhöhte Druck im LA führt in sehr variabler Ausprägung zu einer pulmonalen Hypertonie (3 Mechanismen: 1. druckpassiv; 2. organisch (anatomisch-morphologisch) durch Mediahypertrophie und Intimafibrose; 3. funktionell-reflektorisch durch Vasokonstriktion). Der erhöhte PA-Druck bedingt eine Druckbelastung des RV. Bei ausgeprägter pulmonaler Hypertonie (syst. PA-Druck > 60–80 mmHg) kann sich eine Rechtsherzinsuffizienz entwickeln mit konsekutiver HZV-Reduktion, sodass die Lungenstauung (und damit die Dyspnoe) zurückgehen und die Rechtsherzinsuffizienz bzw. ein kardiales Low-output-Syndrom das klinische Bild bestimmen kann. Zusätzlich zur reaktiven Gefäßkonstriktion bedingen eine reduzierte Kapillarpermeabilität und eine erhöhte Lymphdrainage eine Protektion gegen die Entwicklung eines Lungenödems.

Graduierung des Schweregrades der Mitralstenose nach **ACC/AHA 2006** [2a]

|  | KÖF | Mittlerer Druckgradient | Systolischer PA-Druck |
|---|---|---|---|
| Leichtgradig | 1,5–2,5 cm² | < 5 mmHg | < 30 mmHg |
| Mittelgradig | 1,5–1,0 cm² | 5–10 mmHg | 30–50 mmHg |
| Hochgradig | < 1,0 cm² | > 10 mmHg | > 50 mmHg |

Graduierung nach transmitralem Druckgradienten nach [30][x]

| Leicht | 2–4 mmHg |
|---|---|
| Mäßig | 4–9 mmHg |
| Mäßig bis schwer | 10–15 mmHg |
| Schwer | > 15 mmHg |

[x] Goldstandard ist jedoch die Graduierung nach KÖF!

## 4.4.5  Symptome

In der Regel beschwerdefrei bis zur 3.-4. Dekade.

◢ Belastungsdyspnoe, nächtliche Dyspnoe (Asthma cardiale), Ruhedyspnoe, Orthopnoe, RG, Lungenödem
◢ Hämoptoe, Husten
◢ Heiserkeit (Ortner-Syndrom, der dilatierte LA drückt auf N. laryngeus recurrens)
◢ Dysphagie
◢ Schwäche, Ermüdbarkeit (bei reduziertem HZV)

## 4.4.6  Diagnostik

### 4.4.6.1  Körperliche Untersuchung
◢ Zyanose, Facies mitralis
◢ Gestaute Hals- und Zungengrundvenen, periphere Ödeme
◢ Pleuraerguss, Aszites
◢ Hepatopathie, Ikterus [11, 16, 18, 20, 30]

### 4.4.6.2  Auskultation
◢ 1. HT laut „paukend" (90%)
◢ Mitralöffnungston (MÖT), p.m. 4. ICR links parasternal (bei fibrosierter/verkalkter Klappe evtl. fehlend)
◢ Je höhergradiger die Stenose, desto früher öffnet sich die Mitralklappe, d.h. desto kürzer ist das Intervall $A_2$–MÖT. Bei $A_2$–MÖT < 0,08 s ist eine schwere MS zu erwarten [30]
◢ Decrescendoartiges, niederfrequentes Diastolikum nach MÖT (lang andauerndes Geräusch bei langer Diastole zeigt höhergradige Stenose), p.m. über Herzspitze in Linksseitenlage
◢ Präsystolikum bei SR
◢ Bei pulmonaler Hypertonie: pulmonaler Ejektionsklick, Graham-Steel-Geräusch durch relative Pulmonalinsuffizienz (p.m. 2. ICR li., kurzes decrescendierendes Frühdiastolikum), gespaltener 2. HT mit betontem Pulmonalis-Segment, evtl. 3. HT
◢ Evtl. Trikuspidalinsuffizienz
◢ Mitralstenosegeräusch und MÖT können bei schwerer Rechtsherzinsuffizienz kaum noch wahrnehmbar sein [17, 18]

### 4.4.6.3  EKG
◢ Steiltyp bis Rechtstyp
◢ P-mitrale
◢ Vorhofflimmern in ca. 40% [30]
◢ Evtl. Rechtsherzhypertrophie (nur in ca. 50% bei RV-Druckwerten von 70–100 mmHg [11])

### 4.4.6.4 Röntgen-Thorax

◢ Dilatation des linken Vorhofs (keine klare Korrelation zwischen Druckgradient und Größe des LA), verstrichene Herztaille

◢ Spreizung der Trachealbifurkation

◢ Dilatation des rechten Ventrikels mit Verbreiterung der Herzsilhouette nach rechts und links, Verkleinerung des Retrosternalraumes

◢ Verkalkung der Mitralklappe

◢ Umverteilung der Lungendurchblutung von basal zu apikal

◢ Kerley-Linien

◢ Dilatation der A. pulmonalis [11, 18]

### 4.4.6.5 Echokardiografie

#### 4.4.6.5.1 Echokardiographische Basisdiagnostik

Grundpfeiler der Diagnostik, bei guter Schallqualität auch als alleinige Untersuchungsmodalität ausreichend, bei schlechter TTE-Qualität ist meist mittels TEE die Diagnostik möglich:

◢ Mitralklappe fibrosiert und/oder verkalkt, verminderte Separation, im M-Mode parallel Mehrfach-Echos am vorderen Mitralsegel, Hockey-stick-Morphologie

◢ Parallelbewegung des hinteren Mitralsegels

◢ Abgeflachter EF-Slope (normal > 70 mm/s, bei MS < 35 mm/s), EF-Slope reduziert auch bei behinderter Ventrikelfüllung, z.B. Relaxationsstörung bei LV-Hypertrophie, Aortenstenose

◢ Doming der Mitralklappe bei noch flexibler Klappe

◢ Kerzenflammenphänomen im Farb-Doppler

◢ Dilatierter LA (bis zum sog. Giant left atrium bei kombinierter MS und MI)

◢ Evtl. dilatierter/s und/oder hypertrophierter/s RV/RA

◢ Planimetrie der Klappenöffnungsfläche

◢ Bestimmung des Druckgradienten und der DHZ

◢ Abschätzen des systolischen PA-Drucks

◢ Beurteilung der therapeutischen Möglichkeiten; keine Ballon-Valvuloplastie bei zusätzlich bedeutender Mitralinsuffizienz, bei starken Verkalkungen oder hohem Wilkins-Score

#### 4.4.6.5.2 Wilkins-Score

Der Wilkins-Score dient der echokardiografischen Beurteilung der Erfolgsaussichten der Ballon-Valvuloplastie [12]. Der Punktwert jeder Kategorie wird addiert, der maximale Echo-Score beträgt somit 16.

| Score | Klappenmorphologie |
|---|---|
| | **Klappenbeweglichkeit (Mobilität)** |
| 1 | Isolierte Bewegungseinschränkung an den Klappenrändern |
| 2 | Eingeschränkte Beweglichkeit der mittleren und basisnahen Anteile der Klappensegel |
| 3 | Erhaltene, vorwiegend basisnahe, diastolische Vorwärtsbewegung der Mitralklappe |
| 4 | Keine oder nur minimale Beweglichkeit der Klappe in der Diastole |
| | **Klappenverdickung** |
| 1 | Normale Klappendicke (4–5 mm) |
| 2 | Deutliche Verdickung der Klappenränder (5–8 mm) |
| 3 | Deutliche Verdickung des gesamten Mitralklappensegels (5–8 mm) |
| 4 | Ausgeprägte Verdickung der gesamten Klappe (> 8–10 mm) |
| | **Verdickung des Klappenhalteapparates (subvalvuläre Verdickung = Chordaebeteiligung)** |
| 1 | Minimale Verdickung der Chordae unmittelbar unterhalb der Klappe |
| 2 | Verdickung bis zu $1/3$ der Gesamtlänge der Chordae |

| Score | Klappenmorphologie |
|-------|-------------------|
| 3 | Verdickung bis zum distalen Drittel der Chordae |
| 4 | Ausgeprägte Verdickung mit Verkürzung der Chordae bis zu den Papillarmuskeln |
| | **Klappenverkalkung** |
| 1 | Singuläre, umschriebene Verkalkungszone |
| 2 | Multiple Verkalkungszonen, auf die Klappenränder beschränkt |
| 3 | Ausdehnung der Verkalkung auf die mittleren Anteile der Mitralsegel |
| 4 | Ausgeprägte Verkalkung nahezu des gesamten Mitralsegels |
| **Summe** | **(Score: < 8 gutes Akut- und Langzeitergebnis zu erwarten, Score: > 12 ungeeignet für Valvuloplastie)** |

aus [33]

### 4.4.6.5.3 Echokardiografische Schweregradbestimmung

**Druckgradient**

◢ Bestimmung des mittleren Druckgradienten [15]. Mittlere Gradienten < 5 mmHg schließen eine bedeutende MS aus. Problematisch wegen der Variabilität des Druckgradienten in Abhängigkeit von Blutfluss und Füllungszeit (s. bei [8]), bei schwerer MS mittlerer Druckgradient 10–25 mmHg [20].

**Klappenöffnungsfläche**

◢ **Planimetrie** der KÖF in parasternaler kurzer Achse; bei guten Schallbedingungen ist dies die empfohlene **Referenzmessung** nach **ESC 2007** [32] und **EAE/ASE 2009** [15].

◢ Bestimmung der KÖF über die **Druckhalbwertszeit** (DHZ)/Pressure half time:

$$\text{KÖF [cm}^2] = \frac{220}{\text{DHZ [ms]}}$$

Die Methode gehört zu den etablierten Standardverfahren [13], auch wenn die Übereinstimmung mit invasiv gemessenen oder anatomischen KÖF unterschiedlich beurteilt wird [3, 7]. Wegen der Abhängigkeit von der diastolischen LV-Funktion wird die DHZ-Bestimmung bei älteren Patienten mit degenerativ-verkalkender MS bei zusätzlicher Hypertonie und/oder Aortenstenose nicht empfohlen [15].

◢ **PISA-Methode:** Wenig gebräuchlich, aber angeblich mit guter Übereinstimmung zur anatomischen KÖF, anwendbar auch bei bedeutsamer Mitralinsuffizienz. Nur Level-2-Empfehlung nach **EAE/ASE 2009** [15].

◢ **Kontinuitätsgleichung:** Weniger gebräuchlich, nicht anwendbar bei Vorhofflimmern, Mitral- und Aorteninsuffizienz [15]. Nur Level-2-Empfehlung nach **EAE/ASE 2009** [15].

$$\text{KÖF (mitral)} = \frac{A_{LVOT} \times V_{LVOT}}{V_{mitral}}$$

### 4.4.6.6 Kardio-MR

Planimetrische Bestimmung der KÖF grundsätzlich möglich, im Vergleich zur KÖF-Bestimmung mittels Katheter ca. 5%ige Überschätzung, im Vergleich zum Echo 8%ige Überschätzung [29]. Wenig gebräuchlich wegen der Dominanz des Echos bei dieser Indikation.

### 4.4.6.7 Herzkatheter

◢ Betonte a-Welle in der PC-Kurve

◢ Erhöhter mittlerer PCP und erhöhter PAM, insbesondere unter Belastung

◢ Berechnung des pulmonalen Gefäßwiderstandes; bei rein passiver pulmonaler Hypertonie PVR < 200 dyn × s × cm$^{-5}$, bei reaktiver pulmonaler Hypertonie PVR > 200–1 500 dyn × s × cm$^{-5}$ [8, 16]

◢ Bestimmung des HZV in Ruhe (normal oder erniedrigt)

◢ Evtl. Bestimmung des HZV unter Belastung (geringer oder fehlender HZV-Anstieg)

◢ Bei verschleierter Symptomatik kann die PA-Druckmessung bei der Einschätzung des Vitiums helfen [1]

◢ Bei einem PAM < 40 mmHg auf der 25-W-Stufe ist eine klinische Besserung postoperativ nicht zu erwarten [1]

◢ Bei symptomatischer MS und einer KÖF > 1,3 cm² ist bei einem Anstieg des PAM auf > 30 mmHg bzw. bei einem PCP > 22 mmHg ein chirurgisch-interventionelles Vorgehen indiziert [19]

**Berechnung der KÖF nach Gorlin**

Die invasive KÖF-Bestimmung mit simultaner Rechts- und Linksherzkatheterisierung ist nur bei fehlender Übereinstimmung klinischer und echokardiografischer Befunde bzw. zwischen echokardiografischer KÖF und Druckgradienten notwendig [2a]. Die Bestimmung des mittleren Druckgradienten erfolgt durch simultane Druckmessung in PC-Position und LV [14]. Fehleinschätzungen sind möglich bei der üblichen Verwendung des PCP als Substitut für den LA-Druck [2].

$$KÖF = \frac{\dfrac{HZV~[ml/min]}{DFP~[s] \times HF~[S/min]}}{37,7 \times \sqrt{mittl.~P}}$$

DFP = diastolische Füllungsperiode
Mittl. P = mittlerer Druckgradient

Schwierigkeiten bei der Verwendung der Gorlin-Formel ergeben sich bei Problemen mit einer exakten HZV-Bestimmung (z.B. Thermodilutionsmethode bei Trikuspidalinsuffizienz), bei schlechter PC-Druckkurve (Bestätigung der PC-Position durch Oxymetrie!), bei absoluter Arrhythmie u.a.m. Die PC-Druckkurve muss zur Berechnung des exakten Druckgradienten um die Pulswellenlaufzeit von 50–70 ms korrigiert werden, der Gipfel der V-Welle liegt unmittelbar vor der fallenden LV-Druckkurve [8, 14]. Die HZV-Bestimmung nach Thermodilution führt zur Unterschätzung der KÖF bei gleichzeitiger MI.

### 4.4.6.8 Koronarangiografie

Ausschluss einer zusätzlichen KHK bei Frauen mit Risikofaktoren, bei Frauen nach der Menopause, bei Männern > 35 Jahre und bei Hinweisen für KHK [2].

### 4.4.7 Differenzialdiagnose

◢ Cor triatriatum
◢ Vorhofmyxom
◢ Lutembacher-Syndrom (ASD + Mitralstenose)

### 4.4.8 Prognose

Im Mittel 16 Jahre zwischen rheumatischem Fieber und klinischer Manifestation der MS [22], Progression zur schweren MS in weiteren 9 Jahren. Progressive Reduktion der KÖF nicht vorhersehbar, bei etwa 2/3 der Patienten mit mäßiger MS kommt es zu keiner wesentliche Progression [20]. Todesursachen: Herzinsuffizienz (60–70%), arterielle Embolien (20–30%), Lungenembolie (10%), Infektion (1–5%) [2]. AF bei 30–40% der symptomatischen Patienten [2a]. Embolierate 1,5–6/100 Patientenjahre [24]. Risiko für embolischen Apoplex 7–15%/Jahr bei MS mit Vorhofflimmern, nach der ersten Embolie um den Faktor 2 erhöhtes Rezidivrisiko [30].

| Patientenkollektiv | Überleben nach 5 Jahren | Überleben nach 10 Jahren |
|---|---|---|
| Asymptomatische Patienten | | 84% [24] |
| Alle Krankheitsstadien | 80% | 60% [5] |
| NYHA III | 62% | 38% [5] |
| NYHA IV | 15% | 0% [5] |

## 4.4.9 Therapie

### 4.4.9.1 Konservative Therapie

◢ Körperliche Belastung reduzieren (i.d.R. symptomlimitiert [2a])
◢ **Antikoagulation**
  – Bei Vorhofflimmern mit INR 2–3 [23].
  – Nach systemischer Embolie (auch im SR) mit INR 2–3 [23] oder nach ESC 2001 mit INR 2,5–3,5. Nach [31] ist INR 2–3 zu geringer Schutz, Kombination mit einem Thrombozyten-Aggregationshemmer dann empfehlenswert
  – Nach Embolierezidiv trotz Marcumar intensivierte Antikoagulation mit INR 2,3–3,5 oder zusätzlich ASS 80–100 mg [23]
  – Bei SR und LA-Dilatation kontrovers diskutiert, das **ACCP** empfiehlt eine Antikoagulation (INR 2–3) bei Sinusrhythmus ab einer Vorhofgröße > 5,5 cm [23], nach **AHA/ACC** nur IIb-Indikation [2b]
  – Evtl. bei SR mit dilatiertem LA und spontanem Echokontrast (IIb-Indikation nach **ACC/AHA** [2b])
  – Bei Thrombusnachweis
◢ **Diuretika** (bei Stauungszeichen)
◢ Nitro i.v. (bei Lungenödem)
◢ **Frequenzkontrolle:** Digitalis, Betablocker oder Diltiazem/Verapamil (bei Tachyarrhythmie), bes. wichtig bei akuter Dekompensation, denn **die diastolische Füllungszeit ist stark frequenzabhängig!**
◢ Prophylaxe der rheumatischen Endokarditis [2a]
◢ Prophylaxe der bakteriellen Endokarditis nicht mehr empfohlen [33]
◢ Verlaufskontrolle jährlich bei mittelgradiger bis schwerer MS [24]
◢ Echo-Kontrolle jährlich bei hochgradiger MS, alle 1–2 Jahre bei mittelgradiger MS, alle 3–5 Jahre bei leichter MS [2a]
◢ Kardioversionsversuch bei 1. Episode einer Arrhythmia absoluta bei leichter bis mittelgradiger MS gerechtfertigt [24], bei hochgradiger MS erst nach invasiver Therapie [19]

### 4.4.9.2 Operativ-interventionelle Therapie

Für das beste Timing invasiver Therapieverfahren gibt es keine Evidenz, eine pulmonale Hypertonie erhöht das Op.-Risiko deutlich [30].

#### 4.4.9.2.1 Ballon-Mitralvalvuloplastie

Die transseptale oder retrograde Ballon-Mitralvalvuloplastie wurde Mitte der 1980er Jahre eingeführt und ist das **Verfahren der Wahl bei geeigneter Klappenmorphologie** [2a, 19, 32]. Der Effekt beruht auf einer Sprengung der fusionierten Klappenränder. Die Ballon-Valvuloplastie ist besser als eine geschlossene Kommissurotomie [30], die Ergebnisse beim Vergleich zur offenen chirurgischen Kommissurotomie sind nicht eindeutig [2a]. Die wichtigste Determinante des Erfolges ist die Klappenmorphologie, bei Wilkins-Score > 8 resultieren deutlich schlechtere Lz.-Ergebnisse [2, 25]. Bei einem Score > 11 sollte wegen schlechter Prognose auf jeden Fall ein Klappenersatz erfolgen [25], allerdings wird das angemessene Vorgehen bei hohem Risiko für einen MKE kontrovers diskutiert [2a].

◢ Mortalität 1–2%, z.T. < 1% [4]
◢ Postinterventionell schwere Mitralinsuffizienz in 3–5% [4]
◢ Auftreten eines Links-rechts-Shunt von > 1,5 : 1 unter Verwendung des Inoue-Ballons in 2,5% [4]
◢ Embolien 0,5–3% [2]
◢ Mitralinsuffizienz mind. Grad 3 nach Sellers in ca. 10% [25]
◢ Komplikationsfreie und erfolgreiche Intervention in 80–95% [2], i.d.R. definiert als KÖF > 1,5 cm² bei allenfalls mittelgradiger MI [30]; Misslingen der Intervention in 1–15% [32]
◢ Anstieg der KÖF im Mittel von 1,0 cm² auf 1,9 cm² [28]

▲ Reduktion des Druckgradienten im Mittel von 10–14 mmHg auf ca. 5 mmHg [25, 28]

## Indikationen

| Indikationen zur Mitralvalvuloplastie nach ACC/AHA 2006 [2a] | Klasse |
|---|---|
| Symptomatische Patienten NYHA-Klasse II–IV mit mittelgradiger oder schwerer MS bei günstiger Klappenmorphologie ohne mittelgradige oder schwere MI und ohne LA-Thrombus | I |
| Asymptomatische Patienten mit mäßiger bis schwerer MS mit günstiger Klappenmorphologie bei pulmonaler Hypertonie (systol. PA-Druck > 50 mmHg in Ruhe bzw. > 60 mmHg unter Belastung) ohne begleitende mittelgradige oder schwere MI und ohne LA-Thrombus | I(x) |
| Patienten in NYHA-Klasse III–IV bei mittelgradiger oder schwerer MS mit ungünstiger Klappenmorphologie bei hohem Risiko für Klappen-Op. | IIa |

(x) bei [2] noch IIa

| Indikationen zur Mitralvalvuloplastie nach ESC 2007 [32] bei Mitralstenose mit KÖF < 1,5 cm² | Klasse |
|---|---|
| Symptomatische Patienten mit günstigen Voraussetzungen für eine Ballon-Valvuloplastie, d.h.: Fehlen der folgenden Charakteristika: hohes Alter, Z.n. Kommissurotomie, NYHA IV, AF, schwere pulmonale Hypertonie, Echo-Score > 8, schwere TI, sehr kleine KÖF, Klappenverkalkung bei Durchleuchtung | I |
| Symptomatische Patienten mit KI gegen Op. oder mit hohem Op.-Risiko | I |
| Als initiale Therapieoption bei ungünstiger Anatomie, aber sonst guten klinischen Charakteristika (s.o.) | IIa |

| Asymptomatische Patienten mit günstigen Voraussetzungen (s.o.) und hohem thromboembolischem Risiko oder mit hohem Risiko der hämodynamischen Dekompensation: | IIa |
|---|---|

- Z.n. Embolie
- Dichter, spontaner Echokontrast
- Kürzlich AF oder paroxysmales AF
- Systolischer PA-Druck > 50 mmHg in Ruhe
- Notwendigkeit einer größeren nicht kardialen Op.
- Kinderwunsch

## Kontraindikationen

Die Ballon-Mitralvalvuloplastie ist kontraindiziert unter folgenden Umständen [32]:

▲ KÖF > 1,5 cm²
▲ ACVB-Op. gleichzeitig notwendig
▲ Thrombus im LA
▲ Fehlende Fusion der Kommissuren
▲ Mehr als leichtgradige MI
▲ Schwere oder bikommissurale Kalzifikation
▲ Schwerer Aortenklappenfehler oder schwerer kombinierter TS und TI

### 4.4.9.2.2 Operative, geschlossene Mitralkommissurotomie

Keine HLM notwendig, noch in einigen Entwicklungsländern gebräuchlich, hinsichtlich Prognose und Symptomatik der konservativen Therapie überlegen [2]. Die offene Kommissurotomie ist allerdings zu bevorzugen [2a].

### 4.4.9.2.3 Operative, offene Mitralkommissurotomie

Etabliertes chirurgisches Verfahren, steht in Konkurrenz zur perkutanen Methode. In Europa nur noch selten angewandt [32]:

▲ Mortalitätsrate 1–3%
▲ Re-Op.-Rate 4–7% (und mehr) innerhalb von 5 Jahren [2]
▲ Komplikationsfreies 5-Jahres-Überleben 80–90%

#### 4.4.9.2.4 Mitralklappenersatz

Op.-Mortalität 2–7% [19], 3–8% [30], bei [26] nur 0,9%. Bei Risikokonstellation bis 10–20% [2].

| Indikationen nach ACC/AHA 2006 [2a] | Klasse |
|---|---|
| Patienten mit mäßiger oder schwerer MS (KÖF < 1,5 cm²) und NYHA-Status III–IV, wenn eine Valvuloplastie oder Mitralklappenrekonstruktion nicht möglich ist | I |
| Patienten mit schwerer MS (KÖF < 1,0 cm²) und schwerer pulmonaler Hypertonie (systol. PA-Druck > 60–80 mmHg) mit NYHA-Status I–II, wenn eine Valvuloplastie oder Mitralklappenrekonstruktion nicht möglich ist | IIa |

#### 4.4.9.2.5 Mitralklappenrekonstruktion

| Indikationen nach ACC/AHA 2006 [2a] | Klasse |
|---|---|
| Klappenrekonstruktion ist zu erwägen bei asymptomatischen Patienten mit rezidiv. Embolien trotz Antikoagulation bei mittelgradiger bis schwerer MS und geeigneter Klappenmorphologie | IIb |

#### 4.4.9.3 Prognose post Op.

**Prognose nach Ballon-Valvuloplastie**

◢ 60% der Patienten sind nach Valvuloplastie in NYHA I, 30% in NYHA II [19].
◢ Restenose in 6,6% nach 7 Jahren [9], z.T. auch höher: bis 39% nach 7 Jahren [21].
◢ Überlebensraten im NHLBI-Register nach 1, 2, 3 und 4 Jahren 93%, 90%, 87%, 84% [10].
◢ Bei Intervention im Stadium NYHA I–II wurde eine Überlebensrate von 95% nach 9 Jahren berichtet, 77% der Patienten blieben asymptomatisch [24].
◢ Freiheit von Tod, Mitralklappen-Op. oder Revalvuloplastie nach 4 Jahren 60% [10], kardiale Mortalität nach 7 Jahren nur 5% [21].
◢ Wichtig für den Langzeiterfolg ist der Echo-Score vor Intervention: 12-Jahres-Überleben bzw. ereignisfreies Überleben in 82% bzw. 38% der Fälle mit einem Echo-Score von < 9 [25].
◢ Postinterventionell gelang eine medikamentöse bzw. elektrische Konversion eines Vorhofflimmern in den Sinusrhythmus unter Amiodaron in 87% der Fälle, davon 82% im SR nach 30 Monaten [27].

**Prognose nach Mitralklappenersatz**

◢ Mehr oder weniger weitgehende Normalisierung der Hämodynamik im kleinen Kreislauf in Ruhe.
◢ Unter Belastung kommt es weiterhin zu einem patholog. PAM-Anstieg, jede Prothese entspricht funktionell einer zumindest leichtgradigen Stenose [16].
◢ Normalisierungstendenz post Op. innerhalb von 12 Monaten.
◢ Besserung im Mittel um eine NYHA-Klasse.
◢ Selten ist der Verlauf asymptomatisch, die Mehrzahl der Patienten ist in NYHA II.
◢ 10-Jahres-Überleben 65,4% [6].
◢ Prothesenbezogene Mortalität 2,5%/Jahr, prothesenbezogene Komplikationsrate 5%/Jahr.

### 4.4.10 Schwangerschaft und Mitralstenose

Die physiologische Zunahme des HZV um ca. 50–70% bedingt eine Zunahme des transmitralen Gradienten um nahezu das 3-Fache. Es kann eine Zunahme um eine NYHA-Klasse angenommen werden. Bei leicht- bis mittelgradiger MS reicht i.d.R. eine Therapie mit Diuretika und Betablocker, bei NYHA III–IV sollte eine Mitralvalvuloplastie erfolgen [2a].

**Literatur**
[1]  Kress P et al. Die Rolle der Einschwemmkatheteruntersuchung bei Mitral- und Aortenvitien. Herz/Kreisl 1990;22:28–42

[2] Bonow RO et al. ACC/AHA Guidelines for the management of patients with valvular heart disease. J Am Coll Cardiol 1998;32:1486–588

[2a] Bonow RO et al. ACC/AHA 2006 Guidelines for the Management of Patients with Valvular Heart Disease. J Am Coll Cardiol 2006;48:1–148

[2b] Bonow 2008 focused update incorporated into the ACC/AHA 2006 guidelines fort he management of patients with valvular heart disease. J Am Coll Cardiol 2008;52:e1–e142

[3] Handke M et al. Diagnostischer Stellenwert verschiedener echo- und Dopplerechokardiographischer Methoden in der Quantifizierung von Mitralklappenstenosen. Z Kardiol 1996;85:561–9

[4] Glazier JJ, Zoltan GT. Percutaneous Balloon Mitral Valvuloplasty. Prog Cardiovasc Dis 1997;40:5–26

[5] Rapaport E. Natural History of Aortic and Mitral Valve Disease. Am J Cardiol 1975;35:221–7

[6] Lindblom D et al. Long-Term Relative Survival Rates after Heart Valve Replacement. J Am Coll Cardiol 1990;15:566–73

[7] Falerta F et al. Measurement of Mitral Valve Area in Mitral Stenosis: Four Echocardiographic Methods Compared with Direct Measurement of Anatomic Orifices. J Am Coll Cardiol 1996; 28:1190–7

[8] Krakau I. Das Herzkatheterbuch. 1999, Georg Thieme, Stuttgart

[9] Farhat MB et al. Percutaneous balloon versus surgical closed and open mitral commissurotomy. Circulation 1998;97:245–50

[10] Dean LS et al. Four-Year Follow-Up of patients undergoing percutaneous balloon mitral commissurotomy. J Am Coll Cardiol 1996;28:1452–7

[11] Braunwald E. Valvular Heart Disease. In: Braunwald E. Heart Disease, 5. Ed., 1007–76. 1997, W.B. Saunders, Philadelphia

[12] Wilkins GT et al. Percutaneous balloon dilation of the mitral valve: an analysis of echocardiographic variables related to outcome and the mechanism of dilation. Br Heart J 1988;60:299–308

[13] Cheitlin M et al. ACC/AHA Guidelines for the Clinical Application of Echocardiography. Circulation 1997;95:1686–744

[14] Grossmann W, Baim DS. Cardiac Catheterization, Angiography, and Intervention, 4. Ed. 1991, Lea & Febiger, Philadelphia

[15] Baumgartner H et al. Echocardiographic assessment of valve stenosis: EAE/ASE recommendations for clinical practise. J Am Soc Echocardiogr 2009;22:1–23

[16] Horstkotte D, Loogen F. Erworbene Herzklappenfehler. 1987, Urban & Schwarzenberg, München

[17] Holldack K, Wolf D. Phonokardiographie. 1974, Georg Thieme, Stuttgart

[18] Roskamm H, Reindell H. Herzkrankheiten, 3. Aufl. 1989, Springer, Berlin

[19] Rahimtoola SH et al. Current evaluation and management of patients with mitral stenosis. Circulation 2002;106:1183–8

[20] Otto CM. Valvular Heart Disease. 1999, W.B. Saunders, Philadelphia

[21] Hernandez R et al. Long-Term Clinical and Echocardiographic Follow-Up after Percutaneous Mitral Valvuloplasty with the Inoue Ballon. Circulation 1999;99:1586

[22] Horstkotte D et al. Pathomorphological aspects, aetiology and natural history of acquired mitral valve stenosis. Eur Heart J 1991;12(Suppl B):55–60

[23] Salem DN et al. Antithrombotic therapy in valvular heart disease – native and prosthetic. Chest 2004;126:457–82

[24] Lung B et al. on behalf of the working group on valvular heart disease. Recommendations on the management of the asymptomatic patient with valvular heart disease. Eur Heart J 2002;23:1253–66

[25] Palcios IF et al. Which patients benefit from percutaneous mitral ballon valvuloplasty? Circulation 2002;105:1465–71

[26] Lung B et al. A prospective survey of patients with valvular heart disease in europe: the euro heart survey on valvular heart disease. Eur Heart J 2003;24:1231–43

[27] Kapoor A et al. Management of persisitent atrial fibrillation following ballon mitral valvolotomy: safety and efficacy of low-dose amiodarone. J Heart Valve Dis 2002;11:802–9

[28] Lung B et al. Temporal trends in percutaneous mitral commissurotomy over a 15-year period. Eur Heart J 2004;25:701–7

[29] Djavidani B et al. Planimetry of mitral valve stenosis by magnetic resonance imaging. J Am Coll Cardiol 2005;45:2048–53

[30] Carabello BA. Modern management of mitral stenosis. Circulation 2005;112:432–7

[31] Perez-Gomez F et al. Effect of antithrombotic therapy in patients with mitral stenosis and atrial fibrillation: a sub-analysis of NASPEAF randomized trial. Eur Heart J 2006;27:960–7

[32] ESC guidelines on the management of valvular heart disease. Eur Heart J 2007;28:230–68

[33] Kunert M, Ulbricht LJ. Praktische Echokardiographie. 2. Aufl. 2006, Deutscher Ärzte-Verlag, Köln

## 4.5  Trikuspidalinsuffizienz

### 4.5.1  Ätiologie

Der Klappenfehler tritt angeboren oder erworben auf, die Genese ist multifaktoriell, die Trikuspidalinsuffizienz (TI) kann bedingt sein durch Veränderungen der Segel, der Chordae tendineae, des Trikuspidalanulus und der Papillarmuskel [1, 12, 7a]:

- Rheumatische Endokarditis
- Bakterielle Endokarditis
- Angeboren: M. Ebstein, AV-Kanal-Defekt, Prolaps
- Iatrogen (nach Radiatio, traumatisch durch multiple RV-Biopsien)
- Nach Einnahme von Appetitzüglern
- Karzinoid-Syndrom
- Sekundäre Trikuspidalinsuffizienz infolge RV-Dilatation mit Anulus-Dilatation bei Mitralklappenvitium, pulmonaler Hypertonie sonstiger Ursache, nach RV-Infarkt, bei DCM
- Iatrogen nach Implantation eines ICD oder Schrittmachers

### 4.5.2  Pathophysiologie

Die Trikuspidalklappe besteht aus dem anterioren, dem posterioren und dem kleineren septalen Segel, die Chordae inserieren am anterioren und medialen Papillarmuskel [16]. Die Regurgitation über der Trikuspidalklappe führt zur Volumenbelastung von RA und RV. Bei Fehlen einer pulmonalen Hypertonie (z.B. nach Trikuspidalklappenexzision wegen bakterieller Endokarditis) wird die TI über längere Zeit gut toleriert, bevor es zur progredienten RV-Dilatation kommt. Bei pulmonaler Hypertonie führt eine bedeutsame TI zu einer signifikanten Verschlechterung der Hämodynamik und zu einer Verstärkung der Ödemneigung [1].

- RV-Druck systol. < 40 mmHg = wahrscheinlich primäre TI bei Klappendeformität
- RV-Druck systol. > 55 mmHg = wahrscheinlich sekundäre TI bei strukturell normaler Klappe [7a]

### 4.5.3  Symptome

- Ödemneigung
- Belastungsintoleranz

### 4.5.4  Diagnostik

#### 4.5.4.1  Körperliche Untersuchung
- Ödeme
- Hepatomegalie
- Halsvenenstauung
- Pleura-Ergüsse
- Periphere Zyanose
- Ikterus
- Selten: systolische Pulsation der Augäpfel [2, 7a]

#### 4.5.4.2  Auskultation
- Systolikum am Unterrand des Sternums, bei RV-Dilatation auch verlagert in Richtung Apex. Bei Inspiration zunehmend (Carvallo-Zeichen), bei pulmonaler Hypertonie häufig pansystolisch
- Evtl. 3. HT
- Betonter Pulmonalklappen-Schlusston [1]

### 4.5.4.3 EKG

◢ Evtl. Vorhofflimmern

◢ RV-Hypertrophiezeichen bei pulmonaler Hypertonie

◢ Inkompletter Rechtsschenkelblock [1]

### 4.5.4.4 Echokardiografie

#### 4.5.4.4.1 Echokardiographische Basisdiagnostik

◢ Darstellung der Klappenmorphologie

◢ Dilatation von RV und RA, evtl. auch von Lebervenen und V. cava

◢ Regurgitationsnachweis im (Farb-)Doppler (bei Normalpersonen in ca. 70% eine leichte TI nachweisbar)

◢ Auf M. Ebstein achten!

◢ Abschätzen des RV-Drucks

#### 4.5.4.4.2 Echokardiografische Schweregradbestimmung

Wie immer bei Klappeninsuffizienzen schwierig, Unterschätzung einer schweren TI in bis zu 20–30% auf Grundlage der PISA-Methode und der Größe der Jet-Fläche [3].

◢ Vena contracta > 6,5 mm bei schwerer TI, Spezifität 93% [9]

◢ Hohe E-Welle, bei schwerer TI > 1,0 m/s Flussgeschwindigkeit [13]

Sensitivität, Spezifität, positiver und negativer prädiktiver Wert (PPW, NPW) der üblichen Parameter zur Unterscheidung einer klinisch relevanten TI (nach [4])

| | Sensitivität | Spezifität | PPW | NPW |
|---|---|---|---|---|
| Jet-Fläche ≥ 9 cm² | 92% | 71% | 81% | 87% |
| Systol. Rückfluss in die Lebervenen | 82% | 89% | 91% | 78% |
| V. contracta > 7 mm | 71% | 71% | 77% | 64% |
| Fehlende Atemmodulation der Weite der V. cava | 68% | 71% | 76% | 62% |

Echokardiografische Quantifizierung der Trikuspidalinsuffizienz nach **ASE 2003** [13]

| | Leichte TI | Mittelgradige TI | Schwere TI |
|---|---|---|---|
| Morphologie der Klappe | Normal | Normal oder abnorm | Abnorm |
| RV/RA/V. cava | Normal | Normal oder dilatiert | Meist dilatiert |
| V. contracta [cm] | | < 0,7 | > 0,7 |
| Jet-Fläche [cm²] | < 5 | 5–10 | > 10 |
| PISA-Radius [cm][(x)] | ≤ 0,5 | 0,5–0,9 | > 0,9 |
| CW-Kontur | Parabolisch | Variabel | Dreieckig, früher Peak |
| Jet-Signaldichte | Gering | | Stark |
| Lebervenenfluss | Antegrad | | Flussumkehr |

(x) Messung bei einem Nyquist-Limit von 28 cm/s, nach [14] bei einer Nyquist-Grenze von 40 cm/s

### 4.5.4.5 Rechtsherzkatheter

#### Druckmessung

◢ Mittlerer RA-Druck erhöht

◢ Prominente v-Welle, tiefes y-Tal, auch als S-Welle bezeichnet

◢ Bei schwerer TI ventrikularisierte RA-Druckkurve [6]

*Cave:* Bei schwerer TI ist die HZV-Bestimmung mit Thermodilution unzuverlässig!

#### Dextrokardiografie

◢ In RAO 15° [5], auf extrasystoliefreie Darstellung achten. Eine deutliche KM-Regurgitation kann allein durch Katheterlage und Extrasystolie bedingt sein, die Aussagekraft der Untersuchung ist daher deutlich eingeschränkt.

Angiografische Quantifizierung der Trikuspidal-insuffizienz [5]

| | |
|---|---|
| **Grad I** | Minimale KM-Regurgitation in das RA |
| **Grad II** | Partielle Kontrastierung des RA, die während der Diastole bestehen bleibt |
| **Grad III** | Komplette und dichte Kontrastierung des RA |
| **Grad IV** | Systolischer KM-Reflux in die Lebervenen, sofortige und komplette Kontrastierung des RA mit Zunahme bei jeder Herzaktion |

### 4.5.5 Prognose

Wenig Daten, schlechte Langzeitprognose bei schwerer TI [14]. 1-Jahres-Überleben: leichte TI 90%, mittelgradige TI 79%, schwere TI 64%. Schlechte Prognose bei schwerer TI unabhängig von LVEF oder PA-Druck [11].

### 4.5.6 Therapie

#### 4.5.6.1 Konservative Therapie

◢ Diuretika als einziges effektives Medikament zur Reduktion einer Überwässerung
◢ Therapie der Grunderkrankung (bei sekundärer TI)

#### 4.5.6.2 Operativ-interventionelle Therapie

##### 4.5.6.2.1 Klappenrekonstruktion

Mit oder ohne **Anuloplastie**, häufig versucht wegen ungünstiger Ergebnisse des Trikuspidalklappenersatzes. Die operative Anuloplastie mit Implantation eines Ringes (Anuloplastie nach De Vega, Carpentier-Ring) ist die Methode der Wahl [14]. Bei Mitralklappen-Op. und begleitender schwerer TI ist die Indikation zur Trikuspidal-Anuloplastie großzügig zu stellen [16], die Re-Op. zur Korrektur einer schweren TI nach MKE hat eine hohe Mortalität und sollte durch eine zeitgerechte Anuloplastie zum Zeitpunkt der Mitralklappen-Op. vermieden werden.

Ob eine Anuloplastie bei sekundärer TI anderer Ursache die Prognose günstig beeinflusst, ist unklar [16]. Eine Trikuspidalinsuffizienz nach Schrittmacher- oder ICD-Implantation konnte in etwa 50% der Fälle ohne Klappenersatz operiert werden [12]. Perkutan-kathetergestützte Verfahren sind noch experimentell.

##### 4.5.6.2.2 Herzklappenersatz

Die Hospital-Letalität beträgt 10–15% nach Klappenersatz oder Reparatur [8, 17], andernorts wird die Hospitalmortalität nach Klappenersatz sogar mit 26% angegeben [17]. Bei notwendigem Klappenersatz wurde [1, 7, 7a] und wird [14] wegen erhöhter Thromboembolierate meist eine Bioprothese favorisiert [1, 7, 7a]. Ein Vergleich zwischen mechanischer Prothese und Bioprothese erbrachte jedoch keinen relevanten Unterschied, aus hämodynamischen Gründen empfahlen die Autoren eine mechanische Prothese [10].

#### *Indikationen*

Indikationen zur Klappenoperation nach **ACC/AHA 2006** [7a]

| | Klasse |
|---|---|
| TK-Rekonstruktion bei schwerer TI und pulmonalarterieller Hypertonie bei Op.-pflichtigem Mitralvitium | I |
| Klappenersatz oder Anuloplastie bei schwerer, primärer, symptomatischer TI | IIa |
| Klappenersatz wegen schwerer TI infolge abnormer/deformierter Segel, wenn eine Anuloplastie oder Rekonstruktion nicht möglich ist | IIa |
| Trikuspidalersatz oder Anuloplastie sind nicht indiziert, wenn bei normaler Klappe die Patienten asymptomatisch sind und der PA-Druck < 60 mmHg ist | |

Indikationen zur Klappenoperation nach **ESC 2007** [14]

| | Klasse |
|---|---|
| Schwere TI bei Patient mit notwendiger linksseitiger Klappen-Op. | I |
| Schwere primäre TI, Symptome trotzt Med., keine schwere RV-Dysfunktion | I |
| Mittelgradige sekundäre TI bei dilatiertem Anulus (> 40 mm) bei notwendiger linksseitiger Klappen-Op. | IIa |
| Mittelgradige organische TI bei notwendiger linksseitiger Klappen-Op. | IIa |
| Schwere TI mit Symptomen bei fehlender RV-Dysfunktion, LV-Dysfunktion oder linksseitiger Klappendysfunktion ohne das Vorliegen einer schweren pulmonalen Hypertonie (PA$_{sys}$ > 60 mmHg) | IIa |
| Eine Klappenoperation ist bei isolierter funktioneller Trikuspidalinsuffizienz nicht indiziert [15]. | |

### 4.5.6.3 Prognose post Op.

Relativ wenig Daten:

◢ Nur 61% der Patienten funktionell verbessert, 75% ereignisfreies Überleben nach 32 Monaten [17]

◢ 10-Jahres-Überleben post Op. inkl. Op.-Mortalität 37% [17], 30–50% nach ESC [14]

### Literatur

[1] Braunwald E. Valvular Heart Disease. In: Braunwald E. Heart Disease, 5. Ed., 1007–76. 1997, W.B. Saunders, Philadelphia

[2] Roskamm H, Reindell H. Herzkrankheiten, 3. Aufl. 1989, Springer, Berlin

[3] Grossmann G et al. Comparison of the proximal flow convergence method and the jet area method for the assessment of the severity of tricuspid regurgitation. Eur Heart J 1998;19:652–9

[4] Shapira Y et al. Evaluation of Tricuspid Regurgitation Severity: Echocardiographic and Clinical Correlation. J Am Soc Echocardiogr 1998;11:652–9

[5] Krakau I. Das Herzkatheterbuch. 1999, Georg Thieme, Stuttgart

[6] Grossman W, Baim DS. Cardiac Catheterization, Angiography and Intervention, 4. Ed. 1991, Lea & Febiger, Philadelphia

[7] Bonow RO et al. ACC/AHA Guidelines for the Management of Patients with Valvular Heart Disease. J Am Coll Cardiol 1998;32:1486–588

[7a] Bonow RO et al. ACC/AHA 2006 Guidelines for the Management of Patients with Valvular Heart Disease. J Am Coll Cardiol 2006;48:1–148

[8] McGrath LB et al. Tricuspid valve operations in 530 patients. J Thorac Cardiovasc Surg 1990;99:124–33

[9] Tribouilloy CM et al. Quantification of tricuspid regurgitation by measuring the width of the vena contracta width doppler color flow imaging: a clinical study. J Am Coll Cardiol 2000;36:472–8

[10] Kaplan M et al. Prosthetic replacement of tricuspid valve: bioprosthetic or mechanical. Ann Thorac Surg 2002;73:467–73

[11] Nath J et al. Impact of tricuspid regurgitation on long-term survival. J Am Coll Cardiol 2004;43:405–9

[12] Lin G et al. Severe symptomatic tricuspid valve regurgitation due to permanent pacemaker of implantable cardioverter-defibrillator leads. J Am Coll Cardiol 2005;45:1672–5

[13] Zoghbi WA et al. Recommendations for evaluation of the severity of native valvular regurgitation with two-dimensional and doppler echocardiography. J Am Soc Echocardiogr 2003;16:777–802

[14] ESC guidelines on the management of valvular heart disease. Eur Heart J 2007;28:230–68

[15] ESC Guidelines for the diagnosis and treatment of acute and chronic heart failure 2008. Eur Heart J 2008;29:2388–442

[16] Rogers JH et al. The tricuspid valve. Circulation 2009;119:2718–25

[17] Iscan ZH et al. What to expect after tricuspid valve replacement? Long-term results. Eur J Cardiothorac Surg 2007;32:296–300

[18] Kim Y-J et al. Determinants of surgical outcome in patients with isolated tricuspid regurgitation. Circulation 2009;120:1672–8

## 4.6  Trikuspidalstenose

### 4.6.1  Epidemiologie

Bei der Trikuspidalstenose handelt es sich um ein sehr seltenes Krankheitsbild.

### 4.6.2  Ätiologie

◢ Rheumatisches Fieber (Hauptursache; fast immer kombiniert mit Aorten- und/oder Mitralvitium)
◢ Infektiöse Endokarditis
◢ Karzinoid
◢ M. Fabry
◢ Angeborene Deformität
◢ Nach Methysergidmedikation
◢ M. Whipple [3a].

### 4.6.3  Pathophysiologie

Normale KÖF 6–10 cm², hämodynamische Auswirkung ab einer Reduktion der KÖF auf < 2,5 cm², klinische Auswirkungen bei KÖF < 2,0 cm² zu erwarten [1], schwere Stenose bei KÖF < 1,5 cm², ansonsten analog zur Mitralstenose, s. Kap. 4.4. Bereits bei einem Druckgradienten von 5 mmHg besteht eine klinisch bedeutsame Trikuspidalstenose mit Neigung zur Ödembildung [4].

### 4.6.4  Symptome

◢ Ödeme
◢ Belastungsintoleranz, Müdigkeit

Klinisch schwer zu erkennen, da fast immer gleichzeitig ein weiteres Vitium vorliegt [5].

### 4.6.5  Diagnostik

#### 4.6.5.1  Körperliche Untersuchung
◢ Beinödeme, Aszites, Anasarka
◢ Hepatomegalie, Leberzirrhose
◢ Halsvenenstauung

#### 4.6.5.2  Auskultation
◢ Tieffrequentes Diastolikum, Geräuschamplitude bei Inspiration zunehmend (DD. MS), p.m. 4.-5. ICR li. parasternal
◢ Trikuspidalöffnungston [5]

#### 4.6.5.3  EKG
P-dextrokardiale, evtl. Vorhofflimmern

#### 4.6.5.4  Röntgen-Thorax
◢ Dilatation des rechten Vorhofes

#### 4.6.5.5  Echokardiografie
◢ RA dilatiert
◢ Trikuspidalklappe verdickt, Klappenseparation reduziert
◢ V. cava dilatiert
◢ Dopplerechokardiografische Bestimmung des mittleren Druckgradienten in endexpiratorischer Apnoe
◢ Quantifizierung ungenauer als bei der Mitralstenose, direkte Planimetrie sehr schwierig
◢ Dopplerechokardiografische Zeichen der hämodynamisch relevanten Trikuspidalstenose:
    – Mittlerer Druckgradient ≥ 5 mmHg
    – PHT ≥ 190 ms [7]

#### 4.6.5.6  Rechtsherzkatheter
◢ Hohe a-Welle
◢ Simultane Druckmessung mit 2 Kathetern in RA und RV zur Bestimmung des Druckgradienten (TS ab einem Gradienten von nur 2 mm zu diagnostizieren!), Bestimmung der KÖF nach Gorlin [1, 4]

### 4.6.6 Prognose

Da die Erkrankung selten ist, sind die Daten zur Prognose spärlich, bei einem Druckgradienten von 3–9 mmHg wurde unter medikamentöser Therapie ein quod vitam benigner Verlauf dargestellt [2].

### 4.6.7 Therapie

#### 4.6.7.1 Konservative Therapie
◢ Natriumrestriktion
◢ Diuretika
◢ Herzfrequenzkontrolle (analog zum Vorgehen bei Mitralstenose)

#### 4.6.7.2 Operativ-interventionelle Therapie
Eine Indikation besteht bei symptomatischer TS bei einem mittleren Druckgradienten > 5 mmHg, entsprechend einer KÖF < 2,0 cm$^2$ [4].
◢ **Klappenersatz:** Eine Bioprothese in dieser Position zeigt eine gute Haltbarkeit. Die Verwendung einer mechanischen Prothese ist wegen eines hohen Thromboembolierisikos zu vermeiden [3a, 6].
◢ **Ballon-Valvuloplastie:** Der Eingriff kann erwogen werden [6], aufgrund der Seltenheit der Erkrankung ist dessen Stellenwert nicht gut definiert.
◢ **Offene Kommissurotomie, evtl. mit Plastik.**

**Literatur**
[1]  Krakau I. Das Herzkatheterbuch. 1999, Georg Thieme, Stuttgart
[2]  Roguin A et al. Long-term follow-up of patients with severe rheumatic tricuspid stenosis. Am Heart J 1998;136:103–8
[3]  Bonow RO et al. ACC/AHA Guidelines for the Management of Patients with Valvular Heart Disease. J Am Coll Cardiol 1998;32:1486–588
[3a] Bonow RO et al. ACC/AHA 2006 Guidelines for the Management of Patients with Valvular Heart Disease. J Am Coll Cardiol 2006;48:1–148
[4]  Bonow RO. Valvular Heart Disease. In: Zipes DP et al. Braunwald's Heart Disease, 7. Ed., 1553–632. 2005, Elsevier Saunders, Philadelphia
[5]  Roskamm H, Reindell H. Herzkrankheiten, 3. Aufl. 1989, Springer, Berlin
[6]  Daniel WG et al. Klappenvitien im Erwachsenenalter. Leitlinie der DGK. Clin Res Cardiol 2006;95:620–41
[7]  Baumgartner H et al. Echocardiographic assessment of valve stenosis: EAE/ASE recommendations for clinical practise. J Am Soc Echocardiogr 2009;22:1–23

## 4.7 Pulmonalinsuffizienz

### 4.7.1 Ätiologie

◢ Nach chirurgischer oder katheterinterventioneller Therapie einer Pulmonalstenose
◢ Nach chirurgischer Therapie bei M. Fallot, nach Infundibulektomie und Klappenrekonstruktion mittels Patch
◢ Syndrom der fehlenden Pulmonalklappe
◢ Sehr selten: isolierte angeborene Pulmonalinsuffizienz

### 4.7.2 Pathophysiologie

Im Unterschied zur Aorteninsuffizienz ist das pulmonale Kapillarbett näher an der Pulmonalklappe und hat einen deutlich niedrigeren Widerstand. Zudem ist eine antegrade Perfusion auch ohne Pulmonalklappe allein durch die Kontraktion des RV und den systemischen Rückfluss durch die Arbeit des LV möglich. Auch bei schwerer oder völliger Pulmonalinsuffizienz beträgt die Regurgitationsfraktion nur ca. 40%. Entsprechend wird die PI relativ lange toleriert, bis die Volumenbelastung zur RV-Dekompensation und evtl. PHT führt, dies geschieht selten vor dem 30. Lebensjahr. Exazerbationen durch Steigerung des PA-Drucks (COPD, LV-Dysfunktion, LE etc.) sind möglich.

### 4.7.3　Diagnostik

#### 4.7.3.1　Röntgen-Thorax
◢ Dilatation der A. pulmonalis und der zentralen Pulmonalarterien
◢ Dilatation des RV

#### 4.7.3.2　Echokardiografie
◢ Darstellung problemlos, Schweregradbeurteilung schwierig
◢ RV-Dilatation
◢ Paradoxe Septumbewegung

#### 4.7.3.3　Kardio-MR
Goldstandard für die Beurteilung:
◢ Quantifizierung der Regurgitationsfraktion
◢ Darstellung der RV-Funktion (RVEF) auch im Verlauf

#### 4.7.3.4　Rechtsherzkatheter
◢ (Präoperative) hämodynamische Messung
◢ Evtl. Möglichkeit bei unzureichender echokardiografischer Darstellung und fehlender Kardio-MR (Schrittmacher-Patient)

### 4.7.4　Therapie

#### 4.7.4.1　Konservative Therapie
◢ Diuretika
◢ Versuchsweise ACE-Hemmer/Betablocker zur Antagonisierung einer gesteigerten neurohormonellen Aktivierung

#### 4.7.4.2　Operativ-interventionelle Therapie
**Klappenersatz** ist indiziert bei schwerer PI und zunehmender RV-Dilatation, möglichst vor Auftreten einer irreversiblen RV-Dysfunktion. Bioprothese bevorzugt wegen geringerer Komplikationsrate.
◢ Perioperative Mortalität 1–4%
◢ 10-Jahres-Überleben 86–95%
◢ Funktionsdauer der Prothesen 15–30 Jahre im Erwachsenenalter

**Literatur**
[1] Bouzas B et al. Pulmonary regurgitation: not a benign lesion. Eur Heart J 2005;26:433–9

## 4.8　Kombinierte Klappenvitien

Das Management von Patienten mit kombinierten Klappenvitien ist mangels Daten kaum evidenzbasiert. Oftmals ist ein Vitium führend und die andere Klappe weist nur einen leichten Defekt auf, sodass das führende Vitium das Prozedere bestimmt. In der seltenen Konstellation von 2 eindeutig hochgradigen Klappenfehlern kann jede Herzklappe quasi unabhängig von der anderen operiert werden, z.B. Mitralvalvuloplastie und AKE. Ein Doppelklappenersatz ist möglichst zu vermeiden (deutlich belastete Prognose).

Problematisch ist das adäquate Vorgehen bei der Kombination hochgradiges Vitium plus mittelgradiges Vitium. Die präzise Diagnose kann schwierig sein: Die Insuffizienz-Quantifizierung ist sowieso oftmals nicht leicht, und der Unterschied zwischen einer Klappenstenose mit einer KÖF von 1,25 cm² und 1,5 cm² bzw. 1,0 cm² ist nicht groß, bedeutet aber hochgradig (und damit u.U. Op.) bzw. leichtgradig (und damit konservativ) statt mittelgradig. Die Therapieentscheidung bezüglich des mittelgradigen Vitiums bei vorherrschendem hochgradigen Vitium an einer anderen Klappe muss im Einzelfall getroffen werden.

### 4.8.1　Mitralstenose kombiniert mit Aortenstenose

Es kann von einer rheumatischen Genese ausgegangen werden. Die Quantifizierung der AS ist evtl. schwierig, wenn eine hochgradige MS einen Low-output-Status bedingt, der an der Aortenklappe zu einer Low-flow-/Low-gradient-Situation führt. In zweifelhafter Situation ist – wenn möglich – zunächst eine Ballon-Mitralvalvuloplastie durchzuführen, nachfolgend eine Evaluation der Aortenstenose. Bei eindeutiger Situation ist ein Zweiklappenersatz indiziert.

### 4.8.2 Mitralstenose kombiniert mit Aorteninsuffizienz

Die Diagnostik der MS ist durch den Rückfluss der AI erschwert, da die PHT-Methode an Zuverlässigkeit einbüßt. Die klinischen Zeichen einer schweren AI fehlen, da eine schwere MS eine Low-output-Situation bedingt. Entsprechend ist der LV u.U. weniger dilatiert. Bei schwerer MS mit schwierig einzuschätzender AI kann zunächst eine Ballon-Mitralvalvuloplastie durchgeführt werden, ein AKE erfolgt dann evtl. später je nach Klinik.

### 4.8.3 Mitralstenose kombiniert mit Trikuspidalinsuffizienz

Bei schwerer TI ist die HZV-Bestimmung mit Thermodilution nicht zuverlässig. Wenn eine Ballon-Mitralvalvuloplastie möglich ist, wird zunächst diese durchgeführt und der Verlauf der TI beurteilt. Bei notwendigem MKE erfolgt bei relevanter Dilatation des Anulus eine Anuloplastie.

### 4.8.4 Mitralinsuffizienz kombiniert mit Aorteninsuffizienz

AKE plus Mitralklappenrekonstruktion ist die Therapie der Wahl, wenn beide Vitien hochgradig sind. Das Timing der Op. ist beim asymptomatischen Patienten evtl. schwierig.

### 4.8.5 Mitralinsuffizienz kombiniert mit Aortenstenose

Diagnostisch schwierig kann bes. die Quantifizierung der AS sein, da das Flussvolumen über der Aortenklappe bei schwerer MI vermindert ist. Zur Vermeidung eines Doppelklappenersatzes sollte möglichst (wie eigentlich immer) eine Mitralklappenrekonstruktion erfolgen, bei einem mittleren Gradienten > 30 mmHg zusätzlich ein AKE. Bei führender AS erfolgt primär ein AKE, dann intraoperativ die visuelle Einschätzung der Mitralklappe [1]. Eine funktionelle MI kann sich nach AKE wieder zurückbilden [3].

### Literatur

[1] Bonow RO et al. ACC/AHA 2006 Guidelines for the Management of Patients with Valvular Heart Disease. J Am Coll Cardiol 2006;48:1–148
[2] Daniel WG et al. Klappenvitien im Erwachsenenalter. Leitlinie der DGK. Clin Res Cardiol 2006;95:620–641
[3] ESC guidelines on the management of valvular heart disease. Eur Heart J 2007;28:230–268

## 4.9  Herzklappenprothesen

Der erste Herzklappenersatz wurde 1960 von Starr, Edwards, Harken und Braunwald durchgeführt.

## 4.9.1  Übersicht über die verwendeten Prothesentypen

### 4.9.1.1  Mechanische Herzklappen

| Kugel-Käfig | Starr-Edwards (älteste, nach > 40 Jahren noch funktionierende Klappe; wird nicht mehr implantiert) |
| | Smeloff-Cutter |
| Scheiben-Käfig | Kay-Shiley (wird nicht mehr verwendet) |
| Kippscheibe (mechanische Prothesen der 2. Generation) | Björk-Shiley |
| | Medtronic Hall |
| | Lillehei-Kaster |
| | Omniscience/Omnicarbon |
| | Sorin Allcarbon |
| Doppelflügel (3. Prothesengeneration, verbesserte Hämodynamik, niedrigere Thrombogenität) | St. Jude Medical |
| | Duromedics |
| | On-X |
| | Carbomedics |
| | Sorin Bicarbon |
| | ATS |

### 4.9.1.2  Bioprothesen

Bioprothesen werden als Xenograft (von Schwein oder Rind), als Allograft (von Leichenspendern) oder als Autograft (patienteneigene Klappe) benutzt.

#### Heterologe porcine Bioprothesen

Speziell aufbereitete Klappen vom Schwein.

| Mit Stent-Gerüst | Stentfreie Prothesen |
| --- | --- |
| Carpentier-Edwards CE-SAV | Medtronic Freestyle stentless |
| Hancock I + II | Edwards Prima Stentless |
| Biocor stentless | CryoLife-O'Brien |
| Medtronic Intact | Toronto SPV stentless |

#### Heterologe bovine Bioprothesen

Klappenkonstruktionen aus Rinderperikard:

◢ Ionescu-Shiley
◢ Mitroflow
◢ Carpentier-Edwards

#### Homologe Bioprothesen

Aufbereitete Herzklappen von Leichenspendern.

#### Autologe Bioprothesen

Patienteneigene Pulmonalklappe als Ersatz der Aortenklappe mit konsekutiver Implantation eines pulmonalen Homografts, sog. Ross-Op., s. Kap. 4.9.6.1.

| Stent | Klappentragendes Gerüst |
| --- | --- |
| Okkluder | Klappenschluss bewirkender Prothesenteil |
| Strut | Klappenbügel, der den Okkluder trägt |

## 4.9.2  Koronarangiografie vor Klappenoperationen

Patienten mit einer Aortenstenose haben auch ohne entsprechende Symptome relativ häufig zusätzlich eine KHK, bei Aorteninsuffizienz ist dies seltener der Fall, noch seltener bei der Mitralstenose. Häufig ist die KHK dagegen bei Mitralinsuffizienz, weil hierbei die KHK häufig die Ursache für den Klappenfehler darstellt. Die präoperative Koronarangiografie ist daher bei allen Männern > 35 Jahre, allen postmenopausalen Frauen sowie allen Frauen > 35 J. mit Risikofaktoren sowie bei allen Patienten mit Hinweis für KHK, mit Risikofaktoren oder mit LV-Dysfunktion indiziert [5a].

### 4.9.3 Probleme im Langzeitverlauf bei Klappenprothesen

#### 4.9.3.1 Haltbarkeit

Die Haltbarkeit **mechanischer Prothesen** ist sehr gut. Für die SJM-Prothese wurde innerhalb von 10 Jahren keine materialbezogene Dysfunktion gefunden [13], es gab kein mechanisches Versagen bei Medtronic-Hall-Prothesen als AKE über 25 Jahre [55], funktionsfähige Starr-Edwards-Prothesen sind über 40 Jahre beschrieben. Mechanische Dysfunktionen infolge Bügelbruchs (Björk-Shiley), Verklemmung, Kippscheibenausriss und Embolisation sind möglich. Die Inzidenz reoperationsbedürftiger Dysfunktionen bei mechanischen Prothesen liegt bei ca. 0,03/100 Pat.-Jahre [2], i.d.R. plötzliche und einzeitige Manifestation der Fehlfunktion. Symptome sind schwere Dyspnoe, Bewusstseinsstörungen, thorakale Schmerzen, ventrikuläre Arrhythmien, Lungenstauung und Schock. Eine schnelle Diagnostik (Prothesenklick nicht mehr auskultierbar, Durchleuchtung, Echo) und sofortige chirurgische Intervention sind erforderlich.

Die Haltbarkeit von **Bioprothesen** ist hingegen limitiert. Im Laufe der Zeit kommt es zu Strukturdegeneration, Fibrosierung, Verkalkung und Perforation durch mechanische Beanspruchung und intrinsische Einflüsse (z.B. akzelerierte Degeneration bei Niereninsuffizienz, Hyperkalzämie). Nach 10–15 Jahren ist bei bis zu 30% der Heterografts und bei 10–20% der Homografts ein erneuter Klappenersatz erforderlich [9]. Die funktionellen Auswirkungen dieser Veränderungen zeigen sich langsam, eine plötzliche Klappendysfunktion tritt i.d.R. nicht auf, ein plötzlicher Segelabriss oder eine Perforation sind aber möglich. Es besteht eine klare Altersabhängigkeit bezüglich der Degenerationsraten: Je jünger der Patient ist, desto schneller kommt es zum Klappenversagen, bei über 70-Jährigen nach 10 Jahren nur in ca. 10%, bei < 40-Jährigen in ca. 42% [5, 9].

Nach 10 Jahren erwies sich die Carpentier-Edwards-Prothese aus Rinderperikard (AKE) einer Prothese vom Schwein als überlegen (Explantationsraten 97% vs. 90%) [38].

#### 4.9.3.2 Periprothetische Dehiszenz

Eine periprothetische Dehiszenz (PD) entsteht als Folge einer Endokarditis oder durch die Implantationstechnik. Die PD bedingt eine Hämolyse und ein paravalvuläres Leck, die Diagnose erfolgt durch Auskultation (Insuffizienzgeräusch), Echo, Nachweis der Hämolyseparameter im Labor und evtl. mittels Durchleuchtung (evtl. abnorme Kippbewegungen bei Lecks über 25% der Zirkumferenz [2]). Die Indikation zur Reoperation ist abhängig von der hämodynamischen Bedeutung des Lecks und/oder vom Ausmaß der Hämolyse.

#### 4.9.3.3 Klappenthrombose

Inzidenz der Klappenthrombose 0,9–1,2 Ereignisse/1 000 Patientenjahre für die Aortenklappenprothese und 2,1–3,4 Ereignisse/1 000 Patientenjahre für die Mitralklappe unter Antikoagulation [3]. Resultierende Klappeninsuffizienz und/oder Stenose mit kardialer Dekompensation als mögliche Folge. Prothesenklick abgeschwächt oder fehlend in 95% [14]. In der Durchleuchtung eingeschränkte Exkursion der Okkluder, im Echo/TEE in ca. 80% [14] beeinträchtigte Bewegung der Okkluder (Hump). DD: Bindegewebsneubildung (Tissue ingrowth).

Therapieoptionen sind Reoperation und Thrombolyse, randomisierte Studien existieren nicht. In einer Serie [17] mit 110 Patienten erbrachte die Lyse einen vollen Erfolg in 71% der Fälle (partiell in 17%), die Mortalität betrug 12% durch Therapieversagen bzw. durch Therapiekomplikationen (Blutung/Apoplex). Die Embolierate beträgt ca. 20% (zerebrale Embolien in 12–15% [5a]) bei Lyse einer linksseitigen Klappenthrombose [44]. Die Lyse bei thrombosiertem MKE oder AKE sollte daher nur bei zu hohem Op.-Risiko bzw. bei Kontraindikation gegen eine Op. erfolgen [5a]. Vorgeschlagen wurde folgendes Vorgehen [18]:

⬥ Thrombolyse bei kardial kritisch kranken Patienten (Lungenödem etc.) mit Streptokinase (500 000 U in 20 min, dann 1,5 Mio. U in 10 h) oder t-PA (10-mg-Bolus, dann 90 mg über 90 min), ggf. auch wiederholt bis zum ausreichenden Effekt.

⬥ Bei NYHA I–II medikamentöses (thrombolytisch/antikoagulatorisch) oder chirurgisches Vorgehen in Abwägung als Einzelfallentscheidung.

⬥ Bei relevanter rechtsseitiger Klappenthrombose ist die Lyse Mittel der Wahl.

Die Empfehlung der **ESC 2007** lautet [51]:

⬥ Dringliche bis notfallmäßige Op. bei kritisch Kranken ohne schwere Begleiterkrankung bei Obstruktion eines AKE oder MKE

⬥ Bei stabilen Patienten ohne relevante Obstruktion zunächst Optimierung der Antikoagulation, Op. bei Thrombus > 10 mm trotz verbesserter Antikoagulation oder nach Embolie; Fibrinolyse sehr zurückhaltend einsetzen

⬥ Lyse bei Thrombose der Pulmonal- und Trikuspidalklappe, bei obstruktiver Thrombose eines AKE oder MKE bei Patienten in nicht operablem Zustand und wenn Op. nicht sofort verfügbar ist

Eine IIa-Indikation zur Notfall-Op. besteht nach **ACC/AHA 2006** auch für Patienten mit großen Thromben auf linksseitigen Klappenprothesen [5a].

### 4.9.3.4 Hämolyse

Ursache der Hämolyse sind hohe Strömungsgeschwindigkeiten und abnorme Scherkräfte, eine leichte (LDH 220–400 U/l) bis mittelgradige (LDH 400–800 U/l) Hämolyse ist auch bei intakter Klappe möglich. Eine protheseninduzierte Anämie tritt praktisch nur bei Prothesendysfunktion auf [2]. Bei einer

LDH > 400 U/l sollte eine Dysfunktion (Dehiszenz oder Thrombose) ausgeschlossen werden [14]. Zur Diagnostik gehören BB, Haptoglobin, LDH, Bilirubin, Retikulozyten sowie der Ausschluss anderer Anämieursachen. Bei relevanter hämolytischer Anämie infolge Dysfunktion ist eine Re-Op. indiziert. Ist dies nicht möglich, erfolgt ein Versuch mit Betablocker (Minderung der Strömungsgeschwindigkeit) und Eisensubstitution sowie mit Erythropoetin, falls andere Maßnahmen nicht erfolgreich sind [44].

### 4.9.3.5 Thrombogenität

Das Risiko thromboembolischer Komplikationen ist nach der Implantation einer **mechanischen Prothese** dauerhaft stark erhöht. Die Thromboembolierate liegt bei 15,6% nach SJM-Klappenersatz ohne Antikoagulation [23]. Eine substanzielle Risikominderung ist durch **orale Antikoagulation** (OA) möglich, die Thromboembolierate nach SJM-Klappenersatz als AKE oder MKE beträgt 2,6%/Patientenjahr mit Warfarin, 9,2% mit Thrombozyten-Aggregationshemmer [23]. Eine schwere Embolie tritt unter Warfarin in 1/100 Patientenjahre auf, mit antithrombozytärer Therapie in 2,2/100 Pat.-Jahre [46]. Unter Antikoagulation kommt es zu ca. 1–1,3 Embolien/100 Patientenjahre nach mechanischem AKE bzw. zu 1,5–2 Embolien/100 Patientenjahre nach mechanischem MKE [3].

Es existieren keine guten Daten für das postoperative Prozedere [61], die orale Antikoagulation kann bei sicherer Hämostase 6–24 h nach Klappen-Op. begonnen werden, ein Bridging mit UFH/LMWH wurde bei fehlender Blutungsneigung von ACC/AHA/ ACCP/ESC vorgeschlagen [44].

Die Rate zerebraler Embolien liegt bei 0,68/100 Patientenjahre. Nach zerebraler Embolie wird das Prozedere kontrovers diskutiert. Eine Unterbrechung der OA sollte zumindest bei großem Insult für 5 Tage erfolgen, soweit eine CT-Kontrolle eine sekundäre Einblutung ausgeschlossen hat, ggf. wird passager mit i.v. Heparin antikoaguliert [44].

Nach Implantation einer **Bioprothese** beträgt das Risiko eines embolischen Ereignisses bei Sinusrhythmus nur ca. 0,7%/Jahr [5], eine Antikoagulation ist daher nur für die ersten 3 Monate post Op. erforderlich. Daraus folgt nach **ESC 2005** [44]:

◢ Lebenslange Antikoagulation nach mechanischem Klappenersatz

◢ Lebenslange Antikoagulation nach biologischem Klappenersatz oder nach Mitralklappenrekonstruktion bei Vorliegen von AF, Herzinsuffizienz oder LVEF < 30%

◢ Für 3 Monate nach Implantation einer Bioprothese oder Mitralklappenrekonstruktion (auch nach Anuloplastiering-Implantation), ASS wird nicht empfohlen (obwohl im direkten Vergleich von ASS mit Warfarin kein Unterschied für die ersten 3 Monate nach AKE durch Bioprothese erkennbar [39])

◢ Unfraktioniertes Heparin (PTT-kontrolliert) oder LMWH (Antifaktor-Xa-kontrolliert) bis zur Wirkung von Marcumar/Warfarin

Bei Patienten mit geringem Risiko nach AKE oder MKE durch mechanische Prothese ist eine INR von 2,0–3,0 ausreichend effektiv bei geringeren Blutungskomplikationen (AREVA-Studie [6]). Nach einer Meta-Analyse erscheint eine INR > 3 jedoch empfehlenswerter [3]. In ESCAT II war bei Patienten mit INR-Selbstmessung eine INR von 1,8–2,8 nach AKE bzw. 2,5–3,5 nach MKE gleich effektiv wie eine INR von 2,5–4,5, thromboembolische Ereignisse traten mit einer Häufigkeit von 0,2–0,4%/Jahr auf [54].

## Kombination mit antithrombozytärer Therapie

Die zusätzliche Gabe von 100 mg ASS erhöht das Blutungsrisiko, senkt jedoch das kombinierte Risiko aus bedeutsamer systemischer Embolie, nicht tödlicher Hirnblutung, tödlicher Blutung oder Tod aus vaskulärer Ursa-

che von 9,9% auf 3,9%/Jahr sowie die Gesamtmortalität signifikant [7], sodass für die zusätzliche Gabe von ASS eine Klasse-IIa-Empfehlung von **ACC/AHA 2006** ausgesprochen wurde [5, 5a]. Nach **ESC 2007** [51] erfolgt die antithrombozytäre Therapie nur bei spezieller Indikation (KHK oder andere sig. arteriosklerotische Erkrankung, nach Stent-Implantation, bei Embolie unter adäquater Antikoagulation) unter Beachtung möglicher KI. Nach **DGK 2006** sollte bei gesicherter KHK zusätzlich ASS verordnet werden [49].

### 4.9.3.6 Antikoagulation nach Klappenersatz

### Empfehlungen nach ACC/AHA 2006
Das in den Guidelines [5a] aufgeführte Warfarin wurde aufgrund der in Deutschland üblichen Verordnungsgewohnheit durch Marcumar ersetzt.

| Indikation | Medikation | Klasse |
|---|---|---|
| **1. Mechanische Prothesen** | | |
| Nach AKE ohne Risikofaktor(X) | | |
| • Doppelflügelklappe oder Medtronic Hall | Marcumar, INR 2,0–3,0 | I |
| • Andere Flügelklappen oder Starr-Edwards | Marcumar, INR 2,5–3,5 | I |
| Nach AKE mit Risikofaktor(X) | Marcumar, INR 2,5–3,5 | I |
| Nach MKE | Marcumar, INR 2,5–3,5 | I |
| Während der ersten 3 Monate nach mechanischem AKE | Marcumar, INR 2,5–3,5 | IIa |
| **2. Bioprothesen** | | |
| AKE ohne Risikofaktor(X) | ASS 75–100 mg | I |
| AKE mit Risikofaktor(X) | Marcumar, INR 2,0–3,0 | I |
| MKE ohne Risikofaktor(X) | ASS 80–100 mg | I |
| MKE mit Risikofaktor(X) | Marcumar, INR 2,5–3,5 | I |

(X) Risikofaktoren: Vorhofflimmern, LV-Dysfunktion, Z.n. thromboembolischem Ereignis, Hyperkoagulabilität

| Indikation | Medikation | Klasse |
|---|---|---|
| Während der ersten 3 Monate nach Bioprothese als AKE oder MKE | Marcumar, INR 2,0–3,0 | IIa |
| Alle Patienten mit mechanischen Prothesen sowie Patienten mit Bioprothesen und Risikofaktoren | Zusätzlich zu Marcumar: 75–100 mg ASS | I |
| Hochrisikopatienten, wenn ASS nicht möglich ist | Clopidogrel 75 mg/Tag oder Marcumar, INR 3,5–4,5 | IIb |
| Alle Patienten nach AKE oder MKE, die kein Marcumar nehmen können | ASS 75–325 mg | I |

Bei Thromboembolie trotz der oben genannten Prophylaxe wird Folgendes empfohlen [5a]:

◢ Steigerung der INR von 2–3 auf 2,5–3,5, bzw. von 2,5–3,5 auf 3,5–4,5, Beginn einer ASS-Medikation, wenn bislang nicht durchgeführt

◢ Bei Embolie unter alleiniger Medikation mit ASS 80–100 mg Steigerung auf 325 mg, zusätzlich Clopidogrel oder zusätzlich Marcumar

Nach Mitralklappenrekonstruktion wird eine orale Antikoagulation für 3 Monate empfohlen (IIa-Empfehlung nach [5a]).

### Empfehlungen nach mechanischem Klappenersatz nach ESC 2007

Empfehlungen nach **ESC 2007** [51]

| | Ziel-INR |
|---|---|
| Medtronic Hall, SJM, Carbomedics als AKE | 2,5 (3,0) |
| Björk-Shiley, andere Doppelflügelprothesen | 3,0 (3,5) |
| Starr-Edwards, Omniscience, Lillehei-Kaster | 3,5 (4,0) |

Die INR-Werte in Klammern gelten für Patienten mit Risikofaktoren: AF, LA > 50 mm, Mitralstenose, EF < 35%, dichter spontaner Echokontrast im LA, Ersatz der Mitral-/Trikuspidal- oder Pulmonalklappe, LVEF < 35%, Hyperkoagulabilität

### 4.9.3.7 Blutungsrisiko unter oraler Antikoagulation

Das Risiko intrakranieller und intraspinaler Blutungen bzw. größerer extrakranieller Blutungen lag bei 0,57/100 Pat.-Jahre bzw. bei 2,1/100 Pat.-Jahre [8]. Die jährliche Inzidenz von Blutungen mit stationärer Behandlung beläuft sich auf ca. 1,5% [54].

Bei einer INR > 6 infolge Überdosierung der OA wird eine stationäre Überwachung und Unterbrechung der OA vorgeschlagen [51]. Nach ACC/AHA 2006 [5a] erfordert eine INR von 5–10 eine Antikoagulationspause und die Gabe von 1–2,5 mg Vitamin K1 oral. Bei einer INR > 10 sollte die Gabe von FFP erwogen werden, bei aktiver unkontrollierter Blutung wird mit FFP und i.v. Gabe von Vitamin K (HWZ von Faktor VII nur 6 h!) therapiert [51].

Die Gabe von Vitamin K (bes. i.v.) in hoher Dosis kann zu einer Hyperkoagulabilität führen und sollte möglichst vermieden werden, in Notfallsituationen ist Fresh frozen plasma zu bevorzugen [5a].

Nach zerebraler Blutung unter OA soll mit dem erneuten Beginn der Antikoagulation 1 Woche gewartet werden (**ESC 2005** [44]).

### 4.9.3.8 Antikoagulation mit niedermolekularen Heparinen

Eine Antikoagulation mit Enoxaparin (2-mal tgl. 1 mg/kg) erscheint möglich [27], ist aber strittig. Eine prospektive Studie ergab eine gute Effektivität von 2-mal tägl. 100 IU/kg Enoxaparin bis zum Erreichen einer wirksamen oralen Antikoagulation [47].

Größere Studien fehlen und **ACC/AHA** schreiben 2006 „concern [...] persists" [5a]. Nach **DGK 2006** kann z.Zt. keine Empfehlung ausgesprochen werden [49]. Nach **ESC 2005** [51] sind LMWH möglich bei schlechter Datenlage (IIb-Indikation), unfraktioniertes Heparin wird favorisiert.

Nach **ACCP 2008** sind LMWH und UFH hinsichtlich des Bridgings gleichwertig [30b].

Vorgeschlagen wurde u.a. [42]:

▲ Krea. < 1,5 mg/dl: Enoxaparin 1 mg/kg 1–0–1, Antifaktor-Xa-Zielbereich 0,5–1,0 IU/ml, Messung vor Injektion und 3–4 h später

▲ Krea. ≥ 1,5 mg/dl: niedrigstmögliche Enoxaparin-Dosis, um einen Antifaktor Xa > 0,4 IU/ml zu erreichen

#### 4.9.3.9 Geplante invasive/chirurgische Eingriffe bei Patienten mit Herzklappenprothese

Ein Problem besteht im Wesentlichen für Patienten mit oraler Antikoagulation bei mechanischer Prothese. Das Thromboembolierisiko bei mechanischer Prothese wird häufig überschätzt, bei hohem Risiko beträgt es 10–20%/Jahr, bezogen auf 3 Tage nur 0,08–0,16%. Eine Unterbrechung der Antikoagulation ist andererseits nur bei relevantem Blutungsrisiko gerechtfertigt, keine Unterbrechung der OA erfolgt daher bei Zahnextraktion oder kleineren Eingriffen, bei der eine Blutung gut zu beherrschen ist. Ein bes. hohes Thromboserisiko besteht bei Op. wegen maligner oder infektiöser Prozesse [51].

Ein **Bridging** bei oral antikoagulierten Patienten mit Nadroparin oder Enoxaparin (nur 15% dieser Patienten hatten einen mechanischen Klappenersatz) ergab eine sehr niedrige Ereignisrate, Thromboembolien traten nur bei 1,7% der Hochrisikopatienten auf, bei diesen war das Bridging nicht korrekt erfolgt [59].

Bei elektiven **Herzkatheterprozeduren** sollte nach **ESC 2007** die INR < 2 liegen [51], notfallmäßige oder sehr dringliche Untersuchungen können auch trotz effektiver Antikoagulation erfolgen. Bei transseptaler Punktion oder Perikardiozentese ist ein INR < 1,2 anzustreben [51].

### Antikoagulation bei operativen Eingriffen

ASS wird ggf. 1 Woche prä Op. abgesetzt, Clopidogrel wird 5 Tage zuvor pausiert.

| | |
|---|---|
| Patient mit niedrigem Thromboserisiko, d.h. Doppelflügelklappe ohne Risikofaktoren(x) | Warfarin-Pause bis INR < 1,5, erneuter Beginn innerhalb von 24 h nach dem Eingriff, kein Bridging mit Heparin |
| Patient mit hohem Thromboserisiko, d.h. mechanischer MKE oder AKE mit Risikofaktoren(x) | Warfarin-Pause, i.v. Heparin ab INR < 2,0 (PTT-Ziel 55–70 s), Heparin-Pause 4–6 h vor Op., erneute Heparintherapie sobald möglich und bis zum Erreichen eines therapeutischen INR |

(x) Risikofaktoren: AF, Z.n. Thromboembolie, LV-Dysfunktion, Hyperkoagulabilität, Klappenprothesen älterer Bauart, mechanischer Trikuspidalklappenersatz, mehr als 1 mechanische Herzklappe

### 4.9.3.10 Prothesen-Endokarditis

S. Kap. 4.10. Sehr schlechte Prognose, hohe Mortalität. Das Risiko einer Prothesen-Endokarditis beträgt ca. 7–15% in 15 Jahren [29].

### 4.9.4 Hämodynamik der Prothesen

Klappenprothesen haben eine vergleichsweise reduzierte Klappenöffnungsfläche (abhängig von der Größe des Prothesenrings) und somit eine leichte bis mäßige Stenosewirkung mit einem variablen Druckgradienten in Abhängigkeit vom HZV [9]:

| | Klappenöffnungsfläche [cm²] | |
|---|---|---|
| **Klappentyp** | **AKE** | **MKE** |
| Kugel-Käfig | 1,2–1,6 | 1,4–3,1 |
| Kippscheibe | 1,5–2,1 | 1,9–3,2 |
| Doppelflügel | 2,4–3,2 | 2,8–3,4 |
| Heterograft | 1,0–1,7 | 1,3–2,7 |
| Homograft | 3,0–4,0 | |

Die neueren mechanischen Prothesen sind den älteren und den Bioprothesen hämodynamisch leicht überlegen (z.B. SJM vs. Starr-Edwards). In Mitralposition beträgt der mittlere Druckgradient ca. 2–6(–8) mmHg, in Aortenposition 7–20 mmHg. Bei Patienten mit engem LVOT und entsprechend klein dimensionierten Prothesen ist ein Autograft oder Homograft hämodynamisch günstiger.

### 4.9.5 Auswahl des Klappentyps

Nach 11–12 Jahren zeigten sich keine Unterschiede hinsichtlich Überlebensraten und Freiheit von prothesenbezogenen Komplikationen zwischen Patienten mit mechanischer und biologischer Prothese. Patienten mit Bioprothese hatten jedoch ein mehr als 4-fach erhöhtes **Risiko einer Reoperation** (8,5% vs. 37,1%), während andererseits Patienten mit mechanischer Prothese ein deutlich erhöhtes **Blutungsrisiko infolge Antikoagulanzientherapie** aufwiesen [15, 16]. **Kein Mortalitätsunterschied** besteht auch nach der Analyse von [52]. Im direkten Vergleich bei 841 Patienten mit Aortenvitium mit mechanischen SJM-Prothesen bzw. Carpentier-Edwards-Bioprothesen betrug die Überlebensrate nach 10 Jahren 50% bzw. 54% (n.s.), Freiheit von klappenbezogenen Komplikationen (Endokarditis, Hämorrhagie, Thromboembolie, Klappenversagen) bestand bei 43% vs. 41% (n.s.). Ein erneuter AKE war bei 2% (nach SJM) bzw. 17% (nach Bioprothese) notwendig.

> Bei der Prothesenwahl müssen die längere Haltbarkeit bei gleichzeitiger Notwendigkeit einer lebenslangen Antikoagulation bei mechanischen Prothesen gegen die verzichtbare Antikoagulation bei altersabhängig kürzerer Haltbarkeit der Bioprothesen gegeneinander abgewogen werden.

Ist eine Antikoagulation ohnehin notwendig, sollte eine mechanische Prothese bevorzugt werden. Ist eine Antikoagulation kont-

raindiziert oder bei verminderter Compliance schwierig, so wird eine Bioprothese verwendet.

Daraus folgte die Empfehlung für eine Bioprothese bei Aortenstenose ab dem 65. Lebensjahr sowie bei Patienten mit Lungenerkrankung > 60 J., Nierenerkrankung, KHK, EF < 40% sowie einer Lebenserwartung < 10 J., anderenfalls wird die Verwendung einer mechanischen Prothese empfohlen [24, 25].

*Anm.:*

◢ Grundsätzlich erscheint bis zum Alter von 65–70 Jahren eine mechanische Prothese geeigneter, im höheren Alter eine Bioprothese (höhere Komplikationsraten bei Antikoagulation und niedrigere Degenerationsraten der Bioprothesen).

◢ Eine spezielle Indikation zur Bioprothese oder besser noch zum Homograft bzw. Autograft (bei AKE) kann bei Frauen mit Kinderwunsch – nach vorheriger Aufklärung über die evtl. geringere Haltbarkeit – bestehen.

◢ Bes. schlechte Prognose für Patienten mit dialysepflichtiger Niereninsuffizienz, Hospitalmortalität 21%, 2-Jahres-Überleben nur 40%. Kein Unterschied in der Mortalität zwischen Patienten mit Bioprothese oder mechanischer Prothese [48], die frühere Empfehlung der ACC/AHA [5] zur Verwendung einer mechanischen Prothese wurde verworfen [5a].

### Indikationen

Indikationen für verschiedene Prothesenarten nach **ACC/AHA 2006** [5a]

|  | Klasse |
|---|---|
| **Indikationen für Bioprothese als MKE** | |
| Patient kann/will keine orale Antikoagulation | I |
| Patient ≥ 65 Jahre | IIa |
| Patient < 65 Jahre, wenn keine Antikoagulation gewünscht wird, nach ausführlicher Diskussion | IIa |

| | Klasse |
|---|---|
| **Indikationen für mechanische Prothese als MKE** | |
| Patient < 65 Jahre mit lang bestehendem AF | IIa |
| **Indikationen für Bioprothese als AKE** | |
| Patient kann/will keine orale Antikoagulation einhalten | I |
| Patient ≥ 65 Jahre ohne Risikofaktoren für Thromboembolien[(x)] | IIa |
| Patient < 65 Jahre, wenn keine Antikoagulation gewünscht wird, nach ausführlicher Diskussion | IIa |
| Homograft bei Pat. mit aktiver Prothesen-Endokarditis | IIa |
| Frauen im gebärfähigen Alter | IIb |
| **Indikationen für mechanische Prothese als AKE** | |
| Patient mit bereits implantierter mechanischer Prothese in Mitral- oder Trikuspidalposition | I |
| Patient < 65 Jahre ohne Kontraindikation gegen Antikoagulation | IIa |

[(x)] Risikofaktoren für Thromboembolien: Vorhofflimmern, schwere LV-Dysfunktion, vorangegangene Thromboembolie, Hyperkoagulabilität

## 4.9.6 Alternative Herzklappenoperationen

### 4.9.6.1 Ross-Operation

Bei der sog. Ross-Operation handelt es sich um den Ersatz der Aortenklappe durch einen pulmonalen Autograft mit nachfolgendem Ersatz der Pulmonalklappe durch einen kryokonservierten pulmonalen Homograft, erstmalig von Ross 1967 operiert. Die Op.-Mortalität wurde von Ross mit 6,6–13% angegeben; die Angaben des internationalen Registers werden wegen Unvollständigkeit kritisch bewertet [32]. Im deutschen Ross-Register (n = 734) beträgt die perioperative 30-Tage-Mortalität 0,9% [40], 2,7% bei [53]. Post-Op. besteht ein NYHA I–II Status in 99%, der max. Gradient über dem Autograft in Aortenposition liegt bei 6,5 mmHg und über dem Homograft in Pulmonalposition bei 12 mmHg [36].

Kontraindikationen sind Bindegewebserkrankungen (z.B. Marfan-Syndrom), Defekte der Pulmonalklappe, stark reduzierte LV-Funktion, fortgeschrittenes Alter, aktive rheumatische Erkrankung, schwere KHK und Verkalkung der Koronarostien [36]. Vorteilhaft ist die fehlende Thrombogenität, die bessere Hämodynamik, ein geringeres Endokarditisrisiko und eine Größenzunahme des Grafts bei Kindern. Nachteilig ist die längere Ischämie-Zeit und der höhere Schwierigkeitsgrad der Op. [28]. Zu erwägen ist die Ross-Op. daher bei Kontraindikation gegen eine Antikoagulation, bei Patientinnen mit Kinderwunsch und bei bes. sportlich aktiven Patienten [36]. Direkte Vergleichsstudien mit anderen Prothesen fehlen.

Im Follow-up muss auf eine mögliche Dilatation des Autografts geachtet werden (in 34% der Fälle nach ca. 4 Jahren). Nach 7 Jahren Nachbeobachtungszeit kam es bei 42% der Patienten nicht zur Dilatation, kein Auftreten einer Aorteninsuffizienz bei 75% und bei 85% der Patienten war keine Reoperation notwendig geworden [35]. Die Reoperationsrate wurde auch mit 1,25%/Patientenjahr angegeben (36). Die Langzeitstabilität des Klappenersatzes ist noch nicht ausreichend dokumentiert. Bes. bei jungen Patienten ist dies nach den ersten 10 Jahren problematisch [58].

### 4.9.6.2 Aortenklappenrekonstruktion (nach David oder Yacoub)

Das Verfahren wird seit 1992 bei Aorteninsuffizienz infolge aortaler Dilatation angewandt, das Prinzip ist die Exzision der Klappe und mit nachfolgender Insertion in eine Gefäßprothese. Vorteil der technisch schwierigeren Op. ist die fehlende Antikoagulanzientherapie, nachteilig ist die deutlich längere Ischämie-Zeit.

### 4.9.6.3 Perkutane, kathetergestützte Implantation von Klappenprothesen

S. Kapitel 4.1.

### 4.9.7 Op.-Mortalität

Verschiedene Modelle zur Prädiktion des individuellen Op.-Risikos, u.a. [43], das höchste Mortalitätsrisiko besteht bei Dialysepatienten (27%), Notfall-Op. (24%) und reduzierter LV-Funktion (16%). (s. auch Kap. 4.1.).

Operative Mortalität [43]

| Art des Eingriffs | Hospitalletalität, gerundet |
|---|---|
| Aortenklappe | 4–5% |
| Mitralklappe | 5–7% |
| Aorten- und Mitralklappe | 9–11% |
| Aortenklappe mit ACVB | 7–8% |
| Mitralklappe mit ACVB | 9–12% |
| Aorten- und Mitralklappe mit ACVB | 13–15% |

Die Mortalität bei einem Prothesenaustausch ist im Vergleich zum Ersteingriff erhöht, in den 1980er Jahren lag die Op.-Mortalität bei 10–15% [1, 33], in Studien der 1990er Jahre in größeren Zentren nur noch bei 3,4% [33]. In einigen Zentren erfolgen der Klappenersatz und die Klappenrekonstruktion (mitral) mit gutem Erfolg endoskopisch (niedrige Hospitalmortalität, gutes kosmetisches Ergebnis, geringere post-Op. Schmerzen) [34].

### 4.9.8 Schwangerschaft und Herzklappenprothesen

In der Schwangerschaft sind beim Klappenersatz insbesondere 3 Probleme zu beachten:
◢ Auswahl einer Prothese vor möglicher Schwangerschaft
◢ Komplikationen nach Klappenersatz während der Schwangerschaft

◢ Antikoagulation während der Schwangerschaft

#### 4.9.8.1 Prothesenauswahl

Die Probleme einer Schwangerschaft nach Klappenersatz sollten bei Frauen im gebärfähigen Alter möglichst präoperativ erörtert werden. Eine klappenerhaltende Operation ist zu bevorzugen.

Ein schwangerschaftsassoziiertes erhöhtes Risiko für eine akzelerierte Klappendegeneration wurde beschrieben (24% während oder kurz nach der Schwangerschaft [31]), von anderen Autoren jedoch nicht bestätigt [50]. Sicher ist, dass junge Patientinnen mit Bioprothese ein hohes Risiko für ein strukturelles Klappenversagen infolge degenerativer Prozesse haben (mind. 50% innerhalb von 10 Jahren) und die Re-Op. ein frühes Mortalitätsrisiko von 4–9% beinhaltet [50]. Die Datenlage bezüglich Homografts oder auch Autografts für Schwangere ist schlecht. Bioprothesen kommen infrage für Patientinnen mit begrenzter Compliance hinsichtlich oraler Antikoagulation. Mechanische Prothesen zeigen eine exzellente Haltbarkeit, machen jedoch eine strikte Antikoagulation unbedingt erforderlich.

#### 4.9.8.2 Komplikationen während der Schwangerschaft

Das Mortalitätsrisiko liegt bei 1–4% [60], die Thromboembolie ist dabei das Hauptproblem [51].

**Herzinsuffizienz**
Schon die Diagnosestellung ist erschwert, weil Dyspnoe, Müdigkeit, systolische Herzgeräusche, Belastungsintoleranz und Ödembildung während der Schwangerschaft auch ohne Herzinsuffizienz auftreten können. Die Abklärung der Ursache erfolgt wie auch sonst üblich. Diuretika, Metoprolol, Digitalis, Nitrate und Dihydralazin sind einsetzbar, ACE-Hemmer, AT-Blocker, Nitroprussidnatrium und Amiodaron müssen vermieden werden

[50]. Bei Prothesendysfunktion besteht ggf. eine dringliche Op.-Indikation, das Leben der Mutter ist als vorrangig zu betrachten [44].

**Thrombose**

Es besteht eine Hyperkoagulabilität während der Schwangerschaft, die ein erhöhtes Risiko für Klappenthrombosen beinhaltet. Die Thrombolyse ist Mittel der Wahl, operative Maßnahmen bleiben für Patientinnen mit Kontraindikation [50].

### 4.9.8.3 Antikoagulation

Bei Graviden mit funktionierender Bioprothese ergeben sich kaum Schwierigkeiten, da eine Antikoagulation i.d.R. nicht erforderlich ist. Für Patientinnen mit mechanischen Prothesen ist die OA problematisch, weil Cumarine die Plazenta passieren und in ca. 6% [60] eine sog. **Cumarin-Embryopathie** auslösen (Blutungen in die Knorpelanlagen, Interferenz mit dem Kalziummetabolismus, intrazerebrale Blutungen). Das Embryopathierisiko ist dosisabhängig, kein Risiko besteht bei einer Warfarin-Dosis < 5 mg [56]. Zusätzlich besteht ein um das 3-Fache erhöhtes Risiko für eine Fehlgeburt [57].

Die Anwendung des nicht plazentagängigen unfraktioniertem Heparins statt Marcumar zwischen der 6. und 12. Woche reduziert das Embryopathierisiko, erhöht jedoch das mütterliche Risiko für Blutungen, Thromboembolien, Osteoporose, Thrombozytopenie und Tod [5, 44, 60]. **Niedermolekulare Heparine** passieren ebenfalls nicht die Plazenta, sind für den Fötus daher sicher, das Risiko einer Osteoporose und eines HIT ist geringer als bei UFH. Die Anwendung ist einfacher (Details bei [50]), aber die Datenlage ist unzureichend, von Klappenthrombosen und Todesfällen wurden berichtet [31].

> UFH ist der bisherige Standard.

Das mütterliche Risiko für Thromboembolien ist generell erhöht (s.o.). Am niedrigsten ist es unter fortgesetzter OA (3,9% nach [57]), unter Antikoagulation mit UFH s.c. oder LMWH beträgt es bis zu 12–24% [5a]. Das erhöhte Risiko unter Heparinen ist möglicherweise z.T. auf ein insuffizientes Monitoring zurückzuführen [50]. Die Vor- und Nachteile der Möglichkeiten der Antikoagulation sollten vor der Schwangerschaft diskutiert werden.

Unter der Geburt können fetale (bes. intrakranielle) Blutungen auftreten, insbesondere bei Verwendung der Forceps. Daher muss für die Geburt die OA nach der 36. Schwangerschaftswoche unterbrochen werden. Bei vorzeitigem Geburtsbeginn und noch wirksamer Antikoagulation darf keine vaginale Entbindung stattfinden, ggf. ist die Kaiserschnittentbindung zu wählen [57].

**Empfehlungen zur Antikoagulation in der Schwangerschaft bei Patientinnen mit mechanischer Prothese nach ESC 2005**
2 Möglichkeiten [44]:

◢ Heparin im ersten Trimester (zur Verhinderung der Cumarin-Embryopathie), nachfolgend orale Antikoagulation bis zur 36. Woche, danach erneut Heparin bis zur Entbindung.

◢ Orale Antikoagulation von Beginn an bis zur 36. Woche, dann Heparin bis zur Entbindung.

Das ESC-Kommittee empfiehlt die zweite Möglichkeit aufgrund der hohen mütterlichen Komplikationsrate unter Heparin.

Weitere Empfehlungen:

◢ Heparin soll am Geburtsbeginn unterbrochen werden, Wiederbeginn nach 4–6 h, orale Antikoagulation nach 24 h.

◢ Kaiserschnittentbindung, falls die orale Antikoagulation zum Geburtsbeginn noch wirksam ist, nach Reduktion der INR auf 2.

◢ Vaginale Entbindung bei funktionierender Klappenprothese möglich, wenn eine gravierende kardiale Dysfunktion ausgeschlossen ist.

LMWH werden von der ESC 2005 nicht empfohlen [44].

## Empfehlungen zur Antikoagulation für Schwangere mit mechanischer Klappenprothese nach ACC/AHA 2006

Empfehlungen nach **ACC/AHA 2006** [5a]

| | Klasse |
|---|---|
| Entscheidet sich die Frau für eine Unterbrechung von Warfarin zwischen der 6. und 12. Woche der Schwangerschaft, erfolgt die Antikoagulation mit UFH kontinuierlich i.v. (aPTT mind. das 2-Fache der Norm) oder mit LMWH s.c. | I |
| LMWH werden 2-mal tgl. s.c. gegeben, Anti-Xa-Spiegel 0,7–1,2 U/ml 4 h nach Injektion | I |
| INR-Ziel 3,0. Warfarin wird 2–3 Wochen vor der Geburt durch i.v. UFH ersetzt | I |
| Zwischen der 6. und 12. Schwangerschaftswoche ist es vernünftig, Warfarin zu vermeiden | IIa |
| 4–6 h nach einer Geburt ohne Nachblutungen erneute Therapie mit Warfarin | IIa |
| Im 2. und 3. Trimester zusätzlich ASS 75–100 mg/Tag | IIa |

## Empfehlungen zur Antikoagulation in der Schwangerschaft bei Patientinnen mit mechanischer Prothese nach DGK 2008

Die **DGK 2008** empfiehlt folgendes Vorgehen [57]:

◢ Orale Antikoagulation bis zur 36. SSW für alle Frauen in niedriger Dosis der OA (Phenprocoumon < 3 mg/Tag, Warfarin < 5 mg/Tag) mit einer Ziel-INR von 2,5 bei AKE bzw. von 3,0 nach MKE; eine INR > 3,0 ist zu vermeiden. Nach der 36. SSW erfolgt die Umstellung auf i.v. Heparin bis 6 h vor der Entbindung.

◢ Frauen mit höherem Antikoagulanzienbedarf entscheiden sich nach entsprechender Aufklärung für eine fortgesetzte OA oder eine Heparinisierung während der ersten 12 Schwangerschaftswochen. Bei s.c. Applikation des Heparins sind mind. 3 Injektionen/Tag notwendig, die aPTT soll mind. 2-fach verlängert sein.

◢ Bezüglich der LMWH weist die DGK auf die fehlende Zulassung hin, gibt aber gleichwohl eine Dosierungsempfehlung: Antifaktor-Xa-Aktivität 0,6–0,7 U/ml (Talspiegel) bzw. ≥ 1,0 U/ml nach 4 h, Messung alle 1–2 Wochen [57]. 18–24 h vor Entbindung werden die LMWH abgesetzt und auf es wird auf UFH umgestellt.

UFH und LMWH gelangen nicht in die Muttermilch, orale Antikoagulanzien nur in sehr begrenztem Umfang, daher können antikoagulierte Patientinnen ihr Kind stillen [57]. Während der letzten 2–3 Wochen sollten die Frauen unter stationären Bedingungen überwacht werden [3].

### 4.9.9 Leistungsfähigkeit nach Herzklappenersatz

Nach AKE ist die Zunahme der Leistungsfähigkeit größer, hierbei die Variabilität nach AI größer als nach AS. 43% der Patienten verbessern sich um 1 NYHA-Klasse, 46% um 2 Klassen [21]. Wegen der persistierenden Obstruktion wird Patienten nach Mitral- oder Mehrklappenersatz von höhergradigen körperlichen Belastungen abgeraten, nach AKE nur bei Persistieren myokardialer Funktionsstörungen.

### Nach MKE

◢ Nach MKE beträgt die funktionelle Besserung nach NYHA-Stadien im Mittel etwa 1 Stufe [2], asymptomatisch sind nur ganz wenige Patienten [2]. Bei 30 W Belastung liegt der mittlere transprothetische Druckgradient bei 6–15 mmHg, die postoperative Belastbarkeit beträgt ca. 60% der Altersnorm [21].

– Beurteilung: subjektives Empfinden, Druckgradient, PAM, PVR, bei MKE wg. MI auch LV-Funktion und LV-Größe
– Gesamteinschätzung i.d.R. nach 3 Monaten bei MI ohne LV-Funktionsstörung bzw. bei MS, wenn der PVR < 400 dyn × s × cm$^{-5}$ beträgt, sonst erst nach 12 Monaten

◢ Nach MKE wg. MI wird die Nachlast für den LV erhöht, sodass sich evtl. erst dadurch eine LV-Funktionsstörung demaskiert. Durch Änderung der Ventrikelgeometrie, Verlust des Zusammenspiels von Klappe, Chordae und Papillarmuskeln kommt es post Op. zur systolischen LV-Funktionseinbuße mit variabler Rückbildungstendenz.

**Nach AKE**

◢ In Ruhe mittlerer Druckgradient 9–25 mmHg, bei Belastung 15–40 mmHg. Post-Op. Belastbarkeit ca. 80% der Altersnorm. Wesentlich für die Beurteilung ist die prä-/post-Op. LV-Funktion, Gesamteinschätzung nach 3 Monaten ohne prä-Op. LV-Funktionsstörung, sonst nach 12 Monaten [21].

## 4.9.10 Langzeitprognose nach Klappenersatz

Die Langzeitprognose ist nach Klappenersatz deutlich eingeschränkt, nach AKE sind 40%, nach MKE 40–60% der Todesfälle bedingt durch den Herzklappenersatz und die daraus resultierenden Komplikationen [32].

| Art des Eingriffs | 10-Jahres-Überleben (Werte gerundet, nach [12]) |
|---|---|
| AKE bei AS | 68% (nur 52% bei [24]) |
| AKE bei AI | 59% |
| MKE bei MS | 65% |
| MKE bei MI | 53% |

Die 15-Jahres-Überlebensrate nach AKE wurde mit 49% angegeben [22]. Hinsichtlich der Lz.-Prognose bestehen keine bekannten Unterschiede zwischen den verschiedenen mechanischen Prothesen, Homografts sind den anderen Bioprothesen nicht überlegen [32].

**Klappenersatz bei Dialysepatienten**
Es bestehen eine hohe Op.-Mortalität und eine schlechte Lz.-Prognose [37].

| | Op.-Mortalität |
|---|---|
| AKE | 17% |
| MKE | 22% |
| AKE + ACVB | 24% |
| MKE + ACVB | 37% |

**Die Mortalität beträgt nach 1 Jahr 46%, nach 5 Jahren 85%.** Es besteht im Lz.-Verlauf kein Unterschied zwischen technischer Prothese und Bioprothese.

## 4.9.11 Postoperative Nachuntersuchungen

Ein post-Op. Herzecho wird vor Entlassung oder 2–4 Wochen nach Entlassung bei der ersten ambulanten Untersuchung empfohlen. Bei beschwerdefreien Patienten jährliche klinische Untersuchung [5a]. Entgegen der gängigen Praxis in Deutschland sind nach dem ersten post.-Op. Echo weitere Echountersuchungen bei unkompliziertem Verlauf nach mechanischem Klappenersatz bzw. in den ersten 5 Jahren nach Implantation einer Bioprothese nicht indiziert, **ACC/AHA 2006 [5a]!**

### 4.9.11.1 Anamnese/körperliche Untersuchung

◢ Belastbarkeit, Dyspnoe, Fieber, Blutungskomplikationen
◢ Ödeme, Lungenstauung, Halsvenenstauung etc.

### 4.9.11.2 Auskultation

Heute verwendete Klappenprothesen haben einen leisen Öffnungston und einen Schließungston, Letzterer ist bei mechanischen Prothesen rel. laut auskultierbar.

◢ Verlaufsdokumentation von Geräuschen und Öffnungs- und Schlusstönen: neue Insuffizienz- oder Stenosegeräusche, Verlust von Öffnungs-/Schließungstönen?

◢ Bei Bioprothesen findet sich ein „normaler" Auskultationsbefund (abgesehen vom Systolikum bei AKE).

◢ Ein Systolikum findet sich bei AKE meistens, nach MKE eigentlich nur bei Kugel-Käfig-Prothesen.

◢ Ein Diastolikum ist bei MKE möglich, bei AKE bedeutet es immer einen Verdacht auf Insuffizienz der Klappe.

◢ Ist (bei unklarem Post-Op.-Status) kein Systolikum auskultierbar, handelt es sich wahrscheinlich um einen MKE.

◢ Ist bei mechanischer Prothese kein Klappenschlusston auskultierbar, besteht V.a. Prothesenthrombose.

### 4.9.11.3 Röntgen-Thorax

Bei V.a. Herzinsuffizienz Darstellung von Herzgröße und/oder Lungenstauung.

### 4.9.11.4 Röntgen-Durchleuchtung

Bei Verdacht auf Prothesenmalfunktion, soweit echokardiografisch nicht ausreichend beurteilbar.

◢ Beurteilung der Öffnungs- und Schließbewegungen (Orientierungswerte s. [2])

◢ Abnorme Kippbewegungen (> 8° bei AKE, > 10° bei MKE)

◢ Fehlende Prothesenteile nach Embolisation?

### 4.9.11.5 Echokardiografie

Die Echokardiografie ist die Methode der Wahl zur Evaluation der Prothesenfunktion, allerdings ist sie nur mit viel Detailwissen suffizient anwendbar. Die **ASE** hat **2009** in Kooperation mit vielen anderen Fachgesellschaften erstmals eine **umfangreiche Empfehlung** publiziert [19].

Alle Klappenprothesen bedingen eine gewisse Obstruktion im Vergleich zu einer gesunden Nativklappe. Flussgeschwindigkeit und Druckgradient über Herzklappenprothesen sind abhängig von Typ und Größe der Prothese sowie vom Schlagvolumen. Der Vergleich der gemessenen Werte mit den publizierten Daten für normale Prothesen [19, 20, 41] ist sinnvoll unter Berücksichtigung der Einflussfaktoren. Der Vergleich mit früheren Messungen ist hilfreich.

Dopplerechokardiografisch wird der tatsächliche Druckgradient (nach Kathetermessung) überschätzt, Korrekturfaktoren zur Umrechnung wurden vorgeschlagen [14], im klinischen Alltag sind sie jedoch verzichtbar.

Die **Funktionsbeurteilung** erfolgt unter Kenntnis und Angabe von Typ und Größe der Prothese, Körperoberfläche und Herzfrequenz des Patienten und unter Berücksichtigung der Größe aller Herzhöhlen und der Funktion von LV und RV **nach den Kriterien** der **ASE 2009** et al. [19]:

◢ Morphologie des Klappenringes

◢ Öffnungs- und Schließungsbewegung der Okkluder

◢ Vorhandensein von Auflagerungen oder Kalzifikationen

◢ Nachweis/Ausschluss pathologischer Regurgitationen

◢ Nachweis/Ausschluss einer Klappenobstruktion
  – Beurteilung von maximaler Flussgeschwindigkeit und mittlerem Druckgradient
  – Berechnung der EOA nach der Kontinuitätsgleichung zum Vergleich mit den Normalwerten
  – Berechnung des DVI (Doppler velocity index = VTI im LVOT/VTI über Ao.-Prothese)
  – Messung der PHT (für Mitralklappenprothesen)

- Messung der Akzelerationszeit (AT) für Aortenklappenprothesen

Eine signifikante Prothesenstenose ist anzunehmen bei folgenden Grenzwerten:

| Parameter | Aortenklap- penprothese | Mitralklap- penprothese |
|---|---|---|
| Max. Flussge- schwindigkeit [m/s] | > 4 | > 2,5 |
| Mittlerer Druckgra- dient [mmHg] | > 35 | > 10 |
| DVI | < 0,25 | |
| EOA [cm$^2$] | < 0,8 | < 1 |
| AT [ms] | > 100 | |
| PHT [ms] | | > 200 |

## Ursachen der Protheseninsuffizienz

◢ Mechanische Dysfunktion (sehr selten, z.B. Bügelbruch)
◢ Schlussunfähigkeit des Okkluders (durch Thrombose, Tissue ingrowth, Vegetation)
◢ Periprothetische Dehiszenz, paravalvuläres Leck (Nahtinsuffizienz oder Endokarditis)
◢ Klappendegeneration (Bioprothese)

## Ursachen der Prothesenstenose

◢ Degeneration (Bioprothese)
◢ Thrombose, Tissue ingrowth, endokarditische Vegetation
◢ Mechanische Dysfunktion (sehr selten)

### 4.9.11.6 Rechtsherzkatheter

Die Durchführung eines Rechtsherzkatheters ist nur in Ausnahmefällen zur Objektivierung der Hämodynamik erforderlich. Messung von HZV, PA-Druck und PC-Druck in Ruhe und unter ergometrischer Belastung. Die PCWP-Messung zur Berechnung wird wegen der möglichen Überschätzung des transmitralen Gradienten nicht empfohlen, ggf. muss eine direkte Druckmessung im LA nach transseptaler Punktion erfolgen [19].

### 4.9.11.7 Lävokardiografie

Bioprothesen in Aortenposition sind, wenn notwendig, passierbar. Mechanische Prothesen dürfen wegen möglicher Schädigung der Prothese nicht mit dem Katheter passiert werden, ggf. muss der LV durch transseptale Punktion via RA/LA erreicht werden.

### 4.9.11.8 Kernspintomografie

Nach mechanischem Klappenersatz möglich, Ausnahme: Starr-Edwards-Prothese, Modell Pre-6000 [9].

### Literatur

[1] Braunwald E. Valvular Heart Disease. In: Braunwald E. Heart Disease, 5. Ed., 1007–76. 1997, W.B. Saunders, Philadelphia

[2] Horstkotte D, Loogen F. Erworbene Herzklappenfehler. 1987, Urban & Schwarzenberg, München

[3] Roel V et al. The optimal intensity of vitamin K antagonists in patients with mechanical heart valves. J Am Coll Cardiol 2003;42:2042–8

[4] Tiede DJ et al. Modern Management of Prosthetic Valve Anticoagulation. Mayo Clin Proc 1998;73:665–80

[5] Bonow et al. ACC/AHA Guidelines for the Management of Patients with Valvular Heart Disease. J Am Coll Cardiol 1998;32:1486–588

[5a] Bonow RO et al. ACC/AHA 2006 Guidelines for the Management of Patients with Valvular Heart Disease. J Am Coll Cardiol 2006;48:1–148

[6] Acar J et al. AREVA: Multicenter Randomized Comparison of Low-Dose Versus Standard-Dose Anticoagulation in Patients with Mechanical Prosthetic Heart Valves. Circulation 1996;94:2107–12

[7] Turpie AGG et al. A Comparison of Aspirin with Placebo in Patients Treated with Warfarin after Heart-Valve Replacement. N Engl J Med 1993;329:524–9

[8] Cannegieter SC et al. Optimal Oral Anticoagulant Therapy in Patients with Mechanical Heart Valves. N Engl J Med 1995;333:11–7

[9] Vongpatanasin W et al. Prosthetic Heart Valves. N Engl J Med 1996;335:407–16

[10] Karchmer AW. Infective Endocarditis. In: Braunwald E. Heart Disease, 5. Ed., 1077–104. 1997, W.B. Saunders, Philadelphia

[11] Kalmar P, Irrgang E. Cardiac Surgery in Germany during 1996. Thorac Cardiovasc Surgeon 1997;45:134–7

[12] Lindblom D et al. Long-Term Relative Survival Rates after Heart Valve Replacement. J Am Coll Cardiol 1990;15:566–73

[13] Smith JA et al. Excellent Long-term Results of Cardiac Valve Replacement with the St Jude Medical Valve Prosthesis. Circulation 1993;88:49–54

[14] Horstkotte D et al. Thrombosierung prothetischer Herzklappen: Diagnostik und Management. Z Kardiol 1998;87(Suppl 4):20–32

[15] Bloomfield P et al. Twelve-Year Comparison of a Bjork-Shiley Mechanical Heart Valve with Porcine Bioprotheses. N Engl J Med 1991;324:573–9

[16] Hammermeister KE et al. A Comparison of Outcomes in Men 11 Years after Heart-Valve Replacement with A Mechanical Valve Or Bioprothesis. N Engl J Med 1993;328:1289–96

[17] Roudant R et al. Fibrinolysis of mechanical prothetic valve thrombosis. J Am Coll Cardiol 2003;41:653–8

[18] Alpert JS. The thrombosed prothetic valve. J Am Coll Cardiol 2003;41:659–60

[19] Zoghbi WA et al. Recommendations for evaluation of prosthetic valves with echocardiography and doppler ultrasound. J Am Soc Echocardiogr. 2009;22:975–1014

[20] Bech-Hanssen O et al. Reference Doppler Echocardiographic Values for St. Jude Medical, Omnicarbon, and Biocor Prosthetic Valves in the Aortic Position. J Am Soc Echocardiogr 1998;11:466–77

[21] Horstkotte D et al. Belastbarkeit nach Herzklappenersatz. Kardiol 1994;83(Suppl 3):111–20

[22] Hokken RB et al. 25 years of aortic valve replacement using mechanical valves. Eur Heart J 1997;18:1157–65

[23] Myers ML et al. The St. Jude Valve Prothesis: Analysis of the Clinical Results in 815 Implants and the Need for Systemic Anticoagulation. J Am Coll Cardiol 1989;13:57–62

[24] Peterseim DS et al. Long-term outcome after biological versus mechanical aortic valve replacement in 841 patients. J Thorac Cardiovasc Surg 1999;117:890–7

[25] Treasure T. Rethink on biological aortic valves for the elderly. Lancet 1999;354:964–5

[26] North RA et al. Long-Term Survival and Valve-Related Complications in Young Women with Cardiac Valve Replacements. Circulation 1999;99:2669–76

[27] Montalescot G et al. Low molecular weight heparin after mechanical heart valve replacement. Circulation 2000; 101:1083–6

[28] Sievers HH. Ross-Operation bei Aortenvitien. Z Kardiol 2000;89:730–3

[29] Hammermeister K et al. Outcomes 15 years after valve replacement with a mechanical versus a bioprothetic valve: final report of the veterans affairs randomized trial. J Am Coll Cardiol 2000;36:1152–8

[30] Stein PD et al. Antithrombotic therapy in patients with mechanical and biological prothetic heart valves. Chest 2001;119:220S–227S

[30a] Salem DN et al. Antithrombotic therapy in valvular heart disease – native and prosthetic: the seventh ACCP conference on antithrombotic and thrombolytic therapy. Chest 2004;126:447–82

[30b] Douketis JD. The perioperative management of antithrombotic therapy. ACCP evidence-based clinical practice guidelines, 8. Ed. Chest 2008;133:299S–339S

[31] Hung L et al. Prosthetic heart valves and pregnancy. Circulation 2003;107:1240–6

[32] Rahimtoola SH et al. Choice of prothetic heart valve for adult patients. J Am Coll Cardiol 2003;41:893–904

[33] Jamieson WRE et al. Reoperation for bioprosthetic mitral structural failure: risk assessment. Circulation 2003;108(Suppl II): II-98–II-102

[34] Casselman et al. Mitral Valve Surgery con now routinely be performed endoscopically. Circulation 2003(Suppl II):II-48–II-54

[35] Luciani GB et al. Fate of the aortic root late after ross operation. Circulation 2003;108(Suppl II):II-61–II-67

[36] Schmidtke C et al. Die Ross-Operation als alternativer Aortenklappenersatz. DMW 2003;128:1759–64

[37] Rahimtoola SH. The year in valvular heart disease. J Am Coll Cardiol 2004;43:491–504

[38] Gao G et al. Durability of pericardial versus porcine aortic valves. J Am Coll Cardiol 2004;44:384–8

[39] Gherli T et al. Comparing warfarin with aspirin after biological aortic valve replacement. Circulation 2004;110:496–500

[40] Sievers H-H et al. Die Ross-Operation – eine Therapieoption bei Aortenklappenerkrankungen. Dtsch. Ärztebl 2005;102:A2090–7

[41] Rosenhek R et al. Normal values for doppler echocardiographic assessmant of heart valve prostheses. J Am Soc Echocardiogr 2003;16:1116–27

[42] Seshadri N et al. the clinical challenge of bridging anticoagulation with low-molecular-weight heparin in patients with mechanical prosthestic heart valves: an evidence-based comparative review focusing on anticoagulation options in pregnant and nonpregnant patients. Am Heart J 2005;150:27–34

[43] Ambler G et al. Generic, simple risk stratification model for heart valve surgery. Circulation 2005;112:224–31

[44] Butchart EG et al. Recommendations for the management of patients after heart valve surgery. Eur Heart J 2005;26:2463–71

[45] Flachskampf FA. Kursbuch Echokardiographie, 2. Aufl. Georg Thieme, Stuttgart, New York

[46] Cannegieter SC et al. Thromboembolic and bleeding complications in patients with mechanical heart valve protheses. Circulation 1994;89:635–41

[47] Meurin P et al. Low-molecular-weight heparin as a bridging anticoagulant early after mechanical heart valve replacement. Circulation 2006;113:564–9

[48] Herzog CA et al. Long-term survival of dialysis patients in the united states with prosthetic heart valves. Circulation 2002;105:1336–41

[49] Daniel WG et al. Klappenvitien im Erwachsenenalter. Leitlinie der DGK. Clin Res Cardiol 2006;95:620–41

[50] Elkayam U. et al. Valvular heart disease and pregnancy. Part II. Prosthetic valves. J Am Coll Cardiol 2005;46:403–10

[51] ESC guidelines on the management of valvular heart disease. Eur Heart J 2007;28:230–68

[52] Lund O et al. Risk-corrected impact of mechanical versus bioprosthetic valves on long-term mortality after aortic valve replacement. J Throrac Cardiovasc Surg 2006;132:20–6

[53] Klieverik LMA et al. The Ross operation: a trojan horse? Eur Heart J 2007;28:1993–2000

[54] Koertke H et al. Low-dose oral anticoagulation in patients with mechanical heart valve prostheses: final report from the ear-ly self-management anticoagulation trial II. Eur Heart J 2007;28:2479–84

[55] Svennevig JL et al. Twenty-five-year experience with the Medtronic-Hall valve prothesis in the aortic position. Circulation 2007;116:1795–800

[56] Vitale N et al. Dose-dependent fetal complications of warfarin in pregnant women with mechanical heart valves. J Am Coll Cardiol 1999;33:1637–41

[57] Regitz-Zagrosek V et al. Herzerkrankungen in der Schwangerschaft. DGK Leitlinie. Clin Res Cardiol 2008;97:630–65

[58] Takkenberg J et al. The Ross procedure. Circulation 2009;119:222–38

[59] Pengo V et al. Standardized low-molecular-weight heparin bridging regimen in outpatients oh oral anticoagulatns undergoing invasive procedure or surgery. Circulation 2009;119:2920–7

[60] Chan WS et al. Anticoagulation of pregnant women with mechanical heart valves. Ann Intern Med 2000;160:191–6

[61] Sun J et al. Antithrombotic management of patients with prosthetic heart valves: current evidence and future trends. Lancet 2009;374:565–76

## 4.10 Infektiöse Endokarditis

### 4.10.1 Definition

Bei der infketiösen Endokarditis (IE) handelt es sich um eine mikrobielle, in der Regel bakterielle Entzündung des Endokards.

### 4.10.2 Epidemiologie

Die Inzidenz der infektiösen Endokarditis beträgt 1,7–6,2/100 000 pro Jahr [21] und steigt mit zunehmendem Alter auf 14,5 Erkrankungen auf 100 000 Pat.-Jahre für Patienten im Alter von 70–80 Jahre [26a].

In 55–75% der Fälle besteht eine kardiale Risikokonstellation (s. Kap. 4.10.8.4). Das Endokarditisrisiko beträgt für Patienten mit Aortenstenose ca. 0,1%/Jahr, bei Mitralstenose 0,03%/Jahr, bei VSD 0,15%/Jahr und bei Klappenprothese 0,3–1,2%/Jahr [10, 26a], das Risiko eines Endokarditisrezidivs liegt bei 1–2%.

## 4.10.3 Pathogenese

Voraussetzung für die Entstehung einer Endokarditis ist die Bakteriämie, angesichts der Häufigkeit von Bakteriämien sind Endokarditiden sehr selten. Auf intakter endokardialer Oberfläche ist eine Bakterienadhärenz kaum möglich. Besondere Bedeutung hat daher die sog. nicht bakterielle thrombotische Endokarditis (**NBTE**) im Sinne einer sterilen, plättchen- und thrombinhaltigen Endothelauflagerung, welche die Adhärenz von Bakterien begünstigt. Eine für die Entstehung einer NBTE prädisponierende Endothelläsion wird durch abnorme Jets bei Vitien (Stenosen/Insuffizienzen/Shunt-Flüssen) oder Prothesen und durch intrakardiale Katheter hervorgerufen. Am häufigsten betroffen sind die Aorten- und Mitralklappe (vermutlich wegen stärkerer mechanischer Alteration des Endothels im Vergleich zu den rechtsseitigen Klappen), die Entzündung kann jedoch auch das murale Endokard, den Mitralklappen-Halteapparat oder einen VSD befallen. **Prädisponierende internistische Erkrankungen** sind Leberzirrhose, Alkoholabusus, Verbrennungen, Niereninsuffizienz, Malignome, Immunschwäche (AIDS, Zytostatika), Diabetes mellitus und chronische Hämodialysetherapie [2, 15, 37]. Weiterhin gehört ein intra-

venöser Drogenabusus zu den häufigeren Ursachen. Die Bedeutung der nosokomialen Endokarditis scheint zuzunehmen [27].

### ESC-Klassifikation 2009
Die ESC klassifiziert bezüglich der Infektionsakquisition folgendermaßen [26a]:
◢ Health care-associated (nosokomial oder nicht nosokomial)
◢ Communitiy-acquired
◢ Intravenous drug abuse-associated

Die ESC empfahl 2009 die Differenzierung nach linksseitiger Nativklappen-Endokarditis, linksseitiger Prothesen-Endokarditis, rechtsseitiger Endokarditis und ICD-/schrittmacherassoziierter Endokarditis [26a].

### Erregerspektrum
Die häufigsten Erreger sind Staphylokokken, Streptokokken und Enterokokken.

| | Nativklappe [7] | | Nach prothetischem Klappenersatz, differenziert nach zeitlichem Abstand zur Op. [21] | | |
|---|---|---|---|---|---|
| | 16–60 Jahre | > 60 Jahre | < 2 Monate | 2–12 Monate | > 12 Monate |
| Streptokokken | 45–65% | 30–45% | 1% | 7–10% | 30–33% |
| Staphylokokken | | | | | |
| • Staphylococcus aureus | 30–40% | 25–30% | 20–24% | 10–15% | 15–20% |
| • Koagulase-negativ | 4–8% | 3–5% | 30–35% | 30–35% | 10–12% |
| Enterokokken | 5–8% | 14–17% | 5–10% | 10–15% | 8–12% |
| Gramnegative Keime | 4–10% | 5% | 10–15% | 2–4% | 4–7% |
| Pilze | 1–3% | 1–2% | 5–10% | 10–15% | 1% |
| Kulturnegativ + HACEK | 3–10% | 5% | 3–7% | 3–7% | 3–8% |
| Polymikrobiell | 1–2% | 1–3% | 2–4% | 4–7% | 3–7% |

| Eintrittspforten | Mögliche Erreger |
|---|---|
| Oropharynx und Atemwege | Streptokokken |
| Haut, Osteomyelitis | Staphylokokken |
| Urogenital- und Gastrointestinaltrakt | Enterokokken |
| Pyelonephritis | Gramnegative Keime |
| Kolon-Ca., Kolon-Adenom | Streptococcus bovis |
| Implantate | Koagulasenegative Staphylokokken |

In einer internationalen Observationsstudie war Staphylococcus aureus der häufigste Erreger einer IE [30]. Kulturnegative Endokarditiden bei Erregern der HACEK-Gruppe (Haemophilus scrophilus, Actinobacillus actinomycetemcomitans, Cardiobacterium hominis, Eikenella corrodens und Kingella kingae), bei Bartonella, Coxiella burnetii, Chlamydien, Legionellen, Brucella oder Pilzen möglich.

## 4.10.4 Symptome

Zu Symptomen und körperlichen Untersuchungsbefunden s. auch [2, 7, 26a].

| | |
|---|---|
| Fieber | 80–90% |
| Herzgeräusch | 80–85% |
| Appetitlosigkeit | 65% |
| Erhöhung von BSG und CRP | 90–100% |
| Schweißausbruch | 25–60% |
| Anämie | 80% |
| Schüttelfrost | 42–75% |
| Hämaturie | 70% |
| Arthralgie/Myalgie | 30–50% |
| Proteinurie | 60% |
| Apoplex | 13–20% |
| Splenomegalie | 15–50% |
| Arterielle Embolien | 11–43% |

◢ Osler-Knötchen (schmerzhafte Immunkomplexvaskulitis der Finger und Zehen, 2–15 mm große rötliche Knötchen)
◢ Janeway-Läsion (schmerzlose, 2–5 mm große Hautknötchen infolge von Mikroabszessen an Hand und Fuß)
◢ Roth-Flecken (Mikroembolien der Retina)
◢ Ein bei Endokarditis neu aufgetretener AV-Block hat einen 88%igen positiv prädiktiven Wert für einen paravalvulären Abszess [17]

◢ Nierenbeteiligung bei Endokarditis als septische, embolische, medikamentös-toxische oder medikamentös-allergische renale Komplikation, als Glomerulonephritis oder Löhlein-Herdnephritis (Immunkomplexnephritis)

Ein hoher **klinischer Verdacht** besteht (nach [26a]) bei folgenden Anzeichen:
◢ Neue Klappenläsion, neues (Insuffizienz-)Geräusch
◢ Embolie aus unklarer Ursache
◢ Sepsis bei unklarem Fokus
◢ Hämaturie, Glomerulonephritis und V.a. Niereninfarkt
◢ Fieber mit:
  – Kardial implantiertem prothetischem Material
  – Prädisposition für Endokarditis
  – Neuen ventrikulären Arrhythmien oder Reizleitungsstörungen
  – Herzinsuffizienz
  – Positiven Blutkulturen mit für IE typischen Bakterien
  – Kutanen Manifestationen (Osler-Knötchen, Janeway-Läsionen)
  – Ophthalmologischen Manifestationen (Roth-Flecken)
  – Multifokalen, schnell wechselnden Manifestationen
  – Peripheren Abszessen (renal, spinal etc.) unklarer Ätiologie
  – Prädisposition und kürzlich erfolgtem Eingriff mit Bakteriämierisiko

**Endokarditis ohne Herzgeräusch** bei folgenden Endokarditiden:
◢ Murale Endokarditis
◢ Trikuspidalklappen-Endokarditis
◢ Initial bei akuter Endokarditis einer nicht vorgeschädigten Klappe (vor Ausbildung einer Insuffizienz)

## 4.10.5 Diagnostik

Auf der Grundlage eines klinischen Verdachts basiert die Diagnosestellung auf körperlicher Untersuchung (s. auch Kap. 4.10.5), Blutkultur und Echokardiografie.

### 4.10.5.1 Labordiagnostik

#### 4.10.5.1.1 Blutkulturen

Entnahme von 3 Blutkultursets in 30-minütigem Abstand, unabhängig von der Körpertemperatur, periphervenös [26a]. Bei akut septischem Verlauf möglichst innerhalb von 1–2 h [29]. Vor Beimpfung der Blutkulturflasche Kanülenwechsel, Transport ins Labor innerhalb von 2 h [29].

◢ MHK-Bestimmung wichtig (s. Kap. 4.10.7)

◢ Nach Kurzzeitantibiose mind. 3 Tage Antibiotikapause, nach längerer Antibiotikatherapie 6–7 Tage Pause vor Blutkulturdiagnostik. Die wichtigste Ursache für negative Kulturen (in 2,5–31% [26a]) ist die vorangegangene Antibiotikatherapie! Es kann je nach Dauer der vorangegangenen Antibiose Wochen dauern, bis die Kulturen wieder positiv werden [2].

◢ Bei klinischem Verdacht auf IE und negativen Blutkulturen Kontaktaufnahme mit Mikrobiologischem Institut empfohlen zwecks Planung additiver Nachweismethoden [26a].

#### 4.10.5.1.2 Antikörperbestimmung

Bei V.a. Endokarditis durch Legionella (hierbei auch Antigen-Nachweis), Bartonella (evtl. PCR), Coxiella burnetti (evtl. PCR), Chlamydien (evtl. PCR), Mykoplasmen, Brucella, evtl. auch PCR bei kulturnegativer und AK-negativer IE [26a, 27, 29].

### 4.10.5.2 Echokardiografie

Darstellung von Vegetation (echoarme Auflagerung, typischerweise mit oszillierender Eigenbeweglichkeit), Abszess, Perforation, Fistel oder Dehiszenz (bei Klappenprothesen).

> DGK 2005 [29]: Bei V.a. IE sollte unmittelbar ein Echo erfolgen, bei differenzialdiagnostischer Erwägung innerhalb von 24 h.

**Transthorakale Echokardiografie**

Die Sensitivität liegt unter 60% [3, 17]. Die Spezifität ist gleichfalls gering, abzugrenzen sind Verkalkungen, Lamblsche Exkreszenzen (Valvular strands), thrombotische Auflagerungen, NBTE, Mitralklappenprolaps, alte Vegetationen, kleine Tumore, bes. das Fibroelastom.

Bei geringem klinischem Verdacht und guter Qualität ist ein TTE ausreichend [26a]. Eine routinemäßige Echountersuchung ist bei bei Staphylokokkenbakteriämie indiziert [26a], bei 13–25% der Patienten mit einer Staphylococcus.-aureus-Bakteriämie wurde eine Endokarditis diagnostiziert [21].

Die Größe der Vegetation korreliert mit dem Embolierisiko [11]. Die echokardiografische Persistenz der Vegetationen nach Abschluss der Therapie wird bei 59% der Patienten gesehen, es besteht keine Korrelation mit Spätkomplikationen [17]. Eine TTE-Kontrolle erfolgt bei V.a. neue Komplikationen, sonst nach Therapieabschluss [26a].

**TEE**

Die Sensitivität beträgt 82–94%, die Spezifität 94% [17]. Ein TEE ist indiziert bei hohem klinischem Verdacht und unauffälligem TTE. Ein erneutes TEE sollte innerhalb von 7–10 Tagen bei hohem klinischem Verdacht und negativem Erst-TTE/-TEE erfolgen. Ein TEE bei niedrigem Verdacht und guter TTE-Qualität ist nicht indiziert [26a]. Ein TEE sollte aufgrund der besseren Darstellbarkeit (Abszess, Vegetationsgröße) auch bei positivem TTE erwogen werden (Klasse-IIa-Indikation).

### 4.10.5.3 CT

Gute Alternative zum Goldstandard des TEE: Korrekte Erkennung von Vegetationen in 96% der Fälle, von Abszessen/Pseudoaneurysmen in 100% [45].

### 4.10.5.4 Emboliesuche

Untersuchung von Haut, Augen, Nieren, Milz, Leber, Lunge (bes. bei rechtsseitiger Endokarditis).

### 4.10.5.5 Duke-Kriterien

Zusätzlich zur klinischen Einschätzung wird die Anwendung der modifizierten Duke-Kriterien bei der Diagnosestellung empfohlen, die Sensitivität/Spezifität beträgt ca. 80% [26a]. Nach [38] ist die Anwendung nicht für die Diagnose der Prothesen-Endokarditis geeignet.

◢ **Definitive Endokarditis**
  – 2 Hauptkriterien oder
  – 1 Haupt- und 3 Nebenkriterien oder
  – 5 Nebenkriterien
◢ **Mögliche Endokarditis**
  – 1 Haupt- und 1 Nebenkriterium oder
  – 3 Nebenkriterien

## 4.10.6 Prognose

**Unbehandelt verläuft die infektiöse Endokarditis letal** [29]. Der Krankheitsverlauf unter Therapie ist sehr variabel und abhängig von Therapiebeginn, resultierender Destruktion kardialer Strukturen (Klappeninsuffizienz, Fistel, Abszess), Erreger, septisch-embolischen Komplikationen und der Komorbidität.

Aus der Vor-Penizillin-Ära stammen die Bezeichnungen subakute Endokarditis (E. lenta mit schleichendem, langsamem Krankheitsverlauf, häufig vorbestehendem Vitium, Tod nach 6 Wochen bis 6 Monaten oder später, häufig Streptococcus viridans) und akute Endokarditis (schwerer, schneller Krankheitsverlauf, virulenter Keim, Tod ohne Therapie innerhalb von 6 Wochen, häufig Staph. aureus).

◢ Im ALKK-Register Mortalität 16%, bei Herzinsuffizienz NYHA III–IV 33% [14].
◢ 1-Jahres-Mortalität 18,4% (Nativklappen-E.) bzw. 27,5% (Prothesen-E.) [31].
◢ Gute Prognose bei Streptokokken-Endokarditis der Nativklappe, erfolgreiche me-

| Haupt-kriterien | Positive Blut-kulturen | Typische Bakterien aus 2 verschiedenen Kulturen: Streptococcus viridans oder bovis oder HACEK; Staphylococcus aureus oder Enterokokken ohne Primärfokus |
| --- | --- | --- |
| | | Persistierend positive Blutkulturen bei passendem Erreger aus Blutkulturen entnommen mit 12 h Intervall, alle 3 Kulturen positiv oder die Mehrzahl von mind. 4 Kulturen positiv bei Entnahme innerhalb von 1 h |
| | | Einzelne positive Blutkultur für Coxiella burnetii oder IgG-AK-Titer > 1 : 800 |
| | Nachweis des endokardialen Befalls | Positiver Echo-Befund hinsichtlich Vegetation, Abszess, neuer Dehiszenz einer Klappenprothese |
| | | Neu aufgetretene Klappeninsuffizienz |
| Klinische Nebenkriterien | | Prädisponierende kardiale Erkrankung oder i.v. Drogenabusus |
| | | Fieber ≥ 38,0 °C |
| | | Vaskuläre Phänomene: arterielle Embolien, septischer Lungeninfarkt, mykotisches Aneurysma, intrakranielle Hämorrhagie, Janeway-Läsionen |
| | | Immunologische Phänomene: Glomerulonephritis, Osler-Knötchen, Roth-Flecken, Rheumafaktor |
| | | Positive Mikrobiologie: positive Blutkultur, die Hauptkriterien nicht erfüllend, oder aktive Infektion mit einem Organismus, der mit einer infektiösen Endokarditis vereinbar ist |

dikamentöse Therapie in > 90% der Fälle [5].

◢ Mortalitätsrate bei Staphylokokken-Endokarditis um 50% [5].

◢ Die Mortalität der **Prothesen-Endokarditis** liegt bei 20–40% [26a], Risikofaktoren für erhöhte Mortalität sind Alter, Komorbidität, Nierenversagen, septischer Schock, Abszess, persistierende Bakteriämie, zerebrale Komplikationen, Infektion durch Staph. aureus und kongestive Herzinsuffizienz [38]. Die Prognose der Prothesen-Endokarditis ist auch für Hospitalüberlebende schlecht, 26% verstarben innerhalb von 32 Monaten [38].

◢ Mortalität > 50% bei Pilz-Endokarditis [26a].

### Komplikationen

◢ Nierenversagen; dialysepflichtige Niereninsuffizienz in 4% der Fälle [14]

◢ Periphere Embolie in 14% [14]

◢ Zerebrale Embolie in 17% [14]

◢ Neurologische Komplikationen insges. in 20–40% [21]

◢ Klappendestruktion

◢ Entstehung von Fistel, Pseudoaneurysma oder Abszess (bes. bei Prothesen-Endokarditis)

◢ Herzinsuffizienz in 50–60% [26a]
 – Vor allem infolge Klappeninsuffizienz
 – Seltener infolge Fistelbildung oder Klappenobstruktion durch Vegetation

## 4.10.7 Therapie

Die Behandlung der IE basiert auf der – möglichst gezielten und antibiogrammgerechten – antibiotischen Therapie, ggf. kombiniert mit einem chirurgischen Vorgehen. Initial wird die stationäre Therapie empfohlen [26a].

### 4.10.7.1 Konservative Therapie

Nach 2-wöchiger stationärer Therapie kann bei stabilem Patienten ohne Komplikationen eine ambulante Fortsetzung der Antibiose erwogen werden [26a].

#### 4.10.7.1.1 Initiale empirische antibiotische Therapie bei unbekannten Erregern

Initiale empirische antibiotische Therapie bei unbekannten Erregern nach **ESC 2009** [26a]

| Nativklappe | | | Klappenprothese | | |
|---|---|---|---|---|---|
| Ampicillin/ Sulbactam | 12 g in 4 ED | 4–6 Wochen | Vancomycin | 30 mg/kg/Tag in 2 ED | 4–6 Wochen |
| *Oder* | | | + Gentamycin | 3 mg/kg in 2–3 ED | 2 Wochen |
| Amoxicillin/Clavulansäure | 12 g in 4 ED | 4–6 Wochen | + Rifampicin | 1200 mg oral in 2 ED | 6 Wochen |
| *Plus* | | | | | |
| Gentamycin | 3 mg/kg/Tag in 2–3 ED | 4–6 Wochen | | | |
| *Oder* | | | | | |
| Vancomycin + Gentamycin + Ciprofloxacin | | | | | |

### 4.10.7.1.2 Erregergerechte, gezielte antibiotische Therapie

Zu den folgenden Therapieschemata s. ESC 2009 [26a]

#### Streptokokken

| Penizillinsensibel (MIC < 0,125 mg/l), Standardtherapie | | |
|---|---|---|
| Penizillin G | 12–18 Mio. E/Tag i.v. in 6 ED | 4 Wochen (Nativklappenendokarditis) |
| *Oder* | | *Bzw.* |
| Amoxicillin oder Ampicillin | 100–200 mg/kg/Tag i.v. in 4–6 ED | 6 Wochen (Prothesen-Endokarditis) |
| *Oder* | | |
| Ceftriaxon | 2 g/Tag i.v. als ED | |
| **Penizillinsensibel (MIC < 0,125 mg/l), 2-Wochen-Therapie** | | |
| Jeweils o.g. Substanzen in Kombination mit | | |
| Gentamycin | 3 mg/kg/Tag i.v. oder i.m. als ED | |
| *Oder* | | |
| Netilmycin | 4–5 mg/kg/Tag i.v. als ED | |
| **Penizillinsensibel (MIC < 0,125 mg/l) bei Allergie gegen Betalactamantibiotika** | | |
| Vancomycin | 30 mg/kg/Tag i.v. in 2 ED | 4 Wochen |
| **Relativ Penizillinresistent (MIC 0,125–2 mg/l), Standardtherapie** | | |
| Penizillin G | 24 Mio. E/Tag i.v. in 6 ED | 4 Wochen (Nativklappenendokarditis) |
| *Oder* | | *Bzw.* |
| Amoxicillin oder Ampicillin | 200 mg/kg/Tag i.v. in 4–6 ED | 6 Wochen (Prothesen-Endokarditis) |
| Jeweils o.g. Substanzen in Kombination mit | | |
| Gentamycin | 3 mg/kg/Tag i.v. oder i.m. als ED | 2 Wochen |
| **Relativ penizillinresistent (MIC 0,125–2 mg/l) bei Allergie gegen Betalactamantibiotika** | | |
| Vancomycin | 30 mg/kg/Tag i.v. in 2 ED | 4 Wochen |
| *Plus* | | |
| Gentamycin | 3 mg/kg/Tag i.v. oder i.m. als ED | 2 Wochen |

#### Enterokokken

| Betalactam- und gentamycinsensibel | | |
|---|---|---|
| Amoxicillin oder Ampicillin | 200 mg/kg/Tag in 4–6 ED | 4–6 Wochen |
| *Plus* | | |
| Gentamycin | 3 mg/kg/Tag i.v oder i.m. in 2–3 ED | 4–6 Wochen |
| **Bei Allergie gegen Betalactamantibiotika** | | |
| Vancomycin | 30 mg/kg/Tag in 2 ED | 6 Wochen |
| *Plus* | | |
| Gentamycin | 3 mg/kg/Tag i.v. oder i.m. in 2–3 ED | 6 Wochen |

**Staphylokokken**

| Nativklappe, methicillinsensibel | | |
| --- | --- | --- |
| Oxacillin oder Flucloxacillin | 12 g i.v./Tag in 4–6 ED | 4–6 Wochen |
| Plus | | |
| Gentamycin | 3 mg/kg/Tag i.v. oder i.m. in 2–3 ED | 3–5 Tage |
| **Nativklappe, Penizillinallergie oder MRSA** | | |
| Vancomycin | 30 mg/kg/Tag in 2 ED | 4–6 Wochen |
| Plus | | |
| Gentamycin | 3 mg/kg/24 h i.v. oder i.m. in 2–3 ED | 3–5 Tage |
| **Klappenprothese, methicillinsensibel** | | |
| Oxacillin oder Flucloxacillin | 12 g i.v./Tag in 4–6 ED | Mind. 6 Wochen |
| Plus | | |
| Gentamycin | 3 mg/kg/Tag i.v. oder i.m. in 2–3 ED | 2 Wochen |
| Plus | | |
| Rifampicin | 1200 mg/Tag i.v. oder oral in 2 ED | Mind. 6 Wochen |
| **Klappenprothese, Penizillinallergie oder MRSA** | | |
| Vancomycin | 30 mg/kg/Tag in 2 ED | Mind. 6 Wochen |
| Plus | | |
| Gentamycin | 3 mg/kg/Tag i.v. oder i.m. in 2–3 ED | 2 Wochen |
| Plus | | |
| Rifampicin | 1200 mg/Tag i.v. oder oral in 2 ED | Mind. 6 Wochen |

Die Effektivität von Gentamycin bei Streptokokken und Staphylokokken ist zweifelhaft [35, 36].

### 4.10.7.1.3  Antibiotische Therapie seltener Endokarditiserreger

Empfehlungen der **ESC 2009** [26a]

| Brucella | | |
|---|---|---|
| Doxycyclin | 200 mg/Tag | 8 Wochen – 10 Monate nach Klappenersatz [29] |
| + Rifampicin | 300–600 mg/Tag | |
| + Cotrimoxazol | 2-mal 960 mg/Tag | |
| **Coxiella burnetti** | | |
| Doxycyclin | 200 mg/Tag | 18 Monate |
| + Hydroxychloroquine | 200–600 mg/Tag oral | |
| Oder | | |
| Doxycyclin | 200 mg/Tag | |
| + Ofloxacin | 400 mg/Tag | |
| **Bartonella** | | |
| Doxycyclin | 200 mg/Tag | 6 Wochen |
| Oder | | |
| Ceftriaxon | 2 g/Tag | |
| Oder | | |
| Ampicillin oder Amoxicillin | 12 g/Tag | |
| Jeweils plus | | |
| Gentamycin oder Netilmycin | 3 mg/Tag | 3 Wochen |
| **Mykoplasmen** | | |
| Neuere Fluorchinolone | | Unklar |
| **Legionellen** | | |
| Erythromycin | 3 g/Tag i.v. | 2 Wochen |
| | Danach oral weiter | 4 Wochen |
| Plus | | |
| Rifampicin | 300–1200 mg/Tag | 6 Wochen |
| Oder | | |
| Ciprofloxacin | 1,5 g/Tag | |

Empfehlungen der **DGK 2005** [29]

| **HACEK** | | |
|---|---|---|
| Ceftriaxon | 2 g/Tag | 4 Wochen |
| **Pseudomonas** | | |
| Piperacillin + BLI | 20 g in 3–4 ED | Mind. 6 Wochen |
| *Oder* | | |
| Ceftazidim | 6–8 g/Tag in 3–4 ED | |
| Jeweils plus | | |
| Tobramycin oder Ciprofloxacin | 3–5 mg/kg in 3 ED | |
| **Enterobacteriaceae** | | |
| Ceftriaxon | 2 g/Tag in 1 ED | Mind. 4 Wochen |
| *Oder* | | |
| Cefotaxim | 6–8 g in 3–4 ED | |
| + Gentamycin oder Ciprofloxacin | 3–5 mg/kg in 3 ED | |
| **Candida** | | |
| Amphotericin B | | Mind. 6 Wochen |
| + 5 Fluorcytosin | | |
| + Op. | | |
| **Aspergillus** | | |
| Amphotericin B | | Mind. 6 Wochen |
| evtl. + Flucytosin (nach Testung) | | |
| evtl. + Rifampicin (nach Testung) | | |
| + Op. | | |

#### 4.10.7.2  Operativ-interventionelle Therapie

Chirurgische Maßnahmen erfolgen bei zu erwartendem Versagen der konservativ-antibiotischen Therapie oder aufgrund eingetretener Komplikationen wie therapierefraktärer Infektion, schwerer Herzinsuffizienz oder (rezidivierender) Embolien. Mangels randomisierter Studien ist der Stellenwert der operativen Therapie nicht gesichert. Eine Analyse der 6 Kohortenstudien ergab verschiedene Limitationen [44]. Eine chirurgische Therapie ist in 25–30% während der akuten Phase notwendig, in 20–40% im weiteren Verlauf [27].

◢ Bei Staph.-aureus-Endokarditis war eine frühe Op. assoziiert mit einer reduzierten Hospitalmortalität, 16% vs. 34% [41].

◢ Erhöhte 6-Monats-Mortalität für die Gruppe der operierten Patienten (27,1% vs. 23,7%) nach [34].

◢ Bei unkomplizierter Prothesen-Endokarditis verbessert ein operatives Vorgehen nicht die Prognose, bei komplizierter Prothesen-Endokarditis jedoch besteht ein deutlicher Überlebensvorteil [38].

◢ Op.-Mortalität 5–15% [26a].

◢ Op. Mortalität bei Nativklappenendokarditis 6–26% [6], bei Prothesen-Endokarditis 8–67% [6].

◢ Hospitalmortalität 36% für Patienten mit dringlicher Op.-Indikation [40].

◢ Bei kongestiver Herzinsuffizienz ist die Mortalität operierter Patienten deutlich höher (29% vs. 11%), aber eindeutig niedriger als für medikamentös behandelte Patienten (60%) [5]. Ähnliche Ergebnisse finden sich bei [23], die Mortalität konservativ bzw. operativ therapierter Patienten beträgt 51% bzw. 14% bei mittelgradiger bis schwerer Herzinsuffizienz.

**Präoperative Koronarangiografie**
Indiziert bei Männern > 40 Jahren, bei Frauen in der Postmenopause und bei allen Patienten mit bekannter KHK oder mit mind. 1 Risikofaktor für KHK. Zur Vermeidung von katheterinduzierten septischen Embolien durch Alteration von Vegetationen kann eine Koro-CT durchgeführt werden [26a].

Indikationen und Timing zur operativen Therapie der IE nach **ESC 2009** [26a]

| Indikation | Timing |
|---|---|
| **Herzinsuffizienz** | |
| Therapierefraktäres Lungenödem oder kardiogener Schock infolge schwerer, akuter Insuffizienz oder Obstruktion der Aorten- oder Mitralklappe oder infolge Prothesendysfunktion oder infolge Fistelbildung | Notfallmäßig |
| Schwere, akute Insuffizienz oder Obstruktion der Aorten- oder Mitralklappe mit persistierender Herzinsuffizienz oder hämodynamisch schlecht toleriertes Vitium nach Echo-Kriterien (pulmonale Hypertonie, vorzeitiger Mitralklappenschluss) | Dringlich |
| Schwere Prothesendysfunktion mit persistierender Herzinsuffizienz | Dringlich |
| Schwere Aorten- oder Mitralinsuffizienz oder schwere Prothesen-Dehiszenz ohne Herzinsuffizienz | Elektiv |
| **Unkontrollierte Infektion** | |
| Persistierendes Fieber und pos. Blutkulturen nach > 7–10 Tagen | Dringlich |
| Unkontrollierte Infektion (Fistel, Abszess, Pseudoaneurysma, zunehmende Vegetation) | Dringlich |
| Infektion durch Pilze oder multiresistente Keime | Dringlich/elektiv |
| Prothesen-Endokarditis durch gramnegative Keime oder Staphylokokken (Klasse IIa) | Dringlich/elektiv |
| **Embolieprävention** | |
| Eine oder mehrere Embolien trotz adäquater Antibiose bei großen Vegetationen > 10 mm an Aorten- oder Mitralklappe | Dringlich |
| Große Vegetationen > 10 mm an Aorten- oder Mitralklappe bei zusätzlichen Prädiktoren eines komplizierten Verlaufs (Herzinsuffizienz, Abszess, persistierender Infekt) | Dringlich |

Notfallmäßig: innerhalb < 24 h; Dringlich: innerhalb weniger Tage; Elektiv: nach mind. 1- bis 2-wöchiger Antibiose

Empfehlungen zur operativen Therapie nach
**DGK 2005** [29]

| | Evidenzgrad |
|---|---|
| Akute AI oder MI mit Pumpversa-gen/Lungenödem | I/B |
| Perivalvulärer Abszess, Fistelbildung | I/B |
| IE durch schwer therapierbare Erre-ger (MRSA, Pilze) | I/C |
| Schwere Sepsis, septischer Schock > 48 h | IIa/C |
| Persistierendes Fieber trotz adäqua-ter Therapie > 5–10 Tage | IIa/C |
| Persistierendes Fieber/Bakteriämie | I/C |
| Rezidivierende Embolien nach adä-quater antibiotischer Therapie | I/C |
| Frische, mobile Vegetationen > 10 mm an der Mitralklappe | IIa/C |
| Größenzunahme/Ausbreitung/de-struierender Verlauf | IIa/C |
| Akute zerebrale Embolie | IIa/C |
| Prothesen-Endokarditis | I/C |

Beachtenswert ist der dominierende Evidenzgrad C.

Post-Op. wird die Antibiose für den Rest der üblichen Therapiedauer fortgesetzt, bei positiven Kulturen aus intraoperativ gewonnenem Gewebe wird nochmals der Neustart für die volle Therapiedauer empfohlen [26a]. Nach Re-Op. wegen Prothesen-Endokarditis erfolgt die Antibiose über mind. 6 Wo. [33].

**Strategien zur Minderung des Embolierisikos**
Das Embolierisiko korreliert mit der Vegetationsgröße (> 10 mm, bes. > 15 mm) bei Mitralklappenendokarditis und Staphylokokken-Endokarditis, keine Korrelation bei Streptokokken-Endokarditis und Befall der Aortenklappe [20]. Embolierisiko nach Therapiebeginn 7,5% für Nativklappenendokarditis bzw. 6,5% (Prothesen-Endokarditis), in ca. 50% der Fälle Embolien ins ZNS [31]. Innerhalb der ersten 2 Wochen nach Beginn der antibiotischen Therapie reduziert sich das Risiko

einer embolischen Komplikation von 13 auf < 1,2 Ereignisse auf 1000 Patiententage [17]. Das Reembolierisiko ist dann evtl. niedriger als das Op.-Risiko. Mit ASS lässt sich das Embolierisiko nicht reduzieren [22]. Bei Pilz-Endokarditis treten Embolien in 68% der Fälle auf [4].

Nach [1a] ist die Op. aufgrund der Größe der Vegetationen weiterhin strittig. Die Op. wegen rezidiv. Embolien trotz adäquater Antibiose bei Persistenz der Vegetationen ist dort nur eine IIa-Indikation. Nach **DGK 2006** [33] ist die unverzügliche Op. bei Vegetationen > 10–15 mm angezeigt, die der Mitralklappe anhängen oder die unter Therapie an Größe zunehmen.

**Klappenersatz nach zerebraler Embolie**
Der optimale Op.-Zeitpunkt unklar. Bei sehr dringlicher Indikation (unkontrollierte Infektion, Abszess, schwere Herzinsuffizienz, fortbestehend hohes Embolierisiko) wird die Op. nach Durchführung einer CCT – möglichst innerhalb von 24 h nach zerebraler Embolie [29] – empfohlen, innerhalb von 72 h ist eine Op. wohl nicht kontraindiziert [33]. Die Op. wird nicht empfohlen, wenn die Aussichten des Patienten, sich von einem großen embolischen Insult zu erholen, gering sind (ACC 2006 [1a]), bzw. bei Koma [26a]. Eine Klappen-Op. sollte erst mind. 1 Monat nach einem hämorrhagischem Infarkt erfolgen [26a, 32].

**Spezielle Aspekte besonderer Verlaufsformen der Endokarditis**

**Prothesen-Endokarditis**
Besonderheiten [26a] bei der Prothesen-Endokarditis sind:
- ◢ Erschwerte Diagnosestellung (Blutkulturen und Echo häufiger negativ)
- ◢ Sensitivität der Duke-Kriterien reduziert
- ◢ Bei früher Prothesen-Endokarditis (< 12 Mo. post Op.) häufig Staph. aureus, Pilze und gramneg. Bakterien
- ◢ Erhöhte Mortalität

## Rechtsherzendokarditis

Folgende Besonderheiten bestehen bei der Rechtsherzendokarditis [26a]:

▲ Prognose relativ günstiger, Hospitalmortalität < 10%

▲ 2 Hauptursachen: Katheter/Schrittmacher/ICD etc. und i.v. Drogenkonsum

▲ Bes. bei rezidivierenden septischen pulmonalen Embolien an rechtsseitige IE denken!

▲ Meistens ist die Trikuspidalklappe betroffen; dennoch muss auch die Pulmonalklappe und evtl. die Valvula Eustachii mit untersucht werden.

▲ Staph. aureus in 60–90%, daher bei initialer Antibiose immer auch ein Anti-Staphylokokken-Antibiotikum einsetzen, bei i.v. Drogenabusus mit Heroin in Zitronensaft Candida berücksichtigen (Antimykotikum eingesetzt), bei Pentazocinabhängigkeit ein pseudomonaswirksames Antibiotikum ansetzen.

▲ Chirurgische Therapie möglichst vermeiden.

▲ In unkomplizierten Fällen der Staphylokokken-Endokarditis 2-wöchige Therapie mit Oxacillin mit oder ohne Gentamycin möglich [26a, 29].

▲ Die Effektivität von Gentamycin bei Streptokokken und Staphylokokken ist zweifelhaft [35, 36].

## Endokarditis bei implantiertem Schrittmacher oder ICD

Als Besonderheiten der Endokarditis bei implantiertem Schrittmacher oder ICD sind zu beachten [26a]:

▲ Erschwerte Diagnosestellung, TTE und TEE indiziert

▲ Geringere Sensitivität der Duke-Kriterien

▲ Therapie: Systemexplantation plus Antibiose über 4–6 Wochen plus kontralaterale Reimplantation

## Endokarditis bei Patienten unter Antikoagulation

Es besteht ein erhöhtes Risiko hämorrhagischer Komplikationen, bei Diagnosestellung einer IE ist daher auch wegen der Möglichkeit einer dringlichen oder notfallmäßigen Op. der Abbruch einer oralen Antikoagulation und Umstellung auf i.v. Heparin indiziert [1a, 29, 33]. Vermehrte zerebrale Blutungen treten auch unter Thrombozytenaggregationshemmung auf [29], die ebenfalls wegen einer möglichen operativen Therapie abgesetzt werden sollten [1a]. Nach zerebraler Embolie mit Hämorrhagie wird die Antikoagulation unterbrochen [26a], die optimale Dauer der Unterbrechung ist unklar.

### 4.10.7.3 Prognose post Op.

▲ 10-Jahres-Überlebensrate nach Klappenersatz 61% [6], 5-Jahres-Überlebensraten 91–96% nach klappenerhaltender Rekonstruktion der Mitralklappe [25].

▲ Mitralklappenrekonstruktion bringt wesentlich bessere Ergebnisse als Mitralklappenersatz, die Hospitalmortalität liegt 2,3% vs. 14,4%, die Langzeitmortalität bei 7,8% vs. 40,5% [39].

▲ 5- bzw. 10-Jahres-Überleben 75% bzw. 61% [27].

### 4.10.7.4 Primärprävention

Die Endokarditisprophylaxe basiert auf folgenden Prämissen:

1. Die Endokarditis ist eine schwere lebensbedrohliche Erkrankung.

2. Die Endokarditis ist selten und betrifft häufiger Personen mit einem erkennbar erhöhten Risiko durch das Bestehen einer kardialen Vorerkrankung [1a].

| Hohes Endokarditis-risiko | Mittleres Endokardi-tisrisiko |
|---|---|
| Z.n. infektiöser Endokarditis | Erworbene Herzklappenfehler (auch MK-Rekonstruktion) |
| Prothetischer Herzklappenersatz | Mitralklappenprolaps mit Mitralinsuffizienz oder starker Klappenverdickung |
| Komplexe zyanotische angeborene Vitien | HCM |
| Chirurgisch angelegte systemische oder pulmonale Conduits | Nicht zyanotische angeborene Vitien, inkl. bikuspide AS mit Ausnahme des ASD II |

3. Voraussetzung für die Enstehung einer Endokarditis ist eine Bakteriämie.
4. Solche Bakteriämien werden durch bestimmte ärztliche Eingriffe verursacht. Die Angaben zur Häufigkeit der Bakteriämie differieren z.T. erheblich, anzunehmen ist, dass auch Dauer und Ausmaß der Bakteriämie von Bedeutung sind.

Postprozedurale Bakterieämiefrequenz nach [28]

| | |
|---|---|
| Zahnextraktion bei Gingivitis | Bis 90% |
| Tonsillektomie | Ca. 35% |
| Starre Bronchoskopie | Ca. 15% |
| Flexible Bronchoskopie | 0–6% |
| Intubation | 0–16% |
| Gastroskopie/Koloskopie | < 5% |
| Sklerosierung/Vareninjektion | 30–50% |
| ERCP | < 5% |
| ERCP bei Gallengangsobstruktion | Bis 50% |
| Urologische Chirurgie | Bis 86% |
| Normale Geburt | 1–5% |

Bakteriämierisiko bei ärztlichen Eingriffen [15]

| | |
|---|---|
| Prostataresektion, Uteruskürettage | 10–50% |
| Septischer Abort, Interruptio | 85% |
| Hämodialyse | 8% |
| Nasotracheales Absaugen | 15–20% |
| Schrittmacherrevision | 20% |
| Herzkatheter | 1% |

Bakteriämie mit endokarditisrelevanten Erregern beim Zähneputzen in 23% [43].

5. Eine gezielte antibiotische Therapie kann diese Bakteriämie bekämpfen und so effektiv die Entstehung einer Endokarditis verhindern.

2007 erfuhr die bislang übliche Praxis der Endokarditisprophylaxe eine grundlegende Revision durch die **AHA** [8a], nachdem die Datenlage neu bewertet wurde. Die Deutsche Gesellschaft für Kardiologie ist diesem **Paradigmenwechsel 2007** gefolgt [42]:

◢ Bislang gibt es keine placebokontrollierte, randomisierte Doppelblindstudie in der heute zu fordernden Qualität, die die Wirksamkeit einer Endokarditisprophylaxe beim Menschen nachgewiesen hätte.

◢ Das Risiko einer Endokarditisprophylaxe ist vermutlich höher als ein möglicher Nutzen.

◢ In Relation zu den häufigen Bakteriämien im Alltag (durch Kauen, Zähneputzen etc.) ist die Bakteriämie durch ärztliche Maßnahmen verschwindend gering.

◢ Nur sehr wenige Patienten mit einer Endokarditis hatten im zeitlichen Zusammenhang mit der Endokarditis einen zahnärztlichen Eingriff.

◢ Es ist fraglich, in welchem Ausmaß eine Antibiotikaprophylaxe geeignet ist, Dauer, Intensität und Häufigkeit einer Bakteriämie durch einen zahnärztlichen Eingriff zu beeinflussen. Trotz Antibiotikaprophylaxe sind Patienten an einer Endokarditis erkrankt. Die Reduktion der Bakteriämie durch Amoxicillin nach der Extraktion eines Zahnes gelang nur von 60% auf 33% [43].

◢ Eine Zahnextraktion gilt als der Eingriff mit dem höchsten Bakteriämierisiko. Nach einer Schätzung ist das Bakteriämierisiko durch 2-mal tägliches Zähneputzen, bezogen auf die Dauer eines Jahres, 154000-mal größer als das Risiko durch die Extraktion eines Zahnes.

◢ Das Risiko einer anaphylaktischen Reaktionen gegen Penizillin mit Todesfolge beträgt ca. 15–25 pro 1 Million Patienten (bei $2/3$ der Betroffenen besteht keine Allergieanamnese gegen Penizillin).

◢ Aber: Es gibt keinen in der Literatur dokumentierten Fall von Anaphylaxie mit Todesfolge unter einer Infektionsprophylaxe mit oralem Amoxicillin [26a].

◢ Das Risiko einer Endokarditis durch einen zahnärztlichen Eingriff wird wie folgt geschätzt:
  – 1 auf 14 Millionen für die Allgemeinbevölkerung
  – 1 auf 1,1 Millionen bei Mitralklappenprolaps
  – 1 auf 475000 bei angeborenem Herzfehler
  – 1 auf 142000 bei rheumatischem Herzfehler
  – 1 auf 114000 nach Implantation einer Klappenprothese
  – 1 auf 95000 nach vorangegangener Endokarditis

Daraus folgte: Eine Endokarditisprophylaxe sollte nur noch für die *Patienten* mit dem höchsten Risiko bei den *Eingriffen* mit dem höchsten Risiko relevanter Bakteriämien erfolgen.

**Patienten, für die eine Endokarditisprophylaxe empfohlen wird**

Trotz fehlender Evidenz wird von der **AHA 2007** [8a] für folgende Patienten eine Prophylaxe empfohlen:

◢ Herzklappenprothese oder implantiertes prothetisches Material bei Klappenrekonstruktion

◢ Z.n. Endokarditis

◢ Angeborene Herzerkrankung
  – Zyanotisches Vitium, nicht korrigiert, einschließlich Z.n. Shunt-/Conduit-Implantation
  – Korrigiertes Vitium für 6 Monate nach operativer oder interventioneller Implantation von Material (bis zur vollständigen Endothelialisierung)
  – Unvollständig korrigiertes Vitium mit persistierendem Defekt

◢ Z.n. Herztransplantation mit entstandenem Klappendefekt

Nach **ESC 2009 Klasse-IIa-Indikation** für die Durchführung der Prophylaxe, keine Indikation nach HTX [26a]. Nach **DGK 2007** [42] sollte die Prophylaxe nach rekonstruierten Herzklappen unter Verwendung von alloprothetischem Material für 6 Monate erfolgen.

**Zahnärztliche Eingriffe**

Eine Endokarditisprophylaxe ist indiziert für o.g. Patienten bei zahnärztlichen Eingriffen an der Gingiva, der periapikalen Region des Zahnes oder bei Perforation der oralen Mukosa (nach **DGK 2007, nicht aber nach ESC 2009** auch bei intraligamentärer Lokalanästhesie). Die Antibiotikatherapie ist ausschließlich gegen Streptococcus viridans ausgerichtet.

**Eingriffe an den Atemwegen**

Eine Endokarditisprophylaxe ist nach **AHA 2007** [8a] indiziert bei o.g. Patienten für Eingriffe an der Mucosa der Atemwege mit Biopsie oder Inzision (z.B. Tonsillektomie), nicht

Durchführung der Endokarditisprophylaxe nach **ESC 2009** (Single dose, 30–60 min vor dem Eingriff)

| Standard | Amoxicillin oder Ampicillin | 2 g oral oder i.v. | |
|---|---|---|---|
| | *Alternativ* | | |
| | Cefazolin oder Ceftriaxon | 1 g i.v. | Nicht bei Penizillinallergie im Sinne von Urtikaria, Anaphylaxie oder Angioödem |
| Penizillinallergie | Clindamycin | 600 mg oral oder i.v. | |
| | *Nach AHA 2007 alternativ:* | | |
| | Azithromycin oder Clarithromycin | 500 mg | |

jedoch bei einer rein diagnostischen Bronchoskopie. Die Antibiotikatherapie ist ausgerichtet gegen Streptococcus viridans, bei Abzessen auch gegen Staph. aureus, wenn dieser vermutet wird (Anti-Staph.-Penizillin, Cephalosporin oder Vancomycin).

Nach **ESC 2009** ist die Prophylaxe nur bei bestehender Infektion indiziert [26a].

### Eingriffe an Gastrointestinaltrakt, im Harnwegs- oder Genitalbereich

Die Endokarditisprophylaxe wird hier nicht mehr empfohlen. Eine Assoziation solcher Eingriffe mit einer Endokarditis ist nicht gesichert. Bei antibiotikapflichtigen Infektionen könnte eine Berücksichtigung der Enterokokken angemessen sein (andere Bakterien sind praktisch bedeutungslos).

### Eingriffe an infizierter Haut, Muskeln oder Knochen

Problematisch sind nur Staphylokokken und betahämolysierende Streptokokken. Bei o.g. Eingriffen könnte die Anwendung eines Cephalosporins, eines Anti-Staphylokokken-Penizillins oder bei Allergie der Einsatz von Clindamycin oder Vancomycin vernünftig sein [8a, 26a].

### Literatur

[1] ACC/AHA Guidelines for the Management of Patients with Valvular Heart Disease. J Am Coll Cardiol 1998;32:1486–588

[1a] ACC/AHA 2006 Guidelines for the Management of Patients with Valvular Heart Disease. J Am Coll Cardiol 2006;48:1–148

[2] Karchmer AW. Infective Endocarditis. In: Braunwald E. Heart Disease, 5. Ed., 1077–104. 1997, W.B. Saunders, Philadelphia

[3] Oakley CM. The medical treatment of culture-negative infective endocarditis. Eur Heart J 1995;16(Suppl B):90–3

[4] Rubinstein E, Lang R. Fungal endocarditis. Eur Heart J 1995;16(Suppl B):84–9

[5] Moon MR et al. Surgical Treatment of Endocarditis. Prog Cardiovasc Dis 1997;40(3):239–64

[6] Udekem Y et al. Long-term results of surgery for active infective endocarditis. Eur J Cardio Thoracic Surg. 1997;11:46–52

[7] Shah PM. Infektiöse Endocarditis. Internist 1993;34:877–84

[8] Dajani AS et al. AHA Scientific Statement Prevention of Bacterial Endocarditis. Circulation 1997;96:358–66

[8a] AHA Guideline. Prevention of infective endocarditis. Circulation 2007;116:1736–54

[8b] ACC/AHA 2008 guideline update on valvular heart disease: focused update on infective endocarditis. J Am Coll Cardiol 2008;52:676–85

[9] Deutsche Gesellschaft für Kardiologie. Revidierte Empfehlungen zur Prophylaxe bakterieller Endokarditiden. Z Kardiol 1998;87:566–68

[10] Horstkotte D, Niebel J. Endokarditis-Prophylaxe 1998 – was ist gesichert? Z Kardiol 1998;87:663–6

[11] Tischler M et al. The Ability of Vegetation Size on Echocardiography to Predict Clini-

cal Complications: A Meta-analysis. J Am Soc Echocardiogr 1997;10:562–8

[12] Cecchi E et al. New diagnostic criteria for infective endocarditis. Eur Heart J 1997;18:1149–56

[13] Heiro M et al. Diagnosis of Infective Endocarditis. Arch Intern Med. 1998;158:18–24

[14] Block M et al. für die ALKK. Klinik der bakteriellen Endokarditis in den Jahren 1996–1998 – Erste Ergebnisse des Endokarditis-Registers der ALKK. Z Kardiol 1999;88(Suppl 1):205

[15] Maisch B. Klinik der infektiösen Endokarditis. Internist 1989;30:483–91

[16] Durack DT et al. New criteria for diagnosis of infective endocarditis: utilization of specific echocardiographic findings: Duke Endocarditis Service. Am J Med 1994;96:200–9

[17] Bayer AS et al. Diagnosis and Management of Infective Endocarditis and Its Complications. Circulation 1998;98:2936–48

[18] Horstkotte D et al. Dringlicher Herzklappenersatz nach akuter Hirnembolie während florider Endokarditis. Med Klin 1998;93:284–93

[19] Horstkotte D. Endocarditis: epidemiology, diagnosis and treatment. Z Kardiol 2000;(Suppl 4):IV/2–IV/11

[20] Vilacosta I et al. Risik of embolisation after institution of antibiotic therapy for infective endocarditis. J Am Coll Cardiol 2002;39:1489–95

[21] Mylonakis E et al. Infective endocarditis in adults. N Engl J Med 2001;345:1318–30

[22] Chan K-L et al. A randomized trial of aspirin on the risk of embolic events in patients with infective endocarditis. J Am Coll Cardiol 2003;42:775–80

[23] Vikram HT et al. Impact of valve surgery on 6-month mortality in adults with complicated, left-sided native valve endocarditis. JAMA 2003;290:3207–14

[24] ACC/AHA/ASE 2003 guideline update for the clinical application of echocardiography: summary article. Circulation 2003;108:1146–62

[25] Jung B et al. Contemporary results of mitral valve repair for infective endocarditis. J Am Coll Cardiol 2004;43:386–92

[26] The Task Force on infective endocarditis of the European Society of Cardiology. Guidelines on prevention, diagnosis and treatment of infective endocarditis. Executive summary. Eur Heart J 2004;25:267–76

[26a] The Task Force on infective endocarditis of the European Society of Cardiology. Guidelines on prevention, diagnosis and treatment of infective endocarditis. 2009;30:2369-2413

[27] Moreillon P et al. Infective Endocarditis. Lancet 2004;363:139–49

[28] Jeserich M et al. Aktueller Stand der Endokarditisprophylaxe. Z Kardiol 2001;90:385–93

[29] Naber CK et al. S2-Leitlinien zur Diagnostik und Therapie der infektiösen Endokarditis. Z Kardiol 2005;93:1005–21

[30] Fowler VG et al. Staphylococcus aureus endocarditis. JAMA 2005;293:3012–21

[31] Thuny F et al. Risk of embolism and death in infective endocarditis prognostic value of echocardiography. Circulation 2005;112:69–75

[32] Karchmer AW. Infective Endocarditis. In: Zipes DP et al. Braunwald's Heart Disease, 7. Ed., 1633–58. 2005, Elsevier Saunders, Philadelphia

[33] Daniel WG et al. Klappenvitien im Erwachsenenalter. Leitlinie der DGK. Clin Res Cardiol 2006;95:620–41

[34] Tleyjeh IM et al. The impact of vlave surgery on 6-month mortality in left-sided infective endocarditis. Circulation 2007;115:1721–8

[35] Falgas ME et al. The role of aminoglycosides in combination with a beta-lactam for the treatment of bacterial endocarditis: a meta-analysis of comparative trials. J Antimicrob Chemother 2006;57:639–47

[36] Plicht B et al. Behandlung und Diagnostik infektiöser Endokarditiden mit negativen Blutkulturbefunden. Der Kardiologe 2007;1:35–42

[37] Nucifora G et al. Infective endocarditis in chronic haemodialysis patients: an increasing challenge. Eur Heart J 2007;28:2307–12

[38] Habib G et al. Prosthetic valve endocarditis: current approach and therapeutic options. Prog Cardiovasc Dis 2008;50:274–81

[39] Feringa HHH et al. Mitral valve repair and replacement in endocarditis: a systematic review of literature. Ann Thorac Surg 2007;83:564–71

[40] Revilla A et al. Clinical and prognostic profile of patients with infective endocar-

ditis who need urgent surgery. Eur Heart J 2007;28:65–71

[41] Remadi JP et al. Predictors of death and impact of surgery in staphylococcus aureus infective endocarditis. Ann Thorac Surg 2007;83:1295–302

[42] Naber CK et al. Prophylaxe der infektiösen Endokarditis. Positionspapier der DGK. Kardiologe 2007;1:243–50

[43] Lockhart PB et al. Bacteriemia associated with toothbrushing and dental extraction. Circulation 2008;117:3118–25

[44] Tleyjeh IM et al. The role of valve surgery in infective endocarditis management: a systematic review of observational studies that included propensity score analysis. Am Heart J 2008;156:901–9

[45] Feuchtner GM et al. Multislice computed tomography in infecive endocarditis. J Am Coll Cardiol 2009;53:436–44

## 4.11 Rheumatische Karditis

### 4.11.1 Epidemiologie

Inzidenz des rheumatischen Fiebers (RF) in Neuseeland < 10/100 000 Kinder, in Entwicklungsländern sehr viel höher, unter Aborigines in Australien 250–350/100 000 [7]. Sowohl RF als auch die rheumatische Karditis sind in Deutschland und anderen Industrieländern sehr selten geworden.

Das Risiko eines RF nach unbehandelter Streptokokkenpharyngitis beträgt bis 3% während einer Epidemie, in Endemiegebieten ist es wesentlich geringer [2, 9]. Bei RF kommt es bei 70% der Kinder und 20% der Erwachsenen zu einer Karditis [1]. $1/3$ der Fälle von RF treten nach milder bzw. asymptomatischer Pharyngitis auf [2].

### 4.11.2 Ätiologie

Die rheumatische Karditis ist eine infektinduzierte Autoimmunerkrankung, die durch betahämolysierende Streptokokken der Gruppe A ausgelöst wird. Mitverantwortlich sind immunologische und strukturelle Ähnlichkeiten zwischen Myosin und dem M-Protein der Streptokokken. Eine genetische Prädisposition scheint von Bedeutung zu sein [7]. Die Erkrankung ist eine der Manifestationsformen des **rheumatischen Fiebers**.

### 4.11.3 Pathogenese

Nach einer Infektion der Tonsillen bzw. des Pharynx durch die Streptokokken kommt es mit einer Latenz von ca. 3 Wochen zur Bildung von Antikörpern mit Kreuzreaktivität gegen myokardiale Antigene. Dies löst eine fieberhafte Entzündungsreaktion aus, die sich u.a. an Perikard und Endokard abspielt. Die Existenz einer rheumatischen Myokarditis (die fast in jedem Lehrbuch beschrieben wird) wurde infrage gestellt [6]. Eine Streptokokkeninfektion der Haut (Impetigo, Pyoderma) löst kein RF aus [7].

### 4.11.4 Pathophysiologie

Endocarditis verrucosa rheumatica, Klappen mit warzenförmigen Verdickungen, verquollenen und retrahierten Sehnenfäden, Aschoff-Knötchen im Myokard. Fibrinoide Degeneration des Kollagens, zusätzlich zelluläre Infiltrationen [1].

### 4.11.5 Symptome

◢ Fieber in 70–90% der Fälle für 10–20 Tage ca. 3 Wochen nach Streptokokkeninfekt des Pharynx

◢ Arthritis, asymmetrisch, migrierend, bei 50–85% über 2–3 Wochen andauernd; typisch: promptes Ansprechen auf Salizylate [1]

◢ Selten subkutane Knötchen (rheumatische Granulome), fest, schmerzlos, 0,5– 2 cm, in ca. 3% [8]

◢ Erythema marginatum in < 5% [2]
◢ Chorea minor häufig als einzige Manifestation des RF 3 Monate und mehr nach Infekt; Auftreten in ca. 20% [8]; Zurückgehen der Symptome nach 1–2 Wochen auch ohne Therapie [2]
◢ Karditis als Endokarditis, Myokarditis und Perikarditis
◢ Anämie, Leukozytose, Nasenbluten
◢ Häufig subklinische Verläufe, bei ca. 50% der Patienten mit rheumatischen Vitien kein anamnestischer Hinweis für ein RF

### 4.11.6 Diagnostik

Es gibt keinen beweisenden Parameter zur Diagnosestellung [3]. Ist ein vorangegangener Infekt mit Streptokokken der Gruppe A nachweisbar – Rachenabstrich nur in ca. 25% positiv, positiver Antigen-Test oder erhöhte/steigende **Antikörpertiter** (ASL, Anti-DNase B, Antistreptokinase, Antihyaluronidase) – so macht das Vorliegen der **Jones-Kriterien** (2 Hauptkriterien oder 1 Hauptkriterium und 2 Nebenkriterien) das Vorliegen eines rheumatischen Fiebers wahrscheinlich [3].

Jones-Kriterien [3]

| Hauptkriterien | Nebenkriterien |
|---|---|
| Karditis | Fieber |
| Polyarthritis | Arthralgie |
| Chorea minor | BSG-/CRP-Erhöhung |
| Erythema marginatum | P-R-Verlängerung im EKG |
| Subkutane Knötchen | |

Der ASL-Titer ist in 80% erhöht, bei 95% der Patienten mit RF ist wenigstens ein Antikörpertest positiv (bei Chorea minor nur in 80%), bei negativen Antikörpertests sollte eine Wiederholung in Intervallen von 2–4 Wochen erfolgen [3].

Die sog. reaktive Post-Streptokokken-Arthritis manifestiert sich ca. 10 Tage nach dem Infekt (die Arthritis bei RF nach 14–21 Tagen) und geht ohne Risiko einer rheumatischen Karditis einher, spricht auf Salizylate nur unzureichend an und befällt nicht nur die großen, sondern auch kleine Gelenke und das Achsenskelett [9].

### 4.11.7 Differenzialdiagnose

◢ Andere Ursachen von Fieber und Arthritis
◢ Bakterielle Endokarditis
◢ Lupus erythematodes

### 4.11.8 Prognose

Die Prognose wird durch den Klappenbefall bestimmt.
◢ Ca. 15% der Erwachsenen und bis 60% der Kinder entwickeln ein Vitium [1].
◢ Die Letalität beträgt in der akuten Phase der Karditis bis 2% [5].
◢ Nach der ersten Episode besteht ein hohes Rezidivrisiko [4a]!

Am häufigsten ist im Verlauf die Mitralstenose (initial die Mitralinsuffizienz [7]), die isolierte Aortenstenose ist selten. Die Ausbildung eines Vitiums ist nach der ersten Erkrankung ist möglich, aber selten, nach 2 oder mehr Rezidiven jedoch in 90% [5]. Im Verlauf des ersten Jahres auch häufige Rückbildung von Herzgeräuschen und Insuffizienzvitien [7].

### 4.11.9 Therapie

Es ist keine kurativ wirksame Therapie bekannt.

## 4.11.9.1 Konservative Therapie

### Antiphlogistische Therapie

| Prednison | Initial 1–2 mg/kg |
|---|---|
| *Oder* | |
| Azetylsalizylsäure | 100 mg/kg/Tag in 4–5 ED [2] |

Patienten ohne wesentliche Karditis sprechen bes. hinsichtlich der Gelenkschmerzen auf Salizylate gut an, bei Patienten mit Perikarditis oder myokardialer Insuffizienz infolge einer Myokarditis wird Prednison bevorzugt. Die Therapiedauer ist individuell und richtet sich nach der Entzündungsaktivität. Bezüglich der Entwicklung einer rheumatischen Karditis gibt es weder für Salizylate noch für Kortikoide einen Wirksamkeitsnachweis, die Anwendung erfolgt daher aus rein symptomatischer Indikation [7].

### Antibiotische Therapie
Penizillin über 10 Tage, bei Allergie Erythromycin (empfohlen, jedoch wird der Verlauf bis zu 1 Jahr nicht beeinflusst [7]).

## 4.11.9.2 Primärprävention
Gilt als wirksam bei der Mehrzahl der Behandelten, allerdings sind unbehandelte symptomatische/oligosymptomatische Infekte häufig. Bei einer Pharyngitis sollte der Streptokokken-Nachweis per Kultur oder Antigen-Schnelltest geführt werden [9].

## 4.11.9.3 Sekundärprävention
Wegen hoher Rezidivgefahr **Klasse-I-Indikation** nach ACC/AHA 2006 [4a].

Antibiotische Optionen für die Sekundärprävention nach **ACC/AHA 2006** [4a]

| Benzathin-Penizillin | 1,2 Mio. i.m. alle 4 Wochen (alle 3 Wochen für Pat. mit Residuen oder für ökonomisch benachteiligte Pat.) |
|---|---|
| Penizillin V | 2-mal 250 mg/Tag oral |
| Sulfadiazin | 1-mal 1,0 g/Tag oral (Pat. < 27 kg erhalten 1-mal 0,5 g/Tag) |
| Erythromycin | 2-mal 250 mg/Tag oral (bei Allergie gegen Penizillin/Sulfadiazin) |

Das Rezidivrisiko ist mit oraler Prophylaxe größer als unter i.m. Prophylaxe, allerdings sind die i.m. Injektionen schmerzhaft und unbequem, sodass ein Risiko für einen vorzeitigen Abbruch besteht.

Dauer der Prophylaxe nach **ACC/AHA 2006** [4a]

| Rheumatisches Fieber mit Karditis und persistierendem Vitium | ≥ 10 Jahre seit der letzten Episode, mindest. bis zum 40. Lebensjahr; manchmal lebenslang |
|---|---|
| Rheumatisches Fieber mit Karditis, aber ohne Residuen | Mindest. 10 Jahre/mindest. bis zum 21. Lebensjahr[x] |
| Rheumatisches Fieber ohne Karditis | 5 Jahre/mindest. bis zum 21. Lebensjahr[x] |

[x] Empfohlen wird das jeweils längere Intervall.

Antibiotische Therapie bei pharyngealem Streptokokkeninfekt [4a, 7, 9]

| Benzathin-Penizillin | 1,2 Mio i.m. | 1-malig | 600 000 E bei < 27 kg |
|---|---|---|---|
| Penizillin V | 2- bis 3-mal 500 mg oral | 10 Tage | Kinder 2- bis 3-mal 250 mg |
| Azithromycin[x] | 500 mg Tag 1 | 5 Tage | |
| | Dann 250 mg/Tag | 4 Tage | |
| Cephalosporin[x] (Cephalexin, Cefodroxil) | | 10 Tage | |
| Clindamycin[x] | 3-mal 7 mg/kg, max. 1,8 g | 10 Tage | |

[x] Bei Penizillinallergie

**Literatur**

[1]  Roskamm H, Reindell H. Herzkrankheiten, 3. Aufl. 1989, Springer, Berlin

[2]  Dajani AS. Rheumatic Fever. In: Braunwald E. Heart Disease, 5. Ed., 1769–75. 1997, W.B. Saunders, Philadelphia

[3]  Special Writing Group. Guidelines for the Diagnosis of Rheumatic Fever: Jones Criteria, updated 1992. JAMA 1992;268:2069–73

[4]  Bonow RO et al. ACC/AHA Task Force Report. ACC/AHA Guidelines for the Management of Patients with Valvular Heart Disease. J Am Coll Cardiol 1998;32:1486–588

[4a] Bonow RO et al. ACC/AHA 2006 Guidelines for the Management of Patients with Valvular Heart Disease. J Am Coll Cardiol 2006;48:1–148

[5]  Erdmann E, Riecker G. Klinische Kardiologie, 4. Aufl. 1996, Springer, Berlin

[6]  Kamblock J et al. Does rheumatic myocarditis really exists? Systematic study with echocardiography and cardiac troponin I blood levels. Eur Heart J 2003;24:855–62

[7]  Carapetis JR et al. Acute rheumatic fever. Lancet 2005;366:55–68

[8]  Dajani AS. Rheumatic Fever. In: Zipes DP et al. Braunwald's Heart Disease, 7. Ed., 2093–9. 2005, Elsevier Saunders, Philadelphia

[9]  AHA Scientific statement. Prevention of rheumatic fever and diagnosis and treatment of acute streptococcal pharyngitis. Circulation 2009;119:1541–51

# 5 Angeborene Vitien

Die Inzidenz der mittelschweren und schweren Formen der angeborenen Herzerkrankungen beträgt ca. 6/1 000 Lebendgeburten, 19/1 000, wenn auch die bikuspide Aortenklappe mit einbezogen wird, und 75/1 000, wenn auch unbedeutende Vitien (z.B. kleine, muskuläre VSD) mitgerechnet werden [39].

## 5.1 Systematik der wichtigsten Erkrankungsformen

### 5.1.1 Ventrikelseptumdefekt

#### 5.1.1.1 Epidemiologie
- Häufigster angeborene Herzfehler
- Isoliert oder in Kombination besteht der VSD bei ca. 50% aller angeborenen Vitien
- Inzidenz ca. 3/1 000 Lebendgeburten, Prävalenz im Erwachsenenalter 0,3/1 000 [62]
- Seltene Ursachen für erworbene VSD: Myokardinfarkt, Thoraxtrauma

#### 5.1.1.2 Anatomie
Nach den Komponenten des Ventrikelseptums wird unterschieden [62]:
- **Membranöse VSD:** Bezeichnet wird hiermit der VSD in einem kleinen Bezirk basisnah unterhalb der rechtskoronaren und akoronaren Tasche der Aortenklappe zwischen dem Einfluss- und Ausflusstrakt des muskulären Septums. Membranöse VSD mit Beteiligung des muskulären Anteils werden perimembranöse VSD genannt.
- **Muskuläre VSD:**
  - VSD des trabekulären Septums, nach Kirklin: anteriore, posteriore, apikale, mittmuskuläre VSD
  - VSD des infundibulären Septums, infundibuläre, subpulmonale, konale, konoventrikuläre VSD oder auch bulbus septal defect, outlet septum defect oder double committed subarterial defect genannt
  - VSD des inlet-septum, inlet septum defect, AV-Kanal-Defekt (bei Beteiligung der Mitral- oder Trikuspidalklappe)
- Multiple Defekte
- Left ventricle-right atrial septum defect (bei hochsitzendem Septumdefekt)

#### 5.1.1.3 Pathophysiologie
Der VSD führt zu einem Links-rechts-Shunt, das pulmonale HZV ($Q_{pulm.}$, $Q_p$) ist um das Shunt-Volumen größer als das systemische HZV ($Q_{system.}$, $Q_s$). Es besteht eine Volumenbelastung von LV, RV, LA und der Lungengefäße. Das Shunt-Volumen beträgt im Extremfall bis zu 20 l/min. Die Volumenbelastung des RV ist evtl. geringer als die des LV, wenn der LV einen Teil des Shunt-Volumens direkt in die A. pulmonalis auswirft.

Die Shunt-Größe wird bestimmt von der Größe des VSD und vom Verhältnis des systemischen Gefäßwiderstandes zum pulmonalen Gefäßwiderstand. Bei großem Shunt kommt es zu einer Schädigung der Lungengefäße mit konsekutiver sekundärer pulmonaler Hypertonie und pulmonaler Widerstandserhöhung. Hierdurch kann es im Verlauf zu einer Reduktion des Shunt-Volumens kommen, der Links-rechts-Shunt kann in einen gekreuzten Shunt oder in einen Rechts-links-Shunt übergehen (Eisenmenger-Reaktion). Der Verlauf größerer VSD wird somit bestimmt durch die Druckbelastung des RV und die Volumenbelastung des LV. Das effektive HZV ist meist normal.

Hämodynamik in Abhängigkeit von der VSD-Größe nach [7]

| Größe des VSD [mm] | Shunt-größe [l/min] | Sauerstoff-sättigungs-differenz [%] | $Q_p/Q_s$ | PA-Druck |
|---|---|---|---|---|
| < 2 | < 1 | < 4 | < 1,2 : 1 | Normal |
| 2–4 | 1,5–3 | 4–13 | 1,2–1,9 : 1 | Normal |
| 5–9 | 4–8 | 9–22 | 2–3 : 1 | Erhöht |
| 10–15 | > 8 | 18–33 | 3–5 : 1 | Stark erhöht |

Die angegebenen Werte sind Näherungswerte, da – wie oben erwähnt – die Shuntgröße sehr von den Widerstandsverhältnissen abhängt. Hierbei spielt nicht nur die sekundäre Widerstandserhöhung im Pulmonalkreislauf eine Rolle, sondern auch das beim VSD variable Ausmaß der Lungengefäßreifung, d.h. der physiologischen postnatalen Abnahme des pulmonalen Gefäßwiderstandes.

### 5.1.1.4 Symptome

Die klinische Ausprägung ist abhängig vom Shunt-Volumen [1]:

⊿ **L-R-Shunt < 30% des pulmonalen HZV:** asymptomatisch

⊿ **L-R-Shunt 30–50%:** Kindesentwicklung normal, eingeschränkte körperliche Belastbarkeit

⊿ **L-R-Shunt > 50%:** Kindesentwicklung mehr oder weniger verzögert. Zunächst Linksherzinsuffizienz, im Verlauf pulmonale Widerstandserhöhung mit konsekutiver Shunt-Größenreduktion, evtl. Shunt-Umkehr, dann Dyspnoe, Zyanose und Rechtsherzinsuffizienz.

### 5.1.1.5 Diagnostik

#### 5.1.1.5.1 Auskultation

⊿ (Holo-)Systolisches, lautes Geräusch, p.m. im 3–4. ICR, bei kleinem und mitt-

lerem VSD häufig lauter als bei großem VSD

⊿ Gespaltener 2. HT

⊿ 3. HT (bei großem Shunt-Volumen)

⊿ Evtl. rel. Mitralstenose (Diastolikum)

⊿ Evtl. rel. Pulmonalinsuffizienz (Graham-Steel-Geräusch)

#### 5.1.1.5.2 EKG

Variable Befunde je nach hämodynamischer Ausprägung [7].

⊿ Normalbefund

⊿ Linksherzhypertrophiezeichen, Rechtsherzhypertrophiezeichen

⊿ Zeichen der biventrikulären Hypertrophie

#### 5.1.1.5.3 Langzeit-EKG

Häufig komplexe ventrikuläre Arrhythmien, in 5% der Fälle VT bei leichtem bis schwerem VSD (19% bei Patienten mit Eisenmenger-Reaktion) [16]. Lz-EKG nur bei Symptomatik indiziert [38].

#### 5.1.1.5.4 Röntgen-Thorax

Unterschiedliche Befunde je nach Shunt-Größe [7]:

⊿ Kleiner Shunt: Normalbefund

⊿ Mittlerer Shunt: Dilatation der A. pulmonalis und der Lungengefäße

⊿ Großer Shunt: Kleine Aorta, dilatierter/s LV und LA, dilatierte und pulsierende A. pulmonalis, evtl. auch dilatierter RV

⊿ Schwere pulmonale Hypertonie: Dilatierte A. pulmonalis, periphere Gefäßzeichnung reduziert, RV dilatiert, LV und LA eher unauffällig

#### 5.1.1.5.5 Echokardiografie

Untersuchung zur qualitativen und semiquantitativen Diagnose [12].

⊿ Direkte Darstellung des VSD bei größerem Defekt

⊿ Farbdopplerechokardiografischer Shunt-Nachweis, Sensitivität/Spezifität ca. 90%/100%

◢ Abschätzen des systolischen PA-Drucks

◢ Versuch der Quantifizierung des Shunt-Volumens durch dopplerechokardiografische Abschätzung des systemischen und pulmonalen HZV

◢ Mittels Kontrast-Echo Darstellung des Auswaschphänomens im RV (in der Routine verzichtbar), bei R-L-Shunt Kontrastübertritt in den LV

#### 5.1.1.5.6 MRT

Selten hilfreich, da das Echo i.d.R. eine ausreichende Diagnostik gewährleistet [38]. Defektdarstellung und Messung $Q_s : Q_p$ möglich.

#### 5.1.1.5.7 Herzkatheter

Zur Darstellung der funktionellen Relevanz, falls erforderlich.

◢ Druckmessung und Widerstandsberechnung im kleinen Kreislauf

◢ Etagenoxymetrie zur Shunt-Quantifizierung (s. Kap. 1.13)

◢ Falls erforderlich: Lävokardiografie (in 40–70° LAO oder AP, kranial anguliert je nach Lokalisation) zur direkten Shunt-Darstellung

◢ Je nach Echo-Befund Aortografie zur Quantifizierung einer begleitenden Aorteninsuffizienz

#### 5.1.1.6 Prognose

Kinder mit kleinem Shunt sind normalerweise asymptomatisch, Kinder mit sehr großem Shunt sind zunächst von einer Linksherzinsuffizienz bedroht, im weiteren Verlauf durch die Rechtsherzinsuffizienz infolge der zunehmenden pulmonalen Hypertonie und Entwicklung eines Eisenmenger-Syndroms. Patienten mit kleinem VSD haben eine fast normale Lebenserwartung [7].

◢ Spontanverschluss: In 85–90% [39], je kleiner der VSD, desto eher.

◢ Endokarditis: Ohne Op. 19 Endokarditiden auf 10 000 Patientenjahre, postoperativ nur 7,5/10 000 [17]. Generelle Prophylaxe indiziert [38].

◢ Subpulmonalstenose: Durch Hypertrophie des Myokards im RVOT in 3–5% [7].

◢ Aorteninsuffizienz: In 1,4–6,3% der Fälle [15] durch Prolaps eines aortalen Segels in einen hochsitzenden VSD.

◢ Pulmonale Hypertonie: Erhöhte Mortalität, geschätztes 20-Jahres-Überleben 97% bei mittlerem pulmonalarteriellem Druck < 20 mmHg, bei > 20 mmHg nur 76% [13].

◢ Plötzlicher Herztod: Deutlich erhöhtes Risiko. 35–39% der kardialen Mortalität entfielen auf den plötzlichen Herztod, und zwar sowohl bei konservativ als auch bei chirurgisch therapierten Patienten [13].

#### 5.1.1.7 Therapie

#### 5.1.1.7.1 Konservative Therapie

◢ Bei kleinem VSD ohne Symptome ($Q_p$ : $Q_s$ < 1,5 : 1, normaler PAM [10]) Endokarditisprophylaxe, sporadische Verlaufskontrolle

◢ Bei schwerer pulmonaler Hypertonie PVR > $^2/_3$ des SVR bzw. PA-Druck > $^2/_3$ des arteriellen Drucks bei Erwachsenen [74]

#### 5.1.1.7.2 Operativ-interventionelle Therapie

Die Indikation zur invasiven Therapie besteht bei großem VSD mit Qp : Qs > 1,5 : 1, bei systolischem PA-Druck > 50 mmHg, zunehmender LA-/LV-Größe bzw. nachlassender LV-Funktion [58]. Indikation im Erwachsenenalter bei Qp : Qs > 2 : 1 oder systol. PA-Druck > 40 mmHg [74]. Die Op. ist bei gegebener Indikation das Standardverfahren, es erfolgt der direkte Defektverschluss mit Naht oder Patch, möglichst transatrial von rechts. Postoperativ besteht ein RSB bei ca. 65% der Patienten, ein AV-Block III bei 3% [62]. 30-Tage-Mortalität ca. 6% [13], Op.-Mortalität im Erwachsenenalter < 1,4% [74]. Früher erfolgte häufig ein zweizeitiges Vorgehen mit palliativer Bändelung der A. pulmonalis zur Prävention der pulmonalen Hyperperfusion nach Muller und Dammann und nachfolgendem Shunt-Verschluss, heute ist dies nur noch selten erforderlich.

Beim **katheterinterventionellen Verschluss** handelt es sich um einen schwierigen Eingriff, der sich noch in der Entwicklung [14] befindet. Periprozedurale Probleme sind nicht selten [44]. Prozeduraler Erfolg in 95% der Fälle [72]. Zu erwägen ist das interventionelle Vorgehen bei perimembranösen und membranösen VSD [74].

### 5.1.1.7.3 Prognose post Op.

Beschwerdefreiheit (97% in NYHA I [15]) bei frühzeitiger Op. mit nachfolgend guter Prognose (5% Mortalität im Verlauf > 10 Jahre [15]). Patch-Dehiszenz und Restshunt sind möglich. Reoperationen bei 4%, Aorteninsuffizienz bei 16%, Sinusknotenerkrankung mit Schrittmacherbedürftigkeit bei 4% der Patienten [43].

*Anm.:*

◢ Bei unkompliziertem VSD bzw. unkompliziert verschlossenem VSD keine Kontraindikation zu Schwangerschaft oder Kontrazeption [38]

◢ Bei kleinen VSD bzw. unkompliziert verschlossenem VSD keine sportlichen Beschränkungen [38]

◢ Bei unkompliziertem VSD/verschlossenem VSD nur sporadische Nachuntersuchungen [38]

◢ Endokarditisprophylaxe für 6 Monate postoperativ sowie bei Restshunt [74]

◢ Post-Op. Follow-up mit EKG, Rö-Thorax, Echo [38]

## 5.1.2 Vorhofseptumdefekt

### 5.1.2.1 Epidemiologie

◢ Inzidenz ca. 940 Fälle auf 1 Million Lebendgeburten [39]

◢ Ca. 7,5–8,5% aller angeborenen Vitien [4]

◢ 65–75% der ASD II entfallen auf Mädchen, die anderen beiden Formen zeigen keine Geschlechtspräferenz

◢ Häufig in Kombination mit anderen Vitien auftretend

### 5.1.2.2 Anatomie

Das Septum primum wächst sichelförmig vom Dach des (noch ungeteilten) Atriums in Richtung auf das Endokardkissen (die spätere Fusionsstelle von Vorhofseptum und Ventrikelseptum). Kranial des Endokardkissens bleibt eine Lücke, das Foramen primum. Mehrere Perforationen (aus einer Apoptose resultierend) verschmelzen zum Foramen secundum im kranialen Drittel des Septum primum. Nachfolgend entwickelt sich das Septum secundum ebenfalls sichelförmig auf der rechtsatrialen Seite des Septum primum vom ventralen Anteil des Vorhofdaches nach dorsokaudal und verschließt das Foramen secundum. Normalerweise kommt es durch eine Fusion von Septum primum und Septum secundum auch zum Verschluss des Foramen ovale, welches jedoch auch als schlitzförmige, klappenartige Verbindung offenbleiben kann (Foramen ovale apertus, Patent foramen ovale, PFO [52]). Es gibt 4 anatomische Erscheinungsformen:

◢ **Septum-secundum-Defekt (ASD II):** Im mittleren Abschnitt des Vorhofseptums in der Nähe des Foramen ovale, Entwicklungshemmung des Septum secundum, bei 25% zusätzlich partielle Lungenvenen-Fehlmündung. Ca. 75% aller ASD.

◢ **Septum-primum-Defekt (ASD I):** Nahe der AV-Klappe gelegen, Entwicklung des Septum primum gestört. Fast immer verbunden mit einem Defekt der Mitralklappe, sog. Cleft. Ca. 15% der ASD. S. Kap. 5.1.3.

◢ **Sinus-venosus-Defekt:** ASD in der Nähe der Eimündung der V. cava sup. (seltener V. cava inf.), in 90% kombiniert mit einer partiellen Lungenvenen-Fehlmündung. Ca. 10% der ASD.

◢ **Koronarsinus-Defekt.**

### 5.1.2.3 Pathophysiologie

Der ASD bedingt einen Links-rechts-Shunt, da der linksatriale Druck normalerweise etwas höher ist als der rechtsatriale. Die Shunt-Größe ist abhängig von der Defektgröße und dem Druckgradienten zwischen RA und LA (auch abhängig von der Differenz der Compliance in RA/RV bzw. LA/LV). Ein relevanter Shunt-Fluss besteht ab einer $Q_p/Q_s$-Ratio von 1,5 : 1 und ist erst ab einem ASD-Durchmesser von 10 mm zu erwarten [64].

Durch den L-R-Shunt ist der Lungendurchfluss ($Q_p$) gesteigert, er beträgt bei mittelgroßem ASD häufig das 2- bis 3-Fache des effektiven HZV ($Q_s$), im Extremfall das 5- bis 6-Fache. RA und RV sind volumenbelastet und dilatiert, der RV auch hypertrophiert. Das LA ist eher normal groß, da sich das Shunt-Volumen nicht im LA sammelt, sondern im Wesentlichen direkt in das RA fließt.

Die Lungengefäße sind dilatiert. Bei einem $Q_p$ bis zu 15 l/min ist der PA-Druck in der Regel normal, da es zu einer kompensatorischen Verringerung des pulmonalen Widerstands kommt [7]. Der $Q_s$ ist normal, selten bei sehr großem Shunt auch erniedrigt. Mit zunehmendem Alter kann sich bei großem Shunt infolge des ständig erhöhten Lungendurchflusses eine Gefäßschädigung mit sekundärer pulmonaler Hypertonie, weiterer Rechtsherzbelastung und Hypertrophie entwickeln. Eine Verminderung der Compliance des RV bedingt eine Reduktion des L-R-Shunt (seltener und später als beim VSD). Eine progrediente diastolische Dysfunktion des LV (KHK, Hypertonus, erworbener Klappenfehler) verstärkt den L-R-Shunt über den ASD.

Bei starker Erhöhung des Lungengefäßwiderstandes kann es zum gekreuzten Shunt oder zur Shunt-Umkehr kommen (Eisenmenger-Reaktion).

Anm.: Ein ASD kombiniert mit einer Mitralstenose wird als Lutembacher-Syndrom bezeichnet. Es besteht ein verstärkter L-R-Shunt einhergehend mit einer schlechteren Prognose.

### 5.1.2.4 Symptome

◢ Verminderte körperliche Belastbarkeit, Dyspnoe
◢ Palpitationen
◢ Gehäufte Atemwegsinfektionen [80]

Manifestation häufig erst in der Jugend. Patienten mit kleinen und mittleren Defekten (bis 10 mm) können bis ins Erwachsenenalter asymptomatisch bleiben.

### 5.1.2.5 Diagnostik

#### 5.1.2.5.1 Auskultation

◢ 2. HT weit und fixiert gespalten (*das* Zeichen des ASD, es ist jedoch nicht immer vorhanden)
◢ Früh- bis mesosystolisches Geräusch durch relative Pulmonalstenose (p.m. im 2. ICR li.)
◢ Evtl. kurzes Diastolikum durch turbulenten Fluss in der A. pulmonalis oder durch relative Trikuspidalstenose [7].

#### 5.1.2.5.2 EKG

◢ (In-)Kompletter RSB + Zeichen der RV-Hypertrophie [64]
◢ Linkstyp bis überdrehter Linkstyp bei Primum-Defekt, Rechts- bis Steiltyp bei Sekundum-Defekt
◢ Evtl. P-dextrokardiale
◢ Bei ASD I und großer MI auch Zeichen der LV-Hypertrophie + P-sinistroatriale
◢ Häufig Vorhofflimmern/-flattern

#### 5.1.2.5.3 Röntgen-Thorax

◢ Kardiomegalie bei Dilatation von RV und RA
◢ Verstärkte Lungengefäßzeichnung, prominente A. pulmonalis
◢ Verstrichene Herztaille [80]

#### 5.1.2.5.4 Echokardiografie

◢ Dilatation von RA und RV
◢ Paradoxe Septumbewegung

◢ Sekundum-Defekt häufig am besten von subkostal, Primum-Defekt auch von apikal darstellbar

◢ Im Kontrast-Echo evtl. geringer Kontrastübertritt vom RA ins LA, Auswaschphänomen zeigt L-R-Shunt

◢ Beste Darstellung mittels TEE

◢ Evtl. Versuch der Abschätzung von $Q_p$ und $Q_s$, die Shunt-Quantifizierung ist bei normalem RV ungenau

◢ Abschätzen des PA-Drucks

◢ Evtl. Nachweis eines VSD mit Mitralinsuffizienz und mitral cleft bei AV-Septum-Defekt [12]

### 5.1.2.5.5 Herzkatheter

Bei unkomplizierter Situation und eindeutiger nicht invasiver Darstellung nicht erforderlich, ggf. zur Quantifizierung und in komplexer Situation:

◢ Oxymetrische Shunt-Quantifizierung

◢ Berechnung des pulmonalen Widerstandes

◢ Darstellung der Pulmonalvenen

### 5.1.2.5.6 MRT

Selten hilfreich [38], evtl. zur Darstellung weiterer Anomalien oder auch bei unzureichender Echo-Qualität.

*Cave:* Bei langsam schleichender Entwicklung einer Belastungsinsuffizienz mit PA-Druckerhöhung und evtl. zusätzlicher RV-Dilatation ohne erkennbaren ASD ist eine weitere bildgebende Diagnostik zum Ausschluss von fehlmündenden Lungenvenen, Sinus-venosus-Defekt (im Echo schlecht erkennbar) oder Koronarsinusdefekt notwendig [80].

### 5.1.2.6 Prognose

Zum Spontanverschluss kommt es in den ersten Lebensjahren in 4–39% der Fälle [19]. Die Lebenserwartung ist reduziert, sie ist jedoch weniger stark vermindert als bei anderen Vitien. Die Mortalität beträgt 50% bis zum 36. Lebensjahr, 90% bis zum 60. Lebensjahr [18]. Kleine Defekte haben eine sehr gute Prognose. Komplikationen im Verlauf sind paradoxe Embolien und pulmonale Hypertonie mit Herzinsuffizienz.

### 5.1.2.7 Therapie

#### 5.1.2.7.1 Konservative Therapie

◢ Asymptomatische Patienten mit kleinem Shunt, $Q_p : Q_s < 1,5 : 1$

◢ Patienten mit stark erhöhtem pulmonalem Gefäßwiderstand (PVR : SVR > 0,7 : 1) und kleinem Shunt [5], bei Kontraindikation zur Op., bei Eisenmenger-Syndrom

◢ Patienten mit schwerer irreversibler PAH ohne L-R-Shunt

Bei asymptomatischem Patienten mit kleinem Shunt routinemäßige Verlaufskontrollen, Echo alle 2–3 Jahre [80], keine Therapie. Kardioversion bei Vorhofflimmern ist indiziert [80]. Asymptomatische Patienten mit kleinem Shunt sind in ihrer körperlichen Aktivität nicht limitiert [80]. Bei ASD II ist eine Endokarditisprophylaxe nicht indiziert, Ausnahme: für 6 Monate nach Defektverschluss.

#### 5.1.2.7.2 Operativ-interventionelle Therapie

**Operativer ASD-Verschluss**

Der operative Verschluss erfolgt mit direkter Naht oder Patch bei ASD I, Sinus-venosus-Defekt und Koronarsinusdefekt sowie bei einem ASD II, der ungeeignet ist für einen katheterinterventionellen Verschluss, bei sig. TI auch mit zusätzlicher Trikuspidalrekonstruktion. Die Mortalität liegt bei 1% [80]. Der ASD-Verschluss ist indiziert bei Dilatation von RA und RV entweder mit $Q_p : Q_s > 1,5 : 1$ oder mit Defektgröße > 10 mm [64].

ACC/AHA 2008 [80]: Klasse I-Indikation zum ASD-Verschluss bei RV- und RA-Dilatation, unabhängig von Symptomen, IIa-Indikation bei paradoxer Embolie oder Platypnoe-Orthodeoxie-Syndrom.

**Katheterinterventioneller ASD-Verschluss**
I.d.R. bevorzugt bei rel. zentral gelegenen Defekten < 38–40 mm und einem Randsaum von mind. 5 mm [74]. Verschiedene Verschluss-Systeme im Gebrauch. Erfolgsrate 90%, Komplikationen 1,4%, Mortalität 0% [34]. Restshunt in 5–10% [74]. Langzeiterfahrungen noch ungenügend, bei [47] nach 78 Monaten anhaltender, vollständiger Verschluss bei 151 Patienten ohne Komplikationen.

Dauer der Antikoagulation und Endokarditisprophylaxe (z.B. auch bei Restshunt) noch nicht hinreichend geklärt [21, 22], nach [64] ASS + Clopidogrel für 3 Monate. **Endokarditisprophylaxe** nach ACC/AHA 2008 für 6 Monate [80].

### 5.1.2.7.3 Prognose post Op.

Lebenserwartung wie Normalbevölkerung bei Op. vor dem 24. Lebensjahr mit PA-Druck < 40 mmHg [7]. 10-Jahres-Überleben bei Op. nach dem 40. Lebensjahr 95%, 84% für konservativ therapierte Patienten mit $Q_p$: $Q_s > 1,5 : 1$ [20]. Nach operativem Verschluss in der Kindheit zeigten sich bei einem Follow-up von 26 Jahren keine Komplikationen (0% Apoplex, Herzinsuffizienz, pulmonale Hypertonie, Mortalität), symptomatische atriale Arrhythmien nach 15 Jahren bei 6% [40].

*Anm.:* Zu den im Folgenden aufgeführten Punkten s. [38].

◢ Keine KI gegen Schwangerschaften.
◢ Keine KI gegen hormonelle Kontrazeptiva.
◢ 3% der Verwandten 1. Grades sind ebenfalls betroffen.
◢ Keine besonderen Empfehlungen zur körperlichen Aktivität bzw. Sport, solange keine pulmonale Hypertonie besteht.
◢ Bei frühzeitiger Op. sind keine Nachuntersuchungen erforderlich.
◢ Unklar ist die obere Altersgrenze für invasive Interventionen.

## 5.1.3 AV-Septumdefekte (AVSD, Endokardkissendefekt)

### 5.1.3.1 Epidemiologie

◢ Inzidenz ca. 350 auf 1 Million Lebendgeburten [39].
◢ In ca. 35% der Fälle besteht eine Trisomie 21 [1, 4, 5, 58].

### 5.1.3.2 Anatomie

Das Spektrum der komplexen Malformation beinhaltet in variabler Ausprägung:

◢ **Partieller AVSD:** Defekt des AV-Klappen-nahen Vorhofseptums (Septum-primum-Defekt)
◢ **AVSD vom Intermediärtyp:** ASD I mit Inlet-VSD, beide AV-Klappen haben eigene Klappenringe und liegen auf einer Höhe, häufig einhergehend mit AV-Klappen-Insuffizienzen. Eine Lücke in der deformierten linsseitigen AV-Klappe wird als Mitral cleft bezeichnet.
◢ **Kompletter AVSD:** ASD, gemeinsame AV-Klappe über einem hoch sitzenden VSD. Die Aortenklappe ist ebenso verlagert wie das Reizleitungssystem.

### 5.1.3.3 Pathophysiologie

Die Hämodynamik wird geprägt von dem meist großen L-R-Shunt durch den ASD (atriale und rechtsventrikuläre Volumenbelastung) mit pulmonaler Hypertonie. Eine zusätzliche Mitralinsuffizienz bedingt eine zusätzliche Volumenbelastung des LV. Bei komplettem AVSD besteht ein noch größerer L-R-Shunt und eine stärkere LV-Dilatation. Nicht selten weitere Fehlbildungen (offener Ductus Botalli, Lungenvenen-Fehlmündung etc.).

### 5.1.3.4 Diagnostik

◢ Diagnosestellung echokardiografisch, ein MRT ist i.d.R. nicht erforderlich [38].
◢ Angiografisch zeigt sich der LVOT bei komplettem AVSD deutlich elongiert als sog. Gooseneck [2].

◢ Im EKG typischerweise RSB bei LT, evtl. AV-Block [38].

### 5.1.3.5 Prognose
Die Prognose des partiellen AVSD entspricht der Prognose des ASD II mit einer Belastungsinsuffizienz häufig erst in der 3.–4. Lebensdekade. Die Kinder mit komplettem AVSD werden im 1–3. Lebensjahr symptomatisch mit Gedeihstörung, Herzinsuffizienz und pulmonalen Infekten.

### 5.1.3.6 Therapie

#### 5.1.3.6.1 Operativ-interventionelle Therapie
Die Therapie erfolgt nahezu immer **chirurgisch** wegen des i.d.R. großen Shunts, bei komplettem AVSD im 1. Lebensjahr. ASD und VSD werden durch Patch verschlossen, die AV-Klappen werden rekonstruiert oder durch Prothesen ersetzt.

Bei schwerer pulmonaler Hypertonie (PVR > $^2/_3$ des SVR, PA-Druck > $^2/_3$ des Ao-Drucks) besteht die Op.- Indikation nur bei Nachweis eines relevanten Shunt (> 1,5 : 1), einem positiven Vasodilatanzien-Test oder dem bioptischen Nachweis der Reversibilität der Veränderungen der Lungengefäße [58].

#### 5.1.3.6.2 Prognose post Op.
> 80% Überleben 20 Jahre post Op. [38].

#### 5.1.3.6.3 Nachsorge
◢ Endokarditisprophylaxe grundsätzlich indiziert [38], lebenslang [74].
◢ Nachuntersuchungen zumindest jährlich [74], alle 1–2 Jahre nach [38].
◢ Nach chirurgischer Therapie keine Limitationen der körperlichen Aktivität [38].
◢ Eine Schwangerschaft ist bei pulmonaler Hypertonie/Eisenmenger-Syndrom kontraindiziert.

## 5.1.4 Offenes Foramen ovale

*Synonym:* Patent foramen ovale (PFO)

### 5.1.4.1 Epidemiologie
Prävalenz des PFO in der Autopsie ca. 27%, Schlitzbreite 1–19 mm [52].

### 5.1.4.2 Pathophysiologie/Symptome
Bedeutung hat das PFO durch paradoxe Embolien bei venöser Thrombose, bereits 1877 wurde dies beschrieben [79]. Bei ca. 40% der Patienten mit ischämischem Apoplex bleibt die Ursache unklar. Bei diesem sog. Cryptogenic stroke besteht ein statistischer Zusammenhang zum PFO bei Patienten < 55 Jahre. Die Prävalenz in diesem Kollektiv lag bei 40% vs. 10% in einem Kontrollkollektiv [52]. Andererseits erwies sich ein PFO in einer prospektiven Studie nach Korrektur für Alter und Komorbiditäten nicht als unabhängiger Risikofaktor [54]. Andere Studien kommen zu gegenteiligem Ergebnis bei [76], kein erhöhtes Apoplexrisiko mit oder ohne Vorhofseptumaneurysma bei [75]. Die Rezidivrate nach erstmaligem kryptogenen Apoplex war bei Patienten ohne R-L-Shunt bzw. mit kleinem oder mit großem R-L-Shunt nicht unterschiedlich.

**Ursachen**
Kardiale Embolien als Ursache der ischämischen Apoplexie können ihrerseits folgendermaßen verursacht werden [53]:
◢ Vorhofflimmern
◢ PFO
◢ Myxom
◢ Papilläres Fibroelastom
◢ Lamblsche Exkreszenz (filiforme Strukturen der Klappenränder, Länge < 11 mm, Breite < 1,1 mm, resultierend aus endothelialisierten traumatischen Abrasionen der Klappenoberfläche)
◢ Mitralklappenprolaps

◢ Intrapulmonale Shunts (arteriovenöse Malformationen)

◢ Thrombose der Aorta ascendens

### 5.1.4.3 Diagnostik

Mittels TEE, Auftreten von Kontrastmittelbläschen innerhalb von 3 Herzzyklen nach Erscheinen des KM (aufgeschüttelte NaCl-Lösung) im LA, bei adäquatem Valsalva-Manöver mehrere Versuche empfehlenswert.

### 5.1.4.4 Therapie

Bei asymptomatischem PFO keine Therapie.

Die Optionen bei symptomatischem PFO (im Wesentlichen die zerebrale Embolie) sind Antikoagulation oder der PFO-Verschluss.

◢ Kein Unterschied in der Rezidivrate zwischen den Patienten mit antithrombozytärer Therapie bzw. Antikoagulation, die Pat. waren diesbezüglich jedoch nicht randomisiert [81].

◢ Unter Therapie mit ASS oder Warfarin jährliche Reapoplexrate bei 2%, nach PFO-Verschluss 0,2% [49].

◢ Nach Cryptogenic stroke bei PFO und nachgewiesener Venenthrombose zeitlich begrenzte Antikoagulation erwägen [53], auch wenn es prospektive Daten für Marcumar nicht gibt.

Der PFO-Verschluss wird mangels klarer Daten kontrovers diskutiert [78, 79]. Randomisierten Studien wurden begonnen (RESPECT, CLOSURE-1, PC).

## 5.1.5 Aortenisthmusstenose

*Synonym:* Coarctatio aortae

### 5.1.5.1 Epidemiologie

Ca. 5–8% der angeborenen Herzkrankheiten [4], das männliche Geschlecht ist häufiger betroffen, Inzidenz ca. 410/1 Million Lebendgeburten [39].

### 5.1.5.2 Anatomie

Als Aortenisthmus wird der Teil der Aorta zwischen Abgang der linken A. subclavia und der Einmündung des Ductus arteriosus Botalli bezeichnet. Das Spektrum der Erkrankung reicht von einer lokalisierten Stenose meist unmittelbar distal der Einmündung des Ductus Botalli über eine längerstreckige Einengung im Sinne einer Hypoplasie bis hin zur Kontinuitätsunterbrechung. Stenosierungen kommen auch im Aortenbogen vor.

◢ **Infantile Form der Aortenisthmusstenose:** Proximal der Einmündung des offenen Ductus Botalli gelegen, in ca. 80% weitere kardiale Fehlbildungen wie TGA, hypoplastisches Linksherzsyndrom, ASD, VSD [4].

◢ **Adulte Form der Aortenisthmusstenose:** Post- oder juxtaduktal gelegene Stenose, verschlossener Ductus Botalli, häufig zusätzlich bikuspide Aortenklappe. Wichtige fakultative extrakardiale Anomalien sind intrakranielle Aneurysmen im Circulus Willisii.

### 5.1.5.3 Pathophysiologie

Bei der adulten Form der AIST besteht in der Regel eine arterielle Hypertonie, deren Genese nicht geklärt ist. Die Hypertonie bedingt eine frühzeitige Arteriosklerose sowie eine hypertensive Herzkrankheit. Poststenotisch ist je nach Gradient der systolische Druck reduziert. Bei relevanter Stenose bildet sich ein Kollateralsystem über die A. thoracica int. mit Fluss über die Aa. intercostales in die Aorta descendens oder/und zur A. epigastrica sup. über die Aa. lumbales bzw. A. epigastrica inf. zur Aorta abdominalis.

Bei der infantilen Form werden die pathophysiologischen Konsequenzen vor allem durch die zusätzlichen Fehlbildungen mit Shunt-Verbindungen bedingt.

#### 5.1.5.4 Symptome

Variabel, die Anomalie kann abhängig vom Stenosegrad und begleitenden Anomalien in den ersten Lebenswochen manifest werden oder bis ins hohe Alter asymptomatisch bleiben [1, 4, 7].

**Patienten mit adulter Form der AIST**

◪ Kopfschmerzen, Schwindel, Nasenbluten
◪ Symptome der Minderperfusion in der unteren Körperhälfte, bes. kalte Füße oder Claudicatio intermittens, typisch sind abgeschwächte Pulse an den Beinen. Diagnosestellung häufig zufällig bei der Abklärung einer Hypertonie bzw. des Systolikums.

**Patienten mit infantiler Form der AIST**

◪ Häufig Rechtsherzinsuffizienz infolge pulmonaler Hypertonie bei L-R-Shunt über einen ASD oder VSD.

#### 5.1.5.5 Diagnostik

##### 5.1.5.5.1 Auskultation

Spätsystolisches Geräusch, bes. dorsal zu hören, evtl. über den 2. HT hinausreichend.

##### 5.1.5.5.2 EKG

Evtl. Zeichen der Linksherzhypertrophie infolge Hypertonie, ggf. verstärkt bei gleichzeitigem Aortenvitium bei bikuspider Klappe.

##### 5.1.5.5.3 Langzeit-EKG

Bei asymptomatischen Patienten (auch postoperativ) nicht indiziert [38].

##### 5.1.5.5.4 Echokardiografie

Direkte Stenosedarstellung bei Säuglingen und Kleinkindern, bei Erwachsenen mittels TEE. LV-Hypertrophie, evtl. bikuspide Aortenklappe.

##### 5.1.5.5.5 Röntgen-Thorax

Typisch, aber nicht immer nachweisbar, sind Rippenusuren, bes. am dorsalen Teil der 3.–10. Rippe [7]. Evtl. Nachweis von Verkalkungen bei bikuspider Aortenklappe, evtl. Vorhandensein einer Kardiomegalie bei hypertensiver Herzkrankheit.

##### 5.1.5.5.6 MRT

Methode der Wahl, auch zur (postoperativen) Verlaufskontrolle [23, 38]. Beste Darstellung der Anatomie.

#### 5.1.5.6 Prognose

◪ Lebenserwartung bei infantiler Form abhängig von der Komplexität des Herzfehlers, Herzinsuffizienz im Säuglingsalter typisch
◪ Lebenserwartung bei adulter Form ohne operative Therapie im Mittel 30 Jahre [7]
◪ Beschwerdefreiheit bis ins hohe Alter möglich, aber selten
◪ Todesfälle durch Herzinsuffizienz, Aortenruptur/Aneurysma dissecans, bakterielle Endokarditis (meist bei bikuspider Klappe), intrakranielle Blutungen in 10% [7]
◪ Postoperativ persistierende Hypertonie, akzelerierte Atherosklerose, Restenose oder Aneurysmaentwicklung (in bis zu 30% nach Resektion und Patch-Plastik [51]), symptomatisches Vitium bei bikuspider Aortenklappe als mögliche Komplikation im Verlauf [38]

#### 5.1.5.7 Therapie

##### 5.1.5.7.1 Konservative Therapie

Die konservative Therapie erfolgt bei geringem Druckgradient ohne arterielle Hypertonie: Endokarditisprophylaxe und Verlaufskontrolle zwecks Erkennung von Komplikationen.

Endokarditisprophylaxe postoperativ empfohlen [38], nach [58] postoperativ nur bei persistierendem turbulentem Fluss.

##### 5.1.5.7.2 Operativ-interventionelle Therapie

Arterielle Hypertonie und Druckgradient > 30 mmHg sind Indikationen zur Intervention und Reintervention [38]. Bei infantiler Form Intervention möglichst im 3.–10. Lebensjahr [4], je nach Ausmaß der Erkrankung auch früher. Bei adulter Form ist ein späterer Op.-Zeitpunkt assoziiert mit einer häufigeren Persistenz der Hypertonie.

Die Op. der Wahl ist die **Resektion mit End-zu-End-Anastomose**, bei längeren Stenosen die plastische Erweiterung oder Interposition einer Gefäßprothese [4]. **Ballondilatation und Stent-Implantation** werden weiterhin kontrovers diskutiert. Problematisch ist die Entwicklung von Aneurysmen (7,5% bei [41]) und Restenosierungen bei Therapie von Nativstenosen. Der Einsatz von Stents und Stentgrafts scheint die Ergebnisse zu verbessern [22]. Mortalität < 2%, Restenose nach Stenting bei 3 von 71 Patienten [50]. Erste Berichte über sehr gute Langzeitergebnisse nach 10 Jahren [41]. Eine Analyse aus dem Jahr 2006 zur Therapie bei Erwachsenen [56] ergibt bei gleicher Morbidität eine höhere Rezidivrate und Reinterventionsrate bei Katheterintervention im Vergleich zum operativen Vorgehen. Angioplastie/Stenting werden bevorzugt bei postchirurgischem Rezidiv eingesetzt [70].

#### 5.1.5.7.3 Prognose post Op.
◢ 83% Überleben nach 25 Jahren bei Op. im Kindesalter [7].
◢ Lebenserwartung auch bei frühzeitiger Therapie reduziert [38].

*Anm.:*
◢ Therapie möglichst vor einer Schwangerschaft [38].
◢ Vor Therapie limitierte körperliche Aktivität, postoperativ nur bei persistierender Hypertonie [38].
◢ Das Screening intrazerebraler Gefäßanomalien wird empfohlen [38].
◢ Jährliche Nachuntersuchungen mit Blutdruck in Ruhe und bei Belastung, Echo, Doppler, MRT [38].

## 5.1.6 Ductus Botalli apertus

### 5.1.6.1 Epidemiologie
5–10% aller angeborenen Vitien, Mädchen : Jungen wie 2 : 1 [63]. Ca. 800/1 Million Lebendgeburten [39].

### 5.1.6.2 Anatomie
Der Ductus arteriosus Botalli (DB oder PDA – Patent ductus arteriosus) verbindet die A. pulmonalis mit der Aorta thoracica descendens knapp unterhalb des Abgangs der A. subclavia. Im fetalen Kreislauf umgehen so ca. 60% des HZV den Lungenkreislauf. Nach der Geburt schließt sich der DB funktionell in den ersten Stunden, morphologisch bis zum Ende des 3. Monats infolge Fibrose und Intima-Proliferation. In ca. 15% ist der DB kombiniert z.B. mit VSD, ASD oder Aortenisthmusstenose. Der DB kann bei komplexen Vitien die Lebensfähigkeit ermöglichen, z.B. in Verbindung mit Pulmonalatresie oder hypoplastischem LV-Syndrom. Größe und Weite des persistierenden DB variieren erheblich [1, 4].

### 5.1.6.3 Pathophysiologie
Der DB führt zum Links-rechts-Shunt mit Volumenbelastung der Lunge, des LA und des LV. Bei großem DB entwickelt sich oder persistiert eine pulmonale Hypertonie, im Verlauf ist eine Shunt-Umkehr mit Entwicklung eines Eisenmenger-Syndroms möglich. Der Ablauf vom unkomplizierten DB bis zur pulmonalen Hypertonie ist sehr variabel.

Funktionelle Klassifikation [58]

| Stummer DB | Sehr kleiner DB, klinisch inapparent, kein Geräusch, Echo-Befund |
|---|---|
| **Kleiner DB** | $Q_p : Q_s < 1,5 : 1$ |
| **Mäßiger DB** | $Q_p : Q_s = 1,5–2,2 : 1$ |
| **Großer DB** | $Q_p : Q_s > 2,2 : 1$ |
| **DB mit Eisenmenger-Syndrom** | |

#### 5.1.6.4 Symptome

◢ Nur ca. 15% fallen im Säuglingsalter auf [4], sonst Zufallsbefund bei Routineauskultation

◢ Bei kleinem DB asymptomatische Verläufe bis ins hohe Alter möglich

◢ Belastungsinsuffizienz, Palpitationen

◢ Sog. dissoziierte Zyanose, d.h. Zyanose bei Shunt-Umkehr mit stärkerer Zyanose im Bereich der unteren Körperhälfte [7]

#### 5.1.6.5 Diagnostik

##### 5.1.6.5.1 Auskultation

◢ Kontinuierliches systolisch-diastolisches Geräusch, p.m. 2. ICR li, spindelförmig, vom 1. HT abgesetzt [7]

◢ Bei pulmonaler Drucksteigerung atypische Geräuschbefunde

##### 5.1.6.5.2 EKG

◢ Häufig normal [63]

◢ P-sinistroatriale

◢ Zeichen der LV-Volumenbelastung (betontes Q + hohes R + hohes T in $V_5$ und $V_6$)

◢ Evtl. RV-Hypertrophie

##### 5.1.6.5.3 Röntgen-Thorax

◢ Vergrößerung von LV und LA

◢ Weite Aorta und A. pulmonalis

◢ Dilatierte Lungengefäße

◢ Bei kleinem DB auch unauffälliger Befund [63]

##### 5.1.6.5.4 Echokardiografie

◢ Normalerweise diagnostisch ausreichend, bei Säuglingen ist der DB häufig im gesamten Verlauf darstellbar

◢ Bei Erwachsenen evtl. in der kurzen Achse zu sehen, von suprasternal oder im TEE (DB bei Erwachsenen in die DD einbeziehen bei ungeklärter RV-Dilation bzw. pulmonaler Hypertonie)

◢ Retrograder Fluss in der A. pulmonalis

◢ Dilatation von LV und LA mit Hyperkontraktilität bei entsprechender Shunt-Größe [12]

##### 5.1.6.5.5 Herzkatheter

Zur Koronarangiografie vor geplantem Verschluss bei älteren Patienten [38], sonst kaum erforderlich.

◢ Oxymetrische Bestätigung des L-R-Shunts

◢ Shuntquantifizierung mittels $SO_2$-Messung ungenau wegen fehlender Durchmischung in der A. pulmonalis [3]

◢ Berechnung des pulmonalen Widerstandes

◢ Darstellung in lateraler Projektion. Typische Katheterlage (entsprechend einem Violinschlüssel) nach Passage des DB von der A. pulmonalis in die Ao. thoracica descendens [4].

##### 5.1.6.5.6 Kardio-MR

◢ Nicht indiziert [38]

#### 5.1.6.6 Differenzialdiagnose

DD eines systolisch-diastolischen Geräusches:

◢ Ductus Botalli

◢ Aortopulmonales Fenster

◢ Perforiertes Sinus-Valsalvae-Aneurysma

◢ Koronare Fistel in RA, RV, LA, A. pulmonalis

◢ Kombiniertes Aortenvitium

◢ VSD mit AI

#### 5.1.6.7 Prognose

Sehr variabel:

◢ Bei großem DB 30% Sterblichkeit im 1. Lebensjahr [4]

◢ Bei kleinem DB ohne wesentlichen Shunt erhöhtes Endokarditis- und Duktitisrisiko (0,14%/Jahr [4]) bei sonst normaler Mortalität

◢ Bei mittelgroßem DB geschätzte Lebenserwartung 20–30 Jahre [1]

◢ Spontanverschluss ca. 0,6%/Jahr [4]

◢ Entwicklung eines Aneurysmas in ca. 8% der Fälle [63]

### 5.1.6.8 Therapie

Indikation zum operativen oder interventionellen Verschluss bei Symptomen (shuntbedingte Herzinsuffizienz) oder bei asymptomatischen Pat. mit großem Shunt und LV-Dilatation [63]. Bei asymptomatischem DB „unzureichende Datenlage" [74]. Die Bedeutung des Verschlusses eines DB nur allein zur Verhinderung einer Endokarditis wurde angezweifelt [32] und wird kontrovers diskutiert [58], zumal das Endokarditisrisiko stark zurückgegangen ist [63].

#### 5.1.6.8.1 Konservative Therapie

◢ Asymptomatische Erwachsene ohne Herzdilatation bei kleinem Shunt [7]
◢ Bei Inoperabilität infolge Eisenmenger-Syndrom medikamentöse, symptomatische Therapie
◢ Diuretika, Digoxin, versuchsweise ACE-Hemmer [63], evtl. Endokarditisprophylaxe

#### 5.1.6.8.2 Operativ-interventionelle Therapie

◢ Ligatur oder Resektion des DB.
◢ Op.-Letalität < 1%, höher bei pulmonaler Hypertonie.
◢ Kontraindiziert bei Vorliegen eines überwiegenden R-L-Shunts mit starker Erhöhung des pulmonalen Gefäßwiderstandes [7].
◢ Eine Vergleichsanalyse zwischen chirurgischem und katheterinterventionellem Verschluss nach Rashkind ergab einen Kostenvorteil für den chirurgischen Verschluss [8], der Vergleich mit Coil-Embolisation fällt zugunsten der interventionellen Methode aus [31].
◢ Nach [38] ist das operative Verfahren nur noch selten anzuwenden, nach [74] nur in Ausnahmefällen.

**Katheterinterventionelle Verfahren** sind, falls möglich, die Therapie der Wahl [38, 74], verschiedene Verfahren sind gebräuchlich mit Vor- und Nachteilen je nach Alter des Patienten und Anatomie des Duktus [4, 9, 11].

Problematisch erscheint die z.T. relativ hohe Rate der Restshunts (ca. 5–10% [38, 63]) und damit ein persistierendes Duktitisrisiko. Z.T. wird eine angiografische Verschlussrate von 99,7% nach 1 Jahr berichtet [42]. Optionen sind Verschluss durch Doppelschirm-Implantation (nach Rashkind), durch Ivalon-Pfropf (nach Porstmann), durch Coil-Embolisation oder mittels Amplatzer occlusion device.

#### 5.1.6.8.3 Prognose post Op.

◢ Postinterventionell normale Lebenserwartung [38].

*Anm.:*

◢ Eine Endokarditisprophylaxe wird bei Restshunt empfohlen, nach komplettem Verschluss ist diese nur für 6 Monate postinterventionell erforderlich [38, 74]
◢ Schwangerschaft unproblematisch, solange keine pulmonale Hypertonie besteht
◢ Keine Restriktion der körperlichen Aktivität außer bei pulmonaler Hypertonie

## 5.1.7 Pulmonalstenose

### 5.1.7.1 Epidemiologie

Die isolierte Pulmonalstenose (PS) mit intaktem Septum besteht bei ca. 8–10% der Patienten mit angeborenem Vitium [4], die Inzidenz beläuft sich auf ca. 730/1 Million Lebendgeburten [39]. Eine erworbene PS ist sehr selten, sie tritt z.B. nach rheumatischem Fieber oder bei Karzinoid-Syndrom auf.

### 5.1.7.2 Anatomie

Morphologisch erfolgt die Klassifizierung in valvulär (domförmig, bikuspid, unikuspid, dysplastisch); subvalvulär (infundibulär oder subinfundibulär) und supravalvulär [4]. In 80–90% der Fälle besteht eine domförmige valvuläre PS [71]. Häufig ist die PS kombiniert mit anderen kardialen Missbildungen, z.B. einer Fallot-Tetralogie oder Fallot-Triologie (PS mit ASD).

### 5.1.7.3 Pathophysiologie

Das Spektrum der Erkrankung reicht von der milden isolierten PS bis zur Pulmonalatresie mit Abhängigkeit von einem offenen Ductus Botalli (mit Notwendigkeit der postnatalen Prostaglandin-Infusion zum Offenhalten des Ductus).

Die Druckbelastung des RV führt zur konzentrischen Hypertrophie. Der diastolische RV-Druck ist infolge der Compliance-Störung erhöht mit entsprechender Erhöhung der a-Welle im RA. Eine sekundäre infundibuläre Stenose kann durch myokardiale Hypertrophie entstehen, diesbezüglich ist mit einer Regression nach erfolgreicher Valvuloplastie zu rechnen.

Schweregradeinteilung (Nugent, nach [2])

| Schweregrad | Druckgradient (syst.) [mmHg] | KÖF [cm²/m²] |
|---|---|---|
| Normale Klappenöffnungsfläche der Pulmonalklappe | | 2,5–3,5 |
| I | < 25 | 1,0–2,0 |
| II | 25–49 | 0,5–1,0 |
| III | 50–79 | 0,25–0,5 |
| IV | > 80 | < 0,25 |

### 5.1.7.4 Symptome

◢ Belastungsdyspnoe *oder*
◢ Asymptomatisch
◢ Zyanose von Geburt an, bei kritischer PS/Atresie mit gleichzeitigem R-L-Shunt (via ASD)
◢ Nach Dekompensation des RV auch Ödeme, Aszites etc.

### 5.1.7.5 Diagnostik

#### 5.1.7.5.1 Auskultation

◢ 2. HT gespalten
◢ Lautes Systolikum im 2. ICR links, je später das Maximum, desto schwerer die Stenose
◢ Evtl. 4. HT
◢ Ejektionsklick der A. pulmonalis
◢ Evtl. zusätzliches Systolikum durch Trikuspidalinsuffizienz

◢ DD.:
– VSD (p.m. tiefer, Fortleitung nach kaudal)
– ASD (dabei fixierte Spaltung des 2. HT)

#### 5.1.7.5.2 EKG

Meist unauffällig, solange der RV-Druck < 60 mmHg [71]
◢ RT
◢ Zeichen der RV-Hypertrophie
◢ P-dextrokardiale
◢ Vorhofarrhythmien bei RV-Versagen und Trikuspidalinsuffizienz [38]

#### 5.1.7.5.3 Röntgen-Thorax

◢ keine typischen Veränderungen bei kompensiertem RV. RV-Dilatation mit Einengung des Retrosternalraums bei myokardialen Insuffizienz, RV an der Herztaille randbildend,
◢ Pulmonalisbogen prominent (poststenotische Dilatation der A. pulmonalis)
◢ Lunge im Gegensatz zu anderen Vitien (VSD, ASD) nicht hyperperfundiert

#### 5.1.7.5.4 Langzeit-EKG

Nicht routinemäßig erforderlich [38].

#### 5.1.7.5.5 Echokardiografie

In der Regel diagnostisch ausreichend [71]:
◢ RV-Dilatation und Hypertrophie
◢ Darstellung Morphologie der Pulmonalklappe, des RVOT und der A. pulmonalis
◢ Bestimmung der maximalen Flussgeschwindigkeit bzw. des maximalen Druckgradienten:

Schweregradeinteilung nach **EAE/ASE 2009** [84]

| | Max. Flussgeschwindigkeit | Max. Druckgradient |
|---|---|---|
| Leichte Stenose | < 3 m/s | < 36 mmHg |
| Mittelgradige Stenose | 3–4 m/s | 36–64 mmHg |
| Hochgradige Stenose | > 4 m/s | > 64 mmHg |

#### 5.1.7.5.6 Herzkatheter

Kaum notwendig, außer bei Ballonangioplastie [38]

⊿ Erhöhte Druckwerte im RV, Druckgradient über der Klappe, Bestimmung der KÖF nach Gorlin

⊿ Darstellung des RVOT in der lateralen Projektion bei RV-Angio [3]

#### 5.1.7.5.7 Kardio-MR

Selten notwendig [38].

#### 5.1.7.6 Prognose

⊿ Gute Prognose und stabiler Gradient bei max. Gradient < 25 mmHg [71]; geringes Endokarditisrisiko.

⊿ Außer bei subtotalen Stenosen wird das Erwachsenenalter auch ohne Therapie erreicht [10].

⊿ Schlechte Prognose bei schwerer, unbehandelter PS [38].

⊿ Gute Prognose nach erfolgreicher Valvuloplastie [38].

#### 5.1.7.7 Therapie

##### 5.1.7.7.1 Konservative Therapie

Asymptomatischer Patient mit geringem Druckgradienten.

##### 5.1.7.7.2 Operativ-interventionelle Therapie

**Ballon-Valvuloplastie:** Klasse-I-Indikation auch für den symptomatischen Patienten mit Peak-to-peak-Gradient > 30 mmHg [61a] und den asymptomatischen Patienten bei Peak-to-peak-Gradient > 40 mmHg [61a] bis > 50 mmHg [74]. Erfolgsrate > 90%, sehr gute Langzeitergebnisse [71].

**Chirurgische Therapie:** Bei infundibulärer Stenose und dysplastischer oder verkalkter Pulmonalklappe bzw. bei komplexen Vitien sowie bei höhergradiger Pulmonalinsuffizienz [71]. Offene Valvulotomie (evtl. mit Patch-Plasik) zeigt gute Langzeitergebnisse, Überlebensrate 93% nach 25 Jahren bei einer Reinterventionsrate von 15% [55]. Bei Klap-

penersatz Verwendung einer Bioprothese, ggf. klappentragender Conduit [71].

*Anm.:*

⊿ Außer bei schwerer PS keine körperlichen Einschränkungen

⊿ Niedriges Endokarditisrisiko, bei leichter PS wahrscheinlich keine Prophylaxe notwendig [38], nach [74] Prophylaxe nur bei mittel- höhergradiger Reststenose

⊿ Schwangerschaft wird gut toleriert, plötzlicher Herztod selten [71]

⊿ Keine Nachsorge bei Restgradienten < 25 mmHg, bei Gradienten > 25 mmHg langfristige Nachsorge [74]

### 5.1.8 Fallot-Tetralogie

#### 5.1.8.1 Epidemiologie

Der M. Fallot hat einen Anteil von ca. 10% der angeborenen Vitien und ist im Kindesalter die häufigste Ursache einer Zyanose nach dem 1. Lebensjahr [5]. Inzidenz ca. 420 auf 1 Million Lebendgeburten [39].

#### 5.1.8.2 Anatomie

Die Fehlentwicklung ist charakterisiert durch:

⊿ Pulmonalstenose (infundibulär oder valvulär)

⊿ Hochsitzender VSD

⊿ Fehlplazierte, über dem VSD abgehende (reitende) Aorta

⊿ Kompensatorisch hypertrophierter rechter Ventrikel

Weitere Fehlentwicklungen kommen in 20–30% dazu (Koronaranomalie, rechts liegender Aortenbogen, Pulmonalisatresie).

#### 5.1.8.3 Pathophysiologie

Die Hämodynamik variiert je nach Schweregrad der Pulmonalstenose und Größe des VSD. Bei eher geringgradiger Pulmonalstenose und kleinem VSD besteht nur ein geringgradiger R-L-Shunt (keine Zyanose, „Pink Fallot"). Ein großer VSD mit schwerer Obstruktion des RVOT führt zu einem ausgeprägten R-L-Shunt mit schwerer zentraler Zyanose. Als Folge der verminderten pulmonalen Perfusion sind die zentralen Pulmonalgefäße mehr oder weniger hypoplastisch. Ein persistierender Ductus Botalli kann die Hämodynamik durch Verbesserung der Lungenperfusion wesentlich beeinflussen [5].

### 5.1.8.4 Symptome
- Dyspnoe, Hockstellung
- Zyanose in Ruhe oder bei Belastung, hypoxämische Anfälle
- Trommelschlegelfinger, Uhrglasnägel
- Evtl. Voussure, „Buckelung" der anterioren Thoraxwand nach vorn

### 5.1.8.5 Diagnostik

#### 5.1.8.5.1 Auskultation
- Lautes Systolikum
- Pulmonalissegment des 2. HT abgeschwächt oder fehlend

#### 5.1.8.5.2 EKG
- Rechtsherzhypertrophie
- RT, (inkompletter) RSB

#### 5.1.8.5.3 Röntgen-Thorax
- Verminderte Lungenperfusion
- Holzschuhherz (Cœur en sabot) mit abgerundeter und angehobener Herzspitze bei normaler Größe [4]

#### 5.1.8.5.4 Echokardiografie
I.d.R. diagnostisch ausreichend zur Darstellung der oben beschriebenen Merkmale

#### 5.1.8.5.5 MRT
Gute Darstellbarkeit der beschriebenen Defekte (falls Echo nicht ausreichend). Evtl. postoperativ zur Darstellung der Pulmonalinsuffizienz und der Größe und Funktion des RV.

#### 5.1.8.5.6 Herzkatheter
Zur Diagnosestellung nicht notwendig.
- Evtl. Bestimmung des Druckgradienten über der pulmonalen Ausflussbahn
- Darstellung der kollateralen Pulmonalarterien bei der Pulmonalisatresie [58]
- Darstellung der Koronargefäße wegen häufiger Anomalien [5]

### 5.1.8.6 Prognose
Schlechte Prognose, nur 4% der Patienten erreichen das 15. Lebensjahr ohne Op. [71].

### 5.1.8.7 Therapie

#### 5.1.8.7.1 Operativ-interventionelle Therapie
**Chirurgisch-korrigierend:** Infundibulektomie und VSD-Verschluss, evtl. Pulmonalklappenrekonstruktion (zunehmend wird versucht, auf einen Klappenersatz zu verzichten), ggf. klappentragender Conduit bei Pulmonalisatresie.

**Chirurgisch-palliativ:** Bei Hypoplasie der Pulmonalgefäße Anlage einer Anastomose zwischen Systemkreislauf und Lungenkreislauf (u.a. nach Pott, Waterston, Blalock-Taussig), modifizierte Blalock-Taussig-Anastomose mit Gefäßinterponat zwischen A. subclavia und A. pulmonalis [71].

#### 5.1.8.7.2 Prognose post Op.
Nach operativer Korrektur gute Prognose [38], Überlebensrate > 93% nach 10–23 Jahren [4]. Es sind jedoch diverse post-Op. Probleme möglich [71]:
- Plötzlicher Herztod durch maligne Arrhythmien, Risiko jedoch gering [38]
- Supraventrikuläre Arrhythmien
- AV-Block
- Pulmonalinsuffizienz, Trikuspidalinsuffizienz, Aorteninsuffizienz
- Rest-VSD
- Restenose der Pulmonalklappe, periphere Stenose der A. pulmonalis

Ggf. erneute Intervention (chirurgisch oder katheterinterventionell) bei Rest-VSD, Pulmonalstenose, Pulmonalinsuffizienz etc., notwendig in 10–15% der Fälle innerhalb von 20 Jahren [58]. Indikationsstellung insbes. bei asymptomatischen Pat. kontrovers, s. hierzu [71].

*Anm.:*

◢ Kardiologische Nachuntersuchungen post Op. alle 1–2 Jahre [58]

◢ Endokarditisprophylaxe in allen Fällen

◢ Nach erfolgreicher Korrektur keine Kontraindikation gegen Schwangerschaft [38]

### 5.1.9 Komplette Transposition der großen Arterien

*Synonym:* D-Transposition

#### 5.1.9.1 Definition
Malformationen mit abnormer Relation der Ventrikel zur Aorta bzw. Pulmonalarterie.

#### 5.1.9.2 Anatomie
Die Aorta entspringt dem morphologisch rechten Ventrikel, welcher an den morphologisch rechten Vorhof angeschlossen ist (D-Transposition, weil der RV in Dextroposition gelegen ist). Die A. pulmonalis entspringt dem morphologisch linken Ventrikel (ventrikuloarterielle Diskordanz). Die Aorta ist meist nach rechts und anterior verlagert.

#### 5.1.9.3 Pathophysiologie
Venöses Blut gelangt in das RA, von dort in den RV und weiter in die Aorta und den Systemkreislauf. Arterialisiertes Blut gelangt über die Pulmonalvenen in das LA, von dort in den LV und über die A. pulmonalis wieder zurück in den Lungenkreislauf. Pulmonalkreislauf und Systemkreislauf sind ohne begleitende Missbildungen vollständig voneinander getrennt. Lebensfähigkeit besteht nur bei Shunt-Verbindungen, die wenigstens

ein Minimum an Blutaustausch zwischen den getrennten Kreisläufen ermöglichen. Intrauterin erfolgt dies über das offene Foramen ovale und den Ductus Botalli. Die häufig assoziierten Missbildungen (VSD, ASD, Pulmonalstenose, offener Ductus Botalli) führen zu unterschiedlichen hämodynamischen Konstellationen. Es besteht immer ein bidirektionaler Shunt. Ist der Shunt klein, besteht eine schwere Zyanose, bei großem Shunt entsteht frühzeitig eine kongestive Herzinsuffizienz.

#### 5.1.9.4 Symptome
Typischerweise Dyspnoe und Zyanose von Geburt an, bei großem Shunt Symptome der kongestiven Herzinsuffizienz [5].

#### 5.1.9.5 Diagnostik

##### 5.1.9.5.1 Auskultation
Uncharakteristisch, variable Befunde je nach Ausprägung, s. Kap. 5.1.2, 5.1.6, 5.1.7.

##### 5.1.9.5.2 EKG
◢ Initial unauffällig

◢ RV-Hypertrophie (der RV ist Systemventrikel)

◢ Im Verlauf biventrikuläre Hypertrophie möglich [1]

##### 5.1.9.5.3 Röntgen-Thorax
◢ Initial kaum auffällig

◢ Später häufig eiförmige Herzsilhouette, sog. Egg-on-side-Konfiguration [4]

◢ Je nach Shuntgröße Lungenperfusion vermindert oder erhöht

##### 5.1.9.5.4 Echokardiografie
◢ Die Pulmonalarterie (identifizierbar durch die Aufzweigung) entspringt dem LV.

◢ Aorta und Pulmonalarterie liegen parallel zueinander im parasternalen Längsschnitt.

◢ In der kurzen Achse liegt die Aorta vor der Pulmonalarterie [4, 5].

### 5.1.9.6 Prognose

Ohne Therapie Letalität 80% im 1. Monat [4].

### 5.1.9.7 Therapie

#### 5.1.9.7.1 Palliative Therapie

Ohne zusätzliche Shunt-Verbindung ist kein Leben möglich!

◢ Prostaglandin-Infusion zum Offenhalten des Ductus Botalli

◢ Ballon-Atrioseptostomie nach Rashkind

#### 5.1.9.7.2 Operativ-interventionelle Therapie

**Atrial-switch-Op., Vorhofumkehr-Op. nach Mustard oder Senning** (seit 1958): Umleitung des venösen Flusses in Richtung auf die anatomisch richtige AV-Klappe durch Bildung eines Tunnels (Baffle), nach Senning durch autologes Material, nach Mustard durch synthetisches Material. Nachteil u.a.: RV pumpt in den Systemkreislauf und wird auf Dauer insuffizient.

**Op. nach Rastelli:** Bei TGA mit VSD und Pulmonalstenose [4] oder LVOT-Obstruktion: Intrakardiale Verbindung vom LV durch den VSD mithilfe eines Patchs in die Aorta und extrakardialer Conduit vom RV zur mit PA. Re-Op. nötig bei Degeneration und Stenosebildung des Conduit.

**Arterial-switch-Op. nach Jatene:** 1976 eingeführt, Therapie der Wahl. In den ersten Lebenswochen Versetzung der großen Arterien auf die anatomisch korrekten Ventrikel und Reimplantation der Koronarien. Vorteil: LV pumpt wie üblich in den Systemkreislauf [65].

#### 5.1.9.7.3 Prognose post Op.

Viele mögliche, sehr spezielle post-Op. Probleme, u.a. Zeitpunkt und Modus einer Re-operation, s. [58, 65].

◢ **Nach Mustard-/Senning-Op.** (die meisten der noch lebenden Erwachsenen sind so operiert worden) häufig Vorhofflimmern/-flattern und AV-Blockierungen, junktionaler Ersatzrhythmus. RV-Dysfunktion infolge des für den RV zu hohen systemarteriellen Widerstandes, mittel- bis höhergradige Trikuspidalinsuffizienz. Plötzlicher Herztod möglich [45]. Echo post Op.: In der langen parasternalen Achse sind Aorta und A. pulmonalis unverändert parallel zueinander liegend darstellbar.

◢ **Nach Arterial-switch-Op.** gibt es noch zu wenig Lz.-Daten, 20-Jahres-Überleben in 80–90% [10], mögliche Probleme im Verlauf sind Koronarinsuffizienz bei Stenose oder Abknickung und Pulmonalstenosen als Op.-Folge [4].

### 5.1.10 Korrigierte Transposition der großen Arterien

*Synonym:* L-Transposition

#### 5.1.10.1 Anatomie/Pathophysiologie

Der anatomisch rechte Ventrikel liegt links (Lävoposition) und ist verbunden mit dem linken Atrium und der Aorta. Entsprechend ist der anatomisch linke Ventrikel rechts positioniert und verbunden mit dem rechten Vorhof und der A. pulmonalis. Zwischen RA und anatomischem LV liegt die Mitralklappe. Die Aorta ist meist nach links und anterior verlagert, die A. pulmonalis liegt posterior der Aorta. Es besteht eine sog. ventrikuloarterielle und atrioventrikuläre Diskordanz. Die Blutzirkulation zwischen pulmonalem und systemischem Kreislauf ist nicht beeinträchtigt. Der rechte Ventrikel ist jedoch für die Anforderungen des Systemkreislaufs funktionell nicht angelegt. Häufig bestehen zusätzliche Fehlanlagen wie ASD oder Pulmonalstenose, in 60–70% der Fälle ein VSD. Die linksseitige AV-Klappe (trikuspidal) ist in 90% mehr oder weniger dysplastisch und insuffizient [4, 5, 65]. Der RV als Systemventrikel wird nur von einer Koronararterie versorgt, die koronare Flussreserve ist stark limitiert [65].

### 5.1.10.2 Diagnostik

#### 5.1.10.2.1 EKG
◢ QS-Zacken in II, III, AVF, linkspräkordial fehlend
◢ Gehäuft akzessorische Leitungsbahnen
◢ AV-Blockierung häufig

#### 5.1.10.2.2 Röntgen-Thorax
◢ Das Herz liegt mehr nach rechts (Dextrokardie).
◢ Das Gefäßband ist längs gestreckt, der Aortenknopf fehlt, die Aorta ascendens ist rechts nicht erkennbar.

#### 5.1.10.2.3 Echokardiografie
◢ Abnorme Lage der großen Arterien (Identifizierung der A. pulmonalis durch die Aufzweigung in 2 Gefäße)
◢ Malposition der Ventrikel (zur Identifikation der Ventrikel: anatomischer RV halbmondförmig konfiguriert und trabekuliert, LV ellipsoid)
◢ Abnorme Position der AV-Klappen (linksseitig gelegene Trikuspidalklappe, häufig dysplastisch und insuffizient)

#### 5.1.10.2.4 Herzkatheter
Zur Messung der pulmonalen Hämodynamik [38].

#### 5.1.10.2.5 MRT
Selten notwendig [38], kann aber hilfreich sein [65].

### 5.1.10.3 Differenzialdiagnose
Anatomisch korrigierte Malposition der großen Arterien; Aorta und A. pulmonalis entspringen dem „richtigen" Ventrikel, sind jedoch fehlplatziert (Aorta liegt links und vorne, die A. pulmonalis rechts und hinten).

### 5.1.10.4 Prognose
◢ Erreichen des Erwachsenenalters häufig, Lebenserwartung aber stark eingeschränkt.

◢ Ohne begleitende Missbildungen hat $1/3$ der Pat. in der 5. Dekade eine kongestive Herzinsuffizienz.
◢ Risiko für AV-Block III bei 2%/Jahr [10].
◢ Häufig symptomatische progrediente systolische Dysfunktion des RV, auch oder vor allem wegen einer progredienten Trikuspidalinsuffizienz.

### 5.1.10.5 Therapie

#### 5.1.10.5.1 Konservative Therapie
Bei isolierter korrigierter TGA. (Fangfrage: „Wie und in welchem Alter wird die korrigierte TGA operiert?")

#### 5.1.10.5.2 Operativ-interventionelle Therapie
Sog. Double-switch-Operation (Op. nach Mustard + Arterial switch), um den LV wieder als Systemventrikel zu installieren. Der Stellenwert dieser Op. ist wegen der noch ungenügenden Langzeiterfahrung noch nicht definiert [65].
◢ Ggf. operative Korrektur der häufigen Begleitmissbildungen
◢ Ggf. Klappenersatz der insuffizienten, linksseitigen, trikuspiden AV-Klappe
◢ Ggf. Schrittmachertherapie
◢ Ggf. HTX bei progredientem rechtsventrikulärem Versagen

### 5.1.11 M. Ebstein

#### 5.1.11.1 Epidemiologie
Seltenes Vitium, ca. 0,5% der angeborenen Herzfehler. Inzidenz 114/1 Million Lebendgeburten [39].

#### 5.1.11.2 Anatomie/Pathophysiologie
Bei der von Ebstein 1866 beschriebenen Anomalie handelt es sich um eine Malformation des RV und der Trikuspidalklappe mit Verlagerung des Anulus nach apikal. Typischerweise sind das septale und das posteriore Segel dysplastisch und dem Myokard ad-

härent, das septale Segel ist mind. 8 mm/m$^2$ nach apikal verlagert. Das anteriore Segel ist nicht verlagert, kann jedoch mit der freien Wand des RV verwachsen sein und so zusätzlich eine RVOT-Obstruktion bewirken. Ein Teil des RV ist atrialisiert, d.h. funktionell dem rechten Vorhof zugehörig, der RV ist konsekutiv verkleinert. Häufig besteht eine Trikuspidalinsuffizienz variablen Ausmaßes. Bei 80–94% der Patienten besteht eine interatriale Verbindung [66], die bei erhöhtem RA-Druck zum R-L-Shunt führt. Nicht selten bestehen ein VSD und eine Pulmonalklappenanomalie (Stenose, Atresie).

Das breite Spektrum der möglichen anatomischen und funktionellen Gegebenheiten bedingt eine sehr variable funktionelle Ausprägung abhängig von RV-Größe, Shuntgröße und Trikuspidalinsuffizienz:

### 5.1.11.3 Symptome
Sehr unterschiedlich:
- Tod in utero
- Zyanose und Herzinsuffizienz, bei schweren Formen bereits im Säuglingsalter auftretend
- Plötzlicher Herztod
- Paradoxe Embolien
- Belastungsdyspnoe oder supraventrikuläre Tachykardien (AVRT oder Vorhofflimmern) bei leichteren Formen im Kindes-, Jugend- oder frühen Erwachsenenalter (**Merke: Zyanose + WPW = M. Ebstein**)
- Selten auch asymptomatisch bis ins spätere Erwachsenenalter

### 5.1.11.4 Diagnostik

#### 5.1.11.4.1 Auskultation
- Häufig unauffällig
- Evtl. Systolikum entsprechend der Trikuspidalinsuffizienz
- Gespaltener 1. HT und 2. HT mit evtl. 3. HT

#### 5.1.11.4.2 EKG
- P-dextrokardiale (71%)
- RSB (50%)
- AV-Block I (34%)
- Atriale Arrhytmien
- In ca. 25% der Fälle bestehen akzessorische Leitungsbahnen, die AV-Reentry-Tachykardien ermöglichen [58].

#### 5.1.11.4.3 Langzeit-EKG
- Oft erforderlich wegen häufiger Arrhythmieneigung

#### 5.1.11.4.4 Röntgen-Thorax
Typisch ist eine ausgeprägte Kardiomegalie bei schmaler Herztaille. Ursachen:
- RA-Vergrößerung und Trikuspidalinsuffizienz (Bocksbeutelform)
- Verminderte Lungenperfusion bei zusätzlicher Obstruktion des rechten Ventrikels [4]

#### 5.1.11.4.5 Echokardiografie
- RA-Vergrößerung, RV verkleinert
- Verlagerung der Trikuspidalklappe in den RV
- Nachweis und Abschätzung der Trikuspidalinsuffizienz
- Evtl. Nachweis eines ASD oder einer PS [4]

#### 5.1.11.4.6 MRT
Selten erforderlich [38], bei unzureichendem Echo-Befund [66].

#### 5.1.11.4.7 Herzkatheter
Meist nicht erforderlich, außer für Koronarangiografie bei älteren Patienten.
- Möglich ist der Nachweis eines intrakardialen ventrikulären EKG-Signals an einer Stelle, an der gleichzeitig eine RA-Druckkurve zu registrieren ist.
- Evtl. Darstellung der Trikuspidalinsuffizienz und der RA-Dilatation.

### 5.1.11.5 Prognose

Sehr variabel je nach funktioneller Ausprägung der Anomalie, hohe Mortalität im 1. Lebensjahr, mittlere Lebenserwartung ca. 15 Jahre [4]. Symptomarme Verläufe bis ins Erwachsenenalter möglich, gelegentlich Erstmanifestation durch WPW-Syndrom, Vorhofflimmern oder paradoxe Embolie.

### 5.1.11.6 Therapie

#### 5.1.11.6.1 Konservative Therapie

Asymptomatische Patienten mit geringer Kardiomegalie ohne relevanten Shunt [66].

◢ Endokarditisprophylaxe
◢ Medikamentöse Therapie der SVT, ggf. Katheterablation akzessorischer Bahnen
◢ Schrittmacher in 3,7% der Fälle notwendig [66]

#### 5.1.11.6.2 Operativ-interventionelle Therapie

Indikation zur chirurgischen Therapie bei relevanter Zyanose und Herzinsuffizienz ab NYHA III, evtl. auch bei Herz-Thorax-Quotient > 0,65 [4, 5, 10].

◢ Trikuspidalrekonstruktion oder -ersatz (Bioprothese)
◢ Evtl. kavopulmonale Anastomose oder Fontan-Op.
◢ Evtl. HTX

#### 5.1.11.6.3 Prognose post Op.

Post-Op. Probleme durch Antikoagulation, Prothesendysfunktion, Arrhythmien. Erhöhtes Risiko für PHT. Regelmäßige Nachkontrollen sind indiziert [58].

*Anm.:*

◢ Schwangerschaft unproblematisch, solange keine Zyanose oder Herzinsuffizienz besteht [38].
◢ Bei asymptomatischen Patienten ist Erholungssport möglich [38].

## 5.1.12 Sinus-Valsalvae-Aneurysma

### 5.1.12.1 Epidemiologie

Ein Aneurysma besteht in ca. 0,05% bei Routineautopsien [25], der Anteil an kongenitalen Vitien beträgt ca. 0,1–3,5%. Das männliche Geschlecht ist 4-mal häufiger betroffen. Selten besteht eine angeborene Bindegewebserkrankung (Marfan-, Ehlers-Danlos-Syndrom). Erworbene Sinus-Valsalvae-Aneurysmen (SVA) sind seltener und bedingt durch Endokarditis, Trauma oder Syphilis [24, 25].

### 5.1.12.2 Anatomie/Pathophysiologie

Als Sinus Valsalvae wird das Cavum zwischen den Taschenklappen der Aorta und der Aortenwand bezeichnet. In der Regel handelt es sich um angeborene Anomalien (unzureichende Fusion zwischen der Media der Aorta und dem Anulus fibrosus der Klappe), in bis zu 50% ist das Aneurysma kombiniert mit einem VSD [24]. Das SVA betrifft in 75–90% den rechtskoronaren Sinus, 10–25% betreffen den akoronaren Sinus.

Ein SVA kann klinisch stumm bleiben, durch Größenzunahme und Kompressionswirkung eine Koronarinsuffizienz bedingen oder akut rupturieren. Die Ruptur eines SVA erfolgt in 72% der Fälle in den RV, in 23% in das RA, in ≤ 2% in LV, LA, Perikard und PA [24]. Kommt es zur Perforation, werden die hämodynamischen Folgen bestimmt durch die Akuität des Geschehens, die Shunt-Menge und die Shunt-Richtung. Dabei entspricht ein in die rechte Herzhöhle perforiertes SVA einem L-R-Shunt mit Volumenbelastung aller Herzabschnitte und der Lungenstrombahn.

Aufgrund des häufig akuten Verlaufs mit fehlender Adaptationsmöglichkeit kommt es bei großem Shunt zur raschen Entwicklung einer Herzinsuffizienz oder zum akuten Schockgeschehen [24].

### 5.1.12.3 Symptome

Das unkomplizierte, nicht rupturierte SVA ist asymptomatisch. Bei Ruptur kommt es zu plötzlichem Thoraxschmerz mit akuter Dyspnoe und/oder kardiogenem Schock.

### 5.1.12.4 Diagnostik

#### 5.1.12.4.1 Auskultation

▲ Kontinuierliches systolisch-diastolisches Geräusch bei Ruptur in RV oder RA.
▲ Bei Perforation in den LV besteht ein Diastolikum wie bei Aorteninsuffizienz.

#### 5.1.12.4.2 EKG/Röntgen-Thorax

Uncharakteristisch.

#### 5.1.12.4.3 Echokardiografie

▲ Direkte Darstellung des SVA, Darstellung der Shunt-Richtung
▲ Abschätzung der hämodynamischen Auswirkungen

Sensitivität des transthorakalen Echos ca. 75%, TEE besser [26].

#### 5.1.12.4.4 Herzkatheter

Indikation bei unzureichender nicht invasiver Diagnostik, zum präoperativen Ausschluss einer KHK und zur evtl. Darstellung eines begleitenden VSD [2].
▲ Direkte Darstellung des SVA und der Shunt-Richtung durch Aortografie
▲ Oxymetrie zur Shunt-Quantifizierung

### 5.1.12.5 Prognose

Der Verlauf wird von der Ätiologie mitbestimmt. Das angeborene SVA bleibt in der Regel asymptomatisch bis zur Perforation. Die Ruptur erfolgt im Mittel mit 34 Jahren (11–67 Jahre) [10]. Kleinere Perforationen können längere Zeit asymptomatisch bleiben. Etwa 20% der kongenitalen SVA rupturieren nicht.

### 5.1.12.6 Therapie

#### 5.1.12.6.1 Rupturiertes SVA

Operative Therapie mit Aneurysmaresektion und Klappenrekonstruktion, evtl. mit Patch.

#### 5.1.12.6.2 Asymptomatisches, nicht rupturiertes SVA

Bei Unklarheit über den natürlichen Verlauf des SVA ist der Wert einer prophylaktischen Op. nicht exakt abzuschätzen. Bei konservativem Prozedere echokardiografische Verlaufskontrolle und Endokarditisprophylaxe [25].

#### 5.1.12.6.3 Prognose post Op.

Günstig, Überlebensrate ca. 95% für 20 Jahre [29].

### 5.1.13 Bikuspide Aortenklappe

#### 5.1.13.1 Epidemiologie

Häufigste angeborene kardiale Anomalie (1–2% der Bevölkerung).

#### 5.1.13.2 Anatomie/Pathophysiologie

Die Klappendeformation kann lebenslang inapparent bleiben, häufig kommt es im Verlauf des Lebens jedoch zu sklerotisch-kalzifizierenden Veränderungen, zur Entwicklung einer symptomatischen Stenose und/oder zur Insuffizienz [83].

#### 5.1.13.3 Diagnostik

Jährliche Untersuchung mit Echo, bei schlechter Schallbarkeit mit MR oder CT ab einem Aortendurchmesser > 4 cm [61].

#### 5.1.13.4 Prognose

Es besteht ein erhöhtes Risiko für Aortenaneurysma und Aortendissektion sowie für Endokarditis. Erwachsene mit bikuspider Aortenklappe hatten bei normaler Lebenserwartung im Verlauf über 9 Jahre ein Risiko für ein kardiales Ereignis von 25% [77], bzw. von 24% nach 20 Jahren [83].

### 5.1.13.5 Therapie

◢ Betablocker zur Rupturprophylaxe ab einem Aortendurchmesser > 4 cm, solange noch keine Op.-Indikation besteht

◢ Indikation zum Klappenersatz bzw. Ballon-Valvuloplastie s. Kapitel 4.1, 4.2

◢ Indikation zum Aortenersatz zur Prophylaxe einer Ruptur ab einem Durchmesser von 4–5 cm [35], nach [61, 61a] ab 5 cm oder bei einer jährlichen Zunahme des Durchmessers von 0,5 cm

### 5.1.14 Aortopulmonales Fenster

Seltene Missbildung (0,15–0,6% der angeborenen Vitien) mit einer Verbindung zwischen Hinterwand der A. pulmonalis und Aorta. Es resultiert ein L-R-Shunt, je nach Größe entspricht die Klinik einem offenen Ductus Botalli oder einem großen VSD mit Kardiomegalie und Hyperperfusion der Lungengefäße. Das aortopulmonale Fenster ist eine Differenzialdiagnose des kontinuierlichen syst.-diast. Geräusches, meist besteht jedoch nur ein Systolikum. Die Therapie erfolgt operativ durch Defektverschluss mittels Patch [4, 5].

### 5.1.15 Persistierender Truncus arteriosus

Aufgrund fehlerhafter Septierung entspringen Aorta und A. pulmonalis einem gemeinsamen Gefäß in unterschiedlicher Anatomie. Nahezu immer besteht zusätzlich ein VSD. Die Kinder werden in den ersten Lebenswochen bis -monaten symptomatisch. Die Operation erfolgt frühzeitig innerhalb der ersten 2 Monate, um die Entwicklung einer pulmonalen Hypertonie zu verhindern. Der VSD wird verschlossen, die Pulmonalgefäße an einen klappentragenden Conduit angeschlossen und so mit dem RV verbunden, Trunkus und Trunkusklappe verbleiben für die Aorta und den Systemkreislauf.

Die 10-Jahres-Überlebensrate liegt um 70%. Einige Jahre später ist eine Re-Op. mit Austausch gegen einen größeren Conduit erforderlich, mit evtl. nachfolgend nochmals erneutem Conduit-Austausch [4]. Im Verlauf gibt es bei frühzeitiger Op. wenig Probleme (Stenose oder Insuffizienz der Trunkusklappe möglich), Schwangerschaft wird gut toleriert, Endokarditisprophylaxe für alle Pat. [58].

### 5.1.16 Univentrikuläres Herz

*Synonym:* Single ventricle

Ca. 1% der angeborenen Herzfehler. Das Krankheitsbild manifestiert sich in sehr unterschiedlicher Ausprägung. Basis ist ein funktionierender Ventrikel mit 2 Vorhöfen, Nomenklatur und Klassifizierung sind nicht einheitlich. Die Kinder sind früh nach der Geburt symptomatisch [69]. Bei fehlendem rechten Ventrikel erfolgt die Anlage eines kavopulmonalen (modifizierter Blalock-Taussig-) oder aortopulmonalen (Glenn-)Shunts oder der rechte Vorhof wird mit der Pulmonalarterie verbunden (Fontan-Op.).

Beim hypoplastischen Linksherzsyndrom sind linker Ventrikel und z.T. die Aorta ascendens nur rudimentär angelegt, der Systemkreislauf erfolgt über einen offenen Ductus bei ASD. Die Kinder sind direkt postnatal symptomatisch mit schwerer Zyanose und Azidose. Nach mehrzeitiger operativer Korrektur nach Norwood bildet der rechte Ventrikel den Systemventrikel, die V. cava drainiert in die V. pulmonalis, die Aorta wird durch einen Homograft-Patch aufgebaut. Als Alternative besteht die Therapieoption mittels HTX [27].

### 5.1.17 Cor triatriatum

Infolge fehlender Resorption der gemeinsamen Lungenvene teilt eine fibromuskuläre

Membran den linken Vorhof in eine postero-superiore Kammer, die die Pulmonalvenen aufnimmt, und eine anteroinferiore Kammer mit dem linken Vorhofohr, die an die Mitralklappe angrenzt. Eine mehr oder weniger große Öffnung verbindet beide Vorkammern. Bei enger Öffnung resultiert eine Stenose, die funktionell einer Mitralstenose entspricht. Das Krankheitsbild hat daher Bedeutung in der Differenzialdiagnose der Mitralstenose bei Erhöhung des PCP in Relation zum diastolischen LV-Druck. Die Darstellung im Echo ist im parasternalen SAX, LAX und 4-Kammer-Blick möglich. Nicht obstruktive Formen werden zufällig gefunden, obstruktive, symptomatische Formen erfordern die chirurgische Resektion mit nachfolgend guter Prognose.

### 5.1.18 Periphere Stenosen der Pulmonalarterie

Die **singuläre Stenose** betrifft i.d.R. die linke A. pulmonalis als Folge der Resorption des Ductus Botalli und ist meist leichtgradig. Wichtigste Ursache für **multiple Stenosen** ist die intrauterine Rötelninfektion [58]. Es kommt in variablem Ausmaß zur pulmonalarteriellen Hypertonie mit nachfolgender RV-Hypertrophie. Auskultatorisch besteht ein Systolikum oder ein kontinuierliches Geräusch.

Die Diagnosestellung erfolgt neben CT/MRT vor allem durch Angiokardiografie mit Druckmessung. Leichte bis mäßige Stenosen bleiben asymptomatisch und verlangen keine Therapie. Die isolierte linksseitige Stenose wird mit Ballon bzw. Stent therapiert. Multiple Stenosen werden ebenfalls dilatiert, u.U. mittels Hochdruckballon oder Cutting balloon. Bei multiplen Stenosen gibt es keine chirurgische Therapieoption [58].

### 5.1.19 Pulmonalatresie ohne VSD

Das Spektrum der Erkrankung reicht von der isolierten Pulmonalklappenatresie mit nur leicht verkleinertem RV bis hin zur ausgeprägten Dys-/Hypoplasie des RV ohne funktionelle Bedeutung. Die Lebensfähigkeit beruht auf dem offenen Ductus arteriosus Botalli. Therapeutisch erfolgt palliativ die Atrioseptostomie nach Rashkind. Bei funktionell ausreichend großem RV erfolgt die Valvulotomie oder die Anastomosierung des RV mit der A. pumonalis durch einen Conduit oder einen Homograft, bei dysplastischem Ventrikel bleibt nur die Fontan-Operation. Viele postoperative Probleme wurden beschrieben [4].

### 5.1.20 Totale Lungenvenen-Fehlmündung

Die Lungenvenen münden in das RA, die V. cava, den Koronarsinus, die V. portae oder V. hepatica. Nahezu immer besteht ein ASD, weitere Fehlbildungen sind häufig. Oft besteht eine Obstruktion des venösen Rückflusses, z.B. im Zwerchfelldurchtritt und an Einmündungen in andere Gefäße. Die Kinder sind symptomatisch mit Zyanose, Dyspnoe, Lungenstauung, Rechtsherzinsuffizienz. Unbehandelt sterben 80% im 1. Jahr [4]. Operativ erfolgt die Anastomosierung der Lungenvenen mit dem linken Atrium.

### 5.1.21 Partielle Lungenvenen-Fehlmündung

Meist drainieren eine oder beide rechte Lungenvenen in das RA oder die V. cava sup., seltener die linken Lungenvenen in den Koronarsinus oder die V. anonyma. Die Fehlmündung einer einzelnen Lungenvene bleibt asymptomatisch. Häufig besteht zusätzlich ein Sinus-venosus-Defekt. Die Diagnostik erfolgt mit Echo (RV-/RA-Dilatation), TEE, selektiver Pulmonalisangiografie oder mittels MRT [2, 23]. Das Krankheitsbild entspricht einem ASD, bei Symptomen infolge eines größeren L-R-Shunts ist die operative Therapie mit Verbindung der Pulmonalvene(n) an das LA indiziert [4].

## 5.1.22 Trikuspidalatresie

Komplexes Vitium mit Atresie der Trikuspidalklappe und ASD, zusätzlich VSD und/oder offener Ductus Botalli bei kleinem rechten Ventrikel. Es bestehen Zyanose und Hypoxie in den ersten Lebenswochen. Operative Therapie nach Fontan mit Anastomosierung des RA mit der A. pulmonalis unter Umgehung des RV und mit Verschluss des ASD, evtl. nach vorheriger Shunt-Op. zur Verbesserung der Lungenperfusion. Die 10-Jahres-Überlebensrate post Op. beträgt 70–80% [4].

## 5.1.23 Perikardanomalien

Das komplette Fehlen des Perikards verlangt keine Therapie. Das Herz ist im Thorax weniger fixiert, daraus können leichte Symptome resultieren. Die partielle, lokalisierte Aplasie des Perikards kann zur Hernierung von Teilen des Herzens führen. Die bildgebende Diagnostik erfolgt mit CT und NMR.

## 5.1.24 Koronaranomalien

Die Inzidenz der Koronaranomalien liegt bei ca. 1,3% [33]. Es gibt keine allgemein anerkannte Klassifizierung. Zu unterscheiden sind benigne Formen ohne hämodynamische Bedeutung und potenziell gefährliche, hämodynamisch relevante Anomalien. Es überwiegen die symptomlosen Anomalien.

Die Differenzialdiagnose einer Koronaranomalie ist zu berücksichtigen bei Koronar-

insuffizienz in jungen Jahren und bei Synkope, Dyspnoe, Thoraxschmerz und (überlebtem) plötzlichem Herztod beim Sport [37]. Koronaranomalien sind für ca. 12–19% der plötzlichen Todesfälle beim Sport verantwortlich [46]. Häufig sind nicht invasive Verfahren der Ischämie-Diagnostik falsch negativ, daher ist ggf. eine Koronarangiografie indiziert. Gute diagnostische Möglichkeiten bieten auch das MRT mit einer Sensitivität von 93–100% [46] und die CT (dieses allerdings mit relevanter Strahlenbelastung).

**Benigne Formen**
- Ektoper Abgang aus der Aorta ascendens
- Fehlender linker Hauptstamm, separater Abgang von LAD und RCX
- Ektoper Abgang aus dem falschen Sinus: Ursprung des RCX oder LAD aus dem rechten Sinus oder aus der RCA, Abgang der Koronarien aus dem posterioren Sinus, R. ventric. dexter oder R. coni mit separatem Abgang. Häufig symptomlos, Obstruktion durch die Aortenwand bei tangentialem Verlauf des Gefäßes möglich [46].
- Kleinere koronararterielle Fisteln: Koronarangiografische Häufigkeit (kleine und große) bei 0,7% [46], Verbindung einer Koronararterie mit dem RV (42%) oder RA (26%), seltener mit der Pulmonalarterie, dem Koronarsinus oder mit dem LA oder LV [2]
- Gefäßdoppelanlage (Split-LAD) u.a.m. [33, 37]

**Potenziell gefährliche Formen**
- Hauptstamm, LAD, RCX oder RCA entspringen dem „falschen" Sinus und verlaufen zwischen Aorta und Pulmonalis. Eine hämodynamisch relevante Kompression ist möglich; bes. unter schwerer körperlicher Anstrengung (Sport) kann es – selten – zum plötzlichem Herztod kommen. Vorgeschlagen wurden die operative Therapie nach überlebtem PHT und

bei asymptomatischen Personen < 30 Jahre, der Verzicht auf Intervention bei asymptomatischen Patienten > 30 Jahre sowie die eventuelle Op. bei unspezifischen Symptomen und Nachweis einer ausgedehnten Ischämie [68, 85]. Asymptomatische Patienten ohne provozierbare Ischämie mit einer RCA aus dem LCA-Sinus bedürfen wohl keiner Intervention [73], ebenso wenig wie ältere Patienten, die offensichtlich nicht gefährdet sind.

◢ Single coronary artery

◢ **Bland-White-Garland-Syndrom** (*Synonym:* ALPACA-Syndrom; Anomalous left coronary artery arising from the pulmonary artery): Die LCA entspringt der A. pulmonalis, es resultiert eine schwere Koronarinsuffizienz mit Angina, Myokardinfarkt, plötzlichem Herztod und Herzinsuffizienz. Häufig entwickelt sich ein L-R-Shunt von der RCA zur LCA und weiter zur A. pulmonalis. Seltener ist der selektive Abgang von RCA oder LAD aus der A. pulmonalis. Die chirurgische Therapie mit Reimplantation der Koronararterie in die Aorta ist auch bei fehlender Symptomatik immer indiziert [46].

◢ Große koronararterielle Fisteln: Probleme durch Shunt-Fluss, Ischämie infolge Steal-Phänomens oder Seitenastobstruktion, Ektasie/Aneurysma, evtl. mit konsekutiver Klappeninsuffizienz, Thrombose, Endokarditis, Ruptur [46]. Operative Korrektur oder katheterinterventioneller Verschluss (z.B. mit ablösbaren Coils) bei Ischämie/Ruptur etc. oder großem Shunt (Shuntfluss > 1,5 : 1).

◢ Selten: Kongenitale Stenose oder Atresie des Gefäßes oder des Ostiums

◢ Muskelbrücken: Angeboren, wenngleich häufig nicht an dieser Stelle subsumiert, nahezu immer den LAD betreffende Anomalie mit intramyokardialem Gefäßsegment. Symptome/Komplikationen eher selten, Lebenserwartung insgesamt normal, aber Ischämie mit allen Folgen bis

zum PHT möglich. Betablocker oder Ca-Antagonisten, ggf. operative Myotomie als Optionen. Stents wurden eingesetzt, sind aber nicht empfohlen [46].

## 5.2 Therapie

### 5.2.1 Konservative Therapie

Die folgenden Angaben zur **Endokarditis-prophylaxe für Patienten mit angeborenen Vitien** gelten nach ACC/AHA 2008 [80]. Als Klasse-IIa-Indikation sind formuliert:

1. Antibiotikaprophylaxe für Patienten mit dem höchsten Risiko für ein schlechtes Outcome im Falle einer Endokarditis bei zahnärztlichen Eingriffen mit Manipulation an der Gingiva oder der periapikalen Region der Zähne sowie bei Verletzung der oralen Mukosa:

◢ Pat. mit prothetischer Herzklappe oder Klappen-Op. mit Implantation von prothetischem Material

◢ Z.n. Endokarditis

◢ Pat. mit zyanotischem Vitium, nicht operativ korrigiert oder nur mit palliativem Ansatz operiert, inkl. palliative Shunts und Conduits

◢ Vollständig korrigiertes angeborenes Vitium mit prothetischem Material innerhalb von 6 Monaten post Op.

◢ Post-Op. verbleibender Defekt an oder in der Nähe zu prothetischem Material, der eine Endothelialisierung verhindert

2. Vor vaginaler Entbindung zum Zeitpunkt des Blasensprunges bei Patientinnen mit:

◢ Prothetischer Herzklappe oder Klappen-Op. mit Implantation von prothetischem Material

◢ Zyanotischem Vitium, nicht operativ korrigiert oder nur mit palliativem Ansatz operiert, inkl. palliative Shunts und Conduits

Ausdrücklich nicht empfohlen wird eine Endokarditisprophylaxe bei nicht zahnärztlichen Eingriffen wie z.B. Gastroskopie/Koloskopie bei fehlender aktiver Infektion.

## 5.2.2 Operativ-interventionelle Therapie

**Glenn-Op.:** Anastomose der V. cava sup. mit der A. pulmonalis (Letztere wird durchtrennt), verwendet z.B. bei fehlender Möglichkeit der Totalkorrektur bei hypoplastischem LV, hypoplastischem RV mit Pulmonalatresie, M. Ebstein.

**Rashkind-Op.:** Atriale Ballon-Septostomie. Bei TGA, totaler Lungenvenen-Fehlmündung, Trikuspidalatresie.

**Senning-Op.:** Atrial-switch-Op., Rekonstruktion des Blutflusses in den Vorhöfen durch Tunnelbildung mit Perikardgewebe. Bei TGA.

**Mustard-Op.:** Atrial-switch-Op. wie bei Senning, allerdings Exzision des Vorhofseptums mit Rekonstruktion der Vorhöfe mittels synthetischen Materials. Bei TGA. Post-Op. Probleme nach Senning-/Mustard-Op. durch Obstruktion des Baffles, Trikuspidalinsuffizienz, Verlust des Sinusrhythmus (oft langsamer junktionaler Rhythmus), Vorhofflattern, RV-Insuffizienz, erhöhtes Risiko für PHT. Schwangerschaft meist nicht kontraindiziert. Endokarditisprophylaxe für alle [38, 65].

**Jatene-Op.:** Arterial-switch-Operation, Vertauschung von Aorta und A. pulmonalis, seit Mitte der 1980er Jahre statt der bis dato üblichen Senning- oder Mustard-Op. Bei TGA.

**Rastelli-Op.:** Intrakardiale Verbindung von LV und Aorta und extrakardiales Conduit von RV mit PA. Bei TGA.

**Fontane-Op./Fontane-Prozedur:** Verschiedene Modifikationen, prinzipiell das Ausschalten bzw. die Überbrückung des RV und die Verbindung der A. pulmonalis mit RA oder den Hohlvenen. Ursprünglich die direkte Anastomosierung der A. pulmonalis mit dem rechten Vorhof über einen klappentragenden Conduit. Wegen Problemen mit dem RA (Arrhythmie, Thrombosen) erfolgte später die direkte Anastomosierung der V. cava sup. mit der A. pulmonalis und die Verbindung der V. cava inf. mit der A. pulmonalis durch einen Tunnel via Conduit (totale kavopulmonale Anastomose). Bei Trikuspidalatresie, hypoplastischem linken Ventrikel, Single ventricle. Post-Op multiple mögliche hämodynamische Probleme, belastete Prognose in allen Fällen [38].

**Bentall-Op.:** Ersatz der Ao. ascendens und der Aortenklappe durch klappentragenden Conduit.

**Pott-Anastomose:** Anastomose der Ao. descendens mit der A. pulmonalis sinistra bei univentrikulärem Herz. Weitgehend verlassen.

**Blalock-Taussig-Anastomose:** Anastomose der A. subclavia oder des Truncus brachiocephalicus mit der A. pulmonalis. Bei Pulmonalatresie oder palliativ bei M. Fallot vor Totalkorrektur.

**Waterston-Cooley-Anastomose:** Anastomose der Ao. ascendens mit der A. pulm. dextra, palliativ bei M. Fallot vor Totalkorrektur.

**Bändelung nach Dammann-Muller:** Palliativ bei VSD mit großem L-R-Shunt und Hyperperfusion der Lungen. Heute selten, da frühzeitig Totalkorrektur möglich.

**Atrioseptostomie nach Blalock-Hanlon:** Operative Schaffung eines ASD, von Rashkind-Technik verdrängt worden. Bei TGA ohne VSD.

## 5.2.3 Nachsorge

Aufgrund der Senkung der hohen Mortalität bei angeborenen Vitien haben heute viele Patienten das Erwachsenenalter erreicht [28].

Diverse Problemkreise (psychische und soziale Probleme, nicht kardiale Folgeerkrankungen etc.) verlangen eine interdisziplinäre Betreuung. Evidenzbasierte therapeutische Strategien gibt es bislang kaum.

Kardiale Probleme im Verlauf entstehen durch folgende Aspekte:

◢ Atriale und ventrikuläre Dysfunktion infolge abnormer Druck- und Volumenbelastung
◢ (Rest-)Shunt
◢ Pulmonalarterielle Hypertonie
◢ Arrhythmien
◢ Plötzlicher Herztod
◢ Endokarditis
◢ (Paradoxe) Embolien
◢ Nicht kardiale Operationen

## 5.3  Spezifische Formen

### 5.3.1  Zyanotische Vitien

Zyanotische Vitien führen i.d.R. zur Erythrozytose und **Polyglobulie**. Mit zunehmendem Hkt-Anstieg steigt auch die Blutviskosität und wird zum begrenzenden Faktor der Gewebsoxygenation. Von wesentlicher Bedeutung ist das Auftreten einer Mikrozytose als Folge eines Eisenmangels, wie er durch wiederholte Aderlässe entstehen kann. Mikrozytäre Erythrozyten erhöhen die Blutviskosität, ein Eisenmangel ist also unbedingt zu vermeiden. Auch eine Dehydratation (Diuretika!) kann die Blutviskosität kritisch erhöhen. Bei kompensierter Erythrozytose bildet sich ein neues Gleichgewicht zwischen Hkt und Sauerstoffbedarf der Gewebe, Symptome einer Hyperviskosität sind gering, selbst bei Hkt > 65%.

Bei dekompensierter Polyglobulie stellt sich dieses Gleichgewicht nicht ein, ein zunehmender Anstieg des Hkt geht einher mit evtl. gravierenden Symptomen der Hyperviskosität (Kopfschmerzen, Konzentrationsstörungen, Schwäche, Schwindel, Müdigkeit, Tinnitus, Myalgie [58]). Ein Aderlass (250–500 ml in 30–45 min, nach 24 h wiederholt

bei anhaltender Symptomatik) ist indiziert bei symptomatischer Hyperviskosität (meist erst ab einem Hkt > 65%) – vorausgesetzt, diese ist nicht die Folge einer Dehydratation – und sollte nicht häufiger als 2–3/Jahr erfolgen [38]. Ein Eisenmangel muss bes. vorsichtig ausgeglichen werden (1 Tabl. Eisensulfat od. -gluconat, BB-Kontrolle nach 7–10 Tagen) [38].

Das Risiko eines Apoplex erscheint bei Erwachsenen mit Polyglobulie bei zyanotischem Vitium nicht erhöht, prophylaktische Aderlässe sind daher nicht gerechtfertigt [30].

**Angeborene Vitien mit zentraler Zyanose**
Merkregel (5-mal T und 2-mal E plus 2, [58]):

◢ Ebstein-Anomalie
◢ Eisenmenger-Syndrom
◢ TGA
◢ Trikuspidalatresie
◢ Fallot-Tetralogie
◢ Truncus arteriosus
◢ Totale Lungenvenen-Fehlmündung
◢ Funktionell singulärer Ventrikel
◢ Hochgradige Pulmonalstenose/Pulmonalisatresie

Es besteht häufig eine **hämorrhagische Diathese** bei plasmatischer Koagulopathie und gestörter Plättchenfunktion (Menorrhagie, Gingivablutung, Hämoptysen). Die Indikation zur Antikoagulation/Thrombozytenaggregationshemmung ist streng zu stellen [38].

Weitere Probleme bestehen in:

◢ Niereninsuffizienz
◢ Cholezystolithiasis
◢ Hypertropher Osteoarthropathie
◢ Skoliose
◢ Akne [38]

### 5.3.2  Eisenmenger-Syndrom

Victor Eisenmenger beschrieb 1897 einen Patienten mit Zyanose und Herzinsuffizienz bei großem VSD und reitender Aorta, der an Hämoptysen verstarb, die pathophysiologische Beschreibung erfolgte in den 1950er Jahren von Wood et al.

### 5.3.2.1 Definition
Fortgeschrittene pulmonalvaskuläre Erkrankung mit stark erhöhtem Lungengefäßwiderstand, pulmonalarteriellem Druck > $2/3$ des Systemdrucks und bidirektionalem Shunt oder Shunt-Umkehr [74, 36]. 5–10% der Pat. mit angeborenen Vitien sind betroffen [67].

### 5.3.2.2 Symptome
Variable Symptomatik, nicht alle Patienten haben in Ruhe eine Zyanose.

◢ Diastolikum bei Pulmonalinsuffizienz (Graham-Steel), Pansystolikum bei Trikuspidalinsuffizienz, ein Shunt-Geräusch ist oft nicht mehr auskultierbar
◢ Lauter 2. HT
◢ AF/AFL in 35%, VT in bis zu 10% [58]
◢ Zyanose (evtl. Beine/Zehen > Arme/Finger wegen stärkerer Perfusion der unteren Extremitäten mit venösem Blut via Ductus arteriosus Botalli)
◢ Ödeme, Aszites
◢ Hepatomegalie
◢ Uhrglasnägel
◢ Belastungsintoleranz
◢ Blutungsneigung
◢ Hämoptysen
◢ Endokarditis (je nach Vitium in 4–13% der Fälle [67])
◢ Lungenembolie, bei stationären Patienten in 21% [40]
◢ Synkope

### 5.3.2.3 Diagnostik
EKG, Echo, 6-Minuten-Gehstrecke, Rö.-Thorax, Labor, Herzkatheter, evtl. Kardio-MR (kardiale Anatomie), evtl. Thorax-CT (Thromben), evtl. Spirometrie etc. bei Missverhältnis zwischen Schweregrad des Vitiums und dem Ausmaß der pulmonalen Hypertonie [67].

### 5.3.2.4 Prognose
Besser als bei primär pulmonaler Hypertonie, im Vergleich zur Normalbevölkerung jedoch stark erhöhte Mortalität [74]. Viele Patienten erreichen das Erwachsenenalter. Tod infolge PHT, dekompensierter Herzinsuffizienz oder Hämoptysen.

◢ 77% erreichen das 15. Lebensjahr, 42% erreichen das 25. Lebensjahr [58].
◢ Mortalität 46% nach 20 Jahren [36].
◢ Überleben nach 40 Jahren, 50 Jahren und 60 Jahren: 94%, 74% und 52% [59].
◢ Mittlere Lebenserwartung um 20 Jahre gegenüber Gesunden verkürzt [59].
◢ 3-Jahres-Überleben 77% bei Patienten auf der Transplantationsliste, die keine Tx erhielten [48].
◢ 50%ige Mortalität bei Schwangerschaft, daher absolut kontraindiziert [38].

Gefährdend sind Operationen (hohe Mortalität!), Infektionen, Anämie, Dehydratation und Vasodilatanzien.

### 5.3.2.5 Therapie
**Sauerstoff:** Kontrovers, nur indiziert bei nachgewiesener symptomatischer Verbesserung und verbesserter Oxygenation [48]. Bislang keine Lebensverlängerung nachgewiesen [82].

**Diuretika:** Bei Ödembildung.

**Aderlass:** Nur bei symptomatischer Hyperviskosität (Kopfschmerzen, Konzentrationsverlust). HKT dann meist > 65%. Bei häufigem Aderlass droht Eisenmangel und nachfolgend erhöhte Viskosität durch alterierte Erythrozyten. Erhöhtes Apoplexrisiko, Minderung der Belastungstolerenz. Wenn indiziert, 250–500 ml mit entsprechender i.v. Flüssigkeitssubstitution [67].

**Eisen-Substitution:** Eisenmangel erhöht das Apoplexrisiko und mindert die Leistungsfähigkeit [67]

**Antikoagulation:** Kontrovers beurteilt [38, 67, 74]. Keine Studien, Gefahr der Hämoptysen und anderer Blutungen bei vorbestehender Koagulopathie einerseits, andererseits erhöhtes Lungenembolierisiko (bis zu 30%).

**Atriale Septostomie:** Weiterhin experimentell.

**Vasodilatanzien:** Noch experimentell. Erste Studien zeigen Besserung mit Epoprostenol und Treprostinil. Bosentan verlängerte in BREATHE-5 die Gehstrecke um 53 m [60]. Erste positive Daten auch für Sildenafil und Sitaxentan [82].

**Transplantation:** Lungentransplantation oder Herz- und Lungentransplantation als Ultima Ratio. Überlebensraten nach LTX: 1 Jahr 52%, 2 Jahre 39%. Die Patientenauswahl ist schwierig, da die Prognose deutlich besser ist als z.B. bei der idiopathischen PAH.

**Sonstiges:** Vermeiden: Körperliche Überanstrengung, orale Kontrazeptiva, Hormonersatztherapie, Reisen in große Höhen. Regelmäßig Influenza- und Pneumokokken-Impfung, Endokarditisprophylaxe [67].

**Sauerstoffsupplementation bei Flugreisen:** Es existiert keine ausreichende Datenlage für eine Empfehlung [58]. Flugreisen werden normalerweise gut toleriert, Stress und Dehydrierung müssen vermieden werden [67].

## 5.4 Schwangerschaft und angeborene Vitien

Bei angeborenen Vitien werden Schwangerschaften oft gut toleriert. Hochrisikopatientinnen sind solche mit folgenden Erkrankungen [38]:

◢ Eisenmenger-Syndrom (50% Mortalität, Schwangerschaft kontraindiziert)
◢ Zyanotische Vitien
◢ Hochgradige Aortenstenose
◢ Hochgradige Mitralstenose
◢ Reduzierte Funktion des Systemventrikels
◢ Mechanische Klappenprothese
◢ Schwere pulmonale Hypertonie

◢ Marfan-Syndrom

Von [74] wird bezüglich der Risikostratifikation auf den Risiko-Score nach Siu verwiesen. Ggf. wird eine Antikonzeption und genetische Beratung empfohlen. Eine mögliche Indikation zum Schwangerschaftsabbruch besteht nach [74] in folgenden Fällen:

◢ Chronische Herzinsuffizienz, Stadium NYHA III–IV
◢ Marfan-Syndrom mit Dilatation des Aortenbulbus
◢ Symptomatische bzw. höhergradige Stenose von Aortenklappe, Aortenbogen oder Aortenisthmus
◢ Höhergradige pulmonale Hypertonie, Pulmonalwiderstand > $2/3$ des Systemwiderstands

### Literatur

[1]  Erdmann E, Riecker G. Klinische Kardiologie. 1996, 4. Aufl., Springer
[2]  Krakau I. Das Herzkatheterbuch. 1999, Georg Thieme, Stuttgart
[3]  Grossman W, Baim DS. Cardiac Cathterization, Angiography, and Intervention, 4. Ed. 1991, Lea & Febiger, Philadelphia
[4]  Apitz J. Pädiatrische Kardiologie, 1998, Steinkopff, Darmstadt
[5]  Friedman WF. Congenital Heart Disease in Infancy and Childhood. In: Braunwald E. Heart Disease, 5. Ed., 877–962. 1997, W.B. Saunders, Philadelphia
[6]  Teupe C et al. Ballondilatation valvulärer Pulmonalstenosen bei Erwachsenen. Z Kardiol 1997;86:1026–32
[7]  Roskamm H, Reindell H. Herzkrankheiten. 4. Aufl. 1996, Springer, Berlin
[8]  Gray DT et al. Clinical outcomes and costs of transcatheter as compared with surgical closure of patent ductus arteriosus. N Engl J Med 1993;329:1517–23
[9]  Beitzke A et al. Verschluss des persistierenden Duktus mit ablösbaren Coils. Z Kardiol 1997;86:514–20
[10]  Perloff JK. Congenital Heart Disease in Adults. In: Braunwald E. Heart Disease, 5. Ed., 963–87. 1997, W.B. Saunders, Philadelphia
[11]  Verma R, Keane JF. Percutaneous Therapy of Structural Heart Disease: Pediatric

disease. Prog Cardioavasc Dis 1997;40:37–54

[12] Köhler E. Klinische Echokardiographie, 3. Aufl., Ferdinand Enke, Stuttgart, 1993

[13] Kidd L et al. Second Natural History Study of Congenital Heart Defects. Circulation 1993;87(Suppl I):I-38–I-51

[14] Amin Z et al. Closure of muscular ventricular septal defects: transcatheter and hybrid techniques. Cath Cardiovasc Intervent 2008;72:102–11

[15] Weidman WH. Second Natural History of Congenital Heart Defects. Circulation 1993;87(Suppl I):I-1–I-3

[16] Wolfe RR et al. Arrhythmias in Patients with Valvular Aortic Stenosis, Valvular Pulmonic Stenosis, and Ventricular Septal Defect. Circulation 1993;87(Suppl 1):I-89–I-101

[17] Gersony WM et al. Bacterial Endocarditis in Patients with Aortic Stenosis, Pulmonic Stenosis, or Ventricular Septal Defect. Circulation 1993;87(Suppl I):I-121–I-126

[18] Campell M. Natural history of atrial septal defect. Br Heart J 1970;32:820–6

[19] Driscoll D et al. Guidelines for Evaluation and Mangement of Common congenital Cardiac Problems in Infants, Children, and Adolescents. Circulation 1994;90:2180

[20] Konstantinides S et al. A comparison of surgical and medical therapy for atrial septal defect in adults. N Engl J Med 1995;333:469–73

[21] Deutsch HJ et al. Katheter-interventioneller Verschluss interatrialer Kurzschlussverbindungen beim Erwachsenen. Dtsch Med Wochenschr 1998;123:366–71

[22] Berger A. et al. Operative versus interventionelle Therapie bei ASD, VSD, Isthmusstenose, Ductus Botalli. Z Kardiol 1999;88(Suppl 2):II/4

[23] Task Force of the European Society of Cardiology. The clinical role of magnetic resonance in cardiovascular disease. Eur Heart J 1998;19:19–39

[24] Grellner W et al. Letaler Verlauf eines in den rechten Vorhof rupturierten kongenitalen Aneurysmas des rechten Sinus Valsalvae. Z Kardiol 1995;84:553–9

[25] Wiemer J et al. Vielfalt der klinischen Symptomatik und Manifestation nicht-rupturierter Sinus-Valsalvae-Aneurysmata – Drei Fallbeispiele. Z Kardiol 1996;85:221–5

[26] Köhler E. Klinische Echokardiographie. 3. Aufl., Ferdinand Enke, Stuttgart 1993

[27] Weyand M et al. Die chirurgischen Behandlungsmöglichkeiten des hypoplastischen Linksherzsyndroms. Dt Ärztebl 1998;95:A-2256–61

[28] Kaemmerer H. Nachbetreuung angeborener Vitien im Erwachsenenalter. Z Kardiol 1999;88(Suppl 2):II/4

[29] van Son J et al. Long-term Outcome of Surgical Repair of Ruptured Sinus of Valsalva Aneurysm. Circulation 1994;90(Part 2):II-20–II-27

[30] Perloff JK et al. Risk of Stroke in Adults with Cyanotic Congenital Heart Disease. Circulation 1993;87:1954–9

[31] Radtke W. Current therapy of the patent ductus arteriosus. Curr Opin Cardiol 1998;13:59–65

[32] Thilen U et al. Does the risk of infective Endocarditis justify routine patent ductus arteriosus closure? Eur Heart J 1997;18:503–6

[33] Yamanaka O et al. Coronary artery anomalies in 126 595 patients undergoing coronary arteriography. Cathet Cardiovasc Diagn 1990;21:28–40

[34] Rao PS et al. for the International Buttoned Device Trial Group. Results of transvenous occulsion of secundum atrial septal defects with the fourth generation buttoned device: comparison with first, second, and third generation devices. J Am Coll Cardiol 2000;36:583–92

[35] Fedak PWM et al. Clinical and pathopysiological implications of a bicuspid aortic valve. Circulation 2002;106:900–4

[36] Berman E et al. Eisenmenger-Syndrom: Current management. Prog Card Dis 2002;45:129–38

[37] Angelini P et al. Coronary anomalies. Circulation 2002;105:2449–54

[38] Task Force of the European society of Cardiology. Management of grown up congenital heart disease. Eur Heart J 2003;24; 1035–84

[39] Hoffmann JIE et al. The incidence of congenital heart disease. J Am Coll Cardiol 2003;39:1890–900

[40] Silversides CK et al. Pulmonary thrombosis in adults with Eisenmenger syndrome. J Am Coll Cardiol 2003;42:1982–7

[41] Fawzy ME et al. Long-term outcome (up to 15 years) of balloon angioplasty of discrete native coarctation of the aorta in

adolescents and adults. J Am Coll Cardiol 2004;43:1062–7

[42] Pass RH et al. Multicenter USA amplatzer patent ductus arteriosus occlusion device trial. J Am Coll Cardiol 2004;44:513–9

[43] Roos-Hesselink JW et al. Outcome of patients after surgical closure of ventricular septal defect at young age: longitudinal follow- up of 22–34 years. Eur Heart J 2004;25;1057–62

[44] Knauth Al et al. Transcatheter device closure of congenital and postoperative residual ventricular septal defects. Circulation 2004;110:501–7

[45] Roos-Hesselink JW. Decline in ventricular function and clinical condition after mustard repair for transposition of the great arteries (a prospective study of 22–29 years). Eur Heart J 2004;25:1264–70

[46] von Kodolitsch Y et al. Coronary artery anomalies. Z Kardiol 2005;94:1–13

[47] Masura J et al. Long-term outcome of transcatheter secundum-type atrial septal defect closure using amplatzer septal occluders. J Am Coll Cardiol 2005;45:505–7

[48] ESC Guidelines. Guidelines on diagnosis and treatment of pulmonary arterial hypertension. Eur Heart J 2004;25:2243–78

[49] Homma S et al. Patent foramen ovale and stroke. Circulation 2005;112:1063–72

[50] Chessa M et al. Results and mid-long-term follow-up of stent implantation for native and recurrent coarctation of the aorta. Eur Heart J 2005;26:2728–32

[51] Karck M et al. Patcherweiterungsplastik bei Aortenisthmusstenose. Dtsch Ärztebl 2003;100(7):A416–419

[52] Hara H et al. Patent foramen ovale: current pathology, pathophysiology, and clinical status. J Am Coll Cardiol 205;46:1768–76

[53] Kizer JR et al. Patent foramen ovale in young adults with unexplained stroke. N Engl J Med 2005;353:2361–72

[54] Meissner I et al. Patent foramen ovale: innocent of guilty? J Am Coll Cardiol 2006;47:440–5

[55] Roos-Hesselink JW et al. Long-term outcome after surgery for pulmonary stenosis (a longitudinal study of 22–33 years) Eur Heart J 2006;27:482–8

[56] Carr JA. the results of catheter-based therapy compared with surgical repair of adult aortic coartation. J Am Coll Cardiol 2006;47:1101–7

[58] Webb GD et al. Congenital heart disease. In: Zipes DP et al. Braunwald's Heart Disease, 7. Ed., 1489–552. 2005, Elsevier Saunders, Philadelphia

[59] Diller G-P et al. Presentation, survival prospects, and predictors of death in Eisenmenger syndrome: a combined retrospective and case-control study. Eur Heart J 2006;27:1737–42

[60] Galie N et al. for the BREATHE-5 investigators. Bosentan therapy in patients with eisenmenger syndrome. Circulation 2006;114:48–54

[61] Bonow RO et al. ACC/AHA 2006 Guidelines for the Management of Patients with Valvular Heart Disease. J Am Coll Cardiol 2006;48:1–148

[61a] Bonow 2008 focused update incorporated into the ACC/AHA 2006 guidelines fort he management of patients with valvular heart disease. J Am Coll Cardiol 2008;52:e1–e142

[62] Minette MS et al. Ventricular septal defects. Circulation 2006;114:2190–7

[63] Schneider DJ et al. Patent ductus arteriosus. Circulation 2006;114:1873–82

[64] Webb G et al. Atrial septal defects in the adult. Circulation 2006;114:1645–53

[65] Warnes CA. Transposition of the great arteries. Circulation 2006;114:2699–709

[66] Attenhofer CH et al. Ebstein's anomaly. Circulation 2007;115:277–85

[67] Diller G-P et al. Pulmonary vascular disease in adults with congenital heart disease. Circulation 2007;115:1039–50

[68] Angelini P et al. Coronary artery anomalies. Circulation 2007;115:1296–305

[69] Khairy P et al. Univentricular heart. Circulation 2007;115:800–12

[70] Inglessis I et al. Interventional catheterization in adult congenital heart diesase. Circulation 2007;115:1622–33

[71] Bashore TM. Adult congenital heart disease. Right ventricular outflow tract lesions. Circulation 2007;115:1933–47

[72] Carminati M et al. Transcatheter closure of congenital ventricular septal defects: results of the european registry. Eur Heart J 2007;28:2361–8

[73] Gersony WM. Management of anomalous coronary artery from the contralateral coronary sinus. J Am Coll Cardiol 2007;50:2083–4

[74] Schmalz AA et al. Medizinische Leitlinie zur Behandlung von Erwachsenen mit an-

geborenen Herzfehlern (EMAH) der deutsch- österreichisch-schweizerischen kardiologischen Fachgesellschaften. Clin Res Cardiol 2008;97:194–214

[75] Di Tullio MR et al. Patent foramen ovale and the risk of ischemic stroke in a multi-ethnic population. J Am Coll Cardiol 2007;49:797–802

[76] Handke M et al. Patent foramen ovale and cryptogenic stroke in older patients. N Engl J Med 2007;357:2262–8

[77] Tzemos N et al. Outcomes in adults with bicuspid aoric valves. JAMA 2008;300(11):1317–25

[78] Windecker S et al. Patent foramen ovale and cryptogenic stroke: to close or not to close? Circulation 2008;118:1989–98

[79] Messe SR et al. Patent foramen ovale in cryptogenic stroke. Not to close. Circulation 2008;118:1999–2004

[80] ACC/AHA 2008 Guidelines for the management of adults with congenital heart diesase. J Am Coll Cardiol 2008;52:e1–e121

[81] Serena J et al. Recurrent stroke and massive right-to-left shunt. Results of the prospective spanish multicenter (CORDICA) study. Stroke 2008;39:3131–6

[82] Beghetti M et al. Eisenmenger Syndrome. J Am Coll Cardiol 2009;53:733–40

[83] Michelena HI et al. Natural history of asymptomatic patients with normally functioning or minimally dysfunctional bicuspid aortic valve in the community. Circulation 2008;117:2776–84

[84] Baumgartner H et al. Echocardiographic assessment of valve stenosis: EAE/ASE recommendations for clinical practise. J Am Soc Echocardiogr 2009;22:1–23

[85] Cheitlin MD. Finding asymptomatic people with a coronary artery arising from the wrong sinus of valslava. J Am Coll Cardiol 2009;51:2065–7

# 6 Kardiomyopathien

## 6.1 Definitionen

Es werden unterschiedliche Definitionen und Klassifizierungssysteme verwendet:

### 6.1.1 Definition nach WHO 1995

Kardiomyopathien sind Erkrankungen des Myokards, assoziiert mit kardialer Dysfunktion [1]. Es wurden 10 sog. spezifische Kardiomyopathien definiert, im einzelnen die ischämische, valvuläre, hypertensive, inflammatorische, metabolische, toxische, hyperergische und peripartale Kardiomyopathie sowie die Kardiomyopathie bei Systemerkrankungen, bei muskulärer Dystrophie und bei neuromuskulären Erkrankungen.

### 6.1.2 Definition nach AHA 2006

„Cardiomyopathies are a heterogenous group of diseases of the myocardium associated with mechanical and/or electrical dysfunction that usually (but not invarialy) exhibit inappropriate ventricular hypertrophy or dilation and are due to a variety of causes that frequently are genetic. Cardiomyopathies either are confined to the heart or are part of generalized systemic disorders, often leading to cardiovascular death or progressive heart failure-related disability" [91].

Nach dieser Definition werden erstmalig auch Erkrankungen der Ionenkanäle (LQTS und Brugada-Syndrom) den Kardiomyopathien zugeordnet. Ätiologisch wird wie folgt differenziert:

1. **Primäre Kardiomyopathien:** Genetisch, nicht genetisch, erworben
2. **Sekundäre Kardiomyopathien** (früher „spezifische Kardiomyopathien"): Kardiale Beteiligung bei Systemerkrankungen

Primäre Kardiomyopathien

| Genetisch | Erworben | Gemischt |
|---|---|---|
| Hypertrophe Kardiomyopathie | Inflammatorisch | DCM dilatative |
| ARVC/D | Stressinduziert (Tako-Tsubo) | Restriktiv |
| LV non compaction (LVNC) | Tachykardieinduziert | |
| Kardiale Glykogenspeicherkrankheiten (PRKAG2, Danon) | KM bei Kindern von Müttern mit Diabetes mellitus | |
| Leitungsstörungen | Peripartum | |
| Mitochondropathien | | |
| Ionenkanaldefekte (Brugada-Syndrom, LQTS, SQTS, CVPT) | | |

### 6.1.3 Definition nach ESC 2008

„A myocardial disorder in which the heart muscle is structurally and funcionally abnormal, in the absence of coronary artery disease, hypertension, valvular disease and congenital heart disease sufficient to cause the observed myocardial abnomality" [109].

Die primäre Einteilung erfolgt nach morphologisch-funktionellen Kriterien in **5 Phänotypen:**

1. Dilatative Kardiomyopathie (DCM)

2. Hypertrophe Kardiomyopathie (HCM)
3. Restriktive Kardiomyopathie (RCM)
4. Arrhythmogene rechtsventrikuläre Kardiomyopathie (ARVC)
5. Nicht klassifizierbare Kardiomyopathie (2 Entitäten: Tako-Tsubo und Non-compaction-Kardiomyopathie)

**Ätiologisch** werden diese Kardiomyopathien klassifiziert als entweder **familiär/genetisch** determiniert oder **nicht familiär/nicht genetisch**. Im letzteren Fall ist die Kardiomyopathie entweder erworben **im Rahmen einer spezifischen Erkrankung** (z.B. RCM bei Amyloidose) oder sie ist **idiopathisch** (z.B. idiopathische DCM).

Die vormals gängige Einteilung in primäre und sekundäre Kardiomyopathien wurde aufgegeben. Anders als von der AHA werden Ionenkanalerkrankungen von der ESC nicht als eigenständige Kardiomypathie angesehen.

## 6.1.4 Ätiologische Übersicht

Kardiomyopathien, ätiologische Übersicht (mod. nach [1, 87, 91])

| | | |
|---|---|---|
| **Inflammatorisch** | Infektiös | Viren |
| | | Bakterien |
| | | Parasiten |
| | | Pilze |
| | Autoimmun | |
| | Idiopathisch | |
| **Metabolisch** | Alimentär | Selenmangel |
| | | Pellagra |
| | | Beri-Beri |
| | | Kwashiorkor |
| | Endokrin | Akromegalie |
| | | Diabetes mellitus |
| | | Hypothyreose |
| | | Hyperthyreose |
| | | M. Cushing |
| | | Phäochromozytom |
| **Metabolisch** | Sonstige | Urämie |
| | | Hypokalzämie |
| | | Hypophosphatämie |
| | | Hypokaliämie |
| | | Hypomagnesiämie |
| **Hypersensitivität** | | Penizillin |
| | | Sulfonamide |
| | | Methyldopa |
| | | Tetracycline |
| **Toxisch** | | Alkohol |
| | | Zytostatika |
| | | Kokain |
| | | Kobalt |
| | | Skorpionstich |
| | | Kohlenmonoxid |
| | | Chloroquin |
| | | Katecholamine |
| **Physikalisch** | | Hypothermie |
| | | Radiatio |
| | | Hitzschlag |
| | | Tachykardie |
| **Neuromuskulär** | | Erb |
| | | Friedreich |
| | | Duchenne |
| | | Kearns-Sayre |
| | | Myotonische Dystrophie |
| **Speicherkrankheiten** | | Glykogenosen |
| | | Sphingolipidose |
| | | Hämochromatose |
| | | M. Fabry |
| | | M. Gaucher |
| | | Amyloidose |
| **Fibroplastisch** | | Endomyokardfibrose |
| | | Karzinoid-Syndrom |
| | | Fibroelastose |
| | | Löffler-Endokarditis |

| Generalisierte System-erkrankung | Sarkoidose |
|---|---|
| | Leukämie |
| | Dermatomyositis |
| | Lupus erythematodes |
| | Polyarteriitis |
| | Rheumatische Arthritis |
| | Sklerodermie |
| Sonstiges | Peripartal |
| | LV non compaction |
| | ARVD |

## 6.2 Endomyokardbiopsie

Die Indikation zur Endomyokardbiopsie (EMB) wurde und wird kontrovers diskutiert [65, 66, 71, 94]. Komplikationsrate ges. 6%, vor allem nennenswert die Perikardtamponade (0,5%) mit möglicher Todesfolge [105], keine schweren Komplikationen bei 543 prospektiv ausgewerteten EMB bei [121]. Bei den folgenden Erkrankungen, die durch Biopsie diagnostiziert werden können, besteht eine Therapiemöglichkeit:

◢ Abstoßungsreaktion nach HTX
◢ Sarkoidose
◢ Hämochromatose (Diagnose meist auch ohne EMB möglich)
◢ M. Fabry (Diagnose i.d.R. durch Bluttest möglich)
◢ Amyloidose (Diagnose oft durch Fettgewebsaspiration möglich)
◢ Seltene, spezifische Myokarditiden (z.B. Toxoplasmose, Borreliose)
◢ Hypereosinophiles Syndrom mit Herzbeteiligung (Hypersensitivity myocarditis)
◢ Maligne Infiltrationen
◢ Giant-cell-Myokarditis
◢ Nekrotisierend-eosinophile Myokarditis

Insgesamt wird durch die EMB nur sehr selten (ca. 2%) eine therapierbare, spezifische Kardiomyopathie diagnostiziert [34]. Von

1 230 DCM-Patienten mit EMB hatten 36 Pat. eine Amyloidose, 14 eine Sarkoidose, 9 eine Hämochromatose [38]. Bei „idiopathischer" DCM konnte in 67% Virusgenom nachgewiesen werden, ohne dass eine Myokarditis bestand [75]. Nach [71] wird eine Kardiomyopathie ätiologisch bei 31% der Patienten falsch klassifiziert, die EMB kann bei 75% dieser Patienten eine Diagnose sichern.

Problematisch ist insbesondere der Sample error mit resultierend geringer Genauigkeit, falsch positive Ergebnisse treten in 3% der Fälle auf, falsch negative in 55%, richtig positive in 45% [66].

**Indikationen zur Endomyokardbiopsie nach AHA/ACCF/ESC 2007 [105], nur Klasse I/IIa**

| Klasse | |
|---|---|
| I | Neu aufgetretene Herzinsuffizienz seit < 2 Wochen, ungeklärte Ätiologie, LV normal groß oder dilatiert mit hämodynamischer Kompromittierung (zwecks Abgrenzung einer lymphozytären Myokarditis von einer Giant-cell-Myokarditis oder einer nekrotisierend-eosinophilen Myokarditis) |
| | Neu aufgetretene Herzinsuffizienz, seit 2 Wochen bis 3 Monaten bestehend, ungeklärte Ätiologie, LV dilatiert mit neuen ventrikulären Arrhythmien oder AV-Block Mobitz Typ II oder AV-Block III oder fehlendes Ansprechen auf die übliche Therapie innerhalb von 1–2 Wochen |
| IIa | Ungeklärte Herzinsuffizienz > 3 Monate, dilatierter LV, neue ventrikuläre Arrhythmien oder AV-Block ≥ Mobitz II bei fehlendem Ansprechen auf die Therapie (zielt vor allem auf die Diagnose einer Sarkoidose) |
| | Ungeklärte Herzinsuffizienz, mögliche allergische Reaktion + Eosinophilie im Blut (zwecks Diagnose einer Hypersensitivitätsmyokarditis, Prävalenz 2,4–7%) |
| | Herzinsuffizienz bei V.a. Anthrazyklin-Kardiomyopathie |
| | Herzinsuffizienz bei ungeklärter restriktiver Kardiomyopathie |
| | V.a. kardialen Tumor |
| | Ungeklärte Kardiomyopathie bei Kindern |

# 6.3 Dilatative Kardiomyopathie

Die dilatative Kardiomyopathie (DCM) ist definiert als eine Herzmuskelerkrankung mit Dilatation und verminderter Kontraktion des linken Ventrikels oder beider Ventrikel [1]. Ca. 50% der Erkrankungen werden bei unklarer Ätiologie den idiopathischen Formen zugeordnet, 15–25(–35)% sind familiär/genetisch bedingt [13, 95]. Die DCM ist die häufigste kardiale Erkrankung, die zur Transplantation führt, und die dritthäufigste Ursache für eine Herzinsuffizienz [91]. Zahlreiche verschiedene spezifische Herzmuskelerkrankungen können eine DCM verursachen (Übersicht Tab. 6.1.4).

## 6.3.1 Idiopathische dilatative Kardiomyopathie

### 6.3.1.1 Epidemiologie
Inzidenz 6 pro 100 000 Einwohner/Jahr, Prävalenz 36 pro 100 000, Männer zweifach häufiger betroffen, oft im mittleren Alter auftretend [3].

### 6.3.1.2 Ätiologie
Definitionsgemäß unklar, die Diagnose wird nach Ausschluss der sekundären Formen und der familiären Erkrankungen gestellt. Als mögliche Ursachen werden besonders exogen induzierte inflammatorische Ursachen (virale Myokarditis als Ursache in ca. 9% [82]) sowie autoimmunologische Mechanismen diskutiert. In 67,5% konnte mittels PCR Virusgenom nachgewiesen werden – Enterovirus 9,4%, Parvovirus B19 51,4%, HHV-6 in 21,6%, EBV 2%, HCV 0,8%, Adenovirus 1,6%, bei 27% sogar verschiedene Viren [75] –, ohne dass histologisch eine aktive oder Borderline-Myokarditis nachweisbar war. Morphologische, immunologische und histochemische Untersuchungen führten bislang nicht zu einer ätiologischen Klärung der Erkrankung.

### 6.3.1.3 Pathophysiologie
Systolische Funktionsstörung und Dilatation des LV (und evtl. des RV) sind die Kennzeichen der DCM. Die Dilatation ermöglicht es ein normales Schlagvolumen bei verminderter EF mit geringerer Faserverkürzung zu fördern, dies jedoch nur mit einer erhöhten Wandspannung. Das HZV ist in Ruhe lange Zeit normal, unter Belastung jedoch limitiert. Der enddiastolische Druck kann dabei normal oder erhöht sein, ohne klare Beziehung zur Dilatation oder zur systolischen Dysfunktion kann in variabler Ausprägung zusätzlich eine diastolische Funktionsstörung bestehen.

Im Unterschied zur KHK mit Herzinsuffizienz aufgrund des Verlustes an kontraktiler Masse als Infarktfolge ist die Ursache der Kontraktilitätsverminderung bei der idiopathischen DCM nicht geklärt. Mehrere Mechanismen dürften eine Rolle spielen:

◢ Gestörte Gen-Expression mit nachfolgender Alteration der intrazellulären Kalziumwirkung und Kalziumhomöostase, der betaadrenergen Signaltransduktion und der Myosin-Funktion
◢ Störung der elektromechanischen Kopplung und der funktionellen Inotropiemodulation durch Autoantikörper (z.B. gegen Betarezeptoren, ATPase, Myosin)
◢ Verstärkte Apoptose

### 6.3.1.4 Symptome
Klinische Zeichen der Herzinsuffizienz bei 95% der Patienten im Verlauf der Erkrankung [4]:
◢ Verminderte körperliche Leistungsfähigkeit
◢ Belastungsdyspnoe (86%), Ruhedyspnoe
◢ Präkordialschmerz (8–20%)
◢ Palpitationen, Tachykardien, Schwindel, Synkope
◢ Ödeme
◢ Abdominelle Symptome
◢ Arterielle Embolien

### 6.3.1.5 Diagnostik

#### 6.3.1.5.1 Auskultation
◢ 3. und/oder 4. HT
◢ Systolikum infolge relativer Mitral-/Trikuspidalinsuffizienz

#### 6.3.1.5.2 EKG
◢ Sinustachykardie
◢ AV-Blockierung
◢ Linksschenkelblock oder LAHB
◢ Vorhofflimmern (ca. 20%, [4])
◢ Unspezifische Repolarisationsstörungen
◢ Pathologische Q-Zacken (5–10%)
◢ Insges. keine spezifischen Zeichen, „alles ist möglich" [2, 4]

#### 6.3.1.5.3 Labordiagnostik
Je nach klinischer Gesamtkonstellation zum Ausschluss spezifischer Kardiomyopathien:
◢ Kreatinin/Harnstoff
◢ Kalzium, Phosphat
◢ Ferritin
◢ Evtl. Virusdiagnostik (s. Kap. 6.3.3.1)
◢ BSG, Rheumafaktor, antinukleäre Antikörper
◢ Schilddrüsenwerte, evtl. erweiterte Hormondiagnostik

#### 6.3.1.5.4 Röntgen-Thorax
◢ Kardiomegalie
◢ Evtl. Lungenstauung

#### 6.3.1.5.5 Echokardiografie
◢ Dilatation des LV, evtl. auch von RV, LA und RA
◢ Diffuse oder auch regional betonte Hypokinesie
◢ Reduzierte systolische Gesamtfunktion
◢ Evtl. diastolische Dysfunktion
◢ Evtl. funktionelle Mitralinsuffizienz
◢ Evtl. sekundäre Trikuspidalinsuffizienz
◢ Evtl. sekundäre pulmonalarterielle Hypertonie

#### 6.3.1.5.6 Rechtsherzkatheter
◢ Inadäquate HZV-Steigerung unter Belastung
◢ Evtl. erhöhter LVEDP/PCP
◢ Sekundäre pulmonalarterielle Hypertonie

Im Einzelfall erforderlich zum Ausschluss eines Shunt-Vitiums, zur genauen Erfassung der hämodynamischen Situation bzw. zur HTX-Planung.

#### 6.3.1.5.7 Koronarangiografie
◢ Standardmäßig zum Ausschluss einer KHK, unauffällige Koronarien, evtl. Slow flow
◢ Evtl. ersetzbar durch ein Kardio-MR mit Gadolinium-Kontrast [74], durch ein Kontrast-Echo (Sensitivität 100% bzw. 86%, Spezifität 78% bzw. 89% für die Detektion eine Perfusionsstörung in mind. 1 Gefäßareal [114]) oder durch eine Koro-CT mit Late enhanced imaging [120].

#### 6.3.1.5.8 Lävokardiografie
◢ Definitionsgemäß dilatierter LV mit reduzierter Kontraktilität
◢ Evtl. funktionelle Mitralinsuffizienz
◢ Bestimmung der EF als eines der wichtigsten Prognosemarker (soweit zusätzlich zur echokardiografischen Bestimmung notwendig)

#### 6.3.1.5.9 Kardio-MR
Optional. Darstellung von Größe, Myokarddicke und EF des LV.
◢ Bei ca. 50% der Patienten mit LVEF < 35% Darstellung eines Late enhancements, interpretiert als eine stärkere myokardiale Fibrosierung. Pat. mit Late enhancement hatten eine deutlich schlechtere Prognose, vor allem hinsichtlich Arrhythmien und Hospitalisierung wegen Herzinsuffizienz [116].

### 6.3.1.5.10 Myokardbiopsie

Bioptisch/histologisch Nachweis einer interstitiellen Fibrose, starke Zellvariabilität mit hypertrophierten, degenerierten und atrophierten Myozyten [4]. Es gibt keine eindeutigen histologischen Kriterien für eine idiopathische DCM. In ca. 10–16% der Fälle ergibt sich die Diagnose einer Myokarditis [43]. Bei 20% wurden Viren gefunden (Adenovirus und Enterovirus) [57]. Indikationsstellung s. Tab. 6.2.

### 6.3.1.5.11 Langzeit-EKG

- In 40% asymptomatische, nicht anhaltende VT [4]
- Stark erhöhtes Risiko für Rhythmusereignisse bei NSVT im Lz.-EKG in Kombination mit einer EF < 30% oder einem LVEDD > 70 mm [41]
- Als eigenständiger Risikofaktor nur im Trend (d.h. nicht signifikant) mit erhöhter Mortalität behaftet [60]

### 6.3.1.5.12 Elektrophysiologische Untersuchung

- Prädiktion des plötzlichen Herztodes nicht möglich
- Ggf. erforderlich zum Ausschluss eines Bundle branch reentry bei Tachykardien mit breitem Kammerkomplex

### 6.3.1.5.13 Nicht invasive Arrhythmiediagnostik

Signalmittlungs-EKG, Herzfrequenzvariabilität, T-Wellen-Alternans und Baroreflex-Sensitivität erwiesen sich als nicht hilfreich [60] für die Risikostratifikation, sie sind kein Bestandteil der Routinediagnostik.

### 6.3.1.6 Prognose

Der natürliche Verlauf ist im Einzelfall unvorhersehbar. Stark divergierende Daten finden sich in der Literatur:

- 50% Mortalität in den ersten 2 Jahren und 25%iges Überleben für mehr als 10 Jahre [11]
- 5-Jahres-Mortalität ca. 50% [4]
- In neueren Darstellungen 5-Jahres-Mortalität bei 20% [4]

- Jährliche Mortalität um 5% nach [5]
- Verbesserung der kardialen Funktion mit Steigerung der EF um > 10% bei 20–45% der Patienten [4]
- Todesursache ist in 28% ein plötzlicher Herztod [4], bester Risikoprädiktor für Arrhythmien war eine EF < 30% und die fehlende Einnahme von Betablockern [60].

**Prognosemarker für Mortalität** [4, 15]

- LVEF
- Maximale Sauerstoffaufnahme unter körperlicher Belastung
- Herzgröße
- 3. Herzton
- Alter
- PC-Druck
- Kreatinin
- Pulmonale Hypertonie
- Serum-Natrium
- VT
- NYHA-Status
- Diastolische Dysfunktion
- Diuretika-Dosis
- Hypotonie
- Serum-Noradrenalin
- BNP
- NT-proBNP
- RV-Funktion

### 6.3.1.7 Therapie

Keine spezifische Therapie bekannt.

- Medikamentöse Basistherapie der Herzinsuffizienz (s. Kap. 8)
- CRT
- ICD
- Implantierbare Ventricular Assist Devices [16]
- Herztransplantation (s. Kap. 9)

Experimentelle Therapieansätze:

- Immunsuppression
- Steroide ohne nachgewiesene Wirkung [12], entsprechende Studien fokussieren auf inflammatorische Kardiomyopathien (s. Kap. 6.3.3.1)

◢ Immunadsorption von Autoantikörpern [10, 37]

◢ Wachstumshormon, IGF-I [17]

## 6.3.2 Familiäre dilatative Kardiomyopathie

Eine genetische Transmission ist Ursache bei ca. 35% der Patienten mit DCM [95]. Es handelt sich um eine heterogene Gruppe, 20 verschiedene Gene für verschiedene Strukturbestandteile des Myozyten wurden beschrieben [35]. Überwiegend besteht eine autosomaldominante Vererbung (16 Gene), die X-chromosomale Vererbung betrifft meistens Mutationen des Dystrophin-Gens, die autosomalrezessive Vererbung wurde für eine Mutation des Troponins I gezeigt [36].

Die familiäre DCM zeigt eine inkomplette Penetranz, eine variable Expression und eine Heterogenität für Locus und Allel, sodass die Diagnosestellung schwierig ist. Der genaue pathogenetische Erkrankungsablauf ist überwiegend unklar. Die Erkrankung ist vermutlich überwiegend nicht auf einen einzelnen Gendefekt zurückzuführen, sondern auf das Zusammenspiel von genetischen, viralen, immunologischen und anderen Faktoren [95].

Die Hauptkriterien für das Vorliegen einer familiären Form bei einem DCM-Patienten sind [13]:

◢ Nachweis einer DCM bei einem Verwandten 1. Grades

◢ Plötzlicher Herztod < 35 Jahre bei einem Verwandten 1. Grades

Alle Verwandten 1. Grades sollten auf eine DCM hin untersucht werden. Zu berücksichtigen ist, dass sich Verwandte lange Zeit in einer präsymptomatischen Erkrankungsphase befinden können. Es wurde vorgeschlagen, Echo und EKG bei Verwandten 1. Grades alle 3–5 Jahre zu wiederholen [36]. Allerdings gibt es keine typischen EKG-Veränderungen und der alleinige echokardiografische Nachweis

einer Dilatation ist schwer zu interpretieren. Aufgrund der genetischen Heterogenität steht ein Gentest für die klinische Routine bislang nicht zur Verfügung [104].

## 6.3.3 Spezifische Formen

### 6.3.3.1 Myokarditis/Inflammatorische Kardiomyopathie

#### 6.3.3.1.1 Definition

Eine Myokarditis ist eine entzündliche Erkrankung des Myokards; die Diagnose wird aufgrund von histologischen, immunologischen und immunhistochemischen Kriterien gestellt. Die inflammatorische Kardiomyopathie ist eine Myokarditis mit konsekutiver kardialer Dysfunktion [1]. Entzündungsprozesse sind bei ca. 50% der Patienten mit DCM nachweisbar [99].

#### 6.3.3.1.2 Pathologie

Die pathologische Klassifizierung erfolgt in [82]:

◢ Lymphozytisch (55%)

◢ Borderline (22%)

◢ Granulomatös (10%)

◢ Giant cell (6%)

◢ Eosinophil (6%)

#### 6.3.3.1.3 Ätiologie

Ätiologie der Myokarditis/inflammatorischen Kardiomyopathie nach [3, 43, 119]

| Infektiös | Viren | Coxsackie A und B |
|-----------|-------|-------------------|
| | | Influenza |
| | | Echo-, Adeno-, Enteroviren |
| | | HSV, VZV, HIV, CMV, RSV |
| | | Mumps |
| | | Röteln |
| | | Gelbfieber |
| | | Hepatitis C |
| | | Polio |
| | | Varizellen u.a. |

| Infektiös | Bakterien | Diphterie |
|---|---|---|
| | | Clostridien |
| | | Legionellen |
| | | Borrelien |
| | | Rickettsien |
| | | Chlamydien |
| | | Diverse Bakterien-Spezies im Rahmen einer Sepsis |
| | | Pneumokokken |
| | | Mykoplasmen |
| | | Tropheryma whippelii u.a. |
| | Protozoen | Trypanosoma cruzi |
| | | Toxoplasmose |
| | | Amöbiasis |
| | | Leishmaniose |
| | | Malaria |
| | Parasiten | Trichinen |
| | | Askariden |
| | | Echinokokken |
| | Pilze | Aktinomyzes |
| | | Aspergillus |
| | | Candida |
| | | Kryptokokkus |
| | | Histoplasma u.a. |
| Auto-immun | Zellulär oder humoral vermittelte, pathoimmunologisch bedingte Inflammation | Giant-cell-Myokarditis |
| | | Churg-Strauss-Syndrom |
| | | Lupus erythematodes |
| | | M. Wegener |
| | | Sarkoidose |
| Toxisch | | Äthanol |
| | | 5-FU |
| | | Anthrazykline |
| | | Metalle |
| | | Insektenstiche |

### 6.3.3.1.4 Virale Myokarditis

Prototyp der Myokarditis, die Mehrzahl der Myokarditiden wird vermutlich durch Viren hervorgerufen. Die virale Myokarditis folgt der systemischen Virusinfektion nach einem Intervall von Tagen bis Wochen [85]. Ein Prodromalstadium wurde in 10–80% der Fälle angegeben [82]. Virales Genom wurde in 38% gefunden [57], in dieser Studie überwiegend Adenovirus und Enterovirus.

### Pathogenese

Die virale Infektion führt in der 1. Phase zu einer direkten Zelldestruktion. In einer 2. Phase bedingt eine Immunantwort eine myokardialer Inflammation. Diese kann im Verlauf durch eine autoimmunologische Reaktion (z.B. durch molekulares Mimikry) zur Induktion von zellulären (zytotoxische T-Lymphozyten, Killerzellen) und humoralen (Auto-Antikörper z.B. gegen Myosin, Betarezeptoren, Myolemm, Kalziumkanäle etc.) autoreaktiven Mechanismen führen, die eine weitere kardiale Schädigung und Dysfunktion hervorrufen [3, 99]. Klinisch und histopathologisch erfolgte eine Klassifizierung in fulminant, subakut, chronisch aktiv und chronisch persistierend [71].

### Symptome

Mögliche Symptome sind nach [85]:
- Dyspnoe (ca. 70%)
- Thoraxschmerz (ca. 30%)
- Anamnestisch pulmonale Infekte innerhalb von 6 Monaten (ca. 52%)
- Palpitationen
- Müdigkeit
- Kollaps
- Kardiogener Schock
- Plötzlicher Herztod

Die Mehrzahl der Myokarditiden verläuft subklinisch [18, 20]. Bei Giant-cell-Myokarditis ist in 75% der Fälle Herzinsuffizienz das erste Symptom [82].

**Diagnostik**

**EKG:** Die Veränderungen sind unspezifisch. Die Sensitivität liegt bei 47% [119].

◢ Unspezifische Repolarisationsstörungen, ST-Hebung wie bei Infarkt möglich, aber selten [82]

◢ AV-Blockierungen, Arrythmien jeder Art

**Labordiagnostik:**

◢ Entzündungsparameter meist normal

◢ CK und CK-MB mit niedrigem prädiktivem Wert, erhöht nur in ca. 10% [85]

◢ Troponin-Anstieg möglich, vor allem bei aktuer Myokarditis. Sensitivität und negativer prädiktiver Wert zu niedrig, Spezifität und positiv prädiktiver Wert > 90% [19]. Prognostischer Wert eines pos. Troponins nicht geklärt [119].

**Röntgen-Thorax:** Herzgröße anfangs normal, evtl. Stauungszeichen, im Verlauf Kardiomegalie möglich [85]

**Echokardiografie:**

◢ Herzgröße meist normal, Dilatation selten [83]

◢ Regionale Kontraktilitätsminderung [83]

◢ LV-Dysfunktion in 69% [83]

◢ RV-Dysfunktion nur in 23% [83]

◢ Selten fokale Wandverdickung durch Ödem

◢ Evtl. Perikarderguss

◢ Bei akuter Myokarditis mit LV-Dysfunktion Septum 10 mm, LVEDD 61 mm, bei fulminanter Myokarditis Septum 12 mm, LVEDD 53 mm [40]

**Szintigrafie:** Die Untersuchung mit indium-markiertem Antimyosin-Antikörper ergab einen negativen prädiktiven Wert bei fehlender Anreicherung von 92% [82]. Die Untersuchung hat sich bislang nicht durchgesetzt.

**Kardio-MR:** Derzeit die beste nicht invasive Untersuchungsmöglichkeit. Erste Untersuchungen mit T1-gewichteten Bildern mit Gadolinium zeigten die Möglichkeit einer

nicht invasiven Darstellung [44]. Alle 10 Patienten mit bioptisch gesicherter viraler Myokarditis hatten eine multifokale Signalanhebung [58]. Bei [64] war ein Kontrast-Enhancement bei 88% der Patienten mit klinischer Myokarditis darstellbar, bei 19 von 21 Patienten ergab eine Biopsie aus der Region mit Kontrast-Enhancement eine aktive Myokarditis.

**3 diagnostische Kriterien** sprechen für eine Myokarditis, alle 3 sollen geprüft werden [130]:

◢ Ödem; regional oder global erhöhte Signalintensität im T2-gewichteten Bild

◢ Hyperämie bei Kapillarleck; verstärktes frühes Gadolinium enhancement (quantitative Messung notwendig)

◢ Irreversibler Zellschaden; Late enhancement zeigt Nekrose oder Fibrose

Ein diffuses, noduläres oder fleckiges Late enhancement, nicht passend zu dem Versorgungsgebiet eines Gefäßes und evtl. einhergehend mit regionalen Wandbewegungsstörungen, ist ein die Diagnose Myokarditis stützender Befund [119]. Das Vorliegen von 2 der 3 Kriterien hat ein PPV von 88–95% und ein NPV von 63–79% [89, 92]. Gestützt wird die Diagnose bei zusätzlichem Perikarderguss und systolischer LV-Dysfunktion.

Die **Indikation zum Kardio-MR bei V.a. Myokarditis** besteht bei Symptomen (Dyspnoe, Brustschmerz, Belastungsinsuffizienz) in Kombination mit Anzeichen der Myokardschädigung (Troponin, patholog. EKG oder ventrikuläre Dysfunktion) plus V.a. eine Virusinfektion bei fehlendem Verdacht auf bzw. bei Ausschluss einer KHK [130].

**Histologie:** Der typische histologische Befund ist die Voraussetzung zur Diagnosestellung. Die (histologischen) Dallas-Kriterien von 1987 wurden in der ISFC-Klassifikation von 1998 überarbeitet, der immunhistologische Nachweis von > 14 Lymphozyten bzw. Makrophagen/mm$^3$ ist das Kriterium für eine Inflammation [3]. Die Endomyokardbiopsie ist bei hoher Spezifität der diagnostische Goldstandard [43], die Indikationsstellung wurde 2007 dargestellt [105], s. Tab. 6.2. Die EMB bleibt aus mehreren Gründen problematisch:

◢ Da eine Myokarditis häufig regional betont abläuft, ist die Sensitivität der Untersuchung begrenzt, falsch negative Befunde sind auch bei Entnahme von 10 Biopsien zu 37% möglich [18], mehr als 17 Proben wären notwendig, um zu > 80% eine korrekte Diagnose zu stellen [82]. Die gezielte Biopsie von Arealen mit Late enhancement im Kardio-MR könnte helfen die Ausbeute zu verbessern [89].

◢ Häufig sind histologische Veränderungen nur passager nachweisbar.

◢ Mögliche Komplikationen bei Durchführung der EMB

Die Indikationsstellung orientiert sich an einer möglichen therapeutischen Konsequenz. Diese besteht bei akuter Herzinsuffizienz mit hämodynamischer Kompromittierung oder fehlendem Therapieerfolg zur Differenzierung einer lymphozytären Myokarditis (mit selbst bei fulminantem Verlauf guter Prognose) von einer Giant-cell-Myokarditis oder einer nekrotisierenden eosinophilen Myokarditis mit schlechter Prognose und notwendiger immunsuppressiver Medikation [105].

**Erregernachweis:** Ein **Antikörper-Nachweis** ist aus vielen Gründen problematisch [22, 119]:

◢ Die 1-malige Antikörperbestimmung und die Interpretation hoher Titer ist völlig unzureichend für die Myokarditisdiagnose.

◢ Die Serokonversion gilt als diagnostisch für eine akute Infektion. Hierfür sind jedoch 2 Antikörperbestimmungen notwendig. Erfolgt die Titerbestimmung zu spät (wie so häufig bei Myokarditis), ist ein Titeranstieg nicht mehr zu erfassen. Kreuzreaktionen machen serotypenspezifische Antikörpernachweise problematisch, aufwendig und teuer. Auch bei positiver Serologie ist weder der Beweis des Vorhandenseins einer Myokarditis noch der pathogenetischen Bedeutung des Virus für das Myokard geführt.

Die **Virusisolierung** kann aus Rachenspülflüssigkeit, Stuhl und Urin versucht werden. Bei positivem Nachweis kann eine systemische Virusinfektion angenommen werden. Der Nachweis einer Myokarditis durch dieses Virus kann nicht erbracht werden.

Die molekularbiologischen Techniken der **PCR und In-situ-Hybridisierung** ermöglichen den direkten Nachweis des Virusgenoms im Myokard, setzen allerdings eine Myokardbiopsie voraus. Die Methode ist der aktuelle Goldstandard [21]. In Deutschland in der Fälle 33% Enterovirus, 8% Adenovirus, 37% Parvovirus B19, 10% HHV-6 [81].

**Differenzialdiagnose**

Die Stellung der Diagnose Myokarditis ist schwierig und z.Zt. nur bei typischer Befundkonstellation und bestätigender Myokardbiopsie definitiv. In anderen Fällen bleibt es eine Verdachtsdiagnose, die mehr oder weniger von einem Kardio-MR-Befund gestützt wird. Bei dilatiertem LV mit Dysfunktion ohne vorliegenden histologischen Nachweis einer Myokarditis bleibt die Differenzialdiagnose Myokarditis/DCM angesichts der fehlenden Möglichkeit der sicheren Unterscheidung offen. Der Ausschluss einer Myokarditis (oft gewünscht von einweisenden Ärzten bei Patienten mit unspezifischen Beschwerden und Arrhythmien) ist derzeit nicht sicher zu führen.

**Prognose**

Weitgehend unklar [61], sicherlich sehr variabel. Meistens gutartig, selbstlimitierend und klinisch inapparent. Andererseits wurde die Prävalenz der Myokarditis bei unerklärt Verstorbenen < 35 Jahre mit 42% angegeben. Die Prognose ist im Einzelfall nicht vorhersehbar.

Neben der Restitutio ad integrum finden sich die LV-Dysfunktion nach Viruselimination sowie die fortbestehende Myokarditis trotz Viruselimination und die chronische Virusinfektion, jeweils ohne oder mit Dysfunktion. In ca. $1/3$ der Fälle war das Virusgenom nach ca. 6 Monaten nicht mehr nachweisbar, einhergehend mit einer Besserung der LVEF, bei Viruspersistenz kam es zur weiteren Verschlechterung (EF von 54% auf 51% [81]). Bei etwa 20% der Patienten ist ein Übergang in eine dilatative Kardiomyopathie zu erwarten [61].

Pat. mit Herzinsuffizienz und mäßiger LV-Dysfunktion (EF 40–50%) erholen sich typischerweise innerhalb von Wochen. Patienten mit LVEF < 35% und Herzinsuffizienz entwickeln zu 50% eine chronische LV-Dysfunktion, 25% sterben oder müssen transplantiert werden, 25% erholen sich wieder [82]. 26 von 181 Patienten verstarben kardial nach einem Follow-up von ca. 5 Jahren, 14 Patienten wurden transplantiert [118].

Typisch für die fulminante Myokarditis ist ein Verlauf mit akutem Beginn, Fieber und schneller Entwicklung einer schweren Herzinsuffizienz, die sich innerhalb von 2 Wochen wieder zurückbildet [85]. Langzeitüberleben sehr gut, 11 Jahre transplantatfreies Überleben 93% [84]. Il-10-Konzentrationen können zur Prognoseabschätzung dienen [68].

**Prädiktoren einer erhöhten Mortalität** sind Synkope, Schenkelblock, EF < 40%, Herzinsuffizienz III–IV, erhöhte Füllungsdrücke und pulmonale Hypertonie [82]. Stärkste Prädiktoren bei [118] waren NYHA-Status I/II vs. III/IV und eine negative bzw. positive Immunhistologie. Transplantationsfreies Überleben nach 4 Jahren für Patienten mit akuter Myokarditis und Herzinsuffizienz ca. 54% [61]. Bei klinischer Manifestation waren innerhalb von 3–60 Monaten [20]:
- Klinisch gebessert 58%
- Unverändert 27%
- Verschlechtert 15%

Bes. schlechte Prognose für Patienten mit Giant-cell-Myokarditis oder nekrotisierend eosinophiler Myokarditis [28, 105].

**Therapie**
- Symptomatische Therapie einer Herzinsuffizienz
- Körperliche Schonung
- NSAR sind in der akuten Phase (in den ersten 2 Wochen) kontraindiziert [2].
- **Antivirale Therapie:** Effektivität bislang nicht gesichert, wegen der Latenzzeit zwischen Infektion und Manifestation wahrscheinlich nicht wirksam
- **Immunsuppression/-modulation:** Zahlreiche Studienergebnisse. Übersicht bei [82] zeigt in der Summe, dass die Immunsuppression nicht zur Standardtherapie gehört. Geprüft wurden u.a. Prednison, Azathioprin, Interferon, Immunglobuline, Zyklosporin, Etanercept, Infliximab und Immunabsorption.

Im viel zitierten **Myocarditis Treatment Trial** keine Wirksamkeit einer Therapie mit Prednison und Zyklosporin oder Azathioprin [23], allerdings aus heutiger Sicht bei methodischen Defiziten. In einer retrospektiven Studie wurden bei 90% der Patienten mit lymphozytärer Myokarditis und zunehmender Herzinsuffizienz, die auf eine Therapie mit Prednison und Azathioprin ansprachen, kardiale Autoantikörper gefunden [53]. In **TIMIC** (Single-center-Studie) an 85 randomisierten Patienten mit Herzinsuffizienz > 6 Monate, LVEF ≤ 45% und bioptisch nachgewiesener Myokarditis deutliche Besserung unter Prednison + Azathioprin für 6 Monate, Non-responder nur 12%, keine Besserung in der Kontrollgruppe [131].

Die retrospektive Analyse von 63 Patienten mit einer sog. **Giant-cell-Myokarditis** (s. Kap. 6.3.3.1.7) ergab einen deutlichen Mortalitätseffekt von Prednison mit Azathioprin/Zyklosporin [28]. In einer Phase-II-Studie funktionelle Besserung und Reduktion der Viruslast unter IFNB-1b bei 131 randomisierten Pat. mit chronischer Myokarditis und Virusnachweis (AHA-Kongress 2008). Ein Therapiealgorithmus, basierend auf dem EMB-Ergebnis, wurde vorgeschlagen [119], allerdings mangelt es noch an ausreichenden Daten zur Wirksamkeit und Verträglichkeit der Therapien.

◢ ICD: Implantation wenn möglich erst nach einigen Monaten, wenn sich keine Erholungstendenz ergibt [82], evtl. tragbarer ICD als Einzellfallentscheidung als Bridging bis zur definitiven Entscheidung.

### 6.3.3.1.5 Lyme-Karditis

Durch Zecken übertragene Borreliose (B. burgdorferi), in ca. 10% passagere Herzbeteiligung, am häufigsten AV-Block [85]. Perimyokarditis, selten dilatative Verlaufsform, Vorhofflimmern. Antibiotische Therapie mit Penizillin, Tetracyclin, Cephalosporin, auch wenn der Stellenwert für die myokardiale Beteiligung unklar ist. Evtl. passagerer Schrittmacher.

### 6.3.3.1.6 Diphtherie

In ca. 50% kardiale Beteiligung infolge Toxinwirkung. Myozytolyse, Herzmuskelzellnekrosen und Fibrose mit Beteiligung des Reizleitungssystems. 50% der Todesfälle durch Myokarditis bedingt. AV-Block III als prognostisch schlechtes Zeichen. Therapie: Antitoxin so schnell wie möglich und Penizillin [85].

### 6.3.3.1.7 Chagas-Krankheit

Infektion durch Trypanosoma cruzi, durch Raubwanzen übertragen, bes. in Brasilien, Chile und Argentinien. 20–30% der Infizierten entwickeln im Mittel 20 Jahre nach Infektion eine chronische Trypanosomiasis. Herzbeteiligung in variablem Ausmaß mit EKG-Veränderungen (das komplette Spektrum einschließlich der Arrhythmien), bis hin zur DCM mit letaler Herzinsuffizienz rei-

chend. Es treten sowohl stark segmental betonte als auch global-diffuse Kontraktionsstörungen auf [85, 96]. Delayed enhancement im Kardio-MR zeigt Fibrose-Areale [80]. Diagnose mit KBR und ELISA. Antiparasitäre Therapie generell indiziert außer bei fortgeschrittener Kardiomyopathie, 1. Wahl ist Benznidazol, alternativ Nifurtimox. Heilung in 60–85% [112]. Schlechte Prognose nach Manifestation der Kardiomyopathie, Überleben nach 2–4 Jahren ca. 30% bei einer LVEF von < 30% [112].

### 6.3.3.1.8 Echinokokkose

Bildung intramyokardialer Zysten. Op. wegen Rupturgefahr [85], zusätzlich Benzimidazol-Derivate.

### 6.3.3.1.9 HIV

Manifestation als DCM, Myokarditis bei ca. 50% der kardial Verstorbenen nachweisbar. Inflammatorische Phänomene infektiös (HIV, andere Viren oder opportunistische Erreger) oder infolge Induktion autoimmuner Prozesse auftretend. Prävalenz der DCM 5–23% [55]. Weitere kardiale Manifestationsformen der HIV-Erkrankung sind Perikarderguss, Perikarditis (bei Autopsie zu 30%), Vaskulitis, Endokarditis, arterielle Hypertonie und pulmonale Hypertonie (Inzidenz 1 zu 200) [47, 55]. Möglicherweise induziert die aktuelle Medikation eine akzelerierte Arteriosklerose.

### 6.3.3.1.10 Giant-cell-Myokarditis

Sehr seltene Form der Myokarditis, Diagnosestellung bioptisch durch Nachweis der typischen multinukleären Riesenzellen. Keine Geschlechtspräferenz, Manifestation in jedem Alter möglich, bei ca. 20% der Patienten besteht eine weitere autoimmune Erkrankung [85]. Sehr schlechte Prognose, innerhalb von 5,5 Monaten Tod oder HTX in 89% der Fälle. Autoimmune Genese wird vermutet, Azathioprin und Ciclosporin wahrscheinlich wirksam [28].

### 6.3.3.2  Kardiomyopathien bei Speicherkrankheiten

Angeborene Enzymdefekte (Mukopolysaccharidosen, Glykogenosen etc.) führen zur intramyokardialen Akkumulation von abnormen Stoffwechselprodukten mit myokardialer Verdickung und Behinderung der diastolischen, seltener auch der systolischen Funktion.

#### 6.3.3.2.1  Fabry-Kardiomyopathie

Fehlen von Alpha-Galaktosidase A führt zur Ablagerung von Glykolipiden (Globotriaosylceramid, $Gb_3$) mit Zellschädigung. Speicherung in Herz, Niere (Proteinurie bis terminale Niereninsuffizienz), Leber, Haut (Angiokeratome), Augen (Hornhauttrübung, Tortuositas vasorum), GI-Trakt (Dysmotilität, Krämpfe, Übelkeit) und Nerven (Schmerzkrisen, Parästhesien, Apoplex). Die Kardiomyopathie ist sehr selten die Hauptmanifestation. Eine auf das Herz beschränkte Variante wurde jedoch beschrieben [51]. X-chromosomale Vererbung. Schädigung von Myokard, Reizleitungssystem und Klappen. Hypertrophe und/oder restriktive Kardiomyopathie mit Wandverdickung des LV, Angina pectoris (endotheliale Dysfunktion) und Myokardinfarkt auch ohne KHK. Manifestation im Erwachsenenalter möglich, erste Krankheitserscheinungen meist mit 9–10 Jahren.

Goldstandard in der Diagnose ist die elektronenmikroskopische Analyse der Biopsien, eine serologische Bestimmung der Aktivität der Alpha-Galaktosidase A in Leukozyten (EDTA-Blut) ist möglich [51]. Die Bestimmung der Enzymaktivität ist bei Frauen unsicher, stattdessen wird eine molekulargenetische Untersuchung mit Sequenzierung des GLA-Gens empfohlen [128].

Im Kardio-MR unspezifisches Late enhancement in 50% der Fälle. Im Echo wurde eine binäre Abbildung der Endokardgrenze beschrieben, uneinheitliche Daten hinsichtlich Sensitivität und Spezifität, bei [90] jeweils > 90%, bei [115] nur 35% bzw. 79%. Erhöhte Konzentrationen von $Gb_3$ sind im Plasma oder Urinsediment nachweisbar.

Die Prognose ist belastet, im Mittel sterben Frauen mit 55 Jahren, Männer mit 45 Jahren [72].

Eine Therapie mittels Enzymersatz Agalsidase alfa (Replagal) oder Agalsidase beta (Fabrazyme) steht als 14-tägige Infusionsbehandlung zur Verfügung [49, 51, 128]. Eine Regression der LVH sowie eine Verbesserung von Echo-Parametern konnten gezeigt werden [59]. Andere Autoren fanden eine deutliche klinische Besserung ohne Änderung von Echo-Parametern [123]. Wahrscheinlich sind einige Veränderungen (Fibrose, Hypertrophie) bei Nachweis bereits irreversibel.

#### 6.3.3.2.2  M. Gaucher

Speicherung von Cerebrosiden in Milz, Leber, Knochenmark, Gehirn durch Enzymdefekt. Klinisch relevante Herzbeteiligung eher selten, möglich sind hämorrhagischer Perikarderguss, diastolische und systolische Dysfunktion, erhöhte Muskelmasse, verdickte Klappen [2].

#### 6.3.3.2.3  Hämochromatose

Kombinierte dilatative und restriktive Kardiomyopathie mit Wandverdickung bei heriditärer, verstärkter Eisenablagerung in Herz, Leber, Hypophyse, Synovia und Pankreas. Einteilung gemäß der betroffenen Proteine in 5 Typen, am häufigsten betroffen ist das HFE-Gen (85–95%), die Vererbung ist autosomal-rezessiv mit Ausnahme des Typs IV (autosomal-dominate Vererbung bei der Ferroportin-Krankheit). Abzugrenzen sind die Hämosiderosen, z.B. Thalassämie, Sichelzellanämie u.a.

Manifestation meist im Alter von 40–60 Jahren. Männer sind 10-mal häufiger betroffen als Frauen [125]. Kardiale Manifestation mit Symptomen der Herzinsuffizienz und/oder Arrhythmien. Deutlich schlechtere Prognose als z.B. bei idiopathischer DCM [38]. Weitere Manifestationen sind Leberzirrhose, Gelenkbeschwerden, Hypogonadismus und Diabetes mellitus.

Bei Verdacht Bestimmung von Ferritin, wenn > 300 µg/l (Männer) bzw. > 200 µg/l (Frauen) folgt eine genetische Untersuchung. Bei Nachweis der C282Y-Mutation oder der C282Y/H63D-Mutation ist die Diagnose sicher, andernfalls Leberbiopsie [125]. Im fortgeschrittenen Stadium liefert das MRT gute Bilder infolge der paramagnetischen Eigenschaften des eingelagerten Eisens [2, 125].

Therapie in erster Linie durch regelmäßige Aderlässe, initial 500 ml/Woche, bis Ferritin auf 50 µg/l. Wenn der Aderlass nicht möglich ist, erfolgt die Therapie mit Deferoxamin und Deferipron [125].

### 6.3.3.3 Toxische Kardiomyopathien

#### 6.3.3.3.1 Alkohol-Kardiomyopathie
Bei 21–36% der Patienten ist Alkohol die Ursache für eine nicht ischämische dilatative Kardiomyopathie. Ein Risiko besteht für Patienten mit einem Alkoholkonsum > 90 g/Tag über mehr als 5 Jahre, im Mittel besteht ein Alkoholabusus von 15 Jahren [126]. Manifestation nur bei etwa 1% der Trinker mit > 80 g/Tag Alkohol über mehrere Jahre, es wird daher diskutiert, dass eine genetische Prädisposition eine Conditio qua non ist. Ursache ist ein direkter toxischer Effekt des Alkohols und des Azetaldehyds.

◢ Symptome und Echo entsprechen einer DCM; im präklinischen Stadium LV-Dilatation, erhaltene EF und Relaxationsstörung [39].

◢ Im EKG unspezifische Veränderungen und Rhythmusstörungen, besonders häufig Vorhofflimmern.

◢ Meist besteht keine klinisch apparente Lebererkrankung [2].

◢ Primäre Therapie ist absolute Alkoholkarenz, ansonsten Herzinsuffizienztherapie wie üblich. Eine prophylaktische Thiamingabe wird diskutiert.

◢ Bei Alkoholkarenz zeigt sich im Verlauf bei 25% der Patienten eine Besserung, bei 21% keine Änderung [24].

◢ Bei manifester Herzinsuffizienz beträgt die Mortalität nahezu 50% nach 5 Jahren, wenn keine vollständige Karenz eingehalten wird [126].

#### 6.3.3.3.2 Anthrazyklin-Kardiomyopathie
Medikamente dieser Gruppe sind Adriamycin (Doxorubicin), Daunomycin (Daunorubicin), Epirubicin, Idarubicin.

Bei ca. 11% der Patienten während oder kurz nach der Therapie passagere EKG-Veränderungen und SVT/VES mit Rückbildung innerhalb von wenigen Tagen. Akute, reversible Kardiotoxizität in < 1% [129]. Inzidenz einer LV-Dysfunktion für Doxorubicin 3–26%, Idarubicin 5–18%, Epirubicin nur 0,9–3,3% [129].

Dosisabhängiges Auftreten einer DCM bei Doxorubicin > 4% bei Gesamtdosis < 550 mg/m², > 18% bei 551–600 mg/m², 36% bei > 600 mg/m². Manifestation der DCM im Mittel 34 Tage nach der letzten Dosis, Auftreten aber auch nach 10 Jahren möglich [100].

Risikofaktoren sind Gesamtdosis, hohe Serumspiegel, vorbestehende Herzerkrankung, zusätzliche Cyclophosphamidgabe, zusätzliche Radiatio. Seit die Gesamtdosis von Doxorubicin auf < 450 mg/m² begrenzt ist, liegt das Risiko einer symptomatischen Herzinsuffizienz bei nur 3%.

Eine fehlende Troponin-Erhöhung innerhalb von 3 Tagen und 1 Monat nach Chemotherapie ergab eine Inzidenz kardialer Ereignisse von nur 1% [67]. Hohe Sensitivität und Spezifität bei der Myokardbiopsie, charakteristische Veränderungen an den kontraktilen Elementen [100, 105]. Klasse-IIa-Indikation zur EMB bei therapeutischer Konsequenz [105]. LVEF-Bestimmung vor Anwendung von DOX empfohlen [100].

Weitere potenziell kardiotoxische Chemotherapeutika (Inzidenz der LV-Dysfunktion) sind Cyclophosphamid (7–28%), Ifosfamid (17%), Clofabarin (27%), Docetaxel (2,3–8%), Sunitinib (2,7–11%) und Bevacizumab (1,7–3%) [129].

### 6.3.3.3.3 Kardiomyopathie durch Antidepressiva

Trizyklische Antidepressiva zeigen wie Klasse-I-Antiarrhythmika eine negative Beeinflussung der Reizleitung. Diverse EKG-Veränderungen, AV-Blockierung. Keine gesicherte Beeinflussung der EF [25, 85]. Nicht bei akutem Herzinfarkt, bei AV-Block II–III oder Sick-Sinus-Syndrom anwenden. Selektive Serotonin-Reuptake-Hemmer sind kardial gut verträglich.

### 6.3.3.3.4 Kardiomyopathie durch Kokain

Myokardiale Ischämie, Myokardinfarkt durch akzelerierte Sklerose oder primär thrombotischen Verschluss, Myokarditis, Arrhythmien, DCM [2].

### 6.3.3.4 Kardiomyopathie bei Hypersensitivität

Die Hypersensitivity myocarditis ist eine überwiegend post mortem diagnostizierte, medikamenteninduzierte Erkrankung mit eosinophilenreichem Infiltrat im Sinne einer allergischen Myokarditis. Beschrieben z.B. bei Penizillin, Sulfonamid, PAS, Alpha-Methyldopa, Tetracyclin. Manifestation mit Arrhythmien, plötzlichem Herztod und akuter oder chronischer, biventrikulärer Herzinsuffizienz [85]. Bei Verdacht (mögliche allergische Reaktion, Eosinophilie im Blutbild) besteht zur Abgrenzung einer Giant-cell-Myokarditis oder einer nekrotisierend-eosinophilen Myokarditis (soweit notwendig) eine Klasse-IIa-Indikation zur EMB [105].

### 6.3.3.5 Kardiomyopathien bei Systemerkrankungen

#### 6.3.3.5.1 Lupus erythematodes

Libmann-Sacks-Endokarditis als nichtinfektiöse Form. Klappenveränderungen in 50–60% mit Verdickungen und Vegetationen, in ca. 4% Stenosen, in ca. 25% Insuffizienzen [52]. Symptomatische/asymptomatische Perikarditis in ca. 25% bzw. 50%. Kardiomyopathie eher selten, aber die Myokarditis ist im Gegensatz zur Perikariditis eine Indikation zur Kortikoidtherapie. Akzelerierte Koronarsklerose als häufigste Todesursache im Spätstadium der Erkrankung [102]. Häufig Nachweis einer pulmonalen Hypertonie in der Doppler-Untersuchung [32].

#### 6.3.3.5.2 Polymyositis

Kardiale Beteiligung häufig, Perikarditis und Perikarderguss, Myositis und myokardiale Fibrose mit Dilatation und kongestiver Herzinsuffizienz. Reizleitungsstörungen und Sick-Sinus-Syndrom [32].

#### 6.3.3.5.3 Sklerodermie

Fibröse Perikarditis in bis zu 70% bei der Autopsie. Myokardiale Fibrose und Nekrosen durch mikrovaskuläre Okklusion, häufig pathologisches Szintigramm bei angiografisch normalen Koronarien [32]. Pulmonale Hypertonie bei Lungenfibrose mit sehr hoher Mortalität [102].

#### 6.3.3.5.4 Rheumatoide Arthritis

Perikarditis, Valvulitis der Aortenklappe, Leitungsblockierungen durch rheumatische Granulome selten möglich [32]. Eine EF < 40% wurde bei 5,3% der Patienten gefunden, damit 3-fach häufiger als bei der Normalbevölkerung. Ein normales EKG hat diesbezüglich einen NPW von 100%, d.h. ein Screening ist nur bei pathologischem EKG zu diskutieren [88].

### 6.3.3.5.5 Churg-Strauss-Syndrom

Seltenes Krankheitsbild mit nekrotisierender Vaskulitis der kleinen Gefäße, schweres Asthma, pulmonale Infiltrate und Mononeuritis. Kardiale Erkrankungen sind die häufigste Todesursache. Perikarditis bei ca. 25%, koronare Arteriitis, Myokarditis, Herzinsuffizienz [32, 102].

### 6.3.3.5.6 Sarkoidose

**Definition**

Systemerkrankung unklarer Ätiologie mit Granulombildung auf pathoimmunologischer Basis.

**Epidemiologie**

20–210/100 000 Einwohner, im Raum Köln-Bonn 50/100 000 [117]. Prävalenz der kardialen Beteiligung ca. 25%. Eine kardiale Sarkoidose ohne systemische Manifestation ist möglich bzw. kann dieser vorausgehen [117]. Alle Patienten mit Sarkoidose sollten auf eine kardiale Beteiligung hin untersucht werden [124]. Manifestation als restriktive oder dilatative Kardiomyopathie mit diastolischer und/oder systolischer Dysfunktion, Herzinsuffizienz oder Arrhythmien.

**Diagnostik**

- **EKG:** Häufig Schenkelblock, Rhythmusstörungen (AV-Blockierungen, (maligne) ventrikuläre Arrhythmien) sind typisch. AV-Block ohne Nachweis einer Kardiomyopathie möglich [124]
- **Echokardiografie:** Perikarderguss in bis zu 20%, meist nur klein. Lokalisierte oder ausgedehnte hypertrophierte Areale, regionale Wandverdünnung bis zur Aneurysmabildung u.a. durch Umwandlung von Granulomen in dünnes Narbengewebe [117]. Auffälligkeiten bei 14–56% der Patienten [124]. Sensitivität niedrig bis mäßig, Spezifität gering [124]
- **Szintigrafie:** Pathologische Befunde unter Anwendung von Thallium oder Technetium (Sensitivität und Spezifität mäßig) und Gallium (hohe Spezifität bei niedriger Sensitivität [124]). Ggf. auch zur Nachsorge verwendbar [117]
- **Röntgen-Thorax:** Diagnostik des pulmonalen Befalls
- **Kardio-MR:** Mit Gadolinium zur Darstellung des Late enhancement, PPV 55%, NPV 100%, Sensitivität 100%, Spezifität 78% [77]
- **$^{18}$F-FDG-PET:** Hohe Sensitivität bei mäßiger bis hoher Spezifität [124]
- **Myokardbiopsie:** Hohe Spezifität, falsch negatives Ergebnis durch Sampling error wegen ungleichmäßiger Verteilung der Granulome häufig, Sensitivität bei 20–30% [105]. Bei entsprechendem Verdacht (ungeklärte Herzinsuffizienz > 3 Monate, dilatierter LV, neue ventrikuläre Arrhythmien oder AV-Block ≥ Mobitz II bei fehlendem Ansprechen auf die Therapie) hat die EMB eine Klasse-IIa-Indikation [105].

**Prognose**

Tod aus kardialer Ursache bei 13–25%, 5-Jahres-Überleben bei kardialer Sarkoidose 60–90% unter Therapie [124].

**Therapie**

- **Glukokortikoide:** Reduzierte Mortalität wahrscheinlich (keine größeren prospektive Studien vorhanden [124], symptomatische Wirksamkeit belegt [117]. Optimale Dosis und Therpiedauer unklar, Prednison 30–40 mg/Tag für 1–3 Monate bei schwerer kardialer Dysfunktion, 5–15 mg für 6–12 Monate nach [124]. Initial 1 mg/kg Prednisolon bei kardialem Befall nach [117]. ACE, Kardio-MR und Szintigrafie zur Verlaufskontrolle der Aktivität [117]
- **Immunsuppressiva:** Kaum Daten, Infliximab, MTX, Azathioprin, Cyclophosphamid, Thalidomid u.a. wurden versucht [124]
- Konventionelle medikamentöse Therapie der Herzinsuffizienz

◢ Schrittmacher
◢ ICD nach Synkope [124] und als Einzelfallentscheidung als Primärprophylaxe
◢ Ggf. HTX

### 6.3.3.5.7 Amyloidose

#### Definition

Kardiale Manifestation einer Systemerkrankung mit extrazellulärer Ablagerung abnormer fibrillärer Proteine mit bes. lichtmikroskopischen Eigenschaften nach Färbung (Amyloid). Hämodynamisch meist als RCM auftretend, etwas seltener als DCM. Intrakardiale Thrombenbildung (bes. in RA und LA) in 33% [107]. Beteiligung der Vorhöfe führt zum atrialen Kontraktionsverlust.

#### Diagnostik

Typisch im EKG sind Niedervoltage, Leitungsstörungen, QT-Verlängerung, Pseudoinfarktzeichen [103]. Vorhofflimmern in 10–15% mit hoher Embolierate [79]. Ventrikuläre Arrhythmien untypisch. Echokardiografisch typisch sind: ausgeprägte linksventrikuläre oder biventrikuläre Wandverdickung, erhaltene systolische Funktion ohne Dilatation, Infiltration des interatrialen Septums, diastolische Dysfunktion, verstärkte Echogenität mit granulärem Muster, kleiner Perikarderguss in 40–60% [106]. Im Unterschied zur Hypertrophie Wanddickenzunahme mit Tendenz zur peripheren Niedervoltage [79]. Erhöhter enddiastolischer Druck in RV und LV, evtl. „Dip and plateau". Bei Niedervoltage im EKG und einem Septumdurchmesser > 1,98 cm betrug die Sensitivität 72% und die Spezifität 91% für die Diagnose einer kardialen Amyloidose [63].

Diagnosestellung nach Klinik und Echo bei positiver Biopsie abdominellen Fettgewebes, des Rektums oder betroffener Organe, evtl. Myokardbiopsie (linksventrikulär [103] mit hoher Sensitivität [79]). Zur Differenzierung ist eine immunhistochemische Charakterisierung notwendig. Bei fehlendem Amyloid-Nachweis an mögliche Leichtketten-Kardiomyopathie denken. Im MRT wurde ein typisches Late enhancement mit Gadolinium beschrieben, Sensitivität 80%, Spezifität 94%, PPV 92%, NPV 85% [73]. Erhöhung von Troponin und BNP wurde beschrieben [106].

#### Therapie

◢ Vor allem mit Diuretika, häufig höhere Dosierungen und i.v. Gabe nötig
◢ Orale Antikoagulation assoziiert mit verminderter Bildung intrakardialer Thromben [127]
◢ Evtl. Pleurodese
◢ Ca-Antagonisten kontraindiziert wegen negativer Inotropie, Betablocker unklar
◢ Überempfindlichkeit gegenüber Digitalis möglich, bei TAA aber einsetzbar [79]

#### AA-Amyloidose

Eine kardiale Beteiligung ist bei diesen sekundären Amyloidosen (chronische Entzündungen) sehr selten [106].

#### AL-Amyloidose

Monoklonale Produktion von Leichtketten. Variable Manifestation, bei 50% der Patienten kardiale Symptome, bei der Hälfte dieser Patienten kongestive Herzinsuffizienz [79]. Diagnose mittels Biopsie des abdominellen Fettgewebes oder des Rektums. Therapie des Grundleidens, evtl. Hochdosis-Chemotherapie, kontraindiziert bei LVEF < 40–45% [79, 103]. Check-up für extrakardiale Manifestationen (Niere – zu ca. 60% betroffen –, Haut, Nervensystem) [26].

Schlechte Prognose, häufig schnelle Progression mit einer mittleren Überlebenszeit von nur 6 Monaten bei AL-Amyloidose mit Kardiomyopathie [79]. Patienten mit Troponin-Erhöhung haben eine deutlich schlechtere Prognose (Überlebensrate 6–8 Monate vs. 21–22 Monate) [56].

**Hereditäre Amyloidose**
Mutationsbedingte Produktion eines abnormen Transthyretins (ATTR) in der Leber, Nieren seltener mitbetroffen. Prognose besser als bei AL-Amyloidose. Differenzierung von einer AL-Amyloidose gelingt nicht invasiv mittels 99m-Tc-DPD-Ganzkörperszintigrafie [103]. Fettbiopsie häufig diagnostisch negativ, daher evtl. Myokardbiopsie notwendig. Definitive Therapie durch Lebertransplantation, bezüglich kardialer Symptomatik jedoch von fraglichem Wert [79], ggf. zusätzlich Herztransplantation [103].

**Senile systemische Amyloidose**
Ablagerung von Transthyretin-Amyloid. Extrakardiale Symptomatik selten, Diagnose bei typischem Echo mittels Myokardbiopsie. Betroffen sind Männer, meist > 70 Jahre. Keine spezielle Therapie. Prognose viel besser als bei der AL-Amyloidose, medianes Überleben bei 7,5 Jahren [103].

*Anm.:* Durchführung der abdominellen Fettaspiration: Lokalanästhesie, Aspiration von paraumbilikalem Fett mittels 19-G-Strausskanüle, ausstreichen auf Objektträger. 10-minütige Fixierung in Formalin, abwaschen mit H$_2$O, Färbung mit CR und HE.

### 6.3.3.6 Postpartale Kardiomyopathie
Klinik und Befunde entsprechend einer DCM. Ätiologie unklar. Inzidenz geschätzt auf 1/3000–4000 Lebendgeburten. Definitionsgemäß Auftreten **im letzten Schwangerschaftsmonat bis innerhalb von 5 Monaten nach Entbindung** [29]. Variabler Verlauf, Mortalität 18–56%, Restitutio in ca. 50%, hohe Mortalität bei Persistenz der LV-Dysfunktion. Immunsuppressiva nicht gesichert, Therapie wie üblich bei Herzinsuffizienz, evtl. HTX [2]. Bei erneuter Schwangerschaft Rezidivgefahr. Sehr geringe Mortalität mit deutlichem Morbiditätsrisiko bei zwischenzeitlich erholter LV-Funktion. Schlechte Prognose mit hoher Mortalität und Morbidität nach erneuter Gravidität bei persistie-

render LV-Dysfunktion, daher zumindest bei diesen Patientinnen unbedingtes Vermeiden weiterer Schwangerschaften [48].

### 6.3.3.7 Kardiomyopathien bei neuromuskulären Erkrankungen bzw. Muskeldystrophien
Seltenere Formen s. z.B. bei [76].

#### 6.3.3.7.1 Myotonische Dystrophie
Häufigste Dystrophie im Erwachsenenalter (3–5/100000), Prävalenz 12/100000, autosomal-dominant [76]. Manifestation häufig in Adoleszenz und frühem Erwachsenenalter. Typisch sind AV-Block, LAHB und QRS-Verbreiterung bei Fibrose und Atrophie des Sinus- und AV-Knotens und des His-Purkinje-Systems. Daten sprechen für eine frühzeitige Schrittmacherimplantation bei HV-Zeiten > 70 ms [50] bzw. bei höhergradiger AV-Blockierung auch bei fehlender Symptomatik [76]. Manifeste Herzinsuffizienz nur in < 10% [31].

#### 6.3.3.7.2 M. Friedreich
Herzbeteiligung in 90% der Fälle. Manifestation als HCM mit guter systolischer und diastolischer Funktion und guter Prognose. Seltener Manifestation als DCM mit schlechter Prognose [31].

#### 6.3.3.7.3 Kearns-Sayre-Syndrom
Externe Ophthalmoplegie, Retinopathia pigmentosa und AV-Blockierung; Schrittmachertherapie [31].

#### 6.3.3.7.4 Dystrophinopathien
Prävalenz 15/100000 Einwohner, X-chromosomal vererbt. Typ Duchenne am häufigsten, 1/3500 männliche Neugeborene, mit 12 Jahren auf Rollstuhl angewiesen, Tod mit 18–25 Jahren. DCM bei allen Patienten. DCM bei Überträgerinnen gering und nur bei ca. 20% > 50 Jahre. Typ Becker betrifft 1/18500 männliche Neugeborene, mittlere Lebenserwartung 40 Jahre, Herzinsuffizienz bei DCM in 22% [76].

### 6.3.3.8 Metabolisch/endokrinologisch bedingte Kardiomyopathien

#### 6.3.3.8.1 Hyperthyreose
Tachykardie > 90/min in 90%, Vorhofflimmern in 15–25%, erhöhtes HZV und SV bei Zunahme der Kontraktilität, systolische Hypertonie, peripherer Widerstand vermindert. Bei anhaltender Hyperthyreose Herzdilatation und verminderte systolische Funktion, Angina pectoris ohne KHK infolge direkter Wirkung von $T_3/T_4$ sowie erhöhter Katecholamin-Empfindlichkeit. Thyreostatische Therapie und Betablocker [30].

#### 6.3.3.8.2 Hypothyreose
Bradykardie, Abnahme der myokardialen Kontraktilität, Dyspnoe, Ödeme (durch erhöhte Kapillarpermeabilität), Perikarderguss, Hypercholesterinämie. Im EKG AV-Block, Schenkelblock, Repolarisationsstörungen. Vorsicht bei der Substitution bei Patienten mit vorbestehender KHK und Herzinsuffizienz [30].

#### 6.3.3.8.3 Diabetes mellitus
Bei Diabetikern wurden eine akzelerierte KHK, Mikro- und Makroangiopathie, autonome diabetische Neuropathie mit Ruhetachykardie, verminderte Herzfrequenzvariabilität und orthostatische Hypotonie beschrieben. Das Risiko einer Herzinsuffizienz ist auch nach Ausschluss einer KHK stark erhöht. Diskutiert wird das Auftreten einer **diabetischen Kardiomyopathie** mit systolischer und diastolischer Dysfunktion bei interstitieller Fibrose, arteriolärer Hyalinisierung, Nekrose und Apoptose. Gezeigt wurde u.a. eine erhöhte LV-Masse und Wanddicke bei verminderter Kontraktilität. Details der Pathogenese (u.a. der gestörte Fettsäuremetabolismus, verstärkte Glykosilierung) sind noch ungeklärt. Diagnosekriterien sind noch nicht definiert [30, 62, 111].

#### 6.3.3.8.4 Karzinoid-Syndrom
Krankheitsbild mit episodischer Diarrhö, Flush-Symptomatik und Bronchospasmus infolge Freisetzung aktiver Mediatorsubstanzen (Serotonin, 5-Hydroxytryptamin, Histamin, Bradykinin u.a.) von einem seltenen neuroendokrinen Tumor. Das Karzinoid-Syndrom entsteht erst nach Lebermetastasierung. Herzbeteiligung bei ca. 70% der Patienten mit Karzinoid-Syndrom, Auftreten plaqueförmiger Endokardverdickung durch Zell- und Bindegewebsproliferation, typischerweise an Trikuspidal- und Pulmonalklappe sowie in RA und RV, nur in 15% am linken Herzen [108]. Bei ca. 20% der Patienten ist die kardiale Erkrankung die erste Manifestation. An den Klappen resultierend vor allem eine Pulmonalstenose und Trikuspidalinsuffizienz. Diagnose mit 5-HIAA im 24-h-Urin, evtl. auch Serotonin im Serum. Unbehandelt beträgt die mittlere Überlebenszeit nur 38 Monate, ein Langzeitüberleben ist aber möglich. Therapie mit Octreotid, evtl. Chemotherapie, Tumor-Resektion. Therapie der Herzinsuffizienz vor allem mit Diuretika, ggf. Ersatz der Trikuspidalklappe oder Pulmonalklappe [101, 108].

### 6.3.3.9 Physikalische Kardiomyopathien

#### 6.3.3.9.1 Radiatioinduzierte Kardiomyopathie
Kardiomyopathie infolge einer hochdosierten therapeutischen Bestrahlung mit ganz unterschiedlichen Manifestationen. Es kann zum Auftreten von Nekrosen mit myokardialer Fibrosierung sowie Schädigung der Mikrozirkulation kommen, konsekutiv zur systolischen und/oder diastolischen Dysfunktion. Koronarsklerose, Perikarditis, Perikarderguss, Myokardinfarkt, Mitral- und Aorteninsuffizienz, Reizleitungsstörungen und Konstriktive Perikarditis sind weitere Erscheinungsformen.

### 6.3.3.9.2 Tachykardieinduzierte Kardiomyopathie

Herzinsuffizienz bei LV-Dysfunktion infolge anhaltender Tachykardie, beschrieben für Vorhofflimmern, -flattern, SVT, VT, faszikuläre Tachykardie und tachykarde DDD-Stimulation. Innerhalb von Monaten Besserung oder Normalisierung der LV-Dysfunktion (LVEF im Mittel von 26% beschrieben) mit Verschwinden der Herzinsuffizienz-Symptome. Bei erneuter Tachykardie droht schneller Relaps und plötzlicher Herztod [69]. Die Diagnosestellung setzt eine normale LV-Funktion vor Beginn der Tachykardie und eine Normalisierung nach Beendigung der Tachykardie voraus [18].

## 6.3.4 Unklassifizierte Kardiomyopathien

### 6.3.4.1 Linksventrikuläre Non-compaction-Kardiomyopathie

**Definition**

Seltene, angeborene Kardiomyopathie, erstmalig 1990 beschrieben. Ursache noch unklar, familiäre Häufung in 40–50%. Gentest bislang nicht empfohlen [104].

**Epidemiologie**

Die Prävalenz liegt bei bei 0,014% der echokardiografisch Untersuchten, bei Männern ist die Erkrankung häufiger, die Diagnosestellung ist in jedem Alter möglich [45]. Eine stark vermehrte ventrikuläre Trabekulierung mit Endothelialisierung und tiefen intramyokardialen Recessus infolge fehlender Kompaktierung der embryonalen, netzartigen Myokardstruktur bedingt eine schwammartige Myokardmorphologie des linken, gelegentlich auch beider Ventrikel [45, 54].

**Symptome**

Klinische Manifestation mit Herzinsuffizienz, Rhythmusstörungen und Embolien [45, 70]. Im EKG verschiedene unspezifische Veränderungen.

**Diagnostik**

Diagnosestellung durch Echo oder MRT. Bislang fehlt es an einem Konsens bezüglich eines Diagnosestandards. Diagnosekriterien [78, 93, 96, 110]:

◢ Ausschluss anderer kardialer Anomalien.

◢ Zweilagiges, verdicktes Myokard, mit einer dünnen, kompakten epikardialen Schicht und einer dickeren, nicht kompakten endokardialen Schicht.

◢ Prädilektionsstellen: apikal und mittventrikulär im lateralen und inferioren Bereich.

◢ Die nicht kompakte Myokardlage ist mind. 2-mal so dick wie die kompakte Schicht, nach [96] ergibt ein Cut-off > 2,3 (nicht kompaktes/kompaktes Myokard) im MRT die beste Abgrenzung.

◢ Mehrere exzessive Protrusionen und tiefe intratrabekuläre Recessus.

◢ Trabekuläre Protrusionen ≥ 3 mm.

Nach [110] zeigten allerdings 24% der Patienten mit systolischer LV-Dysfunktion mind. eines der von Chin, Jenni oder Stolberger vorgeschlagenen Kriterien für eine LVNC-Kardiomyopathie, sodass diese Kriterien möglicherweise zu sensitiv bzw. zu wenig spezifisch sind. Häufig verminderte LVEF [45, 46]. Histologisch keine spezifischen Veränderungen [45].

**Prognose**

Belastet, aber noch unzureichende Daten. In einer Serie hohe Mortalität (12 von 34 Patienten) durch plötzlichen Herztod [46]. 60% innerhalb von 6 Jahren verstorben oder transplantiert [45]. Andernorts wurde eine günstige Prognose beschrieben, mit 97%igem Überleben ohne Transplantation nach 46 Monaten [70], bei [98] kein PHT bei 238 Patienten (FU im Mittel 4,1 Jahre).

## Therapie

Übliche Therapie der Herzinsuffizienz, evtl. Antikoagulation [45]. ICD-Therapie scheint effektiv zu sein, innerhalb von 1,5 Jahren adäquate Schocks bei 50% der Patienten mit ICD als Sekundärprävention [113]. Echo als Screening bei Verwandten 1. Grades [45].

### 6.3.4.2 Tako-Tsubo-Kardiomyopathie

*Synonym:* Stressinduzierte Kardiomyopathie, Apical ballooning, s. Kapitel 3.2.3.4.3.

### 6.3.4.3 Sonstige unklassifizierte Kardiomyopathien

Z.B. Patienten mit systolischer Dysfunktion ohne Dilatation.

## Literatur

[1]  Richardson P et al. Report of the 1995 World Health Organization/International Society and Federation of Cardiology Task force on the Definition and Classification of Cardiomyopathies. Circulation 1996;93:841–2

[2]  Wynne J, Braunwald E. The Cardiomyopathies. In: Zipes DP et al. Braunwald's Heart Disease, 7. Ed., 1672–96. 2005, Elsevier Saunders, Philadelphia

[3]  Maisch B. Einteilung der Kardiomyopathien nach der WHO/ISFC Task Force – Mehr Fragen als Antworten? Med Klin 1998;93:199–209

[4]  Dec W, Fuster V. Idiopathic Dilated Cardiomyopathy. N Engl J Med 1994;331:1564–75

[5]  Grünig E et al. Klinik und Verlauf der dilatativen Kardiomyopathie. Z Kardiol 1995;84(Suppl 4):39–48

[6]  Cheitlin MD et al. ACC/AHA Guidelines for the Clinical Application of Echocardiography. Circulation 1997;95:1686–44

[7]  ACC/AHA Task Force Report. Guidelines for Clinical Use of Cardiac Radionuclide Imaging. J Am Coll Cardiol 1995;25:521–47

[8]  Bristow MR. Why does the myocardium fail? Insights from basic science. Lancet 1998;352 (Suppl I):8–14

[9]  Limas CJ. Cardiac Autoantibodies in Dilated Cardiomyopathy. Circulation 1997;95:1979–80

[10] Staudt A et al. Potential role of humoral immunity in cardiac dysfunction of patients suffering from dilated cardiomyopathy. J Am Coll Cardiol 2004;44:829–36

[11] Fuster V et al. The natural history of idiopathic dilated cardiomyopathy. Am J Cardiol 1981;47:525–31

[12] Parillo JE et al. A prospective, randomized, controlled trial of prednisone for dilated cardiomyopathy. N Engl J Med 1989;321:1061–8

[13] Mestroni L et al. Guidelines for the study of familial dilated cardiomyopathies. Eur Heart J 1999;20:93–102

[14] Mestroni L and the Heart Muscle Study Group. Familial Dilated Cardiomyopathy: Evidence for Genetic and Phenotypic heterogeneity. J Am Coll Cardiol 1999;34:181–90

[15] Cowburn PJ et al. Risk stratification in chronic heart failure. Eur Heart J 1998;19:696–710

[16] Goldstein DJ et al. Implantable left ventricular assist devices. N Engl J Med 1998;339:1522–33

[17] Schnabel P et al. Hormontherapie bei Herzinsuffizienz: Wachstumshormon und Insulin-like growth factor I. Z Kardiol 1999;88:1–9

[18] Fenelon G et al. Tachycardiomyopathy: mechanisms and clinical implications. PACE 1996;19:95–106

[19] Lauer B et al. Cardiac Troponin T in Patients with Clinically Suspected Myocarditis. J Am Coll Cardiol 1997;30:1354–9

[20] Hufnagel G et al. Therapie der dilatativen Kardiomyopathie mit und ohne Entzündung. Med Klin 1998;93:240–51

[21] Kandolf R. Molekulare Pathogenese der Enterovirusmyokarditis. Internist 1995;36:430–8

[22] Mertens Th. Möglichkeiten und Grenzen der virologischen Diagnostik beim Verdacht einer virusverursachten Herzmuskelerkrankung. Internist 1995;36:439–47

[23] Mason W and The Myokarditis Treatment Trial Investigators. A Clinical Trial of Immunsuppressive Therapy for Myocarditis. N Engl J Med 1995;333:269–75

[24] Executive summary: HFSA 2006 comprehensive heart failure practice guideline. J Cardiac Fail 2006;12:10–38

[25] Feenstra J et al. Drug-Induced Heart Failure. J Am Coll Cardiol 1999;33:1152–62

[26] Falk R et al. The systemic amyloidoses. N Engl J Med 1997; 337: 898–909

[27] Newman LS et al. Sarcoidosis. N Engl J Med 1997;336, 1224–34

[28] Cooper LT et al. for the Multicenter Giant Cell Myocarditis Study Group Investigators. Idiopathic giant-cell myocarditis – Natural history and treatment N Engl J Med 1997;336:1860–6

[29] Pearson GD et al. Peripartum Cardiomyopathy. JAMA 2000;283:1183–8

[30] Williams GH et al. The Heart in Endocrine and Nutritional disorders. In: Braunwald E. Heart Disease, 5. Ed., 1887–913. 1997, W.B. Saunders, Philadelphia

[31] Perloff JK. Neurological Disorders and Heart Disease. In: Braunwald E. Heart Disease, 5. Ed., 1865–86. 1997, W.B. Saunders, Philadelphia

[32] Mandell BF et al. Rheumatic diseases and the cardiovascular system. In: Zipes DP et al. Braunwald's Heart Disease, 7. Ed., 2101–15. 2005, Elsevier Saunders, Philadelphia

[33] Mason JW et al. Clinical Merit of Endomyocardial Biopsy. Circulation 1989;79: 971–9

[34] Kasper EK et al. The Causes of Dilated Cardiomyopathy: A Clinicopathologic Review of 673 Consecutive Patients. J Am Coll Cardiol 1994;23:586–90

[35] Graham RM, Owens WA. Pathogenesis of Inherited Forms of Dilated Cardiomyopathy. N Engl J Med 1999;341:1759–62

[35a] Osterziel KJ et al. Dilated cardiomyopathy: more genes means more phenotypes. Eur Heart J 2005;26;751–4

[36] Fatkin D et al. Missense Mutations in the rod domain of the lamin A/C gene as causes of dilated cardiomyopathy and conduction-system disease. N Engl J Med 1999;341:1715–24

[36] Burkett EL et al. Clinical and genetic issues in familial dilated cardiomyopathy. J Am Coll Cardiol 2005;45:969–81

[37] Staudt A et al. Immunoadsorption in dilated cardiomyopathy: 6-month results from a randomized study. Am Heart J 2006;152:712.e1–712.e6

[38] Felker G et al. Underlying causes and long-term survival in patients with initially unexplained cardiomyopathy. N Engl J Med 2000;342:1077–84

[39] Lazarevic AM et al. Early changes in left ventricular function in chronic asymptomatic alcoholics: Relation to the duration of heavy drinking. J Am Coll Cardiol 2000;35:1599–606

[40] Felker GM et al. Echocardiographic findings in fulminant and acute myocarditis. J Am Coll Cardiol 2000;36:227–32

[41] Arrhythmia risk stratification in idiopathic dilated cardiomyopathy based on echocardiography and 12-lead, signal-averaged, and 24-hour Holter electrocardiography. Am Heart J 2000;140:43–51

[42] Fauchier L et al. Comparison of long-term outcome of alcoholic and idiopathic dilated cardiomyopathy. Eur Heart J 2000;21:306–14

[43] Feldman AM et al. Myocarditis. N Engl J Med 2000;343:1388–98

[44] Friedrich MG et al. Contrast-enhanced magnetic resonance imaging visualizes myocardial changes in the course of viral myocarditis. Circulation 1998;97:1802–9

[45] Weiford BC et al. Noncompaction of the ventricular myocardium. Circulation 2004;109:2965–71

[46] Oechslin EN et al. Long-term follow-up of 34 adults with isolated left ventricular noncompaction: a distinct cardiomyopathy with poor prognosis. J Am Coll Cardiol 2000;36:493–500

[47] Barbaro G. Cardiovascular manifestations of HIV infection. Circulation 2002;106:1420–5

[48] Elkayam U. Pregnant again after peripartum cardiomyopathy: to be or not to be? Eur Heart J 2002;23:753–6

[49] Kampmann C et al. The heart in anderson fabry disease. Z Kardiol 2002;91:786–95

[50] Lazarus A et al. Long-term follow-up of arrhythmias in patients with myotonic dystrophy treated by pacing. J Am Coll Cardiol 2002;40:1645–52

[51] Beer G et al. Fabry disease in patients with hypertrophic cardiomyopathy (HCM). Z Kardiol 2002;91:992–1002

[52] Rodlan CA et al. An echocardiographic study of valvular heart disease associated with systemic lupus erythematodes. N Engl J Med 1996;335:1412–30

[53] Frustaci A et al. Immunsuppressive therapy for active lymphocytic myocarditis. Circulation 2003;107:857–63

[54] Baumhäkel M et al. Isolated noncompaction of ventricular myocardium syndrome. Dtsch Med Wochenschr 2003;128:562–7

[55] Cotter BR. Epidemiology of HIV cardiac disease. Prog Cardiovasc Dis 2003;45:319–26

[56] Dispenzieri A et al. Survival in patients with primary systemic amyloidosis and raised serum cardiac troponins. Lancet 2003;361:1787–9

[57] Bowles NE et al. Detection of viruses in myocardial tissues by polymerase chain reaction: evidence of adenovirus as a common cause of myocarditis in children and adults. J Am Coll Cardiol 2003;42:466–72

[58] Wetzel T et al. Kontrastverstärkte kardiale MR-Tomographie bei klinischem Verdachts auf eine akute Myokarditis. Z Kardiol 2003(Suppl 2):II/16

[59] Weidemann F et al. Improvement of cardiac function during enzyme replacement therapy in patients with fabry disease. Circulation 2003;108:1299–301

[60] Grimm W et al. Noninvasive arrhythmia risk stratification in idiopathic dilated cardiomyopathy. Circulation 2003;108:2883–91

[61] Lea D et al. The fate of acute myocarditis between spontaneous improvement and evolution to dilated cardiomyopathy: a review. Heart 2001;85:499–504

[62] Devereux RB et al. Impact of diabetes on cardiac structure and function. The Strong Heart Study. Circulation 2000;101:2271–6

[63] Rahman JE et al. Noninvasive diagnosis of biopsie-proven cardiac amyloidosis. J Am Coll Cardiol 2004;43:410–5

[64] Marholdt H et al. Cardiovascular magnetic resonance assessment of human myocarditis. Circulation 2004;109:1250–8

[65] Ardehali H et al. Endomyocardial biopsy plays a role in diagnosing patients with unexplained cardiomyopathy. Am Heart J 2004;147:919–23

[66] Mills RM et al. Endomyocardial biopsy: a procedure in search of an indication. Am Heart J 2004;147:759–60

[67] Cardinale D et al. Prognostic value of troponin I in cardiac risk stratification of cancer patients undergoing high-dose chemotherapy. Circulation 204;109:2749–54

[68] Nishii M et al. Serum levels of interleukin-10 on admission as a prognostic predictor of human fulminant myocarditis. J Am Coll Cardiol 2004;44:1292–7

[69] Nerheim P et al. Heart failure and sudden death in patients with tachycardia-induced cardiomyopathy and recurrent tachycardia. Circulation 2004;110:247–52

[70] Murphy RT et al. Natural history and familial characteristics of isolated left ventricular non-compaction. Eur Heart J 2005;26:187–92

[71] Ardehali H et al. Diagnostic approach to the patient with cardiomyopathy: whom to biopsy. Am Heart J 2005;149:7–12

[72] Mehta A. Fabry disease defined: baseline clinical manifestations of 3 666 patients in the Fabry outcome survey. Eur J Clin Investigation 2004;34:236–42

[73] Vogelsberg H et al. Cardiovascular magnetic resonance in clinically suspected cardiac amyloidosis. J Am Coll Cardiol 2008;51:1022–30

[74] Soriano CJ et al. Noninvasive diagnosis of coronary artery disease in patients with heart failure and systolic dysfunction of uncertain etiology, using late gadolinium-enhanced cardiovascular magnetic resonance. J Am Coll Cardiol 2005;45:743–8

[75] Kühl U et al. High prevalence of viral genomes and multiple viral infections in the myocardium of adults with „idiopathic" left ventricular dysfunction. Circulation 2005;111:887–93

[76] Perrot A et al. Kardiale Manifestationen bei Muskeldystrophien. Z Kardiol 2005;94:312–20

[77] Smedema J-P et al. Evaluation of the accuracy of gadolinium-enhanced cardiovascular magnetic resonance in the diagnosis of cardiac sarcoidosis. J Am Coll Cardiol 2005;45:1683–90

[78] Oechslin E et al. Isolated left ventricular non-compaction: increasing recognition of this distinct, yet „unclassified cardiomyopathy". Eur J Echocardiography 2002;3:250–1

[79] Falk RH. Diagnosis and management of the cardiac amyloidoses. Circulation 2005;112:2047–60

[80] Rochitte C et al. Myocardial delyed enhancement by magnetic resonance imaging in patients with chagas disease. J Am Coll Cardiol 2005;46:1553–8

[81] Kühl U et al. Viral persistence in the myocardium is associated with progressive cardiac dysfunction. Circulation 2005;112:1965–70

[82] Magnani JW et al. Myocarditis. Current trends in diagnosis and treatment. Circulation 2006;113:876–90

[83] Pinamonti B et al. Echocardiopgraphic findings in myocarditis. Am J Cardiol 1988;62:285–91

[84] McCarthy RE et al. Long-term outcome of fulminant myocarditis as compared with

acute (nonfulminant) myocarditis. N Engl J Med 2000;342:690–5

[85] Baughman KL, Wynne J. Myocarditis. In: Zipes DP et al. Braunwald's Heart Disease, 7. Ed., 1697–716. 2005, Elsevier Saunders, Philadelphia

[86] Laissy JP et al. MRI of acute myocarditis: a comprehensive approach based on various imaging sequences. Chest 2002;122:1638–48

[87] Wynne J, Braunwald E. The cardiomyopathies and myocarditides. In: Braunwald E. Heart Disease, 5. Ed., 1404–63. 1997, W.B. Saunders, Philadelphia

[88] Bhatia GS et al. Left ventricular systolic dysfunction in rheumatoid disease. J Am Coll Cardiol 2006;47:1169–74

[89] Abdel-Aty H et al. Diagnostic performance of cardiovascular magnetic resonance in patients with suspected acute myocarditis: comparison of different approaches. J Am Coll Cardiol 2005;45:1815–22

[90] Pieroni M et al. Echocardiographic detection of endomyocaridal glycosphingolipid compartmentalization. J Am Coll Cardiol 2006;47:1663–71

[91] Maron BJ et al. Contemporary definitions and classification of the cardiomyopathies. Circulation 2006;113:1807–16

[92] Gutberlet M et al. Suspected chronic myocarditis ar cardiac MR: diagnostic accuracy and association with immunhistologically detected inflammation and viral persistence. Radiology 2008;246:401–9

[93] Jenni R et al. Echocardiographic and pathoanatomical characteristics of isolated left ventricular non-compaction: a step towards classification as a distinct cardiomyopathy. Heart 2001;86:666–71

[94] Pauschinger M et al. Inflammation, ECG changes and pericardial effusion: whom to biopsy in suspected myocarditis? Clin Res Cardiol 2006;95:569–83

[95] Richard P et al. The genetic bases of cardiomyopathies. J Am Coll Cardiol 2006;48:A79–A89

[96] Petersen SE et al. Left ventricular non-compaction: insights from cardiovascular magnetic resonance imaging. J Am Coll Cardiol 2005;46:101–5

[97] Acquatella H. Echocardiography in chagas heart disease. Circulation 2007;115:1124–31

[98] Fazio G et al. Ventricular tachycardia in non-compaction of left ventricle: is this a frequent complication? Pacing Clin Electrophysiol 2007;30:544–6

[99] Kallwellis-Opara A et al. Autoimmunological features in inflammatory cardiomyopathy. Clin Res Cardiol 2007;96:469–80

[100] Takemura G et al. Doxorubicin-induced cardiomyopathy from the cardiotoxic mechanisms to managment. Prog Cardiovasc Dis 2007;49:330–52

[101] Bernheim AM et al. Carcinoid heart disease. Prog Cardiovasc Dis 2007;49:439–51

[102] Knockaert DC. Cardiac involvement in systemic inflammatory diseases. Eur Heart J 2007;28:1797–804

[103] Kristen AV et al. Kardiale Amyloidose. Kardiologe 2007;1:123–38

[104] Robin NH et al. Genetic tessting in cardiovascular disease. J Am Coll Cardiol 2007;50:727–37

[105] AHA/ACCF/ESC Scientific statement. The role of endomyocardial biopsy in the management of cardiovascular disease. Circulation 2007;116:2216–33

[106] Selvanayagam JB et al. Evaluation and management of the cardiac amyloidosis. J Am Coll Cardiol 2007;50:2101–10

[107] Feng DaLi et al. Intracardiac thrombosis and embolism in patients with cardiac amyloidosis. Circulation 2007;116:2420–26

[108] Bhattacharyya S et al. Carcinoid heart disease. Circulation 2007;116:2860–5

[109] Elliot P et al. Classification of the cardiomyopathies: a position statement from the european society of cardiology working group on myocardial and pericardial diseases. Eur Heart J 2008;29:270–6

[110] Kohli SK et al. Diagnosis of left-ventricular non-compaction in patients with left-ventricular systolic dysfunction: time for a reappraisal of diagnostic criteria? Eur Heart J 2008;29:89–95

[111] Stratmann B et al. Diabetische Kardiomyopathie. Internist 2008;49:436–40

[112] Bern C et al. Evaluation and treatment of chagas disease in the united states. JAMA 2007;298(18):2171–81

[113] Kobza R et al. Implantable cardioverter-defibrillators in patients with left ventricular noncompaction. Pacing Clin Electrophysiol 2008;31:461–67

[114] Mor-Avi V et al. Value of vasodilator stress myocardial contrast echocardiography and magnetic resonance imaging for

the differential diagnosis of ischemic versus nonischemic cardiomyopathy. J Am Soc Echo 2008;21:425–9

[115] Kounas S et al. The binary endocardial appearance is a poor discriminator of Anderson-Fabry disease from familial hypertrophic cardiomyopathy. J Am Coll Cardiol 2008;51:2058–61

[116] Wu KC et al. Late gadolinium enhancement by cardiovascular magnetic resonance heralds an adverse prognosis in nonischemic cardiomyopathy. J Am Coll Cardiol 2008;51:2414–21

[117] Pabst S et al. Kardiale Sarkoidose. Kardiologe 2008;2: 299–311

[118] Kindermann I et al. Predictors of outcome in patients with suspected myocrditis. Circulation 2008;118:639–48

[119] Dennert R et al. Acute viral myocarditis. European Heart J 2008;29: 2073–82

[120] Polain de Waroux J et al. Combined coronary and late-enhanced multidetector-computed tomography for delineation of the etiology of left ventricular dysfunction: comparison with coronary angiography and contrast-enhanced cardiac magnetic resonance imaging. Eur Heart J 2008;29:2544–51

[121] Holzmann M et al. Complication rate of right ventricular endomyocardial biopsy via the femoral approach. Circulation 2008; 118:1722–28

[123] Kovacevic-Preradovic T et al. Anderson-Fabry disease: long-term echocardiographic follow-up under enzyme replacement therapy. Eur J Echocardiogr 2008;9:729–35

[124] Kim JS. Cardiac sarcoidosis. Am Heart J 2009;157:9–21

[125] Gilles W et al. Kardiale Hämochromatose. Kardiologe 2009;3: 57–66

[126] Laonigro I et al. Alcohol abuse and heart failure. Eur J Heart Fail 2009;11:453–62

[127] Feng D et al. Intracardiac thrombosis and anticoagulation therapy in cardiac amyoloidosis. Circulation 2009;119:2490–7

[128] Hoffmann B et al. Morbus Fabry – oft gesehen, selten erkannt. Dtsch Arztebl Int 2009;106(26):440–7

[129] Yeh ET et al. Cardiovascular complications of cancer therapy. J Am Coll Cardiol 2009;53:2231–47

[130] Friedrich MG et al. for the international consensus group on cardiovascular magnetic resonance in myocarditis. J Am Coll Cardiol 2009;53:1475–87

## 6.4 Hypertrophe Kardiomyopathie

### 6.4.1 Definition

Die hypertrophe Kardiomyopathie (HCM) ist eine angeborene Erkrankung mit ausgeprägter Variabilität hinsichtlich morphologischer und klinischer Ausprägung. Die nicht obstruktive Form der Kardiomyopathie (HNCM) galt als die häufigere Variante der HCM (kein Druckgradient bei 75% der Pat. [26]). Nach [61] besteht allerdings ein Ruhegradient > 50 mmHg bei 37%, bei 33% lässt sich ein Druckgradient > 30 mmHg durch körperliche Belastung provozieren.

### 6.4.2 Epidemiologie

Prävalenz: 0,2% [26].

### 6.4.3 Genetik

In ca. 50% der Fälle ist die Erkrankung vererbt, identifiziert wurden ca. 400 Mutationen auf 13 Genen für Sarkomer-Proteine (Schwerketten-Betamyosin, myosinbindendes Protein C, Troponin T und I, Alpha-Tropomyosin und u.a.m.) bei autosomal-dominanter Vererbung [63]. Ca. 40% der Mutationen entfallen auf die beiden zuerst genannten Sarkomere und ihre Gene MYH7 bzw. MYBPC3 mit rund 200 bzw. 150 möglichen Mutationen. 20–30% der Mutationsträger sind gesund (möglicherweise manifestiert sich bei diesen Personen die Erkrankung erst später).

Die DNA-Analyse gestattet eine präklinische Diagnose bei Verwandten, sofern die spezielle Mutation bereits definiert werden konnte. Bei der Vielzahl der Mutationen ist eine genetische Untersuchung sehr aufwendig und kein Bestandteil der klinischen Routine. Aufgrund der genetischen Heterogenität schließt ein negativer Test die Erkrankung nicht aus [67]. Verwandte 1. Grades sollten jährlich (im Alter von 12–18 Jahren) bzw. alle 5 Jahre (im Alter > 18 Jahre) mit Anamnese, EKG und Echo auf HCM hin untersucht werden [44].

### 6.4.4 Pathophysiologie

#### 6.4.4.1 Pathophysiologie der HCM

Die Myokardhypertrophie ist diffus oder segmental, zumeist asymmetrisch ausgeprägt, mit bizarrer Textur der Myozyten (zelluläres Disarray), Bindegewebsvermehrung und Fibrosierung. Alle Wandsegmente können betroffen sein, typischerweise besteht eine Hypertrophie des anterioren Septumbereichs. Seltener ist eine symmetrische Hypertrophie, die apikale Form der Hypertrophie ist besonders in Japan bekannt. Narbige Veränderungen sind Folge von Ischämie (durch begleitende Small vessel disease und relative Ischämie infolge Hypertrophie). Der LV ist typischerweise hyperkontraktil mit geringem endsystolischem Restvolumen und nicht dilatiert [26, 44]. Die myokardialen Alterationen bedingen eine diastolische Dysfunktion (reduzierte Compliance und gestörte Relaxation) in unterschiedlichem Ausmaß mit resultierendem Anstieg des LA-Drucks. Vorhofflimmern führt in der Regel zu weiterer Verschlimmerung der Symptomatik, da die Vorhofkontraktion zur Überwindung der behinderten diastolischen Füllung fehlt. Der linke Vorhof ist typischerweise dilatiert und hypertrophiert. In 80–90% der Fälle bleibt die Hypertophie auf den LV beschränkt [59].

#### 6.4.4.2 Pathophysiologie der HOCM

Bei der HOCM besteht zusätzlich zu den für die HCM beschriebenen Veränderungen eine Obstruktion der LV-Ausflussbahn. Ursache der subvalvulär oder mittventrikulär lokalisierten Flussbehinderung ist u.a. der Venturi-Effekt durch die Vorwölbung des hypertrophierten Septums sowie eine Verlagerung des atypisch septumnah positionierten vorderen Mitralsegels während der Systole auf das Septum zu (sog. SAM – systolic anterior movement). Eine Mitralinsuffizienz besteht bei ca. 30% der Patienten. Der intraventrikuläre Druckgradient beträgt 10–190 mmHg und ist intraindividuell sehr variabel in Abhängigkeit von Kontraktilität, Preload und Afterload. Der Gradient nimmt nach Gabe von Nitro, Digitalis, Sympathomimetika, Amylnitrit sowie nach Valsalva-Manöver zu. Das Systolikum wird dabei lauter. Die Zunahme der Obstruktion führt zu einer Senkung des arteriellen Drucks. Nach postextrasystolischer Potenzierung der Ventrikelkontraktilität nimmt der Druckgradient ebenfalls zu, der arterielle Blutdruck bleibt gleich oder fällt ab (Brockenbrough-Phänomen) [9].

*Anm.:* Ein dynamischer Druckgradient ist auch bei hyperdynamem LV bei Hypertonie, nach AKE, nach Infarkt oder nach Mitralklappenrekonstruktion möglich [64].

#### 6.4.4.3 Hämodynamische Klassifizierung

Hämodynamische Klassifizierung nach
**ACC/ESC 2003** [44]

| | |
|---|---|
| 1 | Druckgradient ≥ 30 mmHg in Ruhe |
| 2 | Druckgradient < 30 mmHg in Ruhe, > 30 mmHg unter Provokation |
| 3 | Druckgradient < 30 mmHg in Ruhe und unter Provokation |

Verschiedene Provokationsmanöver wurden beschrieben (Amylnitrit, Valsalva, Dobutamin, Isoproterenol, körperliche Belastung, postextrasystolisch), es fehlt eine Standardisierung. Eine ergometrische Belastung auf Laufband oder Fahrrad sollte bevorzugt werden [44].

### 6.4.5 Symptome

Sehr variabel, die Mehrzahl der Patienten ist asymptomatisch [19].

◢ Belastungsdyspnoe

◢ Angina pectoris (erhöhter O$_2$-Bedarf bei Hypertrophie, reduzierte Koronarperfusion bei LVEDP-Erhöhung und Mediahypertrophie)

◢ Tachykardie, Palpitationen

◢ Schwindel, Synkopen

◢ Plötzlicher Herztod

◢ Müdigkeit und Ruhedyspnoe im fortgeschrittenem Stadium

## 6.4.6 Diagnostik

### 6.4.6.1 Auskultation

◢ Bei HOCM hochfrequentes Systolikum, p.m. 3–4. ICR li., meist nicht fortgeleitet in die Karotiden, variable Intensität [19], Lautstärke zunehmend bei Valsalva-Manöver oder körperlicher Belastung

◢ 2. HT evtl. paradox gespalten bei hohem Druckgradienten (bei HOCM)

◢ Evtl. kombiniert mit Mitralinsuffizienzgeräusch

◢ Evtl. 4. HT

◢ Evtl. 3. HT

### 6.4.6.2 Röntgen-Thorax

Unterschiedliche Befunde [19]:

◢ Z.T. Normalbefund

◢ Li. betontes Herz (typisch)

◢ Evtl. Dilatation von LV und LA, auch RV-Dilatation möglich

### 6.4.6.3 EKG

Pathologisch in 75–90% der Fälle [26], verschiedene, jedoch keine pathognomonischen Veränderungen:

◢ ST-Senkung, T-Inversion, typisch sind tief terminal negative T-Wellen in den Brustwandableitungen [9]

◢ Evtl. Linkstyp oder LAHB, LSB

◢ Häufig P-sinistro-/-dextro-/biatriale, AV-Block I möglich

◢ Zeichen der Linksherzhypertrophie

◢ Deltawelle ohne Schenkelblock

◢ Q-Zacken in II, III, AVF, V$_4$–V$_6$, z.T. auch V$_2$

◢ Vorhofflimmern

◢ Spätpotenziale in 7–20% [8]

Die EKG-Abnormitäten können einer echokardiografisch nachweisbaren Hypertrophie vorangehen [8]!

### 6.4.6.4 Langzeit-EKG

◢ Vorhofflimmern bei 20–25% der HCM-Patienten, mit zunehmendem Alter häufiger [44]

◢ VES bei 90% der Patienten, Couplets bei 40%, NSVT bei 20–30% [44]

◢ VT zeigen eine erhöhte Gefährdung für PHT an, dabei spielen Häufigkeit, Dauer und Frequenz der NSVT keine Rolle [41].

◢ NSVT wurden bei 31% der HCM-Patienten gesehen, für einen PHT (in 6% im Verlauf von 5,5 Jahren) ergab sich eine Sensitivität von 45%, Spezifität 69%, NPV 95% und PPV 9% [52].

### 6.4.6.5 Belastungs-EKG

Eine abnorme Blutdruckregulation korreliert mit einer schlechten Prognose und ist ein Major risk factor nach ACC/ESC 2003.

### 6.4.6.6 Echokardiografie

Nach Ausschluss einer arteriellen Hypertonie und einer Aortenstenose ist das Echo diagnostisch bei Darstellung einer Hypertrophie des LV ohne Dilatation [26]. DD s. Kap. 6.4.7.

◢ LV-Hypertrophie, LV-Septum bis zu 60 mm. Generell erlaubt eine Myokarddicke von mind. 15 mm ohne erkennbare Ursache die Diagnosestellung [46], > 13 mm als Grenzwert bei [73].

◢ Elongierte Mitralsegel, evtl. atypisch positioniert, evtl. direkte Insertion des Papillarmuskels in das AML

◢ Diastolische Dysfunktion bei normalerweise guter systolischer Funktion

◢ SAM = systolische Vorwärtsbewegung des vorderen Mitralsegels (HOCM)

◢ Evtl. mesosystolische Inzisur der Aorten-
segel (HOCM)

◢ LA-Dilatation bei eher kleinem LV-Ca-
vum

◢ Mitralinsuffizienz

◢ CW-Doppler: Bestimmung des Druckgradienten im LVOT (mitt- bis spätsysto-
lisch, auch intraindividuell sehr variabel), bei geringem oder fehlendem
Druckgradienten sollte bei symptomatischen Patienten eine Belastungs-Echo-
kardiografie erfolgen, um eine mögliche
Indikation zur Myektomie/TASH nicht zu
übersehen [62].
*Cave:* Eine hämodynamisch relevante
Ausflussbahnobstruktion kann unter ergometrischer Belastung auch bei Patienten ohne HOCM nachweisbar werden
[78].

Die Sensitivität des Echos ist nicht ausreichend um eine HNCM auszuschließen. Bei
entsprechendem Verdacht wurde früher eine
Lävokardiografie zur Darstellung der typischen, trichterförmigen Einengung des Apex
(Karten-Pik-Konfiguration, Spatenform) empfohlen, heute ist ein MRT indiziert [12, 14].

I.d.R. ist die Erkrankung mit Abschluss
des Wachstums echokardiografisch manifest,
eine phänotypische Manifestation ist jedoch
in jedem Lebensalter möglich [26]. Asymptomatische Familienmitglieder sollten daher
etwa alle 5 Jahre echokardiografisch kontrolliert werden [26].

### 6.4.6.7 MRT

Darstellung der myokardialen Hypertrophie,
diagnostische Option bei unzureichenden
Schallbedingungen. In bis zu 80% fokales
Hyper-Enhancement [46], welches einen erhöhten Anteil an myokardialem Kollagen
anzeigt [48]. 20% der HCM-Patienten hatten
keine erhöhte LV-Masse im MR, bei 16% war
die LV-Masse nur leicht erhöht [75]. Schlechtere Prognose für Patienten mit erhöhter LV-
Masse [75].

### 6.4.6.8 Rechtsherzkatheter

Variable Befunde:

◢ Typischerweise leicht erhöhter PCP bei
normalem HZV in Ruhe

◢ Pathologischer PCWP-Anstieg unter Belastung

◢ In fortgeschrittenem Stadium bereits in
Ruhe erniedrigtes HZV, erhöhter PCWP,
unzureichender HZV-Anstieg unter Belastung wie bei DCM

### 6.4.6.9 Linksherzkatheter

Die invasive Darstellung der Phänomene einer HCM/HOCM ist aufgrund der Möglichkeiten von Echokardiografie und MRT kaum
noch notwendig:

◢ Septumhypertrophie

◢ Deformierung der endsystolischen Ven-
trikelkonfiguration, z.B. Sanduhrform
(bei HOCM) oder trichterförmige Einengung des Apex

◢ Darstellung einer Obstruktion des LVOT
(LAO-Projektion)

◢ Evtl. systolische Kompression der R. sep-
tales (Melking-Phänomen)

◢ Erhöhter LVEDP

◢ Registrierung eines intraventrikulären
Druckgradienten (bei HOCM) bei Rückzug
aus dem LV oder mittels Bilumenkatheter

◢ Evtl. Provokation eines Druckgradienten
mittels Orciprenalin-Infusion (HF auf ca.
120/min titrieren) oder durch Nitro-Ap-
plikation bzw. Valsalva-Manöver

◢ Doppelgipflige Konfiguration (Spike and
dome) der aortalen und evtl. der intra-
ventrikulär poststenotischen Druckkurve

◢ Nachweis eines Brockenbrough-Phäno-
mens durch Auslösung von VES durch
Manipulation des Pigtail-Katheters bei simultaner Druckmessung über die Schleuse in der A. femoralis (HOCM)

◢ Ggf. Darstellung und Quantifizierung einer Mitralinsuffizienz [14]

◢ **Koronarangiografie indiziert nach
ACC/ESC 2003** bei AP und vorhandenen
Risikofaktoren bzw. AP im Alter > 40 Jah-

ren oder bei möglicher KHK vor Myektomie oder PTSMA/TASH [44]

### 6.4.6.10 Labordiagnostik

Die Höhe der BNP-Konzentration korreliert
mit der Ausprägung der Symptome einer
Herzinsuffizienz, der positive/negative prädiktive Wert für das Vorliegen von Symptomen einer Herzinsuffizienz bei einem **BNP**
von > 200 pg/ml betrug 63% bzw. 79% [45].

## 6.4.7 Differenzialdiagnose

**Linksherzhypertrophie bei Sportlern:** U.U.
schwierige, aber bedeutsame Diagnose, evtl.
DNA-Analyse. Eine Wanddicke von > 12 mm
(> 11 mm bei Frauen) ohne gleichzeitige LV-
Dilatation macht bei Leistungssportlern eine
HCM wahrscheinlich [30]. Nur 1,5% der
Sportler hatten eine Myokarddicke ≥ 13 mm
[71]. Eine Wanddicke > 14 mm wurde selbst
bei Weltklasse-Radfahrern nicht beobachtet
[50]. Für HCM sprechen auch:

- ◢ Atypische, segmentale LVH
- ◢ LVEDD < 45 mm
- ◢ Deutliche LA-Dilatation
- ◢ Bizarre EKG-Veränderungen
- ◢ Abnorme LV-Füllungsparameter
- ◢ Weibliches Geschlecht
- ◢ Familiäre Anamnese für HCM

Ein LVEDD > 55 mm hingegen spricht für
Sportherz [54].

**Hypertensive Herzkrankheit:** Ebenfalls
schwierige Differenzialdiagnose (bes. bei Hypertrophie < 20 mm) aufgrund der Häufigkeit
der arteriellen Hypertonie im höheren Alter,
ca. 20% der Pat. mit HCM haben auch einen
Hypertonus [51]. Für die Koexistenz von Hypertonus und HCM sprechen eine asymmetrische LV-Hypertrophie (Ratio von Dicke
Septum/Hinterwand > 1,3 [51]), ein Druckgradient in Ruhe sowie eine ausgeprägte Hypertrophie bei nur mäßiger Hypertonie [44];
bei Wanddicke bis 15 mm ist eher eine hyper-

tensive Herzerkrankung anzunehmen [73].
Mit einer Accuracy von 96% gelang eine Dif-
ferenzierung mit TDI durch Strain imaging,
Cut-off für HCM war eine Strain ≤ 10,6% [51].

**Sekundäre HCM bzw. HCM bei spezifi-
schen Kardiomyopathien:** Differenzialdiagnostisch sind Akromegalie, Phäochromozytom, Noonan-Syndrom, Turner-Syndrom,
Amyloidose, Glykogenosen, Non-compaction-Kardiomyopathie, M. Fabry, Sarkoidose
und M. Friedreich abzugrenzen, ggf. durch
Myokardbiopsie. In 89% wurden unspezifische Veränderungen gesehen, in 2,8% eine
Amyloidose. Ein M. Fabry besteht in 4–8% der
Fälle [33], bei Frauen in bis zu 12% [49], nach
[70] nur zu 1% bei Männern und Frauen.

Screening für M. Fabry bei allen Pat. mit
unerklärter LVH durch Bestimmung der Al-
pha-Galactosidase A im Plasma [67], nachfolgend ggf. Genanalyse [70]. Weitere DD
sind **Tumor** und **Thrombus**.

Die Kombination einer LVH mit einem
WPW-Syndrom entspricht wohl nicht einer
Variante der HCM, sondern eher einer Spei-
cherkrankheit [26] oder einem metabolischen Defekt [59].

## 6.4.8 Prognose

Der Verlauf ist sehr unterschiedlich, meist
stabiler oder langsam progredienter Verlauf.
Eine Erstdiagnose bei Beschwerdefreiheit im
höheren Alter ist durchaus häufig.

- ◢ Mortalitätsrate bei HCM 1%/Jahr [26],
  bei HOCM 2%/Jahr [59].
- ◢ Für Patienten > 50 Jahre bei Diagnosestellung Lebenserwartung wie Normalbevölkerung [40].
- ◢ Asymptomatische oder gering symptomatische Patienten (Alter 59 Jahre ± 16
  Jahre) ohne hohen Ruhegradienten hatten eine nahezu normale Lebenserwartung [80].
- ◢ Die Prognose asymptomatischer Patienten ist deutlich besser als die symptoma-

tischer Patienten, die jährliche Mortalität in Japan liegt bei 0,9% bzw. 1,9% [13].

Mortalitätsraten von 3–6%/Jahr gelten für die berichteten Risikokollektive von spezialisierten Zentren. **Todesursachen** sind plötzlicher Herztod (51%), Herzinsuffizienz (36%) und Apoplex bei Vorhofflimmern [39, 13].

◢ Patienten mit einem Ruhedruckgradienten von ≥ 30 mmHg haben eine deutlich schlechtere Prognose als Patienten ohne Druckgradienten hinsichtlich Tod, Herzinsuffizienz oder Apoplex [44].

◢ Pat. mit hohem Ruhegradienten (> 4 m/s) hatten eine Überlebensrate von nur 53% nach 10 Jahren [80].

◢ Nach 6,3 Jahren waren 12% verstorben, 20% der Überlebenden hatten eine Herzinsuffizienz NYHA III–IV [35].

Die Daten bezüglich Mortalitätsrisiko und Ausmaß der Hypertrophie sind widersprüchlich [22, 36, 75], ein direkter Zusammenhang zwischen Prognose und Wanddicke besteht wohl nicht [34].

### Plötzlicher Herztod

Etwa 60–70% der HCM-Patienten sterben plötzlich [42].

◢ PHT bei ca. 0,6%/Jahr [37] bis 2%/Jahr für asymptomatische oder gering symptomatische Jugendliche und junge Erwachsene [44].

◢ PHT < 0,4% für HOCM-Patienten ohne Risikofaktoren [60].

◢ PHT in Japan bei nur 0,1%/1,4% der asymptomatischen/symptomatischen Patienten pro Jahr [13].

◢ PHT bei 22% der Patienten < 30 Jahre innerhalb von 5 Jahren bei NSVT im Lz.-EKG, ohne NSVT nur bei 6% [41].

◢ Vor Eintritt eines PHT bestehen bei ca. 40% der Patienten keine Symptome [27].

◢ Zwischen PHT und Druckgradienten im LVOT besteht keine Beziehung.

◢ Die EPU hat keinen gesicherten Stellenwert für die Risikoprädiktion in der Primärprophylaxe [44, 68].

### Major risk factors für ein erhöhtes PHT-Risiko

Nach **ACC/ESC 2003** bestehen folgende Major risk factors [44]:

◢ Familiärer Anamnese für PHT

◢ Synkope, insbesondere assoziiert mit körperlicher Anstrengung

◢ Extreme LVH > 30 mm, bes. bei jungen Patienten

◢ Vorangegangener Herzstillstand

◢ Anhaltende ventrikuläre Tachykardie

◢ NSVT im Lz.-EKG oder im Bel.-EKG

◢ Abnorme Blutdruckregulation bei körperlicher Anstrengung

Weitere Risikofaktoren im Einzelfall sind Vorhofflimmern, Ischämie, LVOT-Obstruktion, Hochrisikomutation (derzeit nicht nutzbar) und starke körperliche Belastung [44].

Niedriges PHT-Risiko bei wenig ausgeprägter Hypertrophie (< 20 mm) und fehlenden sonstigen Risikofaktoren [44].

### Apoplex und periphere Embolien

◢ In 0,8%/Jahr, in 88% assoziiert mit Vorhofflimmern, > 25% der Patienten mit AF erlitten eine periphere oder zerebrale Embolie [39].

◢ Das Apoplexrisiko ist bei HOCM 4-fach höher als bei HCM [59].

Zu einer Progression bzw. Übergang einer HCM in eine dilatative Verlaufsform mit systolischer Dysfunktion entsprechend einer DCM kommt es in ca. 5–10% der Fälle [26, 57].

### Risikostratifikation

◢ Anamnese, Echo, Lz.-EKG, Bel.-EKG [26, 38].

Zeichen einer mikrovaskulären Dysfunktion in der Dipyridamol-PET gehen einher mit einer relativ stark verschlechterten Prognose [43]. Die Untersuchung gehört jedoch nicht zum Standard.

### 6.4.9 Therapie

#### 6.4.9.1 Konservative Therapie

Therapieziel ist die Symptomreduktion, Lebensverlängerung nicht nachgewiesen. Die meisten Studien wurden bei Patienten mit Ausflussbahnobstruktion durchgeführt.

**Betablocker:** Senkung der HF mit Verlängerung der Diastolendauer, Verbesserung der passiven ventrikulären Füllung, Verminderung von Kontraktilität und O$_2$-Verbrauch. Senkung des LVEDP unter Belastung, kein Einfluss auf die Hypertrophie oder Compliance. Reduktion des Druckgradienten unter Belastung, Ruhegradient kaum beeinflusst [44]. Symptomatische Besserung bei $^1/_3$–$^2/_3$ der Patienten [9]. Besserung der AP stärker als die der Dyspnoe. Anwendung bei HCM mit und ohne Druckgradienten. Sotalol wegen fehlender Daten nicht empfohlen [44].

**Ca-Antagonisten:** Indiziert aufgrund der Datenlage ist vor allem Verapamil, Nifedipin wegen ausgeprägter Vasodilatation gefährlich, für Diltiazem keine ausreichenden Daten [44]. Diastolische Füllung gebessert, Druckgradient z.T. reduziert infolge negativer Inotropie. Verminderung der myokardialen Ischämie.

50–70% der Patienten gebessert [9]. Besondere Vorsicht bei Patienten mit Ruhedruckgradienten und schwerer Symptomatik wegen Gefahr der Verschlechterung mit Lungenödem und kardiogenem Schock [44]. Kein Nachweis für einen Vorteil durch die Kombination von Verapamil und Betablocker [44].

**Disopyramid:** Symptomatische Verbesserung infolge negativer Inotropie dokumentiert, Reduktion des Druckgradienten. Weniger gebräuchlich als Betablocker und Ca-Antagonisten, Kombination mit Betablocker möglich und auch z.T. empfohlen [26, 38]. Anwendung typischerweise bei Patienten mit Obstruktion des LVOT bei fehlendem Ansprechen auf Betablocker und Verapamil. Dosis 300–600 mg/Tag, Anwendung auch bei schwerer Symptomatik möglich [44]. Anticholinerge Effekte (Obstipation, Trockenheit von Augen und Mund, Miktionsbeschwerden) beachten. Kombination mit Amiodaron oder Sotalol nicht empfohlen [44].

**Diuretika:** Insbesondere bei Ödemneigung zusätzlich zu Betablockern oder Ca-Antagonisten, evtl. Besserung einer Dyspnoe. Eine zu starke Diurese kann bei diastolischer Dysfunktion mit Notwendigkeit einer ausreichend hohen Vorlast problematisch werden.

**Amiodaron:** Effektiv bei ventrikulären und supraventrikulären Tachyarrhythmien, zur Stabilisierung des Sinusrhythmus nach Kardioversion einer absoluten Arrhythmie häufig verwendet. Effektivität einer medikamentösen Therapie hinsichtlich der Prophylaxe des PHT nicht gesichert [9]. Kombination mit Disopyramid wegen Proarrhythmie nicht empfohlen [44].

**Endokarditisprophylaxe:** Nach AHA 2007 nicht mehr indiziert [74].

**Kardioversion und Antikoagulation:** Bei Auftreten von Vorhofflimmern konsequente Strategie zur Erhaltung des Sinusrhythmus empfohlen [44]. Klare Indikation zur Antikoagulation.

**Körperliche Schonung:** Vermeidung starker körperlicher Beanspruchungen. Die HCM ist die häufigste Ursache für den PHT bei jungen Sportlern, **HCM-Patienten sind für den Leistungssport disqualifiziert.**

**Die Therapie asymptomatischer Patienten ist nicht etabliert.** Ob die Therapie mit Betablockern oder mit Ca-Antagonisten begonnen werden sollte, ist unentschieden. Digitalis, Nitroglyzerin und ACE-Hemmer sind bei Nachweis eines Druckgradienten kontraindiziert [44]. Bei Übergang einer HCM in eine dilatative Verlaufsform mit systolischer Dysfunktion erfolgt die sonst übliche Therapie mit ACE-Hemmer, Spironolacton, Diuretika, evtl. AT-II-Blocker, Betablocker, HTX etc. [44]. Das optimale Prozedere bei asymptomatischen Patienten mit nicht anhaltender Tachykardie ist unklar.

### 6.4.9.2 Operativ-interventionelle Therapie

Nicht medikamentöse Therapien kommen erst bei unzureichendem Ansprechen auf die konservativen Maßnahmen zum Einsatz.

#### 6.4.9.2.1 Myektomie

Reduktion der anatomischen Basis der Ausflussbahnobstruktion und des Druckgradienten durch transaortale Ektomie von 5–10 g Muskelmasse. Aufgrund der vorliegenden Langzeitergebnisse als der therapeutische Goldstandard und Therapie der ersten Wahl bei medikamentös refraktärer, ausgeprägter Symptomatik und deutlicher LVOT-Obstruktion anzusehen.

**Indikation** bei NYHA III–IV trotz Medikation bei einem Druckgradienten von > 50 mmHg in Ruhe oder unter physiologischer Belastung [27, 44]

- Op.-Mortalität in spezialisierten Zentren < 2–3,6% [6, 11]
- Komplikationen sind VSD oder AV-Block III (in 1–2%), selten Aorteninsuffizienz. Ein inkompletter oder kompletter LSB tritt immer auf, ist aber nicht prognostisch wirksam [44].
- Frühpostoperativ Verbesserung von NYHA-Klasse 2,8 auf 1,7. Steigerung der Belastbarkeit von 65 W auf 90 W [7], Besserung bei 90% der Patienten [27]
- Anhaltende symptomatische Verbesserung in 83% der Fälle um 1–2 NYHA-Klassen [53], nach 5 Jahren in ca. 70% [6], Rückgang der Synkopenhäufigkeit
- 5-, 10- und 15-Jahres-Überleben nach Myektomie 93–95%, 80–83% und 72% [11, 53], weitere Lz.-Ergebnisse bei [17], jährliche HOCM-bedingte Mortalität ca. 0,6–0,9% [17]

Beeinflussung der Prognose bislang nicht erwiesen [6, 38], eine retrospektive Multivarianzanalyse [55] ergab jedoch ein vermindertes Mortalitätsrisiko post Op. Bei niedrigeren Druckgradienten ist keine Besserung durch Myektomie zu erwarten, hier stehen diastolische Dysfunktion und Ischämie im Vordergrund. Post-Op. Rezidiv sowie Progression mit zunehmender diastolischer oder auch systolischer Herzinsuffizienz selten, aber möglich durch Progression der Grunderkrankung.

#### 6.4.9.2.2 Katheterinterventionelle Ablation der Septumhypertrophie (TASH, PTSMA)

1995 eingeführt, Induktion eines Septuminfarkts durch Alkoholinjektion in einen R. septalis mit konsekutiver Verminderung der Septumdicke und Vergrößerung des LVOT. CK-Anstieg auf 400–2 500 U/l entsprechend 3–10% der LV-Muskelmasse bzw. ca. 20% des Septums [44]. Anders als bei der Myektomie besteht Sorge über das Auftreten eines möglichen arrhythmogenen Substrates in Form der resultierenden Infarktnarbe, dies bestätigte sich in einer prospektiven Studie jedoch nicht, hier Schockrate von 2,8% über 3 Jahre [77].

- Reduktion des Druckgradienten in Ruhe von 52 mmHg auf 12–18 mmHg [16]
- Reduktion des Stressgradienten von 132 auf 45 mmHg [29]
- Verbesserung des NYHA-Status von NYHA 2,9 auf 1,9 nach ca.12 Monaten [69]
- Reduktion der Synkopenhäufigkeit [3]
- Prozedurale Erfolgsrate ca. 90% [3, 5, 27]
- Anhaltender Therapieeffekt über 7 Jahre nachweisbar [76]

Schrittmacherpflichtige AV-Blockierung in 10,5% [69], andernorts in ca. 20–27% [27, 29] als wesentliche Komplikation. Hospitalmortalität bei 1,8% [24] bis zu 4% [38]. 30-Tage Mortalität 1,5% [69]. Induktion eines Rechtsschenkelblocks in 46% [69].

### Indikationen

◢ NYHA III–IV trotz Medikation bei Septum > 1,7 cm und Ruhegradient > 30 mmHg oder Provokationsgradient > 60 mmHg [27]

◢ Nach **ACC/ESC 2003** bei refraktärem Stadium NYHA III–IV mit Druckgradient > 50 mmHg [44] in Ruhe oder unter physiologischer Provokation während Belastung [44]

◢ NYHA II bei Ruhegradient > 50 mmHg oder > 30 mmHg wenn > 100 mmHg unter Belastung [59]

Eine Provokation mittels Dobutamin zur Patientenselektion wird ausdrücklich nicht empfohlen [44]. Eine klinische Besserung wurde auch bei Patienten mit Druckgradienten unter Provokation bei fehlendem Ruhegradienten berichtet [25]. Anhaltende Verbesserung im Verlauf von 3 Jahren bei 64 Patienten [29]. Einfluss auf das Risiko eines PHT unklar. Langzeitergebnisse bei größeren Patientenkollektiven fehlen bislang.

#### 6.4.9.2.3 Operative Myektomie vs. TASH/PTSMA

Widersprüchliche Daten, ein prospektiver, randomisierter Vergleich von Myektomie und TASH/PTSMA steht noch aus.

◢ In einer Kohortenstudie ergab sich hinsichtlich Belastbarkeit für die operierten Patienten ein Vorteil gegenüber TASH/PTSMA [28].

◢ In einer Matched-control-Studie waren die Ergebnisse nach 1 Jahr vergleichbar günstig [32].

◢ Bei [56] hingegen mehr Komplikationen, mehr Reinterventionen und etwas schlechtere hämodynamische Ergebnisse nach PTSMA/TASH.

◢ Vergleichbare Besserung der NYHA-Klasse, für beide Verfahren eine niedrige Hospitalmortalität, aber deutlich höhere Notwendigkeit der Schrittmacherimplantation nach TASH/PTSMA [79].

Die Diskussion bezüglich der Indikationsstellung zu Op. vs. PTSMA/TASH hält an [66].

#### 6.4.9.2.4 DDD-Schrittmachertherapie

Schrittmacherinduzierter, veränderter regionaler Kontraktionsablauf bei kurzer AV-Zeit (ca. 85 ms bei [15]), spätere Septumdepolarisation, verlängerte Ejektionsdauer, dadurch verminderter SAM. 3 randomisierte Crossover-Studien zeigen eine Reduktion des Druckgradienten um 25–40%, bei [2] in Ruhe von 59 mmHg auf 30 mmHg, keine Hypertrophieregression [15] und erhebliche individuelle Unterschiede im Therapieerfolg. Symptomatische Verbesserung in 84%, Erhöhung der Belastungstoleranz in 21% in der PIC-Studie [2], hingegen Verbesserung des klinischen Status in der M-PATHY-Studie [15] nur in 12% bei allerdings schlechterem Basisstatus der Patienten [15].

Nach **DGK 2005** keine überzeugenden Daten, Therapieoption bei älteren Patienten, bei denen eine TASH oder Myektomie nicht möglich ist [58]. Nach **ACC/AHA 2008** Klasse-IIb-Indikation für medikamentös therapierefraktäre Patienten mit sig. Obstruktion [72].

#### 6.4.9.2.5 Mitralklappenrekonstruktion oder -ersatz

Als Therapieoption im Einzelfall bei Abnormität des Mitralklappenapparates bzw. bedeutender Mitralinsuffizienz und weniger ausgeprägter Septumhypertrophie [9].

#### 6.4.9.2.6 ICD

Bei Implantation zur **Primärprävention** nur in ca. 3,5–5%/Jahr adäquate Schocks [21, 65], ohne Vorliegen von Risikofaktoren (6.4.8) z.Zt. keine Indikation. Keine genau validierte Risikostratifikation verfügbar [81].

◢ Kein Unterschied in der Häufigkeit von ICD-Therapien bei Patienten mit 1, 2, 3 oder mehr Risikofaktoren [65].

◢ Eine Wanddicke > 30 mm allein erscheint als ICD-Indikation nicht unbedingt ausreichend [36], nach **ACC/ESC 2003** [44] sollte bei jungen Patienten mit nur diesem Risikofaktor die ICD-Prophylaxe jedoch erwogen werden.

◢ Geringe Sensitivität und Spezifität einer unklaren Synkope für die Prädiktion eines PHT [44], eine ICD-Implantation kann dennoch erwogen werden, bes. wenn rezidivierend, unter Stress auftretend und im jungen Alter [44].

◢ Ein LVOT-Gradient > 30 mmHg gilt nur als Minor risk factor und ist allein keine ausreichende ICD-Indikation [44].

Nach **ACC/AHA/HRS 2008** IIa-Indikation bei Vorliegen von mind. einem der o.g. Risikofaktoren [81].

Als **Sekundärprävention** gesicherte Effektivität nach Reanimation und dokumentierter VT/VF [18], adäquate Schocks in ca. 11%/Jahr [21, 65], klare Indikation.

### 6.4.9.2.7 Herztransplantation

Letzte Option bei Versagen der übrigen Therapiemodalitäten.

## 6.4.10 Schwangerschaft und hypertrophe Kardiomyopathie

Eine Gravidität verläuft i.d.R. unkompliziert. Das Mortalitätsrisiko für Schwangere ist relativ gering und wurde auf 10 pro 1 000 Lebendgeburten geschätzt [31], gefährdet sind Schwangere mit Hochrisikomerkmalen. I.d.R. kann eine normale vaginale Entbindung erfolgen [44].

### Literatur

[1] Fananapazir L et al. Long-term Results of Dual-Chamber (DDD) Pacing in Obstructive Hypertrophic Cardiomyopathy. Circulation 1994;90:2731–42

[2] Kappenberger L et al. (PIC Study Group) Pacing in obstructive cardiomyopathy. Eur Heart J 1997;18:1249–56

[3] Kuhn H. Interventionelle Therapie der Hypertrophischen Kardiomyopathie. Z Kardiol 1998;87(Suppl 1):98

[4] Seggewiß H et al. Percutaneous Transluminal Septal Myocardial Ablation in Hypertrophic Obstructive Cardiomyopathy: Acute Results and 3-month Follwo-Up in 25 Patients. J Am Coll Cardiol 1998;31:252

[5] Faber L et al. Perkutane transluminale septale Myokardablation bei hypertroph-obstruktiver Kardiomyopathie. Z Kardiol 1998;87:191–201

[6] Spirito P et al. The Management of Hypertrophic Cardiomyopathy. N Engl J Med 1997;336:775–85

[7] Schwartzkopff B et al. Frühe postoperative Veränderungen der systolischen und diastolischen Funktion in Ruhe und unter Belastung bei Patienten mit hypertroph-obstruktiver Kardiomyopathie (HOCM) nach Myektomie. Z Kardiol 1997;86:438–49

[8] Posma JL et al. New diagnostic options in hypertrophic cardiomyopathy. Am Heart J 1996;132:1031–41

[9] Wynne J, Braunwald E. The Cardiomyopathies and Myocarditides. In: Braunwald E. Heart Disease, 5. Ed., 1404–63. 1997, W.B. Saunders, Philadelphia

[10] Maron BJ et al. Impact of Laboratory Molecular Diagnosis on Contemporary Diagnostic Criteria for Genetically Transmitted Cardiovascular Diseases: Hypertrophic Cardiomyopathy, Long-QT Syndrome and Marfan Syndrome. Circulation 1998;98:1460–71

[11] Schönbeck MH et al. Long-Term Follow-up in Hypertrophic Obstructive Cardiomyopathy after Septal Myectomy. Ann Thorac Surg 1998;65:1207–14

[12] Gietzen F. Hypertrophische Kardiomyopathien. Z Kardiol 1995;84(Suppl 3):25

[13] Takagi E et al. Prognosis of Completely Asymptomatic Adult Patients with Hypertrophic Cardiomyopathy. J Am Coll Cardiol 1999;33:206–11

[14] Krakau I. Das Herzkatheterbuch. 1999, Georg Thieme, Stuttgart

[15] Maron BJ et al. for the M-PATHY Study Investigators. Assessment of Permanent Dual-Chamber Pacing as a Treatment for Drug- Refractory Symptomatic Patients with Obstructive Hypertrophic Cardiomyopathy. Circulation 1999;99:2927–33

[16] Gietzen FH et al. Trancoronary Ablation of Septum Hypertrophy by Selective Septal

Branch Injection of Ethanol: A Four Year Experience in Catheter Interventional Treatment for Hypertrophic Obstructive Cardiomyopathy. Circulation 1999;100(Suppl I):I-76

[17] Schulte HD et al. Hypertrophische Kardiomyopathie (HCM). Chirurgische versus medikamenöse Therapie. Z Kardiol 1999;88:163–72

[18] Borggrefe MM et al. Survival after Cardiac Arrest in Patients with Hypertrophic Cardiomyopathy. Role of the Implantable Cardioverter-Defibrillator. Circulation 1999;100(Suppl I):I-76

[19] Reindell H et al. Klinik der Kardiomyopathgien. In: Roskamm H, Reindell H. Herzkrankheiten, 3. Aufl., 1073–146. 1989, Springer, Berlin

[20] Köhler E. Klinische Echokardiographie. 3. Aufl., 1993, Ferdinand Enke, Stuttgart

[21] Maron BJ et al. Efficacy of implantable cardioverter-defibrillators for the prevention of sudden death in patients with hypertrophic cardiomyopathy. N Engl J Med 2000;342:365–73

[22] Spirito P et al. Magnitude of left ventricular hypertrophy and risk of sudden death in hypertrophic cardiomyopathy. N Engl J Med 2000;342:1778–85

[23] Maron BJ et al. Epidemilogy of hypertrophic cardiomyopathy-related death. Circulation 2000;102:858–64

[24] Kuhn H. Fünf Jahre TASH (Transkoronare Ablation der Septum Hypertrophie), eine Bilanz. Z Kardiol 2000;89:559–64

[25] Gietzen FH et al. Role of transcoronary ablation of septal hypertrophy in patients with hypertrophic cardiomyopathy, New York heart asscociation functional class III or IV, and outflow obstruction only under provocable conditions. Circulation 2002;106: 454–9

[26] Maron BJ Hypertrophic cardiomyopathy. JAMA 2002;287:1308–20

[27] Braunwald E et al. Contemporary evaluation and mangement of hypertrophic cardiomyopathy. Circulation 2002;106:1312–6

[28] Firoozi S et al. Septal myotomy-myectomy and transcoronary septal alcohol ablation in hypertrophic obstructive cardiomyopathy. Eur Heart J 2002;23:1617–24

[29] Shamin WS et al. Nonsurgical reduction of the interventricular septum in patients with hypertrophic cardiomyopahty. N Engl J Med 2002;347:1326–33

[30] Sharma S et al. Physiologic limits of left ventricular hypertrophy in elite junior athletes: relevance to differential diagnosis of athlete's heart and hypertrophic cardiomyopathy. J Am Coll Cardiol 2002;40:1431–6

[31] Autore C et al. Risk associated with pregnancy in hypertrophic cardiomopathy. J Am Coll Cardiol 2002;40:1864–9

[32] Nagueh SF et al. Comparison of ethanol septal reduction therapy with surgical myectomy for the treatment of hypertrophic obstructive cardiomyopathy. J Am Coll Cardiol 2002;38:1701–6

[33] Beer G et al. Fabry disease in patients with hypertrophic cardiomyopathy (HCM). Z Kardiol 2002;91:992–1002

[34] Olivotto I et al. Maximum left ventricular thickness and risk of sudden death in patients with hypertrophic cardiomyopathy. J Am Coll Cardiol 2003;41:315–21

[35] Maron MS et al. Effect of left ventricular outflow tract obstruction on clinical outcome in hypertrophic cardiomyopathy. N Engl J Med 2003;348:295–303

[36] Elliott PM et al. Relation between severity of left-ventricular hypertrophy and prognosis in patients with hypertrophic cardiomyopathy. Lancet 2001;357:420–4

[37] Kofflard MJM et al. Hypertrophic cardiomyopathy in a large community-based population: clinical outcome and identification of risk factors for sudden cardiac death and clinical deterioration. J Am Coll Cardiol 2003;41:987–93

[38] Reith S et al. Therapie und Risikostratifizierung der Hypertrophen Kardiomyopahtie. Z Kardiol 2003;92:283–93

[39] Maron BJ et al. Clinical profile of stroke in 900 patients with hypertrophic cardiomyopathy. J Am Coll Cardiol 2002;39:310–7

[40] Maron BJ et al. Clinical course of hypertrophic cardiomyopathy with survival to advanced age. J Am Coll Cardiol 2003;42:882–8

[41] Monserrat L et al. Non-sustained ventricular tachycardia in hypertrophic cardiomyopathy: an independent marker of sudden death risk in young patients. J Am Coll Cardiol 2003;42:873–9

[42] Hess OM. Risk stratification in hypertrophic cardiomyopathy. J Am Coll Cardiol 2003;42:880–1

[43] Cecchi F et al. Coronary microvascular dysfunction and prognosis in hypertro-

phic cardiomyopathy. N Engl J Med 2003;349:1027–35

[44] Maron BJ et al. ACC/ESC expert consensus document on hypertrophic cardiomyopathy. Eur Heart J 2003;24: 1965–91

[45] Maron BJ et al. Usefulness of B-type natriuretic peptide assay in the assessment of symptomatic state in hypertophic cardiomyopathy. Circulation 2004;109:984–9

[46] Elliott P et al. Hypertrophic cardiomyopathy. Lancet 2004;363:1881–91

[47] Thaman R et al. Progressive left ventricular remodeling in patients with hypertrophic cardiomyopathy and severe left ventricular hypertrophy. J Am Coll Cardiol 2004;44:398–405

[48] Moon JCC et al. The histologic basis of late gadolinium enhancement cardivascular magnetic resonance in hypetrophic cardiomyopathy. J Am Coll Cardiol 204;43:2260–4

[49] Chimenti C et al. Prevalence of fabry disease in female patients with late-onset hypertrophic cardiomyopathy. Circulation 2004;110:1047–53

[50] Abergel E et al. Serial left ventricular adaptions in world-class professional cyclists. J Am Coll Cardiol 2004;44:144–9

[51] Kato TS et al. Discrimination of nonobstructive hypertrophic cardiomyopathy from hypertensive left ventricular hypertrophy on the basis of strain rate imaging by tissue doppler ultrasonography. Circulation 2004;110:3808–14

[52] Adabag AS et al. Spectrum and prognostic significance of arrhythmias on ambulatory holter electrocardiogram in hypertrophic cardiomyopathy. J Am Coll Cardiol 2005;45:697–704

[53] Woo A et al. Clinical and echocardiographic determinants of long-term survival after surgical myectomy in obstructive hypertrophic cardiomyopathy. Circulation 2005;111:2033–41

[54] Maron BJ et al. Task Force 1: Preparticipation screening and diagnosis of cardiovascular disease in athletes. J Am Coll Cardiol 2005;45:1322–6

[55] Ommen SR et al. Long-term effects of surgical septal myectomy on survival in patients with obstructive hypertrophic cardiomyopathy. J Am Coll Cardiol 2005;46:470–6

[56] van Lee C et al. Percutaneous versus surgical treatment for patients with hypertrophic obstructive cardiomyopathy and enlarged anterior mitral valve leaflets. Circulation 2005;112:482–8

[57] Biagini E et al. Dilated-hypokinetic evolution of hypertrophic cardiomyopahty. J Am Coll Cardiol 2005;46:1543–50

[58] Lemke B et al. Leitlinien zur Herzschrittmachertherapie. Z Kardiol 2005;94:704–20

[59] Roberts R et al. Current concepts of the pathogenesis and treatment of hypertrophic cardiomyopathy. Circulation 2005;112: 293–6

[60] Elliot PM et al. Left ventricular outflow tract obstruction and sudden death risk in patients with hypertrophic cardiomyopathy. Eur Heart J 2006;27:1933–41

[61] Maron MS et al. Hypertrophic cardiomyopathy is predominantly a disease of left ventricular outflow tract obstruction. Circulation 2006;114:2232–9

[62] Nishimura RA et al. Hypertrophic cardiomyopathy. Circulation 2006;114:2200–02

[63] Richard P et al. The genetic bases of cardiomyopathies. J Am Coll Cardiol 2006;48:A79–A89

[64] Nagueh SG et al. Noninvasive cardiac imaging in patients with hypertrophic cardiomyopathy. J Am Coll Cardiol 2006;48:2410–22

[65] Maron BJ et al. Implantable cardioverter-defibrillators and prevention of sudden cardiac death in hypertrophic cardiomyopathy. JAMA 2007;298:405–12

[66] Maron BJ. Is septal ablation preferable to surgical myomectomy for obstructive hypertrophic cardiomyopathy? Circulation 2007;116:196–206

[67] Robin NH et al. Genetic testing in cardiovascular disease. J Am Coll Cardiol 2007;50:727–37

[68] Willens S et al. Leitlinie invasive elektrophysiologische Diagnostik. Clin Res Cardiol 2007;96:634–51

[69] Alam M et al. Alcohol septal ablation for hypertrophic obstructive cardiomyopathy: A systematic review of published studies. J Interven Cardiol 2006;19:319–27

[70] Monserrat L et al. Prevalence of Fabry disease in a cohort of 508 unrelated patients with hypertrophic cardiomyopathy. J Am Coll Cardiol 2007;50:2399–403

[71] Basavarajaiah S et al. Prevalence of hypertrophic cardiomyopathy in highly trained athletes. J Am Coll Cardiol 2008;51:1033–9

[72] ACC/AHA/HRS 2008 guidelines for device-based therapy of cardiac rhythm abnormalities. J Am Coll Cardiol 2008;51:e1–e62

[73] Lawrenz T et al. Diagnose und Therapie der hypertrophen Kardiomyopathie und ihrer Differenzialdiagnosen. Kardiologe 2008;2:327–340

[74] AHA Guideline. Prevention of infective endocarditis. Circulation 2007;116:1736–54

[75] Olivotto I et al. Assessment and significance of left ventricular mass by cardiovascular magnetic resonance in hypertrophic cardiomyopathy. J Am Coll Cardiol 2008;52:559–66

[76] Malek LA et al. Long term exercise capacity in patients with hypertrophic cardiomyopathy treated with percutaneous transluminal septal myocardial ablation. Eur J Heart Fail 2008;10:1123–6

[77] Cuoco FA et al. Implantable cardioverter-defibrillator therapy for primary prevention of sudden death after alcohol septal ablation of hypertrophic cardiomyopathy. J Am Coll Cardiol 2008;52:1718–23

[78] Zywica K et al. Dynamic left ventricular outflow tract obstruction evoked by exercise echocardiography: prevalence and predictive factors in a prospective study. Eur J Echocardiography 2008;9:665–71

[79] Alam M et al. Hypertrophic obstrucive cardiomyopathy-alcohol septal ablation vs. myectomy: a meta-analysis. Eur Heart J 2009;30:1080–7

[80] Sorajja P et al. Outcome of midly symptomatic or asymptomatic obstructive hypertrophic cardiomyopathy. J Am Coll 2009;54: 234–41

[81] ACC/AHA/HRS 2008 guidelines for device-based therapy of cardiac rhythm abnormalities. Circulation 2008;117:e350–e408

# 6.5 Restriktive Kardiomyopathie

## 6.5.1 Definition

Myokarderkrankung, charakterisiert durch eine diastolische Dysfunktion eines oder beider Ventrikel im Sinne einer restriktiven Füllungsbehinderung durch eine erhöhte Rigi-

dität bei (nahezu) normaler systolischer Funktion [1, 9].

## 6.5.2 Ätiologie

Ätiologie der restriktiven Kardiomyopathie (mod. nach [1, 5, 16, 17])

| Familiär-genetische restriktive Kardiomyopathien | Sarkomer-Protein-Mutationen (Troponin I) |
|---|---|
| | Familiäre Amyloidose |
| | M. Fabry |
| | Glykogenspeicherkrankheiten |
| | Hämochromatose |
| | Pseudoxanthoma elasticum |
| Spezifische restriktive Kardiomyopathien | Amyloidose (nicht familiär, AL-) |
| | Sklerodermie |
| | Löffler-Endokarditis |
| | Post Radiatio |
| | Endomyokardfibrose |
| | Medikamentös induziert (Anthrazykline, Methysergid, Busulfan) |
| | Fibroelastose |
| | Sarkoidose |
| | Karzinoid-Herzerkrankung |
| | Metastasierendes Malignom |
| Idiopathische restriktive Kardiomyopathie | |

## 6.5.3 Pathophysiologie

Infolge der verminderten ventrikulären Dehnbarkeit erfolgt die ventrikuläre Füllung auf erhöhtem diastolischem Druckniveau. Die erhöhten Füllungsdrücke setzen sich in die Vorhöfe und in die Peripherie fort, typischerweise führt dies zur atrialen Dilatation. Typisch ist weiterhin, wie bei der konstriktiven Perikarditis, ein steiler, kurzer, frühdiastolischer Druckabfall (Dip) im Ventrikel mit nachfolgend anhaltender, pathologischer Druckerhöhung (Plateau). Die frühdiastolische Füllungsgeschwindigkeit ist erhöht, die spätdiastolische Füllungsgeschwindigkeit vermindert. Die Verkürzung der Diastolendauer bei Tachykardie kann die hämodynamische Situation verschlechtern [1, 2, 5].

### 6.5.4 Symptome

◢ (Belastungs-)Dyspnoe
◢ Belastungsintoleranz, Müdigkeit
◢ Periphere Ödeme, Aszites, Pleuraerguss

### 6.5.5 Diagnostik

#### 6.5.5.1 Auskultation
Häufig 3. HT und 4. HT [1].

#### 6.5.5.2 EKG
Unspezifisch, häufig Vorhofflimmern.

#### 6.5.5.3 Röntgen-Thorax
◢ Normale Herzgröße
◢ Evtl. erkennbare Dilatation der Vorhöfe
◢ Ggf. Lungenstauung [1]

#### 6.5.5.4 Echokardiografie
◢ Gute systolische Funktion bei normaler Ventrikelgröße
◢ Restriktives Füllungsmuster im transmitralen/transtrikuspidalen Doppler-Profil (E/A-Ratio > 2, kurze Dezelerationszeit)
◢ (Bi-)Atriale Dilatation
◢ Evtl. sekundäre rechtsventrikuläre Dilatation bei bedeutsamer pulmonaler Druckerhöhung
◢ E' im Gewebe-Doppler 5,1 cm/s ± 1,5 und damit deutlich kleiner als bei konstriktiver Perikarditis (hier 12,3 ± 4,0), Cut-off 8 cm/s [14]
◢ Bei Löffler-Endokarditis und Endomyokardfibrose Obliteration des Ventrikelcavums, Thromben und Fibrosierung des Klappenhalteapparates [1, 5, 8]

#### 6.5.5.5 Herzkatheter
◢ Erhöhte diastolische Drücke in RV und LV
◢ Dip-and-plateau-Druckkurve in RV und/oder LV (auch als Square root sign bezeichnet) ist typisch, allerdings weder sensitiv (nur in 50% bei idiopathischer RCM nachweisbar [8]) noch spezifisch (Dip and plateau auch bei konstriktiver Perikarditis)
◢ Erhöhte Druckwerte in RA und LA/PC-Position (15–20 mmHg)
◢ „M"- oder „W"-Konfiguration in der Vorhofdruckkurve bei deutlichem y-Tal und x-Tal
◢ Keine respiratorisch bedingte Modulation der atrialen Druckkurve
◢ Diastolischer LV-Druck übersteigt den diastolischen RV-Druck um mehr als 5 mmHg (aber: Druckangleich wie bei konstriktiver Kardiomyopathie ist ebenso möglich, insbesondere bei fortgeschrittener Erkrankung mit bedeutsamer Trikuspidalinsuffizienz [8])
◢ Systolischer PA-Druck häufig > 50 mmHg [1, 4, 5, 8]
◢ Verminderter HZV-Anstieg unter Belastung bei weiterer Erhöhung der Füllungsdrücke

Nicht selten ist eine sichere Unterscheidung zwischen restriktiver Perikarditis und RCM allein nach hämodynamischen Kriterien nicht möglich!

#### 6.5.5.6 CT/MRT
Obligat zum Ausschluss von Perikardverdickung/-verkalkung zur Abgrenzung einer konstriktiven Perikarditis.

#### 6.5.5.7 Histologie
◢ Häufig kein pathologisches Korrelat zur Hämodynamik, evtl. Fibrose
◢ Bei sekundären Formen Fibrose (z.B. nach Radiatio), Ablagerungen von Amyloid, Eisen, Glykogen, Glykolipiden etc., Granulome, Inflammation

Indikation Klasse IIa zur Biopsie bei Herzinsuffizienz durch ungeklärte restriktive Kardiomyopathie [16].

## 6.5.6 Differenzialdiagnose

◢ HNCM (mit nur gering ausgeprägter Hypertrophie)
◢ Konstriktive Perikarditis. Die sichere Abgrenzung einer KP ist aufgrund der therapeutischen Konsequenzen absolut erforderlich [1]:

| | Restriktive Kardiomyopathie | Konstriktive Perikarditis |
|---|---|---|
| Kussmaul-Zeichen | Möglich | Meistens |
| 2-D-Echo | Wandverdickung (z.B. Amyloidose) | Evtl. Perikardverdickung |
| Transmitrales Doppler-Profil [3] | Keine respiratorische Modulation der E-Wellen-Geschwindigkeit | Bei Inspiration E-Wellen-Geschwindigkeit um > 25% reduziert |
| Tissue Doppler E' | < 8 cm/s | > 8 cm/s |
| CT/MRT | Perikard o.B. | Perikard verdickt |
| Hämodynamik | LVEDP um mehr als 5 mmHg über RVEDP | RVEDP = LVEDP |
| | RV oft > 45–50 mmHg | RV systolisch < 50 mmHg |
| | | RVEDP > 1/3 des systol. RV-Drucks |

BNP war mit 825 pg/ml bei RCM wesentlich höher als bei KP mit 128 pg/ml [11]. Spezifität der hämodynamischen Kriterien mit 24–57% rel. gering. [12]. Die inspiratorische Beeinflussung des Mitraleinstroms hatte hingegen eine Sensitivität/Spezifität > 90% [13]. Evtl. ist trotz CT/MRT zur sicheren Abgrenzung einer KP eine explorative Thorakotomie erforderlich [5].

## 6.5.7 Manifestationsformen

### Familiäre restriktive Kardiomyopathie
◢ 2 Gene bislang identifiziert, DES für Desmin und TNNI3 für cTNI
◢ Genetische Tests bislang nicht ausreichend evaluiert [15]

### Idiopathische restriktive Kardiomyopathie
◢ Seltene Erkrankung, Inzidenz nicht bekannt
◢ Kein typischer histologischer Befund
◢ Dip-and-plateau-Phänomen nur in ca. 50%
◢ RA-Mitteldruck 10 ± 6 mmHg, RV systolisch 41 ± 20 mmHg, PC 16 ± 8 mmHg
◢ In ca. 80% Vorhofflimmern [8]
◢ 5-Jahres-Überleben ca. 64% [10]

### Endocarditis fibroplastica parietalis (Löffler)
◢ Manifestationsform des hypereosinophilen Syndroms
◢ Ätiologisch unklare nekrotisierende Entzündung des Endokards, oft biventrikulär
◢ Endokardverdickung, bes. apikal, infolge Inflammation, Fibrose und organisierter Thromben
◢ Männer häufiger betroffen, bes. im 3.–5. Lebensjahrzehnt
◢ Typisch sind Leukozytose und Eosinophilie (1 500/mm³), Fieber, Husten, Gewichtsverlust, Ödeme
◢ Häufig systemische Embolien
◢ Mittlere Überlebenszeit ca. 18 Monate, Tod im Herzversagen
◢ Evtl. Endomyokardbiopsie zur Diagnosesicherung
◢ Therapie mit Kortikoiden und Hydroxyurea, evtl. Interferon
◢ Im fibrösen Endstadium evtl. prothetischer Ersatz von Mitral- und Trikuspidalklappe [5]

## Endomyokardfibrose

- ◢ Bes. im tropischen Afrika auftretend (Uganda, Nigeria), aber auch in Indien, Brasilien und Sri Lanka vorkommend
- ◢ Unklare Ätiologie, jedes Alter betroffen
- ◢ Variabler Verlauf, 2-Jahres-Mortalität 35–50%
- ◢ Kennzeichnend sind Verdickung des Endokards mit parietalen Thromben und Obliteration des Cavums [1], in 50% der Fälle sind beide Ventrikel betroffen
- ◢ Perikarderguss
- ◢ Myokardbiopsie des LV wegen Emboliegefahr nicht empfohlen
- ◢ Evtl. chirurgische Desobliteration des fibrotischen Endokards, Klappenersatz, hohe perioperative Mortalität

## Fibroelastose

- ◢ Ätiologie unklar, z.T. familiär gehäuft
- ◢ Verdickung des Endokards, bes. des LV, typisch ist eine grauweißliche bis graugelbliche Endokardverdickung
- ◢ Bes. im Kindes- und Säuglingsalter auftretend
- ◢ Schnelle Progredienz, infauste Prognose

## 6.5.8 Therapie

- ◢ Diuretika
- ◢ Therapie der Grunderkrankung bei spezifischer RCM (Therapie der Eisenüberladung, Enzymersatz bei M. Fabry, Therapie der Amyloidose s. Kap. 6.3.3.5.7)
- ◢ Evtl. HTX

### Literatur

[1] Kusawaha SS et al. Restrictive Cardiomyopathy. N Engl J Med 1997;336:267–76

[2] Krakau I, Lapp H. Das Herzkatheterbuch, 2. Aufl. 2005, Georg Thieme, Stuttgart, New York

[3] Hatle LK et al. Differentiation of constrictive pericarditis and restrictive cardiomyopathy by Doppler echocardiography. Circulation 1989;79:357–79

[4] Grossman W, Baim DS. Cardiac catherization, angiography, and intervention. 4. Ed. 1991, Lea & Febiger, Philadelphia

[5] Wynne J, Braunwald E. The Cardiomyopathies. In: Zipes DP et al. Braunwald's Heart Disease, 7. Ed., 1659–96. 2005, Elsevier Saunders, Philadelphia

[8] Hirota Y et al. Spectrum of restrictive cardiomyopathy: report of the national survey in Japan. Am Heart J 1990;120:188–94

[9] Richardson P et al. Report of the 1995 World Health Organization/International Society and Federation of Cardiology Task Force on the definition and classification of cardiomyopathies. Circulation 1996;93:841–2

[10] Ammash NM et al. Clinical profile and outcome of idiopathic restrictive cardiomyopathy. Circulation 2000;101:2490–6

[11] Leya FS et al. the efficacy of brain natriuretic peptide levels in differentiating constrictive pericarditis from restrictive cardiomyopathy. J Am Coll Cardiol 2005;45:1900–2

[12] Little WC. Pericardial disease. Circulation 2006;113:1622–32

[13] Hurrell DG et al. Value of dynamic respiratory changes in left and right ventricular pressures for the diagnosis of constrictive pericarditis. Circulation 1996;93:2007–13

[14] Ha J-W et al. Differentiation of constrictive pericarditis from restrictive cardiomyopathy using mitral annular velocitiy by tissue doppler echocardiography. Am J Cardiol 2004;94:316–9

[15] Robin NH et al. Genetic testing in cardiovascular disease. J Am Coll Cardiol 2007;50:727–37

[16] AHA/ACCF/ESC Scientific statement. The role of endomyocardial biopsy in the management of cardiovascular disease. Circulation 2007;116:2216–33

[17] Elliot P et al. Classification of the cardiomyopathies: a position statement from the european society of cardiology working group on myocardial and pericardial diseases. Eur Heart J 2008;29:270–6

# 6.6 Arrhythmogene rechtsventrikuläre Dysplasie

*Synonym:* Arrythmogene rechtsventrikuläre Kardiomyopathie, ARVD

## 6.6.1 Definition

Kardiomyopathie mit diffuser oder lokalisierter Myozytendegeneration im rechtsventrikulären Myokard mit konsekutivem Ersatz durch fibröses oder lipomatöses Gewebe, erstmalig von Fontaine 1978 beschrieben. Prädilektionsstellen sind der RVOT, RV-Apex und der subtrikuspidale Einflusstrakt. Die Erkrankung ist klinisch charakterisiert durch das Auftreten rechtsventrikulärer Tachykardien und – seltener – einer Rechtsherzinsuffizienz [1]. Die Erkrankung kann auch primär linksventrikulär (sehr selten) oder biventrikulär auftreten [26].

## 6.6.2 Epidemiologie

Geschätzte Prävalenz 1/2000 bis 1/5000, Männer 3-mal häufiger betroffen [23]. Die ARVD dürfte in ca. 10% der Fälle Ursache für den PHT bei Personen < 35 Jahre sein [1]. Die ARVD gehört zu den Differenzialdiagnosen für den PHT bei Athleten und für den perioperativen PHT [33]. Alter bei Diagnose im Median 33 Jahre [22] mit weiter Streuung (10–73 Jahre) [18].

## 6.6.3 Ätiologie

Angeboren, sporadisch oder – in ca. 50% – familiär vererbt. Genetische Heterogenität, meist autosomal-dominanter Erbgang mit inkompletter Penetranz und variabler Expression [23]. 4 malformierte desmosomale Proteine wurden bislang identifiziert, die für ca. $^2/_3$ der vererbten Erkrankungen verant-

wortlich sind: Desmoplakin, Plakoglobin (Naxos disease), Desmoglein-2 und Plakophilin-2 (PKP2-Mutation bei familiärer ARVD in 70% [24]). Diese sind Bestandteil eines Zell-Adhäsionskomplexes, welcher den Zellverband stabilisiert und die transzelluläre Signaltransmission ermöglicht. Weitere Proteine sind der Ryanodin-Rezeptor (beteiligt an der Ca-Freisetzung aus dem sarkoplasmatischen Retikulum) und TGFβ3 (Regulation der Produktion von extrazellulärer Matrix und desmosomaler Proteine) [23]. Bislang steht kein kommerziell erhältlicher genetischer Test zur Verfügung [28].

## 6.6.4 Symptome

Palpitationen (36%), Schwindel (20%), Synkopen (30%), anhaltende, symptomatische VT (26%), Präsynkope (12%), Dyspnoe (13%), plötzlicher Herztod (23%) [22]. Manifeste Rechtsherzinsuffizienz selten [8].

## 6.6.5 Diagnostik

### 6.6.5.1 Röntgen-Thorax
Überwiegend Normalbefund [9].

### 6.6.5.2 EKG
Normabweichungen in ca. 90% [1]:
- Negative T-Wellen in $V_1$–$V_3$(–$V_4$) bei 85% der Patienten ohne RSB [17]
- RSB bei ca. 22% [17]
- Inkompletter RSB bei 15% [39]
- r'/s < 1 bei RSB [39]
- **Epsilon-Potenzial** (kleine positive Welle in der ST-Strecke) rechtspräkordial bei 20–33% [2, 17]
- **VES/VT mit LSB-Konfiguration**, bei Ursprung im RVOT mit RT, bei Ursprung im Apex eher mit ÜLT
- Lokalisierte rechtspräkordiale QRS-Prolongation, QRS-Breite in $V_1$–$V_3$/$V_4$–$V_6$ ≥ 1,2 [2]

◢ Verzögerter Anstieg der S-Zacke in $V_1$–$V_3$ > 54 ms bei 91–95% der Patienten ohne RSB [17, 22]

◢ Interessanterweise wurde bei 19% unter Ajmalin ein Brugada-Phänomen beobachtet [14].

### 6.6.5.3 Belastungs-EKG

Belastungsabhängig auftretende Arrhythmien lassen sich häufig im Bel.-EKG reproduzieren.

### 6.6.5.4 Langzeit-EKG

Komplexe ventrikuläre Arrythmien bis zur anhaltenden VT.

### 6.6.5.5 Signalmittlungs-EKG

Spätpotenziale bei $2/3$ der Patienten nachweisbar [18, 22].

### 6.6.5.6 Elektrophysiologische Untersuchung

Arrhythmien bei ARVD beruhen vor allem auf Reentry, z.T. auch auf abnormer Automatie [1]. Bei 82% der Patienten lässt sich eine monomorphe VT induzieren, bei 71% mehr als eine Morphologie [13]. Der prognostische Vorhersagewert ist sehr gering, PPV 49%, NPV 54% [15]. In intrakardialen, rechtsventrikulären EKG-Ableitungen zeigten sich bei 82% fragmentierte EKG-Signale [13].

### 6.6.5.7 Echokardiografie

Nach [20]:

◢ RV-Dilatation, RA-Dilatation, RVOT dilatiert > 30 mm
◢ Globale oder lokalisierte Kontraktilitätsminderungen
◢ Abnorme Trabekularisierung
◢ Hyperreflexives Moderatorband
◢ Sakkulationen

Größenbestimmung des RV im Einzelfall schwierig, Wandbewegungsanalyse oftmals nicht an allen Wandsegmenten möglich.

### 6.6.5.8 Rechtsventrikuläre Angiografie

Vormals der Goldstandard der Diagnostik. Pathologische Auffälligkeiten in ca. 90% [18], normale RV-Funktion in 68% [33]. Unterschiedliche Angaben zu den Projektionen, Darstellung RAO 30° und LAO 60° [5], nach [30] AP, lateral und RAO 30°, oder auch RAO 45° + LAO 45° [33].

◢ Pile-d'assiettes-Phänomen (tiefe horizontale Fissuren an der anterioren Wand)
◢ Segmentale Kontraktionsstörungen (Akinesie, Dyskinesie)
◢ Verlust der Trabekularisierung
◢ Rechtsventrikuläre Dilatation und systolische Dysfunktion

Die Kriterien weisen sämtlich eine nur mäßige Sensitivität und Spezifität auf, sodass ein Ausschluss anderer Erkrankungen mit rechtsventrikulärer Beteiligung (RV-Hypertrophie, KHK, infiltrative Erkrankungen) notwendig ist (Koronarangiografie, Lävokardiografie, Druckmessung etc.) [5, 6, 7].

### 6.6.5.9 Kardio-MR

Ideale Technik zur Darstellung der strukturellen Phänomene [19], MRT-Auffälligkeiten bestehen in nahezu 100% der Fälle [13]. Sensitivität 96%, Spezifität nur 78% [25]: Regionale Wanddickenreduktion, RV-Dilatation, regionale Hypo-/Akinesien und aneurysmatische Aussackungen, fibrolipomatöse Veränderungen.

Pathologische MRT-Befunde bei Patienten mit ARVD [29]

| | |
|---|---|
| **Rechtsventrikuläre Fettinfiltration** | 60% |
| **Regionale RV-Dysfunktion** | 80% |
| **Qualitative RV-Dysfunktion** | 60% |
| **Reduzierte RVEF (< 50%)** | 85% |

RVEF < 50%: Sensitivität für ARVD 73%, Spezifität 95%

In 60% der Fälle wurde ein Akkordeon-Zeichen gefunden, ein Crinkling im RVOT oder der subtrikuspidalen Region [36]. Aufgrund der suboptimalen Spezifität der MR-Befunde (insbes. durch den Fettgewebsnachweis) und der relevanten Interobserver-Variabilität besteht die Gefahr der Fehlinterpretation [37].

Eine Diagnosestellung allein aufgrund des MR sollte vermieden werden [1].

### 6.6.5.10 Myokardbiopsie

Nachweis von fett- und bindegewebigem Ersatz des RV-Myokards. Ein negatives histologisches Ergebnis schließt die Erkrankung nicht aus, da die histologischen Veränderungen regional unterschiedlich ausgeprägt sind und von epikardial nach endokardial fortschreiten (Sampling error). Positives histologisches Ergebnis nur in 17% der klinisch eindeutigen ARVD-Fälle [11]. Sensitivität 67%, Spezifität 92% nach [33]. Biopsie aus dem Triangle of dysplasia – d.h. aus dem Gebiet freie RV-Wand, Apex und RVOT – empfoh-

len, Biopsie aus dem Septum bzw. LV hingegen ohne Wert [32]. Der immunhistochemische Nachweis einer diffusen Verminderung des Plakoglobin-Signals könnte das Problem des Sampling error entscheidend reduzieren, Sensitivität 91% [34]. Die Biopsie ergab den Befund einer rechtsventrikulären Myokarditis in 50% [35]. Es besteht eine generelle Indikation zur Biopsie bei entsprechendem Verdacht [1].

### 6.6.5.11 Diagnosestellung

Die Diagnosestellung kann bei geringen strukturellen Veränderungen schwierig sein. Eine **Task Force** hat **1994** einen **Kriterienkatalog** vorgeschlagen [8, 10]. Die Diagnose einer ARVD kann gestellt werden bei Vorliegen von 2 Hauptkriterien (HK) oder 2 Nebenkriterien (NK) und 1 Hauptkriterium oder 4 Nebenkriterien.

| | | Hauptkriterien | Nebenkriterien |
|---|---|---|---|
| I | Globale und/oder regionale RV-Dysfunktion und strukturelle RV-Veränderungen | Deutliche Dilatation und Reduktion der RVEF ohne (oder mit nur milder) LV-Beteiligung | Milde globale RV-Dilatation und/oder reduzierte RVEF bei normalem LV |
| | | Regionale RV-Aneurysmen (Akinesie/Dyskinesie mit diastolischem Bulging) | Milde regionale RV-Dilatation |
| | | Deutliche regionale Dilatation des RV | Regionale RV-Hypokinesie |
| II | Gewebecharakterisierung der Ventrikelwand | Fibrolipomatöser Ersatz des Myokards bei Endomyokardbiopsie | |
| III | Repolarisationsstörungen | | T-Negativierung in $V_2/V_3$ bei Alter > 12 Jahre, kein RSB |
| IV | EKG: Depolarisations- und Reizleitungsstörung | Epsilonpotenzial oder lokale QRS-Prolongation in rechtspräkordialen Ableitungen (> 110 ms in $V_1$–$V_3$) | Spätpotenziale nachweisbar |
| V | Arrhythmien | | VT mit LSB-Konfiguration > 1000 VES/24 h |
| VI | Familienanamnese | Gesicherte familiäre Erkrankung (durch Sektion oder Op.) | Familiäre Erkrankung einer ARVD, klinische Diagnose |
| | | | Familienanamnese mit PHT im Alter < 35 Jahre bei vermuteter ARVD |

Für die Diagnose einer ARVD bei Familienmitgliedern wurde eine Modifikation der bestehenden Kriterien vorgeschlagen [12].

### 6.6.6 Differenzialdiagnose

◢ Naxos disease: Sonderform der ARVD, assoziiert mit palmoplantarer Keratose und Haarbildungsabnormität
◢ Idiopathische rechtsventrikuläre Tachykardie
◢ KHK, DCM
◢ Rechtsventrikuläre Myokarditis [35]
◢ M. Uhl: Angeborenes Fehlen des RV-Myokards mit resultierender papierdünner freier Wand des RV, schwere Rechtsherzinsuffizienz im Vordergrund, schlechte Prognose; Manifestation im Säuglings- oder Kleinkindesalter, bei regionallimitiertem Befall des RV Erreichen des Erwachsenenalters möglich

### 6.6.7 Prognose

◢ Mortalität 2,3%/Jahr [18], Tod durch Herzinsuffizienz ($^2/_3$) oder plötzlichen Herztod (ca. $^1/_3$)
◢ PHT in ca. 1%/Jahr nach [1]
◢ Anderenorts Auftreten einer Rechtsherzinsuffizienz dagegen nur in < 10% beschrieben [22]

Individuelle Prognoseabschätzung nicht ausreichend möglich, gefährdet erscheinen besonders Patienten mit ausgeprägten strukturellen Veränderungen und induzierbaren anhaltenden Tachykardien [3], nach [18] Patienten mit klinischen Zeichen der Rechtsherzinsuffizienz, LV-Dysfunktion, VT oder Synkope. Starke körperliche Anstrengungen und Wettkampfsport sind Risikofaktoren für den plötzlichen Herztod und sollten vermieden werden [3, 37].

### 6.6.8 Therapie

#### 6.6.8.1 Herzinsuffizienztherapie
Bei ca. 10% der Patienten erforderlich: Diuretika, Digitalis, Vorlastsenker [9].

#### 6.6.8.2 Antiarrhythmische Therapie
Spärliche Daten. Eine EPU-geführte Therapie mittels serieller Testung wurde empfohlen [9]. Sind keine VT induzierbar, wurde eine Therapiekontrolle mittels Belastungs-EKG, Lz.-EKG und evtl. Katecholaminprovokation empfohlen. Bei primär vitaler Relevanz der Arrhythmie erfolgt die ICD-Implantation.

##### 6.6.8.2.1 Konservative Therapie
◢ **Betablocker:** Wirksam in 28–50% der Fälle [4, 9]
◢ **Sotalol:** Sowohl bei induzierbaren als auch nicht induzierbaren Tachykardien wirksamer (68–83%) als alle anderen Antiarrhythmika [4, 33]
◢ **Amiodaron:** Nach [8] weniger wirksam als Sotalol, in Kombination mit Betablocker äquipotent

Die Analyse von 95 Patienten ergab gänzlich andere Ergebnisse [41]: Betablocker und Sotalol (meist 160–320 mg) nicht wirksam hinsichtlich VT/VF-Unterdrückung, Amiodaron effektiv, allerdings nur bei 10 Patienten.

##### 6.6.8.2.2 Operativ-interventionelle Therapie
**Katheterablation:** Stellenwert unzureichend definiert, es wurden nur kleine Serien publiziert. Erfolgsrate angegeben mit 50% [13] bis 60–90% [8]. Rezidive jedoch in 11–88% [38], vermutlich aufgrund der diffusen Ausbreitung und einer progredienten Veränderung des arrhythmogenen Substrates bei fortschreitender Grunderkrankung. Eine epikardiale Ablation führte allerdings in 77% der Fälle zu anhaltendem Erfolg bei Rezidiv nach endokardialer Ablation [40]. Die Identifikation von Patienten mit langfristigen Therapieerfolg ist unzureichend. S. Kapitel 15.3.5.5

zur Indikationsstellung zur Katheterablation nach **EHRA/HRS 2009** [38].

**ICD-Implantation:** Auf der Basis von Daten aus Observationsstudien indiziert zur Sekundärprävention [15, 16, 31]. Zur Primär-prophylaxe mittels ICD bislang kein Konsens hinsichtlich der Patientenselektion durch Risikostratifikation, **ACC/AHA/HRS 2008** [31]. Risikofaktoren für ein erhöhtes PHT-Risiko sind induzierbare VT, NSVT im Lz.-EKG, ausgedehnte Veränderungen im RV, ungeklärte Synkopen [31]. Vorgeschlagen wurde u.a. die ICD-Implantation bei allen Patienten mit eindeutiger Diagnose gemäß den Kriterien [1].

◢ Terminiertes Kammerflattern/-flimmern in 28% über 36 Monate [15].

◢ Nach 7 Jahren wurde in 44% eine potenziell letale VT durch den ICD terminiert [16].

◢ In einer Matched-control-Analyse lag die 5-Jahres-Mortalität bei 0% vs. 28% [21].

Zukünftig ist eine genotypische Charakterisierung denkbar, die eine präklinische Diagnose, eine frühzeitige phänotypische Prädiktion, eine Risikostratifikation und eine angepasste Therapie ermöglichen könnte.

## Literatur

[1] Muthappan P et al. Arrhythmogenic right ventricular dysplasia. Prog Cardiovasc Dis 2008;51:31–43

[2] Peters S et al. Pathologie und Diagnostik der arrhythmogenen rechtsventrikulären Dysplasie-Kardiomyopathie. Dt Ärztebl 1998;95:A-1726–A-1731

[3] Peters S, Reil GH. Risk factors of cardiac arrest in arrhythmogenic right ventricular dysplasia. Eur Heart J 1995;16:77–80

[4] Wichter T et al. Efficacy of antiarrhyhmic drugs in patients with arrhythmogenic right ventricular disease. Circulation 1992;86:29–37

[5] Peters S et al. Häufigkeit und Bedeutung morphologischer und morphometrischer Varianten der selektiven rechtsventrikulären Angiographie in der Diagnostik der ar-rhythmogenen rechtsventrikulären Erkrankung. Med Klin 1994;89:175–83

[6] Chiddo A et al. Right ventricular dysplasia: angiographic study. Eur Heart J 1989;10(Suppl D):42–5

[7] Daubert C et al. Benefits and limits of selective right ventricular cineangiography in arrhythmogenic right ventricular dysplasia. Eur Heart J 1989;10(Suppl D):46–8

[8] Wichter T. Arrhythmogene rechtsventrikuläre Kardiomyopathie: Therapeutische Möglichkeiten. Z Kardiol 1998;87(Suppl I):135

[9] Wichter T et al. Arrhythmogene rechtsventrikuläre Kardiomyopathie. Med Klin 1998;93:268–77

[10] McKenna WJ et al. Diagnosis of arrhythmogenic right ventricular dysplasia/cardiomyopathy. Br Heart J 1994;71:215–8

[11] Beer G et al. Der klinische Stellenwert der endomyokardialen Katheterbiopsie bei Patienten mit gesicherter Diagnose einer arrhythmogenen rechtsventrikulären Kardiomyopathie. Z Kardiol 2000;89(Suppl 6):VI/32

[12] Hamid MS et al. Prospective evaluation of relatives for familial arrhythmogenic right ventricular cardiomyopathy/dysplasia reveaals a need to broaden diagnostic criteria. J Am Coll Cardiol 2002;40:1445–50

[13] O'Donnell M et al. clinical and electrophysiological differences between patients with arrhythmogenic right ventricular dysplasia and right ventricular outflow tract tachycardia. Eur Heart J 2003;24:801–10

[14] Peters S et al. Diagnostische Aussage eines Ajmalin-Tests bei arrhythmogener rechtsventrikulärer Dysplasie-Kardiomyopathie. Z Kardiol 2003;(Suppl 2):II/13

[15] Corado D et al. Implantable cardioverter-defibrillator therapy for prevention of sudden death in patients with arrhythmogenic right ventricular cardiomyopathy/dysplasia. Circulation 2003;108:3084–91

[16] Wichter T et al. Implantable cardioverter/defibrillator therapy in arrhythmogenic right ventricular cardiomyopathy. Circulation 2004;109:1503–8

[17] Nasir K et al. Electrocardiographic features of arrhythmogenic right ventricular dysplasia/cardiomyopathy according to disease severity. Circulation 2004;110:1527–34

[18] Hulot J-S et al. Natural history and risk stratification of arrhythmogenic right ventricular dysplasia/cardiomyopathy. Circulation 2004;110:1879–84

[19] Pennell DJ et al. Clinical indications for cardiovascular magnetic resonance (CMR): Consensus panel report. Eur Heart J 2004;25:1940–65

[20] Yoerger DM et al. Echocardiographic findings in patients meeting task force criteria for arrhythmogenic right ventricular dysplasia. J Am Coll Cardiol 2005;45:860–5

[21] Hodgkinson KA et al. The impact of implantable cardioverter-defibrillator therapy on survival in autosomal-dominant arrhythmogenic right ventricular cardiomyopathy (ARVD5]. J Am Coll Cardiol 2005;45:400–8

[22] Dalal D et al. Arrhythmogenic right ventricular dysplasia. Circulation 2005;112:3823–32

[23] Corrado D et al. Arrhythmogenic right ventricular cardiomyopathy/dysplasia. Circulation 2006;113:1634–7

[24] van Tintelen JP et al. Plakophilin-2 mutations are the major determinant of familial arrhythmogenic right ventricular dysplasia/cardiomyopathy. Circulation 2006;113:1650–78

[25] Sen-Chowdhry S et al. Cardiovascular magnetic resonance in arrhythmogenic right ventricular cardiomyopathy revisited. J Am Coll Cardiol 2006;48:2132–40

[26] Sen-Chowdhry S et al. Clinical and genetic characterization of families with arrhythmogenic right ventricular dysplasia/cardiomyopathy provides novel insights into patterns of disease expression. Circulation 2007;115:1710–20

[27] Dalal D et al. Long-term efficacy of catheter ablation of ventricular tachycardia in patients with arrhythmogenic right ventricular dysplasia/cardiomyopathy. J Am Coll Cardiol 2007;50:432–40

[28] Robin NH et al. Genetic testing in cardiovascular disease. J Am Coll Cardiol 2007;50:727–37

[29] Tandri H et al. Role of magnetic resonance imaging in arrhythmogenic right ventricular dysplasia: insights from the north american arrhythmogenic right ventricular dysplasia (ARVD/C) study. Am Heart J 2008;155:147–53

[30] Indik J et al. Quantitative assessment of angiographic right ventricular wall motion in arrhythmogenic richt ventricular dysplasia/cardiomyopathy (ARVD/C). J Cardiovasc Electrophyiol 2008;19:39–45

[31] ACC/AHA/HRS 2008 guidelines for device-based therapy of cardiac rhythm abnormalities. J Am Coll Cardiol 2008;51:e1–e62

[32] Basso C et al. Quantitative assessment of endomyocardial biopsy in arrhythmogenic right ventricular cardiomyopathy/dysplasia: an in vitro validation of diagnostic criteria. Eur Heart J 2008;29:2760–71

[33] Herren T et al. Arrhythmogenic right ventricular cardiomyopathy/dysplasia: a not so rare „disease of the desmosome" with multiple clinical presentations. Clin Res Cardiol 2009;98:141–58

[34] Asimaki A et al. A new diagnostic test for arrhythmogenic right ventricular cardiomyopathy. N Engl J Med 2009;360:1075–84

[35] Pieroni M et al. High prevalence of myocarditis mimicking arrhythmogenic right ventricular cardiomyopathy. J Am Coll Cardiol 2009;53:681–9

[36] Dalal D et al. Morphologic variants of familial arrhythmogenic right ventricular dysplasia/cardiomyopathy. J Am Coll Cardiol 2009;53:1289–99

[37] Basso C et al. Arrhythmogenic right ventricular cardiomyopathy. Lancet 2009;373:1289–300

[38] EHRA/HRS expert consensus on catheter ablation of ventricular arrhythmias. Europace 2009;11:771–817

[39] Jain R et al. Electrocardiographic features of arrhythmogenic right ventricular dysplasia. Circulation 2009;120:477–87

[40] Garcia FC et al. Epicardial substrate and outcome with epicardial ablation of ventricular tachycardia in arrhythmogenic right ventricular cardiomyopathy/dysplasia. Circulation 2009;120:366–75

[41] Marcus GM et al. Efficacy of antiarrhythmic drugs in arrhythmogenic right ventricular cardiomyopathy. J Am Coll Cardiol 2009;54:609–15

# 7 Hypertensive Herzkankheit

Als hypertensive Herzkrankheit werden im weiteren Sinne alle pathologischen reaktiven kardialen Veränderungen infolge einer arteriellen Hypertonie bezeichnet. Die hypertensive Kardiomyopathie ist charakterisiert durch eine sekundäre diastolische und evtl. systolische Dysfunktion.

## 7.1 Epidemiologie

Prävalenz der linksventrikulären Hypertrophie (LVH) altersabhängig bei 9–24% (Männer) und 7–33% (Frauen) nach Echo-Kriterien [2].

## 7.2 Pathophysiologie

Die arterielle Hypertonie führt zu einer erhöhten Nachlast mit konsekutivem Anstieg der Wandspannung. Kompensatorisch erfolgt unter Einfluss von Angiotensin II, Katecholaminen, Wachstumsfaktoren, Endothelin etc. eine myokardiale Hypertrophie (Zunahme der Zellbreite bei gleicher Anzahl der Myozyten), wodurch sich die Wandspannung wieder normalisiert [1]. Im Verlauf kommt es in unterschiedlichem Ausmaß zu morphologischen Veränderungen an Herzmuskel, Gefäßsystem und Interstitium:

- ◢ Zunahme der Muskelmasse
- ◢ Erhöhter Kollagengehalt, Fibrose
- ◢ Reduzierte Kapillardichte
- ◢ Mediahypertrophie der myokardialen Widerstandsgefäße
- ◢ Evtl. stenosierende KHK

Die hypertensive Mikroangiopathie mit morphologischen Gefäßveränderungen, endothelialer Dysfunktion und eingeschränkter Koronarreserve begünstigt eine myokardiale Ischämie [6].

Initial entwickelt sich eine diastolische Dysfunktion bei normaler systolischer Funktion. Im Krankheitsverlauf kann myokardialer Zellverlust durch Nekrose und Apoptose, Veränderungen des Zytoskeletts und Alterationen der extrazellulären Matrix mit Fibrosierung, Veränderungen der zellulären Signalmoleküle und des Kalzium-Handlings eintreten [1, 21]. Die Entstehung einer Dilatation mit systolischer Dysfunktion infolge der Hypertonie wird seit Langem vermutet oder postuliert, der Nachweis steht allerdings aus [43].

Graduierung der kardialen Dysfunktion nach klinischen und funktionellen Kriterien [16]

| Grad I | Diastolische Dysfunktion ohne LV-Hypertrophie |
|---|---|
| Grad II | Diastolische Dysfunktion mit LV-Hypertrophie |
| • IIA | Mit normaler Belastungskapazität |
| • IIB | Mit eingeschränkter Belastungskapazität |
| Grad III | Kongestive Herzinsuffizienz bei normaler EF (> 50%) |
| Grad IV | LV-Hypertrophie bei EF < 50% |

Obwohl prägnant und einleuchtend, hat sich die Graduierung im Alltag bislang nicht durchgesetzt.

## 7.3 Symptome

◢ Angina pectoris (auch ohne KHK)
◢ Belastungsdyspnoe
◢ Ödemneigung
◢ Plötzlicher Herztod

## 7.4 Diagnostik

### 7.4.1 EKG

◢ Unspezifische Repolarisationsstörungen mit ST-Senkungen, T-Abflachung oder T-Negativierung [11]
◢ Evtl. Vorhofflimmern
◢ EKG-Zeichen der linksventrikulären Hypertrophie [7, 11]:
  – R > 1,1 mV in AVL
  – R ≥ 2,5 mV linkspräkordial
  – S ≥ 2,5 mV rechtspräkordial
  – $SV_1$ oder $SV_2$ + $RV_5$ oder $RV_6$ ≥ 3,5 mV (Sokolow-Lyon-Index)
  – R I + S III > 2,5 mV

Bei Vorhandensein von mind. 1 Kriterium betrug die Sensitivität für eine echokardiografisch nachgewiesene LVH nur 7% bei einer Spezifität 99% [7].

### 7.4.2 Langzeit-EKG

Deutlich erhöhtes Risiko für das Auftreten von Vorhofflimmern. Bei hoher Spontanvariabilität stark erhöhte Inzidenz ventrikulärer Tachyarrhythmien bei Hypertonikern; bei 18% > 100 VES/24 h, bei 8% > 1 000 VES/24 h, bei 27% Couplets und VT [19]. Routinemäßig ist ein Lz.-EKG nicht indiziert.

### 7.4.3 Echokardiografie

#### 7.4.3.1 Basisparameter bei hypertensiver Herzkrankheit
◢ Darstellung einer LV-Hypertrophie.
◢ Evtl. Dilatation des linken Vorhofes.
◢ Evtl. diastolische Dysfunktion; eine diastolische Dysfunktion kann noch vor Nachweis einer Hypertrophie auftreten [51].
◢ Evtl. Dilatation des LV, evtl. reduzierte systolische LV-Funktion.

#### 7.4.3.2 Echokardiografische Quantifizierung der LV-Hypertrophie
Zur Quantifizierung der linksventrikulären Muskelmasse (LVM) stehen verschiedene Möglichkeiten zur Verfügung.

##### 7.4.3.2.1 Penn-Konvention
Enddiastolische Messung in cm simultan mit der Spitze der R-Zacke, die Endotheldicke von Septum (IVS) und posteriorer Wand (LVPW) werden dem linksventrikulären internen Diameter (LVIDD) zugeordnet [2]:
$$LVM [g] = 1,04 \times ((LVIDD + IVS + LVPW)^3 - LVIDD^3) - 13,6$$

##### 7.4.3.2.2 Troy-Formel
Messung nach ASE nach Leading edge simultan mit Beginn des QRS-Komplexes [2]:
$$LVM [g] = 1,05 \times ((LVIDD + IVS + LVPW)^3 - LVIDD^3)$$

##### 7.4.3.2.3 Euro-Guidelines
$$LVM [g] = 0,8 \times (1,04 \times ((LVIDD + IVS + LVPW)^3 - LVIDD^3) + 0,6$$

Die gemessene LVM kann absolut angegeben werden [g] oder bezogen auf die Körperoberfläche [$g/m^2$] oder bezogen auf die Körperlänge [g/m]. **Es kursieren verschiedene Grenzwerte** – wird die LVM als Verlaufsparameter genutzt, muss selbstverständlich auf die Verwendung derselben Formel und derselben Maßeinheit geachtet werden [46].

| Grenzwerte nach [3] | Männer | LVH, wenn LVM > 294 g bzw. > 150 g/m² bzw. > 163 g/m |
|---|---|---|
| | Frauen | LVH, wenn LVM > 198 g bzw. > 120 g/m² bzw. > 121 g/m |
| Grenzwerte nach [46] | Männer | LVH, wenn LVM > 115 g/m² |
| | Frauen | LVH, wenn LVM > 95 g/m² |

### 7.4.3.3 Patientenauswahl

Welcher Patient mit Hypertonie braucht eine Echokardiografie? Zumindest diejenigen, bei denen der Befund therapierelevant sein könnte:

◢ Pat. mit Hypertonie und Herzinsuffizienz – jeder Pat. mit Herzinsuffizienz braucht ein Echo

◢ Pat. mit Grenzwerthypertonie – LVH zeigt Endorganschaden und damit Therapienotwendigkeit

◢ Pat., bei denen die Regression der LVH als Therapieziel formuliert wurde

### 7.4.4 Evaluation der Koronarreserve

Bereits unter Ruhebedingungen ist die Sauerstoffextraktion aus dem Koronarblut nahezu maximal, eine Zunahme des Sauerstoffangebotes erfolgt daher durch Perfusionssteigerung nach Reduktion des myokardialen Gefäßwiderstands.

Als Koronarreserve wird das Verhältnis des Koronarwiderstands in Ruhe zum Koronarwiderstand nach maximaler Dilatation der myokardialen Widerstandsgefäße bezeichnet. Die Reduktion der Koronarreserve ist ein Hauptmerkmal der hypertensiven Mikroangiopathie. Die Bestimmung der Koronarreserve (Normalwert > 4) erfolgt durch Flussmessung vor und nach Gabe von Dipyridamol mittels [6, 9, 42]

◢ PET (aufwendig),

◢ Argonfremdgasmethode (gut, aber aufwendig),

◢ intrakoronarer Doppler-Flussmessung mittels Doppler-Draht (invasiv) oder

◢ Thermodilutionsmethode (Messung im Koronarvenensinus, ungenau).

Die Messung der Koronarreserve hat bislang keine praktisch-klinische Bedeutung als Routineverfahren, eine therapeutische Relevanz besteht derzeit nicht.

### 7.4.5 Nicht invasive KHK-Diagnostik

Angina pectoris ist ein häufiges Symptom bei hypertensiver Herzkrankheit und kann allein schon durch eine Mikroangiopathie bedingt sein [8, 9]. Andererseits begünstigt die Hypertonie eine stenosierende KHK, sodass Mikro- und Makroangiopathie häufig gleichzeitig vorhanden sind. Die nicht invasive Differenzierung bleibt problematisch [10].

| | Myokardszintigrafie | Dobutamin-Stress-Echokardiografie |
|---|---|---|
| Sensitivität | 98% | 88% |
| Spezifität | 36% | 80% |
| Positiv prädiktiver Wert | 67% | 85% |
| Negativ prädiktiver Wert | 94% | 83% |

### 7.4.6 Koronarangiografie

◢ Evtl. stenosierende KHK

◢ Evtl. Slow-flow-Phänomen, interpretiert als Ausdruck der mikrovaskulären Erkrankung [42]

## 7.5 Prognose

2- bis 4-fach erhöhtes Risiko für Tod oder nicht tödliche Ereignisse bei Vorhandensein einer LVH, eine LVH gehört zu den stärksten

Risikoprädiktoren für kardiovaskuläre Morbidität und Mortalität [56]. Patienten mit einer LVH haben eine deutlich schlechtere Prognose im Vergleich zu Hypertonikern ohne LVH [34], eine LVH ist assoziiert mit einem erhöhten Risiko für Tod, MI, Apoplex und PHT. Eine arterielle Hypertonie mit RR > 160/100 mmHg verdoppelt das Risiko für die Manifestation einer Herzinsuffizienz [23]. Eine LVH ist ein unabhängiger Prädiktor für Herzinsuffizienz [48]. Eine konsequente antihypertensive Therapie reduziert dagegen das Risiko für Apoplex, KHK und kardiovaskuläre Mortalität [38, 39]. Das Risiko für die Manifestation einer Herzinsuffizienz sinkt um ca. 50% [13].

## 7.6 Therapie

### 7.6.1 Antihypertensive Therapie

#### 7.6.1.1 Ausgewählte Studien
Bei Hypertonikern mit LVH (nach EKG) senkte Losartan das Risiko für Tod/Myokardinfarkt/Apoplex signifikant wirksamer als Atenolol in **LIFE** [20]. In **ASCOT-BPLA** war Amlodipin + ggf. Perindopril einem Therapieschema mit Atenolol + ggf. Thiazid hinsichtlich der Prävention kardiovaskulärer Ereignisse überlegen [40]. Ursächlich für diese Differenz könnten die negativen Effekte auf den Glukosemetabolismus sein. Es zeigte sich ein deutlich erhöhtes Risiko für die Manifestation eines Diab. mell. Ein erhöhtes Diabetesrisiko war auch schon in der **ALL-HAT**-Studie für Diuretika im Vergleich zu Lisinopril oder Amlodipin dargestellt. Auch in **ACCOMPLISH** war die Kombination von ACE-Hemmer (Benazepril) + Ca-Antagonist (Amlodipin) wirksamer als ACE-Hemmer + Diuretikum [49]. In **ALLHAT** reduzierte eine Therapie mit Chlortalidon das Auftreten einer Herzinsuffizienz im Vergleich zur Therapie mit Amlodipin oder Doxazosin, im Vergleich zu Lisinopril trat eine HFNEF seltener

auf [50]. Die Kombination eines ACE-Hemmers und eines AT-I-Antagonisten erbrachte in **ONTARGET** keine Vorteil [53].

Einer Meta-Analyse [41] zufolge sollten Betablocker nicht mehr Mittel der 1. Wahl für den Behandlungsbeginn sein, im Vergleich zu anderen Antihypertensiva bringt der Betablocker keine Reduktion von gesamter oder kardiovaskulärer Mortalität und keine Reduktion des MI-Risikos bei sogar erhöhtem Risiko für Apoplex [47]. Eine Hypertonie mit Herzinsuffizienz bei systolischer Dysfunktion, Z.n. Myokardinfarkt oder Tachyarrhythmie sind dennoch gute Indikationen für den Betablocker, hierbei ist wahrscheinlich aber eine Kombinationstherapie besser.

#### 7.6.1.2 Antihypertensive Therapie und plötzlicher Herztod
Erhöhte Inzidenz des plötzlichen Herztodes (PHT) bei schwerer Hypertonie, bei LVH und bei Nachweis ventrikulärer Tachyarrhythmien [18]. Eine antihypertensive Therapie senkt die Häufigkeit ventrikulärer Arrhythmien [19]; ob hierdurch das Risiko eines PHT gesenkt wird, ist bislang nicht gesichert.

In einer Fall-Kontroll-Studie war das PHT-Risiko unter Betablockertherapie erhöht [37].

#### 7.6.1.3 Antihypertensive Therapie und linksventrikuläre Hypertrophie
Prävalenz der LVH bei Hypertonikern in 20% bis fast 50% je nach untersuchtem Kollektiv [56]. Eine LV-Hypertrophie kann eine diastolische Dysfunktion verursachen, die Regression einer LVH durch antihypertensive Medikation kann die diastolische Funktion wieder verbessern [35] und ist assoziiert mit einem verminderten Risiko für die Manifestation einer Herzinsuffizienz und die Hospitalisation wegen Herzinsuffizienz [54]. Die Regression der LVH ist assoziiert mit einer geringeren Inzidenz von AF [45], MI, PHT und Tod [44]. Die Reduktion der LVH ist mit einer Minderung des kardiovaskulären Risikos assoziiert, unabhängig von der Blutdrucksen-

kung [56]. Nahezu alle Antihypertensiva bewirken eine Reduktion der LVH, nicht jedoch die direkten Vasodilatanzien Minoxidil und Hydralazin.

Eine Meta-Analyse [33] ergab je nach Medikament deutliche Unterschiede hinsichtlich der Effektivität der Reduktion der LV-Masse:

- AT-II-Blocker 13%
- Ca-Antagonisten 11%
- ACE-Hemmer 10%
- Diuretika 8%
- Betablocker 6%

In LIFE führte Losartan zu einer stärkeren Regression als Atenolol [22, 25]. Aliskiren war vergleichbar effektiv wie Losartan, eine Kombination beider Medikamente ergab keinen zusätzlichen Effekt [52]. In PICXEL stärkere Reduktion der LVH unter Perindopril + Indapamid vs. Enalapril mono [55].

## 7.6.2 Herzinsuffizienztherapie

Die Therapie einer Herzinsuffizienz erfolgt nach den üblichen Standards (s. Kap. 8). Spezielle, für die hypertensive Kardiomyopathie evaluierte Therapieempfehlungen sind nicht formuliert.

## 7.6.3 Antithrombozytäre Therapie

Das thrombotische Paradoxon bezeichnet die Beobachtung, dass die gravierendsten Folgeerkrankungen der Hypertonie – Myokardinfarkt und Apoplex – in der Regel nicht durch eine Gefäßruptur mit Blutung, sondern durch einen thrombotischen Gefäßverschluss bedingt sind [26].

## 7.6.4 Primärprophylaxe

Reduziertes Risiko für Myokardinfarkt bei 75 mg ASS/Tag in HOT [17], kein Effekt auf die Apoplexrate. Erhöhtes Blutungsrisiko. NNT 176, für Hochrisikopatienten NNT 86 [26]. Einer Cochrane-Analyse zufolge ist die antithrombozytäre Therapie als Primärprophylaxe nicht generell indiziert [28], zu erwägen bei Hochrisikosituation [26].

## 7.6.5 Sekundärprophylaxe

Nach Manifestation einer Gefäßerkrankung ist generell eine antithrombozytäre Therapie indiziert [26, 29, 30].

**Literatur**
[1] Lips DJ et al. Molecular determinants of myocardial hypertrophy and failure: alternative pathways for beneficial and maladaptive hypertrophy. Eur Heart J 2003;24:883–96
[2] Savage DD et al. The spectrum of left ventricular hypertrophy in a general population sample: the Framingham Study. Circulation 1987;75(Suppl I):I-26–I-33
[3] Levy D et al. Echocardiographic Criteria for Left Ventricular Hypertrophy: The Framinham Heart Study. Am J Cardiol 1987;59:956–60
[4] Diez J et al. Apoptosis in hypertensive heart disease. Curr Opinion Cardiol 1998;13:317–25
[5] European Study Group on Diastolic Heart Failure. How to diagnose diastolic heart failure. Eur Heart J 1998;19:990–1003
[6] Strauer BE et al. Assessing the coronary circulation in hypertension. J Hypertens 1998;16:1221–33
[7] Levy D et al. Determinants of Sensitivity and Specifity of Electrocardiographic Criteria for Left Ventricular Hypertrophy. Circulation 1990;81:815–20
[8] Brush JE et al. Angina due to coronary microvascular disease in hypertenive patients without left ventricular hypertrophy. N Engl J Med 1988;319:1302–7
[9] Motz W et al. Koronare Mikroangiopathie bei hypertensiver Herzkrankheit: Pathogenese, Diagnostik und Therapie. Herz 1995;20:355–64
[10] Fragasso G et al. Comparison of Stress/Rest Myocardial Perfusion Tomography, Dipyridamole and Dobutamine Stress

Echocardiography for the Detection of
Coronary Disease in Hypertenive Patients
with Chest Pain and Positive Exercise Test.
J Am Coll Cardiol 1999;34:441–7

[11] Gonska B-D, Heinecker R. EKG in Klinik
und Praxis, 14. Aufl. 1999, Georg Thieme,
Stuttgart

[12] Frohlich ED et al. The Heart in Hypertension. N Engl J Med 1992;327:998–1008

[13] Leeuw PW, Kroon AA. Hypertension and
the Developement of Heart Failure. J Cardiovasc Pharmacol 1998;32(Suppl 1):
S9–S15

[14] Hansson L et al. for the Captopril Prventi-
on Project (CAPPP) study group. Effect of
angiotensin-converting-enzyme inhibition compared with conventional therapy
on cardiovascular morbidity and mortality
in hypertension: the Captopril Prevention
Project (CAPPP) randomised trial. Lancet
1999;353:611–6

[15] 1999 World Health Organization-Interna-
tional Society of Hypertension Guidelines
for the Mangement of Hypertension J Hypertens 1999;17:151–83

[16] Iriarte MM et al. Congestive Heart Failure
Due to Hypertensive Ventricular Diastolic
Dysfunction. Am J Cardiol
1995;76:43D–47D

[17] Hansson L et al. for the HOT Study
Group. Effects of intensive blood-pressure
lowering and low-dose aspirin in patients
with hypertension: principal results of the
Hypertension Optimal Treatment (HOT)
randomised trial. Lancet
1998;351:1755–62

[18] Bayes-Genis A et al. Cardiac Arrhythmias
and Left Ventricular Hypertrophy in Systemic Hypertension and Their Influences
on Prognosis. Am J Cardiol
1995;76:54D–59D

[19] Zehender M et al. Ventricular Tachyarrhythmias, Myocardial Ischemia, and Sudden Cardiac Death in Patients with Hypertensive Heart Disease. Clin Cardiol
1995;18:377–83

[20] Dahlöf B et al. for the LIFE study group.
Cardiovascualr morbidity and mortality in
the losartan intervention for endpoint reduction in hypertension study (LIFE): a
randomised trial against atenolol. Lancet
2002;359:995–1003

[21] Gonzalez A et al. Myocardial fibrosis in arterial hypertension. Eur Heart J Supplements 2002;4(Suppl D):D18–D22

[22] Okin PM et al. Regression of electrocardiographic left ventricular hypertrophy by
losartan versus atenolol. Circulation
2003;108:684–90

[23] Lloyd-Jones DM et al. Lifetime risk for developing congestive heart failure. Circulation 2002;106:3068–72

[24] Drazner MH et al. Increased left ventricular mass is a risk factor for the developement of a depressed left ventricular ejection fraction within five years. J Am Coll
Cardiol 2004;43:2207–15

[25] Devereux RB et al. Regression of hypertensive left ventricular hypertrophy by losartan compared with atenolol. LIFE trial.
Circulation 2004;110:1456–62

[26] Lip GYH. Antithrombotic therapy: standard therapy in essential hypertension?
Prog Cardiovasc Dis 2006;49:11–5

[27] Grossmann E et al. Long-term safety of
antihypertensive therapy. Prog Cardiovasc
Dis 2006;49:16–25

[28] Felmeden DC et al. Antithrombotic therapy in hypertension. A cochrane systematic review. J Hum Hypertens
2005;19:185–96

[29] European Society of Hypertension – European Society of Cardiology guidelines
Committee: 2003 European Society of Hypertension – European Society of Cardiology guidelines for the management of arterial hypertension. J Hypertens
2003;21:1011–53

[30] Antithrombotic trialist collaboration: Collaborative meta-analysis of randomised
trials of antiplatelet therpy for prevention
of death, myocardial infarction, and stroke in high risk patients. BMJ
2002;324:71–86

[31] Packer M et al. Effect of amlodipine on
morbidity and mortality in severe chronic
heart failure. N Engl J Med
1996;335:1107–13

[32] Cohn JN et al. for the V-HeFT study
group. Effect of the calcium antagonist felodipine as supplementary vasodilator
therapy in patients with chronic heart failure treated with enalapril: V-HeFT III Circulation 1997;96:856–63

[33] Klingbell AU et al. A meta-analysis of the
effects of treatment on left ventricular
mass in essential hypertension. Am J Med
2003;115:41

[34] Verdecchia P et al. Left ventricular mass
and cardiovascular morbidity in essential

hypertension: the MAVI study. J Am Coll Cardiol 2001;38:1829–35

[35] Wachtell K et al. Change in diastolic left ventricular filling after one year of antihypertensive treatment: The losartan intervention for endpoint reduction in hypertension (LIFE) study. Circulation 2002;105:1071–6

[36] Lorell BH et al. Left ventricular hypertrophy. Circulation 2000;102:470–9

[37] Hoes AW et al. Diuretics, beta-blockers, and the risk for sudden cardiac death in hypertensive patients. Ann Intern Med 1995;123:481–7

[38] Psaty BM et al. Health outcomes associated with antihypertensive therapies used as first line agents. JAMA 1997;277:739–45

[39] Neal B et al. Blood Pressure Lowering Treatment Trialists Collaboration: Effects of ACE inhibitors, calcium antagonists, and other blood-pressure-lowering drugs: results of prospectively designed overviews of randomised trials. Lancet 2000;356:1955–64

[40] Dahlöf et al. Prevention of cardiovascular events with an antihypertensive regimen of amlodipine adding peridopril as required versus atenolol adding bendroflumethiazide as required, in the anglo-scandinavian cardiac outcomes trial-blood pressure lowering arm (ASCOT-BPLA). Lancet 2005;366:907–13

[41] Lindholm LH et al. Should betablockers remain first choice in the treatment of primary hypertension? A meta-analysis. Lancet 2005;366:1545–53

[42] Schannwell CM et al. Hypertensive mikrovaskuläre Erkrankung. Herz 2005;30:26–36

[43] Gradman AH et al. From left ventricular hypertrophy to congestive heart failure: mangement of hypertensive heart disease. Prog Cardiovasc Dis 2006;48:326–41

[44] Mathew J et al. for the HOPE investigators. Reduction of cardiovascular risk by regression of electrocardiographic markers of left ventricular hypertrophy by the angiotensin-converting enzyme inhibitor ramipril. Circulation 2001;104:1615–21

[45] Okin PM et al. Regression of electrocardiographic left ventricular hypertrophy and

decreased incidence of new-onset atrial fibrillation in patients with hypertension. JAMA 2006;296:1242–8

[46] Lang RM et al. Recommendations for chamber quantification. Eur J Echocardiography 2006;7:79–108

[47] Bangalore S et al. Cardiovascular protection using beta-Blockers. J Am Coll Cardiol 2007;50:563–72

[48] de Simone G et al. Left ventricular mass predicts heart failure not related to previous myocardial infarction: the Cardiovascular Health study. Eur Heart J 2008;29:741–7

[49] Jamerson K et al. for the ACCOMPLISH trial investigators. Benazepril plus amlodipine or hydrochlorothiazide for hypotension in high risk patients. N Engl J Med 2008;359:2417–28

[50] Davis BR et al. Heart failure with preserved and reduced left ventricular ejection fraction in the antihypertensive and lipid-lowering treatment to prevent heart attack trial. Circulation 2008;118:2259–67

[51] Pavlopoulos H et al. The evolution of diastolic dysfunction in the hypertensive disease. Eur J Echocardiography 2008;9:772–8

[52] Solomon SD et al. Effect of the direct renin inhibitor aliskiren, the angiotensin receptor blocker losartan, or both on left ventricular mass in patients with hypertension and left ventricular hypertrophy. Circulation 2009;119:530–7

[53] Mann JF et al. Renal oucomes with telmisartan, ramipril, of both, in people at high vascular risk (the ONTARGET study): a multicentre, randomised, double-blind, controlled trial. Lancet 2008;372:547–553

[54] Okin PM et al. Regression of electrocardiographic left ventricular hypertrophy is associated with less hospitalization for heart failure in hypertensive patients. Ann Intern Med 2007;147:311–9

[55] Dahlof B et al. The PICXEL study: benefit of perindopril/indapamide on LVH reduction. J Hypertens 2004;22(Suppl 2): S410

[56] Artham Surya M et al. Clinical impact of left ventricular hypertrophy and implications for regression. Prog Cardiovasc Dis 2009;52:153–67

# 8 Herzinsuffizienz

## 8.1 Definition

◢ Nach **ESC 2008** [144a] klinisches Syndrom mit folgenden Kennzeichen:
  - **Typische Symptome** der Herzinsuffizienz (Luftnot, Müdigkeit, Knöchelschwellung)
  - **Klinische Zeichen** der Herzinsuffizienz (Tachykardie, Tachypnoe, RG, Pleuraerguss, periphere Ödeme)
  - Objektiver **Nachweis einer strukturellen oder funktionellen Abnormität** des Herzens in Ruhe (Kardiomegalie, 3. HT, Herzgeräusche, pathologischer Echo-Befund, erhöhtes BNP)
◢ Unfähigkeit des Herzens, ein dem peripheren Bedarf entsprechendes HZV bei normalen Füllungsdrücken zu fördern
◢ Die Begriffe Rechts- bzw. Linksherzinsuffizienz beziehen sich auf vorwiegend systemvenöse bzw. pulmonalvenöse Stauungszeichen (Knöchelödeme bzw. Lungenödem) [144a].

## 8.2 Epidemiologie

Prävalenz 0,4–2% der europäischen Bevölkerung [59]. Das Lebensrisiko, bis zum Alter von 80 Jahren eine manifeste Herzinsuffizienz zu entwickeln, beträgt ca. 20% für Männer und Frauen gleichermaßen. Ohne vorausgegangenen Infarkt beträgt das Risiko für Frauen immerhin noch 15% [87], vermutlich im Wesentlichen als Hypertoniefolge (eine Hypertonie verdoppelt das Lebensrisiko für das Auftreten einer Herzinsuffizienz). Herzinsuffizienz bei ca. 1% im Alter 45–55 Jahre [28a], bei 70- bis 80-Jährigen 10–20% [144a]. Für Männer > 55 Jahre beträgt das Risiko an einer Herzinsuffizienz zu erkranken 33% (Frauen 29%). Überlebensrate nur 35% nach 5 Jahren [133].

Die Prävalenz einer EF < 50% (< 40%) betrug 6% (2%). Weniger als die Hälfte der Patienten mit mittelgradiger oder hochgradiger systolischer oder diastolischer Dysfunktion hatten eine klinisch manifeste Herzinsuffizienz [88]. Ursache der Herzinsuffizienz ist in 80–90% der Fälle eine ventrikuläre Dysfunktion, LVEF ≤ 40% in 60%. KHK als Ursache in 54–70%, Hypertonie als alleinige Ursache in 9–20% [28a]. Im SOLVD-Register betrug der Anteil einer DCM 12%. Klappenvitien in ca. 10% [144a].

## 8.3 Ätiologie

◢ KHK
◢ Arterielle Hypertonie
◢ Kardiomyopathien
◢ Herzklappenfehler
◢ Shunt-Vitien
◢ Perikarderkrankungen
◢ Pulmonale Hypertonie
◢ Rhythmusstörungen

## 8.4 Pathogenese

◢ Abnorme Druckbelastung
◢ Abnorme Volumenbelastung
◢ Abnorme Herzfrequenz
◢ Verminderte Kontraktilität
◢ Abnorme Füllungsbedingung

# 8.5 Pathophysiologie

Die historische mechanistische Vorstellung erhöhter atrialer Druckwerte als alleinige Ursache von Lungenstauung mit Dyspnoe bzw. von peripheren Ödemen ist überholt. Die Korrelation zwischen dem Schweregrad der darstellbaren kardialen Funktionsstörung und der Symptomatik ist nur schwach, Gleiches gilt z.B. für die Korrelation Belastbarkeit und Kapillardruck [144, 190, 257].

**Das Syndrom einer Herzinsuffizienz entwickelt sich im Zusammenspiel einer kardialen Funktionsstörung mit diversen konsekutiven Veränderungen**, die in unterschiedlichem Ausmaß für die Symptomentwicklung verantwortlich sind [172, 173, 212, 213]:

◢ **Kardiale strukturelle Veränderungen:** Hypertrophie, Narbe, Apoptose, Dilatation, Fibrose
◢ **Alteration neuroendokriner Systeme:** RAAS, Sympathikusaktivierung, Endothelin, natriuretische Peptide, ADH, NO) und Zytokinaktivierung (Il-6, TNF)
◢ **Funktionelle Störungen:** Gestörte Barorezeptoren-Funktion, Tachykardie, chronotrope Inkompetenz, verminderte Wirksamkeit des Frank-Starling-Mechanismus und des Bowditch-Phänomens, verminderte Aortendehnbarkeit, verminderter peripherer Blutfluss in Muskulatur
◢ **Zelluläre Alterationen:** Kalziumüberladung, gestörte Genexpression, Apoptose
◢ **Verminderte renale Kapazität** der Natrium- und Wasserausscheidung

## 8.5.1 Herzinsuffizienz bei systolischer LV-Dysfunktion

Charakteristisch ist eine verminderte Kontraktilität des LV, meist einhergehend mit einer LV-Dilatation, Standardparameter ist die reduzierte LVEF.

Eine myokardiale Erkrankung führt zu einer ventrikulären, systolischen Dysfunktion mit erhöhter Vorlast oder Nachlast. Die darauf aktivierten Kompensationsmechanismen (Aktivierung des adrenergen Systems und des Renin-Angiotensin-Aldosteron-Systems, Freisetzung von Endothelin, ANP, BNP und TNF-$\alpha$, mechanische Faktoren u.a.m.) führen neben unmittelbaren Effekten (Herzfrequenzsteigerung, Kontraktilitätssteigerung, Volumenexpansion, Hypertrophie) langfristig zu einer Aggravierung der myokardialen Schädigung (gestörte Genexpression, Apoptosis, Remodeling, Fibrosierung, Kollagenbildung, Proteinase-Aktivierung, Down-Regulation betaadrenerger Signaltransmission, Störung kalziumabhängiger Aktivierungsmechanismen) mit Initiierung eines Circulus vitiosus im Sinne eines progredienten kardialen Remodeling (alterierte Genomexpression mit resultierenden molekularen, zellulären und interstitiellen Veränderungen mit klinischer Manifestation durch Änderung von Größe, Form und Funktion des Herzens [1, 51]).

## 8.5.2 Herzinsuffizienz bei diastolischer LV-Dysfunktion

LVEF > 50% bei 55% der Patienten mit Herzinsuffizienz, nur bei 78% dieser Patienten echokardiografischer Nachweis einer diastolischen Dysfunktion [200]. Kennzeichnend ist ein erhöhter Füllungsdruck bei (nahezu) normaler Kontraktilität, ursächlich eine hypertensive Herzkrankheit, eine hypertrophe oder restriktive Kardiomyopathie, eine Pericarditis constrictiva, KHK oder Diabetes mellitus [155]. Es besteht eine Verminderung der passiven Compliance infolge Fibrose, Texturstörung, Hypertrophie, Perikarderkrankungen (viskoelastische Eigenschaften) und/oder einer Störung der aktiven, energieabhängigen Relaxation z.B. durch Ischämie, Tachykardie oder gestörten intrazellulären Ca-Fluss.

## 8.6 Checkliste zum Krankheitsmanagement der Herzinsuffizienz

Das Krankheitsmanagement umfasst [144]:

◢ Diagnosesicherung
◢ Dokumentation der Beschwerden
◢ Bestimmung des Schweregrades der Beschwerden
◢ Ätiologische Klärung
◢ Identifizierung präzipitierender und exazerbierender Faktoren
◢ Erstellen des Therapieplanes
◢ Prognoseabschätzung
◢ Antizipation von Komplikationen
◢ Aufklärung und Beratung des Patienten und der Angehörigen
◢ Monitoring und Management des weiteren Krankheitsverlaufs

## 8.7 Symptome

Kardinalsymptome sind Luftnot, Müdigkeit und Belastungsintoleranz und Überwässerungsneigung mit Lungenstauung und/oder peripheren Ödemen. Belastungsintoleranz und Ödemneigung treten nicht notwendigerweise simultan und in gleichem Ausmaß auf.

## 8.8 Diagnostik

### 8.8.1 Körperliche Untersuchung

Klinische Zeichen der Herzinsuffizienz gemäß den **Framingham-Kriterien**:

| 1. Ordnung | 2. Ordnung |
|---|---|
| Paroxysmale nächtliche Dyspnoe/Orthopnoe | Unterschenkelödeme |
| Halsvenenstauung | Nächtlicher Husten |
| Pulmonale RG | Belastungsdyspnoe |
| Kardiomegalie | Hepatomegalie |
| Akutes Lungenödem | Pleuraergüsse |
| 3. Herzton | HF > 120/min |
| ZVD > 16 cmH$_2$O | |
| Gewichtsabnahme > 4,5 kg in 5 Tagen unter Therapie | |

### 8.8.2 EKG

Unspezifisch: Arrhythmien, Hypertrohpie, Q-Zacken, Schenkelblock.

### 8.8.3 Röntgen-Thorax

Herzdilatation, Lungenstauung, Pleuraerguss, Kerley-B-Linien.

### 8.8.4 Echokardiografie

Ganz klar die Methode der Wahl zur Ursachenabklärung, **Klasse-I-Indikation** nach **ACC/AHA 2005** [2].

### 8.8.5 Koronarangiografie

Nach **ESC 2008** ist die Koronarangiografie nicht routinemäßig indiziert, notwendig nur bei Pat. mit hohem Risiko für eine KHK bzw.

bei sig. Klappenvitium (Klasse I) oder bei Herzinsuffizienz mit AP trotz optimaler Therapie (Klasse IIa) [144a].

Nach **DGK 2008** [268] besteht ein Empfehlungsgrad I bei Herzinsuffizienz mit reduzierter LV-Funktion mit Angina pectoris oder Ischämie-Nachweis, ein Empfehlungsgrad IIa/B bei ätiologisch nicht geklärter reduzierter LV-Funktion, IIa/C bei normaler LV-Funktion, aber rezidivierender Herzinsuffizienz, bei HCM und Angina pectoris sowie bei bekannter KHK mit Abnahme der LV-Funktion oder Zunahme des LV-Diameters.

### 8.8.6 Langzeit-EKG

Kein Bestandteil der Routinediagnostik, nur bei Arrhythmiesymptomen indiziert.

### 8.8.7 Labordiagnostik

BB, Elektrolyte, Kreatinin, Glukose, Serumlipide, Leberenzyme, Urinstatus, CRP. Bei speziellen Indikationen auch Troponin, CK, natriuretische Peptide (BNP/NT-proBNP), Schilddrüsenhormone, Harnstoff, Harnsäure, Gerinnung (nach [28a]).

Mehrere **Peptidhormone** (ANP, BNP, CNP, Urodilatin) steigern Diurese/Natriurese, vermindern den Gefäßtonus und wirken antimitotisch. ANP wird im Vorhofmyokard sezerniert, die Sekretion von BNP erfolgt primär aus ventrikulären, vor allem aus linksventrikulären Myozyten bei erhöhtem ventrikulären Füllungsdruck bzw. ventrikulärer Dilatation. Gespalten wird dabei proBNP in BNP (HWZ 20 min) und das inaktive NT-proBNP (HWZ 1–2 h). BNP wird durch Endopeptidasen gespalten [115, 228].

#### 8.8.7.1 BNP/NT-proBNP zur Diagnosestellung

Ein normaler Wert schließt eine Herzinsuffizienz nicht völlig aus, macht sie aber bei nicht therapiertem Patienten unwahrschein-

lich (unter Therapie kann das BNP in den Normbereich zurückgehen [211]). Sowohl BNP als auch NT-proBNP sind diagnostisch nutzbar, die Werte für NT-proBNP sind jedoch ca. 7- bis 8-mal höher als die BNP-Werte. Zur Wertigkeit des BNP/NT-proBNP zur Diagnosestellung einer akuten Herzinsuffizienz s. Kapitel 8.14.5.

Für das BNP liegt die Obergrenze der 97,5. Perzentile bei gesunden Männern < 60 Jahre bei 100 pg/ml, > 60 Jahre beo 172 pg/ml, bei gesunden Frauen < 60 Jahre beo 164 pg/ml, > 60 Jahre bei 225 pg/ml [154]. Bei AF scheint ein Cut-off von 200 pg/ml für BNP angemessener zu sein [228].

Patienten mit Dyspnoe infolge nicht systolischer Herzinsuffizienz haben vergleichsweise niedrigere BNP-Werte als Patienten mit systolischer Dysfunktion (413 pg/ml vs. 821 pg/ml) und die diagnostische Wertigkeit einer BNP-Bestimmung ist etwas niedriger, Sensitivität 86%, Accuracy 75% für die Erkennung einer diastolischen Herzinsuffizienz [104]. Ein BNP > 100 pg/ml bzw. ein NT-proBNP > 600 pg/ml sind starke Prädiktoren für eine diastol. Dysfunktion bei Patienten mit Herzinsuffizienz und erhaltener systolischer Funktion [242].

Erhöhte BNP-Konzentrationen bei fehlender Herzinsuffizienz treten auf bei Leberzirrhose, Sepsis, Hyperthyreose, Vorhofflimmern, Lungenembolie, ACS, Niereninsuffizienz, ARDS auf; BNP-Spiegel niedriger als erwartet bei Herzinsuffizienz infolge Mitralstenose, Perikardtamponade, Pericarditis constrictiva (hierbei ist die LV-Wandspannung als Haupt-Trigger der BNP-Freisetzung nicht erhöht), bei sog. Flash-Lungenödem (zu wenig Zeit für die Genexpression) und Adipositas [228].

#### 8.8.7.2 BNP/NT-proBNP zur Therapiesteuerung

Bei chronisch-stabiler Herzinsuffizienz liegen die BNP-Werte deutlich niedriger als bei akuter Dyspnoe in der Notaufnahme (s. Kap.

18.14.5.6), in Val-HeFT 97 pg/ml im Median [229].

> Bei stabilen Patienten kann der BNP-Wert sich ohne klinische Änderung verdreifachen oder um $1/3$ fallen [299].

Bei erfolgreicher Therapie (z.B. optimale med. Einstellung) sinkt das BNP, die Varianz im Steady state beträgt bis zu 15% für BNP bzw. bis zu 8% für NT-proBNP [217]. Die Höhe der BNP und NT-proBNP-Konzentration korreliert bei chronisch-stabiler Herzinsuffizienz im Verlauf der Erkrankung mit Morbidität und Mortalität [229, 276] und der NYHA-Klasse [328].

Erhöhte Werte nach Therapie einer Dekompensation zeigen ein erhöhtes Risiko für eine Rehospitalisierung, ein BNP < 360 pg/ml vor Entlassung erschien ein geeigneter Cut-off-Wert [230], bei [258] die Kombination BNP < 360 pg/ml plus eine BNP-Reduktion > 50%. Reduzierte Ereignisrate bei BNP-gesteuerter Therapie [219], Tod durch Herzinsuffizienz oder Rehospitalisierung bei einer BNP-gesteuerten Therapie mit Ziel BNP < 100 pg/ml 24% vs. 52% bei konventioneller Therapie [259]. In **TIME-CHF** wurde eine symptomorientierte Behandlung mit einer NT-proBNP-geführten Behandlung (Ziel war < 400 pg/ml bei Pat. < 75 Jahre bzw. < 800 pg/ml bei Pat. > 75 Jahre) verglichen. Reduzierte Rate der Hospitalisierung wegen Herzinsuffizienz (62% vs. 72%) in der BNP-geführten Patientengruppe. Mortalitätsreduktion in der Subgruppenanalyse für Patienten 60–74 Jahre, kein Vorteil für die > 75-jährigen Patienten [307].

Bei 345 randomisierten Pat. in **PRIMA** kein Vorteil einer NT-proBNP-geführten Therapie im Vgl. zur symptomorientierten Therapie [337]. Eine Meta-Analyse ergab eine Mortalitätsreduktion [352].

> BNP/NT-proBNP haben einen gesicherten Stellenwert in der Diagnosestellung und als Mortalitätsprädiktor, der Stellenwert zur Therapiesteuerung ist noch nicht ausreichend definiert. Ein möglicher Vorteil könnte für die Patienten < 75 Jahre bestehen.

### 8.8.8 Kardio-MR

Optional als ergänzende Bildgebung bei unzureichender Darstellung im Echo. Die Abgrenzung einer DCM von einer KHK ist oft auch durch fehlenden Nachweis des Late enhancement möglich [107].

### 8.8.9 Endomyokardbiopsie

Indiziert „nur bei ausgewählten Patienten mit unklarer nicht ischämischer Herzinsuffizienz" [28a], zur Indikationsstellung nach AHA/ACC s. Kapitel 6.3.

### 8.8.10 Pulmonaliskatheter

Nicht Bestandteil der Routinediagnostik, nur in speziellen Situationen erforderlich.

Mittlere Werte im Rahmen der HTX-Evaluation [275]

| | |
|---|---|
| LVEF | 22% |
| RA | $11 \pm 7$ mmHg |
| PA$_{sys}$ | $50 \pm 16$ mmHg |
| PC | $24 \pm 10$ mmHg |
| CI | $2,1 \pm 0,7$ l/min/m$^2$ |
| SVR | $1610 \pm 610$ dyn x s x cm$^{-5}$ |

Die Korrelation zwischen RA-Druck und PC-Druck ist signifikant, aber schwach (r = 0,64), RA-Druck und PC-Druck waren bei 20% der Patienten diskordant. In der ESCAPE-Studie kein Vorteil der Therapiesteuerung bei schwerer Herzinsuffizienz mittels PA-Katheter [151].

### 8.8.11 Belastungstests

Die Einschränkung der körperlichen Belastbarkeit ist ein Basismerkmal, ein normaler Test bei maximaler Belastung schließt eine Herzinsuffizienz aus:

- **6-Minuten-Gehstrecke:** Der Patient soll bei selbst gewähltem Tempo innerhalb von 6 Minuten so weit wie möglich gehen, die zurückgelegte Distanz wird als Verlaufsparameter genutzt [171]. Eine zurückgelegte Distanz < 300 m kennzeichnet eine schwere Leistungseinschränkung, bei einer Distanz > 500 m besteht eine mäßig erhaltene Leistungsfähigkeit [293].
- **Fahrradergometrie, Laufbandergometrie:** Auswertung der Belastungszeit, des Puls-Blutdruck-Produkts, der Belastungsstufe, der MET, der Sauerstoffaufnahme und der $CO_2$-Produktion.

Hämodynamische Parameter bei aufrechter Fahrradergometrie – diastolische und systolische Herzinsuffizienz im Vergleich zu Normalpersonen (mod. nach [172])

|  | Systolische Herzinsuffizienz | Diastolische Herzinsuffizienz |
|---|---|---|
| Mittlere EF | 30% | 56% |
| Max. VO$_2$ | – 50% | – 48% |
| HZV | – 40% | – 41% |
| AVDO$_2$ | – 12% | – 13% |
| SV | – 30% | – 26% |
| HF | – 13% | – 18% |
| PC-Druck in Ruhe | + 6 mmHg | + 6 mmHg |
| Max. PC-Druck | + 15 mmHg | + 13 mmHg |
|  | ESV kann nicht vermindert werden | EDV kann nicht erhöht werden |

## 8.9 Differenzialdiagnose

Differenzialdiagnose der Herzinsuffizienz mit erhaltener LV-Funktion:

- Diastolische Dysfunktion bei Hypertonie, KHK, Kardiomyopathie
- Rechtsherzinsuffizienz bei pulmonaler Hypertonie, ARVD, Z.n. rechtsventrikulärem Infarkt
- Herzklappenfehler
- Perikarderkrankungen (Perikardtamponade, Pericarditis constriktiva)
- Angeborenen Vitien
- Kardiale Tumore

Die ESC benutzt die Begriffe **HFNEF, Heart failure with preserved ejection fraction, HFPEF** und **diastolische Herzinsuffizienz** synonym [144a]. Patienten mit Herzinsuffizienz bei erhaltener LV-Funktion (= LVEF > 40–50% nach ESC [144a]) sind häufiger weiblich, älter und weisen häufiger einen Hypertonus, einen Diabetes, Übergewicht und eine erhöhte LV-Masse auf. Überwiegend bestand bereits vor stationärer Aufnahme eine symptomatische Herzinsuffizienz. Die Hospitalmortalität beträgt 3–4% [122, 203].

Die neuroendokrine Aktivierung, die Reduktion der Belastungstoleranz und die Verminderung der Lebensqualität sind ähnlich ausgeprägt wie bei systolischer Dysfunktion [90, 216]. Häufig bestehen auch bei diastolischer Dysfunktion ein vermindertes HZV in Ruhe sowie eine verminderte Fähigkeit, das HZV unter Belastung zu steigern [132]. Die Belastungsintoleranz entsteht weiterhin durch eine physische Dekonditionierung sowie durch Dyspnoe infolge erhöhter Atemarbeit, hervorgerufen durch eine reduzierte Lungencompliance infolge einer pulmonalvenösen Druckerhöhung [132]. 83% der Patienten mit Herzinsuffizienz bei diastolischer Dysfunktion hatten eine pulmonale Hypertonie mit einem PASD > 35 mmHg [306].

Der direkte Nachweis einer diastolischen Dysfunktion i.S. einer Compliance-Minderung erfordert die Darstellung der pathologisch veränderten diastolischen Druck-Volumen-Relation. Der präziseste Nachweis einer Relaxationsminderung erfolgt mit dem hochempfindlichen Mikromanometer durch Messung von LVEDP, tau, –dp/dt oder der Konstante β (LV stiffness constant), ein zeitlicher und finanzieller Aufwand, der im klinischen Alltag nicht geleistet werden kann [148].

### Diagnosestellung

Die Diagnosestellung der diastolischen Herzinsuffizienz bzw. des HFNEF beruht nach **ESC 2007** [223] auf

◢ dem Vorhandensein von „signs or symptoms" der Herzinsuffizienz

◢ dem Nachweis der normalen oder nur leicht reduzierten systol. LV-Funktion (LVEF > 50%, LVEDVI < 97 ml/m$^2$)

◢ dem Nachweis der diastolischen Dysfunktion

Abnorme Füllung, verzögerte Relaxation oder/und verminderte Compliance/erhöhte Steifigkeit bei LVEDP > 16 mmHg oder PCP > 12 mmHg oder tau (Zeitkonstante der Relaxation) > 48 ms oder b (Diastolic stiffness modulus) > 0,27 oder E/E′ > 15.

Ein nicht diagnostischer Wert für E/E′ zwischen 8–15 erfordert zusätzliche Kriterien für die Diagnosestellung:

– LV wall mass index > 122 g/m$^2$ (Frauen) bzw. > 149 g/m$^2$ (Männer)

– LA-Volumenindex > 40 ml/m$^2$

– ARdur – Adur > 30 ms (Dauer des retrograden Flusses in der Pulmonalvene minus Dauer der A-Welle im transmitralen Einstrom)

– E/A < 0,5 bei DT > 280 ms (> 50 Jahre alte Patienten)

– Vorhofflimmern

– NT-proBNP > 220 pg/ml bzw. BNP > 200 pg/ml

### Diagnoseausschluss

Zum Ausschluss eines HFNEF dienen folgende Kriterien **ESC 2007** [223]

◢ Die Kombination aus fehlender Ödembildung (bei Luftnot als Symptom) und geringem BNP-Spiegel: NT-proBNP < 120 pg/ml oder BNP < 100 pg/ml (NPV 93% bzw. 96%)

◢ Die Kombination aus:

LVEF > 50%, Ausschluss eines Vitiums oder einer Perikarderkrankung, kein Vorhofflimmern im EKG, und den echokardiografischen Werten

– LVEDVI < 76 ml/m$^2$,

– LAVI < 29 ml/m$^2$,

– LVMI < 96 g/m$^2$ (Frauen) bzw. < 116 g/m$^2$ (Männer)

– im Gewebe-Doppler: E/E′ < 8, S > 6,5 cm/s (S = systolische Verkürzungsgeschwindigkeit)

## 8.10 Prognose

Das Mortalitätsrisiko ist stark assoziiert mit der NYHA-Klasse und dem Alter, die Mortalitätsziffern differieren z.T. erheblich. Hauptodesursache ist die progrediente Herzinsuffizienz [109]. Die Mortalität beträgt rund 9%/Jahr [197].

Die Prognose ist bei ischämischer Kardiomyopathie deutlich schlechter als bei nicht ischämischer Kardiomyopathie [313]. **Gesamtmortalität 50% nach 4 Jahren** [144a].

◢ Mortalität bei neu diagnostizierter Herzinsuffizienz nach 6 Monaten 14%, Todesursache progredientes Herzversagen in 52%, PHT in 22%, sonstiger kardiovaskulärer Tod in 12% der Fälle [273].

◢ Bei erstmalig aufgetretener kongestiver Herzinsuffizienz beträgt die Mortalität unter Medikation im ersten Jahr 22,9% [35]; mittlere Überlebenszeit nach stationärer Aufnahme nur 1,4 Jahre [54].

◢ Mortalität 29% nach 1,5 Jahren bei Patienten, die wegen Herzinsuffizienz hospitalisiert waren [248].

◢ Mortalität nach 60–90 Tagen 9,5% bei EF
≥ 40% bzw. 9,8% bei EF < 40%, Rehospitalisierung im gleichen Zeitraum ca. 30%
für beide Kollektive [203].

◢ Die 5-Jahres Mortalität nach Erstdiagnose
beträgt ca. 60%, nach erster stationärer
Behandlung wegen Herzinsuffizienz sogar 75% [78].

◢ Bei Patienten mit therapierefraktären
Symptomen in Ruhe liegt die Überlebenswahrscheinlichkeit < 50% innerhalb
von 6 Monaten [169], Patienten mit Abhängigkeit von Inotropika haben ein
Sterblichkeitsrisiko von 90% nach 1 Jahr
[204].

◢ GISSI-HF, Einschluss 2002–2005, 9,5%
mit einer LVEF > 40%, zeigt die Prognose
unter aktueller Medikation für Patienten
in NYHA II–III: Gesamt-Mortalität nach
3,9 Jahren 27%, kardiovaskuläre Mortalität 20,4% [270].

◢ Mittlere Überlebensdauer nach der 1./2./
3./4. Hopitalisierung war 2,4/1,4/1,0/0,6
Jahre bei Einwohnern von British Columbia 2000–2004 [202].

Die Prognose ist damit schlechter als die
vieler Karzinomerkrankungen.

## 8.10.1  Mortalitätsprädiktoren

Alter, KHK-Ätiologie, ethnische Zugehörigkeit, Reanimation, Diabetes, Z.n. Infarkt,
NYHA-Klasse III–IV, niedrige 6-Minuten-Geh-
strecke, Belastungsdauer, niedrige max. Sauerstoffaufnahme, anaerobe Schwelle, niedrige EF, hochgradige diastolische Dysfunktion,
erhöhte Ventrikelvolumina, niedriges HZV,
erhöhter systemischer und pumonaler Widerstand, restriktive Füllung, erhöhtes Kreatinin, Noradrenalin, Endothelin, BNP, Angiotensin II, Natrium, Bilirubin; Anämie, erhöhte Herzfrequenz, niedriger Blutdruck,
Vorhofflimmern, ventrikuläre Tachykardien,
breiter QRS-Komplex/Schenkelblock. [25, 76,
95, 102, 144]. Übersicht der verschiedenen
Biomarker bei [250]. Adipositas ist mit einer
verminderten Sterblichkeit assoziiert [260].

**Troponin:** Ein erhöhtes TnT (mögliche
Interpretation: anhaltende oder rezidivierende Myokardnekrose) wurde in ca. 50% bei
Patienten mit CHF und EF < 50% gefunden
und war assoziiert mit einem erhöhten
Risiko für Hospitalisation [134]. Ein TnI
> 0,5 µg/l (0,9–4,8 µg/l), gesehen bei 34% der
wegen HF hospitalisierten Patienten, ist ein
unabhängiger Prädiktor für Mortalität [234].

Prognose je nach LVEF bei stabilen Patienten in NYHA II–III [109]

| LVEF | ≤ 15% | 16–25% | 26–35% | 36–45% | 46–55% | > 55% |
|---|---|---|---|---|---|---|
| Gesamtmortalität (37 Monate) | 52% | 42% | 31% | 26% | 23% | 23% |
| Kardiovaskuläre Ursache | 47% | 34% | 24% | 18% | 17% | 16% |
| Progrediente Herzinsuffizienz | 26% | 16% | 11% | 6% | 6% | 8% |
| Rhythmogen | 14% | 10% | 6% | 6% | 4% | 3% |

Sterblichkeit nach LVEF [158], Inzidenz auf 100 Patientenjahre

| LVEF | < 22% | 23–32% | 33–42% | 43–52% | > 52% |
|---|---|---|---|---|---|
| CV death | 13,1 | 8,9 | 6,0 | 4,0 | 3,6 |
| Sudden death | 5,6 | 4,2 | 2,8 | 1,7 | 1,3 |
| CHF death | 4,9 | 2,9 | 1,6 | 1,2 | 1,2 |

Schwierig ist die Abgrenzung kardiale Dekompensation vs. NSTEMI mit kardialer Dekompensation.

**BNP/NT-proBNP:** Unabhängiger Mortalitätsprädiktor bei HTX-gelisteten Patienten [114]. Bei akuter Herzinsuffizienz war ein NT-proBNP > 5 180 pg/ml ein starker Prädiktor für kurzfristige Mortalität (Odds Ratio = 5,2) [165]. BNP ist ein stärkerer Prädiktor für Tod/Rehospitalisierung als der NYHA-Status oder die LVEF [297].

**Copeptin:** Das C-terminale Fragment des Prä-Pro-Vasopressins ist bei chronischer Herzinsuffizienz assoziiert mit erhöhter Mortalität, nach [263] besser als BNP und NT-proBNP. Auch bei Pat. mit Herzinsuffizienz nach STEMI war Copeptin ein etwas stärkerer Mortalitätsprädiktor als BNT/NT-proBNP, Pat. mit einem Copeptin in der obersten Quartile (> 25,9 pmol/l) hatten eine Mortalität von rund 30% nach 1 Jahr [336].

**Galektin-3:** Galektine sind Betagalaktose bindende Lektine mit Regulatorfunktion bei inflammatorischen oder fibrosierenden Prozessen. Galektin-3-Konzentrationen sind bei Herzinsuffizienz erhöht und assoziiert mit erhöhter Mortalität [354].

### 8.10.2 Prognose bei diastolischer Herzinsuffizienz

Abhängig von der kardialen Grunderkrankung.

◢ 1-Jahres-Mortalität 19–29%/Jahr [239]
◢ 1-Jahres Mortalität nach Hospitalisation wegen Herzinsuffizienz 22% (Pat. mit LVEF > 50%) bzw. 26% (Pat. mit LVEF < 40%) [174]
◢ 5-Jahres-Überleben 43% [240]

Allerdings: Viele Patienten mit HFNEF sind älter und nicht alle versterben kardial. Wie bei systolischer Dysfunktion ist auch bei erhaltener systolischer Funktion die Prognose stark assoziiert mit der NYHA-Klasse [166].

### 8.10.3 Plötzlicher Herztod

Ursache für etwa die Hälfte aller Todesfälle [144a]. Prädiktoren des PHT bei Patienten mit Herzinsuffizienz waren NT-proBNP > 908 ng/l, LA-Größe > 26 mm/m$^2$, Z.n. Herzinfarkt, Diab. mell. und periphere Ödeme. Nach 3 Jahren PHT in 25% bei NT-BNP > 908 ng/l und LA-Größe > 26 mm/m$^2$, hingegen nur 3% bei NT-BNP < 908 ng/l und LA-Größe < 26 mm/m$^2$ [209].

### 8.10.4 Rehospitalisierung

Großes Problem und einer der Morbiditätsmarker bei Herzinsuffizienz, innerhalb von 60 Tagen bei 26% [296], innerhalb von 1,5 Jahren bei 55% der Pat. [248].

### 8.10.5 Prognose-Scores

MUSIC-Risiko-Score (für ambulante Patienten mit chronischer Herzinsuffizienz). Vorangegangene arterisoskleroseassoziierte Ereignisse, LA-Größe > 26 mm/m$^2$, LVEF ≤ 35%, AF, LSB oder intraventrikuläre Leitungsstörung, NSVT, GFR < 60 ml/m$^2$/1,73 m$^2$, Na < 138 mmol/l, NT-proBNP > 1 000 ng/ml und pos. Troponin bieten die Möglichkeit, die Gesamtmortalität, die kardiale Mortalität, das Risiko für tödliches Pumpversagen und für den PHT abzuschätzen [326].

## 8.11 Therapie

Die Therapie der Herzinsuffizienz erfolgt so kausal wie möglich, z.B. Therapie einer Tachyarrhythmie, Hypertoniebehandlung, operative Therapie einer Herzklappenerkrankung, Entlastung eines Perikardergusses, Schrittmachertherapie bei Bradyarrhythmie etc. Eine sinnvolle Therapie setzt daher eine sorgfältige Diagnostik voraus.

## 8.11.1 Nicht medikamentöse Maßnahmen

Darstellung der folgenden Maßnahmen mod. nach [28a, 59, 144a].

### 8.11.1.1 Basismaßnahmen

**Aufklärung** und Erklärung der Erkrankung gegenüber Patient und Familie: Allg. Aspekte der Erkrankung, Prognose, Zeichen der Dekompensation, vital bedrohliche Situationen, Bedeutung einer konsequenten Therapie, Diät, Empfehlung hinsichtlich Belastbarkeit, sexueller Aktivität. **Absolut unabdingbar** angesichts der schlechten Prognose und der Bedeutung der Patientencompliance für den Krankheitsverlauf!

◢ **Kochsalzbeschränkung:** Bei Ödemneigung

◢ **Trinkmengenreduktion:** Nur bei schwerer Herzinsuffizienz mit persistierender Symptomatik bzw. Ödemneigung unter Standardmedikation, bes. bei Hyponatriämie 1–1,5–2 l/Tag [144a]

◢ **Gewichtsmonitoring:** Arzt konsultieren/Diuretikadosis erhöhen bei Gewichtszunahme > 2 kg in 3 Tagen, eigenständige Diuretikaanpassung mit dem Pat. besprechen [144a]

◢ **Nikotinkarenz:** Klasse-I-Indikation [144a] trotz fehlender prospektiver Studien

◢ **Gewichtsreduktion:** Bei BMI > 30 kg/m$^2$

◢ **Impfung:** Influenza und Pneumokokken-Impfung bei symptomatischen Patienten ohne KI [144a]

### 8.11.1.2 Disease-Management-Programme

Zu diesem Thema gibt es viele Studien, mehrere Meta-Analysen und Übersichten [294]. Gezeigt wurden sowohl ein Überlebensvorteil [159] als auch eine Reduktion der Rehospitalisierung und eine verbesserte Lebensqualität [5, 65]. Andere Studien ergaben keinen oder nur einen geringen Vorteil [343, 344]. In COACH (1 023 randomisierte Pat.) kein sig. Überlebensvorteil bei sogar leicht

erhöhter Rehospitalisierungsrate [248]. In einem Community hospital wurden nur 10% der Patienten in ein laufendes DMP aufgenommen und nur jeder 2. Patient nahm das Angebot an [353]. Eine Meta-Analyse zeigt eine Reduktion von Tod und Hospitalisation durch ein systematisches telefonisches Monitoring oder ein telemedizinisches Monitoring [357].

Noch ist unklar, wie ein leistungsfähiges Programm auszusehen hat und für welches Patientenkollektiv es welche Vorteile erbringt. Komplexe Interventionen machen eine detailliertere Studienbeschreibung – z.B. entsprechend dem CONSORT Statement – notwendig, um Vergleichbarkeit herzustellen [345]. Nach **ESC 2008** Klasse-I-Indikation für Hochrisikopatienten, u.a. für kürzlich hospitalisierte Patienten [144a].

### 8.11.1.3 Körperliches Training

Die verminderte körperliche Belastbarkeit bei Herzinsuffizienz ist in der Genese multifaktoriell und zum Teil durch Veränderungen in der Muskelperipherie bedingt. Die bis in die späten 1980er Jahre verordnete körperliche Schonung führt zu einer progredienten Dekonditionierung [66]. Systematisches Training im Rahmen spezieller, individuell angepasster Trainingsprogramme verbessern die Belastbarkeit, den NYHA-Status, die Lebensqualität, den Schweregrad der Beschwerden [43, 44, 46] und vermindern die Rehospitalisierungsrate [349]. Mortalität reduziert, 22% vs. 26% bei [43], reduzierte Mortalität in einer Meta-Analyse [235], fehlende Signifikanz in einer anderen [348].

In **HF-ACTION** reduzierte das Training geringgradig die Häufigkeit des kombinierten Endpunktes kardiovaskuläre Mortalität und Hospitalisierung wegen Herzinsuffizienz. Die Ereigniskurven divergierten allerdings erst nach > 1 Jahr. Die Gesamtmortalität blieb gleich [285], mäßige Steigerung der Lebensqualität [316]. Reverse Remodeling mit erhöhter EF und vermindertem EDV/ESV nach aerobem Training, nicht jedoch bei Kombination von aerobem Training und Krafttraining [199].

**Voraussetzung ist ein stabiler Status** (NYHA II–III), kompensiert für wenigstens 3 Wochen, Ruhepuls < 110/min, Sprechen ist ohne Dyspnoe bei einer Atemfrequenz < 30/min möglich, weniger als mäßige Müdigkeit [66]. Standard ist leichtes aerobes Ausdauertraining (Gehen und bes. Radfahren wegen der leicht manipulierbaren Belastungsintensität). Jogging führt meist schon zur Überanstrengung, ebenso wie das (zumindest für die meisten Insuffizienzpatienten) nicht empfohlene Schwimmen [66].

Die Trainingsintensität scheint keinen relevanten Einfluss auf den Erfolg zu haben [93]. Empfohlen wird zumindest initial ein Training mit speziellem Monitoring (Gewicht, Puls, Blutdruck, Ödeme, Symptome, kardiale und pulmonale Auskultation während und nach dem Training) [66]. Aerob, geringe Intensität (Gehen, Radfahren) über 20–60 Minuten 3- bis 5-mal/Woche [46] oder Ausrichtung der Trainingsintensität und -häufigkeit [66] nach individueller Belastungstoleranz (initial 40–50% der max. VO$_2$, später 60–70%, näherungsweise wird häufig die Prozentzahl auf die max. Herzfrequenz angewendet).

| < 3 METS (ca. 25–40 W) | 3–5 METS (ca. 40–80 W) | > 5 METS |
|---|---|---|
| 5–10 min; mehrfach/Tag | 15 min; 1- bis 2-mal/Tag | 20–30 min, 3- bis 5-mal/Woche |

*Kontraindikationen*

Absolute Kontraindikationen für körperliches Training (nach ESC [66])

◢ Progressive Verschlechterung der Belastbarkeit innerhalb der letzten 3–5 Tage

◢ Signifikante Ischämie < 2 METS bzw. < 50 W

◢ Akute systemische Erkrankung oder Fieber

◢ Aktive Perikarditis oder Myokarditis

◢ Mittel-/Höhergradige Aortenstenose

◢ Operationswürdige Klappeninsuffizienzen

◢ Myokardinfarkt < 3 Wochen

◢ Neu aufgetretenes Vorhofflimmern

◢ Kurz zurückliegende Embolie oder Thrombophlebitis

Patienten mit schweren belastungsinduzierten Arrhythmien sollten z.Zt. nicht an Trainingsprogrammen teilnehmen.

**Klasse-I-Indikation** für körperliches Training nach **DGK 2005** [28a] und **ESC 2008** [144a].

### 8.11.1.4 Anmerkungen

◢ Reisen: Von Reisen in große Höhen (> 1 500 m) und heiße, feuchte Gegenden ist abzuraten [144a].

◢ Pat. in NYHA III–IV sind leicht gefährdet hinsichtlich Dekompensation durch Sex [60], Patienten ohne schwere Herzinsuffizienz können beruhigt werden [144].

◢ Vorsicht in der Anwendung folgender Medikamente: Lithium, Kortikoide, trizyklische Antidepressiva, Klasse-I-Antiarrhythmika, Ca-Antagonisten (Verapamil, Diltiazem). NSAR sollten wegen deutlich erhöhter Rehospitalisierungsrate vermieden werden [113], die NSAR-Medikation ist assoziiert mit einer erhöhten Mortalität [329].

◢ Begrenzter Alkoholkonsum ist möglich, 10–20 g/Tag.

◢ Bettruhe ist nur bei akuter Dekompensation sinnvoll.

## 8.11.2 Therapie bei diastolischer Dysfunktion

Evidenzbasierte Therapiekonzepte wie bei systolischer Herzinsuffizienz stehen zur Therapie der chronischen Herzinsuffizienz bei diastolischer Dysfunktion bislang nicht zur Verfügung. Neben der Beeinflussung der ursächlichen Faktoren gehören Symptomminderung, Verhinderung einer Tachykardie (Dauer der Diastole ist sehr frequenzabhängig) und Erhalt der AV-Synchronizität zu den Therapiezielen. **Therapeutische Optionen** sind [92, 155]:

**Diuretika:** Bei Überwässerung unzweifelhaft wirksam, prognostische Bedeutung unklar.

**Betablocker:** In einer Kohortenstudie (n = 443) reduzierte Mortalität bei NYHA III–IV mit einer LVEF > 40% unter Betablocker [214]. Im OPTIMIZE-HF-Register hingegen keine Reduktion von Rehospitalisierung oder Mortalität durch Betablocker bei 4 153 Patienten mit erhaltener LVEF ≥ 40% [301]. 2005 nach ESC generell indiziert [30] zur Herzfrequenzsenkung mit Verlängerung der Diastolendauer und als antiischämischer Ansatz. 2008 von der ESC jedoch nicht mehr erwähnt [144a].

**Ca-Antagonisten:** Unzureichende Datenlage; zur Frequenzlimitierung bei TAA. Nachgewiesene Effektivität bei HOCM.

**ACE-Hemmer:** Verbesserung der Relaxation, Regression einer Hypertrophie bei Hypertonie, Blockade des RAA-Systems. Symptomatische Besserung und verminderte Hospitalisierung in **PEP-CHF** unter 4 mg Perindopril (initial 2 mg für die ersten 2 Wochen) [237]. Hingegen kein Effekt durch Ramipril + Diuretika im Vergleich zur Monotherapie mit Diuretika im Verlauf von 1 Jahr bei [290]. Klasse-IIa-Indikation 2005 [130], 2008 nicht aufgeführt [144a].

**Spironolacton:** Aldosteron-Blockade, Beeinflussung der Fibrosierungsaktivität. Unter Spironolacton reduziertes BNP und Kollagen-Turnover, aber verminderte Lebensqualität und verschlechterte Nierenfunktion [215]. TOPCAT mit 4 000 Pat. wurde begonnen.

**Angiotensin-Rezeptorenblocker:** In **CHARM-Preserved** [110] unter Candesartan (Startdosis 4–8 mg, Verdoppelung der Dosis alle 2 Wochen) verminderte Rehospitalisierungsrate. Kein Einfluss auf die Mortalität. (Einschlusskriterium war allerdings nicht speziell die diastol. Dysfunktion, sondern die erhaltene LV-Funktion (EF > 40%)). Hingegen kein Effekt durch Irbesartan + Diuretika im Vergleich zu Monotherapie mit Diuretika im Verlauf von 1 Jahr bei [290]. In **I-PRESERVE** (n = 4 128 mit EF ≥ 45% in NYHA II (22%), III (76%) und IV (2%)) kein Effekt durch 300 mg Irbesartan [283].

**Stabilisierung des Sinusrhythmus, Kardioversion bei Vorhofflimmern:** Verlust der Vorhofkontraktion kann zu erhöhtem LA-Druck führen. Klinische Besserung möglich, allerdings nicht vorhersagbar. Evidenz unzureichend.

**Revaskularisierungsmaßnahmen bei KHK:** Effektivität nicht durch propektive randomisierte Studien abgesichert. Bei Patienten mit ischämischer Kardiomyopathie besserte sich nach Revaskularisation die diastolische Funktion (gemäß E/E' bei 69%), einhergehend mit der Besserung der systolischen Funktion bei 81% der Patienten (gemäß Zunahme der LVEF ≥ 5%) [339], ob sich dies allerdings auf den Erkrankungsverlauf und die Prognose auswirkt ist unklar.

**Blutdruckkontrolle/-senkung:** Klare Empfehlung.

**Digitalis:** Im DIG ancillary trial wirkungslos [177].

Von der **ACC/AHA 2005** [2] werden nur Diuretika, Hypertoniebehandlung und Frequenzkontrolle bei Vorhofflimmern als Klasse-I-Indikation empfohlen, als Klasse IIa die Revaskularisation bei KHK mit nachgewiesener Ischämie. **ESC 2008:** „[…] no treatment has yet been shown, convincingly, to reduce morbidity and mortality in patients with HFPEF" [144a]. Als bedeutsam werden Diuretika bei Überwässerung und die Therapie von Hypertonie und Ischämie erachtet.

### 8.11.3 Therapie bei systolischer Dysfunktion

Die folgenden Ausführungen beziehen sich auf die chronische, nicht valvulär bedingte systolische Dysfunktion des linken Ventrikels.

#### 8.11.3.1 Digitalis

1785 von Sir William Withering beschrieben. Positive Inotropie infolge Hemmung der Na/K-ATPase mit nachfolgender Erhöhung des verfügbaren intrazellulären Kalziums.

**Effekte**

- Verminderung des peripheren Widerstands und des ZVD, Verminderung des Renin- und Noradrenalinspiegels
- Erhöhte/r EF und CO [125]
- Erhöhung des Vagotonus, verminderte Leitungsfähigkeit und verlängerte Refraktärperiode des AV-Knotens, direkte sympathoinhibitorische Wirkung [126]
- Frequenzreduktion bei AF

**Datenlage**

- Symptomatische Wirksamkeit nachgewiesen mit oder ohne gleichzeitige Therapie mit ACE-Hemmer [3, 4, 15]
- In **RADIANCE** [4] und **PROVED** [3] verminderte Inzidenz einer Verschlechterung, erhöhte Belastbarkeit
- Reduktion der Hospitalisierungshäufigkeit [21], verbesserte Lebensqualität
- In der **DIG-Studie** (6 800 Patienten) wurde keine Reduktion der Mortalität nachgewiesen [21]. Allerdings hatten > 80% der Pat. ≥ 0,25 mg Digoxin/Tag. Die retrospektive Analyse der DIG-Studie bezüglich Mortalität zeigt eine klare Assoziation mit der Höhe des Digitalis-Spiegels:

Mortalität

| | |
|---|---|
| Unter Placebo | 36,2% |
| Bei Digoxinspiegel von 0,5–0,8 ng/ml | 29,9% |
| Bei Digoxinspiegel von 0,9–1,1 ng/ml | 38,8% |
| Bei Digoxinspiegel von > 1,1 ng/ml | 48% |

Daher erscheint eine Prognoseverbesserung bei niedrigen Serumspiegeln möglich [142]. Eine weitere Analyse bestätigte die Mortalitätssenkung bei einem Serumspiegel von 0,5–0,9 ng/ml [162]. Für Frauen wurde in einer Subgruppenanalyse der DIG-Studie eine erhöhte Mortalität dargestellt [80]. Eine neuere Analyse zeigte einen positiven Effekt im Digoxin-Konzentrationsbereich von 0,5–0,9 ng/ml und eine erhöhte Mortalität bei > 1,2 ng/ml [147]. Die retrospektive Analyse ergab eine Reduktion der 1-Jahres-Mortalität [287]. Eine neue Studie mit reduzierter Digoxindosis ist notwendig. Keine Korrelation zwischen Serumspiegel und klinischer Wirksamkeit (ab > 0,5 ng/ml), wohl aber deutlicher Anstieg der Arrhythmie-Inzidenz [125].

**Indikationen**

- Vorhofflimmern bei Ventrikelfrequenz in Ruhe > 80/min bzw. unter Belastung > 110–120/min [144a]
- Herzinsuffizienz NYHA II–IV bei Sinusrhythmus und LVEF ≤ 40% unter optimaler Dosis von ACE-Hemmer, Betablocker und Aldosteron-Antagonist, wenn indiziert [144a]

Ungeeignet bei diastolischer Dysfunktion.

**Kontraindikationen**

Bekannte Digoxin-Intoleranz, Präexzitationssyndrom, AV-Block II–III; Vorsicht bei Sick-Sinus-Syndrom [144a].

**Anwendung**

Normalerweise keine Loading dose, Start mit der Erhaltungsdosis, bei normalgewichtigen Erwachsenen ohne Niereninsuffizienz

0,25 mg Digoxin, bei Niereninsuffizienz Dosis auf 0,125 mg oder 0,0625 mg reduzieren [144a].

Nach **DGK 2005** [28a] ist ein Digoxinspiegel von 0,5–0,8 ng/ml anzustreben [28a, 142], nach **ESC 2008** 0,6–1,2 ng/dl [144a].

◢ HWZ 36–48 h, bei Anurie 3,5–5 Tage. Steady state bei Beginn mit einer Erhaltungsdosis nach 7 Tagen [126].

◢ Spiegelbestimmung mind. 6 h (besser 12–24 h) nach letzter Applikation [125, 126].

◢ Zur Vermeidung einer akuten Vasokonstriktion (*Cave:* schwere Herzinsuffizienz) sollte die i.v. Gabe über 20–30 min erfolgen [125].

◢ Zeichen der Überdosierung: Übelkeit, Anorexie, Verwirrtheit, Farbsehstörungen.

### 8.11.3.2 Diuretika

**Effekte**

◢ Senkung von Vorlast und Nachlast

◢ Wirksam bei diastolischer und systolischer Funktionsstörung

◢ Symptomatische Wirksamkeit eindeutig (Ödemausschwemmung, Verminderung von Dyspnoe, Verbesserung der Belastbarkeit)

◢ Es sind keine prospektiven Mortalitätsstudien vorhanden. Retrospektive Analysen zeigen ein erhöhtes Risiko für Mortalität und Hospitalisation unabhängig von NYHA-Klasse, Ätiologie, Alter und Digoxingebrauch [176, 206].

◢ Prophylaktische Anwendung (bei fehlender Symptomatik) nicht durch Studien abgesichert, wegen der diuretikainduzierten Aktivierung des RAAS problematisch.

◢ Wichtig ist eine gleichzeitige diätetische Natriumrestriktion.

◢ Elektrolytmonitoring wegen Gefahr der Hyponatriämie sowie Hypokaliämie und Hypomagnesiämie – Gefahr von VT/VF.

◢ Ggf. Kombination eines Schleifendiuretikums mit einem Thiazidderivat bei schwerer Retentionsneigung [32, 33, 59].

◢ Bei Kreatinin-Clearance < 30 ml/min sind Thiazide ineffektiv [144a].

**Indikationen**

Indikation zur Diuretikamedikation bei aktueller oder ehemals bestehender Natrium-/Wasser-Retention, nach **DGK 2005** Klasse-IA-Indikation [28a] bzw. Klasse IB nach **ESC 2008** bei Herzinsuffizienz mit klinischen Zeichen der Überwässerung [144a].

### 8.11.3.3 ACE-Hemmer

Kompetitive Hemmung des Angiotensin converting enzyme und damit Hemmung der Bildung von Angiotensin II aus dem inaktiven Vorläufer Angiotensin I. Die Wirkungen von Angiotensin II sind Vasokonstriktion, Stimulation der Freisetzung von Aldosteron, Adrenalin und Noradrenalin, Vasopressin und Endothelin I, Hypertrophie kardialer Myozyten und verstärkte Synthese extrazellulärer Matrixproteine, Metalloproteinasen und Adhäsionsmoleküle [127].

**Effekte**

◢ Senkung von Vorlast und Nachlast

◢ Reduktion einer Hypertrophie

◢ Positive Beeinflussung der Endothelfunktion

◢ Im Vergleich zur deutlichen Mortalitätssenkung nur geringe Senkung der LV-Volumina um 2–3 ml [218]

◢ Hemmung der Freisetzung von Aldosteron und Vasopressin sowie Reduktion des Sympathikotonus

◢ Nachgewiesene Mortalitätsreduktion für folgende Kollektive: Herzinsuffizienz NYHA IV, NYHA II–III bei EF < 35%, symptomatische LV-Dysfunktion nach MI

◢ Verminderung der Hospitalisierungsrate und Progression in eine symptomatische Herzinsuffizienz bei EF < 35%. Erhöhung der Belastbarkeit, Symptomminderung. Verbesserung der Lebensqualität [292]. Die Symptome bessern sich im Verlauf von wenigen Wochen bis Monaten [292].

## Datenlage

- **Consensus**-Studie [12]: LV-Dysfunktion, NYHA IV, Enalapril vs. Placebo, Letalitätsreduktion, NNT = 7 über 6 Monate [144a]
- **SOLVD, treatment** [13]: NYHA II–III bei EF < 35%, Enalapril vs. Placebo, Letalitätsreduktion, NNT = 22 über 41 Monate [144a]
- **SOLVD, prevention** [14]: NYHA I bei EF < 35%, Enalapril vs. Placebo, keine signifikante Letalitätsreduktion bei verminderter Hospitalisierungsrate [14], geringere Progredienz
- **SAVE** [10]: Reduz. LV-Funktion nach Infarkt, Captopril vs. Placebo, Mortalitätsreduktion
- **AIRE(X)** [11]: Postinfarzielle Herzinsuffizienz, Ramipril vs. Placebo, reduzierte Mortalität

### Indikationen

Indikation der Klasse I bei symptomatischen Pat. mit LVEF ≤ 40% nach **ESC 2008** [144a], indiziert auch bei asymptomatischen Pat. mit LVEF < 40% [144a].

### Kontraindikationen

Angioneurotisches Ödem, Allergie, HOCM, Gravidität und Laktation, Nierenarterienstenose bds., Z.n. Nierentransplantation, Kalium > 5,5 mmol/l [28a], schwere Aortenstenose [144a].

### Anwendung

Im klinischen Alltag häufig zu niedrig dosiert, Prognoseverbesserung nur für hohe Dosierung belegt. Die ATLAS-Studie [29] belegte einen Vorteil der höheren ACE-Hemmer-Dosis bei Lisinopril (Zieldosis 35 mg). **Start *nach* Rekompensation mit niedriger Dosis.** Dosisverdoppelung frühestens nach 2 Wochen [292], im Krankenhaus bzw. unter engmaschiger Überwachung evtl. auch kurzfristiger, wenn tolerabel.

## Dosierung

Dosierung der ACE-Hemmer nach **ESC** [144] und **DGK** [28a]

| | Startdosis | Zieldosis | Studie |
|---|---|---|---|
| Captopril | 3-mal 6,25 mg | 3-mal 25–50 mg | SAVE |
| Enalapril | 1-mal 2,5 mg | 2-mal 10–20 mg | CONSENSUS, SOLVD |
| Ramipril | 1-mal 1,25–2,5 mg | 2-mal 2,5–5 mg | AIRE |
| Trandolapril | 1-mal 1 mg | 1-mal 4 mg | TRACE |
| Fosinopril | 1-mal 10 mg | 1-mal 20 mg | |
| Lisinopril | 1-mal 2,5 mg | 1-mal 32,5–35 mg | ATLAS |
| Perindopril | 1-mal 2 mg | 1-mal 4 mg | |
| Quinapril | 1-mal 2,5–5 mg | 1-mal 5–10 mg | |
| Benazepril | 1-mal 2,5 mg | 2-mal 5–10 mg | |

## Problemmanagement

- **Hyperkaliämie:** Dosis halbieren, wenn Kalium > 5,5 mmol/l, Medikation beenden bei Kalium > 6 mmol/l [144a].
- **Niereninsuffizienz:** ACE-Hemmer wirken grundsätzlich nephroprotektiv bei Patienten mit Niereninsuffizienz. Es gibt keine absolute Kreatinin-Grenze, die einen ACE-Hemmer-Einsatz ausschließt [144a]. Ab einem Kreatinin von 2,5 mg ist die Konsultation eines Spezialisten empfohlen, ab einem Kreatinin von 5 mg/dl kann die Dialyse erforderlich werden [144a].
- **Zunehmende Niereninsuffizienz:** Ein gewisser Anstieg von Kreatinin und Harnstoff ist häufig und ohne klinische Relevanz [144a]. Ein Kreatinin-Anstieg von ≥ 0,5 mg fand sich in 25% der Fälle. Prädiktoren sind NYHA-Klasse IV, eine Blutdruckreduktion > 25 mmHg, Hypo-

tonie und eine Volumendepletion [291]. Kreatinin-Kontrolle 1–2 Wochen nach jeder Dosiserhöhung sowie alle 3–6 Monate nachfolgend. Ein Kreatinin-Anstieg um 50% bzw. bis 3 mg/dl ist akzeptabel, bei Kreatinin 3,0–3,5 mg/dl Dosis halbieren, bei Kreatinin 3,5 mg/dl ACE-Hemmer absetzen [127, 144a]. Bei stärkeren Anstieg des Kreatinins Komedikation überprüfen (Kalium, kaliumsparende Diuretika, NSAR!), Diuretika reduzieren oder wenn möglich pausieren; wenn dies nicht reicht, ACE-Hemmer-Dosis halbieren [292]. Keine Dosissteigerung bei Kreatinin > 3 mg/dl [28a].

◢ **Husten:** Differenzialdiagnostische Abklärung, Wechsel auf AT-Blocker erwägen.

◢ **Hypotonieneigung:** Initial starke Diurese vermeiden, ggf. Diuretika für 24 h aussetzen. Auch systolische Werte < 90 mmHg sind bei fehlender Symptomatik akzeptabel [28a]. Keine Dosiskorrektur bei asymptomatischer Hypotonie. Symptomatische Hypotonien sind häufig und bessern sich im Verlauf; Patienten beruhigen [144a, 292].

### 8.11.3.4 Angiotensin-II-Rezeptor-Antagonisten (AT-I-Blocker, ARB)

Blockade der Wirkung von Angiotensin II am AT-I-Rezeptor (u.a. Vasokonstriktion, Aldosteron-Sekretion, Na-Retention, kardiale Hypertrophie und Fibrosierung). Symptomatische Verbesserung, Verbesserung der Lebensqualität und der Ventrikelfunktion, Verminderung der Rehospitalisierung wegen Herzinsuffizienz.

### Datenlage

◢ **ELITE** [18]: Im direkten Vergleich von Losartan vs. Captopril signifikant größere Letalitätsreduktion unter dem AT-I-Blocker. Das Ergebnis konnte in **ELITE II** [42] nicht bestätigt werden, Losartan war besser verträglich, die Mortalität nicht signifikant verschieden.

◢ **OPTIMAAL** [71]: Bei Herzinsuffizienz nach akutem Infarkt kein sig. Unterschied in der Mortalität zwischen Captopril und Losartan, Mortalität 16% vs. 18% (n.s.).

◢ **CHARM**-Alternative [111]: Tendenzielle Mortalitätsreduktion sowie eine signifikante Reduktion von Tod oder Hospitalisierung durch Candesartan (2028 Patienten mit ACE-Hemmer-Unverträglichkeit (z.B. Husten) und CHF bei EF < 40%).

◢ Valsartan war in **VALIANT** vergleichbar effektiv wie Captopril bei Patienten 0,5–10 Tage nach Infarkt mit klinisch oder radiologisch manifester Herzinsuffizienz und/oder LV-Dysfunktion (EF ≤ 35% in Echo oder Lävo oder ≤ 40% in der RNV). Sterblichkeit rund 20% nach 2 Jahren [116].

### Indikationen

◢ Klasse I: Herzinsuffizienz bei LVEF ≤ 40%, symptomatisch trotz optimaler Dosis von Betablocker und ACE-Hemmer, solange keine Komedikation mit Aldosteron-Antagonist besteht [144a]

◢ Klasse IIa: Intoleranz von ACE-Hemmern, **ESC 2008** [144a]

### Kontraindikationen

◢ S. Kap. 8.11.3.4, das angioneurotische Ödem ist keine KI gegen den AT-I-Blocker.

◢ Komedikation von ACE-Hemmer und Aldosteron-Antagonist

### Anwendung

Startdosis s. Dosierung, nach 1 Woche Kontrolle von Kreatinin und Elektrolyten. Dosisverdoppelung nach 2–4 Wochen, außer bei Verschlechterung der Nierenfunktion oder Hyperkaliämie. Laborkontrollen 1 und 4 Wochen nach Dosiserhöhung sowie nach 1,3 und 6 Monaten, **ESC 2008** [144a].

Ein Kaliumwert > 5,5 mmol/l ist eine KI gegen Neuverordnung oder Dosissteigerung, keine Dosissteigerung bei Kreatinin > 3 mg/dl oder Kalium > 5,5 mmol/l [28a]. Nach [2] sollte zur Vermeidung einer Hyperkaliämie das Kreatinin bei < 2–2,5 mg/dl liegen.

## Dosierung

Dosierung nach [28a]

| | Startdosis | Zieldosis |
|---|---|---|
| Losartan | 1-mal 12,5 mg | 1-mal 50 mg (50–100 mg [2]) |
| Candesartan | 1-mal 4 mg | 1-mal 32 mg |
| Valsartan | 2-mal 40 mg | 2-mal 160 mg |

| Bislang keine Mortalitätsdaten für die anderen AT-I-Blocker | |
|---|---|
| Irbesartan: | Initial 75 mg, bis 150–300 mg |
| Telmisartan: | Initial 1-mal 20 mg, bis 40–80 mg |
| Eprosartan: | Initial 300 mg, bis 400–800 mg |
| Olmesartan: | Initial 10 mg, bis 40 mg |

## Kombination von ACE-Hemmer und AT-I-Blocker

Die Kombination von ACE-Hemmer und AT-I-Blocker erbrachte hinsichtlich Mortalität in einer Subgruppen-Analyse von **Val-HeFT** [63] keinen Vorteil, die Medikation ACE-Hemmer, AT-I-Blocker plus Betablocker hatte einen negativen Effekt. Vorteilhaft war die Kombination für Patienten ohne zusätzlichen Betablocker. Die Komedikation ACE-Hemmer + AT-I-Blocker wurde daher für Patienten mit Intoleranz gegen Betablocker-Intoleranz im Stadium NYHA II–IV empfohlen [59].

Die Kombination Captopril + Valsartan zeigte in **VALIANT** bei Post-Infarkt-Patienten keinen Vorteil bei mehr Nebenwirkungen [116].

**CHARM-Added** [112] ergab bei Patienten mit EF ≤ 40% in NYHA II–IV unter Candesartan zusätzlich zu ACE-Hemmer eine Verminderung des Risikos sowohl für kardiovaskulären Tod (24% vs. 27%) als auch für die Hospitalisierung wegen Herzinsuffizienz, diese auch bei Patienten, die schon einen Betablocker einnahmen.

Die Daten aus CHARM zeigen auch eine Reduktion der Gesamtmortalität (28% vs. 31%, FU 40 Monate) durch AT-I-Blocker bei einer LVEF < 40% als Komedikation zu ACE-Hemmer, Betablocker und Aldosteron-Antagonist. Tatsächlich gab es jedoch nur 238 randomisierte Patienten mit der Kombination Betablocker, Spironolacton, ACE-Hemmer und AT-Blocker, der Unterschied im Outcome war bei der kleinen Zahl nicht signifikant [238]. Beachtenswert ist eine Abbruchrate wegen Nebenwirkungen von 23% [135].

Nach **ESC 2005** [144] gab es keine Evidenz für die Komedikation von Aldosteron-Antagonisten oder AT-I-Blockern bei symptomatischen Patienten unter ACE-Hemmer, Diuretika und Betablocker. Die **ESC** bewertete **2008** [144a] die Datenlage neu, der AT-Blocker bekam eine Klasse-I-Indikation für trotz ACE-Hemmer und Betablocker weiterhin symptomatische Patienten. Nach [293] soll bei schwerer Herzinsuffizienz zusätzlich zum Betablocker und ACE-Hemmer entweder ein AT-Blocker oder ein Aldosteron-Antagonist zugegeben werden, für eine Kombination aller 4 Stoffgruppen fehlt die Evidenz.

Nach **ACC/AHA 2005** [2] keine Indikation für die Kombination ACE-Hemmer, AT-I-Blocker und Aldosteron-Antagonist, diese Kombination ist nach **ESC 2008** kontrainiziert [144a].

### 8.11.3.5 Betablocker

Antagonisierung der Sympathikushyperaktivität am Rezeptor.

## Effekte

Verbesserung der Ventrikelfunktion, Zunahme der EF, Verbesserung der NYHA-Klasse, Verminderung der Progressionstendenz, Reduktion der Gesamtmortalität, der kardiovaskulären Mortalität, Verminderung des plötzlichen Herztodes und des Todes durch Herzin-suffizienz, Reduktion der Hospitalisierung.

**Datenlage**
- ◢ **MERIT-HF** [7]: n = 3 991, EF ≤ 40%, NYHA II–IV, in 65% KHK, Metoprolol vs. Placebo. Reduktion der Gesamtmortali-tät, Reduktion des plötzlichen Herztodes und des Todes infolge Herzversagen. 1 verhinderter Todesfall auf 27 therapierte Patienten.
- ◢ **CIBIS II** [8]: n = 2 647, EF ≤ 35%, NYHA III (83%) und IV, in 50% KHK, Bisoprolol vs. Placebo. Reduktion der Gesamtmortali-tät, der kardiovaskulären Mortalität und des plötzlichen Herztodes. Seltenere Re-hospitalisierung wegen Herzinsuffizienz.
- ◢ **Carvedilol-US-Studien** [19]: Mortalitäts-reduktion, symptomatische Verbesse-rung, seltenere Hospitalisierung. Auf-grund von Abbrüchen und Todesfällen in der Run-in-Phase wurde die Studie kriti-siert und der beobachtete Effekt auf die Mortalität angezweifelt.
- ◢ **COPERNICUS** [57]: n = 2 289, EF < 25%, NYHA (III–)IV, KHK in 67%, Carvedilol vs. Placebo. Reduktion der Gesamtmorta-lität nach 1 Jahr von 18,5% (Placebo) auf 11,4% mit Carvedilol (70 vermiedene To-desfälle bei 1 000 behandelten Patienten nach 1 Jahr). Reduktion auch der Hospi-talisierungsrate, subjektive Verbesserung [81]. NNT für 1 Jahr = 14.
- ◢ **SENIORS** [136]: n = 2 128, > 70 Jahre, Krankenhausaufenthalt wegen CHF oder EF < 35%. KHK in 68%, EF < 35% in 35%, Nebivolol (1,25 mg/Tag, nach 1–2 Wo-chen Dosisverdoppelung auf 10 mg/Tag in 1 ED) vs. Placebo. Follow-up 21 Mona-te. Mortalität 15,8% vs. 18,1% (n.s.), sig. Reduktion von Tod und Hospitalisierung.
- ◢ **COMET** [106]: Carvedilol vs. Metopro-lol. Mortalität unter Carvedilol sig. gerin-ger (34% vs. 40% über fast 5 Jahre), mög-licherweise Folge einer Metoprolol-Un-terdosierung (Zieldosis hier nur 100 mg).

- ◢ **BEST** [61]: Bucindolol vs. Placebo. Keine Mortalitätsreduktion. Seit dieser Studie geht man davon aus, dass es für die Wirk-samkeit von Betablockern keinen sog. Klasseneffekt gibt.

Nach **DGK** [28a] werden nur Bisoprolol, Me-toprololsuccinat und Carvedilol empfohlen (Nebivolol reduzierte nicht die Gesamtsterb-lichkeit). Die Wirksamkeit von Carvedilol bei LVEF < 35% konnte auch für Dialysepa-tienten gezeigt werden [103].

*Indikationen*
Klasse-I-Indikation bei symptomatischer Herzinsuffizienz und einer LVEF ≤ 40%, **ESC** 2008 [144a].

*Kontraindikationen*
Asthma, AV-Block II–III, symptomatische Bradykardie/Hypotonie und Sick-Sinus-Syn-drom. COPD gilt ebenso wenig als KI wie eine pAVK [284, 144a]. Bei Patienten mit mä-ßiger bis schwerer COPD kam es unter Beta-blocker zu einer Reduktion der $FEV_1$, Lebens-qualität jedoch nicht beeinträchtigt [341].

**Anwendung**
Voraussetzung für die Initiierung einer Beta-blockermedikation ist ein stabiler Status ohne wesentliche Ödembildung. In IMPACT-HF [191] zeigte sich, dass die Betablockade gefahrlos auch bei stabilisierten Patienten begonnen werden kann, die wegen einer Herzinsuffizienz hospitalisiert wurden. Die Daten zeigten einen prognostischen Betablo-cker-Effekt auch bei Patienten ohne ACE-Hemmer [152]. In **CIBIS III** war ein Beginn mit Betablocker dem Beginn mit ACE-Hem-mer gleichwertig [157].

Mögliche verlangsamte Metabolisierung von Metoprolol und Carvedilol bei 5–10% der Bevölkerung, ggf. Bisoprolol versuchen [28a]. Von größter Bedeutung ist eine vor-sichtige, einschleichende Dosierung mit Do-sisverdoppelung alle 2–4 Wochen, ggf. auch langsamer, solange die Medikation toleriert wird. Keine Dosiserhöhung bei Zunahme der Herzinsuffizienzzeichen, bei symptomatischer Hypotonie oder HF < 50/min Eine symptomatische Hypotonie bessert sich oft im Laufe der Zeit, keine Maßnahmen bei asymptomatischer Hypotonie. Bei Zunahme der Herzinsuffizienz-Symptomatik zunächst die Diuretikadosis erhöhen; falls nicht erfolgreich, Betablocker-Dosis (vorübergehend) halbieren [30, 144a].

### Dosierung

|                        | Initialdosis       | Zieldosis       |
|------------------------|--------------------|-----------------|
| Metoprolol-succinat CR | 1-mal 12,5–25 mg   | 1-mal 200 mg    |
| Bisoprolol             | 1-mal 1,25 mg      | 1-mal 10 mg     |
| Carvedilol             | 2-mal 3,125 mg     | 2-mal 25–50 mg  |
| Nebivolol              | 1-mal 1,25         | 1-mal 10 mga    |

Falls die Absetzung wegen schwerer Dekompensation und/oder Katecholaminpflichtigkeit erforderlich wird, frühzeitig an Wiederbeginn nach Stabilisierung denken [30].

### 8.11.3.6 Aldosteron-Antagonisten

#### Effekte
Die Aldosteron-Blockade reduziert die Gesamtmortalität um 20%, die Hospitalisierungsrate um 23% und verbessert die EF um 3,1% [309].

**Spironolacton:** Wirkungsmechanismus ist mutmaßlich die Verhinderung der negativen kardiovaskulären Effekte von Aldosteron: myokardiale und vaskuläre Fibrose durch Stimulation der kardialen Kollagensynthese, Barorezeptoren-Dysfunktion, Hemmung der Noradrenalinaufnahme, Sympathikusaktivierung. Positive Effekte im Sinne eines Reverse remodeling (LVEF 35% vs. 26%, LVEDVI 121 ml/m² vs. 155 ml/m²) nach 1 Jahr [220].

**Datenlage Spironolacton** – RALES-Studie [41]: n = 1663, EF ≤ 35%, NYHA III–IV, Kreatinin < 2,5 mg/dl, Spironolacton (25 mg tgl.) vs. Placebo. Vorzeitiger Studienabbruch nach 24 Monaten, Reduktion der Mortalität (35% vs. 46%), Verminderung der Hospitalisierungsrate, symptomatische Verbesserung. NNT = 9 zur Verhinderung eines Todesfalles über 2 Jahre. Gynäkomastie in 9% der Fälle.

**Eplerenon:** Selektive Blockade des Mineralokortikoid-Rezeptors von Aldosteron. Keine Gynäkomastieinduktion.

**Datenlage Eplerenon** – EPHESUS-Studie [98]: n = 6642, Herzinsuffizienz 3–14 Tage post Infarkt bei LVEF ≤ 40% oder Diabetes mell., Eplerenon (initial 25 mg) vs. Placebo. Mortalität nach 1 Jahr reduziert von 13,6% auf 11,8%. Reduktion des plötzlichen Herztodes, der kardiovaskulären Mortalität und der Hospitalisierungsrate.

#### Indikationen
Indikation Klasse I bei Herzinsuffizienz NYHA III–IV mit LVEF ≤ 35% nach **ESC 2008** [144a]. Die **DGK** gibt keine Empfehlung hinsichtlich einer Differenzialindikation [28a].

#### Kontraindikationen
- Krea. > 2,5 mg/dl oder Kalium > 5 mmol/l [28a, 144a]
- Komedikation mit einem kaliumsparenden Diuretikum
- Komedikation mit der Kombination aus ACE-Hemmer + AT-Blocker [144a].

#### Anwendung
Beginn mit 25 mg Spironolacton oder Eplerenon, Kontrolle von Elektrolyten und Kreatinin nach 1 und 4 Wochen, Dosiserhöhung nach 4–8 Wochen auf jeweils 50 mg, erneute Kontrolle nach 1 und 4 Wochen, dann Kontrolle nach 1, 2, 3 und 6 Monaten.

Dosishalbierung bei Kaliumanstieg auf > 5,5 mmol/l oder Kreatinin-Anstieg auf 2,5 mg/dl (auf 25 mg jeden 2. Tag), Beendigung bei Kalium von 6 mmol/l oder Kreatinin von 3,5 mg/dl [144a].

### 8.11.3.7 Hydralazin
Direkter Vasodilatator.

### Effekte
Verbesserung der Ventrikelfunktion und der Belastungskapazität, Verminderung der Hospitalisierung.

### Datenlage
In der **V-HeFT-I**-Studie zeigte sich im Trend eine Mortalitätsreduktion im Vergleich zu Placebo bei mäßig schwerer Herzinsuffizienz unter Standardtherapie (damals weder ACE-Hemmer noch Betablocker) durch Hydralazin/Isosorbiddinitrat, NNT 19 bei Therapie über 2,3 Jahre [16, 144a]. In **A-HeFT** (1050 Afroamerikaner in NYHA III–IV unter heute üblicher Standardmedikation) vorzeitiger Studienabbruch wegen Reduktion der Mortalität durch Hydralazin/ISDN. In **V-HeFT II** war Hydralazin/ISDN schlechter als Enalapril.

### *Indikationen*
Herzinsuffizienz bei LVEF ≤ 40%, wenn ACE-Hemmer oder AT-Blocker nicht toleriert werden. Zusätzlich zu ACE-Hemmer, wenn AT-Blocker oder Aldosteron-Antagonist nicht toleriert werden.

### *Kontraindikationen*
Symptomatische Hypotonie, Lupus erythematodes, schwere Niereninsuffizienz.

### Anwendung
Start mit Hydralazin 37,5 mg + ISDN 20 mg 3-mal tägl., Dosissteigerung nach 2–4 Wochen, Zieldosis ist Hydralazin 75 mg und ISDN 40 mg 3-mal tgl. [144a]. Nebenwirkungen: Übelkeit, Kopfschmerzen, Schwindel, Hypotonie.

Die Kombinationstherapie von Hydralazin und Isosorbiddinitrat war die Option bei Unverträglichkeit gegenüber ACE-Hemmern, seit Einführung der AT-I-Blocker ist Hydralazin/ISDN beschränkt auf Patienten mit Unverträglichkeit gegenüber ACE-Hemmern und AT-Blockern, bei Afroamerikanern auch als Komedikation zu ACE-Hemmer (evidenzbasiert).

### 8.11.3.8 Mehrfach ungesättigte Fettsäuren
In **GISSI-HF** bei Patienten in NYHA II–IV Reduktion der Gesamtmortalität unter n-3-PUFA (1 g/Tag) um 2% nach 3,9 Jahren, 27% statt 29% unter Placebo, NNT 56 über 3,9 Jahre zur Verhinderung eines Todesfalles [270].

### 8.11.3.9 Antiarrhythmika
Je ausgeprägter die Herzinsuffizienz und je geringer die EF, desto höher das Risiko eines plötzlichen Herztodes aufgrund von VT/VF. Klasse-I-Antiarrhythmika sind zu vermeiden [144]. Wenn eine medikamentös-antiarrhythmische Therapie erwogen wird, kommt derzeit bei Herzinsuffizienz infolge systolischer Dysfunktion nur **Amiodaron** in Betracht (Betablocker sind ohnehin indiziert).

In 5 prospektiven Studien mit Amiodaron wurden 1452 Patienten randomisiert, eine prophylaktische Anwendung wird nicht empfohlen [59, 144, 28a], auch wenn eine Meta-Analyse (ATMA [34]) eine Mortalitätsreduktion wahrscheinlich machte (plötzlicher Herztod um 29% reduziert, entsprechend 3,5 Todesfälle weniger pro 100 Patientenjahre). In **SCD-HeFT** [140] war Amiodaron jedoch wirkungslos (NYHA II–III, EF < 35%). Bei AF und Herzinsuffizienz mit reduzierter LVEF ist Amiodaron das einzig mögliche Medikament zur Stabilisierung des SR [144a].

### 8.11.3.10 Antikoagulation
Abgesicherte Indikation bei Herzinsuffizienz mit absoluter Arrhythmie (s. Kap.15.2.7.4.2), Apoplexrisiko in SPAF 10–18%/Jahr [59].
- ◢ Bei LV-Thrombus widersprüchliche Daten, daher Einzelfallentscheidung notwendig [55, 59], nach **ESC** jedoch Klasse-I/C-Indikation [144a]
- ◢ **WATCH**, 1587 Patienten in NYHA II–IV bei EF < 35%, für ASS vs. Warfarin vs. Clo-

pidogrel kein Unterschied im primären oder sekundären Endpunkt erkennbar [312]

◢ Das Thromboembolierisiko liegt für Patienten ohne Vorhofflimmern bei 1,7%/Jahr nach Daten von SCD-HeFT bei Pat. mit LVEF < 35% in NYHA II–III [201].

◢ ASS ohne Evidenz für einen Nutzen, fraglich ist eine Tendenz zur Verschlechterung der Herzinsuffizienz, nach DGK besteht hier eine anhaltende Kontroverse [28a].

### 8.11.3.11 Therapieansätze ohne ausreichenden Effekt

**Positiv-inotrop wirkende Medikamente:** Außer Digitalis zeigten diese Medikamente in den Studien entweder keinen Vorteil oder sogar eine Übersterblichkeit (Milrinon, Xamoterol, Vesnarinon, Pimobendan, Ibopamin).

**Vasopeptidase-Inhibitoren:** Inhibierung der Aktivität neutraler Endopeptidasen (NEP), welche die Peptide ANP, BNP, CNP, Bradykinin und auch die vasokonstriktorischen Antagonisten Endothelin und Angiotensin II abbauen. Atriales natriuretisches Peptid (ANP) bewirkt eine Blutdrucksenkung, eine erhöhte renale Na-Ausscheidung und eine Hemmung der Aldosteron-Sekretion. Ein verminderter Abbau von ANP durch Inhibierung der NEP antagonisiert somit das bei Herzinsuffizienz stimulierte Renin-Aldosteron-System.

**OVERTURE** [72]: n = 5770 in NYHA II–IV, Enalapril vs. Omapatrilat (40 mg); Omapatrilat gleichwertig, nicht überlegen.

**Endothelin-Rezeptor-Antagonisten:** 4 aktive Endotheline (ET-1–ET-4) werden von den Endothelzellen produziert. Das dominierende ET-1 wirkt vasokonstriktorisch und stimuliert Wachstumsfaktoren durch Kopplung an 2 Rezeptoren. ETA wird von glatten Muskelzellen in Myokard und Gefäßen exprimiert, ETB befindet sich an Endothelzellen und bewirkt die Freisetzung von NO und

Prostazyklin sowie eine Apoptosereduktion [117].

Enrasentan, in der ENCOR-Studie (NYHA II–III, LVEF < 35%) [58], Bosentan in den ENABLE-Studien und in REACH-1 [67] sowie Tezosentan in den Studien RITZ-1/-2/-4 bei chronischer Herzinsuffizienz und in VERITAS (akute Insuffizienz) ohne Vorteil.

**Vasopressin-Rezeptorenblocker:** Kein Effekt auf Mortalität oder Morbidität in EVEREST (4133 Pat.) V2-Rezeptorenblocker Tolvaptan [187].

**Erythropoetin:** Eine Anämie besteht (nach WHO-Kriterien) bei ca. $1/3$ der Patienten mit chronischer HI [335], die Ursache ist unklar. Die Anämie ist assoziiert mit einer deutlich schlechteren Prognose, der Grund hierfür ist ebenfalls nicht bekannt [222, 266]. Der Nutzen einer EPO-Therapie ist bislang nicht gesichert. Therapie mit EPO bei Prädialysepatienten in CREATE und CHOIR ohne Vorteil. TREAT und RED-HF wurden begonnen.

**Coenzym Q:** Kein Wirksamkeitsnachweis, ausdrücklich nicht empfohlen [28a].

**Crataegus-Extrakt:** Wirkungslos in **SPICE**, 2681 Patienten mit NYHA II–III und LVEF ≤ 35% [350].

**Pulmonaliskatheter:** In der **ESCAPE**-Studie [138] kein Vorteil durch eine Therapiesteuerung mittels Pulmonaliskatheter.

**Implantierbarer Hämodynamikmonitor:** In **COMPASS** keine signifikante Reduktion von Hospitalisierung oder Notfalltherapien wegen Herzinsuffizienz durch ein implantierbares Monitoringsystem (kontinuierliche Messung von HF, RV-Druck, Kontraktilität, Zeitintervallen, Körpertemperatur) [247].

**Statine:** Statine könnten aufgrund sog. pleiotroper Effekte (antiinflammatorisch, antiproliferativ, antioxidativ etc.) wirksam sein. In **CORONA** [264] kein Überlebensvorteil bei Patienten mit ischämischer Kardiomyopathie in NYHA II–IV durch Rosuvastatin bei reduzierter Hospitalisierungsrate.

Möglicherweise ist die Prognose durch die Herzinsuffizienz so belastet, dass ein denkbarer Überlebensvorteil durch Statine nicht wirksam wird. In **GISSI-HF** (NYHA II–IV, ischämische und nicht ischämische Kardiomyopathie) ebenfalls kein Mortalitätseffekt durch 10 mg Rosuvastatin [269].

**Ca-Antagonisten:** Verapamil und Diltiazem sind wegen negativer Inotropie zu vermeiden [144]. Für Felodipin kein Wirksamkeitsnachweis in V-HeFT III [22], kein positiver Effekt für Amlodipin hinsichtlich der Mortalität in der PRAISE-2-Studie [48]. Der neutrale Effekt auf die Mortalität in beiden Studien rechtfertigt die Anwendung dieser Substanzen bei Angina oder Hypertonie bei Patienten mit Herzinsuffizienz [144].

### 8.11.3.12 Ungeeignete Medikamente

**Thiazolidine** (Rosiglitazon, Pioglitazon) erhöhen das Risiko für die Manifestation einer Herzinsufizienz (10,8% vs. 7,5% in PROactive), bislang kein Nachweis für eine Verschlechterung der der LVEF oder anderer Funktionsparameter im Echo. Keine erhöhte Mortalität. Bei Auftreten von Ödemen erfolgt eine differenzialdiagnostische Abklärung (Niere, venöse Insuff., Med., Leber etc.), bei Nachweis einer Herzinsuffizienz Medikation beenden [244]. Unter Pioglitazon sig. Reduktion des sekundären Endpunktes Mortalität, Apoplexie und Myokardinfarkt von 13,6% auf 11,6% [249]. Thiazolidine sind kontraindiziert in NYHA III–IV, IIb-Indikation in NYHA I–II [144a].

**NSAR** erhöhen leicht, aber sig. die Gefahr für eine Herzinsuffizienz [274], bei Patienten mit vorbekannter Herzinsuffizienz sind NSAR assoziiert mit einem erhöhten Risiko für Mortalität und Morbidität [329].

**Kortikosteroide** und **Zyklooxygenase-Hemmer** begünstigen die Salz-Wasser-Retention, **Anthrazykline** haben einen dosisabhängigen toxischen Effekt. **Klasse-I-Antiarrhythmika** und **trizyklische Antidepressiva** sind wegen des proarryhthmogenen Potenzi-

als bedenklich. **Verapamil** und **Diltiazem** sind aufgrund der negativen Inotropie kontraindiziert. **Trastuzumab** ist dosisunabhängig kardiotoxisch [332].

### 8.11.3.13 Unbedenkliche Komedikation

Kein Anhalt für eine Steigerung des Mortalitäts-/Morbiditätsrisikos von **Sertralin** als SSRI in SADHART-CHF.

## 8.11.4 Biventrikuläre Schrittmacherstimulation

Bei gestörter intraventrikulärer Erregungsausbreitung resultiert eine weitere Verschlechterung des Kontraktionsablaufes mit Dyskinesien, paradoxer Septumbewegung und Mitralinsuffizienz. Typisches Beispiel ist der Linksschenkelblock mit früher Erregung des Septums und verspäteter Depolarisation der posterolateralen Wandsegmente. Prävalenz eines LSB bei KHK oder DCM mit fortgeschrittener Herzinsuffizienz 20–25%.

Eine Resynchronisierung der ventrikulären Kontraktilität (**Cardiac resynchronisation therapy – CRT**) durch eine Schrittmacherstimulation beider Ventrikel (Stimulation des RV in üblicher Weise, Stimulation des LV über eine Elektrode in einer Koronarvene, positioniert via Koronarvenensinus) erhöht die Effizienz der linksventrikulären Kontraktion durch Wiederherstellung der ventrikulären Synchronizität und evtl. durch Optimierung des AV-Delay (Verlängerung der atrialen Füllungszeit, Reduktion der Pre-ejection period).

Eine CRT erhöht die LVEF, reduziert die Rehospitalisierungsrate [308], erhöht die Lebensqualität [305] und die Belastbarkeit (Zunahme der 6-Minuten-Gehstrecke um ca. 50–70 m), reduziert die Mortalität durch progressive Herzinsuffizienz und die Gesamtmortalität [99, 227]. Die Effekte sind anhaltend über mind. 5 Jahre. Die Steigerung der LVEF ist bei DCM ausgeprägter als bei ICM

[261], der Effekt hinsichtlich Verbesserung der NYHA-Klasse, der Rehospitalisierung und der Mortalität ist bei ICM und DCM nicht unterschiedlich [313].

Bei ca. 60–65% der Patienten kommt es zu einer Verbesserung um eine NYHA-Klasse, d.h. ca. $^1/_3$ **der Patienten profitiert nicht** oder nur sehr gering [168]. Für einen Response werden allerdings unterschiedliche Kriterien verwendet (NYHA-Klasse, LV-Remodeling-Parameter etc.). Gründe für fehlendes Ansprechen sind Fehlen der Dyssynchronie, Nekrose der posterolateralen Wand, schlechte Elektrodenposition, Infarkt im stimulierten Areal des LV, suboptimale Programmierung u.a.m. Eine Prädiktion des Effektes auf die Prognose war weder durch die klinischen und echokardiografischen Ausgangswerte noch durch deren Änderung im Verlauf von 3 Monaten möglich [262]. In CARE-HF bzw. COMPANION profitierten vor allem Patienten mit breitem QRS-Komplex, ≥ 160 ms bzw. ≥ 169 ms. Nach einer Meta-Analyse hatten auch AF-Patienten eine sig. Verbesserung unter CRT, wenngleich hinsichtlich der Symptomatik weniger als die Pat. im SR [272]. Voraussetzung für einen Erfolg ist, dass die ganz überwiegende Anzahl (> 85%?) der ventrikulären Kontraktionen durch Pacing initiiert werden. Patienten müssen also spontan oder medikamenteninduziert eine langsame AV-Leitung haben oder müssen sich zuvor einer AV-Ablation unterziehen. Bei [178] hatten > 60% der 114 Pat. nach Ablation ein gutes Ansprechen auf CRT, hingegen nur ca. 20% der Pat. unter rein medikamentöser AV-Knoten-Blockade. Nach [260] reduzierte Mortalität nach AV-Ablation im Vergleich zu Patienten mit medikamenteninduzierter Bradykardie.

Die Patientenselektion muss verbessert werden, ebenso gilt es, die Platzierung der LV-Sonde zu optimieren [334], hierfür bietet die präoperative Angio-CT eine Möglichkeit. Das **MRT** könnte ebenfalls Bedeutung in der Patientenauswahl erlangen, ausgedehnte Narbenbildung scheint die Non-Responder zu charakterisieren [182].

**Echo-Kriterien der Dyssynchronisation** zur Prädiktion des CRT-Erfolges [231, 251]:

◢ **SPWMD** (Septal to posterior wall motion delay) > 130 ms [161, 193]. In CONTAK-CD unterschieden sich die Werte für SPWMD bei Non-Respondern nicht wesentlich von den Respondern, als alleiniges Kriterium unzureichend [251].

◢ **IVMD** (Interventricular mechanical delay) > 40–50 ms. Die zeitliche Differenz zwischen Beginn des Ausflusses der A. pulmonalis und der Aorta zeigt eine interventrikuläre Dyssynchronie, als CRT-Kriterium unzureichend.

◢ **Time-to-peak-velocity** im **Tissue-Doppler**: Messung der zeitlichen Differenz bis zum Geschwindigkeitsmaximum in verschiedenen Wandsegmenten. Das sog. Color-coded TDI wird gegenüber dem gepulsten TDI favorisiert [251]. Verschiedene Vorgehensweisen sind beschrieben [194, 195, 196], gute Prädiktion des CRT-Erfolges und der Prognose nach CRT bei mind. 65 ms Differenz [196]. Dyssynchronie allerdings auch bei 40–68% herzgesunder Probanden [257], die offensichtlich mangelnde Spezifität könnte einer der Gründe für die schlechten Ergebnisse in RethinQ [226] sein. Das TSI (Tissue synchrony imaging) als automatisierte, farbkodierte 2-D-Darstellung der myokardialen Verkürzungsgeschwindigkeiten bietet eine übersichtliche Darstellung zur schnellen Orientierung. Gelegentlich schwer zu interpretieren, in der Prädiktion dem Standardverfahren mit definierten ROI unterlegen [251].

◢ **Strain, Strain rate:** Eine zeitliche Differenz bis zum Maximum des Strain ≥ 130 ms mittels Speckle tracking plus das Vorliegen eines üblichen TDI-Kriteriums ergab eine Sensitivität von 88% für einen EF-Anstieg von 15% [253]. Ein Strain-Index war der TDI-Methode bei

der Abgrenzung von gesunden Probanden und Patienten mit LV-Dysfunktion
mit/ohne LSB deutlich überlegen [257].

In der **PROSPECT**-Studie [256] ließ sich das
klinische Ansprechen durch Echo-Marker allerdings kaum verbessern, keiner der geprüf-
ten Parameter kann zur Patientenselektion
empfohlen werden. Zudem wurden große
Unterschiede hinsichtlich der Interpretation
verschiedener Dyssynchronieparameter gefunden, sodass Echo-Kriterien derzeit wenig
geeignet sind, die CRT-Indikation zu beeinflussen.

Ein CRT-System trotz Vorliegens der ak-
zeptierten Kriterien allein wegen eines Echo-
Parameters nicht zu implantieren, ist derzeit
nicht gerechtfertigt [175] bzw. wird ausdrücklich nicht empfohlen [251]. Die Beschreibung einer Dyssynchronie sollte daher
nicht mit der Indikationsstellung zur CRT
verknüpft werden [251], d.h. die CRT-Indikation wird nicht im Echo-Labor gestellt.

Der Implantationserfolg (transvenös)
liegt bei ca. 90% [160], die Erfolgsrate ließe
sich evtl. durch eine präoperative Venendar-
stellung mittels MSCT steigern [139]. Eine
Platzierung via Thorakotomie ohne größere
Komplikationen wurde beschrieben [124]
und sollte minimalinvasiv erfolgen.

### 8.11.4.1 Komplikationen
Perioperativ ca. 9%, postoperativ ca. 12%.
Blutung 1%, Infektion 1%, Hämatom 1%,
Pneumothorax 1%, Perikarderguss/Tampona-
de 1%, Dissektion/Perforation des Koronarvenensinus 1%, Sondendislokation 5–6%, extrakardiale Stimulation 5%, Reoperation bei
8% der Patienten [145, 160], Mortalität 0,3%
[227]. **Gesamtkomplikationsrate 16%, Sondendislokation 10%** [282].

### 8.11.4.2 Offene Fragen
**CRT bei schmalem QRS-Komplex:** Datenlage unzureichend [251], ein Teil der Patienten
profitiert [50, 123, 175, 181]. **RethinQ** mit

174 randomisierten Pat. ergab eine Zunahme
der max. Sauerstoffaufnahme bei QRS
120–130 ms, nicht aber bei QRS < 120 ms,
zahlreiche Effektivitätsparameter hingegen
ohne Verbesserung [226]. Unklar ist, wie die
geeigneten Patienten definiert werden können.

**CRT in NYHA IV?** Erste gute Ergebnisse
bei katecholaminabhängigen Patienten,
Überlebensrate 80% nach 6 Monaten [241].

**CRT in NYHA I–II?** Welche Patienten
profitieren im Langzeitverlauf von dieser auf-
wendigen und nicht risikofreien Therapie?

### 8.11.4.3 Wichtige Studien
**MUSTIC:** 67 Patienten mit EF < 35% in
NYHA III seit > 1 Monat infolge idiopathischer oder ischämischer Kardiomyopathie,
QRS-Intervall > 150 ms bei Sinusrhythmus
unter optimierter Medikation. Subjektive
Verbesserung bei 85%, erhöhte Belastungstoleranz, Gehstrecke im 6-Minuten-Gehtest
verlängert von 326 m auf 399 m, verbesserte
Lebensqualität, verminderte Hospitalisierungsrate [83]. $VO_{2max}$ erhöht um 10%,
LVEDD bzw. LVESD vermindert um 5 bzw.
3 mm, NYHA-Klasse von 2,8 auf 2,1 nach
3 Monaten [96].

**MIRACLE:** 453 Patienten, NYHA III–IV,
ischämische oder nicht ischämische Kardiomyopathie, LVEDD > 55 mm, QRS > 130 ms,
6-Minuten-Gehstrecke < 450 m, EF < 36%.
Klinische Verbesserung, verlängerte Gehstrecke, EF + 4,6%, Verminderte Rehospitalisation [68].

**MIRACLE ICD:** 369 Patienten, NYHA
III–IV, EF < 36%, Implantation eines CRT-Sys-
tems mit integriertem ICD, randomisiert zu
aktiver oder inaktiver CRT-Funktion. NYHA-
Klasse und Lebensqualität gebessert, Gehstrecke unverändert. Nach 6 Monaten verbesserter klinischer Status in 52,4% mit CRT vs.
42,9% ohne aktivierte CRT-Funktion [105].

**CONTAK-CD** [100]: 581 Patienten,
NYHA II–IV, EF < 35%, SR, QRS > 120 ms.
Symptomatische Verbesserung [100].

**COMPANION:** 1 520 Patienten in NYHA III–IV bei EF < 36% bei ischämischer oder nicht ischämischer Kardiomyopathie, Sinusrhythmus mit QRS-Breite > 0,11 und PR > 150 ms, 1 : 2 : 2 randomisiert zu optimaler Medikation, Med. + CRT oder Med. + CRT + ICD [56]. 1-Jahres-Risiko reduziert für Gesamtmortalität 19% (Med.) vs. 15% (Med. + CRT) vs. 12% (Med. + CRT + ICD). Bezüglich Gesamtmortalität ergab erst der zusätzliche Schutz durch den ICD einen signifikanten Vorteil, signifikanter Unterschied für CRT hinsichtlich Tod und Hospitalisierung [84]. Auch Patienten in NYHA IV profitieren [183].

**CARE-HF:** 813 Patienten, NYHA III–IV, LVEF < 36%, SR, QRS > 150 ms oder 120–149 ms und Zeichen der Dyssynchronisation (verspätete Aktivierung der posterolat. Wand, Aortic pre-ejection delay > 140 ms, IVMD > 40 ms), ohne kardiale Ereignisse < 6 Wochen. Symptomatische Verbesserung, Mortalitätsreduktion, Sterblichkeit nach 1 und 2 Jahren 9,7% vs. 12,6% bzw. 18% vs. 25,1% [146]. 1/3 der Patienten verstarb am PHT.

**REVERSE:** Implantation eines CRT bei 610 Patienten in NYHA I (17%) und NYHA II (83%) mit QRS ≥ 120 ms und LVEF ≤ 40%, randomisert zu CRT-on bzw. CRT-off. Zeit bis zur Hospitalisierung wurde sig. reduziert, Anteil der Patienten mit Verschlechterung nicht sig. verschieden [282].

**MADIT-CRT:** 1 820 Pat., LVEF ≤ 30%, QRS ≥ 130 ms, ischämische Kardiomyopathie (NYHA I–II) oder nicht ischämische Kardiomyopathie (NYHA II), ICD vs. ICD-CRT. Reduzierte Heart failure events für die Patienten mit QRS > 150 ms, Tod bei 3%/Jahr für beide Gruppen [356].

### 8.11.4.4 Indikationen

Nach **ACC/AHA/HRS 2008** Klasse-I-Indikation für die Herzinsuffizienz NYHA III und für ambulante Patienten in NYHA IV im Sinusrhythmus bei einer LVEF ≤ 35% und einer QRS-Breite ≥ 120 ms unter optimaler Medikation [254]. Für Patienten mit Vorhofflimmern und sonst gleichen Kriterien gilt eine IIa-Indikation. Gleichfalls IIa Indikation für Patienten in NYHA III bzw. für ambulante NYHA-IV-Patienten trotz optimaler Medikation mit LVEF ≤ 35% bei häufiger Abhängigkeit von ventrikulärer Stimulation.

Nach **ESC 2007** [221] Klasse-I-Indikation bei LVEF ≤ 35%, NYHA III–IV trotz optimaler Med., Sinusrhythmus, QRS ≥ 120 ms und LV-Dilatation (LVEDD > 55 mm oder > 30 mm/m$^2$). Die Kombination mit einem ICD wird als „acceptable option" bezeichnet für Patienten mit einer Lebenserwartung > 1 Jahr (Klasse I).

Klasse-I-Indikation bei LVEF ≤ 35%, NYHA III–IV trotz optimaler Med. und QRS ≥ 120 ms nach **ESC 2008** [144a], der Sinusrhythmus ist hier nicht mehr Voraussetzung.

### 8.11.4.5 Upgrading

Die Umwandlung eines konventionellen Schrittmachersystems in ein CRT-System bietet hinsichtlich Mortalität und Morbidität den gleichen Effekt wie die primäre CRT-Implantation [224, 314, 355].

### 8.11.4.6 Programmierung des CRT-Systems

Die Wirksamkeit der CRT-Therapie ist am größten, wenn > 92% aller Herzaktionen schrittmacherstimuliert sind [300]. Verschiedene Möglichkeiten zur postoperativen **Optimierung von AV-Delay und VV-Delay** [347]. Eine echogestützte optimierte Programmierung des AV-Delays erhöhte die Effizienz der Therapie [189]. Ein günstiges AV-Delay liegt häufig zwischen 100–130 ms, eine AV-Delay-Optimierung wird empfohlen, wenn eine A-Welle fehlt oder die A-Welle abgeschnitten ist (AV-Delay zu kurz), oder E- und A-Welle fusioniert sind (AV-Zeit zu lang), wie bei [251] beschrieben. Die Frequenzadaptation des AV-Delays sollte deaktiviert sein [243].

Bislang konnte eine „optimierte" Programmierung der ventrikulären Stimulation (sog. VV-Optimierung, z.B. durch Messung des dp/dt, durch Doppler- oder Tissue-Doppler-Parameter) die Ergebnissen des CRT nicht verbessern [267]. Eine RV-Stimulation 30 ms nach der LV-Stimulation wurde vorgeschlagen [347].

### 8.11.5 ICD-Implantation

Der PHT ist Ursache für etwa die Hälfte aller Todesfälle bei Patienten mit Herzinsuffizienz [144a]. Indiziert zur Sekundärprävention nach überlebtem VF, nach hämodynamisch instabiler VT oder nach VT mit Synkope sowie zur Primärprävention bei ischämischer Kardiomyopathie mit LVEF ≤ 35% > 40 Tage nach Myokardinfarkt oder bei nicht ischämischer Kardiomyopathie in NYHA II–III unter optimaler Medikation bei einer Lebenserwartung > 1 Jahr in gutem Zustand [144a] (s. Kap. 15.6). Klasse-I-Indikation nach [221] in Kombination mit biventrikulärer Stimulation bei LVEF ≤ 35%, NYHA III–IV trotz optimaler Med., Sinusrhythmus, QRS ≥ 120 ms und LV-Dilatation (LVEDD > 55 mm oder > 30 mm/m$^2$) gemäß den Ergebnissen der Companion-Studie [84]).

### 8.11.6 Operativ-interventionelle und technische Therapie

#### 8.11.6.1 Revaskularisation bei KHK
Bei Herzinsuffizienz mit systolischer LV-Dysfunktion besteht in 60–70% der Fälle eine KHK, bei HFNEF in bis zu 50%. Bislang liegen keine Ergebnisse randomisierter Studien hinsichtlich der Effizienz revaskularisierender Maßnahmen bei Herzinsuffizienz mit KHK vor. Pat. mit LV-Dysfunktion hatten bei Vorhandensein von ausreichender Viabilität einen prognostischen Vorteil durch eine Revaskularisation [331]. Eine retrospektive Studie zeigte für herzinsuffiziente Pat. einen deutlichen Mortalitätsvorteil durch eine Re-

vaskularisation mittels PCI oder ACVB: 1-Jahres-Mortalität 11,8% vs. 21,6% [330]. Nach akuter Dekompensation niedrigere Mortalität für revaskularisierte Patienten im OPTIMIZE-HF-Register [351].

Nach **ESC 2005** [144] mangels Daten für Patienten mit Herzinsuffizienz nicht empfohlen. Nach **DGK 2005** [28a] kann eine Revaskularisation zur symptomatischen Besserung führen, Klasse-IIa-Indikation unter folgenden Voraussetzungen: OP-Mortalität 2–7%, NYHA III–IV, Mibernating myocardium in mind. 2 Hauptgefäßregionen, ≥ 50% vitales Myokard, EF ≥ 20%, LVEDD < 70–75 mm.

#### 8.11.6.2 Mitralklappenchirurgie
In Observationsstudien Darstellung einer symptomatischen Besserung bei schwerer LV-Dysfunktion und hochgradiger sekundärer Mitralinsuffizienz, perioperative Letalität 6–7% [28a]. Ob die Mortalität beeinflusst wird, ist unklar, randomisierte Studien fehlen [295]. Klasse-IIb-Indikation bei funktioneller Mitralinsuffizienz **ESC 2008** [144a] (s. Kap. 4.3).

#### 8.11.6.3 Aneurysmektomie
Symptomatische Besserung möglich, bislang keine randomisierte Studie. Vormals eine Klasse-I-Indikation bei Herzinsuffizienz und großem, umschriebenem LV-Aneurysma [144]. 2008 nur noch eine IIb-Indikation nach **ESC 2008** [144a].

#### 8.11.6.4 Dynamische Kardiomyoplastie
Der konditionierte M. latissimus dorsi wird um das Herz gelegt und unterstützt die systolische Funktion durch stimulierte Kontraktionen [26]. Atrophie und bindegewebiger Umbau des Skelettmuskels mit Funktionsminderung im Verlauf, daher wieder verlassen. Nicht empfohlen [59, 144a, 28a].

#### 8.11.6.5 Passive Kardiomyoplastie
Ein elastisches Polyesternetz (Acorn CorCap) wird um das Herz gelegt, im Sulcus atrioven-

tricularis festgenäht und reduziert so das enddiastolische Volumen. Derzeit noch unzureichende Datenlage, Multicenter-Studie wurde aufgelegt.

### 8.11.6.6 Batista-Operation

Reduktion des LV-Volumens durch partielle Myokardresektion zwischen Apex, Mitralklappe und Papillarmuskeln [27]. Die initial publizierten Daten konnten nicht reproduziert werden. Nicht empfohlen [28a, 59, 144a].

### 8.11.6.7 Surgical ventricular restoration

Reduktion der Ventrikelgröße und Wiederherstellung einer elliptischen LV-Form durch operative Ausschaltung einer ausgedehnten Vorderwandnarbe. EF-Anstieg von 30% auf 40%, 5-Jahres-Überleben 68,6% (n = 1 198) bei Op. 4,4 Jahre nach VW-Infarkt mit deutlich verbessertem NYHA-Status [131]. In STICH 2 (1 000 randomisierte Patienten) ließ sich durch eine zusätzlich zur ACVB-Op. erfolgte ventrikuläre Rekonstruktion die Prognose nach 48 Monaten nicht verbessern [322]. Von der **ESC** nicht empfohlen [144a].

### 8.11.6.8 Mechanische und elektrische Kreislaufunterstützungssysteme

*Synonym:* Ventricular assist devices

### 8.11.6.8.1 Cardiac contractility modulation

Schrittmacherähnliches System, Abgabe elektrischer Impulse in die absolute Refraktärperiode erhöhten die Kontraktilität der nachfolgenden Systole. In FIX-HF-5 (428 Pat. in NYHA III–IV) verbesserte NYHA-Klasse, $VO_2$ und Lebensqualität, kein Einfluss auf Mortalität oder Hospitalisierung [338].

### 8.11.6.8.2 Extrakorporale Systeme

Diverse Systeme (Abiomed BVS 5000, Thoratec VAD, TandemHeart), die als rechtsventrikuläre (RVAD), linksventrikuläre (LVAD) oder biventrikuläre Unterstützung eingesetzt werden können. Indikation ist der kardiogene Schock trotz max. medikamentöser Therapie als **Bridge to transplant** (akuter Infarkt, Kardiomyopathie), als passagere Unterstützung **Bridge to recovery**, z.B. post Kardiotomie, wenn ein Weaning von der Herz-Lungen-Maschine nicht möglich ist, sowie als Überbrückung, bis ein intrakorporales System eingesetzt wird (**Bridge to bridge**) [53].

### 8.11.6.8.3 Intrakorporale Systeme

Implantierbare Systeme (Novacor, HeartMate IP, XVE, II und III, LionHeart, DeBakey LVAD), die über ein Kabel mit der extrakorporalen Energiequelle verbunden sind. Nur monoventrikuläre Unterstützung möglich. Hauptprobleme sind Infektionen, Blutungen und Thromboembolien. Meist stehen die Patienten auf der HTX-Warteliste und sollen sich mit dem System bis zur Transplantation erholen.

Überleben bis zur Transplantation nach 80–96 Tagen bei 65–78% [38, 39]. Mit dem HeartMate II überlebten 72% der gelisteten Patienten 18 Monate [342]. Das Timing für den Therapiebeginn ist schwierig (CI < 2,0 l/min/m², PC > 20 mmHg, erhaltene Organfunktionen). Zu spät bedeutet lange Erholungszeit bis zur möglichen HTX, zu früh erhöht das Risiko systemimmanenter Komplikationen.

### Patientenevaluation

Nach [333] gelten die folgenden Indikationen und Kontraindikationen:

### *Indikationen*

NYHA IV, kein Ansprechen auf optimale Therapie, LVEF ≤ 25%, Abhängigkeit von Katecholaminen, therapierefraktärer Schock.

### *Kontraindikationen*

Apoplex, kürzlich oder akut, schwere Komorbidität (metastasierendes Malignom, Leberzirrhose etc.), aktive systemische Infektion, schwere pulmonale Dysfunktion, Nieren- und Leberversagen, Multiorganversagen, Antikoagulation nicht möglich, HIT, fehlende Kooperationsmöglichkeit (psychische Störungen), fixierte pulmonale Hypertonie, portale Hypertonie, Aortenaneurysma, biventrikuläres Versagen im Alter > 65 Jahre.

Relative Kontraindikationen: > 65 Jahre, Kreatinin > 3 mg/dl, schwere Malnutrition, künstliche Beatmung, mittel- bis hochgradige Aorteninsuffizienz, schwere Mitralstenose, BMI > 40.

### Prognose

In **REMATCH** [62] deutliche Mortalitätsreduktion durch die Therapie mit dem HeartMate-System von Thoratec im Vergleich zu einer alleinigen medikamentösen Therapie bei 129 Patienten mit NYHA IV (1-Jahres-Überleben 52% vs. 25%), sodass Assist devices nicht nur als Bridging anzusehen sind, sondern auch als definitive Therapieform bei therapierefraktärer Herzinsuffizienz im Stadium NYHA IV. Problematisch ist jedoch ein häufiges Geräteversagen, eine sehr schlechte Lebensqualität bei einem Teil der Patienten und das häufige Auftreten einer letalen Sepsis.

Durch ein Assist device kann es bei Patienten mit DCM zu einer erstaunlichen Erholung kommen [23]. Bei 11 von 15 selektionierten – initial katecholaminpflichtigen – Patienten erfolgte nach im Mittel 320 Tagen eine Explantation des Systems, 1 Pat. starb nach 1 Tag. Herzinsuffizienz 4 Jahre später nur bei 11%, LVEF im Mittel 64% vs. 12% initial. Supportive med. Therapie mit max. Dosis Lisinopril, Bisoprolol, Losartan, Spironolacton und Clenbuterol [180]. Derzeit keine Prädiktion der Erholung unter LVAD möglich.

**ESC 2008**: IIa-Indikation als Bridge to transplant, IIb-Indikation als definitive Therapie [144a].

### 8.11.6.8.4 Total artificial heart

Systeme: CardioWest Total Artificial Heart und AbioCor [85, 69]. Das **CardioWest Total Artificial Heart** wird nach Herzexplantation orthotop implantiert (160 gr, 400 ml Volumen, 70 ml Schlagvolumen, bis 9 l HZV) und ist transkutan mit einer Energiequelle verbunden. Das System erhöhte die 1-Jahres-Überlebensarte bei NYHA-IV-Patienten von 31% auf 70%, das Überleben bis zur HTX wurde von 46% auf 79% gesteigert [128].

### Indikationen

Die Systemimplantation ist indiziert bei Herzinsuffizienz III B–IV bei Abhängig von Inotropika (mind. 1 Weaning-Versuch gescheitert) und einem VO2 < 10–12 ml/kg/min. [150], soweit keine Ausschlusskriterien (Pat. ist potenzieller Transplantationskandidat, akuter kardiogener Schock, Kreatinin > 3 mg/dl oder Dialyse, Leberversagen, längere Beatmung, schlechter neurologischer Status, GI-Blutung, Infektion, schwere pAVK, HIT, psychosoziales Problem) vorliegen.

### 8.11.6.9 Telemedizin

In **HHH** kein Nachweis einer Reduktion kardialer Ereignisse [311]. Reduzierte Rate der Inanspruchnahme der Notaufnahme, Gesamtzahl und Dauer der Hospitalisierung nicht vermindert [315]. Eine Zunahme des Körpergewichts als telemedizinischer Parameter der drohenden Hospitalisierung ist vielfach ungeeignet, weil entweder kein Anstieg stattfindet oder dieser zu gering ist, nur 0,9 ± 2,1 kg bei [324]. Review [325]. IIb-Indikation nach **ESC 2008** [144a].

### 8.11.6.10 Stammzelltherapie

Verbesserung der myokardialen Kontraktilität durch Zellersatz mittels autologer Skelettmyoblasten [120] oder durch Stammzellen. Die Zellen werden entweder kathetergestützt transendokardial, von epikardial oder transkoronar injiziert. Derzeit noch rein experimentell [28a], s. Kapitel 3.3.

### 8.11.6.11 Herztransplantation

S. Kapitel 9.

### 8.11.6.12 Palliative Versorgung

Für Patienten mit schwerer Herzinsuffizienz ist die Prognose so schlecht, dass eine strukturierte palliative multidisziplinäre Versorgung empfohlen wird [144a]. 2009 wurde erstmalig eine Empfehlung der ESC publiziert [340]. Im Einzelfall ist es regelhaft schwierig, die Prognose korrekt einzuschätzen. Anorexie, Müdigkeit, therapierefraktäre Ödeme, persistierende Hypotonie, Niereninsuffizienz, rezidivierende kardiale Dekompensationen und fehlende Rekompensation sind Prädiktoren der Terminalphase. Da die üblichen Medikamente das Potenzial zur Symptomlinderung haben, werden diese anders als bei Malignomerkrankungen im Endstadium nicht abgesetzt. Das Vorgehen im Falle eines PHT (Reanimation, Defibrillatortherapie) bzw. einer plötzlichen schweren Dekompensation (künstliche Beatmung, Nierenersatztherapie, Deaktivierung eines ICD etc.) muss unbedingt angesprochen werden [346].

## 8.12 Akute Herzinsuffizienz/akute kardiale Dekompensation

### 8.12.1 Definition

Schneller Beginn oder schnelle Änderung der Symptome und Zeichen einer Herzinsuffizienz mit dringender Notwendigkeit einer Behandlung [144a].

### 8.12.2 Symptome

**Patientencharakteristika**
In ADHERE [143] hatten 90% der hospitalisierten Patienten Dyspnoe, jeweils $^2/_3$ periphere Ödeme bzw. RG; Vorhofflimmern in 30%, KHK in 56%, Hypertonie in 72%, LVEF $\geq$ 40% in 47%, Diabetes in 44%, Niereninsuffizienz in 30% der Fälle.

Oftmals klinisch eindeutig, die Diagnosestellung ist jedoch auch nicht selten schwierig. Werte für Sensitivität und Spezifität nach [318].

| | Parameter | Sensitivität | Spezifität |
|---|---|---|---|
| **Symptome** | Belastungsdyspnoe | 84% | 34% |
| | Nächtliche Dyspnoe | 41% | 84% |
| | Orthopnoe | 50% | 77% |
| **Anamnese** | Bekannte Herzinsuffizienz | 60% | 90% |
| | Z.n. Myokardinfarkt | 40% | 87% |
| **Klinische Zeichen** | Halsvenenstauung | 39% | 92% |
| | 3. Herzton | 13% | 99% |
| | Beinödeme | 50% | 78% |
| | Feuchte RG | 60% | 78% |
| **EKG** | Vorhofflimmern | 26% | 93% |
| **Rö-Thorax** | Pulmonalvenöse Überwässerung | 54% | 96% |
| | Kardiomegalie | 74% | 78% |
| | Interstitielles Ödem | 34% | 97% |
| **Sonstiges** | Evtl. Zyanose, bronchiale Spastik, Schwitzen | | |

### 8.12.3 Ätiologie

Ursachen der **akuten Herzinsuffizienz** sind [137]:

- ◢ ACS
- ◢ Myokarditis
- ◢ Perikardtamponade
- ◢ Arrhythmien
- ◢ Akute Klappeninsuffizienz (z.B. Sehnenfadenruptur, Aortendissektion)
- ◢ Akute Kardiomyopathie (z.B. Apical ballooning, peripartale Kardiomyopathie)
- ◢ Chronische (kompensierte) Herzinsuffizienz, jetzt (erstmalig) akut dekompensiert

Ursachen der **Dekompensation bei chronischer Herzinsuffizienz** sind [91, 137]:

- Unzureichende Medikamenteneinnahme
- Inadäquate Therapie
- Arterielle Hypertonie
- Tachy-/Bradyarrhythmien
- Infektionen
- Zu hohe Flüssigkeits- bzw. Salzaufnahme
- Lungenembolie
- Vorhofflimmern
- Akutes Koronarsyndrom
- Niereninsuffizienz
- Größere operative Eingriffe
- Anämie
- Physische oder psychische Stress-Situationen
- Falsche Komedikation: NSAR, Betablocker z.B. bei Aortenvitium, Diltiazem/Verapamil bei systolischer Dysfunktion, Thiazolidine (Rosiglitazon/Pioglitazon) bei Diabetiker in NYHA III–IV [118].
- Apoplex

Ein großer Teil der Patienten mit akuter Dyspnoe dekompensiert ohne nennenswerte Flüssigkeitsakkumulation. Hier ist die **akute Lungenstauung als Folge einer Redistribution** u.a. durch eine verminderte venöse Kapazität und einen erhöhten arteriellen Widerstand anzusehen. Oftmals besteht ein deutlich erhöhtes Blutdruckniveau, bes. bei Patienten mit erhaltener systol. LV-Funktion [236]. Bei systolischer und diastolischer HI geht der Dekompensation ein Anstieg des diastolischen PA-Drucks voraus, oftmals über mehrere Tage [279].

## 8.12.4 Pathophysiologie

Je nach Pathophysiologie wird folgendermaßen klassifiziert: Differenzierung nach Rechtsherz- bzw. Linksherzversagen sowie Vorwärts- und Rückwärtsversagen. **Vorwärtsversagen** bedeutet reduziertes HZV (Blässe, Zyanose, Nierenversagen, zerebrale Dysfunktion) bis hin zum kardiogenen Schock, **Rückwärtsversagen** bedeutet Ödembildung.

Differenziert werden sollte zumindest nach **systolischer bzw. diastolischer Dysfunktion** sowie nach Vorwärts- und Rückwärtsversagen [137], darüber hinaus sollte versucht werden, ein **linksventrikuläres** Versagen von einem **rechtsventrikulären** Versagen (Low output, gestaute Halsvenen, keine Lungenstauung) zu differenzieren. Für die unmittelbare Therapie sind vor allem das Blutdruckniveau, das Vorliegen eines ACS oder eines Klappenvitiums, das Bestehen von Hypoperfusion/Schock und/oder Lungenödem und der zeitliche Ablauf bedeutsam. Einteilung in 5 klinische Szenarien bei [245].

### Klinische Klassifizierung
Die **ESC 2008** nimmt folgende klinische Klassifizierung vor [144a]:

- Dekompensation einer chronischen Herzinsuffizienz
- Lungenödem
- Hypertensive Herzinsuffizienz
- Kardiogener Schock
- Isoliertes Rechtsherzversagen
- Herzinsuffizienz bei ACS

## 8.12.5 Diagnostik

### 18.12.5.1 Klinische Untersuchung
- Periphere Perfusion
- Lungenstauung
- Halsvenenstauung
- Kardiale Auskultation
- Periphere Ödeme

### 18.12.5.2 EKG
Alle Patienten zum Ausschluss eines STEMI.

### 18.12.5.3 Röntgen-Thorax
Alle Patienten, so schnell wie möglich [144a].

### 18.12.5.4 Blutgasanalyse
Alle Patienten mit schwerer Insuffizienz.

### 18.12.5.5 Echo
Alle Patienten, so schnell wie möglich **ESC 2008** [144a].

*Anm.:* Leider korreliert E/E' bei Patienten mit akut dekompensierter Herzinsuffizienz mit LVEF ≤ 30% nicht mit dem PCWP [288].

### 18.12.5.6 Labordiagnostik
BB, CK, CK-MB, Kreatinin, Elektrolyte, BNP/NT-proBNP, Bilirubin, GPT, TSH, CRP, Quick/INR, BZ. Troponin (bei V.a. ACS)

Die Bewertung der **natriuretischen Peptide** BNP/NT-proBNP darf nur unter Berücksichtigung aller Krankheitsaspekte erfolgen, erhöhte Werte werden auch bei Tachykardie, Lungenembolie, kardialer Ischämie, Anämie, Sepsis, Schock und ARDS gefunden, sind also nicht spezifisch für Herzinsuffizienz [327].

Die Bewertung eines leicht erhöhten Troponins kann sehr schwierig sein, weil wir keine sichere Möglichkeit haben, einen „stummen" NSTEMI mit kardialer Dekompensation von einer dekompensierten Herzinsuffizienz mit „unspezifischer" Troponinerhöhung zu differenzieren.

### 18.12.5.7 Koronarangiografie
Alle Patienten ohne klare KI mit Zeichen der Ischämie, Klasse-I-Indikation nach **ESC 2008** [144a].

## 8.12.6 Differenzialdiagnose

Die wichtigste, weil häufigste Differenzialdiagnose ist COPD. Am stärksten für COPD und damit im klinischen Kontext gegen Herzinsuffizienz sprechen: keine Anamnese für Herzinsuffizienz, keine Belastungsdyspnoe, BNP < 100 pg/ml, radiologisch keine pulmonalvenöse Überwässerung, keine Kardiomegalie, keine RG [318].

## 8.12.7 Monitoring

Bei akuter kardialer Dekompensation werden die folgenden Parameter überwacht:
◢ **Basisparameter**: Atemfrequenz, Herzfrequenz, Blutdruck, Oxygenierung, Urinmenge, EKG, Temperatur.

| Zur Prognoseabschätzung [192] | | |
|---|---|---|
| Hospitalmortalität | 1,9% | Bei BNP < 430 pg/ml |
| | 6,0% | Bei BNP > 1730 pg/ml |

**Zur Differenzialdiagnose der akuten Dyspnoe, wenn die Herzinsuffizienz als Ursache nicht offensichtlich ist [2a]**

**Wertigkeit des BNP zur Diagnosestellung einer akuten Herzinsuffizienz [130]**

| Cut point | Sensitivität | Spezifität | PPV | NPV | Accuracy |
|---|---|---|---|---|---|
| > 100 pg/ml | 90% | 76% | 79% | 89% | 83% |

**Wertigkeit des NT-proBNP zur Diagnosestellung einer akuten Herzinsuffizienz nach [170]**

| | Alter | Cut point | Sensitivität | Spezifität | PPV | NPV |
|---|---|---|---|---|---|---|
| „Rule in" | < 50 Jahre | 450 pg/ml | 97% | 93% | 76% | 99% |
| | 50–75 Jahre | 900 pg/ml | 90% | 82% | 82% | 88% |
| | > 75% | 1800 pg/ml | 85% | 73% | 92% | 55% |
| „Rule out" | 300 pg/ml | 99% | 60% | 77% | 98% [165] | |

▲ **Invasive Blutdruckmessung**: Notwendig bei hämodynamischer Instabilität oder bei häufigen arteriellen Blutgasanalysen. IIa-Indikation nach ESC 2008 [144a].

▲ **Zentralvenöser Katheter**: Zugang zur Med.-Applikation, Messung von ZVD und zentralvenöser Sättigung (Ziel: > 65%). IIa-Indikation nach ESC 2008 [144a]. In praxi meist verzichtbar, die ZVD-Messsung ist zur Volumensteuerung ungeeignet.

▲ **Pulmonaliskatheter**: Kontrovers diskutiert, bislang konnte in Studien kein Vorteil nachgewiesen werden. Problematisch sind die Invasivität und das Fehlen eines abgesicherten Therapiealgorithmus.

| Ausgangsbefunde in VMAC, Patienten mit Ruhedyspnoe [75] | |
|---|---|
| RA | 16 mmHg |
| PCP | 28 mmHg |
| CI | 2,1 l/min/m² |
| SVR | 1509 dyn x s x cm⁻⁵ |

| Zielwerte | Nach [319] | Nach [321] |
|---|---|---|
| PCP | ≤ 18 mmHg | ≤ 15 mmHg |
| PA-Druck | − 20% | |
| RA | ≤ 8 mmHg | ≤ 8 mmHg |
| Mittlerer arterieller Blutdruck | ≥ 65 mmHg | |
| Systolischer Blutdruck | | ≥ 80 mmHg |
| CI | ≥ 2,2 l/min/m² | ≥ 2,2 l/min/m² |

In **ESCAPE** mit 433 Patienten mit schwerer, dekompensierter Herzinsuffizienz, randomisiert zur klinisch geführten Therapie bzw. zur durch einen PA-Katheter geführten Therapie (Ziel: RA-Druck 8 mmHg, PC-Druck 15 mmHg) zeigte sich kein Unterschied im Behandlungsergebnis [55].

Nach **ACCF/AHA 2009** [2a] invasives hämodynamisches Monitoring in den folgenden 4 Situationen:

▲ Kardiogener Schock mit steigender Vasopressorendosis bei Erwägung einer mechanischen Unterstützung

▲ Schwere kardiale Dekompensation und Unklarheit hinsichtlich Füllungsdruck, Hypoperfusion und Vasotonus

▲ Abhängigkeit von i.v. Inotropika nach initialer klinischer Besserung

▲ Anhaltend schwere Symptomatik trotz Anpassung der empfohlenen Therapien

Die Notwendigkeit eines invasiven hämodynamischen Monitorings wird wie folgt bewertet [2a]:

▲ Klasse-I-Indikation: Respiratory distress oder klinischer Nachweis einer verminderten Perfusion, wenn die intrakardialen Füllungsdrücke klinisch nicht bestimmt werden können

▲ Klasse-IIa-Indikation: Persistierende Symptome trotz Standardtherapie *und*
  – Unklarheit bezüglich Flüssigkeitsstatus, Perfusion, systemischen und pulmonalen Widerstands
  – Trotz initialer Therapie niedriger systolischer Druck
  – Verschlechterung der Nierenfunktion unter Therapie
  – Notwendigkeit parenteraler vasoaktiver Substanzen
  – Wenn weitere Therapiemaßnahmen inkl. Transplantation erwogen werden

Ausdrücklich nicht indiziert ist ein invasives hämodynamisches Monitoring bei akut dekompensierter Herzinsuffizienz mit Überwässerung und erfolgreicher Therapie mit Diuretika und Vasodilatatoren.

Die **ESC 2008** ist deutlich zurückhaltender, IIb-Indikation [144a]: „May be useful" bei hämodynamisch instabilen Patienten mit fehlendem Ansprechen auf die Therapie.

## 8.12.8 Prognose

60-Tage Mortalität 9–10% bei Patienten, die wegen akuter Exazerbation hospitalisiert werden mussten [74]. Hospitalmortalität 2–22% je nach Risikoprädiktion [143]:

| Harnstoff | Systolischer Blutdruck[(x)] | Kreatinin | Mortalität |
|---|---|---|---|
| < 43 mg/dl | ≤ 115 mmHg | | 2,1% |
| < 43 mg/dl | < 115 mmHg | | 5,5% |
| > 43 mg/dl | ≥ 115 mmHg | | 6,4% |
| > 43 mg/dl | < 115 mmHg | < 2,75 mg/dl | 12,4% |
| > 43 mg/dl | < 115 mmHg | > 2,75 mg/dl | 21,9% |

[(x)] Blutdruck bei Aufnahme

## 8.12.9 Therapie

Zur Therapie der akuten Exazerbation s. [91, 137]. Die Ursachenabklärung (akute Ischämie, hypertensive Entgleisung, Arrhythmie, fehlende Medikamenteneinnahme, zu hohe Flüssigkeitsaufnahme, zunehmende Niereninsuffizienz, etc.) läuft mehr oder weniger zeitgleich mit den ersten therapeutischen Maßnahmen.

**Unmittelbare Therapieziele** sind Verbesserung der Symptomatik, Wiederherstellung der Oxygenation, Optimierung der Hämodynamik und der Organperfusion, Limitierung von Organschäden (bes. Herz/Niere).

Zur **Therapiesteuerung** wurde die Erstellung des hämodynamischen Profils empfohlen [169]: Patienten zeigen entweder eine gute oder reduzierte systemische Perfusion und sind überwässert oder auch nicht, sodass 4 Kombinationen auftreten („warm and dry" bezeichnet das Fehlen einer Dekompensation):

| Warm and wet | 67% | Dry out = Diuretika |
|---|---|---|
| Cold and wet | 28% | Warm up to dry out (Beta-blocker-/ACE-Hemmer-Pause, ggf. Inotropika) |
| Cold and dry | 5% | Keine klare Empfehlung |
| Warm and dry | – | Pat. ist nicht dekompensiert |

### 8.12.9.1 Sicherstellung einer ausreichenden Oxygenation

**Sauerstoff:** Additive Gabe nur bei Hypoxämie, hämodynamische Verschlechterung bei unkritischer Anwendung möglich [73]! $SaO_2$-Ziel > 95%, > 90% bei COPD; Klasse-I-Empfehlung nach **ESC 2008** [144a].

**Nicht invasive Beatmung/Ventilation mit CPAP oder NIPPV:** Nach [163] reduziert die nicht invasive Beatmung die Mortalität um 45%. In 3CPO [225] bei 1069 randomisierten Patienten mit Lungenödem (CPAP/NIPPV oder Standard-$O_2$) kein Unterschied in der Mortalität nach 7 Tagen (9,8%) oder 30 Tagen (16,6%), auch nicht zwischen CPAP und NIPPV, durch CPAP/NIPPV etwas schnellere respiratorische Besserung. Unstrittig gute Option für Patienten mit verzögertem Ansprechen auf die Standardtherapie. Klasse-IIa-Indikation bei allen Patienten mit respiratorischer Insuffizienz, bes. bei Lungenödem, **ESC 2008** [144a].

**Invasive Respiratortherapie:** Für Patienten mit respiratorischer Insuffizienz trotz $O_2$-Maske oder NIV [144a]. Eine Respiratortherapie nach Intubation ohne Versuch von CPAP/NIPPV ist zu erwägen bei STEMI mit Lungenödem und Akutintervention [137] und bei schwerer hämodynamischer Instabilität.

### 8.12.9.2 Reduktion der Volumenüberladung

**Diuretika:** Keine prospektiven, placebokontrollierten Studien, empirische Wirksamkeit wird nicht angezweifelt. Reduktion der ventrikulären Füllungsdrücke, individuelle Dosierung nach Wirkung, Klasse-I-Indikation bei symptomatischer Überwässerung nach **ESC 2005** [137]. Schleifendiuretika bevorzugt.

◢ Initial Bolus, Dosis: Furosemid 20–40 mg, Torasemid 10–20 mg, Bumetanid 0,5–1 mg.

◢ Nachfolgend Furosemid < 100 mg in den ersten 6 h, max. 240 mg/Tag. Bei Diuretikaresistenz Kombination mit Thiazid, HCT 25 mg [144a].

◢ Furosemid-Perfusor bei schwerer Überwässerung: 5–40 mg/Std. **ESC 2008** [144a].

**Flüssigkeitsrestriktion:** Scheinbar banal und unzweifelhaft, von [207] wurde jedoch keine Wirksamkeit gefunden!

**Ultrafiltration:** Insbesondere bei Diuretikaresistenz evaluierte Methode des Flüssigkeitsentzuges [156, 259, 298]. Ein neues System ermöglicht bei Vorhandensein einer großlumigen Vene den periphervenösen Einsatz. **IIa-Indikation** bei ausgewählten Patienten mit Überwässerung oder bei symptomatischen Patienten mit Hyponatriämie mit Diuretikaresistenz **ESC 2008** [144a].

### 8.12.9.3 Konservative Therapie

#### 8.12.9.3.1 Vasodilatatoren

Reduktion der rechts- und linksventrikulären Füllungsdrücke und des systemischen Blutdrucks.

**Klasse-I-Indikation** bei Patienten mit systolischem RR > 110 mmHg, **ESC 2008**. Nicht bei symptomatischer Hypotonie, systolischem RR < 90 mmHg oder schwerer Klappenstenose [137, 144a].

**Nitrate:** Dosisabhängige Verminderung von Vorlast und Nachlast mit dominierender vasodilatatorischer Wirkung im venösen Gefäßanteil. Indiziert bei pulmonaler Stauung und ausreichendem Blutdruck.

Bei i.v. Bolusgabe (3 mg Isosorbiddinitrat alle 5 min) war Nitro wirksamer als Furosemid [280], bei Nitroglyzerin wurden alle 3 min Bolusgaben von je 2 mg bis max. 20 mg gegeben [281].

*Dosierung*

◢ **Nitroglyzerin [144a]:** Initial 2 Hübe des Sprays = 400 µg, wiederholen alle 5–10 min; Perfusor mit 10–20 µg/kg/min, steigern um 5–10 µg/min alle 3–5 min max. 200 µg/min (max. 500 µg/min nach [232])

◢ **Isosorbiddinitrat [144a]:** 1 mg/h, steigern bis 10 mg/h

**Nitroprussid:** Senkung der Vorlast und Nachlast durch direkte dilatierende Einwirkung an venösen und arteriellen Gefäßen, Reduktion von RAP, PAP, PAOP, LVEDP, MP bei Zunahme des CO, HF ohne Änderung. Reduktion von Sauerstoffverbrauch und Wandspannung bei Herzinsuffizienz. Selten genutzt, im ADHERE-Register < 1% [319].

Deutliches Potenzial für Nebenwirkungen, mögliches koronares Steal-Phänomen. Thiozyanatbildung möglich, jedoch sehr unwahrscheinlich, solange < 3 µg/kg/min für < 72 h [232]. Erhöhte Mortalität bei Infarktpatienten beschrieben, daher **nicht bei ACS** [323]. Gute Option bei Patienten mit erhaltener hepatischer und renaler Funktion ohne bedeutsame KHK [101]. Eine retrospektive Analyse zeigte eine sig. Senkung der Mortalität [289]. **Klasse-I-Indikation** nach **ESC 2005** [137], wenn die erhöhte Nachlast das führende Problem ist (Hypertonie, Mitralinsuffizienz).

*Dosierung [144a]*

◢ 0,3 µg/kg/min bis 5 µg/kg/min [144a] bzw. 10–400 µg/min [289].

◢ Intraarterielle Druckmessung empfohlen. Lichtschutz! [144a]

**Nesiritid:** Rekombinantes natriuretisches Peptid vom B-Typ, mit venöser und arterieller Vasodilatation und diuretischer Wirkung. Das endogen produzierte Hormon BNP ist ein Antagonist des Sympathikus und des RAA-Systems, es stimuliert die Diurese und senkt Tonus/Nachlast im venösen und arteriellen Gefäßsystem. Nesiritid erwies sich bei akuter Dekompensation als kaum besser als Nitro [75]. Eine Analyse gepoolter Daten ergab eine möglicherweise erhöhte Mortalität [141].

*Dosierung*
⊿ Bolus 2 µg/kg, Infusion mit 0,015–0,03 µg/kg/min

### 8.12.9.3.2 Katecholamine/Inotropika
Stimulation von Alpha- und Betarezeptoren, Stimulation der Betarezeptoren führt zu vermehrter Produktion von cAMP über die Adenylzyklase und resultierende erhöhte Freisetzung von Kalzium aus dem sarkoplasmatischen Retikulum. **IIa-Indikation** bei niedrigem systolischen Blutdruck oder erniedrigt gemessenem HZV und Zeichen der peripheren Minderperfusion oder Überwässerung trotz Diuretika und Vasodilanzien bei Patienten mit dilatierten, hypokinetischen Ventrikeln. Wenn indiziert, sollte die Therapie so früh wie möglich begonnen werden und so früh wie möglich auch wieder beendet werden **ESC 2008** [144a].

**Dobutamin:** Positive Inotropie via Stimulation von Beta-1- und Beta-2-Rezeptoren mit nachfolgender vermehrter Produktion von cAMP über die Adenylzyklase und resultierende erhöhte Freisetzung von Kalzium aus dem sarkoplasmatischen Retikulum. Senkung von LVEDP, MAP, PVR, SVR bei Steigerung von CI, HF und myokardialem Sauerstoffverbrauch [233]. Keine ausreichenden Daten aus klinischen prospektiven Studien vorhanden, hingegen Hinweise für negative Wirkungen [91]. Großzügige Indikationsstellung daher nicht gerechtfertigt. Toleranzentwicklung nach 24–48 h, dennoch kann das Weaning von Dobutamin schwierig sein und sollte grundsätzlich vorsichtig und schrittweise erfolgen.

*Dosierung*
⊿ Initial 2–3 µg/kg/min, steigern bis 15 µg/kg/min, bei Pat. mit Betablocker bis 20 µg/kg/min [144a]

**Dopamin:** Stärkere Stimulation der Alpharezeptoren (ab > 5 µg/kg/min) und damit zusätzlich zur positiven Inotropie vasokonstriktorische Wirkung. Aufgrund der Nachlasterhöhung Verwendung nur bei Notwendigkeit den systolischen Druck zu erhöhen. Seit den Daten der SOAP-Studie kritisch beurteilt. **Klasse-IIb-Indikation** nach **ESC 2008** [144a].

**Adrenalin/Epinephrin:** Indiziert zur Reanimation. Sonst häufig als Reservekatecholamin genutzt bei Versagen der übrigen Inotropika. Nach **ESC 2008** [144a] jedoch im kardiogenen Schock nicht indiziert.

*Dosierung*
⊿ Nach [137, 144a]: 1 mg alle 3–5 min, 0,05–0,5 µg/kg/min

**Noradrenalin/Norepinephrin:** Indiziert im kardiogenen Schock mit $RR_{sys} < 90$ mmHg trotz Inotropika und Volumengabe. Bes. für Situationen mit reduziertem peripherem Widerstand. Bei systolischer Dysfunktion oft mit Dobutamin kombiniert. **Klasse-IIb-Indikation** nach **ESC 2008** [144a].

*Dosierung*
⊿ Nach [144a]: 0,2–1,0 µg/kg/min

**Milrinon, Enoximon:** Inhibition der Phosphodiesterase III, Vermehrung des intrazellulären Kalziums über eine Blockade der cAMP-Spaltung. Positiv inotrope Wirkung, die anders als bei den Katecholaminen nicht zu einer Zunahme des myokardialen $O_2$-Verbrauches führen soll. Steigerung des HZV bei Senkung der systemischen und pulmonalen Widerstände, des PA-Drucks und des PC-Drucks.

Milrinon zeigte bei Patienten mit akuter Herzinsuffizienz ohne Zeichen der inadäquaten Organperfusion in **OPTIME-CHF** gegenüber Placebo keinen Vorteil, jedoch ein vermehrtes Auftreten von Hypotonie und Arrhythmien [74]. Bei ischämischer Dysfunktion besteht sogar ein Trend zur Verschlechterung [97]. Positive Daten für Enoximon bei kardiochirurgischen Patienten und für Patienten, die auf eine HTX warten [186]. Datenlage ansonsten insgesamt unzureichend, möglicher Einsatz bei Dekompensation unter noch wirksamer Betablockertherapie oder bei schlechtem Ansprechen auf Dobutamin [137]. **Klasse-IIb-Indikation** nach **ESC 2008** [144a].

**Levosimendan:** Kalzium-Sensitizer mit positiv inotroper Wirkung durch Bindung an Troponin C mit Verlängerung der Dauer der Brückenbildung zwischen Aktin und Myosin. Anhaltende Wirkung über Tage, Steigerung des HZV und SV sowei der HF mit Senkung der systemischen und pulmonalen Widerstände, des PA-Drucks und des PC-Drucks und des systemischen Blutdrucks. Der Effekt ist unabhängig von Betarezeptoren und damit eine Option bei Patienten unter Betablockermedikation.

Positive klinische Wirkung in der LIDO-Studie (akute, aber hämodynamisch stabile Herzinsuffizienz), der RUSSLAN-Studie (Linksherzinsuffizienz bei akutem Myokardinfarkt) und der CASINO-Studie (dekompensierte Herzinsuffizienz bei EF < 35%, vorzeitiger Studienabbruch wegen niedrigerer Mortalität als unter Placebo oder Dobutamin) gezeigt. In **Revive-2** (n = 600) kein Mortalitätsvorteil (tendenziell erhöhte Mortalität, mehr Arrhythmien). Kein Mortalitätsvorteil in **SURVIVE** (1 327 Pat. mit akuter Dekompensation bei EF < 30%, getestet gegen Dobutamin (5–40 µg/kg/min), 180-Tage-Mortalität 26–28% [188]. Eine Analyse der Subgruppe von Patienten unter Betablockermedikation ergab einen sig. Mortalitätsvorteil (1,5% vs. 5,1%) am Tag 5 unter Levosimendan [310], die Autoren weisen auf die Notwendigkeit einer prospektiven Studie zur Bestätigung dieser Ergebnisse hin. **Indikation IIa** bei Low-output-Syn-

drom ohne schwere Hypotonie nach **ESC 2005** [137].

*Dosierung*

⊿ Nach [144a]: Bolus 3–12 µg/kg über 10 min (außer bei $RR_{sys}$ < 100 mmHg), dann 0,05–0,2 µg/kg/min für 24 h

### 8.12.9.3.3 Sonstige medikamentöse Optionen

⊿ **Morphin:** 2,5–5 mg i.v., ggf. mehr, indiziert bei Dyspnoe, Schmerz und Unruhe. Datenlage schlecht [144a].

⊿ **ACE-Hemmer:** Keine ausreichenden Daten, daher initial nicht indiziert [144a]. Optimaler Zeitpunkt des Therapiebeginns nach Rekompensation unklar. Ausnahme: Herzinsuffizienz bei akutem Myokardinfarkt, hierbei nach 30-tägiger Therapie 5 verhinderte Todesfälle auf 1 000 Patienten.

⊿ **Digitalis:** Indiziert bei TAA zur Frequenzkontrolle, nicht indiziert zur Inotropiesteigerung [137]. Klasse-IIb-Indikation nach **ESC 2008** [144a].

⊿ **Antikoagulation:** Bei ACS oder Vorhofflimmern [137].

⊿ **Inhalative Bronchodilatatoren:** Indiziert bei akuter Herzinsuffizienz mit Bronchokonstriktion [137].

⊿ **Ca-Antagonisten:** Dihydropyridin, Verapamil und Diltiazem sind kontraindiziert [137].

⊿ **Endothelin-Antagonisten:** Tezosentan in VERITAS (n = 1 435) nicht besser als Placebo.

⊿ **Antiarrhythmika:** Ca-Antagonisten und Klasse-I-Antiarrhythmika bei reduzierter EF nicht indiziert, führend einsetzbar sind Betablocker und Amiodaron.

*Anm.:* Ein Absetzen bzw. eine Dosisreduktion bei bestehender **Betablockermedikation** war assoziiert mit einer erhöhten Mortalität [210, 265]. Die Fortsetzung der Betablockermedikation trotz Dekompensation führt nicht zu einer verzögerten Rekompensation [358]. Eine Unterbrechung sollte nur bei Instabilität mit Zeichen des Low output erfolgen, **ESC 2008** [144a].

#### 8.12.9.4 Operativ-interventionelle Therapie

##### 8.12.9.4.1 Mechanische Kreislaufunterstützung

◢ **IABP:** Klasse-I-Indikation bei kardiogenem Schock oder schwerem Linksherzversagen bei fehlendem Ansprechen auf Flüssigkeit, Inotropika und Vasodilatanzien nach ESC 2005 [137]. Kontraindikationen: Aortendissektion, Aorteninsuffizienz, schwere pAVK, Multiorganversagen und bei fehlender Aussicht auf dauerhafte Besserung. S. Kap. 3.2.3.

◢ **Axiale Schraubenpumpen, Typ Impella:** Perkutane Implantation, 12,5–16 F, Spitze im Apex des LV, Auslass in der Ao. ascendens. Nur zur Überbrückung.

◢ **CAFA:** Das Continuous Aortic Flow Augmentation System erbrachte bei Patienten mit schwerer akuter Herzinsuffizienz (Katecholamine, renale Insuffizienz) trotz Steigerung des HI von 2,0 auf 2,4 l/min/m² keine Verbesserung des Verlaufs, 65-Tage-Mortalität 33% [284].

◢ **Extrakorporale Notfallsysteme:** Ähnlich einer Herz-Lungen-Maschine, Zentrifugalpumpe mit Membranoxygenator. Großlumige Kanülen in A. femoralis mit konsekutiver Ischämie und die zeitlich begrenzte Funktion des Membranoxygenators sind limitierend. Zur kurzfristigen Unterstützung bis zum Einsatz eines LVAD in Einzelfällen.

◢ **LVAD:** Einzelfallentscheidung [144a], als Bridge to transplant, Bridge to recovery oder als definitive Therapie (s. Kap. 8.11.6.8)

##### 8.12.9.4.2 Operative Maßnahmen bei akuter Herzinsuffizienz

*Indikationen*
◢ Kardiogener Schock bei AMI bei geeigneter Anatomie

◢ Akute Mitralinsuffizienz
◢ Akute Aortensuffizienz
◢ Akuter VSD
◢ Akute Wandruptur
◢ Evtl. akute dekompensierte Aortenstenose
◢ Akute Prothesendysfunktion

#### 8.12.9.5 Therapiealgorithmus

Gemäß klinischer Klassifizierung nach **ESC 2008** [144a] gilt der folgende Therapiealgorithmus:

◢ Dekompensation einer chronischen Herzinsuffizienz: Vasodilatator plus Diuretika, ggf. plus Inotropika

◢ Lungenödem: Morphin, Vasodilatator plus Diuretika, ggf. plus Inotropika, CPAP/NIV, ggf. Intubation und Beatmung

◢ Hypertensive Herzinsuffizienz: Vasodilatanzien plus Low dose Diuretika

◢ Kardiogener Schock: Volumenbolus (250 ml/10 min) plus Inotropika, wenn $RR_{sys}$ < 90 mmHg, mit größter Vorsicht zusätzlich Noradrenalin. IABP und Intubation/Beatmung erwägen. LVAD erwägen.

◢ Isoliertes Rechtsherzversagen: Volumengabe meist ineffektiv. Inotropika indiziert. Rechtsherzinfarkt und Lungenembolie als Ursache erwägen.

◢ Herzinsuffizienz bei ACS: Koro/PCI/ACVB. Evtl. Lyse bei STEMI, falls LHK nicht erreichbar. Echo zum Ausschluss mechanischer Komplikationen.

#### 8.12.9.6 Nachsorge

Nach einer Episode der kardialen Dekompensation ist ein Rehaprogramm eine effektive Therapieoption (**ESC 2008** [144a]).

## 8.13 Anhang

**NYHA-Klassifizierung**
Zur NYHA-Klassifizierung s. [59]. Nur schwache Beziehung zwischen messbaren Parametern der kardialen Dysfunktion und dem

Ausmaß der subjektiven Beeinträchtigung bzw. der Symptome.

| Klasse I | Keine Einschränkung der körperlichen Aktivität. Normale Aktivität bewirkt keine Dyspnoe, Müdigkeit oder Palpitation.(x) |
|----------|-------------------------------------------------------------------------------------------------------------------------|
| Klasse II | Leichte Einschränkung der körperlichen Aktivität. Normale körperliche Aktivität führt zu Müdigkeit, Dyspnoe, AP, Palpitation. |
| Klasse III | Deutliche Einschränkung. Weniger als normale Aktivität bewirkt Beschwerden. |
| Klasse IV | Unfähigkeit, körperliche Belastungen ohne Beschwerden auszuführen. Symptome der Herzinsuffizienz schon in Ruhe, mit jeder Belastung zunehmend. |

(x) Um der ESC-Definition zu genügen, müssen diese Patienten vor einer Herzinsuffizienztherapie eine Symptomatik und eine kardiale Funktionsstörung gezeigt haben.

## Stadien der Herzinsuffizienz nach AHA/ACC

Stadien der Herzinsuffizienz nach **AHA/ACC** [2]

| Stadium A | Keine Symptome, noch keine strukturellen pathologischen Veränderungen, aber hohes Risiko für die Entwicklung einer Herzinsuffizienz |
|-----------|-------------------------------------------------------------------------------------------------------------------------------------|
| Stadium B | Strukturelle kardiale Erkrankung, keine Symptome |
| Stadium C | Symptomatische (aktuelle oder vormalige) Herzinsuffizienz mit strukturellen Veränderungen |
| Stadium D | Refraktäre Symptome, die spezielle Interventionen erforderlich machen (Katecholamine, HTX, LVAD) |

## Klinische Einteilung der Herzinsuffizienz nach ESC

Klinische Einteilung der Herzinsuffizienz nach **ESC** [144, 144a]

| Leicht | Mobil ohne wesentliche Einschränkung durch Dyspnoe oder Erschöpfung |
|--------|----------------------------------------------------------------------|
| Mittel | Weder leicht noch schwer |
| Schwer | Sehr symptomatisch, häufige medizinische Betreuung notwendig |

## Schweregradeinteilung der systolischen LV-Dysfunktion

Die Differenzierung einer guten von einer reduzierten LV-Funktion wird ebenso unterschiedlich praktiziert wie eine weitergehende Graduierung.

| LV-Dysfunktion [37] | LVEF |
|---------------------|------|
| Keine Dysfunktion | > 60% |
| Leicht | 50–60% |
| Mittelgradig | 35–50% |
| Schwer | < 35% |

Nach [167] normale LVEF $\geq$ 55%, leicht bis mittelgradig reduziert bei EF 35–54%, schwer eingeschränkt bei EF < 35%.

Häufig benutzt wird auch die Differenzierung **LV-Funktion preserved/impaired**, auch hier ist der Grenzwert nicht einheitlich definiert, in Studien wurden unterschiedliche LVEF zwischen 40% und 50% angewandt, in der DIG-Studie z.B. 45%, nach **ESC** liegt die Grenze bei 40% [137] bzw. 40–50% [144a].

Die Einschränkung der körperlichen Leistungsfähigkeit bzw. das Ausmaß der Insuffizienzsymptomatik korreliert nur gering mit dem Schweregrad der systolischen Dysfunktion oder dem PC-Druck [144a]. Der Grund hierfür liegt u.a. im sehr unterschiedlichen Ausmaß einer gleichzeitig bestehenden diastolischen Dysfunktion bzw. der Füllungsdrücke [94, 164]. Entsprechend war auch die Höhe der BNP-Konzentration bei einer LVEF

< 35% abhängig vom Ausmaß der diastolischen Dysfunktion, von einer begleitenden Mitralinsuffizienz, einer RV-Dysfunktion und der Nierenfunktion [121] – alles Faktoren, die auch den Schweregrad der klinischen Insuffizienz mitbestimmen.

## MET

In der englischsprachigen Literatur wird die Belastbarkeit häufig in MET ausgedrückt. 1 MET ist das metabolische Äquivalent der Sauerstoffaufnahme, die für ruhiges Stehen benötigt wird (= 3,5 ml $O_2$/kg/min).

|  | Entsprechen etwa |
|---|---|
| 50 W | 3–4 MET |
| 100 W | 6 MET |
| 200 W | 11 MET |
| **Beispiele** |  |
| Langsames Gehen | 2,5 MET |
| Langsames Fahrradfahren | 3,5 MET |
| Langsames Schwimmen | 4,5 MET |
| Schnelles Gehen (6,5 km/h) | 4,5 MET |
| Schnelles Schwimmen | 7,0 MET |
| Squash | 12,1 MET |

## Kardiorenales Syndrom

Eine klare Definition fehlt, die Bezeichnung beschreibt im engeren kardiologischen Sinn die Interaktion von Herz und Nieren bei Herzinsuffizienz mit Entwicklung einer Diuretikaresistenz und Verschlechterung der Nierenfunktion. Verschlechterung der Nierenfunktion bei ca. 25% der wegen Herzinsuffizienz hospitalisierten Patienten, nicht selten bei therapierefraktären Ödemen und gesteigerter Diuretikadosis.

Pathogenese unzureichend geklärt (außer bei offenkundiger Hypotonie/systemischer Minderperfusion bzw. Schock). Nach traditioneller Vorstellung kommt es zur Reduktion der GFR durch eine renale Hypoperfusion bei vermindertem Cardiac output oder

zu starker Entwässerung. Die Verschlechterung der Nierenfunktion korrelierte jedoch nicht mit hämodynamischen Parametern (PA-Katheter in ESCAPE), eine Optimierung der Hämodynamik verbesserte nicht die Nierenfunktion. Die Niereninsuffizienz resultiert demnach nicht einfach aus einem verminderten HZV, einer exzessiven Vasodilatation oder einer Hyperdiurese, auch wenn diese Faktoren im Einzelfall relevant sein können [246]. Gleiche Ergebnisse bei [304], eine Verschlechterung der Nierenfunktion wurde bes. häufig bei vorbestehend höhergradiger Niereninsuffizienz und bei erhöhten venösen Drücken gefunden, nicht jedoch in Abhängigkeit von Diuretikadosierung, HZV, systolischem Druck.

Es wurde vorgeschlagen, den Begriff für alle Krankheitsbilder zu verwenden, in denen eine akute oder chronische Erkrankung zu einer Funktionsstörung von Herz und Nieren führt.

### Subklassifikation [277]

| | |
|---|---|
| **KRS Typ 1** | Akute Herzinsuffizienz mit nachfolgender akuter Niereninsuffizienz. |
| | Führender Mechanismus ist eine akute Minderperfusion durch Low output und/oder erhöhten Venendruck. |
| **KRS Typ 2** | Chronische Herzinsuffizienz bedingt eine chronische Niereninsuffizienz. |
| | Pathogenese unzureichend geklärt (außer z.B. bei offenkundiger schwerer Hypotonie). Die Verschlechterung der Nierenfunktion korrelierte nicht mit hämodynamischen Parametern (PA-Katheter in ESCAPE). |
| **KRS Typ 3** | Akute Niereninsuffizienz führt zu akuter Herzinsuffizienz. |
| | Volumenüberladung bedingt die kardiale Dekompensation. Evtl. schwer vom Typ 1 zu unterscheiden. |
| **KRS Typ 4** | Chronische Nierenerkrankung führt zur kardialen Dysfunktion oder Herzinsuffizienz. |

| KRS Typ 4 | 50% der Dialysepatienten versterben aus kardiovaskulärer Ursache, 50% Mortalität nach 2 Jahren für Dialysepatienten nach Myokardinfarkt. |
| KRS Typ 5 | Systemerkrankung führt zur renalen und kardialen Insuffizienz. |
|           | Beispiele: Sepsis, Schock, Lupus erythematodes, Sarkoidose. |

Je nach Gesamtzustand und Prognose kann die Dialyse indiziert sein [169].

## Literatur

[1] Bristow MR. Why does the myocardium fail? Insights from the basic science. Lancet 1998;352(Suppl I):8–14

[2] ACC/AHA 2005 guideline update for the diagnosis and management of chronic heart failure in the adulte – summary article. Circulation 2005;112:1825–52

[2a] 2009 Focused Update: ACCF/AHA guidelines for the diagnosis and management of heart failure in adults. J Am Coll Cardiol 2009;53:1343–82

[3] Uretsky BF et al. Randomized study assessing the effect of digoxin withdrawal in patients with mild to moderate chronic congestive heart failure: results of the PROVED trial. J Am Coll Cardiol 1993;22:955–62

[4] Packer M et al. for the RADIANCE Study. Withdrawal of digoxin from patients with chronic heart failure treated with angiotensin-converting enzyme inhibitors. N Engl J Med 1993;329:1–7

[5] Whellan DJ et al. Metaanalysis and review of heart failure disease management randomized controlled clinical trials. Am Heart J 2005;149:722–9

[6] Cohn JN et al. (V-HeFT), A comparison of enalapril with hydralazin-isosoride dinitrate in the treatment of chronic congestive heart failure N Engl J Med 1991;325:303–10

[7] MERIT-HF Study Group. Effect of metoprolol CR/XL in chronic heart failure: Metoprolol CR/XL Randomised Intervention Trial in congestive Heart Failure. Lancet 1999;353:2001–7

[8] CIBIS-II Invetigators and Committees. The Cardiac Insufficiency Bisoprolol Study II (CIBIS-II): a randomized trial. Lancet 1999;353:9–13

[9] Sigmund M. Betarezeptorenblocker bei chronischer Herzinsuffizienz. Z Kardiol 1995;84:820–6

[10] Pfeffer MA et al. Effect of captopril on mortality and morbidity in patients with left ventricular dysfunction after myocardial infarction N Engl J Med 1992;327:669–77

[11] Hall AS et al. Follow-up study of patients randomly allocated ramipril or placebo for heart failure after acute myocardial infarction: AIRE Extension (AIREX) Study. Lancet 1997;349:1493–7

[12] The Consensus Trial Study Group: Effects of enalapril on mortality in severe congestive heart failure (Consensus) N Engl J Med 1987;316:1429–35

[13] The SOLVD Investigators. Effect of enalapril on survival in patients with reduced left ventricular ejection fractions and congestive heart failure. N Engl J Med 1991;325:293–302

[14] Yusuf S et al. Effect of enalapril on mortality and the development of heart failure in asymptomatic patients with reduced left ventricular ejection fraction. N Engl J Med 1992;327:685–91

[15] Young JB et al. Superiority of „Triple" Drug Therapy in Heart Failure: Insights from the PROVED and RADIANCE Trials. J Am Coll Cardiol 1998;32:686–92

[16] Cohn J et al. Effect of vasodilator therapy on mortality in chronic congestive heart failure (V-HeFT-I) N Engl J Med 1986;314:1547–52

[17] Cohn JN et al. A comparison of enalapril with hydralazin-isosorbide dinitrate in the treatment of chronic congestive heart failure (V-HeFT-II) N Engl J Med 1991;325:303–10

[18] Pitt B et al. Randomized trial of losartan versus captopril in patients over 65 with heart failure (Evaluation of Losartan in the Elderly Study, ELITE). Lancet 1997;349:747–52

[19] Packer M et al. for the US carvedilol study group. The effect of carvedilol on morbidity and mortality in patients with chronic heart failure. N Engl J Med 1996;334:1349–55

[20] Packer M et al. for the PRAISE Study Group: Effect of amlodipine on morbidity and mortality in severe chronic heart failure. N Engl J Med 1996;335:1107–14

[21] The Digitalis Investigation Group: The effect of digoxin on mortality in patients with heart failure. N Engl J Med 1997;336:525–33

[22] Cohn J et al. Effect of the Calcium Antagonist Felodipine as Supplementary Vasodilator Therapy in Patients with Chronic Heart Failure Treated with Enalapril V-HeFT III. Circulation 1997; 96:856–63

[23] Möller J et al. Weaning from mechanical cardiac support in patients with idiopathic dilated cardiomyopathy. Circulation 1997;96:542–9

[24] Uretsky BF et al. Primary Prevention of Sudden Death in Heart Failure: Will the Solution Be Shocking? J Am Coll Cardiol 1997;30:1589–97

[25] Cowburn PJ et al. Risk stratification in chronic heart failure. Eur Heart J 1998;19:696–710

[26] Lange R. Dynamische Kardiomyoplastie. Herz 1997;22:253–61

[27] Beyersdorf F. Partielle linksventrikuläre Resektion nach Batista bei terminaler Herzinsuffizienz. Herz 1997;22:272–6

[28] Deutsche Gesellschaft für Kardiologie – Herz- und Kreislaufforschung. Leitlinien zur Therapie der chronischen Herzinsuffizienz. Z Kardiol 1998;87:645–61

[28a] Deutsche Gesellschaft für Kardiologie – Herz- und Kreislaufforschung. Leitlinien zur Therapie der chronischen Herzinsuffizienz. Z Kardiol 2005;94:488–509

[29] Packer M et al. on behalf of the ATLAS Study Group. Comparative Effects of Low and High Doses of the Angiotensin-Converting Enzyme Inhibitor, Lisinopril, on Morbidity and Mortality in Chronic Heart Failure. Circulation 1999;100:2312–8

[30] ESC expert consensus document on β-adrenergic receptor blockers. Eur Heart J 2004;25:1341–62

[32] Steffgen J. Diuretika bei Herzinsuffizienz. Internist 1998;3:320–7

[33] Wood AJJ. Diuretic Therapy. N Engl J Med 1998;339:387–95

[34] ATMA Investigators. Effect of prophylactic amiodarone on mortality after acute myocardial infarction and in congestive heart failure: meta-analysis of individual data from 6 500 patients in randomised trials. Lancet;350:1417–24

[35] Maggioni AP et al. Predictors of 1 year mortality in 2 086 outpatients with congestive heart failure. J Am Coll Cardiol 1998;31(Suppl A):218A

[36] McKelvie RS et al. Comparison of Candesartan, Enalapril, and Their Combination in Congestive Heart Failure. Circulation 1999;100:1056–64

[37] Kirklin JW et al. ACC/AHA Guidelines and Indications for Coronary Artery Bypass Graft Surgery. J Am Coll Cardiol 1991;17:543–89

[38] McCarthy PM et al. Clinically available intracorporal left ventricular assist devices. Prog Cardiovasc Dis 2000;43:37–46

[39] Hunt SA et al. Mechanical Circulatory Support and Cardiac Transplantation. Circulation 1998;97:2097

[40] Al-Khadra AS et al. Warfarin Anticoagulation and Survival: A cohort analysis from the studies of left ventricular dysfunction. J Am Coll Cardiol 1998;31:749–53

[41] Pitt B et al. for the Randomized Aldactone Evaluation Study Investigators. The effect of spironolactone on morbidity and mortality in patients with severe heart failure. N Engl J Med 1999;341:709–17

[42] Pitt B et al. on behalf of the ELITE II Investigators. Effect of losartan compared with captopril on mortality in patients with symptomatic heart failure: randomised trial – the Losartan Heart Failure Survival Study LITE II. Lancet 2000;355:1582–7

[43] Belardinelli R et al. Randomized, Controlled Trial of Long-Term Moderate Exercise Training in Chronic Heart Failure. Circulation 1999;99:1173–82

[44] Shephard RJ, Balady GJ. Exercise as Cardiovascular Therapy. Circulation 1999;99:963–72

[45] European Study Group on Diastolic Heart Failure. How to diagnose diastolic heart failure. Eur Heart J 1998;19:990–1003

[46] Weber Th et al. Körperliche Aktivität und Training bei Herzinsuffizienz. Z Kardiol 2000;89:227–35

[47] Vasan RS, Levy D. Defining Diastolic Heart Failure. Circulation 2000;101:2118–21

[48] Kleiman NS et al. Late-breaking clinical trials. Results from late-breaking clinical trials sessions at ACCIS 2000 and ACC 2000. J Am Coll Cardiol 2000;36:310–25

[49] Saxon LA et al. for the VIGOR CHF and VENTAK CHF Investigors. Biventricular Pacing in Patients with Congestive Heart Failure: Two Prospective Randomized Trials. Am J Cardiol 1999;83:120D–123D

[50] Achilli A et al. Long-term effectiveness of cardiac resynchronization therapy in pa-

tients with refractory heart failure and „narrow" QRS. J Am Coll Cardiol 2003;42:2117–24

[51] Cohn JN et al. on behalf of an International Forum on Cardiac Remodeling. J Am Coll Cardiol 2000;35:569–82

[52] Rouleau JL et al. for the IMPRESS Investigators. Comparison of vasopeptidase inhibitor, omapatrilat, and lisinopril on exercise tolerance and morbidity in patients with heart failure: IMPRESS randomised trial. Lancet 2000;356:615–20

[53] Dowling RD et al. Clinically available extracorporal assist devices. Prog Cardiovasc Dis 2000;43:27–36

[54] MacIntyre K et al. Evidence of improving prognosis in heart failure. Circulation 2000;102:1126–31

[55] The ESCAPE investigators. Evaluation study of congestive heart failure and pulmonary artery catheterization effectiveness. JAMA 2005;294:1625–33

[56] Parthenakis F et al. Left ventricular diastolic filling pattern predicts cardiopulmonary determinants of functional capacity in patients with congestive heart failure. Am Heart J 2000;140:338–44

[57] Packer M et. al. for the carvedilol prospective randomized cumulative survival study group. Effect of carvedilol on survival in severe chronic heart failure. N Engl J Med 2001;344:1651–8

[58] Abraham WT et al. Results of the ENCOR Evaluation. Results from Late-Breaking Clinical Trials sessions ACC 2001. J Am Coll Cardiol 2001;38:612

[59] Task Force Report. Guidelines for the diagnosis and treatment of chronic heart failure. Eur Heart J 2001;22:1527–60

[60] DeBusk R et al. Management of sexual dysfunction in patients with cardiovascular disease: recommendations of The Princeton Consensus Panel. Am J Cardiol 2000;86:175–81

[61] The Beta-Blocker Evaluation of Survival Trial investigators. A trial of the beta blocker bucindolol in patients with advanced chronic heart failure. N Engl J Med 2001;344:1659–67

[62] Rose EA et al. for the REMATCH Study Group. Long-Term use of a left ventricular assist device for end-stage heart failure. N Engl J Med 2001;345:1435–43

[63] Cohn JN et al. for the Valsartan Heart Failure Trial Investigators. A randomized trial of the aniotensin-receptor blocker valsartan in chronic heart failure. N Engl J Med 2001;345:1667–75

[64] Senni M et al. Heart failure with preserved systolic function. J Am Coll Cardiol 2001;38:1277–82

[65] Kasper EK et al. A randomized trial od the efficacy of multidisciplinary care in heart failure outpatients at high risk of hospital readmission. J Am Coll Cardiol 2002;39:471–80

[66] Working Group Report. Recommendations for exercise training in chronic heart failure patients. Eur Heart J 2001;22:125–35

[67] Stiefelhagen P. Neue Studienergebnisse aus der Kardiologie. Internist 2002;43:902–5

[68] Abraham WT et al. for the MIRACLE Study Group. Cardiac resynchronization in chronic heart failure. N Engl J Med 2002;346:1845–53

[69] Frazier OH et al. Initial clinical experience with the Jarvik 2000 implantable axial-flow left ventricular assist system. Circulation 2002;105:2855–60

[70] Berger R et al. B-type natriuretic peptide predicts sudden death in patients with chronic heart failure. Circulation 2002;105:2392–7

[71] Dickstein K et al. for the OPTIMAAL study group. Effects of losartan and captopril on mortality and morbidity in high-risk patients after acute myocardial infarction: the OPTIMAAL randomised trial. Lancet 2002;360:752–60

[72] Packer M et al. for the OVERTURE study group. Comparison of omapatrilat and enalapril in patients with chronic heart failure. Circulation 2002;106:920–6

[73] Haque WA et al. Hemodynamic effects of supplemental oxygen administration in congestive heart failure. J Am Coll Cardiol 1996;27:353

[74] Cuffe MS et al. for the OPTIME-CHF investigators. Short-term intravenous milrinone for acute exacerbation of chronic heart failure. JAMA 2002;287:1541–7

[75] VMAC investigators. Intravenous Nesiritide vs. Nitroglycerin for treatment of decompensated congestive heart failure. JAMA 2002;287: 1531–40

[76] Faris R et al. Echocardiographic-derived vaiables predict outcome in patiens with nonischemic dilated cardiomyopathy with or without restrictive filling pattern. Am Heart J 2002;144:343–50

[77] Orn S et al. How do heart failure patients die? Eur Heart J 2002;4(Suppl D):D59–D65

[78] McMurray JJV et al. The burden of heart failure. Eur Heart J 2002;4(Suppl D):D50–D58

[79] Maggioni AP et al. on behalf of the Val-HeFT investigators. Effects of valsartan on morbidity and mortality in patients with heart failure not receiving angiotensin-converting enzyme inhibitors. J Am Coll Cardiol 2002;40:1414–21

[80] Rathore SS et al. Sex-based differences in the effect of digoxin for the treatment of heart failure. N Engl J Med 2002;347:1403–11

[81] Packer M et al. for the COPERNICUS study group. Effect of carvedilol on the morbidity of patients with severe chronic heart failure. Circulation 2002;106:2194–9

[82] Leclerq C et al. On behalf of the MUSTIC study group. Comparative effects of permanent biventricular and right-univentricular pacing in heart failure patients with chronic atrial fibrillation. Eur Heart J 2002;23:1780–7

[83] Cazeau S et al. for the MUSTIC study investigators. Effects of multisite biventricular pacing in patients with heart failure and intraventricular conduction delay. N Engl J Med 2001;344:873–80

[84] Bristow MR et al. for the COMPANION investigators. Cardiac-resynchronization therapy with or without an implantable defibrillator in advanced chronic heart failure. N Eng J Med 2004;350:2140–50

[85] Delgado DH et al. Mechanical circulatory assistance. Circulation 2002;106:2046–50

[86] ACC/AHA/NASPE 2002 guideline update for implantation of cardiac pacemakers and antiarrhythmia devices: summary article. Circulation 2002;106:2145–61

[87] Lloyd-Jones DM et al. Lifetime risk for developing congestive heart failure. Circulation 2002;106:3068–72

[88] Redfield MM et al. Burden of systolic and diastolic ventricular dysfunction in the community. JAMA 2003;289:194–202

[89] Lemke B et al. Leitlinien zur Herzschrittmachertherapie. Z Kardiol 2005;94:704–20

[90] Kitzman DW et al. Pathophysiological characterization of isolated diastolic heart failure in comparison to systolic heart failure. JAMA 2002;288:2144–50

[91] Jain P et al. Current medical treatment for the exacerbation of chronic heart failure resulting in hospitalization. Am Heart J 2003;145:S3–S17

[92] Angeja BG et al. Evaluation and management of diastolic heart failure. Circulation 2003;107:659–63

[93] Pina IL et al. Exercise and heart failure. AHA scientific statement. Circulation 2003;107:1210–25

[94] Parthenakis FI et al. Left ventricular diastolic filling pattern predicts cardiopulmonary determinants of functional capacity in patients with congestive heart failure. Am Heart J 2000;140:338–44

[95] Hansen A et al. Prognostic value of doppler echocardiographic mitral inflow patterns: implications for risk stratification in patients with chronic congestive heart failure. J Am Coll Cardiol 2001;37:1049–55

[96] Duncan A et al. Left ventricular remodeling and haemodynamic effects of multisite biventricular pacing in patients with left ventricular systolic dysfunction and activiation disturbances in sinus rhythm: sub-study of the MUSTIC trial. Eur Heart J 2003;24:430–41

[97] Felker GM et al. for the OPTIME-CHF Investigators. Heart failure etiology and response to milrinone in decompensated heart failure. J Am Coll Cardiol 2003;41:997–1003

[98] Pitt B et al. for the EPHESUS investigators. Eplerenone, a selective aldosterone blocker, in patients with left ventricular dysfunction after myocardial infarction. N Engl J Med 203;348:1309–21

[99] Bradley DJ et al. Cardiac resynchronisation and death from progressive heart failure. JAMA 2003;289:730–40

[100] Higgins SL et al. Cardiac resynchronization therapy for the treatment of heart failure in patients with intraventricular conduction delay and malignant ventricular tachyarrhythmias. J Am Coll Cardiol 2003;42:1454–9

[101] Auricchio A et al. Long-term clinical effet of hemodynamically optimized cardiac resynchronisation therapy in patients with heart failure and ventricular conduction delay. J Am Coll Cardiol 2002;39:2026–33

[102] Deedwania P. The key to unraveling the mystery of mortality in heart failure. Circulation 2003;107:1719–21

[103] Cice G et al. Carvedilol increases two-year survival in dialysis patients with dila-

ted cardiomyopathy. J Am Coll Cardiol
2003;41:1438–44

[104] Maisel AS et al. for the Breathing Not
Properly multinational study investigators. Bedside B-type natriuretic peptide in
the emergency diagnosis of heart failure
with reduced or preserved ejection fraction. J Am Coll Cardiol 2003;41:2010–7

[105] Young JB et al. for the MIRACLE ICD trial investigators. Combined cardiac resynchronisation and implantable cardioversion defibrillation in advanced chronic heart failure. The MIRACLE ICD trial. JAMA
2003;289:2685–94

[106] Poole-Wilson PA et al. for the COMET
investigators. Comparison of carvedilol
and metoprolol on clinical outcomes in
patients with chronic heart failure in the
carvedilol or metoprolol european trial
(COMET): randomised controlled trial.
Lancet 2003;326:7–13

[107] McCrohon JA et al. Differentiation of
heart failure related to dilated cardiomyopathy and coronary artery disease using
gadolinium-enhanced cardiovascular magnetic resonance. Circulation
2003;108:54–9

[108] Giannuzzi P et al. for the ELVD-CHF study group. Antiremodeling effect of long-
term exercise training in patients with stable chronic heart failure. Circulation
2003;108:554–9

[109] Curtis JP et al. The association of left
ventricular ejection fraction, mortality,
and cause of death in stable outpatients
with heart failure. J Am Coll Cardiol
2003;42:736–42

[110] Yusuf S et al. for the CHARM investigators and committees. Effect of candesartan
in patients with chronic heart failure and
preserved left-ventricular ejection fration:
the CHARM-Preserved Trial. Lancet
2003;362:777–81

[111] Granger CB et al. for the CHARM investigators and committees. Effects of candesartan in patients with chronic heart
failure and reduced left-ventricular systolic function intolerant to angiotensin-converting-enzyme inhibitors: the CHARM-
Alternative trial. Lancet 2003;362:772–6

[112] McMurray J et al. for the CHARM investigators and committees. Effects of candesartan in patients with chronic heart
failure and reduced left-ventricular systolic function taking angiotensin-conver-

ting-enzyme inhibitors: the CHARM-Added trial. Lancet 2003;362:767–71

[113] Stollberger C et al. Nonsteroidal anti-inflammatory drugs in patients with cardio-
or cerebrovascular disorders. Z Kardiol
2003;92:721–9

[114] Gardner RS et al. N-terminal pro-brain
natriuretic peptide. Eur Heart J
2003;24:1735–43

[115] Cowie MR et al. Clinical applications of
B-type natriuretic peptide (BNP) testing.
Eur Heart J 2003;24:1710–8

[116] Pfeffer MA et al. for the valsartan in acute myocardial infarction trial investigators. Valsartan, Captopril, or both in myocardial infarction complicated by heart
failure, left ventricular dysfunction, or
both. N Engl J Med 2003;349:1893–906

[117] Rich S et al. Endothelin receptor blockers in cardiovascular disease. Circulation 2003;108:2184–90

[118] Nesto RW et al. AHA/ADA consensus
statement. Thiazolidinedione use, fluid re-
tention, and congestive heart failure. Circulation 2003;108:2941–8

[119] Auricchio A et al. on behalf of the
PATH-CHF II study group. Clinical efficacy
of cardiac resynchronization therapy
using left ventricular pacing in heart failure patients stratified by severity of ventricular conduction delay. J Am Coll Cardiol
2003;42:2109–16

[120] Smits PC et al. Catheter-based intramyo-
cardial injection of autologous skletal
myoblasts as a primary treatment of ischemic heart failure. J Am Coll Cardiol
2003;42:2063–9

[121] Troughton RW et al. Plasma B-type natriuretic peptide levels in systolic heart failure. J Am Coll Cardiol 2004;43:416–22

[122] Klapholz M et al. Hospitalization for heart failure in the presence of a normal left
ventricular ejection fraction. J Am Coll
Cardiol 2004;43:1432–8

[123] Bax JJ et al. Echocardiographic evaluation of cardiac resynchronization therapy:
ready for routine clinical use? J Am Coll
Cardiol 2004;4:1–9

[124] Puglisi A et al. Limited thoracotomy as a
second choice alternative to transvenous
implant for cardiac resynchronisation therapy delivery. Eur Heart J 2004;25:1063–9

[125] Rahimtoola SH et al. Digitalis therapy
for patients in clinical heart failure. Circulation 2004;109:2942–6

[126] Gheorghiade M et al. Digoxin in the management of cardiovascular disorders. Circulation 2004;109:2959–64

[127] ESC expert consensus document. Expert consensus document on angiotensin converting enzyme inhibitors in cardiovscular disease. Eur Heart J 2004;25:1454–70

[128] Copeland JG et al. for the CardioWest Total Arteficial Heart Investigators. Cardiac replacement with a total artificial heart as a bridge to transplantation. N Engl J Med 2004;351:859–67

[129] Rodeheffer RJ. Measuring plasma B-type natriuretic peptide in heart failure. J Am Coll Cardiol 2004;44:740–9

[130] Maisel AS et al. Rapid measurement of B-type natriuretic peptide in the emergency diagnosis of heart failure. N Engl J Med 2002;347:161–7

[131] Athanasuleas CL et al. for the RESTORE group. Surgical ventricular restoration in the treatment of congestive heart failure due to post-infarction ventricular dilatation. J Am Coll Cardiol 2004;44:1439–45

[132] Aurigemma GP et al. Diastolic heart failure. N Engl J Med 2004;351:1097–105

[133] Bleimink GS et al. Quantifying the heart failure epidemic: prevalence, incidence rate, liftime risk and prognosis of heart failure. The Rotterdam study. Eur Heart J 2004;25:1614–9

[134] Perna ER et al. Ongoing myocardial injury in stable severe heart failure. Circulation 2004;110:2376–82

[135] Young JB et al. Mortality and morbidity reduction with candesartan in patients with chronic heart failure and left ventricular systolic dysfunction. Circulation 2004;110:2618–26

[136] Flather MD et al. on behalf of the seniors investigators. FASTTRACK randomized trial to determine the effect of nebivolol on mortality and cardiovascular hospital admission in elderly patients with heart failure (SENIORS). Eur Heart J 2005;26:215–25

[137] ESC Guidelines. Executive summary of the guidelines on the diagnosis and treatment of acute heart failure. Eur Heart J 2005;26:384–416

[138] The ESCAPE investigators. Evaluation study of congestive heart failure and pulmonary artery catheterization effectiveness. JAMA 2005;294:1625–33

[139] Jongbloed MRM et al. Noninvasive visualization of the cardiac venous system using multislice computed tomography. J Am Coll Cardiol 2005;45:749–53

[140] Bardy GH et al. for the SCD-Heft investigators. Amiodarone or an implantable cardioverter-defibrillator for congestive heart failure. N Engl J Med 2005;352:225–37

[141] Sacker-Bernstein JD. Short-term risk of death after treatment with nesiritide for decompensated heart failure. JAMA 2005;293:1900–5

[142] Saif RS et al. Association of serum digoxin concentration and outcomes in patients with heart failure. JAMA 2003;289(7):871–8

[143] Fonarow GC et. al. for the ADHERE investigators. Risk stratification for in-hospital mortality in acutely decompensated heart failure. JAMA 2005;293:572–80

[144] ESC Guidelines. Guidelines for the diagnosis and treatment of chronic heart failure: executive summary (update 2005) Eur Heart J 2005;26:1115–40

[144a] ESC Guidelines for the diagnosis and treatment of acute and chronic heart failure 2008. Eur Heart J 2008;29:2388–442

[145] Strickberger SA et al. Patient selection for cardiac resynchronisation therapy. Circulation 2005;111:2146–50

[146] Cleland JGF et al. for the CARE-HF investigators. The effect of cardiac resynchronisation on morbidity and mortality in heart failure. N Engl J Med 2005;352:1539–49

[147] Adams KF et al. Relationship of serum digoxin concentration to mortality and morbidity in women in the digitalis investigations group trial. J Am Coll Cardiol 2005;46:497–504

[148] Quinones MA. Assessment of diastolic function. Prog Cardiovasc Dis 2005;47:340–55

[149] Yturralde FR et al. Diagnostic criteria for diastolic heart failure. Prog Cardiovasc Dis 2005;47:314–9

[150] Mancini D et al. Mechanical device-based methods of managing and treating heart failure. Circulation 2005;112:438–48

[151] ESCAPE investigators und study coordinators. Evaluation study of congestive heart failure and pulmonary artery catheterization effectiveness. JAMA 2005;294:1625–33

[152] Krum H et al. Prognostic benefit of betablockers in patients not receiving ACE-Inhibitors. Eur Heart J 2005;26:2154–8

[153] Tschöpe C et al. The role of NT-proBNP in the diagnosis of isolated diastolic dysfunction: correlation with echocardiographic and invasive measurements. Eur Heart J 2005;26:2277–84

[154] Galasko G et al. what is the normal range for N-terminal pro-brain natriuretic peptide? How well does this normal range screen for cardiovascular disease? Eur Heart J 2005;26:2269–76

[155] Little C et al. Therapy for diastolic heart failure. Prog Cardiovasc Dis 2005;47:380–8

[156] Costanzo MR et al. Early ultrafiltration in patients with decompensated heart failure and diuretic resistance. J Am Coll Cardiol 2005;46:2047–51

[157] Willenheimer R et al. on behalf of the randomized cardiac insufficiency bisoprolol study (CIBIS) III. Effect on survival and hospitalization of initiating treatment for chronic heart failure with bisoprolol followed by enalapril, as compared with the opposite sequence. Circulation 2005;112:2426–35

[158] Solomon SD et al. for the CHARM investigators. Influence of ejection fraction on cardiovascular outcomes in a broad spectrum of heart failure patients. Circulation 2005;112:3738–44

[159] Galbreath AD et al. Long-term healthcare and cost outcomes of disease management in a large, randomised, community-based population with heart failure. Circulation 2004;110:3518–26

[160] Leon AR et al. Safety of transvenous cardaic resynchronization system implantation in patients with chronic heart failure. J Am Coll Cardiol 2005;46:2348–56

[161] Marcus GM et al. Septal to posterior wall motion delay fails to predict reverse remodeling of clinical improvement in patients undergoing cardiac resynchronization therapy. J Am Coll Cardiol 2005;46:2208–14

[162] Ahmed A et al. digoxin and reduction in mortality and hospitalization in heart failure: a comprehensive post hoc analysis of the DIG trial. Eur Heart J 2006;27:178–86

[163] Masip J et al. Noninvasive ventilation in acute cardiogenic pulmonary edema. JAMA 2005;294:3124–30

[164] Smart N et al. Determinants of functional capacity in patients with chronic heart failure: role of filling pressure and systolic and diastolic function. Am Heart J 2005;149:152–8

[165] Januzzi JL et al. NT-proBNP testing for diagnosis and short-term prognosis in acute destabilized heart failure: an international pooled analysis of 1 256 patients. Eur Heart J 2006;27:330–7

[166] Ahmed A et al. Higher New York heart association classes and increased mortality and hospitalization in patients with heart failure and preserved left ventricular function. Am Heart J 2006;151:444–50

[167] Stecker EC et al. Population-based analysis of sudden death with and without left ventricular systolic dysfunction. J Am Coll Cardiol 2006;47:1161–6

[168] Pires LA et al. Clinical predictors and timing of new york heart association class improvement with cardiac resynchronization therapy in patients with advanced chronic heart failure: results from the multicenter InSync randomised clinical evalutation (MIRACLE) and multicenter InSync ICD randomized clinical evaluation (MIRACLE-ICD) trials. Am Heart J 2006;151:837–43

[169] Nohria A et al. Medical management of advanced heart failure. JAMA 2002;287:628–40

[170] Maisel A. The coming of age of natriuretic peptides. J Am Coll Cardiol 2006;47:61–4

[171] Guyatt GH et al. The 6-minute walk: a new measure of exercise capacity in patients with chronic heart failure. Can Med Assoc J 1985;132:919–23

[172] Kitzman DW. Exercices Intolerance. Prog Cardiovasc Dis 2005;47:367–79

[173] Weil J et al. Pathophysiologie der chronischen Herzinsuffizienz. Clin Res Cardiol 2006;95(Suppl 4):1–17

[174] Bhatia RS et al. Outcome of heart failure with preserved ejection fraction in a population-based study. N Engl J Med 2006;355;260–9

[175] Hawkins NM et al. Selecting patients for cardiac reynchronization therapy: electrical or mechanical dyssynchrony? Eur Heart J 2006;27:1270–81

[176] Ahmed A et al. Heart failure, chronic diuretic use, and increase in mortality and hospitalization: an observational study using propensity score methods. Eur Heart J 2006;27:1431–9

[177] Ahmed A et al. Effects of digoxin on morbidity and mortality in diastolic heart failure. Circulation 2006;114:397–403

[178] Gasparini M et al. Four-year efficacy of cardiac resynchronization therapy on exercise tolerance and disease progression. J Am Coll Cardiol 2006;48:734–43

[179] Khouri SJ et al. A practical approach to the echocardiographic evaluation of diastolic function. Am Soc Echocardiogr 2004;17:290–7

[180] Birks EJ et al. Left ventricular assist device and drug therapy for the reversal of heart failure. N Engl J Med 2006;355:1873–84

[181] Bleeker GB et al. Cardiac resynchronization therapy in patients with a narrow QRS complex. J Am Coll Cardiol 2006;48:2243–50

[182] White JA et al. Delayed enhancement magnetic resonance imaging predicts response to cardiac resynchronization therapy in patients with intraventricular dyssynchrony. J Am Coll Cardiol 2006;48:1953–60

[183] Lindenfeld J et al. Effects of cardiac resynchronization therapy with or without a defibrillator on survival and hospitalizations in patients with New York Heart Association class IV heart failure. Circulation 2007;115:204–12

[184] Jemtel THL et al. Diagnostic and therapeutic challenges in patients with coexistent chronic obstructive pulmonary disease and chronic heart failure. J Am Coll Cardiol 2007;49:171–80

[185] Persson H et al. for the investigators of the CHARM echocardiographic substudy – CHARMES. Diastolic dysfunction in heart failure with preserved systolic function: need for objective evidence. J Am Coll Cardiol 2007;49:687–94

[186] Boldt J et al. Pharmakotherapie der akuten, schweren Herzinsuffizienz. Intensivmedizin 2007;44:11–9

[187] Konstam MA et al. fort he EVEREST investigators. Effects of oral tolvaptan in patients hopitalized for worsening heart failure. JAMA 2007;297:1319–31

[188] Mebazaa A et al. for the SURVIVE investigators. Levosimendan vs. Dobutamine for patients with acute decompensated heart failure. JAMA 2007;297:1883–91

[189] Morales M et al. Atrioventricular delay optimization by Doppler-derived left ventricular dP/dt improves 6-month outcome of resynchronized patients. Pacing Clin Electrophysiol 2006;29:564–8

[190] Witte K et al. Why does chronic heart failure cause breathlessness and fatigue? Prog Cardiovasc Dis 2007;49(5):366–84

[191] Gattis WA et al. Predischarge initiation of carvedilol in patients hospitalized for decompensated heart failure (IMPACT-HF) trial. J Am Coll Cardiol 2004;43:1534–41

[192] Fonarow GC et al. Admission B-type natriuretic peptide levels and in-hospital mortality in acute decompensated heart failure. J Am Coll Cardiol 2007;49:1943–50

[193] Pitzalis MV et al. Ventricular asynchrony predicts a better outcome in patients with chronic heart failure receiving cardiac resynchronization therapy. J Am Coll Cardiol 2005;45:65–9

[194] Yu C-M et al. Tissue doppler imaging is superior to strain rate imaging and postsystolic shortening on the prediction of reverse remodeling in both ischemic and nonischemic heart failure after cardiac resynchronization. Circulation 2004;110:66–73

[195] Yu C-M et al. A novel tool to assess systolic asynchrony and identify responders of cardiac resynchronization therapy by tissue synchronization imaging. J Am Coll Cardiol 2005;45:677–84

[196] Bax JJ et al. Left ventricular dyssynchrony predicts response and prognosis after cardiac resynchronization therapy. J Am Coll Cardiol 2004;44:1834–44

[197] Hobbs FDR et al. Prognosis of all-cause heart failure and borderline left ventricular systolic dysfunction: 5 year mortality follow- up of the Echocardiographic Heart of England Screening Study (ECHOES). Eur Heart J 2007;28:1128–34

[198] Moe GW et al. for the IMPROVE-CHF study investigators. N-terminal pro-B-type natriuretic peptide testing improves the management of patients with suspected acute heart failure. Circulation 2007;115:3103–10

[199] Haykowsky MJ et al. A meta-analysis of the effect of exercise training on left ventricular remodeling in heart failure patients. J Am Coll Cardiol 2007;49:2329–36

[200] Bursi F et al. Systolic and diastolic heart failure in the community. JAMA 2006;396:2209–16

[201] Freudenberger RS et al. for the SCD-HeFT investigators. Risk of thromboembolism in heart failure. Circulation 2007;115:2637–41

[202] Setoguchi S et al. Repeated hospitalizations predict mortality in the community population with heart failure. Am Heart J 2007;154:260–6

[203] Fonarow GC et al. for the OPTIMIZE-HF investigators and hospitals. Characteristics, treatments, and outcomes of patients with preserved systolic function hospitalized for heart failure. J Am Coll Cardiol 2007;50:768–77

[204] Rogers JG et al. Chronic mechanical circulatory support for inotrope-dependent heart failure patients who are not transplant candidates. J Am Coll Cardiol 2007;50:741–7

[205] Dams KF et al. Executive summary: HFSA 2006 comprehensive heart failure practice guideline. J Cardiac Fail 2006;12:10–38

[206] Domanski M et al. Diuretic use, progressive heart failure, and death in patients in the DIG study. J Cardiac Fail 2006;12:327

[207] Travers B et al. Fluid restriction in the management of decompensated heart failure: no impact on time to clinical stability. J Cardiac Fail 2007;13:128–32

[208] Miller LW et al. for the HeartMate II clinical investigators. Use of a continuous-flow device in patients awaiting heart transplantation. N Engl J Med 2007;357:885–96

[209] Bayes-Genis A et al. Left atrial enlargement and NT-proBNP as predictors of sudden cardiac death in patients with heart failure. Eur J Heart Fail 2007;9:802–7

[210] Metra M et al. Should beta-blocker therapy be reduced or withdrawn after an episode of decompensated heart failure? Results from COMET. Eur J Heart Fail 2007;9:901–9

[211] McGeoch G et al. Plasma brain natriuretic peptide after long-term treatment for heart failure in general practice. Eur J Heart Fail 2002;4:479–83

[212] Francis GS et al. Comparison of neuroendocrine activation in patients with left ventricular dysfunction with and without congestive heart failure. Circulation 1990;82:1724–9

[213] Swedberg K et al. Hormones regulating cardiovascular function in patients with severe congestive heart failure and their relation to mortality. Circulation 1990;82:1730–6

[214] Dobre D et al. Prescription of beta-blockers in patients with advanced heart failure and preserved left ventricular ejection fraction. Eur J Heart Fail 2007;9:280–6

[215] Berry C et al. Effects of aldosterone receptor blockade in patients with mild-to-moderate heart failure taking a beta-blocker. Eur J Heart Fail 2007;9:429–34

[216] Lewis EF et al. for the CHARM investigators. Characterization of health-related quality of life in heart failure patients with preserved versus low ejection fraction in CHARM. Eur J Heart Fail 2007;9:83–91

[217] Schou M et al. Unexplained week-to-week variation in BNP and NT-proBNP is low in chronic heart failure patients during steady state. Eur J Heart Fail 2007;9:68–74

[218] Abdulla J et al. A systematic review: effect of angiotensin convering enzyme inhibition on left ventricular volumes and ejection fraction in patients with a myocardial infarction and in patients with left ventricular dysfunction. Eur J Heart Fail 2007;9:129–35

[219] Troughton RW et al. Treatment of heart failure guided by plasma amonoterminal brain natriuretic peptide (N-BNP) concentrations. Lancet 2000;355:1126–30

[220] Chan AKY et al. Aldosterone receptor antagonism induces reverse remodeling when added to angiotensin receptor blockade in chronic heart failure. J Am Coll Cariol 2007;50:591–6

[221] ESC guidelines for cardiac pacing and cardiac resynchronization therapy. http://www.escardio.org (2007)

[222] Bergmann MW et al. Erythropoetin und Herzinsuffizienz. Der Kardiologe 2007;1:43–9

[223] Paulus WJ et al. How to diagnose diastolic heart failure: a consensus statement on the diagnosis of heart failure with normal left ventricular ejection fraction by the heart failure and echocardiography associations of the european society of cardiology. Eur Heart J 2007;28:2539–50

[224] Laurenzi F et al. Biventricular upgrading in patients with conventional pacing system and congestive heart failure: results and response predictors. Pacing Clin Electrophysiol 2007;30:1096–104

[225] Gray A et al. for the 3CPO trialists. Noninvasive ventilation in acute cardiogenic pulmonary edema. N Engl J Med 2008;359: 142–51

[226] Beshai JF et al. for the RethinQ study investigators. Cardiac-resynchronization therapy in heart failure with narrow QRS complexes. N Engl J Med 2007;357:2461–71

[227] McAlister FA et al. Cardiac resynchronisation therapy for patients with left ventricular systolic dysfunction. JAMA 2007;297: 2502–14

[228] Daniels LB et al. Natriuretic peptides. J Am Coll Cardiol 2007;50:2357–68

[229] Anand IS et al. Changes in brain natriuretic peptide and norepinephrine over time and mortality and morbidity in the Valsartan Heart Failure Trial (Val-Heft). Circulation 2003;107:1278–83

[230] Logeart D et al. Predischarge B-type natriuretic peptide assay for identifying patients at high risk of re-admisson after decompensated heart failure. J Am Coll Cardiol 2004;43:635–41

[231] Mullens W et al. Using echocardiography in cardiac resynchronization therapy. Am Heart J 2007;154:1011–20

[232] Elkayam U et al. Vasodilators in the management of acute heart failure. Crit Care Med 2008;36(Suppl):S95–S105

[233] Petersen JW et al. Inotropes in the management of acute heart failure. Crit Care Med 2008;36(Suppl):S106–S111

[234] You JJ et al. Relation between cardiac troponin I and mortality in acute decompensated heart failure. Am Heart J 2007;153:462–70

[235] Piepoli MF et al. Exercise training meta-analysis of trials in chronic heart failure patients. (ExTraMATCH). J Am Coll Cardiol 2004;43 (supp 1):239A

[236] Cotter G et al. fluid overload in acute heart failure – re-distribution and other mechanisms beyond fluid accumulation. Eur J heart fail 2008;10:165–9

[237] Cleland JFG. The perindopril in elderly people with chronic heart failure (PEP-CHF) study. Eur Heart J 2006;27:2338–45

[238] Weir RAP et al. for the CHARM investigators. Efficacy and tolerability of adding an angiotensin receptor blocker in patients with heart failure already receiving an angiotensin-converting inhibitor plus aldosterone antagonist, with or without a beta blocker. Eur J Heart Fail 2008;10:157–63

[239] Nielson OW et al. Heart failure with preserved ejection fraction: dangerous, elusive, and difficult. Eur Heart J 2008;29:285–7

[240] Tribouilloy C et al. Prognosis of heart failure with preserved ejection fraction: a 5 year prospective population-based study. Eur Heart J 2008;29:339–47

[241] Milliez P et al. Cardiac resynchronization as a rescue therapy in patients with catecholamine-dependent overt heart failure: results from a short and mid-term study. Eur J Heart Fail 2008;10:291–7

[242] Grewal J et al. BNP and NT-proBNP predict echocardiographic severity of diastolic dysfunction. Eur J Heart Fail 2008;10:252–9

[243] Melzer C et al. Should we use the rate-adaptive AV delay in cardiac resynchronization therapy-pacing? Europace 2008;10:53–8

[244] Erdmann E et al. Weighing up the cardiovascular benefits of thiazolidineione therapy: the impact of increased risk of heart failure. Eur Heart J 2008;29:12–20

[245] Mebazaa A et al. Practical recommendations for prehospital and early in-hospital management of patients presenting with acute heart failure syndromes. Crit Care Med 2008;36(Suppl):S129–S139

[246] Nohria A et al. Cardiorenal interactions. Insights from the ESCAPE trial. J Am Coll Cardiol 2008;51:1268–74

[247] Bourge RC et al. Randomized controlled trial of an implantable continuous hemodynamic monitor in patients with advanced heart failure. The COMPASS-HF study. J Am Coll Cardiol 2008;51:1073–9

[248] Jaarsma T et al. Effect of moderate or intensive disease management program on outcome in patients with heart failure: Coordinating Study Evaluating Outcomes of Advising and Counseling in Heart Failure (COACH) investigators. Arch Intern Med 2008;168(3):316–24

[249] Betteridge DJ et al. PROactive: time for a critical appraisal. Eur Heart J 2008;29:969–83

[250] Braunwald E. Biomarkers in heart failure. N Engl J Med 2008;358:2148–59

[251] Goresan J et al. Echocardiography for cardiac resynchronization therapy: recommendations for performance and reporting – a report from the American Society of Echocrdiography Dyssynchrony writing group endorsed by the heart rhythm society. J Am Soc Echo 2008;21(3):191–213

[252] Jourdain P et al. Plasma brain natriuretic peptide-guided therapy to improve outcome in heart failure. The STARS-BNP multicenter study. J Am Coll Cardiol 2007;49:1733–9

[253] Gorcsan J et al. Combined longitudinal and radial dyssynchrony predicts ventriculas response after resynchronization therapy. J Am Coll Cardiol 2007;50:1476–83

[254] ACC/AHA/HRS 2008 guidelines for device-based therapy of cardiac rhythm abnormalities. J Am Coll Cardiol 2008;51:e1–e62

[255] Miyazaki C et al. Comparison of echocardiographic dyssynchrony assessment by tissue velacity and strain imaging in subjects with or without systolic dysfunction and with or without left bundle-branch block. Circulation 2008;117:2617–25

[256] Chung ES et al. Results of the predictors of response to CRT (PROSPECT) trial. Circulation 2008;117:2608–16

[257] Donal E et al. Resting echocardiographic assessments of left atrial function and filling pressure interest in the understanding of exercise capacity in patients with chronic congestive heart failure. J Am Soc Echocardiogr 2008;21:703–10

[258] Cournot M et al. Optimization of the use of B-type natriuretic peptide levels for risk stratification at discharge in elderly patients with decompensated heart failure. Am Heart J 2008;155:986–9

[259] Costanzo MR et al. Ultrafiltration versus intravenous diuretics for patients hospitalized for acute decompensated heart failure. J Am Coll Cardiol 2007;49:675–83

[260] Oreopoulos A et al. Body mass index and mortality in heart failure: a meta analysis. Am Heart J 2008;156:13–22

[261] Kronborg B et al. Very long term follow-up of cardiac resynchronization therapy: clinical outcome and predictors of mortality. Eur J Heart Fail 2008;796–801

[262] Cleland J et al. Predicting the long-term effects of cardiac resynchronization therapy on mortality from baseline variables and the early response. J Am Coll Cardiol 2008;52:438–45

[263] Neuhold S et al. Comparison of copeptin, B-type natriuretic peptide, and amino-terminal pro-B-type natriuretic peptide in patients with chronic heart failure. J Am Coll Cardiol 2008;52:266–72

[264] Kjekshus J et al. Rosuvastatin in older patients with systolic heart failure. N Engl J Med 2007;357:2248–61

[265] Fonarow GC et al. Influence of beta-blocker continuation or withdrawal on outcomes in patients hospitalized with heart failure. Findings from the OPTIMIZE-HF program. J Am Coll Cardiol 2008;52:190–9

[266] Anand IS. Anemia and chronic heart failure. J Am Coll Cardiol 2008;52:501–11

[267] lim SH et al. Ventricular optimization of biventricular pacing: a systematic review. Europace 2008;10:901–6

[268] Hamm CW et al. Diagnostische Herzkatheteruntersuchung (Leitlinie der DGK). Clin Res Cardiol 2008;97:475–512

[269] GISSI-HF investigators. Effect of rosuvastatin in patients with chronic heart failure (the GISSI-HF trial): a randomised, double-blind, placebo-controlled trial. Lancet 2008;372:1231–9

[270] GISSI-HF investigatros. Effect of m-3 polyunsaturated fatty acids in patients with chronic heart failure (the GISSI-HF trial): a randomised, double-blind, placebo-controlled trial. Lancet 2008;372:1223–30

[271] Fonarow G. Statins and 3-n-fatty acid supplementation in heart failure. Lancet 2008;372:1195–6

[272] Upadhyay GA et al. Cardiac resynchronization in patients with atrial fibrillation. J Am Coll Cardiol 2008;52:1239–46

[273] Mehta P et al. Mode of death in patients with newly diagnosed heart failure in the general population. Eur J Heart Fail 2008;10:1108–16

[274] Scott PA et al. Non-steroidal anti-inflammatory drugs and cardiac failure: a meta-analysis of observational studies and randomised controlled trials. Eur J Heart Fail 2008;10:1102–7

[275] Drazner MH et al. Relationship between right and left-sided filling pressures in 1 000 patients with advanced heart failure. J Heart Lung Transplant 1999;18:1126–32

[276] Masson S et al. Prognostic value of changes in N-terminal pro-brain natriuretic peptide in Val-HeFT. J Am Coll Cardiol 2008;52:997–1003

[277] Ronco C et al. Cardiorenal syndrome. J Am Coll Cardiol 2008;52:1527–39

[278] Bakris GL et al. Angiotensin-converting enzyme inhibitor-associated elevations in serum creatinine. Arch Intern Med 2000;160:685–93

[279] Zile MR et al. Transition from chronic compensated to acute decompensated heart failure. Circulation 2008;118:1433–41

[280] Cotter G et al. Randomised trial of high-dose isosorbide dinitrate plus low-dose furosemide versus high-dose furosemide plus low-dose isosorbide dinitrate in severe pulmonary oedema. Lancet 1998;351:389–93

[281] Levy P et al. Treatment of severe decompensated heart failure with high-dose intravenous nitroglycerin: a feasibility and outcome analysis. Ann Emerg Med 2007;50:144–52

[282] Linde C et al. on behalf of the REVERSE study group. Randomized trial of cardiac resynchronization in mildly symptomatic heart failure patients and in asymptomatic patients with left ventricular dysfunction and previous heart failure symptoms. J Am Coll Cardiol 2008;62:1834–43

[283] Massie BM et al. for the I-PRESERVE investigators. Irbesartan in patients with heart failure and preserved ejection fraction. N Engl J Med 2008;359:2456–67

[284] Greenberg B et al. for the MOMENTUM investigators. Effects of continuous aortic flow augmentation in patients with exacerbation of heart failure inadequeately responsive to medical therapy. Circulation 2008;118:1241–9

[285] O'Connor C et al. for the HF-ACTION investigators. Efficacy and safety of exercise training in patients with chronic heart failure. JAMA 2009;301(14):1439–50

[286] Rossi JS et al. Influence of coronary artery disease and coronary revascularisation status on outcomes in patients with acute heart failure syndromes: a report from OPTIMIZE-HF. Eur J Heart Fail 2008;10:1215–23

[287] Ahmed A et al. Effectiveness of digoxin in reducing one-year mortality in chronic heart failure in the digitalis investigation group trial. Am J Cardiol 2009;103:82–7

[288] Mullens W et al. Tissue Doppler imaging in the estimation of intracardiac filling pressure in decompensated patients with advanced systolic heart failure. Circulation 2009;119:62–70

[289] Mullens W et al. Sodium nitroprusside for advanced low-output heart failure. J Am Coll Cardiol 2008;52:200–7

[290] Yip G et al. the Hong Kong diastolic heart failure study: a randomised controlled trial of diuretics, irbesartan and ramipril on quality of life, exercise capacity, left ventriuclar global and regional function in heart failure with normal ejection fraction. Heart 2008;94:573–80

[291] Cruz S et al. Incidence and predictors of development of acute renal failure related to treatment of congestive heart failure with ACE inhibitors. Nephron Clin Pract 2007;105:c77–c83

[292] McMurray J et al. Practical recommendations for the use of ACE inhibitors, beta-blockers, aldosterone antagonists and angiotensin receptor blockers in heart failure: putting guidelines into practice. Eur J Heart Fail 2005;7:710–21

[293] Metra M et al. Advanced chronic heart failure: A position statement from the study group on advanced heart failure of the heart failure association of the european society of cardiology. Eur J Heart failure 2007;9:684–94

[294] Clark RA et al. Telemonitoring or structured telephone support programmes for patients with chronic heart failure: systematic review and meta-analysis. BMJ 2007;334:942

[295] Mehra MR et al. Surgery for severe mitral regurgitation and left ventricular failure: what do we really know? J Cardiac Fail 2008;14(2):145–50

[296] Allen L et al. Improvements in signs and symptoms during hospitalization for acute heart failure follow different patterns and depend on the measurement scales used (MEASURE-AHF) J Cardiac Fail 2008;14:777–84

[297] Feola M et al. Plasma brain natriuretic peptide predicts short-term clinical outcome in heart failure patients with restrictive filling pattern. J Cardiac Fail 2008;14:420–5

[298] Wertman BM et al. Ultrafiltration for the management of acute decompensated heart failure. J Cardiac Fail 2008;14:754–9

[299] Takeda Y et al. Within-person variation of the plasma concentration of B-type natriuretic peptide: safety range in stable patients with heart failure. Am Heart J 2009;157:97–101

[300] Koplan BA et al. Heart failure decompensation and all-cause mortality in relation to percent biventricular pacing in patients with heart failure. J Am Coll Cardiol 2009;53:355–60

[301]  Hernandez AF et al. Clinical effectiveness of beta-blockers in heart failure. Findings from the OPTIMIZE-HF registry. J
Am Coll Cardiol 2009;53:184–92

[302]  Nagueh SF et al. Recommendations for
the evaluation of left ventricular diastolic
function by echocardiography. J Am Soc
Echocardiogr 2009;22:107–33

[303]  Williams JA et al. Surgical ventricular
restoration versus cardiac transplantation:
a comparison of cost, outcomes, and survival. J Cardiac Fail 2008;14:547–54

[304]  Mullens W et al. Importance of venous
congestion for worsening of renal function in advanced decompensated heart
failure. J Am Coll Cardiol 2009;53:589–96

[305]  Cleland JGF et al. Effects of cardiac resynchronization thery on long-term quality of life: an analysis from the Cardiac Re-
synchronisation-Heart Failure (CARE-HF)
study. Am Heart J 2009;157:457–66

[306]  Lam CSP et al. Pulmonary hypertension
in heart failure with preserved ejection
fraction. A community-based study. J Am
Coll Cardiol 2009;53:1119–26

[307]  Pfisterer M et al. for the TIME-CHF investigators. BNP-guided vs. symptom-gui-
ded heart failure therapy. JAMA
2009;301(4):383–92

[308]  Anand IS et al. Cardiac resynchronisation therapy reduces the risk of hospitalisa-
tions in patients with advanced heart failure. Circulation 2009;119:969–77

[309]  Ezekowitz JA et al. Aldosterone blockade
and left ventricular dysfunction: a systematic review or randomized clinical trials.
Eur Heart J 2009;30:469–77

[310]  Mebazaa A et al. Levosimendan vs. dobutamin: outcome for acute heart failure
patients on beta-blockers in SURVIVE. Eur
J Heart Fail 2009;11:304–11

[311]  Mortara A et al. on behalf of the HHH
investigators. Home telemonitoring in heart failure patients. The HHH study. Eur J
Heart Fail 2009;11:312–8

[312]  Massie BM et al. for the WATCH trial investigators. Randomized trial of warfarin,
aspirin, and clopidogrel in patients with
chronic heart failure. Circulation
2009;119:1616–24

[313]  Wikstrom G et al. the effects of aetiology on outcome in patients treated with
cardiac resynchronization therapy in the
CARE-HF trial. Eur Heart J 2009;30:782–8

[314]  Foley PWX. Long-term effects of upgrading from right ventricular pacing to cardiac resynchronization therapy in patients
with heart failure. Europace
2009;11:495–501

[315]  Dar O et al. A randomized trial of home
telemonitoring in a typical elderly heart
failure population in north west London:
results of the Home-HF study. Eur J Heart
Fail 2009;11:319–25

[316]  Flynn KE et al. Effects of exercise training oh health status in patients with
chronic heart failure. HF-ACTION randomized controlled trial. JAMA
2009;301(14):1451–9

[317]  Allen LA et al. Management of acute decompensated heart failure. CMAJ
2007;176(6):767–805

[318]  Wang CS et al. Does this dyspnoeic in
the emergency department have congestive heart failure? JAMA 2005;294:1944–56

[319]  Abraham WT et al. In-hospital mortality
in patients with acute decompensated heart failure requiring intravenous vasoactive medications. J Am Coll Cardiol
2005;46:57–64

[320]  Topalian S et al. Cardiogenic shock. Crit
care Med 2008;36(Suppl):S66–S74

[321]  Steimle A et al. Sustained hemodynamic
efficacy of therapy tailored to reduce filling pressures in survivors with advanced
heart failure. Circulation 1997;96:1165–72

[322]  Jones HR et al. for the STICH Hypothesis
2 investigators. Coronary bypass surgery
with or without surgical ventricular reconstruction. N Engl J Med 2009;360:1705–17

[323]  Mebazza A et al. Practical recommendations for prehospital and early in-hospital
management of patients presenting with
acute heart failure. Crit Care Med
2008;36(Suppl):S129–S139

[324]  Zhang J et al. Predicting hopitalization
due to worsening heart failure using daily
weight measurement: analysis of the
trans-european network-home-care mangement system (TENS-HMS) study. Eur J
Heart Fail 2009;11:420–7

[325]  Maric B et al. A systematic review of telemonitoring technologies in heart failure. Eur J Heart Fail 2009;11:506–17

[326]  Vazquez R et al. The MUSIC risk score: a
simple method for predicting mortality in
ambulatory patients with chronic heart
failure. Eur Heart J 2009;30:1088–96

[327] Omland T. Advances in congestive heart failure management in the intensive care unit: B-type natriuretic peptides in evaluation of acute heart failure. Crit Care Med 2008;36(Suppl):S17–S27

[328] Jourdain P et al. Bedside B-type natriuretic peptide and functional capacity in chronic heart failure. Eur J Heart Fail 2003;5:155–60

[329] Gislason GH et al. Increased mortality and cardiovascular morbidity associated with use of nonsteroidal anti-inflammatory drugs in chronic heart failure. Arch Intern Med 2009;169(2):141–9

[330] Tsuyuki RT et al. Revascularization in patients with heart failure. CMAJ 2006;175:361–5

[331] Allman KC et al. Myocardial viability testing and impact of revascularization on prognosis in patients with coronary artery disease and left ventricular dysfunction: a meta-analysis. J Am Coll Cardiol 2002;39:1151–8

[332] Krum H et al. Heart failure. Lancet 2009;373:941–55

[333] Wilson SR. Evaluation for a ventricular assist device. Selecting the appropriate candidate. Circulation 2009;119:2225–32

[334] Khan FZ et al. Left ventricular lead placement in cardiac resynchronization therapy: where and how? Europace 2009;11:554–61

[335] Adams KF et al. Prospective assessment of the occurrence of anemia in patients with heart failure: results from the study of anemia in a heart failure population (STAMINA-HFP) registry. Am Heart J 2009;157:926–32

[336] Voors AA et al. C-terminal provasopressin (copeptin) is a strong prognostic marker in patients with heart failure after an acute myocardial infarction: results from the OPTIMAAL study. Eur Heart J 2009;30:1187–94

[337] Eurlings L et al. NT-proBNP guided management of chronic heart failure based on an individual target value: the PRIMA study. Vorgetragen bei: late breaking clinical trials; ACC scientific sessions. Orlando März 2009

[338] Abraham WT et al. Multicenter randomized controlled trial of cardiac contractility modulation in patients with advanced heart failure. FIX-HF-5 trial. Vorgetragen bei: late breaking clinical trials. ACC scientific sessions. Orlando März 2009

[339] Carluccio E et al. Effect of revascularizing viable myocardium on left ventricular diastolic function in patients with ischaemic cardiomyopathy. Eur Heart J 2009;30:1501–9

[340] Palliative care in heart failure: a position statement from the palliative care workshop of the heart failure association of the european society of cardiology. Eur J Heart Fail 2009;11:433–43

[341] Hawkins NM et al. Bisoprolol in patients with heart failure and moderate to severe chronic obstructive pulmonary disease: a randomized controlled trial. Eur J Heart Fail 2009;11:684–90

[342] Extended mechanical circulatory support with a continuos-flow rotary left ventricular assist device. J Am Coll Cardiol 2009;54:312–21

[343] Nucifora G et al. Lack of improvement of clinical outcomes by a low-cost, hospital-based heart failure management program. J Cardiovasc Med 2006;7:614–22

[344] Nguyen V et al. Lack of long-term benefits of a 6-month heart failure disease management program. J Card Fail 2006;13:287–93

[345] Boutron I et al. for the CONSORT group. Extending the CONSORT statement to randomized trials of nonpharmacologic treatment: explanation and elaboration. Ann Intern Med 2008;148:295–309

[346] Goodlin SJ et al. Palliative care in congestive heart failure. J Am Coll Cardiol 2009;54:386–96

[347] Deneke T et al. Optimierte Programmierung der atrio-ventrikulären und ventriculo-ventrikulären Verzögerungszeiten bei Patienten unter biventrikulärer Stimulation – ein pragmatischer Ansatz. Herzschr Elektrophys 2008;19:11–8

[348] Smart N et al. Exercise training for patients with heart failure: a systematic review of factors that improve mortality and morbidity. Am J Med 2004;116:693–706

[349] Bjarnason-Wehrens et al. Leitlinie körperliche Aktivität zur Sekundärprävention und Therape kardiovaskulärer Erkrankungen. Clin Res Cardiol 2009;(Suppl 4):1–44

[350] Holubarsch CJF et al. The efficacy and safety of crataegus extract WS 1442 in pa-

tients with heart failure: the SPICE trial. Eur J Heart Fail 2008;10:1255–63

[351] Rossi JS et al. Influence of coronary artera disease and coronary revascularisation status on outcomes in patients with acute heart failure syndromes: a report from OPTIMIZE-HF. Eur J Heart Fail 2008;10:1215–23

[352] Felker GM et al. Biomarker-guided therapy in chronic heart failure: a meta-analysis of randomised controlled trials. Am Heart J 2009;158:422–30

[353] Pazin-Filho A et al. Heart failure disease management program experience in 4545 heart failure admissions to a community hospital. Am Heart J 2009;158:459–66

[354] Boer RA et al. Galectin-3: a novel mediator of heart failure development and progression. Eur J Heart Fail 2009;11:811–7

[355] Delnoy PP et al. Long-term clinical response of cardiac resynchronization after chronic right ventricular pacing. Am J Cardiol 2009;104:116–21

[356] Moss AJ et al. for the MADIT-CRT trial investigators. Cardiac-resynchronization therapy for the prevention of heart-failure events. N Engl J Med 2009;361:1329–38

[357] Klersy C et al. A meta-analysis of remote monitoring of heart failure patients. J Am Coll Cardiol 2009;54:1683–94

[358] Jondeau G et al. B-CONVINCED: beta-blocker continuation vs. interruption in patients with congestive heart failure hospitalized for a decompensation episode. Eur Heart J 2009;30:2186–92

# 9 Herztransplantation

1967 in Südafrika von Barnard erstmalig durchgeführt, 1968 mehr als 100 HTX, dann stark rückläufige Zahlen wegen sehr schlechter Überlebensraten im 1. Jahr post Op. In den 1980er Jahren erneut zunehmende HTX bei Verbesserung der Immunsuppression mit Zyklosporin.

## 9.1 Epidemiologie

Weltweit ca. 3 000–4 000 Operationen/Jahr. Seit 2000 in Deutschland ca. 400 HTX/Jahr (s.a. http://www.UNOS.org, http://www. DSO.de). 2004–2006 war die Diagnose der HTX-Empfänger bei 41% KHK, bei 45% Kardiomyopathie und bei je ca. 3% angeborene Vitien, Herzklappenfehler und Retransplantation. Mittleres Alter der Empfänger ca. 50 Jahre, beinahe 25% der Patienten sind jetzt > 60 Jahre alt. Über 12% der Spender sind jetzt älter als 50 Jahre [2]. 42% der Zentren transplantieren < 10/Jahr, nur 11% der Zentren transplantieren > 30/Jahr [2].

## 9.2 Indikationen

Patienten < 70 Jahre [3] mit schweren Symptomen der Herzinsuffizienz, bei denen keine weiteren medikamentösen oder chirurgischen Möglichkeiten inkl. CRT zur Verfügung stehen, mit einer Lebenserwartung < 1 Jahr [4]. Die Patienten müssen gut informiert, motiviert, emotional stabil und zu einer entsprechenden Mitarbeit in der Lage sein [25]. 40% der Empfänger erhielten vor HTX i.v. Inotropika, 27% wurden von einem mechanischen System unterstützt, ganz überwiegend LVAD [2]. Zusätzliche **Kriterien der Listung zur HTX** sind:

◢ **Stark eingeschränkte kardiopulmonale Leistungsfähigkeit:** Das Ergebnis der Messung der belastungsinduzierten maximalen Sauerstoffaufnahme ($VO_{2max}$) ist seit 1991 validiert, Patienten mit einem $VO_{2max}$ < 10 ml/kg/min hatten eine sehr schlechte Prognose, Patienten nach HTX hatten eine verbesserte Lebenserwartung [22]. $VO_{2max}$ < 10 ml/kg/min – allgemein akzeptierte HTX-Indikation, ein $VO_{2max}$ 10–14 ml/kg/min bei Patienten mit starker subjektiver Einschränkung im Alltag stellt eine mögliche HTX-Indikation dar [3].

◢ **Schlechter Heart Failure Survival Score (HFSS):** Parameter sind KHK, intraventrikuläre Leitungsstörung, LVEF, HF, Serum-Natrium, mittlerer Blutdruck und Peak $VO_2$ [20]. Patienten werden als Low-risk-, Medium-risk- oder High-risk-Patienten klassifiziert. Die **Kombination aus $VO_{2max}$ und HFSS** ermöglicht eine präzisere Risikostratifikation.

◢ **Rechtsherzkatheterdaten:** Klasse-I-Indikation [3], Durchführung alle 3–6 Monate insbesondere bei schon nachgewiesener reversibler pulmonaler Hypertonie. Ziel ist der Ausschluss einer schweren pulmonalen Hypertonie, da 20% der frühen Todesfälle auf ein Rechtherzversagen des Transplantates zurückzuführen ist. Vasodilatanzien-Test bei systolischem PA-Druck > 50 mmHg und entweder einem transpulmonalen Gradienten (PC-Druck – diastolischer PA-Druck) > 15 mmHg oder einem pulmonalen Gefäßwiderstand > 3 Wood Units. Evtl. prolongierte i.v. Med. oder Unloading mit LVAD, Details s. [3].

◢ **Risikomodell der German Transplant Society:** Gut validiert, aber nach [3] anfällig für Manipulation.

◢ **NT-proBNP:** Unabhängiger Mortalitätsprädiktor [11], Stellenwert im Zusammenhang mit dem HFSS noch nicht klar [3]. Das 1-Jahres-Überleben ohne HTX bei Patienten mit einem $VO_2 \leq 14$ ml/kg/min war 71% bei BNP > 137 pg/ml bzw 100% bei BNP < 137 pg/ml [12].

## 9.3 Kontraindikationen

Die Kontraindikationen werden nicht in allen Zentren einheitlich gesehen [18, 25]:

◢ Signifikante Leberinsuffizienz (Bilirubin > 5 mg/dl, Quick < 50%)

◢ Schwere Niereninsuffizienz (Krea.-Clearance < 50 ml), von einigen Zentren werden Dialysepatienten akzeptiert)

◢ Nicht verheiltes peptisches Ulkus

◢ Unkontrollierte Infektion

◢ Schwere Lungenerkrankung (VK < 50%, $FEV_1$ < 50%, $FEV_1$ < 1–1,5 l)

◢ Malignom in Remission < 5 Jahre

◢ Systemerkrankung mit Multiorganbeteiligung

◢ Schlechte Compliance

◢ Drogen- und Alkoholabusus

◢ Kürzliche thromboembolische Komplikation

◢ Schwere psychiatrische Erkrankung, nicht ausreichend kontrolliert

◢ Irreversibel erhöhter pulmonaler Gefäßwiderstand (PVR > 6–8 Wood Units und mittlerer transpulmonaler Gradient > 15 mmHg (= > 480–640 dyn × s × cm$^{-5}$), $PA_{sys}$ > 60 mmHg

◢ Sonstige Krankheiten mit schlechter Prognose

Die Bewertung der Kontraindikationen ist nicht einheitlich. Ein insulinpflichtiger Diab. mell. mit Organschäden ist ebenso wie eine Niereninsuffizienz (GFR < 40 ml/min) für viele Zentren nur noch eine rel. KI; prä Op. sollte ein BMI < 30 kg/m$^2$ erreicht werden [3].

## 9.4 Herztransplantation vs. ACVB

Randomisierte Studien fehlen. Anzunehmen ist, dass nur solche Patienten von der operativen Revaskularisation profitieren, bei denen in erheblichem Umfang vitales, hibernierendes Myokard nachweisbar ist [8]. Einzelfallentscheidung.

## 9.5 Physiologie

Das implantierte Spenderherz ist denerviert, die Steigerung des HZV unter Belastung erfolgt über die Zunahme zirkulierender Katecholamine sowie über den Frank-Starling-Mechanismus; der HF-Anstieg erfolgt langsamer, die maximale Leistungsfähigkeit ist auf 60–80% reduziert [6]. Häufig Trikuspidalinsuffizienz.

## 9.6 Medikation post Op.

Diverse Protokolle für die postoperative Induktionstherapie u.a. mit Antilymphozyten-Antikörpern, Antithymozyten-Globulin, Interleukin-2-Rezeptor-Antikörpern. Verschiedene Erhaltungstherapien, überwiegend eine Kombination aus einem Calcineurin-Inhibitor (Zyklosporin oder Tacrolimus) mit Mycophenolatmofetil (MMF) mit oder ohne Prednison. Die Kombination aus CSA und MMF war CSA und Azathioprin hinsichtlich Mortalität deutlich überlegen [24]. Zunehmender Einsatz der TOR-Inhibitoren (Target of Rapamycin) Sirolimus (Rapamycin) und

Everolimus in Kombination mit MMF oder einem Calcineurin-Inhibitor, z.B. bei schwerer Allograft-Vaskulopathie oder schwerer Niereninsuffizienz [13, 14, 15].

◢ **Ciclosporin (CSA):** Dosis nach Vollblutspiegel 300–350 ng/ml, nach 2 Jahren nur noch 200 ng/ml; Calcineurin-Inhibitor, Inhibition der Transskription von Zytokinen, u.a. von Il-2. Mögliche Probleme durch Hepatotoxizität, akute oder chronische Nephrotoxizität, Hypertonie, Mutagenität; neurologische Probleme, u.a. Tremor und Krampfanfälle, Hyperlipidämie, Hypertrichosis und Gingivahyperplasie, Diabetes mell. in 10% der Fälle. Dosisreduktion bei Leberinsuffizienz.

◢ **Tacrolimus (TAC):** Blutspiegel-Ziel 10–15 ng/ml, nach 2 Jahren 5–10 ng/ml; Calcineurin-Inhibitor (wie CSA) und dadurch Inhibition der Transskription von Zytokinen, u.a. von Il-2. Hypertonie und Hyperlipidämie seltener als bei CSA.

◢ **Azathioprin (AZA):** 1–2 mg/kg/Tag, verminderte Dosis, wenn Leukos < 3 000–4 000; inhibiert die DANN-Synthese und bes. die Proliferation von B- und T-Lymphozyten. Hepatische Metabolisierung in 6-Mercaptopurin, Dosisreduktion bei Leber- und Niereninsuffizienz. Myelosuppression, Pankreatitis, Hepatitis. AZA wird nur noch selten verwendet.

◢ **Mycophenolatmofetil (MMF):** 2-mal 500–1 500 mg/Tag, Zielspiegel von 2,5–5 µg/ml in der Diskussion, selektiver Hemmer der Lymphozytenproliferation via Enzymhemmung. Diarrhö, Erbrechen.

◢ **Prednison:** 5–10 mg/kg prä/intra Op, nach 6 Monaten auf 0,1 mg/kg/Tag, bei Abstoßung 1–3 mg/kg/Tag; Osteoporose, Knochennekrosen, Diab. mellitus, Hypertonie, Akne, Myopathie, Gewichtszunahme, psychische Störungen. Auf Prednison kann bei ca. 50% der Patienten nach 6–12 Monaten verzichtet werden [13].

◢ **Sirolimus (SIR)/Rapamycin:** Inhibition einer Kinase (TOR), die Einfluss nimmt auf Proteine, welche die Proliferation von Lymphozyten und glatten Muskelzellen regulieren. Thrombopenie, Hypercholesterinämie, Neutropenie, Anämie.

◢ **Everolimus (RAD):** Wirkung wie Sirolimus.

◢ **CSE-Hemmer:** Reduktion der Graft-Arteriosklerose und der Mortalität [7].

Bezüglich der gravierenden Problematik der Arzneimittelwechselwirkungen s. [16].

## 9.7 Probleme post Op.

### Abstoßungsreaktion

Die Diagnose erfolgt durch Endomyokardbiopsie, die echokardiografische Diagnostik ist nicht zuverlässig genug [21]. Verschiedene Therapieprotokolle, z.B. Prednisolon 1 g/Tag für 3 Tage, Immunglobulin, Plasmapherese.

◢ **Hyperakut:** Innerhalb von Minuten bis Stunden, durch präformierte Antikörper gegen ABO-Antigene, HLA oder endotheliale Antigene

◢ **Akut zellulär:** Jederzeit möglich, meist jedoch in den ersten 3–6 Monaten, T-Zell-vermittelt, klassifiziert nach Endomyokardbiopsie in leicht, mittel oder schwer. Patienten sind asymptomatisch oder haben Dyspnoe und Müdigkeit, evtl. Halsvenenstauung oder Linksherzdekompensation. Inzidenz 40–70% in den ersten 6 Monaten

◢ **Akut humoral:** Seltenere (in ca. 7%) antikörpervermittelte Reaktion gegen HLA oder Endothelzellantigene, Tage bis Wochen nach HTX. Schwere LV-Dysfunktion möglich

◢ **Chronisch:** Monate oder Jahre nach Op.

## Infektneigung durch Immunsuppression

Ursache für 20% der Todesfälle im 1. Jahr. Prophylaxe je nach Risiko in den ersten 6–12 Monaten gegen Infektion mit Candida (Nystatin, Clotrimazol, Fluconazol), CMV (Valganciclovir, Ganciclovir), HSV (Aciclovir), PCP (TMP). Nach 6 Monaten sind die Infektionen meist durch „normale" Erreger bedingt [15].

## Hypertonie

In 95% der Fälle 5 Jahre nach HTX [15], Hauptgrund sind Calcineurin-Inhibitoren, entweder direkt oder durch die induzierte Niereninsuffizienz. Kombinationstherapie meist erforderlich.

## Niereninsuffizienz

5 Jahre nach HTX bei 33%, typische Nebenwirkung der Calcineurin-Inhibitoren [15].

## Diabetes mellitus

5 Jahre nach HTX 32%, u.a. infolge von Glukokortikoiden und Calcineurin-Inhibitoren [15].

## KHK als Graft-Arteriosklerose

*Synonym:* Coronary allograft vasculopathy

Inzidenz 5–10%/Jahr [6], nach 5 Jahren 25–50% [15], 43% innerhalb der ersten 8 Jahre [23]. Der IVUS-Nachweis einer schnell progredienten Vaskulopathie geht einher mit einem erhöhten Risiko, Tod/AMI nach 6 Jahren in 51% vs. 16% [17], die Graft-Arteriosklerose ist einer der Haupttodesursachen nach dem 1. Jahr.

Anders als die fokale Koronarsklerose mit Lipidkern ist die Transplantat-Vaskulopathie ein diffuser Prozess der Intimaverdickung, welcher sowohl intramyokardiale wie epikardiale Arterien und Venen betrifft. Eine multikausale Genese mit einer Interaktion klassischer Risikofaktoren, immunsuppressiver Medikamente, immunologischer Faktoren (Graft-Arteriosklerose als chronische Abstoßungsreaktion), Ischämie-Reperfusionsscha-

den und Virusinfektionen wird angenommen.

Bei Denervation des Herzens besteht keine AP; jährliche Koronarangiografien waren daher üblich, wenngleich in der Effizienz wenig evaluiert. Angiografischer Nachweis der Graft-Arteriosklerose bei 30–50% der Patienten nach 5 Jahren, im Vergleich zum IVUS als dem Goldstandard beträgt die Sensitivität nur 80%. Nicht invasive diagnostische Optionen als mögliche Screening-Verfahren vor Koro./IVUS sind Stress-Echokardiografie (Sensitivität 80%, Spezifität 88% [9, 23]), SPECT (hoher NPV) und die Angio-CT (Sensitivität 83%, Spezifität 95%) [9, 23].

Keine Lebensverlängerung durch Revaskularisation [23]. PCI möglich, geringere Restenoserate mit DES ohne Einfluss auf die MACE-Rate [19, 26].

Sehr hohe Mortalität bei ACVB-Op. (bis 40%). Re-HTX als einzige definitive Therapie nur in Einzelfällen möglich, Prognose nach Re-HTX schlechter als nach 1. HTX [23]. Everolimus reduzierte die Intimaproliferation in den ersten 12 Monaten [10], ob sich dies in einen dauerhaften Vorteil übersetzt, bleibt abzuwarten. Stellenwert von ASS unklar (häufige Resistenzen). Verminderte CSA-Spiegel unter Ticlopidin (Abstoßungsrisiko). Bei Clopidogrel wurde Rhabdomyolyse beschrieben. Bestes Vorgehen unklar [15]. CSE-Hemmer reduzieren die Arteriosklerose und die Mortalität [7].

## Depressionen

In bis zu 25% [15].

## Osteoporose

Häufiges Problem, als Nebenwirkung durch CI und Kortison, infolge Niereninsuffizienz und schon präoperativ vorbestehend. Therapeutisch Kalzium 1 500 mg/dl, Vitamin D 800 U/Tag und Bisphosphonate.

## Malignome

Das Malignomrisiko ist erhöht. Todesursache bei 22% der Patienten nach 5 Jahren bes. Hauttumore, lymphoproliferative Tumore (bes. NHL), Zervixtumore.

## Gicht

Unter Colchicin erhöhtes Risiko für Myopathie/Neuropathie. Die Interaktion zwischen Allopurinol und Azathioprin bedingt ein erhöhtes Neutropenierisiko (Dosisreduktion!). NSAR sind wegen der häufigen Niereninsuffizienz problematisch [15]. Glukokortikoide wegen häufig mit Erfolg eingesetzt.

## 9.8 Prognose

Mortalität in den ersten 6 Monaten ca. 10%. **Überlebensrate im Median 10 Jahre**, 13 Jahre für die Überlebenden des 1. Jahres [2]. **25% der Patienten leben mind. 17 Jahre** [13].

Haupttodesursachen in den ersten 30 Tagen post Op. sind Graft failure bei 40% der Patienten, Multiorganversagen und Infektionen. **Nach 5 Jahren sind die häufigsten Todesursachen Allograft-Vaskulopathie (30%), Malignome (22%) und Infektionen (10%)** [2].

### Literatur

[1] Deutsche Stiftung Organtransplantation (Hrsg.). Organspende und Herztransplantation in Deutschland. 2000, Eigenverlag, Neu-Isenburg

[2] Taylor DO et al. Registry of the international society for heart and lung transplantation: twenty-fourth official adult heart transplant report – 2007. J Heart Lung Transplant 2007;26:769–81

[3] Mehra MR et al. Listing criteria for heart transplantation: International society for heart and lung transplantation guidelines for the care of cardiac transplant candidates – 2006. J Heart Lung Transplant 2006;25:1024–42

[4] Metra M et al. on behalf of the heart failure association of the European Society of Cardiology. Advanced chronic heart failure: a position statement from the study group on advanced heart failure of the heart failure association of the European Society of Cardiology. Eur J Heart Fail 2007;9:684–94

[5] Weis M. Cardiac Allograft Vasculopathy. Circulation 1997; 96:2069–77

[6] Meiser BM et al. Herztransplantation – State of the Art Today. Herz 1997;22:237–52

[7] Wenke K et al. Simvastatin initiated early after heart transplantation. Circulation 2003;107:93–7

[8] AHA Medical/Scientific Statement. Selection and treatment of Candidates for Heart Transplantation. Circulation 1995;92:3593–612

[9] Spes CH et al. Diagnostik and Prognostic Value of Serial Dobutamine Stress Echocardiography for Noninvasive Assessment of Cardiac Allograft Vasculopathy. Circulation 1999;100:509–15

[10] Eisen HJ et al. Everolimus for the prevention of allograft rejection and vasculopathy in cardiac-transplant recipients. N Engl J Med 2003;349:847–58

[11] Gardner RS et al. N-terminal pro-brain natriuretic peptide. Eur Heart J 2003;24:1735–43

[12] Combining of B-type natriuretic peptide and peak oxygen consumption improves risk stratification in outpatients with chronic heart failure. Am Heart J 2003;146:729–35

[13] Lingenfeld J et al. Drug therapy in the heart transplant recipient. Part I: Cardiac rejection and immunsuppressive drugs. Circulation 2004;110:3734–40

[14] Lingenfeld J et al. Drug therapy in the heart transplant recipient. Part II: Immunsuppressive drugs. Circulation 2004;110:3858–65

[15] Lingenfeld J et al. Drug therapy in the heart transplant recipient. Part III: Common medical problems. Circulation 2005;111:113–7

[16] Page RL et al. Drug therapy in the heart transplant recipient. Part IV: Drug-drug interactions. Circulation 2005;111:230–9

[17] Tuzcu EM et al. Intravascular ultrasound evidence of angiographically silent progression in coronary atherosclerosis predicts long-term morbidity and mortality after cardiac transplantation. J Am Coll Cardiol 2005;45:1538–42

[18] ESC Guidelines. Guidelines for the diagnosis and treatment of chronic heart failure: executive summary (update 2005) Eur Heart J 2005;26:1115–40

[19] Bader FM et al. Percutaneous coronary interventions with stents in cardiac transplant recipients. J Heart Lung Transplant 2006;25(3):298–301

[20] Aaronson KD et al. Developement and prospective validation of a clinical index to predict survival in ambulatory patients referred for cardiac transplantation. Circulation 1997;95:2660–7

[21] Mena C et al. Detection of heart transplant rejection in adults by echocardiographic diastolic indices: a systematic review of the literature. J Am Soc Echocardiogr 2006;19:1295–300

[22] Mancini DM et al. Value of peak exercise oxygen consumption for optimal timing of cardiac transplantation in ambulatory patients with heart failure. Circulation 1991;83:778–86

[23] Schmauss D et al. Cardiac allograft vasculopathy. Circulation 2008;117:2131–41

[24] Eisen HJ et al. Three-vear results of a randomised, double-blind, controlled trial of myphenolate mofetil versus azathioprine in cardiac transplant recipients. J Heart Lung Transplant 2005;24:517–25

[25] ESC Guidelines for the diagnosis and treatment of acute and chronic heart failure 2008. Eur Heart J 2008;29:2388–442

[26] Nfor T et al. Comparing long-term outcomes between drug-eluting and bare-metal stents in the treatment of cardiac allograft vasculopathy. Cath Cardiovasc Interv 2009;74:543–9

# 10 Perikarderkrankungen

Das Perikard ist ein doppelschichtiger fibroseröser Sack mit einem viszeralen Perikard als einer einschichtigen Mesothelzellschicht und einem parietalen Perikard, welches ca. 2 mm dick ist. Es enthält 15–35 ml Flüssigkeit, wird innerviert vom N. phrenicus und arteriell versorgt via A. mammaria interna [28]. Es fixiert das Herz im Mediastinum, reduziert den Reibungswiderstand, verhindert eine plötzliche starke Dilatation und beeinflusst die Ventrikelhämodynamik im Sinne einer diastolischen Kopplung beider Ventrikel.

## 10.1 Perikarditis

Trockener, fibrinöser oder effusiver Entzündungsprozess des Perikards. Eine Perimyokarditis kann angenommen werden bei gleichzeitiger myokardialer Dysfunktion mit Erhöhung von Troponin, CK/CK-MB, Myoglobin, bewiesen jedoch erst durch endomyokardiale oder epimyokardiale Biopsie [31].

### 10.1.1 Ätiologie

Zur Ätiologie der Perikarditis s. auch [28, 31].
- ◢ Idiopathisch (vermutlich überwiegend viral), bis 90% [34]
- ◢ Infektiös
  - – Viren (Coxsackievirus B, Echovirus Typ 8, Adenovirus, Varizellen, EBV, CMV, HIV u.a.)
  - – Bakterien (Borrelien, Staphylo-, Strepto-, Pneumokokken, Tuberkulose, Legionellen u.a.)
  - – Pilze (Candida, Histoplasmen, Aspergillus)
  - – Parasiten (Toxoplasmen, Entameoba histolytica, Echinokokkus)
- ◢ Malignom, i.d.R. metastatisch, bei Bronchial-Ca., Mamma-Ca., Leukämie u.a.
- ◢ Autoimmunerkrankungen: Rheumatisches Fieber, Lupus eryth., rheumatische Arthritis, Sklerodermie u.a.
- ◢ Akuter Myokardinfarkt (als Pericarditis epistenocardica)
- ◢ Post-Infarkt-Syndrom
- ◢ Post-Kardiotomie-Syndrom
- ◢ Aortendissektion
- ◢ Trauma
- ◢ Radiatio
- ◢ Medikamente (Penizillin, INH, Doxorubicin, Phenytoin u.a.)
- ◢ Metabolisch: Urämie, diabetische Ketoazidose, Addison-Krise, Myxödem

**Ursachen**
Nach Häufigkeit angegeben sind folgende Ursachen möglich [36]:
- ◢ Idiopathisch (83–88%)
- ◢ Spezifisch (12–17%)
  - – Neoplastisch (5–7%)
  - – Tbc (ca. 4%)
  - – Autoimmun (1,7–7,3%)
  - – Purulent (ca. 1%)

### 10.1.2 Symptome

- ◢ Fieber
- ◢ Schmerz, retrosternal oder linkspräkordial, scharf, heftig

Oft zunehmend im Liegen, bei Husten und Inspiration, häufig geringer im Sitzen und beim Vornüberbeugen, bei zusätzlicher Pleuritis auch atemabhängige Intensität.

### 10.1.3 Diagnostik

#### 10.1.3.1 Auskultation

◢ Perikardreiben, aus 1–3 Komponenten bestehend, häufig in maximaler Exspiration im nach vorne gebeugten Sitzen am besten zu hören.

#### 10.1.3.2 EKG

Wichtigste diagnostische Maßnahme [1]. Bei akuter Perikarditis stadienartiger Verlauf ähnlich wie akuter Myokardinfarkt, jedoch keine Entwicklung eines Q, kein R-Verlust [28].

| Stadium I | ST gehoben (aus dem S heraus) |
|---|---|
| Stadium II | ST isoelektrisch, T flach |
| Stadium III | ST isoelektrisch, T negativ |
| Stadium IV | Normalisiert |

Niedervoltage bei Erguss, evtl. Tachykardie.

#### 10.1.3.3 Röntgen-Thorax

◢ In Abhängigkeit von der Ergussmenge Herzdilatation (ab ca. 250 ml [28]) mit Bocksbeutelform oder Dreiecksform
◢ Evtl. Raumforderung: Malignom, Tbc, Pneumonie, Pleuraerguss, Aortendissektion

#### 10.1.3.4 Echokardiografie

◢ Perikarderguss

Möglichst genaue Beschreibung zur Verlaufsbeurteilung, z.B. „12 mm diastolisch an der LV-Hinterwand in der parasternalen langen Achse" etc.

#### 10.1.3.5 Labordiagnostik

Zur ätiologischen Abklärung je nach klinischem Gesamtbild.

◢ Leukozyten, CRP
◢ CK/CK-MB, Troponin (Myokarditis, Infarkt). Troponin positiv in 32% der Fälle, mit zusätzlichem Anstieg der CK-MB in 7,6%, Troponin-Anstieg nicht assoziiert mit schlechterer Prognose [24]
◢ Blutkultur (bakterielle Perikarditis)
◢ Kreatinin (Urämie)
◢ Evtl. ANA, Rheumafaktor (autoimmun)
◢ Evtl. Mononukleose-Schnelltest oder Mononukleose-Titer, Toxoplasmose-Titer, HIV-Test

### 10.1.4 Prognose

Variabler Verlauf je nach Ätiologie, häufig klinisch inapparent. Differenziert werden die akute P. und die chronische P. (> 3 Monate); beim Rezidiv werden unterschieden die intermittierende P. (ohne Therapie zeitweilig symptomfrei) und die anhaltende P. (incessant) [31].

◢ In 70–90% verläuft eine akute, idiopathische P. selbstlimitierend komplikationslos und ohne Rezidiv [1].
◢ Perikardtamponade, insgesamt seltene Komplikation, 0% [33] bis 3% [36].
◢ Rezidiv in 18% [36].
◢ Konstriktive Perikarditis als seltene Spätkomplikation (1,5% innerhalb von 31 Monaten [36]).

### 10.1.5 Therapie

Patienten ohne bedeutsamen Erguss und mit gutem Ansprechen auf NSAR können ambulant therapiert werden [1]. Eine komplikationslose ambulante Therapie mit ASS wurde für Patienten ohne Risikofaktoren (RF: Fieber > 38 °C, subakuter Beginn, Immunsuppression, Trauma, orale Antikoagulation, Myoperikarditis, großer Perikarderguss, Tamponade) beschrieben [29]. Bei bestehenden Risikofaktoren und/oder schlechtem Ansprechen auf NSAR oder großem Erguss stationäre Beobachtung und gleichzeitig ätiologische Abklärung und Therapieeinleitung.

### 10.1.5.1 Therapie der akuten Perikarditis

Je nach Ursache antiinflammatorisch mit folgender Medikation:

**NSAR:** Vorzugsweise Ibuprofen 3- bis 4-mal 300–800 mg/Tag bis zur Symptomfreiheit bzw. bis zur Resorption des Ergusses, ggf. über Wochen (*Cave:* Ulkusprophylaxe) nach ESC 2004, nach [1] für 2 Wochen, nach [34] ASS 4-mal 650 mg für 4 Wochen.

**Colchicin:** 2-mal 0,5 mg/Tag zusätzlich oder als Monotherapie. In COPE waren sowohl Rezidivrate als auch Symptompersistenz unter ASS + Colchicin (2-mal 0,5–1 mg Tag 1, dann 0,5–1 mg/Tag für 3 Monate) deutlich geringer als unter ASS-Monotherapie (3- bis 4-mal 800 mg für 7–10 Tage, dann ausschleichend über 3–4 Wochen) [33]. Nach [34] Colchicin für 3 Monate zusätzlich zu ASS für 4 Wochen. In 10–15% Übelkeit, Brechreiz, Diarrhö. Wirkung durch Reduktion der Leukozytenfunktion, Langzeittherapie sicher möglich. Hepatische Metabolisierung via Zytochrom P450 mit den üblichen Interaktionen, erhöhtes Myopathierisiko bei Statinmedikation, Dosisreduktion bei GFR < 50 ml/min und Alter > 70 Jahre [47]. (Klasse IIa nach ESC 2004 [31]).

**Kortikoide:** Nur bei Kollagenose, urämischer oder autoreaktiver Perikarditis, nach ESC 2004 [31]. Kortikosteroide erhöhten ansonsten die Wahrscheinlichkeit eines Rezidivs [33, 34].

### 10.1.5.2 Therapie der anhaltenden bzw. intermittierenden Perikarditis

Therapie nach ESC 2004 [31]:

◢ Colchicin (1–2 Tage 2-mal 1 mg, dann 2-mal 0,5 mg), nach [34] für mind. 3 Monate

◢ Kortikoide bei schlechtem AZ oder häufigen Episoden, Prednison 1–1,5 mg/kg [31], mind. 1 Monat. Nach [44] ist die Niedrigdosierung (0,2–0,5 mg/kg) nebenwirkungsärmer und effektiver.

◢ Azathioprin (75–100 mg/Tag) oder Cyclophosphamid bei unzureichendem Ansprechen auf Prednison

◢ Körperliche Schonung

◢ Perikardektomie bei fehlendem Therapieerfolg

## 10.1.6 Spezifische Formen

### 10.1.6.1 Virale Perikarditis

◢ Meist selbstlimitierender, benigner Verlauf

◢ Diagnose nur durch Analyse des Ergusses oder histologisch möglich, ein 4-facher Titeranstieg ist hinweisend, aber nicht diagnostisch beweisend [31]

◢ Therapie s. Kap. 10.1.5.1

### 10.1.6.2 Perikarditis bei HIV-Krankheit

◢ Infektiös bedingt durch lokale HIV-Infektion oder durch sonstige Viren, Bakterien oder Pilze

◢ Nicht infektiös verursacht durch Kaposi-Sarkom oder Lymphom

◢ DD.: parakardiales Fett bei Lipodystrophie

◢ Kortikoide kontraindiziert außer bei tuberkulöser P. unter tuberkulostatischer Therapie [31]

### 10.1.6.3 Tuberkulöse Perikarditis

#### 10.1.6.3.1 Epidemiologie

◢ < 4% der Patienten mit pulmonaler Tbc in westl. Ländern

◢ Meist retrograde lymphatische Aussaat einer primär pulmonalen Infektion, stadienhafter Ablauf mit fibrinös-exsudativer, serös-sanguinolenter, fibrosierender und konstriktiver Perikarditis

◢ Manifestation in 80% als Perikarderguss, in 5% als konstriktive Perikarditis, in 15% als effusiv-konstriktive Perikarditis [37]

◢ Pleuraerguss in 40–60%, pulmonale Tbc im Rö-Thorax in 30% [37], per CT Nachweis mediastinaler Lymphknoten (NL)

◢ **Hauttests wenig hilfreich**, falsch negativ in 25–33%, falsch positiv in 30–40%

### 10.1.6.3.2 Diagnostik

Diagnostik des Perikardergusses: Variable Ergussmenge, meist jedoch großer, serosanguinöser Erguss mit häufiger Tamponade, > 8 000 Leukos/ml. Hoher LDH- und Proteingehalt im Erguss [37]. Aktivität der **ADA** (Adenosindesaminase) im Erguss > 40 U/l hat eine Sensitivität von 87% und eine Spezifität von 83%, **Lysozym** > 6,5 µg/dl 100% bzw. 92%, **IFN-γ** > 50 pg/l 92% bzw. 100% [37].

Häufig negative Bakteriologie, Ergusspunktion nur in 30–76% diagnostisch. Eine pos. **Biopsie bei Perikardioskopie** ist diagnostisch-beweisend bei Granulomnachweis bzw. Erregernachweis (ggf. mit PCR). Sensitivität allerdings nur 10–64% [37].

Diagnostischer Ablauf: Anamnese, Echo, Rö-Thorax. Perikardpunktion bei V.a. Tbc, diagnostische Biopsie in Nicht-Endemiegebieten bei noch fehlender Diagnose nach Krankheit > 3 Wochen Dauer [37].

### 10.1.6.3.3 Prognose

Mortalität 80–90% ohne tuberkulostatische Therapie, ca. 6,5% mit Therapie, Perikardektomie notwendig in 7,5% der Fälle [37]. Entwicklung einer konstriktiven Perikarditis in 18–46% trotz Therapie, fast immer verdicktes Perikard, selten verkalkt [37].

### 10.1.6.3.4 Therapie

Tuberkulostatische Kombinationstherapie, verschiedene Regime wurden vorgeschlagen, z.B. Rifampicin, EMB, PZA + INH für 2 Monate, dann INH + Rifampicin für 6 Monate [37].

Tuberkulostatische Therapie ohne Einfluss auf die Entwicklung einer KP [37]. Empirische Therapie in Endemiegebieten bei hohem Verdacht nach Ausschluss anderer Ursachen, in Nicht-Endemiegebieten nicht indiziert [37].

◢ Kortikoide werden kontrovers beurteilt (Indikationsklasse IIb), nach [38] reduzierte Mortalität.

◢ Die Instillation von Urokinase zur Prävention einer KP ist noch nicht ausreichend gesichert [37].

◢ Perikardektomie bei konstriktiver Perikarditis (Klasse-I-Indikation nach **ESC 2004**) [31].

## 10.1.6.4 Purulente Perikarditis

### 10.1.6.4.1 Ätiologie

Bei Pneumonie oder Endokarditis und nach Thorax-Op. als kontinuierliche Ausbreitung oder infolge hämatogener Streuung bei Bakteriämie.

◢ Strepto-, Pneumo-, Staphylokokken, Legionellen, post Op. auch gramnegative Keime

◢ Meist akuter, fulminanter Verlauf mit Fieber, Tamponade in 80%

◢ Ohne Therapie immer fatal, mit Therapie Letalität 40%

◢ Bei Verdacht ist eine diagnostische Punktion unbedingt indiziert

### 10.1.6.4.2 Therapie

◢ Systemische Antibiose, initial mit Anti-staphylokokken-Antibiotikum plus Aminoglykosid, dann nach Antibiogramm

◢ Zusätzliche intraperikardiale Gentamycin-Instillation hilfreich

◢ Chirurgische Drainage über subxiphoidale Perikardiotomie empfehlenswert, Spülung

◢ Perikardektomie bei Persistenz, Rezidiv, Tamponade oder Konstriktion

◢ Op.-Mortalität 8% [31]

### 10.1.6.5  Perikarditis bei Niereninsuffizienz

Manifestation bei ca. 13% der Patienten (von 1058 Patienten während 13,7 Jahre) bei dialysepflichtiger Niereninsuffizienz, vor oder auch nach Dialysebeginn, bei bis zu 20% Perikardtamponade [13].

Therapeutisch intensivierte Dialyse, bei großen Ergüssen ohne Rückbildung 3 Optionen:

◢ Perikardpunktion mit Instillation von Triamcinolonhexacetonid 50 mg alle 6 h für 2–3 Tage
◢ Subxiphoidale Perikardiotomie
◢ Perikardektomie als Ultima Ratio

Systemische Kortikoide oder NSAR sind wenig wirksam [31].

### Krankheitsformen

**Urämische Perikarditis:** Inflammation in Korrelation zu den ansteigenden Retentionswerten bei 6–10% der Patienten mit schwerer Niereninsuffizienz vor Dialysebeginn oder kurz danach. Heparinfreie Dialyse empfehlenswert (*Cave:* Hämoperikard), Rückbildung innerhalb von 1–2 Wochen [31].

**Dialyseassoziierte Perikarditis:** Bei bis zu 13% der Patienten unter chronischer Hämodialyse, selten bei Peritonealdialyse, Ursache ist eine inadäquate Dialyse. Häufig asymptomatisch, Fieber und Thoraxschmerz aber möglich. Keine typischen EKG-Veränderungen, keine myokardiale Entzündung. Typisch sind Adhäsionen zwischen den verdickten Perikardblättern [31].

### 10.1.6.6  Autoreaktive Perikarditis

Diagnosestellung nach Ausschluss der üblichen Ursachen (Viren, Tbc, Tumor etc.) bei bioptischem Nachweis einer Inflammation und antisarkolemmaler Autoantikörper oder mononukleärer/lymphozytärer Zellen > 5000/mm$^3$ im Erguss. Intraperikardiale Therapie mit Triamcinolon [31].

### 10.1.6.7  Neoplastische Perikarditis

S. Kapitel 10.2.5.2.

### 10.1.6.8  Post-Kardiotomie-Syndrom

Manifestation Tage bis Monate nach Herz-Op. auf pathoimmunologischer Basis mit Autoantikörpernachweis. Therapie mit NSAR oder Colchicin über mehrere Wochen bis Monate, bei fehlendem Ansprechen intraperikardiales Triamcinolon (300 mg/m$^2$) oder orale Kortikoide [31].

### 10.1.6.9  Perikarditis post Radiatio

Die frühe Perikarditis während Radiatio ist meist kurz dauernd und häufig inapparent, späte Perikariditis 4 Monate bis 20 Jahre nach Radiatio. Zusätzlich ist die Entwicklung einer restriktiven Kardiomyopathie infolge interstitieller Fibrose möglich. In bis zu 20% der Fälle konstriktive Perikarditis.

Die Therapie erfolgt zunächst konservativ. Ggf. Perikardektomie, jedoch hohe Op.-Mortalität (ca. 21%) und sehr geringe Überlebensraten, nach 5 Jahren nur 1% [31].

### 10.1.6.10  Post-Infarkt-Perikarditis

Nach Autopsiebefunden **Pericarditis epistenocardica/frühe Post-Infarkt-Perikarditis** bei 40% der großen, transmuralen Infarkte. Auftreten innerhalb 1 Woche, meist am 1.–3. Tag. Häufig klinisch inapparent, klinische Perikarditis nur in 5–6% [1]. Manifestation des **Dressler-Syndroms** eine Woche bis mehrere Monate post Infarkt in 0,5–5%.

Therapie mit ASS 6-mal 650 mg für 2–5 Tage oder mit Ibuprofen. Kortison nur als 2. Wahl bei refraktärer Symptomatik wegen möglicher Verzögerung der Infarktheilung [31].

## 10.2  Perikarderguss

Zu differenzieren: Hydroperikard, Pyoperikard oder Hämatoperikard. Große Ergussmengen bes. bei neoplastischer, tuberkulöser oder urämischer Perikarditis, bei Myxödem und Parasitosen. Perikardtamponade bei bis zu $1/3$ der Patienten mit großem Erguss [31].

## 10.2.1 Ätiologie

◢ Perikarditis
◢ Leberzirrhose
◢ Herzinsuffizienz
◢ Myxödem
◢ Nephrotisches Syndrom
◢ Schwangerschaft (rel. häufig bei gesunden Graviden)

## 10.2.2 Symptome

◢ Husten (Bronchialkompression)
◢ Heiserkeit (Druck auf N. laryngeus recurrens)
◢ Dyspnoe (Atelektasenbildung, Tamponade)
◢ Dysphagie (Kompression des Ösophagus)
◢ Schluckauf

## 10.2.3 Diagnostik

### 10.2.3.1 Auskultation
◢ Abgeschwächte Herztöne

### 10.2.3.2 Röntgen-Thorax
◢ Herzvergrößerung ab 250 ml Erguss [1], Bocksbeutelkonfiguration (Water-bottle-Silhouette) [31]

### 10.2.3.3 EKG
◢ Niedervoltage, unspezifische T-Wellen-Veränderungen
◢ Bei massivem Erguss elektrisches Alternans möglich

### 10.2.3.4 Echokardiografie
◢ Quantifizierung des Ergusses als klein (diastolisch < 10 mm), mittelgroß (10–20 mm), groß (> 20 mm) und sehr groß (> 20 mm mit komprimierender Wirkung) [31]
◢ DD: Epikardiales Fettgewebe, Hämatom, Hiatushernie, linke untere Pulmonalvene, Pleuraerguss, Giant left atrium, LV-Pseudoaneurysma, parakardiales Fett bei Lipodystrophie, Zyste
◢ Evtl. Swinging heart
◢ Evtl. inverse Septumbewegung
◢ Zeichen der Tamponade?
◢ Tumorinfiltration?

### 10.2.3.5 CT/MRT
Gute Darstellung möglich, Ergussmenge erscheint größer als im Echo [31]. Vor allem zur weiteren differenzialdiagnostischen Abklärung (Tumor, Lymphknoten (Tbc) etc.) geeignet.

### 10.2.3.6 Perikardpunktion
Bei erstmalig nachgewiesenem, unkompliziertem Perikarderguss ist die diagnostische Ausbeute einer routinemäßigen Punktion gering (bei 32 Patienten konnte durch Perikardiozentese nur in 2 Fällen eine Diagnose gesichert werden [12]). Absolut notwendig bei V.a. purulente Perikarditis. Der Perikarderguss bei Aortendissektion ist eine Kontraindikation, rel. KI sind Thrombopenie < 50000/mm$^3$ oder Koagulopathie. (Durchführung s. Tamponade).

Perikardpunktion indiziert nach ESC 2004 bei Erguss > 20 mm diastolisch. Klasse-IIa-Indikation bei Erguss ohne hämodynamische Bedeutung aus diagnostischen Gründen. Die Punktion ist andererseits nicht erforderlich bei kleinem Erguss, rückläufig unter antiinflammatorischer Therapie, wenn die Diagnose auch ohne Punktion möglich ist [31]. Eine prolongierte Drainage über mehrere Tage war assoziiert mit einer verminderten Rezidivrate [31].

### 10.2.3.7 Laboranalyse

Die Laboranalyse bei Perikarderguss umfasst (je nach klinischer Konstellation optional nach **ESC 2004** [31]):

- Blutbild mit Differenzialblutbild (Lymphozyten bei Tbc!)
- Bakterienkultur
- Tumormarker (optional): CEA, AFP, CA125, CA72–4, CA15–3, CA19–9, CD30, CD25, Zytologie
- Tbc-Diagnostik (optional): Kultur oder BACTEC-Nachweis, ADA, Lysozym oder IFN-γ, PCR (Klasse I bei Tbc-Verdacht)
- Virusdiagnostik (optional): PCR-Diagnostik für kardiotrope Viren differenziert eine virale P. von einer autoreaktiven P. (IIa)
- Sonstiges (optional): Cholesterin, Protein, LDH, Glukose (nur Klasse IIb wegen geringer diagnostischer Aussage)

### 10.2.4 Therapie

- Therapie der ursächlichen Erkrankung
- Bei hämodynamischer Stabilität Verlaufskontrolle
- Perikardpunktion bei (drohender) Perikardtamponade (s. Kap. 10.3)

### 10.2.5 Spezielle Patientenkollektive

#### 10.2.5.1 Patienten mit chronischem, asymptomatischem Perikarderguss

Bei asymptomatischem Patienten mit idiopathischem Erguss Prozedere nach Einzelfallentscheidung: Abwarten oder Perikardiozentese [1].

- Tamponade selten – Patienten über die mögliche Symptomatik aufklären
- Versuch mit Kortison, NSAR oder Colchicin vor Perikardektomie [1]
- Bei symptomatischem Erguss anhaltender Therapieeffekt durch Perikardiozentese in 42% [16]

- Triamcinoloninstillation (300 mg über 24 h) bei autoreaktiver Perikarditis, Rezidivfreiheit für 1 Jahr in 82% der Fälle [20]

#### 10.2.5.2 Patienten mit malignem Perikarderguss

##### 10.2.5.2.1 Ätiologie

Meist sekundär-metastatischer Befall bei Mamma-Ca., Bronchial-Ca., Lymphom/Leukämie oder Melanom, Mesotheliom als primärer Tumor des Perikards. In $^2/_3$ der Fälle ist ein PE bei einem Tumorpatienten durch eine nicht maligne Ursache bedingt, die zytologische Analyse bzw. Biopsie ist daher zur Diagnosestellung „maligner Perikarderguss" essenziell [31].

- Oft hämorrhagisch
- Dyspnoe, Thoraxschmerz, Husten oder Tamponade als führende Symptome

##### 10.2.5.2.2 Therapie

Zur Therapie s. auch [9, 10, 31].

- Perikardpunktion: Erfolgreich bei 97% der Patienten, bei 3% Komplikationen, bei 44% kein klinisch relevantes Rezidiv
- Systemische Zytostatikatherapie: Je nach Primärtumor
- Intraperikardiale Instillationstherapie zur Sklerosierung: Effektiv bei ca. 80% der Patienten. Eine mögliche nachfolgende konstriktive Perikarditis kann für Langzeitüberlebende problematisch sein.
  - Tetracyclin (1- bis 8-mal 0,5–1,0 g, preiswert, aber häufig Schmerzen und Fieber)
  - Bleomycin (1- bis 2-mal 5–30 mg in 20 ml NaCl, teurer, besser, nebenwirkungsärmer) [18]
  - Cisplatin (30 mg in 100 ml NaCl 0,9% für 24 h) [19]
- Perikardektomie: Effektiv bei 83% der Patienten, großer Eingriff, von allen Maßnahmen das größte Komplikationsrisiko, selten erforderlich
- Subxiphoidale Perikardiotomie: Effektiv bei 90% der Patienten, in Lokalanästhesie möglich

◢ Partielle Perikardektomie (Fensterung): Effektiv bei 86% der Patienten, laterale Thorakotomie in Allgemeinanästhesie
◢ Perkutane Ballonperikardiotomie: Effektiv bei 90% der Patienten, Lokalanästhesie, gute Alternative zur subxiphoidalen Perikardiotomie [41, 42]
◢ Radiatio: Effektiv bei ca. 67% der Patienten (bei Leukämie/Lymphom in 93%)

Vergleichende, randomisierte Studien liegen nicht vor. Prozedere individuell je nach Patientenstatus und Lebenserwartung. Möglich ist ein initial konservatives Vorgehen mit alleiniger Drainage, bei Rezidiv die Ballonperikardiotomie und bei nochmaligem Rezidiv ein chirurgisches Verfahren. Medianes Überleben ca. 2 Monate [42], 25% der Patienten überlebten bis zu 11 Monate [41].

### 10.2.6 Schwangerschaft und Perikarderguss

Häufig als klinisch inapparenter Erguss ohne Nachweis einer Perikarditis. Keine Therapie.

*Cave:* Nicht die häufigen schwangerschaftsassoziierten EKG-Veränderungen auf den Erguss beziehen [31]!

## 10.3 Perikardtamponade

### 10.3.1 Definition

Intraperikardiale Flüssigkeitsansammlung mit schwerer Beeinträchtigung der Hämodynamik, charakterisiert durch:
◢ erhöhten intraperikardialen Druck und
◢ Beeinträchtigung der ventrikulären Füllung mit konsekutiver kritischer Reduktion des HZV.

### 10.3.2 Ätiologie

◢ Malignom
◢ Idiopathische/virale Perikarditis
◢ Urämie
◢ Trauma
◢ Aortendissektion
◢ Nach Herz-Op.
◢ Nach Myokardinfarkt
◢ Sonstige [7]

### 10.3.3 Pathophysiologie

Der normale intraperikardiale Druck liegt bei –6 mmHg endinspiratorisch bzw. –3 mmHg endexpiratorisch [28]. Die akute Blutung ins Perikard kann schon bei einer Flüssigkeitsmenge von 150–250 ml eine Tamponade hervorrufen, bei langsamer Ergusszunahme führt selbst ein Perikarderguss von > 3 l nicht zur Tamponade. Auch bei einer Ergussmenge von 2 l kann der intraperikardiale Druck noch normal sein. Bei Tamponade durch nicht hämorrhagischen Erguss beträgt das Volumen meist 300–600 ml [26]. Bei bis zu $1/3$ der Patienten mit großem Erguss entwickelt sich eine Tamponade, ausgelöst u.a. durch Tachyarrhythmie oder Hypovolämie [31].

Die zunehmende Erhöhung des perikardialen Drucks bei Entwicklung einer Tamponade führt zum Angleich des intraperikardialen Drucks an den diastolischen Ventrikeldruck. Dadurch sinkt der transmurale Dehnungsdruck gegen null, die diastolische Füllung ist reduziert und nachfolgend auch das Schlagvolumen. Kompensatorisch steigen Herzfrequenz, AVDO$_2$ und SVR. Die Koronarperfusion ist reduziert. Bei Auftreten einer Bradykardie droht unmittelbar die elektromechanische Entkopplung [1].

### 10.3.4 Symptome

▰ Tachypnoe, Dyspnoe
▰ Schwäche, Müdigkeit

### 10.3.5 Diagnostik

#### 10.3.5.1 Körperliche Untersuchung

▰ Tachykardie (Ausnahme: Urämie, Hypothyreose [26])
▰ Hypotonie
▰ Erhöhter Venendruck, weite Jugularvenen
▰ Kalte Extremitäten, Zyanose, marmorierte Haut
▰ Pulsus paradoxus
▰ Abgeschwächte Herztöne
▰ Trias niedriger Blutdruck, erhöhter Venendruck, leise Herztöne

**Pulsus paradoxus** ist die Bezeichnung für ein paradoxes Fehlen eines tastbaren Pulses trotz hörbarer Herztöne, Beschreibung von Kussmaul 1873 in der Klinischen Wochenschrift. Inspiratorische Reduktion des systolischen Blutdrucks um > 10 mmHg. Eine leichte Verminderung des systolischen Drucks bei Inspiration ist normal und bedingt durch

▰ eine Verringerung des SV des LV durch inspiratorisches Pooling im pulmonalen Gefäßbett und durch
▰ die Verlagerung des interventrikulären Septums nach links durch verstärkten Bluteinstrom in das RA und den RV infolge intrathorakalen Druckabfalls bei Inspiration.

Die Ursache des PP ist strittig, diskutiert wird u.a. eine verstärkte RA-/RV-Füllung während der Inspiration, die durch eine Verlagerung des Septums nach links zu einer verminderten LV-Füllung führt, oder eine ergussbedingte beeinträchtigte LV-Füllung bei inspiratorisch verstärkter RV-Füllung [21].

Fehlender Pulsus paradoxus möglich bei Tamponade mit gleichzeitiger Aorteninsuffizienz, Linksherzinsuffizienz, schwerer RV-Hypertrophie, ASD, perikardialen Adhäsionen sowie gelegentlich bei Low-pressure-Tamponade [26]. Ein Pulsus paradoxus ohne Jugularvenenstau tritt auf bei Perikardtamponade und schwerer Hypovolämie. **Differenzialdiagnosen des Pulsus paradoxus** sind [7]:

▰ Perikardtamponade
▰ Schwere COPD, schweres Emphysem
▰ Schwere Lungenembolie
▰ Schwere LV-Dysfunktion
▰ Großer Pleuraerguss
▰ Aszites mit erhöhtem intraabdominellen Druck
▰ Restriktive Kardiomyopathie (möglich, aber untypisch)
▰ Konstriktive Perikarditis (möglich, aber untypisch)

#### 10.3.5.2 EKG

Normales EKG oder unspezifische Repolarisationsstörungen, evtl. elektrisches Alternans [31].

#### 10.3.5.3 Röntgen-Thorax

Aus unklarer Ursache führt eine Tamponade nicht zur Lungenstauung [26], verdächtig ist daher die Kombination großes Herz mit Dyspnoe bei radiologisch unauffälliger Lunge.

#### 10.3.5.4 Echokardiografie

Die Diagnose einer Tamponade kann echokardiografisch lediglich vermutet werden:

▰ Darstellung des Perikardergusses, evtl. Swinging heart
▰ Frühzeitiger Schluss der Aortenklappe
▰ Diastolischer Kollaps von RA und besonders RV, in ca. 25% diastolischer LA-Kollaps [26]
▰ Dilatierte V. cava
▰ Erhöhte diastol. Wanddicke des LV, Pseudohypertrophie [31]
▰ Inspiratorisch Reduktion der transmitralen Flussgeschwindigkeit bei Verminderung der LV-Größe (echokardiografischer

Pulsus paradoxus), inspiratorisch erhöhter transtrikuspidaler Flow
- Inspiratorische Verlagerung von RV und RA nach links
- Respiratorische Variabilität der Größe der Herzhöhlen
- Differenzialdiagnostische Abgrenzung anderer Schockursachen

### 10.3.5.5 Herzkatheter
- Erhöhter intraperikardialer Druck
- Erhöhter und angeglichener RA-/LA-Mitteldruck (ca. 15–20 mmHg); Ausnahme: Linksherzinsuffizienz/LV-Hypertrophie, dann PCP > RA-Druck
- Angleichung des mittdiastolischen RV-/LV-Drucks an den RA-/LA-Druck
- Prominentes x-Tal in der atrialen Druckkurve
- Y-Tal abgeschwächt oder fehlend, da infolge diastolischen Druckangleichs in RA und RV in der frühen Diastole kein wesentlicher Bluteinstrom in den RV stattfindet [7]
- Gesteigerte inspiratorische Zunahme der Blutflussgeschwindigkeit in der Pulmonalarterie [7]
- Syst. RV-Druck bei 35–50 mmHg, bei schwerer Tamponade niedriger
- SV reduziert, HZV trotz Tachykardie reduziert, SVR erhöht
- Systolischer Aortendruck schwankt um > 10–12 mmHg
- Im Unterschied zur Hämodynamik bei konstriktiver Perikarditis kein oder nur geringer Druckabfall in der frühen Diastole infolge der permanenten Einwirkung des hohen intraperikardialen Drucks auf den Vorhof, kein Dip auf null in der frühen Diastole

*Anm.:*
- Eine Hypovolämie kann eine Tamponade maskieren (Low pressure tamponade), eine Tamponade bei normalen RA-Drücken (5–12 mmHg) ist möglich.

- Eine hypertensive Tamponade (mit den üblichen klinischen Zeichen) wurde beschrieben bei Hypertonuspatienten infolge exzessiver Sympathikusaktivierung [26].
- Perikardiale Adhäsionen (bes. postoperativ) können eine regionale Tamponade verursachen (z.B. RA-Tamponade durch postoperatives Hämatom [26]).

> **Definitive Diagnose einer Tamponade**
> Druckangleich von intraperikardialem Druck und RA-Druck, Normalisierung der gestörten Hämodynamik nach Perikardiozentese, einhergehend mit einer klinischen Besserung des reduzierten Allgemeinzustands.

### 10.3.6 Therapie

**Perikardpunktion/Perikardiozentese:** Schwere Komplikationen in 1,3–1,6% der Fälle als kardiale Perforation (0,9%), Hämoperikard, Verletzung der Leber oder einer Koronararterie, Pneumothorax (0,6%), arterielle Blutung (1,1%), schwere Arrhythmie (0,6%), vagale Reaktion, Infektion (0,3%) [31]. Eine Flüssigkeitsgabe/Volumensubstitution zur Überbrückung bis zur Perikardpunktion ist nur bei Hypovolämie sinnvoll [26], die im Einzelfall nicht immer leicht zu erkennen ist. Zunahme des CI um > 10% bei 47% der Patienten. Patienten, die nicht profitierten, erlitten keine Komplikationen [43].

*Cave:* Keine PEEP-Beatmung wegen additiver HZV-Reduktion.

Praktische Durchführung [3, 26]: Eine Perikardpunktion bei Tamponade ist etwas ganz anderes als eine Pleurapunktion, möglichst dafür sorgen, dass man ausreichend Assistenz und Equipment für Notfallsituationen hat!
- Kontinuierliches EKG- und Blutdruck-Monitoring
- Lagerung mit leicht erhöhtem Oberkörper (30–45°)

⊿ Echokardiografische Ergusskontrolle

⊿ Lokalanästhesie

⊿ **Subxiphoidaler Zugang:** Punktion in Richtung linke Schulter im 30°-Winkel zur Haut [31]. Alternativ zur „blinden" Punktion kann unter Röntgenkontrolle bei seitlichem Strahlengang das „Halo"-Phänomen des Ergusses genutzt werden, bei geringen Ergussmengen mit höherer Erfolgsrate [30].

⊿ **Anteriorer Zugang:** Anteriore Axillarlinie im 6. oder 7. ICR

⊿ Bei sicherer Aspiration der Ergussflüssigkeit Vorbringen eines Führungsdrahtes. Unter Durchleuchtung umschlingt der Führungsdraht bei korrekter Lage im Perikard das Herz. Platzierung einer Schleuse, Einlegen eines Pigtail-Katheters, Druckmessung.

⊿ Bei Aspiration von Blut Bestimmung des Hb und/oder der $SO_2$ zur Differenzierung hämorrhagischer Erguss vs. Blut und/oder Injektion von 10 ml Kontrastmittel sowie Druckmessung. Eine Fehlpunktion des RV ist an der Druckkurve erkennbar, intraperikardiale und atriale Druckkurve sind bei Tamponade ähnlich und auf gleichem Niveau!

⊿ Auch ein **echogeführtes Vorgehen** ist beschrieben, Sicherung der intraperikardialen Lage durch den Echo-Nachweis des intraperikardialen Kontrasts nach Injektion von aufgeschüttelter Kochsalzlösung [45].

⊿ Asservation von Ergussflüssigkeit für Zytologie, Mikrobiologie, Leukozyten-Bestimmung etc. (s. Kap. 10.2.3.7)

⊿ Nach erfolgreicher Perikardpunktion bei Tamponade
   – Reduktion des intraperikardialen Drucks von 15–20 mmHg auf ca. 0 mmHg
   – Verminderung der Tachykardie
   – Klinische Stabilisierung des Patienten
   – Normalisierung von SV/HZV und RA-/PC-Druck

⊿ Prolongierte Drainage in Schritten < 1 l alle 4–6 h (zur Vermeidung einer akuten RV-Dilatation) bis < 25 ml/Tag Erguss aspiriert werden kann [31].

*Anm.:*

⊿ Akutes Lungenödem nach Perikardiozentese ist möglich bei vorbestehender Linksherzinsuffizienz wegen plötzlichen rechtsventrikulären HZV-Anstiegs

⊿ DD. erhöhter RA-Druck nach Perikardpunktion:
   – Effusiv-konstriktive Perikarditis, (Auftreten einer W- oder M-Konfiguration der atrialen Druckkurve, Dip-and-plateau-Kurve des RV)
   – Zusätzlich bestehende restriktive Kardiomyopathie
   – Trikuspidalinsuffizienz/-stenose, pulmonale Hypertonie

⊿ Wenn es die Situation zulässt, sollte simultan eine komplette Rechtsherzkatheterdiagnostik erfolgen [7], jedoch ist die Perikardpunktion nicht selten so dringend, dass für einen RHK keine Zeit bleibt. Auf eine intraperikardial Druckmessung sollte jedoch aus differenzialdiagnostischen Gründen keinesfalls verzichtet werden.

## 10.4 Konstriktive Perikarditis

### 10.4.1 Ätiologie

⊿ Idiopathisch (15–42%)

⊿ Tuberkulöse Perikarditis (in Entwicklungsländern 38–83%)

⊿ Z.n. Radiatio (1–31%)

⊿ Z.n. Herz-Op. (11–39%)

⊿ Kollagenosen (Lupus erythematodes, rheumatoide Arthritis)

⊿ Neoplastische oder urämische Perikarditis

⊿ Medikamentös induziert (Penizillin, Hydralazin, Minoxidin)

⊿ Z.n. viraler Perikarditis [14]

## 10.4.2  Pathophysiologie

Bei der konstriktiven Perikarditis (KP) behindert ein fibrotischer, evtl. verkalkter, verdickter Perikardsack die diastolische Füllung. Die perikardialen Veränderungen betreffen typischerweise global das ganze Herz und behindern so die Hämodynamik aller Kammern. Die diastolische Dysfunktion bedingt erhöhte ventrikuläre Füllungsdrücke, die Druckerhöhung setzt sich über die Vorhöfe in die Peripherie fort, es kommt typischerweise zu einer diastolischen Druckangleichung in allen Herzhöhlen (dies ist auch bei restriktiver KM möglich). Anders als bei der RKM besteht bei KP eine Entkoppelung des intrakardialen Drucks vom intrathorakalen Druck und eine verstärkte Interaktion zwischen RV und LV, sodass es bei Inspiration zu einer verstärkten RV-Füllung mit konsekutiv verminderter LV-Füllung kommt (dies lässt sich sowohl echokardiografisch und mittels Herzkathetermessung zeigen).

Da bei einer KP ca. 75% der Ventrikelfüllung innerhalb der ersten 25% der Diastole erfolgen, ist eine Tachykardie ein effektiver Kompensationsmechanismus [14]. Der Krankheitsverlauf ist meist schleichend progredient. In schweren Fällen kann auch die systolische Funktion durch Fibrose und/oder Atrophie des Myokards beeinträchtigt sein.

## 10.4.3  Symptome

- ◢ Verminderte körperliche Belastbarkeit.
- ◢ Müdigkeit, Anorexie.
- ◢ Bei atrialem Druckanstieg über 18–30 mmHg stehen Belastungsdyspnoe, Ruhedyspnoe, Husten im Vordergrund [2, 14].

## 10.4.4  Diagnostik

### 10.4.4.1  Körperliche Untersuchung
Typischerweise ausgeprägte Überwässerungsneigung bei Hypotonie und Low output.
- ◢ Ödeme, Aszites, Hepatomegalie, Pleuraerguss (bei mittlerem RA-Druck 10–18 mmHg)
- ◢ Leberhautzeichen
- ◢ Erweiterte Halsvenen
- ◢ Kussmaul-Zeichen: (Paradoxer) Anstieg des ZVD bei Inspiration mit **verstärkter inspiratorischer Füllung der Jugularvenen** (Kussmaul 1873). Bei einer KP führt der inspiratorisch steigende intraabdominelle Druck (infolge Zwerchfellkontraktion) zu einem vermehrten venösen Rückfluss aus dem Abdomen. Infolge perikardialer Rigidität steigt der rechtsatriale Druck stärker als der pleurale Druck fällt [21]. Aus dem gleichen Grund besteht normalerweise kein Pulsus paradoxus (es sei denn, es besteht gleichzeitig ein Perikarderguss oder eine ausgeprägte pulmonale Erkrankung) [1]. Ein Kussmaul-Zeichen kann auch bei Lungenembolie, RV-Infarkt oder Trikuspidalstenose auftreten [6].

### 10.4.4.2  Auskultation
- ◢ Perikardialer Extraton (ähnlich MÖT)

### 10.4.4.3  EKG
- ◢ T-Wellen-Inversion
- ◢ Evtl. Niedervoltage
- ◢ Evtl. Vorhofflimmern
- ◢ Tachykardie
- ◢ Normalbefund möglich, Pseudoinfarkt-Bild möglich, Leitungsstörungen [14, 31]

### 10.4.4.4  Röntgen-Thorax
- ◢ Herzgröße unterschiedlich
- ◢ Vergrößerter LA und RA, dilatierte V. cava
- ◢ Evtl. kalzifiziertes Perikard [1] (aber: Perikardverkalkung ist nicht gleichbedeutend mit KP!)
- ◢ Pleuraergüsse

### 10.4.4.5 Echokardiografie

Es ist wichtig, bei der Echokardiografie an die KP zu denken. **Typische Konstellation:** Patient mit ausgeprägter Herzinsuffizienz, guter systolischer RV-/LV-Funktion, ohne Klappenvitium, mit hohem E' und starker respiratorischer Modulation des transmitralen Einstroms.

- Evtl. verdicktes, verkalktes Perikard: Sensitivität gering, 18% der Patienten mit KP haben kein verdicktes Perikard [23, 46]. Besser ist das TEE: Sensitivität 95%, Spezifität 86% für die Erkennung eines auf mind. 3 mm verdickten Perikards [46].
- LV/RV normal groß, gute systolische Funktion.
- LA und RA dilatiert.
- Dilatierte V. cava, dilatierte Lebervenen, Flussumkehr in den Lebervenen mit deutlicher respiratorischer Modulation.
- Abnorme Septumbewegung: Septal bounce – abrupte frühdiastolische Bewegung des Septums, bei Inspiration in Richtung LV, bei Expiration in Richtung RV; Sensitivität 62%, Spezifität 93% [46].
- Abrupte diastolische Abflachung der posterioren LV-Wand.
- E/A-Verhältnis > 2 mit verminderter Dezelerationszeit (sog. restriktives Füllungsmuster).
- Deutliche atemabhängige Modulation des transmitralen und transtrikuspidalen Doppler-Profils, bei Inspiration Reduktion der mitralen E-Welle um > 10–25% [5, 46]. Sensitivität und Spezifität bei 85–90% [46].
- Inspiratorische Reduktion des systolischen und diastolischen Einstroms aus den Pulmonalvenen.
- Schneller frühdiastolischer transmitraler Einstrom, Flow propagation im Color-M-Mode-Doppler > 100 cm/s [46].
- Im Gewebe-Doppler E' > 8 cm/s, im Mittel 12,3 cm/s und damit deutlich höher als bei restriktiver Kardiomyopathie [35].
- Trotz erhöhten LA-Drucks (25 ± 6 mmHg) blieb E/E' bei 9 von 10 Patienten < 15 (Anulus paradoxus) [40].

### 10.4.4.6 CT/Kardio-MR

Wichtige Untersuchungsmethoden bei dieser Fragestellung, allerdings besteht bei verdicktem Perikard nicht notwendigerweise eine KP [39]:

- Nachweis von Perikardverdickung und -verkalkung
- CT und MR sind wohl gleichwertig bei dieser Indikation [4].
- Eine schwere KP kann auch bei minimaler Perikardverdickung bestehen [1], bei 18% chirurgisch nachgewiesener KP war das Perikard gar nicht verdickt (≤ 2 mm) [23]. Typisch ist jedoch eine Verdickung > 4 mm [22].
- Kardio-MR mit Sensitivität 88%, Spezifität 100%, diagnostischer Accuracy 93% [22]

### 10.4.4.7 Herzkatheter

Bei typischer Klinik, typischem Echo-Befund und Nachweis des verdickten Perikards ist eine invasive Messung nur bei ca. 50% der Patienten präoperativ erforderlich [39]. Bei normaler systolischer Funktion besteht eine diastolische Dysfunktion mit folgenden Merkmalen [1, 2, 3, 14]:

- Angleichung der erhöhten diastolischen Drücke in RV/LV/RA/LA
- LVEDP – RVEDP = 4,5 ± 0,6 mmHg [39]
- Dip-and-plateau-Konfiguration der Ventrikeldruckkurve: Schneller Bluteinstrom in die Ventrikel bei diastolischer Füllungsbehinderung führt zum Druckplateau auf hohem Niveau.
- M- oder W-Konfiguration der Vorhofdruckkurve (XY oder xY) bei insgesamt erhöhtem Druckniveau (das prominente Y-Tal entspricht einer gesteigerten und abrupt beendeten Entleerung des Atriums).
- Bei Inspiration paradoxer Druckanstieg im RA (Kussmaul-Zeichen)

◢ Diastolische Druckerhöhung in RA/LA auf 21 ± 7 mmHg [39]

◢ Der diastolische RV-Plateaudruck beträgt mehr als $^1/_3$ des systolischen Drucks; Sensitivität 93%, Spezifität 46%, positive/negative prädiktive Accuracy 71% bzw. 79% [39].

◢ PASP 44 ± 11 mmHg bei [39]

◢ Bei Inspiration Anstieg des systolischen RV-Drucks bei simultanem Abfall des LV-Drucks

◢ SV niedrig-normal bis reduziert, HZV bei Tachykardie normal bis erniedrigt

◢ Druckwerte (15 Pat. mit kalzifizierender konstriktiver Perikarditis [17]):

| RA | 21 ± 7 mmHg |
|---|---|
| PCP | 24 ± 6 mmHg |
| RVEDP | 23 ± 7 mmHg |
| LVEDP | 24 ± 6 mmHg |
| PAM | 32 ± 7 mmHg |

Für die kathetergestützte Diagnostik wurde ein Systolic area index vorgeschlagen, ein Wert > 1,1 zeigte eine KP mit einer Sensitivität 97%, Spezifität 100%, positiven/negativen prädikitven Accuracy 100% bzw. 95%. Bestimmt wird das Verhältnis der Flächen unter der RV- und LV-Kurve in der Systole in Inspiration gegenüber der Expiration [39].

*Anm.:*

◢ Bei Hypovolämie (z.B. nach Diuretikatherapie) sind die hämodynamischen Veränderungen evtl. uncharakteristisch, bei entsprechendem Verdacht schnelle Infusion von 1 000 ml NaCl-Lsg., um eine KP zu demaskieren [2].

◢ Bei Tachykardie ist eine Dip-and-plateau-Morphologie evtl. kaum erkennbar.

◢ Dip-and-plateau-Form auch bei ausgeprägter (sub-)akuter Trikuspidalinsuffizienz, ausgedehntem rechtsventrikulärem Infarkt oder Bradykardie möglich [2, 6].

## 10.4.5 Differenzialdiagnose

◢ Restriktive Kardiomyopathie (s. Kap. 6.5): Kardiomyopathien mit primär restriktiver Dysfunktion können zusätzlich eine perikardiale Komponente haben (Amyloidose, radiatioinduzierte Kardiomyopathie).

◢ Nephrotisches Syndrom, Leberzirrhose, Malignom

◢ HOCM mit RV-Beteiligung

◢ Konstriktiv-effusive Perikarditis: KP mit zusätzlich hämodynamisch bedeutendem Perikarderguss. Die Diagnose wird gestellt bei Vorliegen einer Perikardtamponade und persistierenden hämodynamischen Alterationen (insbesondere weiterhin erhöhter RA-Druck) bei normalisiertem intraperikardialen Druck nach Perikardpunktion und Drainage des Perikardgusses. Es wird daher von manchen Autoren empfohlen eine Perikardpunktion grundsätzlich mit einem Einschwemmkatheter zu kombinieren [27]. Prävalenz: ca. 7% der Patienten mit Tamponade [27]. Therapie durch Perikardektomie bei anhaltender schwerer Konstriktion, eine spontane Besserung wurde beschrieben und sollte möglichst abgewartet werden [27].

◢ Perikardtamponade

DD.: Konstriktive Perikarditis vs. Perikardtamponade

|  | Konstriktive Perikarditis | Tamponade |
|---|---|---|
| Pulsus paradoxus | – | Typisch |
| Vorhofdruckkurve | W/M = XY/xY | X od. Xy |
| Dip and plateau | ++ | – |
| Diastolischer Extraton | ++ | – |
| Verkaltes Perikard | ++ | – |
| Erguss | – | ++ |

## 10.4.6 Therapie

### 10.4.6.1 Konservative Therapie

Bei benignem Verlauf (selten) bzw. Kontraindikation gegen Op. Eine Studie zeigte eine spontane Besserung bei 36 von 212 Patienten, sodass ein konservatives Prozedere für 3 Monate vorgeschlagen wurde [25], ein Vorgehen, dass somit eher für akute Verläufe sinnvoll ist [34].

◢ Diuretika, salzarme Kost

◢ Eine Tachykardie ist ein Kompensationsmechanismus, daher keine Betablocker oder Ca-Antagonisten zur Frequenzreduktion einsetzen [1].

◢ Als Therapieversuch wurden auch Steroide und NSAR eingesetzt [25].

◢ Reduzierte Mortalität unter Prednisolon bei konstriktiver Perikarditis infolge Tbc [38]

### 10.4.6.2 Operativ-interventionelle Therapie

Als operativ-interventionelles Verfahren kommt die **Perikardektomie** mit möglichst vollständiger operativer Entfernung des parietalen und viszeralen (Epikard) Perikards infrage:

◢ Op.-Mortalität 6% [32], 6–12% [31], 5–15% [1] im Wesentlichen bedingt durch myokardiale Atrophie und Fibrose

◢ Erhöhte Mortalität und schlechtere post-Op. Prognose bei schlechtem prä-Op. Status, hohem Alter und post Radiatio [15], erhöhtes Risiko bei schweren verkalkten Adhäsionen

◢ Vollständige hämodynamische Normalisierung nur in 60% der Fälle [31]

◢ Auftreten einer Herzinsuffizienz NYHA III/IV nach 5 bzw. 10 Jahren in 25% bzw. 41% [15]

◢ 5- und 10-Jahres-Überleben post Op. 78% bzw. 57% [15]

◢ 7-Jahres-Überleben post Op. abhängig von der Ursache der KP, bei idiopathischer KP 88%, post- Kardiotomie 66%, post Radiatio nur 27% [32].

## Literatur

[1] LeWinter MM et al. Pericardial Diseases. In: Zipes DP et al. Braunwald's Heart Disease, 7. Ed., 1757–80. 2005, Elsevier Saunders, Philadelphia

[2] Grossmann W, Baim D. Cardiac Catheterization, Angiography, and Intervention, 4. Ed. 1991, Lea & Febiger, Philadelphia

[3] Krakau I. Das Herzkatheterbuch. 1999, Georg Thieme, Stuttgart

[4] Task Force of the European Society of Cardiology. The clinical role of magnetic resonance in cardiovascular disease. Eur Heart J 1998;19:19–39

[5] Hatle LK et al. Differentiation of Constrictive Pericarditis and Restrictive Cardiomyopathy by Doppler Echocardiography. Circulation 1989;79:357–70

[6] Kern MJ, Aguirre F. Interpretation of Cardiac Pathophysiology from Pressure Waveform Analysis: Pericardial Compressive Hemodynamics, Part II. Cathet Cardiovasc Diagn 1992;26:34–40

[7] Meltser H et al. Cardiac tamponade. Cathet Cardiovasc Intervent 2005;64:245–55

[8] Adler Y et al. Colchicine Treatment for Recurrent Pericarditis. Circulation 1998;97:2183–5

[9] Berg M et al. Behandlung des malignen Perikardergusses. Med Klin 1997;92(Suppl V):27–30

[10] Vaitkus PT et al. Treatment of Malignant Pericardial Effusion. JAMA 1994;272:59–64

[11] Singh S et al. Right ventricular and right atrial collaps in patients with cardiac tamponade – a combined echocardiographic and hemodynamic study. Circulation 1984;70:966–71

[12] Permanyer-Miralda G et al. Primary Acute Pericardial Disease: A Prospective Series of 231 Consecutive Patients. Am J Cardiol 1985;56:623–30

[13] Rutsky EA et al. Treatment of Uremic Pericarditis and Pericardial Effusion. Am J Kidney Dis 1987;10:2–8

[14] Myers RBH, Spodick DH. Constrictive pericarditis: Clinical and pathophysiologic characteristics. Am Heart J 1999;138: 219–32

[15] Ling LH et al. Constrictive Pericarditis in the Modern Era. Circulation 1999;100:1380–6

[16] Sagrista-Suleda J et al. Long-term follow-up of idiopathic chronic pericardial effusion. N Engl J Med 1999;341:2054–9

[17] Ling LH et al. Calcific constrictive pericarditis: Is it still with us? Ann Intern Med 2000;132:444–50

[18] Maisch B et al. Langzeiterfahrungen in der intraperikardialen Behandlung des autoimmunen und neoplastischen Perikardergusses. Z Kardiol 2000;89(Suppl 5):181

[19] Maisch B et al. Neoplastic pericardial effusion. Eur Heart J 2002;23:1625–31

[20] Maisch B et al. Intrapericardial treatment of autoreactive pericardial effusion with triamcinolone. Eur Heart J 2002;23:1503–8

[21] Bilchik KC et al. Paradoxical physical findings described by Kussmaul: pulsus paradoxus and Kussmaul's sign. Lancet 2003;359:1940–2

[22] Masui T et al. Constrictive pericarditis and restrictive cardiomyopathy: evaluation with MR imaging. Radiology 1992;182:369–73

[23] Talreja DR et al. Constrictive pericarditis in 26 patients with histologically normal pericardial thickness. Circulation 2003;108:1852–7

[24] Imazio M et al. Cardiac troponin I in acute pericarditis. J Am Coll Cardiol 2003;42:2144–8

[25] Haley JH et al. Transient constrictive pericarditis: causes and natural history. J Am Coll Cardiol 2004;43:271–5

[26] Spodick DH. Acute cardiac tamponade. N Engl J Med 2003;349:684–90

[27] Sagrista-Sauleda J et al. Effusive-constrictive pericarditis. N Engl J Med 2004;350:469–75

[28] Troughton RW et al. Pericarditis. Lancet 2004;363:717–27

[29] Imazio M et al. Day-hospital treatment of acute pericarditis. J Am Coll Cardiol 2004;43:1042–6

[30] Maisch B et al. Tangential approach to small pericardial effusions under fluoroscopic guidance in the lateral view: the halo phenomenon. Circulation 2004;104(Suppl II):II-730

[31] ESC Guidelines. Guidelines on the diagnosis and management of pericardial diseases. Executive summary. Eur Heart J 2004;25:587–610

[32] Bertrog SC et al. Constrictive pericarditis: etiology and cause-specific survival after pericardiectomy. J Am Coll Cardiol 2004;43:1445–52

[33] Imazio M et al. Colchicine in addition to conventional therapy for acute pericarditis. Circulation 2005;112:2012–6

[34] Little WC. Pericardial disease. Circulation 2006;113:1622–32

[35] Ha J-W et al. Differentiation of constrictive pericarditis from restrictive cardiomyopathy using mitral annular velocitiy by tissue doppler echocardiography. Am J Cardiol 2004;94:316–9

[36] Imazio M et al. Indicators of poor prognosis of acute pericarditis. Circulation 2007;115:2739–44

[37] Syed FF et al. A modern approach to tuberculous pericarditis. Prog Cardiovasc Dis 2007;50:218–36

[38] Strang JIG et al. Management of tuberculous constrictive pericarditis and tuberculous pericardial effusion in Transkei: results at 10 years follow-up. QJM 2004;97:525–35

[39] Talreja DR et al. Constrictive pericarditis in the modern era. J Am Coll Cardiol 2008;51:315–9

[40] Jong-Won H et al. Annulus paradoxus. Circulation 2001;104:976–8

[41] Wang H-J et al. Technical and prognostic outcomes of double-balloon pericardiotomy for large malignancy-related pericardial effusions. Chest 2002;122:893–9

[42] Swanson N et al. Primary percutaneous balloon pericardiotomy for malignant pericardial effusion. Cath Cardiovasc Interv 2008;71:504–7

[43] Sagrista-Sauleda J et al. Hemodynamic effects of volume expansion in patients with cardiac tamponade. Circulation 2008;117:1545–9

[44] Imazio M et al. Corticosteroids for recurrent pericarditis. High versus low doses: a nonrandomized observation. Circulation 2008;118:667–71

[45] Tsang T et al. Consecutive 1127 therapeutic echocardiographically guided pericardiocenteses: clinical profile, practice patterns, and outcomes spanning 21 years. Mayo Clin Proc 2002;77:429–436

[46] Dal-Bianco JP et al. Role of echocardiography in the diagnosis of constrictive pericarditis. J Am Soc Echocardiogr 2009;22:24–33

# 11  Pulmonale Hypertonie/Cor pulmonale

## 11.1  Definitionen

**Pulmonale Hypertonie:** PA-Mitteldruck > 25 mmHg in Ruhe [47, 47a, 99] bzw. > 30 mmHg bei Belastung [47]. Auf Vorschlag der 4. Weltkonferenz von 2008 in Dana Point/Californien soll der PA-Druck unter Belastung kein Bestandteil der PH-Definition mehr sein [102]. ESC und ACCF/AHA haben sich dem angeschlossen [47a, 99].

**Cor pulmonale:** Vergrößerung des rechten Ventrikels sekundär bei Erkrankung von Lungen oder Thorax sowie von Störungen der pulmonalen Ventilation oder Zirkulation [58].

**Rechtsherzinsuffizienz:** In Ruhe erhöhter rechtsventrikulärer Füllungsdruck (RA-Druck > 9 mmHg) und/oder erniedrigtes HZV (CI < 2,5 l/min/m$^2$) als Folge einer eingeschränkten rechtsventrikulären Funktion [58].

**Rechtsherzdekompensation:** Zustand mit manifestem rechtsventrikulärem Vorwärts- oder Rückwärtsversagen, CI häufig < 1,5 l/min/m$^2$, RA-Druck > 18 mmHg [58].

## 11.2  Epidemiologie

Prävalenz der **pulmonalen Hypertonie** ca. 10%. Ursächlich ist in ca. 80% eine Linksherzerkrankung, in 10% eine COPD oder Hypoxie, in rund 4% eine PAH, in 0,6% eine CTEPH, ungeklärt blieben 6,8% [47a]. Das **Cor pulmonale** ist nach der KHK und der hypertensiven Herzerkrankung die dritthäufigste Herzkrankheit bei Patienten > 50 Jahre.

Ursache eines Cor pulmonale ist in ca. 80% die COPD [1]. Für die **PAH** wurde eine Inzidenz von 2,4/1 Mio. und eine Prävalenz von 15/1 Mio. erwachsene Einwohner gefunden [70]. Ursachen der PAH: IPAH 39,2%, FPAH 3,9%, anorektikainduziert 9,5%, Kollagenose 15,3%, angeborenes Vitium 11,3%, portale Hypertonie 10,4%, HIV 6,2% [70].

## 11.3  Ätiologie

**Ursachen der pulmonalen Hypertonie bei Cor pulmonale:**

◢ Erhöhter Vasotonus/alterierte Gefäßregulation
◢ Reduktion der Strombahn als Folge des Parenchymverlustes (auch bei ausgeprägtem Emphysem wohl nur von untergeordneter Bedeutung)
◢ Alveoläre Hypoventilation mit reflektorischer Vasokonstriktion (Euler-Liljestrand-Reflex)
◢ Gefäßkompression durch fibrosierende Lungenveränderungen
◢ Vaskuläres Remodeling mit Intimafibrose und Mediahypertrophie
◢ Erhöhung der Blutviskosität
◢ Gefäßobstruktion durch Embolie und Thrombose

In **Dana Point 2008** [103] überarbeitete **Venedig-Klassifikation** von 2003 [36], mit Einteilung in die Gruppen 1–5, andernorts auch als **WHO-Klassen I–V** bezeichnet [99]:
1. Pulmonalarterielle Hypertonie (PAH)
    1.1. Idiopathische PAH (IPAH)

1.2. Erblich
   1.2.1. BMPR2
   1.2.2. ALK1, Endoglin (mit oder ohne hereditäre hämorrhagische Teleangiektasie)
   1.2.3. Unbekannt
1.3. Medikamenten- oder toxininduziert[x]
1.4. Assoziiert mit (APAH):
   1.4.1 Bindegewebserkrankung
   1.4.2. HIV-Infektion
   1.4.3. Portaler Hypertonie
   1.4.4. Angeborener Herzerkrankung
   1.4.5. Schistosomiasis
   1.4.6. Chronisch hämolytischer Anämie
1.5. Persistierende pulmonale Hypertonie des Neugeborenen
1′. Pulmonary veno-occlusive disease (PVOD) und/oder Pulmonary capillary hemangiomatosis (PCH)
2. Pulmonale Hypertonie bei Linksherzerkrankung
   2.1. Systolische Dysfunktion
   2.2. Diastolische Dysfunktion
   2.3. Klappenvitium
3. Pulmonale Hypertonie infolge Lungenerkrankung und/oder Hypoxämie
   3.1. COPD
   3.2. Interstitielle Lungenerkrankung
   3.3. Andere pulmonale Erkrankung mit gemischt restriktiver/obstruktiver Störung
   3.4. Schlafapnoe-Syndrom
   3.5. Alveoläre Hypoventilation
   3.6. Chronische Höhenexposition
   3.7. Entwicklungsabnomitäten
4. Chronisch thromboembolische pulmonale Hypertonie (CTEPH)
5. Pulmonale Hypertonie infolge unklaren multifaktoriellen Mechanismus
   5.1. Hämatologische Erkrankung: Myeloproliferative Erkrankung, Splenektomie
   5.2. Systemerkrankung: Sarkoidose, pulmonale Histiozytose, Lymphangioleiomyomatose, Neurofibromatose, Vaskulitis
   5.3. Metabolische Erkrankung: Glykogenspeicherkrankheit, M. Gaucher, Schilddrüsenstörungen (Hypo- und Hyperthyreose)
   5.4. Andere: Obstruktion durch Tumor, fibrosierende Mediastinitis, chronisch dialysepflichtige Niereninsuffizienz

**(x) Zu 1.3**

| Gesichert | Aminorex, Fenfluramin, Dexfenfluramin, toxisches Rapsöl |
|---|---|
| Wahrscheinlich | Amphetamine und L-Tryptophan, Metamphetamin |
| Möglich | Kokain, Phenylpropanolamin, Johanniskraut, Chemotherapeutika, SSRI |
| Unwahrscheinlich | Orale Antikonzeptiva, Östrogen, Zigaretten |

## 11.4 Pathophysiologie

Der RV liegt dem LV in komplexer Geometrie normalerweise halbmondförmig an. Im Unterschied zum LV wird das SV sehr von einer longitudinalen Verkürzung mitbestimmt. Eine Volumenbelastung wird vom RV besser toleriert als eine Druckbelastung.

Die normale pulmonale Zirkulation ist charakterisiert durch eine Perfusion bei geringem vaskulären Widerstand. Der pulmonale Gefäßwiderstand wird bestimmt durch einen Vasotonus, der durch Mediatoren reguliert wird. Vasokonstriktorisch agieren z.B. Noradrenalin, Angiotensin II, Thromboxan $A_2$ und Endothelin, vasodilatatorische Effekte haben EDRF (NO), Prostaglandin $I_2/E_1$ und Adenosin. Spezifisch für die Lungenstrombahn ist zudem die hypoxieinduzierte Vasokonstriktion.

Bei Zunahme des HZV erfolgt normalerweise eine Senkung des pulmonalvaskulären

Widerstandes sowohl über eine Rekrutierung von normalerweise nicht perfundierten Gefäßen als auch über eine Vasodilatation (hier durch NO und $PGI_2$), sodass der PAM bei Herzgesunden auch bei starkem HZV-Anstieg unter Belastung nur wenig steigt. Diese Regulationsfähigkeit ist bei der pulmonalen Hypertonie beeinträchtigt [14].

Dem Cor pulmonale liegt ursächlich eine pulmonale Hypertonie (PH) zugrunde. Diese führt zunächst zur konzentrischen RV-Hypertrophie, im Verlauf kommt es zur systolischen Dysfunktion. Die konsekutive Dilatation des RV (mit Änderung der Geometrie zu einer mehr kugeligen Form) ermöglicht eine Aufrechterhaltung des SV [55]. Mit zusätzlich bestehender diastolischer Dysfunktion und Abfall des CO kommt es zur Belastung des RA und Manifestation der Rechtsherzinsuffizienz. Sekundär kommt meist eine Pulmonalinsuffizienz bzw. Trikuspidalinsuffizienz hinzu.

Der mittlere PA-Druck (normalerweise < 20 mmHg) beträgt bei Lungenerkrankungen meist 30–45 mmHg, bei rezidivierenden LE 40–60 mmHg und bei pulmonalarterieller Hypertonie 55–120 mmHg [14]. Der normale RV kann einen systolischen Druck von 45–50 mmHg aufbringen, darüber hinausgehende Druckbelastungen führen zum myokardialen Versagen. Systolische Drücke von 80–100 mmHg und darüber sind nur bei adaptiertem, hypertrophiertem Ventrikel möglich. Die linksventrikuläre Hämodynamik, insbesondere die diastolische LV-Füllung, kann durch die rechtsventrikuläre Dilatation (Septumverlagerung nach links) beeinträchtigt sein.

Schweregradeinteilung nach [58]

| | |
|---|---|
| **Leichte pulmonale Hypertonie** | Pulmonaler Mitteldruck < 35 mmHg, systol. Druck < 50 mmHg |
| **Mittelschwere pulmonale Hypertonie** | Pulmonaler Mitteldruck > 35 mmHg |
| **Schwere pulmonale Hypertonie** | ZVD > 9 mmHg, reduziertes HZV in Ruhe |

Strittig war die Existenz und Bedeutung der sog. **belastungsinduzierten pulmonalen Hypertonie** (normaler PA-Druck in Ruhe, unter Belastung Anstieg des mittleren PA-Drucks auf > 30 mmHg) [47]. Die ESC hat diesen Begriff 2009 wegen fehlender Möglichkeit einer abgesicherten Definition aufgegeben [47a]. Nach [87] handelt es sich um eine frühe, leichte Form der PAH, mit einer sig. reduzierten max. Sauerstoffaufnahme unter Belastung. Eine belastungsinduzierte PH wurde z.B. echokardiografisch bei 46% der Patienten mit Sklerodermie gefunden [86]. Außer Diskussion ist die belastungsinduzierte pulmonale Hypertonie bei Linksherzerkrankungen.

Funktionelle WHO-Klassifikation der Belastbarkeit bei pulmonaler Hypertonie

| | |
|---|---|
| **Klasse I** | Keine Einschränkung der körperlichen Aktivität, keine Beschwerden bei normaler Tätigkeit |
| **Klasse II** | Leichte Einschränkung, normale Aktivität kann zu Dyspnoe, Müdigkeit, Brustschmerz oder Schwächeanfällen führen |
| **Klasse III** | Schon weniger als normale Aktivität führt zu den o.g. Beschwerden |
| **Klasse IV** | Symptome in Ruhe oder bei geringster Aktivität |

## 11.5 Symptome

- ◢ (Belastungs-)Dyspnoe, Belastungsintoleranz
- ◢ (Prä-)Synkope
- ◢ Müdigkeit
- ◢ Angina [37, 47a]

## 11.6 Diagnostik

### 11.6.1 Körperliche Untersuchung

- Beinödeme, Pleuraergüsse, Aszites
- Halsvenenstauung
- Tachykardie
- Hepatomegalie, Oberbauchschmerzen
- Zyanose

### 11.6.2 Auskultation

- 2. HT verstärkt
- Evtl. Diastolikum bei Pulmonalinsuffizienz (Graham-Steel-Geräusch)
- Evtl. Systolikum bei Trikuspidalinsuffizienz
- Evtl. 3. HT [47]

### 11.6.3 Röntgen-Thorax

Abnorm in 90% der Fälle [47a].
- Evtl. Darstellung pathologischer Veränderungen des Lungenparenchyms oder der Thoraxwand
- Dilatation des RV (Einengung des Retrosternalraumes und später des Retrokardialraumes durch den verlagerten LV)
- Dilatation des RA
- Dilatierte A. pulmonalis, dilatierte deszendierende A. pulmonalis (rechts > 16 mm, links > 18 mm)
- Betonte Hilusgefäße bei Minderperfusion der Gefäßperipherie, sog. Hilusamputation [11]

### 11.6.4 EKG

Spezifität ca. 70%, Sensitivität nur 55% [37], ein normales EKG schließt eine schwere PH nicht aus [47].
- Rechtstyp oder SI-SII-SIII-Typ oder SI-QIII-Typ
- (Inkompletter) Rechtsschenkelblock

- R > S in $V_1$, R < S in $V_6$
- Zeichen der RV-Hypertrophie, $RV_1$ + $SV_5$ [6] > 1,05 mV (Sokolow-Lyon-Index)
- Drehung der elektrischen Achse im Uhrzeigersinn
- P-Pulmonale
- ST-Senkung $V_2$–$V_4$, II, III, AVF

### 11.6.5 Echokardiografie

- Messung des **systolischen RV- bzw. PA-Drucks** bei Trikuspidalinsuffizienz nach der Bernoulli-Formel; leichte PH bei PASP 36–50 mmHg [37]. Die obere Grenze eines normalen PASP liegt statistisch bei 37 mmHg [48]. Auch ein PASP von > 40 mmHg wird als Cut-off für eine PAH genannt [54]. Die Korrelation PA-Druck nach Echo bzw. Rechtsherzkatheter ist nicht sehr gut, dazu gibt es mehrere Studien [96]. Für die Diagnose einer pulmonalen Hypertonie wurden bestimmt: Sensitivität 85%, Spezifität 55%, PPV 52%, NPV 87% [63]. Sensitivität 80–100%, Spezifität 60–100% für die Erkennung einer PH nach [37], falsch positive und falsch negative Befunde sind also nicht selten. **Nach ESC/ERC 2009 ist eine PH wahrscheinlich bzw. unwahrscheinlich bei einem Cut-off-Wert für den systol. PA-Druck von 36 mmHg [47a].**
- **RV-Hypertrophie** (Wanddicke > 5 mm) und **RV-Dilatation**
- Oft **reduzierte RV-Kontraktilität.** Empfohlen wird die Bestimmung der prozentualen rechtsventrikulären Flächenänderung in Diastole und Systole

$$RVFAC = \frac{\text{enddiastolische Fläche [cm}^2\text{]} - \text{endsystolische Fläche [cm}^2\text{]}}{\text{enddiastolische Fläche [cm}^2\text{]}}$$

als der Parameter, der am besten mit der RVEF im MRT korrelierte [104]. RVEF < 45% bei einer max. Geschwindigkeit des TK-Anulus < 11,5 cm/s im PW-TDI, Sensitivität 90%, Spezifität 85% [62].

Bestimmung der **TAPSE** (Tricuspid annular plane excursion): M-Mode im 4-KB auf den lateralen Anulus der Trikuspidalklappe und Messung der Differenz Diastole – Systole. Bei TAPSE < 18 mm deutlich schlechtere Prognose; 1-Jahres-Überleben 94% vs. 60% bei TAPSE > 18 mm bzw. < 18 mm [61]; normal, wenn > 15 mm nach [104].
Strain/Strain rate für die Messung der RV-Kontraktilität ist noch in der Evaluation [104].

◢ Tei-Index (RV myocardial performance index) als Marker für eine Einschränkung von systolischer und diastolischer RV-Funktion und als Risikoprädiktor [17]

◢ RA-Dilatation (RA-Fläche endsystol. im 4-KB,

$$\frac{cm^2}{\text{Körpergröße [m]}} \text{ normal } 9{,}1 \pm 1{,}7 \text{ [57])}$$

◢ Abgeflachtes, evtl. nach links verlagertes Septum, evtl. inverse Septumbewegung. LV-Exzentrizitätsindex entspricht D2 : D1 (D2 = LV-Durchmesser in der kurzen Achse parallel zum Septum, D1 = LV-Durchmesser in der kurzen Achse senkrecht auf D2), normal ist ein Wert von 1 [57].

◢ Evtl. dilatierte A. pulmonalis, dilatierte V. cava und dilatierte Lebervenen

◢ Darstellung einer eventuellen Trikuspidalinsuffizienz und Pulmonalinsuffizienz

◢ Verkürzte Akzelerationszeit über der Pulmonalklappe

◢ Transmitraler Einstrom häufig wie bei Relaxationsstörung, resultierend aus einer gestörten LV-Geometrie, einer RV-Dilatation und einer verminderten LV-Vorlast [56]

◢ **Prognostische Bedeutung bei PH** hatten die Dilatation des RA, ein Perikarderguss, die Verlagerung des Septums [57], die TAPSE [61] sowie ein rechtsventrikulärer Tei-Index > 0,88 (Normwert für Tei-Index 0,28 ± 0,04, bei PPH-Patienten 0,89 ± 0,25) [17].

◢ Ausschluss LV-Dysfunktion, Mitral- und Aortenvitium, Cor triatriatum

◢ Die Bestimmung von E/E' lässt mit einem Cut-off von 9,2 bei einer Sensitivität von 95% und einer Spezifität von 96% die Differenzierung einer pulmonalvenösen Hypertonie von einer pulmonalarteriellen Hypertonie zu [78].

◢ Der echokardiografische Befund einer belastungsassoziierten PH rechtfertigt derzeit keine Therapieentscheidungen [99].

Bei Pat. mit Dyspnoe und einem im Echo abgeschätzten PA-Druck > 40 mmHg ist eine weitere Abklärung indiziert, wenn die Ursache hierfür nicht offensichtlich ist (schwere LV-Dysfunktion, schwere Lungenerkrankung) **ACCF/AHA 2009** [99].

### 11.6.6 Rechtsherzkatheter

Aufgrund der bestehenden Ungenauigkeiten der Doppler-Echokardiografie ist der RHK **zur Diagnosestellung und zur Schweregradbeurteilung erforderlich** [99, 47a]. Schwere Komplikationen in 1,1%, Mortalität 0,05% [73].

◢ **Erhöhter RV-Druck und PA-Druck:** Die pulmonale Hypertonie ist definiert durch einen PAM > 25 mmHg in Ruhe [47a, 99]. Der Normalwert für den PAM ist 14 ± 3 mmHg, max. 20 mmHg [47a]. Ein systolischer PA-Druck > 40 mmHg wurde auch bei 6% ansonsten gesunder Personen gefunden, bes. auch bei schwerer Adipositas [37]).

◢ **PCWP:** Der pulmonale Kapillardruck differenziert die präkapilläre von der postkapillären PH [47a]:
  – ≤ **15 mmHg (präkapilläre PH)** bei PH Gruppe 1, 3, 4 und 5
  – > **15 mmHg (postkapilläre PH)** bei PH Gruppe 2
  Die Interpretation der Kurve und die Messung des PC-Drucks sind weitaus schwieriger als vermutet und belastet mit einer relevanten Inter- und Intraobserver-Va-

riabilität, Unterschiede von bis zu 12 mmHg wurden gefunden [90]. Zudem ist der PCWP nur der Surrogatparameter für den LVEDP. Ca. 50% der Pat. mit PCWP ≤ 15 mmHg hatten einen LVEDP > 15 mmHg [101]. Mehrere PC-Positionen sind endexpiratorisch zu messen [99].

◢ Bei PAH erhöhter pulmonalvaskulärer Widerstand, PVR > 3 Wood Units [99]
◢ **Bei PAH Testung der Vasoreagibilität** mit NO bzw. Adenosin oder Epoprostenol zur Prädiktion der Effektivität einer Dauertherapie mit Ca-Antagonisten (s. Kap. 11.8.1.2).
◢ **Ausschluss Shunt-Vitium** mittels Stufenoxymetrie (mind. aus V. cava, PA und arteriell)

### 11.6.7 Spirometrie/Body-Plethysmografie

Essenzieller Bestandteil der differenzialdiagnostischen Abklärung. Darstellung von Restriktion und/oder Obstruktion infolge diverser Lungenerkrankungen. Aber: Ca. 20% der Patienten mit rezidivierenden Lungenembolien zeigen restriktive Funktionsstörung.

*Cave:* Fehldiagnose [37].

### 11.6.8 (Ventilations-)Perfusionsszintigrafie der Lunge

Essenziell, zum Nachweis bzw. Ausschluss der chronisch thromboembolischen pulmonalen Hypertonie (CTEPH), Sensitivität 96%, Spezifität 90–95% [37, 74]. Perfusionsdefekte können auch bei venookklusiver Erkrankung auftreten [47]. Die Szintigrafie ist der CT-Angiografie hinsichtlich Sensitivität (96% vs. 51%) deutlich überlegen [74], daher auch 2009 noch **Screening-Test der Wahl** nach **ACC/ERC** und **ACCF/AHA 2009** [99, 47a]. Eine Perfusionsszintigrafie sollte bei allen Patienten mit unerklärter PH erfolgen [105].

### 11.6.9 Labordiagnostik

BGA, BB, Gerinnungswerte (ggf. erweiterte Gerinnungsdiagnostik), Leberwerte, Schilddrüsen-Hormonstatus, HIV, Antikardiolipin-AK, Lupus-Antikoagulans, ANA (in 40% positiv mit niedrigen Titern [37]), Anti-Zentromer-AK, Anti-SLC70 und Anti-DNS, SSA, evtl. Hämoglobinelektrophorese [47, 58]. BNP < 150 pg/ml bzw. ein NT-proBNP < 1 400 pg/ml zeigen eine gute Prognose [47a].

### 11.6.10 HRCT des Thorax

Diagnostik von parenchymatösen Lungenerkrankungen (bes. Lungenfibrose und Emphysem).

*Cave:* Die CT erkennt nur $^2/_3$ der Patienten mit histologisch gesicherter idiopathische Lungenfibrose, $^1/_3$ dieser Patienten wird also nicht von der HRCT identifiziert [91]!

Zudem wichtig zur Darstellung von Veränderungen im Sinne einer PVOD oder PCH [37, 47a], eindeutiger Nachweis verlangt offene Lungenbiopsie [58]. Die CT ergänzt die Szintigrafie hinsichtlich der Diagnose einer chronisch-rezidivierenden Lungenembolie, ersetzt dieses aber nicht, **Klasse-I-Indikation** nach **ESC/ERC 2009** [47a].

### 11.6.11 Sono-Abdomen

Diagnostik der Leberzirrhose oder portaler Hypertension.

### 11.6.12 Nächtliche Pulsoxymetrie

Bei klinischem Verdacht als Screening-Test zum Ausschluss eines Schlafapnoe-Syndroms.

### 11.6.13 Rheumatologische Diagnostik

Auschluss/Nachweis einer Kollagenose, insbesondere einer Sklerodermie.

### 11.6.14 Kontrastverstärktes Spiral-CT

In der Angio-CT Darstellung zentraler oder (sub-)segmentaler Lungenembolie(n), Sensitivität und Spezifität bei 90% [37]. Der Perfusions-Szintigrafie hinsichtlich der Sensitivität klar unterlegen und daher als Screening-Untersuchung zum Ausschluss von rezidivierenden LE unzureichend [74].

### 11.6.15 Pulmonalisangiografie

Nachweis bzw. Ausschluss von Gefäßveränderungen als Folge chronisch-rezidivierender Thromboembolien zur Beurteilung der Operabilität bei CTEH [37]. Bei fehlender Übereinstimmung zwischen Szintigrafie und Angio-CT [47].

### 11.6.16 Lungenbiopsie

Kein Bestandteil der Routine [47], erforderlich für PCH und PVOD [58].

### 11.6.17 Belastungstest

Etabliert ist vor allem der **6-Minuten-Gehtest** zur Objektivierung der körperlichen Belastbarkeit und Prognoseabschätzung [47a]. Durchführung: Eine Gehstrecke von 30 m wird in einem Korridor markiert, der Patient geht nach einer Pause von mind. 10 min ohne Begleitung auf dieser Strecke hin und her, so weit er kann. RR-, HF- und $SO_2$-Messung vorher und nachher [92]. Eine Gehstrecke < 380 m zeigt eine Überlebensrate von nur 56% (vs. 81%) [37]. 2. Möglichkeit ist die **Spiroergometrie.**

## 11.7 Idiopathische/familiäre pulmonalarterielle Hypertonie (IPAH, FPAH)

### 11.7.1 Epidemiologie

Jährliche Inzidenz geschätzt 1–2/1 Million [10], Prävalenz 6/1 Million [99]. Bei Frauen 1,7- bis 3,5-mal häufiger als bei Männern, mittleres Alter ca. 36 Jahre, jedoch in jedem Alter möglich.

### 11.7.2 Ätiologie

Ätiologie der IPAH definitionsgemäß unklar. Mind. 5% der Erkrankungen sind vererbt (autosomal-dominant mit inkompletter Penetranz), identifiziert wurde bislang das BMPR2-Gen. In etwa 70% der familiären PAH und in 25% der idiopathischen (sporadischen?) Fälle wurden Mutationen des BMPR2-Rezeptors gefunden [71].

Ein Gentest wird generell nicht empfohlen, kann bei einer großen betroffenen Familie zur Frühdiagnostik von asymptomatischen Familienmitgliedern erwogen werden [60]. Möglicherweise kommt einer Infektion mit Viren, z.B. HHV-8 [34] eine kausale Rolle zu.

### 11.7.3 Pathophysiologie

Wesentliche Komponenten der multifaktoriell bedingten pulmonalen Druckerhöhung sind:
- ◢ Thrombose
- ◢ Vaskulär-obstruktives Remodeling (und Proliferation)
- ◢ Inflammation
- ◢ Vasokonstriktion

Eine endotheliale Dysfunktion führt zu einer Dysbalance vasodilatatorischer und vasokonstriktorischer Einflüsse durch:

◢ Verminderte Freisetzung des vasodilatatorischen NO

◢ Verminderte Freisetzung des vasodilatatorischen Prostazyklins (PGI$_2$)

◢ Verstärkte Bildung des vasokonstriktorischen Endothelins

Die Vasokonstriktion wird noch verstärkt durch eine Downregulation von Kalium-Kanälen. Verschiedene Mediatoren (TGFβ, Activin, BMP, GDF) werden in der TGFβ-Superfamilie zusammengefasst, eine gestörte Mediatorexpression bzw. eine gestörte Rezeptorfunktion (z.B. BMPR2) sind bedeutsam hinsichtlich des vaskulären Remodelings [38].

**Histopathologisch** sind Mediahypertrophie, Intimaverdickung, Adventitiaverdickung und plexiforme Läsionen typisch [47]. (Pathologische Klassifikation der pulmonalen Hypertonie bei [47]).

### 11.7.4 Prognose

◢ Schlecht bei IPAH, Letalität 66% in 5 Jahren [3], mittlere Lebenserwartung 2,5–3,4 Jahre [10]

◢ 1-Jahres-Überleben bei neu diagnostizierter PAH diverser Ätiologie 88% [70]

◢ **1-Jahres-Mortalität der PAH unter aktueller Therapie 15% [99]**

Der natürliche Verlauf einer asymptomatischen oder leichten pulmonalen Hypertonie ist unklar. **Prädiktoren einer schlechten Prognose** sind: Synkope, klinische Rechtsherzinsuffizienz, schnelle klinische Verschlechterung, WHO-Klasse IV, Gehstrecke < 300 m, VO$_{2max}$ < 12 ml/kg/min, Perikarderguss, TAPSE < 15 mm, RV-Dysfunktion, RA-Druck > 15 mmHg, CI < 2,0 l/min/m², erhöhtes BNP/NT-proBNP [47a].

## 11.8 Therapie

### 11.8.1 Konservative Therapie

#### 11.8.1.1 Basistherapie

**Diuretika:** Indiziert bei manifester Rechtsherzinsuffizienz mit Ödembildung, symptomatischer Effekt eindeutig [18]. Mangels Daten keine Empfehlung bezüglich Wirkstoff oder Dosis. Klasse I nach **ESC/ERC 2009** [47a].

**Digitalis:** Stellenwert wird kontrovers diskutiert, theoretisch wirksam bei ausgeprägter Kontraktilitätsminderung des RV in Analogie zur systolischen Dysfunktion des LV. HZV-Steigerung um 10%, günstige hämodynamische Effekte bei akuter Dekompensation [18]. IIb-Indikation nach **ESC 2009** [47a].

**Antikoagulanzien:** Klar indiziert bei rezidivierenden Lungenembolien. Mortalitätsreduktion auch bei Patienten mit PAH nach 2 unkontrollierten Studien wahrscheinlich, INR-Zielbereich 1,5–2,5 [99], in Europa 2,0–3,0 üblich. Nach **ESC 2009** [47a] IIa-Indikation bei IPAH, sonst IIb. Nach [58] Indikation für IPAH und FPAH mit INR 1,5–2,5, für Patienten mit prothrombotischen Risikofaktoren oder CTEPH Antikoagulation mit INR 2,5–3,5.

**Aderlass:** Widersprüchliche Ergebnisse zur Ruhehämodynamik, erhöht die körperliche Belastbarkeit bei Polyglobulie infolge COPD bei Senkung des HKT auf < 52%; keine Beeinflussung der Lz.-Prognose, evtl. additiv zur O$_2$-Lz.-Therapie einsetzen [11].

**Sauerstoff-Langzeit-Therapie:** Zur Vermeidung einer hypoxieinduzierten Vasokonstriktion. Klare Mortalitätsreduktion bei COPD mit Hypoxämie und Cor pulmonale nach Studien aus den Jahren 1980/81 [19, 20], daher indiziert bei PaO$_2$ < 55 mmHg, O$_2$-Inhalation > 16 h/Tag [11]. Generell auch indiziert bei pulm. Hypertonie anderer Genese mit Hypoxämie, Ziel SO$_2$ > 90% [46, 99], Datenlage allerdings unzureichend. Für PAH-

Patienten mit $pO_2 < 60$ mmHg Klasse-I-Indikation nach **ESC/ERC 2009** [47a].

**CPAP, Gewichtsreduktion:** Bei Schlafapnoe-Syndrom als symptomatische Maßnahme, Stellenwert in der Beeinflussung eines Cor pulmonale noch nicht definiert [22, 23].

**Theophyllin:** Reduktion des PAM bei Steigerung der RVEF nach i.v. Gabe, Steigerung der RVEF auch über Monate nachweisbar [11]. Bedeutung für die Langzeittherapie unklar.

**Unspezifische Vasodilatanzien:** Bei COPD divergierende Studienergebnisse mit verschiedenen Medikamenten (Alphablocker, Hydralazin, ACE-Hemmer, Nitro), im Verlauf häufig wirkungslos und ohne klinische Bedeutung.

### 11.8.1.2  Sonstige Empfehlungen für den Alltag

**Antikonzeption:** Eine Schwangerschaft führt u.U. zur hämodynamischen und klinischen Verschlechterung [10] und birgt ein hohes Mortalitätsrisiko – daher grundsätzlich die Empfehlung zur Kontrazeption, Klasse I nach **ESC/ERC 2009**. Auch orale Kontrazeptiva werden, wenngleich strittig, angewendet [46].

**Körperliche Aktivität:** Soweit symptomfrei möglich [47]. Erste Daten zeigen eine verbesserte Belastbarkeit durch körperliches Training, Zunahme der 6-Minuten-Gehstrecke um 111 m [53]. Schwere körperliche Belastung oder isometrische Übungen sollen vermieden werden [99].

**Impfung/Antibiotika:** Impfung gegen Influenza und Pneumokokken bei PAH, Klasse I nach **ESC/ERC 2009** [47a] Antibiotika bei bakteriellen Infekten [58].

**Flugtourismus:** Hypoxie kann verstärkte Vasokonstriktion auslösen. Der Luftdruck in der Flugzeugkabine entspricht einer Höhe von 1 600–2 500m, eine hypobare Hypoxie droht ab 1 500 m, ggf. zusätzliche $O_2$-Zufuhr.

**Komedikation:** *Cave:* Nierenfunktion bei NSAR. ACE-Hemmer und Betablocker nicht geprüft bei PAH.

> Zur Therapieüberwachung und zur prognostischen Einschätzung sollen Pat. mit PAH alle 3–6 Monate reevaluiert werden [47a].

### 11.8.1.3  Vasodilatatoren

Neben dem „Klassiker" Ca-Antagonisten sind es die 3 hauptsächlich gestörten Mediatorlinien, die therapeutisch genutzt werden:

◢ Zufuhr des verminderten Prostaglandins
◢ Blockade des erhöhten Endothelins
◢ Erhöhung des NO-Spiegels

Eine Meta-Analyse unter Einschluss der Prostanoide, Endothelin-Rezeptor-Antagonisten und Phophodiesterase-Inhibitoren ergab einen Mortalitätsvorteil, NNT 62 bei Therapie über 14 Wochen [95].

> Trotz relativ geringer Datenbasis vergibt die **ESC/ERC 2009** relativ starke Empfehlungsgrade für die einzelnen Substanzen in Abhängigkeit der funktionellen WHO-Klasse, diesbezüglich s. [47a].

### 11.8.1.3.1  Ca-Antagonisten

Nach positivem Ansprechen auf einen vorherigen Vasodilatanzien-Test zur Prädiktion der Effektivität der Langzeittherapie sind Nifedipin, Amlodipin oder Diltiazem (Letzteres bei Ruhe-HF > 80/min [31]) Bestandteil der Standardtherapie bei der IPAH. Verapamil soll wegen negativ inotroper Wirkung nicht eingesetzt werden [65]. Die Tagesdosis liegt deutlich über der sonst üblichen: Amlodipin 15–30 mg; Diltiazem 240–720(–900 mg), Start mit 3-mal 60 mg; Nifedipin 120–240 mg, Start mit 2-mal 30 mg [31]. Die Medikation darf wegen Rebound-Gefahr nicht abrupt beendet werden [10]. Nach [54] keine Ca-Antagonisten bei WHO-Stadium IV, manifestem Rechtsherzversagen, vermindertem HZV. Bei COPD ohne Wirksamkeitsnachweis.

Akute Reagibilität in 12,6% nachweisbar, dauerhaftes gutes Ansprechen auf Ca-Antagonisten jedoch nur bei 7% [49]. Ein dauerhafter Effekt ist wohl beschränkt auf Patienten, bei denen der PVR auf < 800 dyn × s × cm$^{-5}$ absinkt [21]. Als Responder sollten nur Patienten angesehen werde, die WHO-Klasse I oder II erreichen, (3 Monate nach Therapiebeginn erneute Überprüfung), ansonsten Wechsel auf ein anderes Medikament. 5-Jahres-Überleben 94% bei „Respondern" (Non-Responder 55%) unter Therapie mit Ca-Antagonisten und Antikoagulation [4].

> 7-Jahres-Überleben bei Respondern, die nach 1 Jahr noch NYHA I–II waren, > 95% [49].

Durchführung des **Vasodilatanzien-Tests** [54], s.a. bei [30, 31, 37, 47a, 58, 93]:
- Inhalatives NO (10–20 ppm für 10 min)
- Adenosin i.v. (50 µg/kg/min, Steigerung um 50 µg/kg/min alle 2 min, max. 350 µg/kg/min) [47a, 99]
- Epoprostenol i.v. (2–12 ng/kg/min, Steigerung 2 ng/kg/min alle 10 min)
- Iloprost inhalativ nicht empfohlen nach **ACCF/AHA** und **ESC/ERC 2009** [47a, 99]

Eine positive Reaktion ist definiert als eine Reduktion des PAM um > 10 mmHg auf einen PAM ≤ 40 mmHg mit Anstieg bzw. zumindest ohne Reduktion des HZV [47a, 65, 99]. Der Test ist kontraindiziert bei manifestem Rechtsherzversagen und bei hämodynamischer Instabilität [99]. Es gibt einige Probleme bei der Beurteilung der Reagibilität, zudem haben die verwendeten Medikamente unterschiedliche Wirkungen auf CO, PVR, PCP etc. [93].

### 11.8.1.3.2 Prostanoide
Ersatz des bei IPAH vermindert produzierten Prostaxzyklins I$_2$.

**Epoprostenol (Flolan, synthetisches Prostazyklin, PGI$_2$):** Systemische und pulmonale Vasodilatation, Inhibition der Thrombozytenaggregation und des Wachstums von Gefäßmuskelzellen. Als i.v. Dauerinfusion gegeben (wegen kurzer HWZ von 3–5 min) verbessert es die Hämodynamik (bei Patienten in NYHA III–IV PAM – 8%, PVR – 21% [46]), die Belastbarkeit (6-Minuten-Gehtest + 35 m [46]) und senkt die Letalität [5, 6, 9, 28, 29]. Verbesserung der Hämodynamik und Belastbarkeit auch bei skleodermieassoziierter PH [39].

Nebenwirkungen sind Übelkeit, Diarrhö, Kieferschmerzen, Kopfschmerzen, Flush, muskuloskelettale Schmerzen. Plötzliches Absetzen ist unbedingt zu vermeiden. Probleme der dauerhaften i.v. Medikation durch Thrombose/Infektion des Zugangs, Inzidenz der Kathetersepsis 0,1–0,6/Patientenjahr [46]. In der Lz.-Therapie häufig starke Dosiserhöhung notwendig.

**Überlebensraten** nach 3 Jahren 63% (vs. 35% bei einem historischen Kollektiv), nach 5 Jahren 55% vs. 28% [46]. Patienten, die unter Epoprostenol in NYHA I oder II zu klassifizieren sind, haben Überlebensraten nach 1, 2 und 3 Jahren von 100%, 93% und 88%, bei Patienten die in NYHA III/IV verbleiben nur 77%, 46% und 33% [31].

Als einziges Medikament hat Epoprostenol eine Klasse-I-Indikation nach **ESC 2009** [47a] für die funktionelle WHO-Klasse IV. Mittel der 1. Wahl bei instabilen Patienten in NYHA IV nach **ACCP 2007** [65].

**Treprostinil (Remodulin):** Analogon des Epoprostenol, längere HWZ (4,5 h) bei s.c. Gabe, allerdings lokale Nebenwirkungen. Hämodynamische und klinische Wirksamkeit erwiesen, 6-Minuten-Gehstrecke im Mittel um 16 m verlängert [39]. Intravenöse und inhalative Applikation ebenfalls möglich [51, 65], bei i.v. Gabe wurde ein erhöhtes Risiko für katheterassoziierte Infektionen beschrieben [99]. Zulassung in den USA für NYHA-Klasse II–IV. Bei unzureichendem Effekt wurde erfolgreich mit Bosentan kombiniert [80].

**Iloprost intravenös:** Vorteilhaft aufgrund der längeren Halbwertszeit hinsichtlich nicht beabsichtigter Therapieunterbrechung, Datenlage schlechter, dennoch in Deutschland bevorzugt.

**Iloprost inhalativ (Ventavis):** Prostazyklin-Analogon, stabil bei Raumtemperatur und Licht. HWZ im Serum 20–25 min. Inhalation 6–9 (–12-mal)/Tag über 10–15 min, mit Ultraschallvernebler nur 4 min [39].

Bei 203 Patienten in NYHA III–IV mit IPAH oder sekundärer PAH zeigte sich in der AIR-Studie eine funktionelle und klinische Besserung über 12 Wochen, Verlängerung der 6-Minuten-Gehstrecke um 36 m [26]. Vorteil gegenüber Epoprostenol ist der alternative Zugangsweg, die geringere arterielle Drucksenkung und die fehlende Zunahme des Rechts-links-Shunts z.B. bei Lungenfibrose oder hepatopulmonalem Syndrom [39]. Langzeitergebnisse, soweit vorhanden, sind relativ ungünstig [66]. Klinische Verbesserung durch zusätzliches Iloprost bei Patienten, die unter Bosentan weiter in NYHA III–IV verblieben [67]. In Europa zugelassen für IPAH in WHO-Klasse III und CTEPH III und IV.

**Beraprost (Prostazyklin, Dorner):** Erstes orales Prostazyklin-Analogon. Verbesserte die Symptomatik und Belastbarkeit (130 Patienten mit IPAH und sekundärer PAH in NYHA II–III über 12 Wochen), 6-Minuten-Gehstrecke plus 45 m bei IPAH, bei sekundärer PH keine sig. Zunahme [27]. Verbesserung auch nach 6 Monaten, im Verlauf von 9 und 12 Monaten jedoch gegenüber Placebo kein positiver Effekt mehr nachweisbar [32]. Noch keine Zulassung in Europa oder USA.

### 11.8.1.3.3 Endothelin-Antagonisten

Blockade vasokonstriktorischer Endothelinwirkungen durch Rezeptorblockade. Pulmonale Endothel- und Mukelzellen produzieren Endothelin-1 mit nachfolgender Vasokonstriktion und Proliferation von Zellen glatter Gefäßmuskulatur. Endothelin-A-Rezeptoren ($ET_A$) befinden sich auf pulmonalen Gefäßmuskelzellen, $ET_B$-Rezeptoren auf Endothel- und Muskelzellen. $ET_A$-Rezeptoren vermitteln eine Vasokonstriktion, $ET_B$-Rezeptoren vermitteln normalerweise eine Vasodilatation, unter pathologischen Umständen jedoch ebenfalls eine Vasokonstriktion [40]. Potenzielle Probleme in der Medikamenteninteraktion, Endothelin-Antagonisten werden hepatisch über Zytochrom P450 metabolisiert!

**Bosentan (Tracleer):** Unspezifischer Endothelin-Antagonist (Blockade von $ET_A$ und $ET_B$). Bei 213 randomisierten Patienten (BREATHE-1) nach 16 Wochen deutliche Verbesserung der Symptomatik und Belastbarkeit [25], anhaltender Effekt für mind. 1 Jahr, mögliche Verbesserung der Überlebensraten (3 Jahre 86% vs. 48% (nach NIH berechnete Überlebenrate)). Geringer Vorteil in der EARLY-Studie bei Pat. in WHO-FC-Klasse II (Gehstrecke ca. 430 m, PA-Druck 52 mmHg). Klinische Verschlechterung nach 6 Monaten bei 3% vs. 14% unter Placebo [77].

NW: Ödeme, Kopfschmerz, Flush. Reversible Hepatotoxizität beachten (bei ca. 11%; Labortests monatlich), bei Schwangerschaft streng kontraindiziert.

2-Jahres-Überlebensraten von Patienten in WHO-FC-Klasse III unter Bosentan mind. so gut wie unter i.v. Epoprostenol [69].

**Sitaxentan (Thelin):** Selektiver Endothelin-Antagonist, $ET_A$-Blockade. Symptomatische Besserung in der STRIDE-1-Studie an 178 Patienten und in STRIDE-2 an 247 Patienten mit IPAH, PAH durch Kollagenose oder durch angeborenes Vitium [68]. In STRIDE-2X über 1 Jahr vergleichbar effektiv wie Bosentan [82]. Nebenwirkungen: Übelkeit, Kopfschmerz, periphere Ödeme, Schwindel, Zunahme der INR.

**Ambrisentan (Volibris):** Selektive Blockade des $ET_A$-Rezeptors, symptomatische Besserung (Verlängerung der 6-Minuten-Gehstrecke um 39 m) in ARIES-1 und ARIES-2 [76] bei PAH-Pat. mit einer Gehstrecke von

150–450 m. Bislang geringere hepatische Nebenwirkungen als Bosentan. FDA-Zulassung für NYHA-Klasse II–III.

### 11.8.1.3.4 Phosphodiesterase-Hemmer

NO wirkt vasodilatatorisch via cGMP, welches von Phosphodiesterasen hydrolysiert und inaktiviert wird.

**Sildenafil (Revatio):** Selektiver PDE-5-Hemmer, orale Dosis 3-mal 20 mg. Sowohl als Monotherapie als auch in Kombination mit inhalativem Iloprost hämodynamisch und symptomatisch wirksam [33, 35, 47, 58]. 6-Minuten-Gehstrecke um 51 m verlängert, PA-Druck gesenkt, WHO-Klasse gebessert [52]. Sildenafil scheint auch bei sekundärer PH (nicht operable thromboembolisch bedingte PH, HIV, Lungenfibrose) wirksam zu sein [41], Verbesserung der Belastbarkeit auch nach Fontan-Op. [79]. NW.: Kopfschmerz, Flush, Epistaxis und Dyspepsie.

**Tadalafil:** PDE-5-Hemmer, Zunahme der 6-Minuten-Gehstrecke um 44 m in PHIRST unter 40 mg/Tag [97].

### 11.8.1.3.5 NO

Inhalative Anwendung. Vasodilatatorisch wirksames NO entsteht durch die NO-Synthetase in pulmonalem Endothel und Atemwegsepithel, es wird reguliert durch cAMP und cGMP bzw. durch Phosphodiesterasen (PDE 1–11). In der Lz.-Anwendung nicht gesichert, Anwendung bei akuten pulmonal-hypertensiven Krisen bzw. als Bridging vor LTX [22].

### 11.8.1.3.6 Kombinationstherapie

In der Entwicklung, noch zu wenig Daten. Epoprostenol plus Bosentan nicht wirksam. Nur geringer Effekt (Zunahme von 23 m) unter Zugabe von Tadalafil bei Pat. unter Bosentan-Dauermedikation [97].

### 11.8.1.3.7 Differenzialtherapie der Vasodilatanzien

Für NYHA I keine evaluierten Therapien, eine spezifische Therapie erfolgt bei WHO-Klasse III–IV und kann bei WHO-Klasse II erwogen werden, allerdings ist die Datenlage hierfür noch sehr schwach. Therapieziel sollte nach [54] eine 6-Minuten-Gehstrecke > 380 m und ein WHO-Stadium I–II sein.

◢ Bei positivem Vasodilatator-Test zunächst Ca-Antagonisten
◢ Bei negativem Vasodilatanzien-Test in NYHA IV steht Epoprostenol an 1. Stelle, an 2. Stelle alternativ Bosentan oder Iloprost, an 3. Stelle Sildenafil, Treprostinil i.v. oder s.c. [65]. Nach [108] an 2. Stelle Iloprost inhalativ, danach Treprostinil s.c., danach Iloprost + Treprostinil i.v.
◢ Bei NYHA III stehen an 1. Stelle Bosentan, Epoprostenol, Sildenafil oder Iloprost, an 2. Stelle steht Treprostinil [65]. Nach [99] sind orale Endothelin-Rezeptor-Antagonisten und Phophodiesterase-Hemmer erstrangig und Epoprostenol/Treprostinil 2. Wahl. Nach [108] an 1. Stelle Ambrisentan, Bosentan, Epoprostenol i.v., Iloprost inhalativ und Sidenafil.
◢ Bei Progression bzw. fehlendem Ansprechen Atrioseptostomie oder LTX oder eine medikamentöse Kombinationstherapie (noch wenig Daten hierzu) als Einzelfallentscheidung [43, 47, 65].
◢ Bei WHO-Klasse II kann eine Therapie erwogen werden (bislang wenige Daten), erste Empfehlung ist bei negativem Vasodilatator-Test nach ACCP Sildenafil [65], nach [108] Ambrisentan, Bosentan oder Sildenafil.

Bei fehlendem Erreichen des Therapieziels kann eine Kombinationstherapie erwogen werden [80], Datenlage noch unzureichend für feste Empfehlungen [75], dennoch Klasse-IIa-Indikation nach **ESC 2009.**

### 11.8.1.3.8 Bewertung des Therapieerfolges

In den Therapiestudien wird oft die 6-Minuten-Gehstrecke als Parameter für die Verbesserung des funktionellen Status genutzt. Eine Zunahme der Gehstrecke von weniger als 54 m – oftmals in den Studien schon als signifikant berechnet – wurde von Patienten nicht als Verbesserung wahrgenommen [89].

## 11.8.2 Operativ-interventionelle Therapie

### 11.8.2.1 Atriale Ballon-Septostomie

Bildung eines R-L-Shunts mit Dekompression des RV und nachfolgendem Anstieg des HZV, Abfall der Sauerstoffsättigung aber Anstieg des Sauerstofftransports, Reduktion von RAP und RVEDP, symptomatische Verbesserung. Bedeutsame periinterventionelle Mortalität. Therapiemöglichkeit bei therapierefraktärem Rechtsherzversagen, bei rezidivierenden Synkopen [42] und als Bridge to transplant [31]. Prozedurale Mortalität vormals bei 16% [31], in neueren Serien nur 5% [42]. Stellenwert nicht klar, 2008 wurden 223 Patienten analysiert [106], Lebensverlängerung im Trend. In WHO-Klasse III–IV bei rezidivierender Synkope/Rechtsherzversagen trotz aller Medikation Klasse-I-Indikation, **ESC 2009** [47a].

### 11.8.2.2 Lungentransplantation

Ultima Ratio für Patienten mit hohem Mortalitätsrisiko: Therapierefraktäres Stadium NYHA III–IV [47], 6-Minuten-Gehstrecke < 332 m (1-Jahres-Mortalität 40%), max. $O_2$-Aufnahme < 10,4 ml/kg/min bei $RR_{sys}$ < 120 mmHg (1-Jahres-Mortalität 77%). Da sich der RV nach Lungentransplantation erholt, wird heute die unilaterale oder bilaterale LTX durchgeführt, Überlebensraten nach 1 Jahr, 3 Jahren und 5 Jahren 72%, 64% bzw. 54% [42]. Die kombinierte LTX/HTX bleibt aufgrund des Spendermangels den Patienten mit zusätzlicher LV-Dysfunktion und den Pa-tienten mit kongenitalen Vitien, bes. Eisenmenger-Patienten vorbehalten [2]. 1-, 5- und 10-Jahres-Überlebensraten 61%, 40% bzw. 25% [50].

### 11.8.2.3 Rechtsventrikuläres Assist device

Bislang wenig Daten, kein Konsens zur Bewertung [106].

### 11.8.2.4 Extrakorporale Unterstützung

Extrakorporale Unterstützung mittels Membranoxygenator und Pumpe als Bridge to transplant, bei Rechtsherzversagen infolge schwerer LE, postoperativ nach Thrombektomie oder nach Lungentransplantation. Einzelfallentscheidung [106].

## 11.9 Spezifische Formen: Pulmonale Hypertonie der Gruppen 2–5

### 11.9.1 Pulmonale Hypertonie bei Kollagenose

PH am häufigsten bei Sklerodermie, insbesondere ein CREST-Syndrom. Prävalenz bei systemischer Sklerose ca. 8–12% [47], pathologischer Nachweis in 65–80% der Fälle [99]. Zeitdauer zwischen Manifestation einer Sklerodermie und Manifestation einer PH im Mittel ca. 14 Jahre [64], Ursache für die PH ist nicht nur eine PAH, sondern auch eine evtl. Lungenfibrose, 33% der Patienten hatten (zusätzlich) eine diastolische LV-Dysfunktion [85]. Systolischer PA-Druck bei 75 mmHg, CI nur 2,2 l/min/m² [85].

Symptomatische und hämodynamische Besserung unter Epoprostenol, Bosentan, Treprostinil und Sildenafil festgestellt, bislang keine Prognoseverbesserung nachgewiesen [64].

Nach **ESC 2004** Klasse-I-Indikation für Bosentan für Pat. in NYHA III bei Sklerodermie ohne signifikante Lungenfibrose [47].

Bei PH infolge Sklerodermie ist die Prognose schlechter als bei IPAH. 3-Jahres-Überleben 49 % vs. 83 % bei Patienten aus den Jahren 2000–2006, die Pat. mit Sklerodermie waren allerdings im Mittel 10 Jahre älter [85]. 2-Jahres-Überlebensrate unbehandelt bei 40 % [99].

PH auch bei Lupus eryth. und MCTD vorkommend, seltener bei RA, Sjögren-Syndrom oder Polymyositis [103].

### 11.9.2  Pulmonale Hypertonie bei portaler Hypertonie/Leberzirrhose

PAH bei Leberzirrhose bei ca. 2 % der Patienten, in 3,5–4 % bei Lebertransplantierten, Leberzirrhose als Ursache einer PAH in ca. 8 % [47]. Echo-Screening indiziert bei Symptomen und vor LTX. Zur Therapie wenige Daten, Ca-Antagonisten indiziert nach Testung, Epoprostenol wirksam. Nach LTX wurde sowohl eine Verschlechterung als auch eine Verbesserung gezeigt.

### 11.9.3  Pulmonale Hypertonie bei PVOD und PCH

Seltene Krankheitsbilder, ca. 200 Fälle publiziert, Kasuistik [107], Details s. [47]. Klinisch idem, Lungenbiopsie zur Diagnosestellung notwendig. Entwicklung eines Lungenödems beim Vasodilatanzien-Test beschrieben [99].

### 11.9.4  PAH bei HIV

Selten, jährliche Inzidenz 0,1 % [47], Prävalenz 0,5 % und damit 600-mal häufiger als in der Normalbevölkerung [58]. Pathogenese unklar. Prognose ähnlich wie bei IPAH [99].

### 11.9.5  PAH bei COPD oder Lungenfibrose

**COPD:** Bei COPD besteht autoptisch in 40–50 % ein Cor pulmonale [1]. Meist nur

leichte PH, < 10 % der Patienten haben einen mPAP > 40 mmH [58]. Echokardiografische Abschätzung des PA-Drucks unzuverlässig, RHK zur Bestätigung bzw. zum Ausschluss notwendig [105].

Keine Indikation für Vasodilatanzien [88, 105]. O2-Supplementation ist nachweislich mortalitätssenkend.

**Lungenfibrose:** Vasodilatanzien nicht indiziert, keine gezielte Therapie verfügbar [88, 105].

### 11.9.6  PAH bei CTEPH

Entwicklung einer PH bei ca. 3–4 % der Patienten mit LE [99, 105]. Bei 40 % der Patienten verliefen die LE unerkannt. Zum Ausschluss einer CTEPH (Chronic thromboembolic pulmonary hypertension) ist die Perfusionsszintigrafie die Methode der Wahl. Selten: Tumor, Parasiten, Fremdkörper.

Dauerhafte orale Antikoagulation, Diuretika und Sauerstoff soweit notwendig, sonst ist bislang keine effektive medikamentöse Therapie bekannt. Bei 19 inoperablen randomisierten Patienten Verbesserung der WHO-Klasse ohne Änderung der Belastungskapazität unter Sildenafil [83]. Unter Bosentan (157 randomisierte Pat.) Reduktion der PVR, jedoch keine klinische Besserung [94].

> Therapie der Wahl ist die **pulmonale Thrombendarteriektomie** [106].

Indikation bei Herzinsuffizienz NYHA III–IV infolge CTEPH nach zuvor konsequenter Antikoagulation für mind. 3 Monate [42]. Op. mit Herz-Lungen-Maschine in tiefer Hypothermie, perioperative Letalität 7–15 % [2, 8], in spezialisierten Zentren nur 4,4 % [45]. Postoperatives Rechtsherzversagen und Reperfusionsödem ebenso wie persistierende PH möglich.

Präoperative Pulmonalis-Angiografie notwendig. Eine schwere Trikuspidalinsuffizienz infolge Anulus-Dilatation bildet sich nach Druckentlastung in ca. 70% der Fälle wieder zurück [44]. Nach 4 Jahren waren 74% der Patienten in NYHA I, keiner in NYHA IV [81]. 5-Jahres-Überleben 75–80% [42].

### 11.9.7 Pulmonale Hypertonie bei Sarkoidose

Spärliche Daten. 9 von 22 Patienten verbesserten sich um mind. 1 NYHA-Klasse unter einer PAH-typischen Therapie, mittlere Zunahme der 6-Minuten-Gehstrecke 59 m [98].

### 11.9.8 Pulmonalvenöse Hypertonie bei chronischer dialysepflichtiger Niereninsuffizienz

PH in ca. 40%, mehrere Erklärungsmöglichkeiten [103]. Wenig Daten.

### 11.9.9 Pulmonalvenöse Hypertonie bei Linksherzerkrankungen

Gemischte pulmonale Hypertonie (PAM ≥ 25 mmHg, > 3 Wood Units, PCP > 15 mmHg) bei ca. 50% der Patienten mit fortgeschrittener Herzinsuffizienz infolge systolischer Dysfunktion nachweisbar, kein Einfluss auf den klinischen Verlauf [100]. Die Identifizierung einer diastolischen Dysfunktion als Ursache der PH kann schwierig sein und erfordert u.U. eine Rechts-/Linksherzkatheteruntersuchung [105]. Einige Patienten haben eine in Relation zur Linksherzerkrankung unverhältnismäßig schwere PH – ähnlich der Hypertonie bei PAH.

Therapie der Herzinsuffizienz wie üblich (s. Kap. 8.11). Keine Indikation für Vasodilatanzien. Bosentan (REACH-1, ENABLE) und Epoprostenol (FIRST) erfolglos getestet, Sildenafil evtl. wirksam, Datenlage aber unzureichend.

## 11.10 Anhang

### 11.10.1 Ursachen der akuten Rechtsherzinsuffizienz

◢ Lungenembolie
◢ Rechtsherzinfarkt
◢ Dekompensiertes Cor pulmonale
◢ Dekompensation bei Eisenmenger-Syndrom
◢ Perikardtamponade
◢ Akute rechtsseitige Volumenbelastung
◢ Ruptur eines Sinus-Valsalvae-Aneurysmas, akute Trikuspidalinsuffizienz

### 11.10.2 Therapie der dekompensierten Rechtsherzinsuffizienz bei pulmonaler Hypertonie

Näheres zu diesem Thema s. [58]. Lebenserwartung ca. 4 Wochen ohne gezielte Therapieoption.

◢ Therapie der auslösenden Ursache (z.B. Infekt)
◢ Pulmonalarterielle Vasodilatation zur Nachlastsenkung (Iloprost i.v.)
◢ Katecholamintherapie

**Literatur**
[1] Orth M et al. Chronisches Cor pulmonale. Internist 1999;40:722–8
[2] Haverich A, Wiebe K. Chronische pulmonale Hypertension. Chirurgische Therapie. Internist 1999;40:764–71
[3] D Alonzo G et al. Survival in patients with primary pulmonary hypertension. Ann Intern Med 1991;115:343–9
[4] Rich S. The effect of high doses of calcium channel blockers on survival in primary pulmonary hypertension. N Engl J Med 1992;327:76–81
[5] Shapiro SM et al. Primary pulmonary hypertension: Improved long term effects and survival with continuous intravenous Epoprostenol infusion. J Am Coll Cardiol 1997;30:343–9
[6] Barst RJ et al. A comparison of continuous intravenous epoprostenol (prostacyclin)

with conventional therapy for primary pulmonary hypertension. N Engl J Med 1996;334:296–301

[7] Rubin LJ. Primary pulmonary hypertension. N Engl J Med 1997;336:111–7

[8] Mayer E et al. Aktuelle Frühergebnisse nach pulmonaler Thrombenarteriektomie bei chronischer thromboembolischer pulmonaler Hypertonie. Z Kardiol 1997;86:920–7

[9] McLaughlin VV et al. Reduction in pulmonary vascular resistance with long-term epoprostenol (prostacyclin) therapy in primary pulmonary hypertension. N Engl J Med 1998;338:273–7

[10] Gaine SP. Primary pulmonary hypertension. Lancet 1998;352:719–25

[11] Wiedemann HP, Matthay RA. Cor pulmonale. In: Braunwald E. Heart Disease, 5. Ed., 1604–25. 1997, W.B. Saunders, Philadelphia

[12] Sandoval J et al. Graded Balloon Dilation Atrial Septostomy in Severe Primary Pulmonary Hypertension. J Am Coll Cardiol 1998;32:297–304

[13] Buchwalsky R. Einschwemmkatheter, 3. Aufl. 1992, Perimed, Erlangen

[14] Olschewski H et al. Physiologie und Pathophysiologie der pulmonalen Zirkulation. Internist 1999;40:696–709

[15] Flachskampf FA. Praxis der Echokardiographie, 2. Aufl. 2007, Georg Thieme, Stuttgart, New York

[16] Gonska B-D, Heinecker R. EKG in Klinik und Praxis, 14. Aufl. 1999, Georg Thieme, Stuttgart

[17] Tei C et al. Doppler echocardiographic index for assessment of global right ventricular function. J Am Soc Echocardiogr 1996;9:838–47

[18] Rich S et al. Pulmonary Hypertension. In: Zipes DP et al. Braunwald's Heart Disease, 7. Ed., 1807–42. 2005, Elsevier Saunders, Philadelphia

[19] Nocturnal Oxygen Therapy Trial Group: Continuous or nocturnal oxygen therapy in hypoxemic chronic obstructive lung disease. Ann Intern Med 1980;93:391–8

[20] Medical Research Council Working Party: Long term domiciliary oxygen therapy in chronic cor pulmonale complicating chronic bronchitis and emphysema: A clinical trial. Lancet 1981;1:681–6

[21] Grimminger F et al. Vasotrope Therapie und Beatmung bei pulmonaler Hypertonie. Internist 1999;40:747–55

[22] Köhler D, Schönhofer B. Sauerstofflangzeittherapie und Heimbeatmung bei chronischem Cor pulmonale. Internist 1999;40:756–63

[23] Steiner S, Perings C. Pulmonalarterielle Hypertonie und Cor pulmonale bei obstruktiver Schlafapnoe. Internist 1999;40:739–46

[24] Hoeper MM et al. Long-term treatment of primary pulmonary hypertension with aerosolized iloprost, a prostacyklin analogue. N Engl J Med 2000;342:1866–70

[25] Rubin LJ et al. for the BREATH study group. Bosentan therapy for the pulmonary arterial hypertension. N Engl J Med 2002;346:896–903

[26] Olschewski H et al. for the Aerosolized Iloprost Randomized Study Group. Inhaled Iloprost for Severe Pulmonary Hypertension. N Engl J Med 2002;347:322–9

[27] Galie N et al. for the ALPHABET Study Group. Effects of beraprost sodium, an oral prostacyclin analogue, in patients with pulmonary arterial hypertension: A randomized, double-blind, placebo-controlled trial. J Am Coll Cardiol 2002;39:1496–502

[28] McLaughlin VV et al. Survival in primary pulmonary hypertension. The impact of epoprostenol therapy. Circulation 2002;106:1477–82

[29] Sitbon O et al. Long-term intravenous epoprostenol infusion in primary pulmonary hypertension. J Am Coll Cardiol 2002;40:780–8

[30] Sitbon O et al. Inhaled nitric oxide as a screening agent for safely identifying responders to oral calcium-channel blockers in primary pulmonary hypertension. Eur Resp J 1998;12:265–70

[31] Sitbon O et al. Primary pulmonary hypertension: current therapy. Prog Cardiovasc Dis 2002;45:115–28

[32] Barst RJ et al. for the Beraprost study group. Beraprost therapy for pulmonary arterial hypertension. J Am Coll Cardiol 2003;41:2119–25

[33] Ghofrani HA et al. Oral sildenafil as long-term adjunct therapy to inhaled iloprost in severe pulmonary arterial hypertension. J Am Coll Cardiol 2003;42:158–64

[34] Cool CD et al. Expression of human herpesvirus 8 in primary pulmonary hypertension. N Engl J Med 2003;349:1113–22

[35] Sastry BKS et al. Clinical efficacy of sildenafil in primary pulmonary hypertension. J Am Coll Cardiol 2004;43:1149–53

[36] Simonneau G et al. clinical classification of pulmonary hypertension. J Am Coll Cardiol 2004;43:5S–12S

[37] Barst RJ et al. Diagnosis and differential assessment of pulmonary arterial hypertension. J Am Coll Cardiol 2004;43:40S–47S

[38] Humbert M et al. Cellular and molecular pathobiology of pulmonary arterial hypertension. J Am Coll Cardiol 2004;43:13S–24S

[39] Badesch DB et al. Prostanoid therapy for pulmonary arterial hypertension. J Am Coll Cardiol 2004;43:56S–61S

[40] Channick RN et al. Endothelin Rezeptor Antagonists in pulmonary arterial hypertension. J Am Coll Cardiol 2004;43:62S–67S

[41] Ghofrani HA et al. Nitric oxide pathway and phophodiesterase inhibitors in pulmonary arterial hypertension. J Am Coll Cardiol 2004;43:68S–72S

[42] Kletko W et al. Interventional and surgical modalities of treatment for pulmonary arterial hypertension. J Am Coll Cardiol 2004;43:73S–80S

[43] Galie N et al. Comparative analysis of clinical trials and evidence-based treatment algorithm in pulmonary arterial hypertension. J Am Coll Cardiol 2004;43:81S–88S

[44] Sadeghi HM et al. Does lowering pulmonary arterial pressure eliminate severe functinal tricuspid regurgitation? J Am Coll Cardiol 2004;44:126–33

[45] Jamieson SW et al. Pulmonary endarterectomy: experience and lessons learned in 1 500 cases. Ann Thorac Surg 2003;76:1457–64

[46] Humbert M et al. Treatment of pulmonary arterial hypertension. N Engl J Med 2004;351:1425–36

[47] ESC Guidelines. Guidelines on diagnosis and treatment of pulmonary arterial hypertension. Eur Heart J 2004;25:2243–78

[47a] ESC/ERS Guidelines. Guidelines on diagnosis and treatment of pulmonary arterial hypertension. Eur Heart J 2009;30:2493–537

[48] McQuillan BM et al. Clinical correlates and reference intervals for pulmonary artery systolic pressure among echocardiographically normal subjects. Circulation 2001;104:2797–802

[49] Sitbon O et al. Long-term response to calcium channel blockers in idiopathic pulmonary arterial hypertension. Circulation 2005;111:3105–11

[50] Hunt SA et al. Heart transplantation. In: Zipes DP et al. Braunwald's Heart Disease, 7. Ed., 641–51. 2005, Elsevier Saunders, Philadelphia

[51] Voswinckel R et al. Favorable effects of inhaled treprostinil in severe pulmonary hypertension. J Am Coll Cardiol 2006;48:1672–81

[52] Galie N et al. for the SUPER study group. Sildenafil citrate therapy for pulmonary arterial hypertension. N Engl J Med 2005;353:2148

[53] Mereles D et al. Exercise and respiratory training improve exercise capacity and quality of life in patients with severe chronic pulmonary hypertension. Circulation 2006;114:1482–9

[54] McLaughlin V et al. Pulmonary arterial hypertension. Circulation 2006;114:1417–31

[55] Voelkel NF et al. Right ventricular function and failure. Circulation 2006;114:1883–91

[56] Gurudevan SV et al. Abnormal left ventricular diastolic filling in chronic thromboembolic pulmonary hypertension. J Am Coll Cardiol 2007;49:1334–9

[57] Raymond RJ et al. Echocardiographic predictors of adverse outcomes in primary pulmonary hypertension. J Am Coll Cardiol 2002;39:1214–9

[58] Olschewski H. Diagnostik und Therapie der chronischen pulmonalen Hypertonie. Clin Res Cardiol 2007;96:301–30

[59] Law MA et al. Atrial septostomy improves survival in select patients with pulmonary hypertension. Am Heart J 2007;153:779–84

[60] Robin NH et al. Genetic tessting in cardiovascular disease. J Am Coll Cardiol 2007;50:727–37

[61] Forfia PR et al. Tricuspid annular displacement predicts survival in pulmonary hypertension. Am J Resp Crit Care Med 2006; 174:1034–41

[62] Meluzin J et al. Pulsed Doppler tissue imaging of the velocity of tricuspid annular systolic motion. Eur Heart J 2001;22:340–8

[63] Arcasoy SM et al. Echocardiocraphic assessment of pulmonary hypertension in patients with advanced lung disease. Am J Resp Crit Care Med 2003;167:735–40

[64] Badesch DB et al. Continuous intravenous epoprostenol for pulmonary hypertension due to the scleroderma spectrum of disease: a randomized, controlled trial. Ann Intern Med 2000;132:425–34

[65] Badesch DB et al. Medical therapy for pulmonary arterial hypertension. Updated ACCP evidence-based clinical practice guidelines. Chest 2007;131:1917–28

[66] Opitz CF et al. Clinical efficacy and survival with first-line inhaled iloprost therapy in patients with idiopathic pulmonary arterial hypertension. Eur Heart J 2005;26:1895–902

[67] McLaughlin VV et al. Randomized study of adding inhaled iloprost to existing bosentan in pulmonary arterail hypertension. Am J Respir Crit Care Med 2006;174:1257–63

[68] Barst RJ et al. Treatment of pulmonary hypertension with the selective endothelin-A receptor antagonist sitaxsentan. J Am Coll Cardiol 2006;47:2049–56

[69] Sitbon O et al. Survival in patients with class III idiopathic pulmonary hypertension treated with first line oral bosentan compared with a historical cohort of patients started on intravenous epoprostenol. Thorax 2005;60:1025–30

[70] Humbert M et al. Pulmonary arterial hypertension in France. Am J Resp Crit Care Med 2006;173:1023–30

[71] Sztrymf B et al. Genes and pulmonary arterial hypertension. Respiration 2007;74:123–32

[72] Schrader BJ et al. Comparison of the effects of adenosine and nifedipine in pulmonary hypertension. J Am Coll Cardiol 1992;19:1060–4

[73] Hoeper MM et al. Complications of right heart catheterization procedures in patients with pulmonary hypertension in experienced centers. J Am Coll Cardiol 2006;48:2546–52

[74] Tunariu N et al. Ventilation-Perfusion scintigraphy is more sensitive than multidetector CTPA in detecting chronic thromboembolic pulmonary disease as a treatable cause of pulmonary hypertension. J Nucl Med 2007;48:680–4

[75] Chin KM et al. Pulmonary arterial hypertension. J Am Coll Cardiol 2008;51:1527–38

[76] Galie N et al. for the ARIES group. Ambrisentan for the treatment of pulmonary arterial hypertension. Circulation 2008;117:3010–9

[77] Galie N et al. Treatment of patients with mildly symptomatic pulmonary arterial hypertension with bosentan (EARLY study): a double-blind, randomised controlled trial. Lancet 2008;371:2093–100

[78] Willens HJ et al. Noninvasive differentiation of pulmonary arterial and venous hypertension using conventional and doppler tissue imaging echocardiography. J Am Soc Echocardio 2008;21:715–9

[79] Giardini A et al. Effect of sildenafil on haemodynamic response to exercise and exercise capacity in Fontan patients. Eur Heart J 2008;29:1681–7

[80] Benza RL et al. Treprostinil-based therapy in the treatment of moderate-to-severe pulmonary arterial hypertension. Long-term efficacy and combination with bosentan. Chest 2008;134:139–45

[81] Corsico AG et al. Long-term outcome after pulmonary endarterectomy. Am J Res Crit Care Med 2008;178:419–24

[82] Benza R et al. Sitaxsentan for the treatment of pulmoary arterial hypertension. Chest 2008;134:775–82

[83] Suntharalingam J et al. Long-term use of sildenafil in inoperable chronic thromboembolic pulmonary hypertension. Chest 2008;134:229–36

[84] Launay D et al. Prevalence and characteristics of moderate to severe pulmonary hypertension in systemic sclerosis with and without interstitial lung disease. J Rheumatol 2007;34:1005–11

[85] Fisher MR et al. Clinical differences between idiopathic and scleroderma-related pulmonary hypertension. Arthritis Rheumatism 2006;54:3043–50

[86] Alkotob ML et al. Reduced exercise capacity and stress-induced pulmonary hypertension in patiets with scleroderma. Chest 2006;130:176–81

[87] Tolle JJ et al. Exercise-induced pulmonary arterial hypertension. Circulation 2008;118:2183–9

[88] Rich S et al. Diagnosis and treatment of secondary (non-category 1) pulmonary hypertension. Circulation 2008;118:2190–9

[89] Redelmeier DA et al. Interpreting small differences in functional status: the six minute walk test in chronic lung disease patients. Am J Resp Crit Care Med 1997;155(4):1278–82

[90] Al-Kharrat T et al. Analysis of observer variability in measurement of pulmonary artery occlusion pressures. Am J Resp Crit Care Med 1999;160:415–20

[91] American Thoracic Society. Idiopathic pulmonary fibrosis: diagnosis and treatment: international consensus statement: ATS and ERS. Am J Resp Crit Care Med 2000;161:646–64

[92] Salzman SH. The 6-min walk test. Chest 2009;135:1345–52

[93] Ghofrani HA et al. Uncertainties in the diagnosis and treatment of pulmonary arterial hypertension. Circulation 2008;118:1195–201

[94] Jais X et al. for the BENEFIT study group. Bosentan for treatment of inoperable chronic thromboembolic pulmonary hypertension. J Am Coll Cardiol 2008;52:2127–34

[95] Galie Nazzareno et al. A meta-analysis of randomized controlled trials in pulmonary arterial hypertension. Eur Heart J 2009;30:394–403

[96] Fisher MR et al. Accuracy of Doppler echocardiography in the hemodynamic assessment of pulmonary hypertension. Am J Res Crit Care Med 2009;179:615–21

[97] Galie N et al. on behalf of the PHIRST study group. Tadalafil therapy for pulmonary arterial hypertension. Circulation 2009;119:2894–903

[98] Barnett C et al. Treatment of sarcoidosis-associated pulmonary hypertension. Chest 2009;135:1455–61

[99] ACCF/AHA 2009 Expert consensus document on pulmonary hypertension. Circulation 2009;119:2250–94

[100] Klush KK et al. effect of pulmonary hypertension on clinical outcomes in advanced heart failure: analysis of the evaluation study of congestive heart failure and pulmonary artery catheterization effectiveness (ESCAPE) database. Am Heart J 2009;157:1026–34

[101] Halpern SD et al. Misclassification of pulmonary hypertension due to reliance on pulmonary capillary wedge pressure rather than left ventricular end-diastolic pressure. Chest 2009;136:37–43

[102] Badesch DB et al. Diagnosis and assessment of pulmonary arterial hypertension. J Am Coll Cardiol 2009;54:S55–S66

[103] Simonneau G et al. Updated clinical classification of pulmonary hypertension. J Am Coll Cardiol 2009;54:S43–S54

[104] Horton KD et al. Assessment of the right ventricle by echocardiography: a primer for cardiac sonographers. J Am Soc Echocardiogr 2009;22:776–92

[105] Hoeper MM et al. Diagnosis, assessment, and treatment of non-pulmonary arterial hypertension pulmonary hypertension. J Am Coll Cardiol 2009;54:S85–S96

[106] Keogh AM et al. Interventional and surgical modalities of treatment in pulmonary hypertension. J Am Coll Cardiol 2009;54:S67–S77

[107] Kothari S et al. Pulmonary capillary hemangiomatosis. Circulation 2009;120:352–4

[108] Barst RJ et al. Updated evidence-based treatment algorithm in pulmonary arterial hypertension. J Am Coll Cardiol 2009;54:S78–S84

# 12  Lungenembolie

## 12.1  Epidemiologie

Jährliche Inzidenz ca. 0,5/1 000 [31]. Prävalenz bei hospitalisierten Patienten ca. 0,4%, ca. 50% der Patienten mit proximaler tiefer Beinvenenthrombose haben eine Lungenembolie, zumeist asymptomatisch [31a].

## 12.2  Pathophysiologie

Die Gefäßobstruktion durch den Embolus führt zur akuten Zunahme des pulmonalen Gefäßwiderstandes mit konsekutiver akuter Druckbelastung des rechten Ventrikels. Die reflektorische Freisetzung vasokonstriktiver und bronchokonstriktiver Mediatoren (Thromboxan $A_2$, Serotonin etc.) ist beim Menschen von geringerer Bedeutung [31a]. Bei entsprechendem Ausmaß der Druckbelastung (Okklusion > 30–50% der Lungengefäße [31a]) kommt es als Zeichen der akuten Insuffizienz des RV zur RV-Dilatation, evtl. mit Ausbildung einer Hypokinesie/systolischen Dysfunktion, zum Anstieg des RVEDP und des mittleren RA-Drucks. Die Abnahme des rechtsventrikulären HZV bedingt die Abnahme der LV-Vorlast mit RR-Abfall und Tachykardie. Bei Verminderung der Koronarperfusion und gleichzeitig gestiegenem $O_2$-Bedarf besteht die Gefahr der myokardialen Ischämie. Die Kompensationsmöglichkeiten für den RV sind umso geringer, je mehr die kardiale Funktion bereits durch andere Erkrankungen gemindert ist. Eine 50- bis 75%ige Gefäßobstruktion führt zu einem mittlerem PA-Druck von 25–40 mmHg. Eine noch stärkere, akute Druckbelastung des RV bedingt eine akute Rechtsherzinsuffizienz [19], der normale RV kann mehr als eine PA-Mitteldruck von 40 mmHg nicht leisten [31a].

## 12.3  Diagnostik

Die korrekte Diagnose einer Lungenembolie ist im Einzelfall klar zu führen. Aufgrund der häufigen differenzialdiagnostischen Berücksichtigung des Krankheitsbildes und der u.U. eingeschränkten Verfügbarkeit der Untersuchungsmethoden ist die Diagnosestellung bzw. der Ausschluss einer LE im klinischen Alltag nach wie vor problematisch und Fehldiagnosen sind häufig. > 70% der Lungenembolien werden nicht erkannt [31].

### 12.3.1  Symptome und Befunde

In einer Untersuchung an einem Kollektiv von Patienten mit V.a. LE war kein Unterschied hinsichtlich der erhobenen klinischen Befunde bei Patienten mit und ohne LE feststellbar [2]. Die klinischen Befunde sind daher nicht spezifisch. 97% der Patienten hatten entweder Dyspnoe, Tachypnoe oder Thoraxschmerz. Synkope oder Schock sind die Kardinalsymptome der massiven LE. Zur klinischen Abschätzung der Wahrscheinlichkeit einer LE s. Kap. 12.3.5.

Symptome und Befunde nach [2]

| | |
|---|---|
| Dyspnoe | 73% |
| Tachypnoe (> 20/min) | 70% |
| Pleuraschmerz | 66% |
| RG | 51% |
| Husten | 37% |
| Tachykardie (> 100/min) | 30% |
| Beinschwellung | 28% |
| Beinschmerzen | 26% |
| 4. HAT | 24% |
| Betonter 2. HAT | 23% |
| Hämoptoe | 13% |
| Thrombosezeichen | 11% |
| Palpitationen | 10% |
| Fieber (> 38,5 °C) | 7% |
| Angina pectoris | 4% |
| Zyanose | 1% |

## 12.3.2 EKG

In der UPED-Studie war das EKG nur in 26% positiv, wichtig natürlich für die Differenzialdiagnose des akuten Myokardinfarkts. Negative T-Wellen sind der häufigste Parameter einer massiven LE [9]. 90% der Patienten hatten eine Sinustachykardie [2].

◢ SI-QIII-Typ oder SI-SII-SIII-Typ oder RT [12]
◢ Negatives T in den präkordialen Ableitungen
◢ Neu aufgetretener RSB
◢ Niedervoltage
◢ R/S-Umschlag nach $V_5$ verschoben
◢ QS in III, AVF (nicht in II)
◢ QR in $V_1$, Sensitivität und Spezifität > 90% für eine RV-Dysfunktion [42]

## 12.3.3 Blutgasanalyse

Typisch ist die Konstellation Hypokapnie und Hypoxämie. Sensitivität und Spezifität der Untersuchung sind jedoch so gering, dass die BGA für die Diagnosestellung selten hilfreich ist [20] bzw. nicht empfohlen wird [12]. Für die Schweregradeinschätzung und für die Statuserhebung bei dem Symptom Dyspnoe ist sie natürlich unentbehrlich.

## 12.3.4 Röntgen-Thorax

Diagnostisch nur im Ausnahmefall wegweisend, Bedeutung eher für die differenzialdiagnostische Abgrenzung sowie als Vorbefund bei nachfolgender Szintigrafie. Eine akute, schwere Dyspnoe bei unauffälligem Rö-Thorax macht wiederum eine LE wahrscheinlich [12].

◢ Lokale Aufhellung
◢ Dilatierte Pulmonalarterie
◢ Einseitiger Zwerchfellhochstand
◢ Infiltration
◢ Umschriebene Atelektase
◢ Pleuraerguss

Anamnese, körperliche Untersuchung, BGA und Rö-Thorax sind die Basisdiagnostik, lassen aber weder einen LE-Ausschluss noch eine Diagnosesicherung zu. Der Stellenwert liegt in der differenzialdiagnostischen Evaluation und in der Abschätzung der Wahrscheinlichkeit für das Vorliegen einer LE. 30% der LE entstehen ohne Vorhandensein eines Risikofaktors wie z.B. Immobilisation, stattgehabte Op., Malignom [31a].

## 12.3.5 Wahrscheinlichkeits-Scores

Mehrere Arbeiten zielen auf eine klinische Bewertung der LE-Wahrscheinlichkeit zur Steuerung der weiteren Diagnostik.

Wells-Score [55]

| Prädiktoren | Score |
|---|---|
| Klinische Zeichen der DVT | 3,0 |
| HF > 100/min | 1,5 |
| Bettruhe ≥ 3 Tage oder chirurgischer Eingriff < 4 Wo. | 1,5 |
| Z.n. LE oder DVT | 1,5 |
| Hämoptysen | 1,0 |
| Karzinomerkrankung | 1,0 |
| LE wahrscheinlich bzw. wahrscheinlicher als andere Diagnosen nach Rö/Labor/EKG etc. | 3,0 |

Klinische LE-Wahrscheinlichkeit: niedrig: Score < 2,0; mäßig: Score 2,0–6,0; hoch: Score > 6,0

Revised Geneva Score [61]

| Prädiktoren | Punkte |
|---|---|
| Alter > 65 Jahre | 1 |
| Z.n. Thrombose oder LE | 3 |
| Op. oder Fraktur < 1 Monat | 2 |
| Aktives Malignom | 2 |
| Einseitige Beinschmerzen | 3 |
| Hämoptysen | 2 |
| HF 75–94/min | 3 |
| HF ≥ 95/min | 5 |
| Einseitiges Ödem und Schmerz bei Palpation | 4 |

Klinische LE-Wahrscheinlichkeit: niedrig: 0–3 Punkte; mittel: 4–10 Punkte; hoch: > 10 Punkte

Score nach [54]

| Prädiktoren | Score |
|---|---|
| **Alter** | |
| 60–79 Jahre | +1 |
| > 80 Jahre | +2 |
| Z.n. LE oder tiefer Venenthrombose | +2 |
| Kürzlich stattgehabte Op. | +3 |
| Puls > 100/min | +1 |
| **PaCO$_2$** | |
| < 4,8 kPa | +2 |
| 4,8–5,19 kPa | +1 |
| **PaO$_2$** | |
| < 6,5 kPa | +4 |
| 6,5–7,99 kPa | +3 |
| 8–9,49 kPa | +2 |
| 9,5–10,99 kPa | +1 |
| **Rö-Thorax** | |
| Plattenatelektase | +1 |
| Hemidiaphragma erhöht | +1 |

| Score | LE-Wahrscheinlichkeit | LE-Prävalenz |
|---|---|---|
| 0–4 | niedrig | 10% |
| 5–8 | mittel | 38% |
| > 8 | hoch | 81% |

## 12.3.6 Echokardiografie

Die Sensitivität für kleinere LE ist unzureichend. Bei größeren, hämodynamisch relevanten LE zeigen sich im Echo [4, 27]:

◢ RV-Dilatation (für die LE allgemein, d.h. inklusive nicht hämodynamisch rel. LE, nur in ca. 25% [31a])

◢ Normokinesie/Hyperkinesie des RV-Apex bei Hypokinesie der übrigen freien RV-Wand (McConnell-Zeichen)

◢ Ein RVED > 90% des LVED (von parasternal od. subkostal) ist ein Prädiktor für Mortalität [59].

◢ Septumverlagerung und inverse Septumbewegung

◢ Nachweis der pulmonalen Hypertonie durch dopplerechokardiografische Abschätzung des systolischen RV-Drucks/PA-Drucks

◢ 60/60-Zeichen, d.h. Akzelerationszeit < 60 ms über der Pulmonalklappe bei einem systolischen PA-Druck < 60 mmHg [64]

◢ Evtl. RV-Dysfunktion (s. Kap. 11.6.5)

◢ Evtl. direkter Embolusnachweis, insbes. im TEE

Das Echo ist Bestandteil der Routine bei hämodynamischer Instabilität zur differenzialdiagnostischen Abgrenzung. Bei hämodynamisch relevanter LE wurde eine pulmonale Hypertonie und/oder RV-Druckbelastung allerdings in nur 81% und eine RV-Dilatation in nur 71% gefunden [28]. Das Echo definiert über den Nachweis der RV-Dysfunktion die Subgruppe mit mittlerem Risiko.

> In hämodynamisch stabiler Situation wird das Echo zur Diagnostik einer LE nicht empfohlen, **ESC 2008 [31a]**!

### 12.3.7 Phlebografie

Nur ca. 70% der Patienten mit angiografisch gesicherter LE hatten eine positive Phlebografie [25]. Andererseits kann bei positiver Phlebografie und passender Symptomatik eine LE als sicher angenommen werden. Kein Bestandteil der Routinediagnostik.

### 12.3.8 Sonografie der Beinvenen

Sensitivität und Spezifität der Kompressionssonografie für den Nachweis einer proximalen tiefen Beinvenenthrombose 90–95% [31a]. Sonografischer Nachweis einer Beinvenenthrombose bei Patienten mit LE in ca.

50% [12, 31], bei Patienten mit bloßem Verdacht auf LE natürlich geringer.

### 12.3.9 D-Dimere

Erhöhte Konzentrationen der Spaltprodukte vernetzten Fibrins zeigen eine (z.B. reaktive) Fibrinolyse. Der Latex-Agglutinations-Test ist nicht sensitiv genug. Der ELISA-Test ist nicht spezifisch, falsch positiv u.a. bei Myokardinfarkt, Sepsis, post Op., Schwangerschaft [29]. Die Sensitivität beträgt nahezu 100% bei einem Cut-off von 500 ng/ml [35], bei niedriger Vortestwahrscheinlichkeit hatte der negative D-Dimer-Test einen negativ prädiktiven Wert von 99,6% [35]. Bei niedriger und mittlerer Vortestwahrscheinlichkeit schließt ein negativer D-Dimer-Test im hochsensitiven Assay eine LE aus, **bei hoher Vortestwahrscheinlichkeit ist die negative Prädiktion unzureichend [67] und der Test wird nicht empfohlen [31a]**.

### 12.3.10 Spiral-CT-Angiografie

Die CT-Angiografie hat die Szintigrafie als primäres Diagnosemittel weitgehend verdrängt. Gute und genaue Darstellung der zentralen Abschnitte der Pulmonalarterien, hierbei Sensitivität und Spezifität jeweils um 94% [26]. Sensitivität für Embolien in den Subsegmentarterien deutlich geringer, sodass ein sicherer Ausschluss einer subsegmentalen LE nicht möglich ist [31, 44]. Die klinische Validität zum Ausschluss einer LE ist der konventionellen Angiografie vergleichbar und die LE-bedingte Mortalität nach negativer CT extrem niedrig [48]. Die Mitbewertung der venösen Phase der Angiografie steigerte die Sensitivität von 83% auf 90% bei gleicher Spezifität von 95% [55]. Der NPW bei Patienten mit klinisch hoher LE-Wahrscheinlichkeit lag jedoch nur bei 60% bzw. 82% [55]. Daraus wäre zu folgern, dass in dieser Situation (hohe Wahrscheinlichkeit + negative CT) weitere Untersuchungen (Szintigrafie, Angiografie) notwendig sind [63]. Darauf wurde in der Christopher-Studie verzichtet, das Ergebnis war akzeptabel [49]. Nach ESC 2008ist die Notwendigkeit weiterer Untersuchungen unklar [31a].

### 12.3.11  Szintigrafie

Mittlerweile von der CT stark verdrängt, gute Option bei schwerer Niereninsuffizienz oder schwerer KM-Allergie. Nachweis eines Ventilations-Perfusions-Mismatch mit i.v. Injektion von Technetium-(99m-Tc-)markierten Albumin und Ventilation von Xenon-(Xe-133-)Gas oder 99m-Tc-markierten Mikropartikeln. Bei normalem Rö-Thorax ist der Verzicht auf die Ventilationsszintigrafie „akzeptabel" [31a]. Strahlenbelastung ca. 1,1 ms (Rö-Thorax ca. 0,05 mSv, Spiral-CT-Thorax 2–6 mSv [31a].

In der PIOPED-Studie [5] wurde die szintigrafische Wahrscheinlichkeit einer Lungenembolie eingeteilt in eine hohe, mittlere oder niedrige Wahrscheinlichkeit. Von 931 Patienten wurden 755 angiografiert.

Angiografisch gesicherte Lungenembolien

| LE-Wahrscheinlichkeit nach Szintigrafie | Klinischer Verdacht [%] | | | |
|---|---|---|---|---|
| | Hoch | mäßig | Gering | Gesamt |
| hoch | 96 | 88 | 56 | 87 |
| mäßig | 66 | 28 | 16 | 30 |
| gering | 40 | 16 | 4 | 14 |
| o.B. | 0 | 6 | 2 | 4 |

◢ Sensitivität nahezu 100%, Spezifität 55–65% [7] bis 87% [31], positiv/negativ prädiktiver Wert ca. 90% bzw. 88% [31]
◢ Bei Patienten mit normalem Szintigramm kann daher eine LE als ausgeschlossen gelten [20, 31].
◢ Ca. 50% der Patienten haben entweder eine hohe Szintigramm-Wahrscheinlich-

keit oder ein normales Szintigramm, sodass das weitere Prozedere festgelegt werden kann.
◢ Problematisch bleiben die Patienten mit mittlerer oder niedriger szintigrafischer Wahrscheinlichkeit, hier ist eine Zusatzdiagnostik erforderlich.

### 12.3.12  MR-Angiografie

Unter Verwendung von Gadolinium liegt die Sensitivität für eine subsegmentale, segmentale und zentrale LE bei 40%, 84% und 100%, insgesamt bei 77% [34]. Die Spezifität wird mit 99–100% angegeben [26]. Geeignet evtl. für mittlere bis ausgedehnte Embolien bei KM-Allergie, ungeeignet für hämodynamisch instabile Patienten wegen der eingeschränkten Monitoringmöglichkeiten im Untersuchungsraum. Die Untersuchung wird von der ESC nicht erwähnt [31a].

### 12.3.13  Rechtsherzkatheter

Unzureichende Sensitivität, Anstieg des PA-Drucks nur bei größerer LE mit Verlegung von > 25–30% der Lungenstrombahn [8]. Nicht empfohlen.

### 12.3.14  Pulmonalis-Angiografie

Die direkte Pulmonalis-Angiografie war der Goldstandard der LE-Diagnostik [20, 31]. Mittlerweile ist die Untersuchung wegen der Möglichkeiten der Spiral-CT kaum noch gebräuchlich und erfahrene Untersucher sind kaum noch im Dienst. Nach ESC 2008 sollte diese Untersuchung bei Hochrisikopatienten vermieden werden [31a].

Die Untersuchungsmortalität liegt bei 0,5% [11], niederosmolares KM wird empfohlen. Ausführung mit Pigtail-Katheter als selektive rechts- bzw. linksseitige Pulmonalisangiografie, 30–50 ml KM mit 15–25 ml/sec Injektionsgeschwindigkeit. Das Positionieren des Pigtails kann schwierig sein. Relative KI sind RVEDP > 20 mmHg. Katheterinduziert kann ein RSB auftreten, bei vorbestehendem LSB kann dann ein vollständiger Block eintreten, sodass ein passagerer Schrittmacher direkt verfügbar sein muss oder schon zuvor positioniert werden sollte [45].

Direkte LE-Zeichen sind scharf begrenzter kompletter Gefäßabbruch bzw. inkompletter Gefäßabbruch mit intraluminalem Thrombus. Die Interpretation der Angiogramme ist z.T. schwierig und die Variabilität der Befundung im Bereich der Subsegmentarterien erheblich, Übereinstimmung des Befundes nur in 66% [11].

### 12.3.15  Diagnostische Strategien

In der **Christopher Study** [49] wurde folgender Algorithmus überzeugend geprüft:

| Klinischer Verdacht hoch | → Thorax-CT neg. | → LE ausgeschlossen |
|---|---|---|
| | → Thorax-CT pos. | → LE gesichert |
| Klinischer Verdacht niedrig | → D-Dimer < 500 ng/ml | → LE ausgeschlossen |
| | → D-Dimer > 500 ng/ml → Thorax-CT neg. | → LE ausgeschlossen |
| | → Thorax-CT pos. | → LE gesichert |

Klinischer Verdacht niedrig bei Wells-Score ≤ 4 (Wells Score s. Kap. 12.3.5). Gleicher Algorithmus unter Verwendung des Revised Geneva Scores mit gutem Ergebnis bei [61].

Dignostische Strategie nach **ESC 2008** [31a]

◢ **Patienten im Schock mit Verdacht auf LE:** Auf ein EKG folgt das Echo, bei noch bestehender Unklarheit je nach Klinik die CT. In klinisch eindeutiger Situation rechtfertigt bei instabilem Patienten ein eindeutiges Echo die Therapie.

◢ **Patienten mit niedriger oder intermediärer LE-Wahrscheinlichkeit:** Bestimmung der D-Dimere, bei fehlendem Nachweis ist die LE ausgeschlossen. Bei positivem D-Dimer-Nachweis und negativem Befund in der CT gilt die LE als ausgeschlossen, bei positivem CT-Befund als nachgewiesen.

◢ **Patienten mit hoher Wahrscheinlichkeit der LE:** Aufgrund unzureichender negativer Prädiktion wird auf die D-Dimer-Bestimmung verzichtet und direkt die CT durchgeführt.

### 12.3.16  Schweregradbestimmung

#### 12.3.16.1  Nach Greenfield

Schweregrad I–V unter Berücksichtigung von HF, ZVD, PA-Druck, Atemfrequenz, $PaO_2$, $PaCO_2$ und Symptomen, aktuell selten zitiert [7].

#### 12.3.16.2  Nach ESC-Task Force 2000

Schweregradbestimmung nach **ESC-Task Force 2000** [31]

| Massive LE | Schock oder Hypotonie mit systolischem Blutdruck < 90 mmHg oder Blutdruckabfall > 40 mmHg für mind. 15 min |
|---|---|
| Nicht massive LE | Nicht die o.g. Kriterien erfüllend |
| Submassive LE | Nicht massive LE, jedoch mit Nachweis einer rechtsventrikulären Hypokinesie |

### 12.3.16.3 Nach ESC 2008

Schweregradbestimmung nach **ESC 2008** [31a]

| | | Hospital-Letalität/30-Tage-Letalität |
|---|---|---|
| LE mit hohem Risiko | Schock oder Hypotonie | > 15% |
| LE mit mittlerem Risiko | RV-Dysfunktion und oder pos. Troponin | 3–15% |
| LE mit niedrigem Risiko | Ohne Zeichen der RV-Dysfunktion, Troponin neg. | < 1% |

Schock oder Hypotonie in 5–10%, RV-Dysfunktion in bis zu 50% [31a].

## 12.4 Prognose

◢ Mortalität ca. 7–11% [31a], hingegen 25–30% für unbehandelten Patienten [31]
◢ Hospitalmortalität 0–9% bei stabilen Patienten in den Lysestudien [8], 3,3% bei [59]
◢ Krankenhausmortalität der Patienten im Schock bei massiver LE zwischen 18% und 38% [15, 22]
◢ Krankenhausmortalität bis 65% bei Patienten mit Reanimationsnotwendigkeit [18]
◢ 90-Tage-Sterblichkeit bei massiver LE 52% [52]
◢ Die Mortalität nach 2 Wochen beträgt 11,4%, die 3-Monats-Mortalitätsrate beträgt ca. 17%, 45% der Todesfälle sind durch die LE bedingt [21]. In ca. 8% tritt eine erneute LE auf [21].
◢ Bei initial fehlender Lysenotwendigkeit beträgt die 90-Tage-Mortalität nur ca. 4% [16], 3-Monats-Überleben von 98% bei normalem Echo-Befund und negativem Troponin [43].
◢ Sowohl BNP als auch NT-proBNP korrelieren mit einer RV-Dysfunktion und dem Mortalitätsrisiko, Mortalität 1,3–

2,2% bei normalem NT-proBNP bzw. BNP vs. 14–18% bei erhöhten Werten [40].
◢ Nach 3–6 Monaten sind 70% der szintigrafischen Perfusionsausfälle auch ohne Lysetherapie nicht mehr nachweisbar [8], nach 11 Monaten sind Restthromben noch bei rund 50% der Patienten darstellbar [51].
◢ Eine chronische pulmonale Hypertonie entsteht nach behandelter LE in ca. 0,5–5% der Fälle [41, 46, 31a]. Bei Patienten mit einem systolischen PA-Druck > 50 mmHg nach ca. 18 Wochen der Antikoagulation wurde eine progrediente Zunahme der pulm. Hypertonie gefunden, bei einem geringeren PA-Druck keine Progredienz [58].
◢ Eine erhöhtes Troponin I oder T besteht in ca. 40% und korreliert mit dem Mortalitätsrisiko [33, 56].
◢ Zur Abschätzung der 30-Tage-Mortalität gibt es den Geneva Prognostic Score [31a].

## 12.5 Therapie

### 12.5.1 Konservative Therapie

#### 12.5.1.1 Basismaßnahmen

◢ Sauerstoff nach Bedarf
◢ Sedativa/Analgetika bei Bedarf
◢ Hämodynamisches Monitoring in Abhängigkeit der Kreislaufsituation
◢ Bettruhe bei Kreislaufinstabilität selbstverständlich, bei stabilem Kreislauf keine ausreichenden Daten, weder für Bettruhe noch für Mobilität (bei Beinvenenthrombose nach Beginn der Antikoagulation nicht notwendig). Oft wird Bettruhe für die ersten 24–48 h empfohlen [60].
◢ Volumengabe bei LE mit Hypotonie ist problematisch und kann eine Verschlechterung bedingen, eine vorsichtige Volumentherapie wird zumindest erwähnt [31a].

◢ Noradrenalin/Adrenalin für Pat. im Schock, Evidenz gering. Bislang nur experimentelle Daten für Levosimendan und Endothelin-Antagonisten, zu wenig Daten für NO und Vasodilatatoren.

### 12.5.1.2 Antikoagulation

Mortalitätsreduktion um 75% [1, 31]. Patienten mit hämodynamischer Stabilität ohne hohes Blutungsrisiko sollten nach Ausschluss einer schweren Niereninsuffizienz vorzugsweise mit LMWH oder Fondaparinux therapiert werden (**ESC 2008** [31a]). Antikoagulation für mind. 5 Tage, Beendigung erst, wenn an 2 Tagen die Ziel-INR unter oraler Antikoagulation erreicht ist [31a].

### 12.5.1.3 Unfraktioniertes Heparin

Zu bevorzugen bei Krea.-Clearance < 30 ml/ min, bei erhöhtem Blutungsrisiko und bei Patienten mit hämodynamischer Instabilität [31a]. UFH sollte **gewichtsadaptiert** gegeben werden [31a]:

◢ Bolus 80 E/kg
◢ Initial dann 18 E/kg/h
◢ Dosiskorrektur nach Nomogramm, PTT-Kontrolle 4–6 h nach Bolus bzw. 3 h nach Dosiskorrektur

| aPTT | Dosisänderung |
|---|---|
| < 35 s | Bolus 80 E/kg, Steigerung der Infusionsrate um 4 IE/kg/h |
| 35–45 s | Bolus 40 E/kg, Steigerung der Infusionsrate um 2 IE/kg/h |
| 46–70 s | Keine Änderung |
| 71–90 s | Reduktion der Infusionsrate um 2 IE/kg/ Std. |
| > 90 s | Infusionspause für 1 h, dann Reduktion der Infusionsrate um 3 IE/kg/h |

Max.-Dosis 40 000 IE/Tag, solange Antifaktor Xa > 0,35 U/ml beträgt.

### 12.5.1.4 Niedermolekulares Heparin

LMWH sind dem unfraktioniertem Heparin bei stabilen Patienten gleichwertig [16, 31a], z.B. Enoxaparin 1,0 mg/kg alle 12 h [31a]

### 12.5.1.5 Fondaparinux

Selektiver Inhibitor von Faktor Xa, gleichwertig zu unfraktioniertem Heparin [65]. Kein Monitoring notwendig, festes Dosisschema, 1-mal tgl. s.c.:

| Körpergewicht | Dosis |
|---|---|
| < 50 kg | 5 mg |
| 50–100 kg | 7,5 mg |
| > 100 kg | 10 mg |

## 12.5.2 Operativ-interventionelle Therapie

### 12.5.2.1 Lyse

Eine Mortalitätssenkung bei Patienten im Schock wurde (wird) angenommen [15, 17], war nicht statistisch signifikant [47] und konnte entgegen der Erwartung in ICOPER [52] nicht dargestellt werden. Lyse via Pulmonalis-Katheter z.B. mit Alteplase 10 mg als Bolus, dann 20 mg/h über 2 h oder 100 mg über 7 h beschrieben [57], aber die lokale Lyse ist ohne Vorteil [8].

Mortalitätsreduktion für Patienten mit hämodynamischer Stabilität nicht nachgewiesen [38, 47], Mortalität beträgt bei nicht massiver LE auch nur 2–3,5% [36]. Schnellere szintigrafische und hämodynamische Normalisierung gesichert. Responderrate ca. 90%, stärkster Effekt bei Lyse < 48 h, möglicher Effekt aber auch bei Symptomen seit 6–14 Tagen [31a]. Nach 7–30 Tagen zeigt sich szintigrafisch kein Unterschied mehr zwischen Patienten mit Heparin- bzw. Lysetherapie [22], d.h. eine Lyse beschleunigt nur die Thrombusauflösung, reduziert jedoch nicht die residuale Thrombuslast [41].

Der Vorteil einer Lyse bei Patienten mit submassiver LE beschränkt sich bei gleicher Mortalität auf eine Verminderung der Notwendigkeit einer Therapieeskalation infolge klinischer Verschlechterung von 25% auf 10% [36] und muss im Einzelfall unter Berücksichtigung der Kontraindikationen erwogen werden. Die zerebrale Blutungsrate beträgt immerhin bis zu 3% [37].

Nach **ESC 2008** besteht die Indikation zur Lyse bei Patienten im Schock oder mit anhaltender arterieller Hypotonie (Klasse I). Die Lyse kann im Einzelfall bei Patienten mit mittlerem Risiko unter Abwägung des Blutungsrisikos erwogen werden, Klasse IIb-Indikation nach ESC [31a].

Dosierungsangaben nach **ESC 2008** [31a]
- ◢ t-PA
  - 100 mg in 2 h, davon 10 mg als Bolus. Bei < 65 kg 70 mg/2 h mit 7-mg-Bolus [13] oder
  - 0,6 mg/kg (max 50 mg) über 15 min
- ◢ Streptokinase
  - 1,5 Mio. IE Streptokinase in 2 h. In der Effektivität der t-PA-Lyse vergleichbar [10], ein Vorteil gegenüber SK besteht nur in der ersten Stunde.
  - 250 000 IE Streptokinase/20 min, 100 000 E/h über 24 h (bei LE ohne Schock, USPET-Studie [3], FDA-Zulassung)
- ◢ Urokinase
  - 4 400 IE/kg Urokinase-Bolus (10 min), 4 400/kg/h über 12–24 h (UPED-Studie [24] oder
  - 3 Millionen E über 3 h [31a]

Bei nachweisbar verzögertem Wirkungseintritt der SK-/UK-Langzeitlyse im Vergleich zur t-PA-Kurzzeitlyse werden diese Regime nur noch in Ausnahmefällen angewendet.

### Kontraindikationen

Absolute Kontraindikationen gegen Lyse bei LE [31a] sind:
- ◢ Ischämischer Apoplex < 6 Monate
- ◢ Z.n. hämorrhagischem zerebralem Insult oder Apoplex unklarer Ätiologie (ohne zeitliche Begrenzung)
- ◢ Intrazerebrales Neoplasma oder sonstiger ZNS-Schaden
- ◢ Größeres Trauma, Op., Kopfverletzung < 3 Wochen
- ◢ GI-Blutung < 1 Monat
- ◢ Bekannte Blutung

In unmittelbar lebensbedrohlicher Situation können absolute KI relativ werden. Relative Kontraindikationen gegen Lyse bei LE [31a] sind:
- ◢ Orale Antikoagulanzientherapie
- ◢ TIA < 6 Monate
- ◢ Traumatische Reanimation
- ◢ Nicht komprimierbare Punktion
- ◢ Unkontrollierte arterielle Hypertonie ($RR_{sys} > 180$ mmHg)
- ◢ Fortgeschrittene Lebererkrankung
- ◢ Schwangerschaft bzw. Entbindung < 1 Woche
- ◢ Bakterielle Endokarditis
- ◢ Aktives Ulkus in Magen oder Duodenum

### 12.5.2.2 Chirurgische Embolektomie

Klasse-I-Indikation bei Schock und absoluter Kontraindikation gegen Lyse oder bei erfolgloser Lyse (**ESC 2008** [31a]). Mortalität unter Verwendung der Herz-Lungen-Maschine 20–26% [23]. Das Verfahren wird sehr selten angewendet (nur in 3% [52]).

> Rescue-Embolektomie nach erfolgloser Lyse besser als erneute Lyse, Mortalität 21% vs. 69% [53].

### 12.5.2.3 Katheterinterventionelle Therapie

Durchgeführt werden mechanische Katheterfragmentation und transvenöse Katheterembolektomie, mehrere Katheter wurden offeriert [57]. Bislang nur Darstellungen mit kleinen Fallzahlen und verschiedenen Materialien, z.B. auch mit dem normalen Pigtail-Katheter (12 Patienten bei [6]), keine kontrollierte Studien, Effizienz kaum beurteilbar. Terminierung der Prozedur bei hämodynamischer Stabilisierung unabhängig vom angiografischen Bild [31a]. Mögliche Indikation bei schwerem Schock und bei strikter Kontraindikation gegenüber Lyse bzw. nach erfolgloser Lyse als Alternative zur Op., Klasse-IIb-Indikation nach **ESC 2008** [31a, 57, 60].

*Cave*: Transitthrombus in RA/RV
Mortalität 80–100%, beste Therapie mangels Daten unklar. Erfolgreiche Lyse wurde berichtet, chirurgische oder kathetergestützte Embolektomie als Alternative. **Therapiebeginn in jedem Fall so schnell wie möglich** [31a].

### 12.5.2.4 Cava-Schirm-Implantation

Keine gesicherte Indikation, Komplikationen im Langzeitverlauf häufig, bes. Rezidivthrombose und postthrombotisches Syndrom. LE-Rezidivrate geringer, Mortalität nicht beeinflusst [31a]. In ICOPER [52] assoziiert mit geringerer Mortalität und deutlich geringerer Rezidivgefahr. Nach **ESC 2008** Klasse-IIb-Indikation bei Kontraindikation gegen Antikoagulation und hohem Rezidivrisiko [31a].

### 12.5.3 Sekundärprävention

Ohne Antikoagulation beträgt das Rezidivrisiko für DVT oder LE ca. 50% für die ersten 3 Monate [31a]. Orale Antikoagulation mit INR-Ziel 2,0–3,0:

◢ Nach 1. LE und temporärem Risikofaktor (z.B. stattgehabte Op.) für 3 Monate
◢ Für Patienten mit LE ohne Ursache mind. 3 Monate
◢ Für Patienten mit 2. LE-Episode als Langzeittherapie (mit Reevaluation in regelmäßigen Intervallen)
◢ Für Malignom-Patienten LMWH (z.B. Dalteparin 200 U/kg für 4–6 Wochen,

dann 75% dieser Dosis) für mind. 6 Monate, nachfolgend weiter mit LMWH oder mit oraler Antikoagulation
◢ Langzeittherapie ohne zeitliche Begrenzung für Patienten mit Thrombophilie [31a]

## 12.6 Schwangerschaft und Lungenembolie

Deutlich erhöhtes Risiko für Thrombose und Lungenembolie für schwangere und postpartale Frauen, LE-Inzidenz bei 0,3–1 auf 1 000 Entbindungen. Häufig erhöhtes D-Dimer im Verlauf der Gravidität, ein normales D-Dimer kann wie üblich als Ausschlusskriterium genutzt werden. Bei pos. D-Dimer folgt als nächstes eine Kompressionssonografie der Beinvenen, bei Thrombosenachweis folgt die Antikoagulation. Bei fehlendem Thrombosenachweis folgt die CT, alternativ ein Perfusions-Szintigramm.

**Antikoagulation mit unfraktioniertem Heparin oder LMWH für die gesamte Schwangerschaft**, nach Entbindung Wechsel auf orale Antikoagulation für mind. 3 Monate [31a]. Optimale Dosierung der LMWH in der Schwangerschaft ist strittig, nach [66] wie folgt: Enoxaparin nach Körpergewicht: < 50 kg 2-mal 40 mg, 50–69 kg 2-mal 60 mg, 70–90 kg 2-mal 80 mg, > 90 kg 2-mal 100 mg. Falls Lyse notwendig: die meisten Daten gibt es zur Streptokinase (nicht plazentagängig).

**Literatur**

[1] Barrit DW Anticoagulat drugs in the treatment of pulmonary embolism. Lancet 1960;I:1309–12

[2] Stein PD et al. Clinical, laboratory, roentgenographic and electrocardiographic findings in patients with acute pulmonary embolism and no preexisting cardiac or pulmonary disease. Chest 1991;100:598–603

[3] Urokinase-Streptokinase Pulmonary Embolism Study Group: Urokinase-Streptoki-

nase Pulmonary Embolism Trial. Phase 2. Results (a cooperative study). JAMA 1974;229:1606–13

[4] Erbel R et al. Bildgebende Verfahren in der Kardiologie. Internist 1994;11:1039–55

[5] PIOPED-Investigators, Value of the Ventilation/Perfusion Scan in acute pulmonary embolism. JAMA 1990;263:2753–59

[6] Kuo WT et al. Catheter-directed embolectomy, fragmentation, and thrombolysis for the treatment of massive pulmonary embolism after failure of systemic thrombolysis. Chest 2008;134:250–4

[7] Meissner E et al. Akute Lungenembolie. Z Kardiol 1993;82(Suppl 2):3–12

[8] Niedermeyer J. Thrombolysetherapie bei Lungenembolie. Innere Medizin 1993;48:332–43

[9] Ferrari E. The ECG in Pulmonary Embolism. Chest 1997;111:537–43

[10] Meneveau N et al. Comparative Efficacy of a Two-Hour Regimen of Streptokinase versus Alteplase in Acute Massive Pulmonary Embolism: Immediate Clinical and Hemodynamic Outcome and One-Year Follow-Up. J Am Coll Cardiol 1998;31:1057–63

[11] Stein PD et al. Complications and validity of pulmonary angiography in acute pulmonary embolism. Circulation 1992;85:462–8

[12] Goldhaber SZ. Pulmonary Embolism. In: Braunwald E. Heart Disease, 5. Ed., 1582–603. 1997, W.B. Saunders, Philadelphia

[13] Goldhaber S et al. Alteplase vs. heparin in acute pulmonary embolism: Randomized trial assessing right ventricular function and pulmonary perfusion. Lancet 1993;341:507

[14] Goldhaber SZ. Pulmonary Embolism. N Engl J Med 1998;339:93–104

[15] Gulba DC et al. Medical compared with surgical treatment for massive pulmonary embolism. Lancet 1994;343:576–7

[16] Simonneau G. A comparison of Low-Molecular-Weight Heparin with Unfractionated Heparin for Acute Pulmonary Embolism (Thesee Study) N Engl J Med 1997;337:663–9

[17] Jerjes-Sanchez C et al. Streptokinase and heparin versus heparin alone in massive pulmonary embolism: A randomized controlled trial. J Thromb Thrombolys 1995;2:227–9

[18] Kasper W. Management Strategies and Determinants of Outcome in Acute Major Pulmonary Embolism: Results of a Multicenter Registry. J Am Coll Cardiol 1997;30:1165–71

[19] Benottie RJ, Grossmann W. Pulmonary Angiography. In: Grossmann W, Baim DS. Cardiac Catheterization, Angiography, and Intervention, 4. Ed., 229–43. 1991, Lea & Febiger, Philadelphia

[20] Management of Deep Vein Thrombosis and Pulmonary Embolism. AHA Medical/Scientific Statement. Circulation 1996;93:2212–45

[21] Goldhaber SZ et al. for ICOPER. Acute pulmonary embolism: clinical outcomes in the International Cooperative Pulmonary Embolism Registry (ICOPER). Lancet 1999;353:1386–9

[22] Dalen JE., Alpert JS. Thrombolytic Therapy for Pulmonary Embolism. Arch Intern Med 1997;157:2550–6

[23] Doerge HC et al. Pulmonary embolectomy: review of a 15-year experience and role in the age of thrombolytic therapy. Eur J Cardiothorac Surg 1996;10:952–7

[24] Urokinase Pulmonary Embolism Trial Study Group. Urokinase Pulmonary Embolism Trial. Phase 1. Results (A cooperative study). JAMA 1970;229:2163–72

[25] Hull RD et al. Pulmonary angiography, ventilation lung scanning, and venography for clinically suspected pulmonary embolism with abnormal perfusion lung scan. Ann Intern Med 1983;98:891–9

[26] Woodard PK et al. Diagnosis of pulmonary embolism with spiral computed tomography and magnetic resonance angiography. Curr Opinion Cardiol 1999;14:442–7

[27] Niedermeyer J, Daniel WG. Stellenwert der Echokardiographie in der Diagnostik der akuten Lungenembolie. Z Kardiol 1993;82(Suppl 2):13–20

[28] Konstantinidis S et al. Bedeutung der Echokardiographie für die Risikostratifikation der Patienten mit akuter Lungenembolie. Z Kardiol 1998;87(Suppl 1):240 (Abstract)

[29] Indik JH, Alpert JS. Detection of Pulmonary Embolism by D-Dimer Assay, Spiral Computed Tomography, and Magnetic Resonance Imaging. Prog Cardiovasc Dis 2000;42:261–72

[30] Schmitz-Rode T et al. Massive pulmonary embolism: percutaneous emergency treat-

ment by pigtail rotation catheter. J Am Coll Cardiol 2000;36:375–80

[31] Task Force on Pulmonary Embolism, European Society of Cardiology. Guidelines on diagnosis and management of acute pulmonary embolism. Eur Heart J 2000;21:1301–36

[31a] Task Force on for the diagnosis and management of acute pulmonary embolism of the European Society of Cardiology ESC). Guidelines on diagnosis and management of acute pulmonary embolism. Eur Heart J 2008;29:2276–315

[32] Konstantinidis S et al. Association between thrombolytic treatment and the prognosis of hemodynamic stable patients with major pulmonary embolism. Circulation 1997;96:882–8

[33] Konstantinides S et al. Importance of cardiac troponins I and T in risk stratification of patients with acute pulmonary emolism. Circulation 2002;106:1263–8

[34] Oudkerk M et al. Comparison of contrast-enhanced magnetic resonance angiography and conventional pulmonary angiography for the diagnosis of pulmonary embolism: a prospective study. Lancet 2002;359:1643–7

[35] Dunn KL et al. Normal D-dimer levels in emergency department patients suspected of acute pulmonary embolism. J Am Coll Cardiol 2002;40:1475–8

[36] Konstantinides S et al. Heparin plus alteplase compared with heparin alone in patients with submassive pulmonary embolism. N Engl J Med 2002;347:1143–50

[37] Goldhaber SZ. Thrombolysis for pulmonary embolism. N Engl J Med 2002;347:1131–2

[38] Thabut G et al. Thrombolytic therapy of pulmonary embolism. A meta analysis. J Am Coll Cardiol 2002;40:1660–7

[39] Musset D et al. Diagnostic strategy for patients with suspected pulmonary embolism: a prospective multicentre outcome study. Lancet 2002;360:1914–20

[40] Klok FA et al. Brain-type natriuretic peptide levels in the prediction of adverse outcome in patients with pulmonary embolism. Am J Resp Crit Care Med 2008;178:332–8

[41] Kearon C. Natural history of venous thromboembolism. Circulation 2003;107:I-22–I-30

[42] Kucher N et al. QR in V1 – an ECG sign associated with right ventricular strain and adverse clinical outcome in pulmonary embolism. Eur Heart J 2003;24:1113–9

[43] Kucher N et al. Incremental prognostic value of troponin I and echocardiography in patients with acute pulmonary embolism. Eur Heart J 2003;24:1651–6

[44] Kanne JP et al. Role of computed tomography and magnetic resonance imaging for deep venous thrombosis and pulmonary embolism. Circulation 2004;109(Suppl I):I-15–I-21

[45] Andrews RT. Contrast peripheral phlebography and pulmonary angiography for diagnosis of thromboembolism. Circulation 2004;109(Suppl I):I-22–I-27

[46] Pengo V et al. Incidence of chronic thromboembolic pulmonary hypertension after pulmonary embolism. N Engl J Med 2004;350:2257–64

[47] Wan S et al. Thrombolysis compared with heparin for the initial treatment of pulmonary embolism. Circulation 2004;110:744–9

[48] Quiroz R et al. Clinical validity of a negative computed tomography scan in patients with suspected pulmonary embolism. JAMA 2005;293:2012–7

[49] Writing group for the Christopher Study Investigators. Effectiveness of managing suspected pulmonary embolism using an algorithm combining clinical probability, D-dimer testing, and computed tomography. JAMA 2006;295:172–9

[50] Mangano DT et al. The risk associated with aprotinin in cardiac surgery. N Engl J Med 2006;354:353–65

[51] Nijkeuter M et al. Resolution of thromboemboli in patients with acute pulmonary embolism. Chest 2006;129:192–7

[52] Kucher N et al. Massive pulmonary embolism. Circulation 2006;113:577–82

[53] Meneveau N et al. Management of unsuccesful thrombolysis in acute massive pulmonary embolism. Chest 2006;129:1043–50

[54] Wicki J et al. Assessing clinical probability of pulmonary embolism in the emergency ward: a simple score. Arch Intern Med 2001;161:92–7

[55] Stein PD et al. for the PIOPED II investigators. Multidetector computed tomography for acute pulmonary embolism. N Engl J Med 2006;354:2317–27

[56] Becattini C et al. Prognostic value of troponins in acute pulmonary embolism. Circulation 2007;116:427–33

[57] Kucher N. Catheter embolectomy for acute pulmonary embolism. Chest 2007;132:657–63

[58] Perrot M de et al. Evaluation of persistent pulmonary hypertension after acute pulmonary embolism. Chest 2007;132:780–5

[59] Fremont B et al. Prognostic value of echocardiographic right/left ventricular end-diastolic diameter ratio in patients with acute pulmonary embolism. Chest 2008;133:358–62

[60] Tapson VF. Acute pulmonary embolism. N Engl J Med 2008;358:1037–52

[61] Righini M et al. Diagnosis of pulmonary embolism by multidetector CT alone or combined with venous ultrasonography of the leg: a randomised non-inferiority trial. Lancet 2008;371:1343–52

[62] Eid-Lidt G et al. Combined clot fragmentation and aspiration in patients with acute pulmonary embolism. Chest 2008;134:54–60

[63] Miniati M et al. Simple and accurate prediction of the clinical probability of pulmonary embolism. Am J Respir Crit Care Med 2008;178:290–4

[64] Kurzyna M et al. Disturbed right ventricular ejection pattern as a new doppler echocardiograchic sign of acute pulmonary embolism. Am J Cardiol 2002;90:507–11

[65] Buller HR et al. Subcutaneous fondaparinux versus intravenous unfractionated heparin in the initial treatment of pulmonary embolism. N Engl J Med 2003;349:1696–702

[66] Marik PE et al. Venous thromboembolic disease and pregnancy. N Engl J Med 2008;359:2025–33

[67] Gibson NS et al. The importance of clinical probability assessment in interpreting a normal D-dimer in patients with suspected pulmonary embolism. Chest 2008;134:789–93

# 13  Erkrankungen der Aorta

## 13.1  Aortendissektion

Die Aortendissektion ist neben dem symptomatischen Aortenulkus und dem intramuralen Hämatom eine Erscheinungsform des
sog. akuten Aortensyndroms [39].

### 13.1.1  Epidemiologie

Inzidenz ca. 2,6–3,5/100 000/Jahr, mittleres
Alter 63 Jahre, $^2/_3$ der Patienten sind männ-
lich.

### 13.1.2  Ätiologie/Pathogenese

Die spontane Aortendissektion als Aufspal-
tung der Media der Aortenwand wurde vor
allem als Folge einer Ruptur der Intima mit
Progression in die Media angesehen. Ein weiteres mögliches Primärereignis ist die primäre intramurale Hämorrhagie durch Rhexisblutung aus den Vasa vasorum und konsekutiven Infarkt der Aortenwand. Häufig geht
der Dissektion die Entwicklung eines Aneurysmas als Folge einer Schwächung der
Wandintegrität voraus, Expansionsrate in
der Aorta ascendens 1,3 ± 1,2 mm/Jahr [17].
Die Aorta ascendens ist in ca. 73% der Typ-A-
Dissektionen zuvor dilatiert, mittlerer Diameter 4,8 cm [20]. Kennzeichnend ist die
schnelle Progression eines Intimaflaps, der
wahres und falsches Lumen trennt.

### Ursachen der Aortendissektion

Bei [1, 17, 30, 39] werden folgende Ursachen
einer Aortendissektion angegeben:

◢ Arterielle Hypertonie
◢ Andere Risikofaktoren für Arteriosklero-
se: Rauchen, Hyperlipidämie, Diabetes
◢ Angeborene Bindegewebserkrankungen:
Marfan-Syndrom, Ehlers-Danlos-Syn-
drom, Turner-Syndrom, anuloaortale Ek-
tasie/familiäre Aortendissektion
◢ Inflammation: Aortitis bei Takayasu-
Krankheit, rheumatoider Arthritis, Lues,
Behçet-Krankheit, Arteriitis temporalis,
M. Ormond
◢ Trauma: Verkehrsunfälle, stumpfes Tho-
raxtrauma, Sturz aus der Höhe
◢ Toxische Substanzen: Kokain, Crack, Am-
phetamine
◢ Iatrogene Faktoren: Herzkatheter, kardio-
vaskuläre Operationen, Reanimation
◢ Angeborene Vitien: bes. bikuspide Aor-
tenklappe, Aortenisthmusstenose
◢ Gravidität

### Klassifikationen

DeBakey

| | |
|---|---|
| Typ I | Dissektion der Aorta thoracica ascendens bis in die Aorta descendens |
| Typ II | Dissektion auf die Aorta ascendens be-schränkt |
| Typ III | Dissektion der Aorta descendens |
| • IIIa | Beschränkt auf die Aorta thoracica |
| • IIIb | Bis in die Aorta abdominalis reichend |

Stanford

| | |
|---|---|
| Stanford A | Alle Dissektionen mit Beteiligung der Aorta thoracica ascendens |
| Stanford B | Alle Dissektionen ohne Beteiligung der Aorta ascendens |

**Akut/chronisch**

| Akute Dissektion | Dissektion vor < 14 Tagen aufgetreten |
|---|---|
| Chronische Dissektion | Dissektion vor > 14 Tagen aufgetreten |

Nach **ESC 2001** [17, 18]

| Klasse 1 | Klassische Dissektion (mit Intimaflap) |
|---|---|
| Klasse 2 | Intramurale Hämorrhagie/Hämatom bei Mediaruptur |
| Klasse 3 | Subtle/discrete aortic dissection |
| Klasse 4 | Penetrierendes aortales Ulkus, meist subadventitial |
| Klasse 5 | Iatrogene oder traumatische Dissektion |

Klasse 3 entspricht einer umschriebenen, abortiven Form der Dissektion mit thrombotischer Abdeckung oder narbiger Abheilung.

## 13.1.3 Symptome

Typisch ist der akut einsetzende **Schmerz** [33], sehr intensiv, unmittelbar bei Beginn schon maximal. Thoraxschmerz in 75%, Rückenschmerzen in ca. 50%, „wandernde" Schmerzen in 18% [33]. Aber: oft atypische Beschwerden (eigene Patientin: „Als ob sich in meiner Brust die Knospe einer Blume öffnen würde"), 4–5% der Patienten hatten keine Schmerzen [39].

**Symptome infolge von Komplikationen**

◢ Perforation: Hämoperikard, Hämomediastinum, Hämatothorax, abdominelle Blutung

◢ Gefäßokklusion: Apoplex, akutes Abdomen bei Mesenterialinfarkt, Niereninsuffizienz/-infarkt, Perfusionsstörungen der unteren oder oberen Extremitäten, Paraplegie

◢ Aorteninsuffizienz: Infolge einer Dilatation des Bulbus aortae, durch direkten Einriss einer der Klappen oder durch Klappenprolaps

◢ Myokardinfarkt: Durch Verlegung der Koronarostien

◢ Schock: Durch Infarkt, Tamponade, Hämorrhagie oder akute Aorteninsuffizienz

## 13.1.4 Diagnostik

Aufgaben der Diagnostik sind [17]:

◢ Sicherung der Diagnose

◢ Klassifizierung und Erfassung von Komplikationen
  - Ausdehnung der Dissektion
  - Differenzierung zwischen wahrem und falschem Lumen
  - Lokalisierung der Intimaeinrisse
  - Differenzierung zwischen kommunizierender und nicht kommunizierender Dissektion
  - Evtl. Lokalisation von Entry und Reentry, Aneurysma- und Thrombusbildung
  - Darstellung und Graduierung einer Aorteninsuffizienz
  - Darstellung der Extravasation (Perikarderguss, Pleuraerguss, Hämomediastinum)

Häufigkeit von Befunden bei Typ-A-Dissektion [19]

| Pulsdefizit | 30% |
|---|---|
| Perikarderguss | 45% |
| Aorteninsuffizienz | 59% |
| Mediastinalverbreiterung | 62% |
| Hypotension/Schock/Tamponade | 29% |
| Koma/Vigilanzminderung | 15% |
| Synkope | 18% |

### 13.1.4.1 Körperliche Untersuchung

Pulsverlust, Schocksymptome, neurologische Defizite, Diastolikum bei Aorteninsuffizienz, Pleuraerguss, Pulsus paradoxus, gestaute Jugularvenen.

### 13.1.4.2 Röntgen-Thorax

- ◢ Dilatation der Aorta
- ◢ Verbreitertes Mediastinum
- ◢ Evtl. Pleuraerguss
- ◢ Calcium sign (Separation der kalzifizierten Intima von der Adventitia > 1 cm [1])

Die Bedeutung der Rö-Thorax-Untersuchung liegt eher in der differenzialdiagnostischen Abgrenzung, eine Aortendissektion ist hiermit weder zu sichern noch sicher auszuschließen. Bei instabilem Patienten und entsprechendem Verdacht sollte wegen des Zeitverlustes auf diese Untersuchung verzichtet werden [17].

### 13.1.4.3 D-Dimere

D-Dimere belegen die fibrinolytische Aktivität als Folge einer Aktivierung der Gerinnungskaskade. Erhöhte D-Dimere waren in allen Fällen einer akuten Dissektion festzustellen [32]. Die D-Dimer-Konzentration reichte von 3,89–20,0 µg/ml bei 84 Patienten mit klassischer Dissektion [45]. In einem Review der Literatur lag der NPV bei 97% bei einem Cut-off von 0,62 µg/ml und bei 100% bei einem Cut-off von 0,1 µg/ml [46]. NPV 95% bei einem Cut-off von 0,5 µg/ml [47].

### 13.1.4.4 Echokardiografie

#### 13.1.4.4.1 Transthorakale Echokardiografie
Sensitivität mit 78% für die Ao. ascendens und mit 31% für die Ao. descendens unzureichend [3], selbst bei Nachweis einer Dissektion in der Ao. ascendens fehlt für das operative Management die Beschreibung des Dissektionsverlaufs im Bogenbereich und im Verlauf der Ao. descendens.

> Aber: Thoraxschmerz + Aorteninsuffizienz + Perikarderguss = hochgradiger V.a. Aortendissektion.

#### 13.1.4.4.2 Transösophageale Echokardiografie
Problematisch ist eine diagnostische Lücke im Bereich des Aortenbogens sowie das Vorkommen von Reverberationsartefakten. Besondere Vorteile sind meist schnelle Verfügbarkeit, die zusätzliche Darstellung der LV-Funktion, einer Aorteninsuffizienz und der Koronararterienabgänge sowie die Möglichkeit der Untersuchung bei instabilem Patienten mit komplettem Monitoring auf der Intensivstation. Eine Distanz zwischen Ösophagus und Aorta oder linkem Vorhof > 1 cm weist auf ein Mediastinalhämatom hin [17].

### 13.1.4.5 CT
Schnelle Verfügbarkeit an vielen Kliniken, Untersuchung auch von instabilen Patienten unter Beatmung möglich. Keine Aussage zur LV-Funktion und zur Funktion der Aortenklappe. Vorteilhaft ist die zusätzliche Möglichkeit zur Darstellung der Koronargröße. Evtl. unzureichend in der Darstellung von Intimaeinrissen und Klasse-3-Dissektion [17]. Problematisch bleiben Strahlenbelastung und Notwendigkeit der Kontrastmittelanwendung.

### 13.1.4.6 MRT
Höchste Genauigkeit im Vergleich mit den übrigen Modalitäten. Schnelle Verfügbarkeit nur selten gegeben, bei Darstellung auch von Aorteninsuffizienz und LV-Funktion lange Untersuchungszeiten. Keine relevante KM-Belastung. Für instabile Patienten von der ESC wegen der eingeschränkten Überwachungsmöglichkeiten nicht empfohlen [17]. Untersuchung der Wahl für die Verlaufsbeobachtung in der chronischen Phase [17].

### 13.1.4.7 Aortografie
Nachteilig sind das Untersuchungsrisiko, der Zeitaufwand und die fehlende Darstellbarkeit intramuraler Hämorrhagien, der Aortenwand sowie des Mediastinums und des Pleuraraumes. Sensitivität im Vergleich etwas geringer. Gut trainierte Untersucher dürften rar

geworden sein. Vorteilhaft ist die Möglichkeit der Darstellung von Komplikationen (Aorteninsuffizienz, Gefäßverschlüsse) und der Koronarmorphologie.

### 13.1.4.8 Intravaskulärer Ultraschall

Noch wenig verfügbar, beste Darstellung von Aortenwand, Flaps, Tears etc. Es fehlt der Doppler zur Bestimmung von Flüssen. Keine Darstellung der Aorteninsuffizienz, des Pleuraraumes bzw. Mediastinums.

Wertigkeit der verschiedenen Untersuchungsmodalitäten nach [17]

|  | TEE | CT | MRT | IVUS | Aortografie |
|---|---|---|---|---|---|
| Sensitivität | 89% | > 90% | fast 100% | fast 100% | 88% |
| Spezifität | 88% | > 85% | fast 100% | fast 100% | 88% |

Das diagnostische Vorgehen richtet sich nach den lokalen Gegebenheiten. Methode der Wahl für den Notfall ist das TEE oder die CT, für den hämodynamisch stabilen Patienten mit subakuter oder chronischer Dissektion die Kernspintomografie [3].

### 13.1.4.9 Koronarangiografie

Die Notwendigkeit einer präoperativen Koronarangiografie ist angesichts der hiermit verbundenen Risiken (Zeitverlust mit evtl. Todesfolge) umstritten [16, 17], z.T. wird davon ausdrücklich abgeraten [30].

### 13.1.5 Prognose

Ca. 0,9% aller plötzlichen Todesfälle sind bedingt durch eine Aortenruptur, in 62% als Folge einer Dissektion [17]. Die Prognose der unbehandelten akuten Aortendissektionen ist nach Daten aus den 1960er Jahren überaus schlecht, **initiale Sterblichkeit 1–2% pro Stunde** [2, 30].

Mortalität

| Nach 24 Stunden | ca. 38% |
|---|---|
| Nach 48 Stunden | 36–72% |
| Nach 1 Woche | 62–91% |
| Nach 1 Monat | 84% |

Meist zweizeitiger Krankheitsverlauf, zunächst Dissektion, später evtl. Ruptur. Unmittelbare vitale Gefährdung durch hämorrhagischen Schock und Perikardtamponade, subakut durch Apoplex und Aorteninsuffizienz.

> Eine unmittelbare Gefährdung besteht bei bereits eingetretener Extravasation mit Erguss in Mediastinum, Perikard oder Pleura [17]!

Hospitalmortalität der akuten Dissektion

|  | Typ-A-Dissektion [19] | Typ-B-Dissektion [8] |
|---|---|---|
| Konservative Therapie | 55,9% | 11,5% |
| Chirurgische Therapie | 26,6% | 42,9% |

### 13.1.6 Therapie

Therapieziele sind bei Typ-A-Dissektion die Verhinderung von Ruptur, Perikardtamponade, Myokardinfarkt und hämodynamisch kompromittierender Aorteninsuffizienz, bei Typ-B-Dissektion die Verhinderung der Ruptur.

> Der Überlebensvorteil durch die sofortige Op. bei akuter Typ-A-Dissektion ist unstrittig.

### 13.1.6.1 Therapiealgorithmus

Nach [17, 29, 39] gilt der folgende therapeutische Algorithmus.

| Akute Dissektion | |
|---|---|
| Akute Typ-A-Dissektion | → Chirurgisch |
| Akute unkomplizierte Typ-B-Dissektion | → Konservativ |
| Akute Typ-B-Dissektion mit Komplikationen<br>• Therapierefraktäre Schmerzen<br>• Drohende oder beginnende Ruptur (periaortales/mediastinales Hämatom)<br>• Schnell expandierende Aorta<br>• Dissektion bei vorbestehendem Aneurysma<br>• Ischämie von Magen/Darm, Nieren oder unteren Extremitäten | → Klassisch chirurgisch oder katheterinterventionell mit Fensterung oder Stentgraft |
| **Chronische Dissektion** | |
| Chronische, unkomplizierte Dissektion | → Konservativ |
| Chronische Dissektion mit<br>• Aneurysmabildung<br>  Typ A > (5–)6 cm<br>  Typ B ≥ 6 cm<br>• Aorteninsuffizienz<br>• Sonstigen Symptomen | → Chirurgisch (evtl. endovaskuläres Stenting bei geeigneter Anatomie bei Typ-B-Dissektion, noch in der Evaluation [29]) |
| Stabile Dissektion im Aortenbogen | → Konservativ? |

### 13.1.6.2 Konservative Therapie

◢ Intensivmedizinische Überwachung, invasive Blutdruckmessung
◢ Reduktion des Blutdrucks und Verminderung von Wandspannung und Scherkräften der Aorta, optimal bei Hypertonie wahrscheinlich initial die Kombination Betablocker + Nitroprussidnatrium, alternativ Urapidil [11, 17]. Verapamil oder Diltiazem i.v. bei Kontraindikation gegen Betablocker erwägenswert [29], HF < 60/min, $RR_{sys}$ < 120 mmHg anzustreben [39]
◢ Analgesie

◢ Engmaschiges Monitoring von Neurostatus, Nierenfunktion, EKG, Pulsstatus, Verlaufskontrolle mittels TTE, TEE, CT, MRT
◢ Intubation und maschinelle Beatmung bei relevanter hämodynamischer Instabilität [17]
◢ Perikardiozentese bei Hämoperikard problematisch, Verstärkung der Instabilität infolge induzierter Nachblutung möglich [29]

### 13.1.6.3 Operativ-interventionelle Therapie

Das operative Vorgehen ist abhängig von Lokalisation, Ausdehnung und Komplikationen: Protheseninterponat, evtl. mit Aortenklappenresuspension oder mit Aortenklappenersatz als sog. Composite graft [11, 17]. Bei unkomplizierter Dissektion der Ao. descendens führt ein chirurgisches Vorgehen zu keiner Verbesserung der Prognose [9]. Optionen für eine **Katheterintervention** sind Stent-Implantation und perkutane Fensterung. Die Prozeduren sind noch in der Evaluation, z.T. erstaunlich gute Frühergebnisse [12, 13].

### 13.1.6.4 Op.-Mortalität/Prognose post Op.

◢ Die Angaben zur **Hospitalletalität bei chirurgischer Therapie** schwanken erheblich zwischen 5% und 25% [7, 8], bei Risikopatienten (Herzinsuffizienz, Hypotonie, Tamponade, Nierenversagen) 35% und mehr [33].
◢ Ursachen des perioperativen Versterbens waren Low-output-Syndrom (7%), Hirnschaden (6%), Hämorrhagie (2%), Sepsis und Multiorganversagen, vizerale Ischämie und Aortenruptur [34].
◢ Post-Op. Komplikationen bei Typ-A-Dissektion sind akutes Nierenversagen (15–20%), neurologisches Defizit (21%), Myokardinfarkt, Koma [33].
◢ Die Mortalität bei operativer Therapie der Dissektion des Aortenbogens liegt bei 15–35%, die optimale Strategie ist ein noch ungelöstes Problem [29].

▲ Hospitalmortalität der akuten Typ B-Dissektion 40% vs. 0% bei chronischer Dissektion [35]. Prognose bei akuter Dissektion sehr abhängig vom präoperativen Gesamtzustand.

▲ Ergebnisse zur **Stentgraft-Implantation bei Typ-B-Dissektion**, Meta-Analyse [40]: 30 Tage Mortalität bei akuter Dissektion 9,8%, bei chronischer Dissektion 3,2%.

| Erfolgsrate | 98% |
|---|---|
| Apoplex | 2% |
| Paraplegie | 1% |
| Überlebensrate 6 Monate | 90% |
| Überlebensrate 2 Jahre | 89% |

**Langzeitprognose**
Kumulatives Überleben bei **Typ-A-Dissektion** mit chirurgischer Therapie nach 1 Jahr 55% (inkl. Op.-Mortalität), 44% nach 8 Jahren [26]. Überlebensraten nach Hospitalentlassung z.T. auch günstiger berichtet mit 95% bzw. 88% nach 5 Jahren bzw. 10 Jahren [34].

3-Jahres-Überleben nach **Typ-B-Dissektion** unter medikamentöser Therapie 78%, nach Op. 83%, nach endovaskulärem Stent 76% für Hospitalüberlebende [42]. Deutlich erhöhtes Mortalitätsrisiko für Patienten mit teilthrombosiertem falschen Lumen (32% vs. 14| [43].

Spätkomplikationen sind vor allem die erneute Dissektion, Aneurysmabildung und progrediente Aorteninsuffizienz.

### 13.1.6.5 Nachsorge
Obligat sind konsequente Blutdruckeinstellung und Verlaufskontrollen, vorzugsweise mit MRT 1, 3, 6, 12 Monate nach dem Ereignis, dann jährlich [17].

## 13.2 Intramurale Hämorrhagie

### 13.2.1 Epidemiologie

Intramurales Hämatom bei 5,7% der Patienten mit akutem Aortensyndrom [36], in Asien offensichtlich häufiger als in Europa oder Nordamerika. Die Datenlage ist insgesamt wesentlich unsicherer als bei klassischer Dissektion.

### 13.2.2 Ätiologie/Pathogenese

Die intramurale Hämorrhagie (IMH) ist eine Einblutung in die Media als Folge einer Rhexisblutung der Vasa vasorum, zunächst ohne Intimaruptur. In 87% der Fälle besteht ein Hypertonus. Nach ESC [17] ist die IMH eine sog. Klasse-2-Dissektion.

### 13.2.3 Symptome

Leitsymptom ist wie bei der Aortendissektion in 90% der akute Thoraxschmerz [6], die Schmerzintensität ist initial oft stärker als bei der Dissektion [36]. Die schmerzlose IMH ist jedoch nicht selten. D-Dimere können im Gegensatz zur klassischen Dissektion negativ sein [45].

### 13.2.4 Prognose

Die Daten zur Prognose der intramuralen Hämorrhagie differieren deutlich:
▲ Mortalität 20–80%
▲ In ca. 15–41% der Fälle entwickelt sich eine Klasse-1-Dissektion [17]
▲ Aortenruptur in ca. 5–26% [17], nach [39] in 20–45% der Fälle

Nach 45 Monaten zeigte sich bei konservativ therapierten Patienten (in 90% Stanford B) mit IMH folgender Verlauf [28]:

◢ 34% komplette Regression

◢ 12% Progression zur klassischen Dissektion

◢ 24% Pseudoaneurysma

◢ 22% fusiformes Aneurysma

◢ 8% sakkuläres Aneurysma

Die Langzeitprognose bei Typ-B-IMH erscheint bei konservativem Vorgehen durchaus günstig, 5-Jahres-Überleben 97% [24]. Die Letalität der IMH ist wie bei der klassischen Dissektion beim Typ Stanford A deutlich höher [6, 22, 33].

| 30-Tage-Letalität | Chirurgische Therapie | Konservative Therapie |
|---|---|---|
| Typ Stanford A | 8–18–25% | 55–60% |
| Typ Stanford B | 21–33% | 8–10% |

In einem Review ergab sich eine Frühmortalität nach chirurgischer Therapie von 10,1% vs. 14,4% (n.s.) bei konservativem Vorgehen [48].

### 13.2.5 Therapie

Ein der klassischen Dissektion entsprechendes Therapiekonzept wird befürwortet [1, 14, 15, 39], ist aber weniger abgesichert.

| Proximale intramurale Hämorrhagie | → Chirurgisch |
|---|---|
| Distale intramurale Hämorrhagie | → Primär konservativ |
| | → Chirurgisch bei Progredienz oder Komplikationen |

Auch ein Vorgehen nach Risikostratifikation unter enger bildgebender Verlaufskontrolle wurde für die Typ-A-IMH vorgeschlagen, partielle oder vollständige Rückbildung in 25–100% [48]. Eine gute Prognose bei konservativem Vorgehen besteht wohl bei hämodynamischer Stabilität, einer Hämatomdicke < 11 mm und einem Aortendurchmesser < 50 mm [25, 48]. Ein Aortendurchmesser

> 50 mm ist assoziiert mit erhöhter Mortalität [31]. Daten zur Prognose aus asiatischen bzw. westlichen Studien differieren deutlich [30].

Die 1-Jahres-Überlebensrate kann durch **Betablocker**therapie deutlich verbessert werden, 95% vs. 67% ohne Betablocker [22].

## 13.3 Thorakales Aortenaneurysma

### 13.3.1 Ätiologie/Pathogenese

Zystische Degeneration der Media als häufigste Ursache, histologisch imponieren ein Fehlen von glatten Muskelzellen und degenerative Veränderungen der elastischen Fasern [37].

◢ Zystische Mediadegeneration
  – Marfan-Syndrom
  – Hypertonie
  – Altersbedingte Degeneration
  – Familiäres Aortenaneurysmasyndrom
  – Bikuspide Aortenklappe

◢ Atherosklerose

◢ Syphilis

◢ Turner-Syndrom

◢ Arteriitis (Takayasu-Krankheit, Giant-cell-Arteriitis)

◢ Aortendissektion

◢ Trauma

| Häufigkeit nach anatomischer Ausdehnung [37] | |
|---|---|
| **Aorta ascendens** | 60% |
| **Aorta descendens** | 40% |
| **Aortenbogen beteiligt** | 10% |
| **Thorakoabdominales Aneurysma** | 10% |

### 3.3.2 Symptome

◢ Überwiegend asymptomatisch

◢ Beschwerden infolge der Kompression von Ösophagus, Trachea/Bronchien, N. laryngeus

◢ Dissektion

### 13.3.3 Diagnostik

CT und MRT werden bevorzugt, auch unter dem Aspekt der Verlaufskontrolle [37].

### 13.3.4 Prognose

Die 5-Jahres-Überlebensrate von Patienten mit einem Aortendurchmesser > 3,5 cm ist nur 54% [21]. Die jährliche Durchmesserzunahme beträgt für die Aorta ascendens 0,07 cm und für die Aorta descendens 0,19 cm [21]. Das Komplikationsrisiko steigt mit zunehmendem Durchmesser der Aorta an und wird sprunghaft größer bei einem Aneurysmadurchmesser > 6 cm. Jährliches Risiko bei Durchmesser > 6 cm für Ruptur 3,7%, für Dissektion 3,9% und für Tod 11,8% [21]. 5-Jahres-Risiko für Ruptur und Dissektion bei einem Durchmesser der Aorta thoracica von 4,0–4,9 cm ca. 8%, bei 5,0–5,9 cm ca. 13% und bei > 6,0 cm 29% [21]. Ruptur-Risiko bei Durchmesser > 6 cm 30% nach [20].

### 13.3.5 Therapie

#### 13.3.5.1 Konservative Therapie
◢ Lebenslange Betablockertherapie [17]
◢ Routinemäßige, periodische bildgebende Diagnostik
◢ 6 Monate nach initialer Darstellung, bei langsamer Progression alle 12 Monate, sonst alle 3–6 Monate [37]
◢ Blutdruckkontrolle
◢ Vermeidung starker isometrischer Anstrengungen, z.B. Heben von schweren Lasten [37]

#### 13.3.5.2 Operativ-interventionelle Therapie
**Aortenersatz:** Es kursieren verschiedene Empfehlungen für die Indikationsstellung zum prothetischen Aortenersatz.

| | |
|---|---|
| Marfan-Syndrom (mit Familienanamnese) | > 4,3–4,8 cm nach [20] |
| Chronische Dissektion | > 4,3–4,8 cm |
| Degenerativ bedingte Dilatation | > 4,8–5,3 cm |
| Bikuspide Aortenklappe mit Dysfunktion | > 4,5–5,0 cm |
| Andere kardiale Op. | > 4,8–5,3 cm |

Die Richtlinien der **ESC 2001** [17] beschränken sich auf die Prophylaxe einer Dissektion der Aortenwurzel:
◢ Prophylaktischer Ersatz der Aortenwurzel bei Diameter > 5,5 cm (bei familiärer Rupturanamnese > 5 cm)
◢ Bei Marfan-Syndrom Op. bei Diameter > 5,5 cm oder bei schneller Zunahme [23]

Op. der Aorta ascendens ab 5,5 cm, bei hohem Op.-Risiko ab 6 cm, bei hohem Dissektionsrisiko (bikuspide Aortenklappe, Marfan-Syndrom) schon ab 5 cm oder auch < 5 cm [37]. Wegen des erhöhten Ruptur-Risikos ist bei Frauen mit Marfan-Syndrom der Aortenersatz vor Schwangerschaft ab einem Aortendurchmesser > 4,5 cm indiziert [41]. Op.-Indikation bei degenerativ bedingtem Aneurysma der Aorta descendens ab 6 cm [44].

Die **Hospitalmortalität** für den elektiven Aortenersatz (modifizierte Bentall-Op.) liegt in spezialisierten Zentren im Alter < 60 Jahre bei 0,8%, > 60 Jahre 7,3% [20]. Mortalität bei alleinigem Ascendens-Ersatz 3–5% in großen Zentren, Mortalität bei Ersatz der Aorta descendens 5–14%, z.T. aber auch 19–22%, Paraplegierate 5–6% (früher 13–17%) [37, 44].

**Aneurysmaausschaltung durch Stentgrafts**
In der Entwicklung, noch relativ häufig gravierende Probleme [38]:
◢ 90% primäre technische Erfolgsrate
◢ Größere Komplikationen in 38% der Fälle
◢ 6% periprozedurale Mortalität
◢ 6% späte Aneurysmarupturen
◢ Überlebensrate 67% nach 40 Monaten

## Literatur

[1] Isselbacher EM et al. Diseases of the Aorta. In: Zipes DP et al. Braunwald's Heart Disease, 7. Ed., 1403–35. 2005, Elsevier Saunders Company, Philadelphia

[2] Anagnostopoulos CE et al. Aortic Dissections and Dissecting Aneurysms. Am J Cardiol 1972;30:263–9

[3] Nienaber CA et al. The diagnosis of thoracic aortic dissection by noninvasive imaging procedures. N Engl J Med 1993;328:1–9

[4] Cigarroa JE et al. Diagnostic imaging in the evaluation of suspected aortic dissection. N Engl J Med. 1993;328:35–43

[5] Beuckelmann DJ, Krahe T. Erkrankungen der thorakalen Aorta. In: Erdmann E, Riecker G. Klinische Kardiologie, 4. Aufl., 985–1000. 1996, Springer, Berlin

[6] von Kodolitsch Y, Nienaber CA. Die intramurale Hämorrhagie der thorakalen Aorta: Diagnostik, Therapie und Prognose bei 209 in vivo dignostizierten Fällen. Z Kardiol 1998;87:797–807

[7] Svensson LG et al. Dissection of the Aorta and Dissecting Aortic Aneurysm. Circulation 1990;82(Suppl IV):IV-24–IV-38

[8] Hagan PG et al. Acute aortic dissection: Modern clinical spectrum – Results from the International Registry for Aortic dissection (IRAD). JACC 1999;33(Suppl A):242A

[9] Glower DD et al. Comparison of Medical and Surgical Therapy for Uncomplicated Descending Aortic Dissection. Circulation 1990;82(Suppl IV):IV-39–IV-46

[10] Rizzoli G et al. Aortic dissection type A versus type B: a different post-surgical death hazard? Eur J Cardiothorac Surg 1997;12:202–8

[11] Borges AC et al. Akute Aortendissektion – Diagnostik und Therapie. In: Zerkowski HR, Baumann G. Herz-Akut-Medizin, 541–552. 1999, Steinkopff, Darmstadt

[12] Dake MD et al. Endovascular stent-graft placement for the treatment of acute aortic dissection. N Engl J Med 1999;340:1546–52

[13] Nienaber CA et al. Nonsurgical reconstruction of thoracic aortic dissection by stent-graft placement. N Engl J Med 1999;340:1539

[14] Nienaber CA et al. Prognostic Profiles of Intramural Hematoma of the Thoracic Aorta. Circulation 1997;96(Suppl I):I-185

[15] McDonald M et al. Do intramural hematomas of the thoracic aorta warrant surgery? A Clinical and Magnetic Resonance Imaging Study. Circulation 1997;96(Suppl I):I-185

[16] Rizzo RJ et al. Rapid noninvasive diagnosis and surgical repair of acute ascending aortic dissection. J Thorac Cardiovasc Surg 1994;108:567–75

[17] Erbel et al. Recommendations of the Task Force on Aortic Dissection, European Society of Cardiology. Diagnosis and management of aortic dissection. Eur Heart J 2001;22:1642–81

[18] Svensson LG et al. Intimal tear without haematoma. Circulation 1999;99:1331–6

[19] Mehta RH et al. on behalf of the IRAD investigators. Predicting death in patients with acute type A aortic dissection. Circulation 2000;105:200–6

[20] Ergin MA et al. Surgical treatment of the dilated ascending aorta: when and how? Ann Thorac Surg 1999;67:1834–9

[21] Davies RR et al. Yearly rupture or dissection rates for thoracic aortic aneurysms: simple prediction based on size. Ann Thorac Surg 2002;73:17–28

[22] Kodolitsch Y et al. Intramural hematoma of the aorta. Circulation 2003;107:1158–63

[23] ESC Task Force. Management of grown up congenital heart disease. Eur Heart J 2003;24:1035–84

[24] Kaji S et al. Long-term prognosis of patients with type B aortic intramural hematoma. Circulation 2003;108(Suppl II):II-307–II-311

[25] Song J-M et al. Usefulness of the initial noninvasive imaging study to predict the adverse outcomes in the medical treatment of acute type A aortic intramural hematoma. Circulation 2003;108(Suppl):III-324–III-328

[26] Ehrlich MP et al. Predictors of adverse outcome and transient neurological dysfunction following surgical treatment of acute type A dissections. Circulation 2003;108(Suppl II):II-318–II-323

[27] Suzuki T et al. Clinical profiles and outcomes of acute type B aortic dissection in the current era: lessons from the international registry of aortic dissection (IRAD). Circulation 2003;108(Suppl II):II-312–II-317

[28] Evangelista A et al. Long-term follow-up of aortic intramural hematoma. Circulation 2003;108:583–9

[29] Nienaber CA et al. Aortic dissection: new frontiers in diagnosis and management, Part II. Circulation 2003;108:772–8

[30] Nienaber CA et al. Aortic dissection: new frontiers in diagnosis and management, Part I. Circulation 2003;108:628–35

[31] Evangelista A et al. Prognostic value of clinical and morphologic findings in short-term evolution of aortic intramural haematoma. Eur Heart J 2004;25:81–7

[32] Eggebrecht H et al. Value of plasma fibrin D-dimers for detection of acute aortic dissection. JACC 2004;44:804–9

[33] Nienaber CA et al. on behalf of the international registry of acute aortic dissection. Gender-related differences in acute aortic dissection. Circulation 2004;109:3014–21

[34] Chiappnie B et al. Early and late outcomes of acute typ A aortic dissection: analysis of risk factors in 487 consecutive patients. Eur Heart Journal 2005;26:180–6

[35] Eggebrecht H et al. Endovascular stent-graft treatment of aortic dissection: determinants of post-interventional outcome. Eur Heart J 2005;26:489–97

[36] Evangelista A et al. Acute intramural hematoma of the aorta. Circulation 2005;111:1063–70

[37] Isselbacher EM. Thoracic and abdominal aortic aneurysms. Circulation 2005;111:816–28

[38] Ellozy SH et al. Challenges of endovascular tube graft repair of thoracic aortic aneurysm: midterm follow-up and lessons learned. J Vasc Surg 2003;38:676–83

[39] Tsai T et al. Acute aortic syndromes. Circulation 2005;112:3802–13

[40] Eggebrecht H et al. Endovascular stent-graft placement in aortic dissection: a meta-analysis. Eur Heart J 2006;27:489–98

[41] Bonow RO et al. ACC/AHA 2006 Guidelines for the Management of Patients with Valvular Heart Disease. J Am Coll Cardiol 2006;48:1–148

[42] Tsai T et al. Long-term survival in patients presenting wtih type B acite aortic dissection. Circulation 2006;114:2226–31

[43] Tsai T et al. Parital thrombosis of the false lumen in patients with acute type B aortic dissection. N Engl J Med 2007;357:349–59

[44] Conrad MF et al. Contemporary management of descending thoracic and thoracoabdominal aortic aneurysms: endovascular versus open. Circulation 2008;116:841–52

[45] Ohlmann P et al. Lower circulation Sta-Liatest D-Di levels in patients with aortic intramural hematoma compared with classical aortic dissection. Crit Care Med 2009;37:899–901

[46] Sodeck G et al. D-dimer in ruling out acute aortic dissection: a systematic review and prospective cohort study. Eur Heart J 2007;28:3067–75

[47] Suzuki T et al. Diagnosis of acute aortic dissection by D-dimer. Circulation 2009;119:2702–7

[48] Kan Chung-Ben et al. Optimal initial treatment and clinical outcome of type A aortic intramural hematoma: a clinical review. Eur J Cardiothoracic Surg 2008;33:1002–6

# 14 Kardiale Tumore

## 14.1 Epidemiologie

Primäre kardiale Tumore, zu 75% benigne, sind selten, Inzidenz ca. 0,02% [1]. Sekundäre maligne kardiale Neoplasien sind 20- bis 30-mal häufiger [5]. Der häufigste Tumor ist das Myxom (50% aller Tumore), die primär malignen Tumore sind bis auf die Lymphome (in 5% der Fälle) sämtlich Sarkome.

## 14.2 Pathologie

Pathologie kardialer Tumore nach [1]

| Primär benigne kardiale Tumore | Primär maligne Tumore |
|---|---|
| Myxom | Angiosarkom |
| Lipom | Rhabdomyosarkom |
| Fibroelastom | Fibrosarkom |
| Rhabdomyom | Andere Sarkome |
| Hämangiom | Malignes fibröses Histiozytom |
| Teratom | Lymphom |
| Sonstige | |

**Sekundäre Tumore des Herzens**
- Metastasen solider Tumore (Bronchial-Ca., Mamma-Ca., Melanom)
- Maligne Lymphome

## 14.3 Symptome

Häufig asymptomatisch, sonst [5]:
- Periphere Embolien (bes. Myxom)
- Unspezifische Allgemeinsymptome (Fieber, Husten, Schwäche)

- Thoraxschmerz, Dyspnoe
- Herzinsuffizienz infolge Klappendysfunktion
- Arrhythmien
- Perikarderguss

## 14.4 Diagnostik

### 14.4.1 Echokardiografie

Darstellung von Tumorgröße und -ausdehnung, evtl. Beschreibung der funktionellen Relevanz bei Beteiligung des Klappenapparates, Perikarderguss. Je nach Lokalisation ist ein TEE vorteilhaft.

### 14.4.2 MRT

Meist als ergänzendes Verfahren gewählt. Gewebecharakterisierung kardialer und perikardialer Raumforderungen (Fettgewebe, Perikardzyste, Thrombus, maligne Infiltration) unter Berücksichtigung der Signalintensität im T1- bzw. T2-gewichteten Bild, des Enhancement und der Vaskularisationskinetik nach KM-Anwendung (Gadolinium-DTPA) möglich [1, 3, 4, 7].

### 14.4.3 CT

Gute Differenzierung von Weichteilgeweben, sehr gute Darstellung von Verkalkungen und von extrakardialem Gewebe. Vorteilhaft ist im Einzelfall die kürzere Untersuchungszeit [3].

### 14.4.4  Herzkatheter

Diagnostik einer eventuellen pulmonalen Hypertonie bzw. zur Diagnostik einer KHK prä Op.

### 14.4.5  Biopsie

Meist erfolgt direkt ein operatives Vorgehen, eine Biopsie ist zu erwägen, wenn die Tumorausdehnung eine chirurgische Sanierung aussichtslos erscheinen lässt, die histologische Diagnose aber eine gezielte Chemotherapie ermöglichen würde [1].

## 14.5  Therapie

Grundsätzlich Versuch der operativen Resektion auch zur histologischen Sicherung.

- ◢ Benigne Tumore können bei begrenzter Ausdehnung reseziert werden, evtl. ist Klappenersatz oder Schrittmachertherapie notwendig.
- ◢ Bei malignen Tumoren auch post-Op. schlechte Prognose, da oft bereits ein fortgeschrittenes Tumorstadium vorliegt, je nach Histologie (z.B. Lymphom) ergeben sich jedoch weitere Therapieoptionen [1, 5].

## 14.6  Spezifische Formen

### 14.6.1  Myxom

Häufigster benigner kardialer Tumor, ca. 50% aller kardialen Neoplasien [1], Frauen häufiger als Männer betroffen. Manifestation in jedem Alter möglich, bes. im 3.–6. Lebensjahrzehnt [6]. Ca. 93% sind sporadische Myxome [5], selten sind die familiären Formen, z.T. als Myxom-Syndrom auftretend (multiple kardiale Myxome in Kombination mit extrakardialen Neoplasien und atypischer

Hautpigmentierung) [2]. Lokalisation ist in ca. 75% der LA, meist am Rand der Fossa ovalis, in 15–20% im RA [6].

**3 Hauptsymptome**: Embolie, Obstruktion, Allgemeinerscheinungen [1]:

- ◢ Embolierisiko 30–40% [6]
- ◢ In 65–90% der Fälle unspezifische Beschwerden mit Fieber, Gewichtsverlust, Arthralgien, allgemeiner Schwäche, erhöhter BSG, Leukozytose, Myalgie
- ◢ Bei entsprechender Größe Imitation einer Mitral- oder Trikuspidalstenose
- ◢ Im Tumorgewebe auch Zysten, Nekrosen, Hämorrhagien und Kalzifikationen möglich [6]
- ◢ Abgrenzung eines Thrombus gelegentlich schwierig
- ◢ Resektion als Therapie der Wahl meist relativ leicht möglich, Op.-Mortalität 0–3% [6]
- ◢ Entwicklung eines Rezidivs nach Resektion bei sporadischen Formen in 1%, bei familiärem Myxom i.S. eines Carney-Komplexes (u.a. Nävi und Pigmentanomalien, insges. 12 Kriterien!) in 12–22% [1].

### 14.6.2  Papilläres Fibroelastom

In jedem Alter zu finden, keine Geschlechtspräferenz. Im Mittel 12 x 6,5 mm groß (bis 40 mm), in > 90% gestielt, singulär oder selten multiple auftretend. Überwiegend linksseitig, in 60% einer Klappe (meist der Aorten- oder Mitralklappe) aufsitzend, seltener am Septum/LVOT oder am LA. Makroskopisch einer Seeanemone ähnelnd, mikroskopisch glatte Muskelzellen im Verbund mit Bindegewebe. Oftmals zu klein für CT/MRT, daher am besten mittels TEE zu diagnostizieren. Das Fibroelastom ist mit Embolien in 6–25% assoziiert, daher – und wegen der bisweilen unklaren Differenzialdiagnose – wird oft die chirurgische Resektion empfohlen, insbes. bei linksseitiger Manifestation [1, 8].

Differenzialdiagnostisch sind Lambl'sche Excrescencen (eher an den Schließungsrändern und im Mittel 8 x 1 mm kleiner) und endokarditische Vegetationen zu erwägen.

## Literatur

[1] Sabatine MS et al. Primary Tumors of the Heart. In: Braunwald E. Heart Disease, Ch. 63, 1741–1757, 7th Editon, 2005, W.B. Saunders Company, Philadelphia

[2] Saurbier B et al. Myxoma-Syndrom - eine „benigne" Erkrankung mit „malignem" Krankheitsverlauf. Z Kardiol. 1997;86:592–7

[3] Crnac J et al. Magnetresonanztomographie in der Diagnostik kardialer Raumforderungen. Z Kardiol 1998;87:218–226

[4] Hoffmann U et al. Cardiac and paracardiac masses. Eur Heart J 1998;19:553–63

[5] Hoppe UC et al. Herztumore – Manifestation durch uncharakterstische Symptomatik. DMW 1997;122:551–557

[6] Reynen K. Cardiac Myxomas. N Engl J Med 1995;333:1610–1617

[7] Schulte B, Boldt A, Beyer D. MRT des Herzens und der Gefäße. 2005, Springer, Berlin, Heidelberg

[8] Klarich KW et al. Papillary fibroelastoma: echocardiobraphic characteristics for diagnosis and pathologic correlation. J Am Coll Cardiol 1997;30:784–90

# 15  Herzrhythmusstörungen

## 15.1  Supraventrikuläre Tachyarrhythmien und Präexzitation

### 15.1.1  Definition

Als Präexzitation wird die vorzeitige Erregung (relativ zur physiologischen Leitung via AV-Knoten) myokardialer Anteile durch angeborene, akzessorische Leitungsbahnen (ALB) bezeichnet. ALB werden entsprechend ihrer **Lokalisation** (s.u.), ihrer **Leitungseigenschaften** (dekremental, d.h. mit zunehmender Frequenz nimmt die Leitungsgeschwindigkeit ab, z.B. AV-Knoten, oder non-dekremental) sowie nach der **Leitungsrichtung** (antegrad, retrograd oder bidirektional) beschrieben. ALB sind angeboren, die Prävalenz beträgt ca. 0,2% [30]. Die Häufigkeit von Tachykardien nimmt mit dem Alter ab.

Nomenklatur der Bahnen

| | |
|---|---|
| Atrioventrikulär | Kent-Bündel |
| Nodoventrikulär | Paladino-Bündel |
| Atriofaszikulär | Mahaim-Bündel |
| Atrionodal/Atrio-His | James-Bündel |
| Faszikuloventrikulär | |

Spezielle Nomenklatur der ALB nach anatomischer/radiologischer Lokalisation [33]

| Rechts | Links | Septal/Paraseptal |
|---|---|---|
| Superior | Superior | Superoparaseptal |
| Superior-anterior | Superior-posterior | Inferoparaseptal |
| Anterior | Posterior | Septal |
| Inferoanterior | Inferoposterior | |
| Inferior | Inferior | |

### 15.1.2  Epidemiologie

Die Prävalenz paroxysmaler supraventrikulärer Tachykardien (PSVT) wurde mit 2,25/1 000, die Inzidenz mit 35/1 000 000 Personen/Jahr eingeschätzt [25]. PSVT treten in jedem Lebensalter auf und sind bei Frauen doppelt so häufig. Die Initiierung eines Therapieplans einer SVT setzt die Erfassung folgender Parameter voraus:
- Anamnese: Häufigkeit der Arrhythmieepisoden, Auslöser, Dauer, bisherige Therapieversuche, Symptome während der Arrhythmien
- Kardiale Grunderkrankung
- Ggf. extrakardiale Erkrankungen
- Medikamentöse Unverträglichkeiten und Interaktionen

### 15.1.3  Diagnostik

Elektrophysiologen sprechen bei Tachykardien nicht von der Herzfrequenz, sondern von der Zykluslänge (Cycle length [ms]). Zur

Differenzierung der Tachykardien mit schmalem QRS-Komplex werden folgende Kriterien benutzt [3, 6]:

▰ **P-Wellen-Morphologie**
Negative P-Wellen bei
– orthodromer AV-Reentry-Tachykardie mit langsamer VA-Leitung über die akzessorische Leitungsbahn,
– atypischen Formen der AVNRT (fast/slow),
– ektoper atrialer Tachykardie (EAT), nah dem AV-Knoten gelegenem Fokus.

▰ **Auftreten einer AV-Blockierung**
Ein AV-Block II/III während der Tachykardie schließt eine AVRT aus.

▰ **Effekt eines neu auftretenden LSB/RSB auf die HF**
Eine Zunahme der Zykluslänge der Tachykardie bei neu auftretendem Schenkelblock spricht für AVRT.

▰ **Elektrisches Alternans**
AVRT sehr wahrscheinlich.

▰ **Effekt des Karotisdruckversuchs**
– Frequenzsenkung bei Sinustachykardie
– AV-Blockierung bei Vorhofflimmern/-flattern
– Evtl. Terminierung der Tachykardie bei AVRT/AVNRT

▰ **Position der P-Welle in Relation zur R-Welle**

| PR < RP | PR > RP | P im QRS-Komplex |
|---|---|---|
| EAT | AVRT | AVNRT (typische Form) |
| Sinustachykardie | | |
| Sinusknoten-Reentry | | |
| AVNRT (atypische Form) | | |
| PJRT | | |

▰ **Effekt von Adenosin** [25]
– Keine Wirkung: mögliche Ursachen sind: zu niedrige Dosis, zu langsame Injektion, Vorhandensein einer VT oder einfach fehlendes Ansprechen (auch Adenosin hat keine 100%ige Wirksamkeit bei den grundsätzlich geeigneten Arrhythmien)
– Passagere Verlangsamung: nicht paroxysmale junktionale Tachykardie, EAT, Sinustachykardie
– SVT terminiert: AVRT, AVNRT
– Verlangsamung mit AV-Block: Vorhofflimmern/-flattern, EAT

### 15.1.4 Differenzialdiagnose

Die Differenzialdiagnose supraventrikulärer Tachykardien (mod. nach [37]) umfasst:
▰ Inadäquate Sinustachykardie
▰ Sinusknoten-Reentry-Tachykardie
▰ Ektope atriale Tachykardie, EAT (fokal, multifokal oder bei Reentry)
▰ Vorhofflattern
▰ Vorhofflimmern
▰ AV-Knoten-Reentry-Tachykardie (AVNRT)
▰ AV-Reentry-Tachykardie bei akzessorischer Leitungsbahn (AVRT, WPW)
▰ AV-junktionale Tachykardie/permanente junktionale Reentry-Tachykardie (PJRT)

AV-Reentry-Tachykardien werden den supraventrikulären Tachykardien zugerechnet, obwohl die Ventrikel Teil des Reentry-Kreises sind. Typischerweise zeigen SVT schmale QRS-Komplexe, breite Kammerkomplexe treten auf bei:
▰ VT
▰ SVT mit Schenkelblock
▰ AVRT mit antegrader Leitung in die Ventrikel via akzessorischer Bahn (inkl. Mahaim-Bündel)

### 15.1.5 Therapie

Die Akuttherapie der SVT mit schmalen Kammerkomplexen [25] differiert je nachdem, ob der QRS-Komplex regelmäßig oder unregelmäßig ist. Tachykardien mit breitem Kammerkomplex, die nicht eindeutig als SVT identifiziert werden können, werden wie eine VT behandelt.

**Unregelmäßige QRS-Komplexe**
Tachyarrhythmie bei Vorhofflimmern (s. Kap. 15.2.7.3.2).

**Regelmäßige QRS-Komplexe**
Zunächst Versuch mittels Vagusmanöver (Valsalva oder Karotisdruckversuch). Falls erfolglos:
◢ **Hämodynamisch instabil**
  – Kardioversion oder Adenosin
◢ **Hämodynamisch stabil**
  – Adenosin: Effekte vermindert durch Theophyllin, potenziert durch Dipyridamol, kontraindiziert bei Asthma bronchiale. *Cave:* Hypotonie/Bradykardie bei Vormedikation mit Ca-Antagonisten oder Betablocker, Induktion (meist passager) von AF in 1–15%. Erfolgsrate > 75% bei HF > 166/min [28]
  – Verapamil oder Diltiazem: > 75% Erfolgsrate, wenn HF < 186/min, bei höherer HF deutlich schlechter [28]
  – Betablocker
  – Amiodaron: Bei Herzinsuffizienz oder höhergradig reduzierter LV-Funktion [23]

## 15.1.6 Spezifische Formen

### 15.1.6.1 Sinustachykardie
Die **physiologische Form der Sinustachykardie** ist eine nicht paroyxsmale Sinusfrequenz > 100/min, resultierend aus Fieber, Hypovolämie, Infektion, Medikamenten, Drogen, Hyperthyreose. Grundprinzip ist die Therapie der Grunderkrankung, bei Hyperthyreose Betablocker, wenn kontraindiziert Verapamil oder Diltiazem [25].

Bei **inadäquater Sinustachykardie** besteht eine gesteigerte Automatie oder eine pathologische autonome Regulation. Mittleres Alter 38 ± 12 Jahre, zu 90% Frauen. Begleitsymptome: Palpitationen, Schwindel, Dyspnoe, Thoraxschmerz. Therapie mit Betablockern, Ca-Antagonisten oder katheterinterventioneller RF-Sinusknotenmodulation [25].

### 15.1.6.2 Sinusknoten-Reentry-Tachykardie
Paroxysmale Tachykardie, meist < 180/min, relativ häufig assoziiert mit einer organischen Herzerkrankung, induziert und terminiert durch atriale Extrasystolen, effektiv sind auch Adenosin oder Vagusreize. P-Welle und atriale Erregungssequenz zeigen normale Sinuskonfiguration. Pathophysiologie des Reentry nicht geklärt.

Eine AV-Blockierung bleibt ohne Einfluss auf die Tachykardie, da der AV-Knoten nicht im Reentry-Kreis liegt. Bei fehlendem Ansprechen auf Betablocker, Verapamil/Diltiazem oder Amiodaron ist eine RF-Ablation mit einer Erfolgsrate von ca. 66% möglich [43], aber wegen möglicher Schrittmacherpflichtigkeit umstritten.

### 15.1.6.3 Atriale Reentry-Tachykardie (nicht isthmusabhängig)
Grundsätzlich wird unterschieden zwischen isthmusabhängigem Vorhofflattern (s. Kap. 15.2, 15.3) und den im Folgenden beschriebenen nicht-isthmusabhängigen Tachykardien bei Makro-Reentry.
◢ Meist 130–140/min, z.B. nach kardialer Op. mit Eröffnung des RA (ASD-Verschluss, Fontan-Op.), konsekutives Reentry um ein Narbengebiet. Das elektrische Hindernis kann fixiert, funktionell oder gemischt fixiert und funktionell sein [37].
◢ Tachykardie induzierbar und terminierbar durch Vorhofstimulation. Doppelpotenziale zeigen die sequenziellen Potenziale auf beiden Seiten eines Blocks. Kei-

ne früheste Aktivierung wie bei fokaler Tachykardie erkennbar, an irgendeiner Stelle ist immer die Aktivierung noch früher ableitbar [37].

◢ AV-Block ohne Einfluss auf die Vorhoffrequenz

◢ Im Gegensatz zur Sinusknoten-Reentry-Tachykardie ist die P-Wellen-Morphologie anders als im Sinusrhythmus.

◢ Adenosin bei Makro-Reentry nicht wirksam, bei fokaler AT durch gesteigerte Automatizität oder getriggerter Aktivität hingegen effektiv [27].

Keine evaluierte Therapieempfehlung, Versuch mit Betablocker, Verapamil, Digitalis, Klasse-Ia-, -Ic- oder -III-Antiarrhythmika [1, 15, 16], sonst HF-Ablation mit 3-D-Mapping möglich [36].

### 15.1.6.4 Ektope (fokale) atriale Tachykardie (AT, EAT, FAT)

Seltene Tachykardie, die fokale Aktivität kann bedingt sein durch gesteigerte Automatie, getriggerte Aktivität oder Mikro-Reentry [37, 39].

*Anm.:* Makro-Reentry bezeichnet ein Reentry mit einem Durchmesser > 2 cm.

◢ CL typisch > 250 ms, > 600 ms und ≤ 200 ms möglich [39], obwohl üblicherweise bei 240–250 ms der Cut-off zum Vorhofflattern liegt. Typisch für eine EAT ist eine isoelektrische Linie zwischen den P-Wellen, die nur. dann fehlt, wenn die P-Welle sehr breit ist [37].

◢ Linksatrialer Fokus bei positiver P-Welle in I und oder in $V_1$ (z.B. in den Pulmonalvenen), P-Welle positiv oder biphasisch in aVL bei rechtsatrialem Fokus (z.B. Crista terminalis) [36, 37]. Bei rechtsatrialem Fokus kann die Differenzierung von einer Sinustachykardie aufgrund der P-Wellen-Morphologie unmöglich sein. Beispiele zur P-Wellen-Morphologie bei [39], mit genauer anatomischer Zuordnung bei [41].

◢ Typisch ist ein Warming-up- und Cooling-down-Phänomen, d.h. Zunahme bzw. Abnahme der Frequenz nach Start bzw. nach Ende der Tachykardie [36].

◢ **Kennzeichen einer gesteigerten Automatie** bei AT waren [39]:
  – Die AT ließ sich nur mit Isoproterenol initiieren.
  – Die AT ließ sich durch programmierte Stimulation weder initiieren noch terminieren.
  – Die AT ließ sich durch Überstimulation unterdrücken.
  – Propranolol terminierte die AT.
  – Wirkungslos blieben Adenosin, Verapamil, Dipyridamol und vagale Stimulation.
  – Es waren keine Nachdepolarisationen auffindbar.

◢ **Kennzeichen einer getriggerten Aktivität** bei AT waren [39]:
  – Die AT war durch Vorhofpacing initiierbar.
  – Unmittelbar vor Beginn der AT ließen sich Nachdepolarisationen auffinden.
  – Eine Terminierung gelang durch programmierte Stimulation.
  – Es war kein Entrainement nachweisbar, Überstimulation war möglich.
  – Eine Terminierung gelang durch Vagusmanöver, CSDV, Adenosin, Verapamil und Propranolol.

◢ **Kennzeichen des Mikro-Reentry** [39]:
  – AT war durch programmierte Stimulation reproduzierbar zu initiieren und zu terminieren.
  – Entrainement war nachweisbar.
  – Eine Terminierung mit Adenosin, Verapamil und Dipyridamol ist meist erfolgreich.

◢ Als diagnostisch für eine AT kann ein V-A-A-V-Muster nach Beendigung der ventrikulären Stimulation mit atrialem Entrainement angesehen werden. Eine Terminierung der Tachykardie durch ventrikulären Burst, ohne dass die Vorhöfe depolarisiert wurden, schließt andererseits eine AT aus [39].

◢ Diagnose auch durch Mapping, unipolare intrakardiale Ableitung zeigt am Fokus ein negatives QS-Signal.

◢ Vagale Stimulation und elektrische Kardioversion zur Terminierung wenig effektiv.

◢ Betablocker, Verapamil, Klasse-I- oder -III-Antiarrhythmika wurden eingesetzt [40]. Es gibt nur kleine Observationsstudien.

◢ HF-Ablation möglich. Erfolg in 70–100%, Rezidivrate bei 7% [40]

### 15.1.6.5 Multifokale (chaotische) atriale Tachykardie

◢ Mind. 3 verschiedene P-Wellen-Konfigurationen

◢ Ursachen: COPD, Theophyllin- oder Digitalis-Überdosierung, Herzinsuffizienz

◢ Evtl. Übergang in Vorhofflimmern

◢ Therapie mit Magnesium i.v., Kalium, Verapamil, Betablocker (sofern nicht kontraindiziert), Digitalis oder Amiodaron [1, 15, 16]

### 15.1.6.6 AV-Knoten-Reentry-Tachykardie (AVNRT)

#### 15.1.6.6.1 Epidemiologie

Die Prävalenz der AVNRT liegt bei 0,15–0,2% [2].

#### 15.1.6.6.2 Pathophysiologie/Symptome

Dauer und Häufigkeit der Episoden sind individuell sehr verschieden. Die AVNRT führt meist zu einer Frequenz zwischen 150/min und 250/min, meistens 180–200/min [1]. Der QRS-Komplex ist normal konfiguriert (Ausnahme: zusätzlich bestehender RSB/LSB). Beginn und Ende einer Tachykardie sind abrupt, die Tachykardie wird häufig initiiert durch eine Vorhofextrasystole.

Es besteht eine funktionelle Dissoziation der AV-Knoten-Leitung in 2 funktionelle Bahnen. Diese sind nicht allein auf den ana-

tomischen AV-Knoten beschränkt, sondern befinden sich im Bereich des Kochschen Dreiecks zwischen Trikuspidalklappenebene, Ostium des Koronarvenensinus und der Tondarosehne [3].

Typischerweise ist der sog. Fast pathway (anteroseptal gelegen) eine Bahn mit schneller Leitung bei langer Refraktärzeit; die andere Bahn, der Slow pathway (posteroseptal gelegen), hat eine kurze Refraktärzeit mit langsamer Leitungsgeschwindigkeit. Normalerweise besteht während einer Tachykardie eine antegrade Leitung über den Slow pathway und eine retrograde Leitung über den Fast pathway (typische Form). Im EKG sind die P-Wellen vom QRS-Komplex überlagert, weil Vorhöfe und Ventrikel nahezu gleichzeitig erregt werden [3]. Die atypische Form mit umgekehrtem Erregungsablauf und negativen P-Wellen (mit PR < RP) ist mit 5–10% aller AVNRT seltener. Noch seltener ist eine AVNRT über 2 Slow pathways.

Symptome sind häufig ausgeprägt (plötzlich einsetzendes Herzrasen, Palpitationen, Angst), nicht zuletzt, weil die Vorhöfe gegen die geschlossenen AV-Klappen kontrahieren (gleichzeitige elektrische Erregung von Vorhöfen und Kammern, sog. Vorhof-Pfropfung).

#### 15.1.6.6.3 Diagnostik

Indikation zur **elektrophysiologischen Untersuchung** bei Patienten mit Tachykardien mit schmalem Kammerkomplex [13]:

◢ Patienten mit Tachykardien, bei denen der Pathomechanismus der Tachykardie geklärt werden soll

◢ Im Rahmen einer Katheterablation

Nach den ACC/AHA-Guidelines besteht keine Indikation zur EPU bei Patienten mit medikamentös oder nicht medikamentös (Vagusmanöver) gut kontrollierbaren Tachykardien, wenn keine Ablation geplant ist [8]. Die o.g. Empfehlungen sind aus Guidelines älteren Datums, dennoch weiterhin gültig.

Befunde:

▲ Bei der intrakardialen Ableitung zeigt sich eine nahezu gleichzeitig nachweisbare Erregung von Vorhof und Kammer kurz nach dem His-Signal (typische Form), VA-Intervall < 70 ms [38].

▲ Selten erfolgt die Erregung über die langsam leitende Bahn retrograd mit einem langen RP-Intervall.

▲ Ab einer bestimmten Vorzeitigkeit (bei Vorhofstimulation oder bei spontaner SVES) verlängert sich das AH-Intervall sprunghaft um mind. 50 ms bei einer Verminderung des Kopplungsintervalls um 10 ms, da die Leitung nun plötzlich über die langsam leitende Bahn (Slow pathway) erfolgt (der Fast pathway ist zu dem Zeitpunkt noch refraktär), sog. **Break-Phänomen**.

▲ Der Vorhof liegt nicht im Reentry-Kreis, ein Vorhofimpuls unterbricht die reguläre Vorhoferregung während der Tachykardie, nicht jedoch das Reentry [4].

### 15.1.6.6.4 Prognose

Zum natürlichen Verlauf finden sich wenig Angaben in der Literatur, Beginn der Tachykardie-Episoden oft in der Jugend oder im frühen Erwachsenenalter [36]. Die Prognose quoad vitam ist gut, i.d.R. besteht keine organische Herzerkrankung [1].

### 15.1.6.6.5 Therapie

**Konservative Therapie**

▲ Vagusreizung (Karotisdruck, Valsalva-Manöver)

▲ Verapamil, Diltiazem oder Adenosin

▲ Betablocker, Flecainid, Propafenon, Ajmalin

▲ Elektrische Kardioversion (selten notwendig)

**Sekundärprävention**

Die Notwendigkeit einer Dauerprophylaxe wird bestimmt von Häufigkeit und Schwere-

grad der Tachykardien (**ACC/AHA 2003** [25]). Medikamentöse Optionen sind Betablocker, Verapamil, Diltiazem (Klasse I), Flecainid und Propafenon bei fehlender organischer Herzerkrankung sowie Sotalol (Klasse-IIa-Empfehlungen). Amiodaron ist eine Klasse-IIa-Option nur bei hämodynamisch schlecht tolerierten Tachykardien (sonst IIb), Digitalis ist nur noch als IIb-Option klassifiziert.

Die Effektivität der medikamentösen Rezidivprophylaxe liegt bei 30–50%, die Daten hierzu sind spärlich. Als „Pill in the pocket" kommen Flecainid (3 mg/kg) und die Kombination 80 mg Propranolol + 120 mg Diltiazem infrage [25].

▲ **Seltene, gut tolerierte Tachykardien:** Verzicht auf Rezidivprophylaxe, alternativ Verapamil, Diltiazem, Betablocker, Pill in the pocket oder Katheterablation (alle Optionen sind Klasse-I-Empfehlungen)

▲ **Rezidivierende symptomatische AVNRT:** Ablation, Betablocker, Verapamil, Diltiazem (alle Klasse I)

▲ **Hämodynamisch schlecht tolerierte Tachykardie:** Ablation (Klasse I), alle o.g. medikamentösen Optionen (Klasse IIa)

Standard bei AVNRT ist die **HF-Ablation** des Slow-pathway in der posteroseptal gelegenen Region des Trikuspidalanulus. Nach **ACC/AHA/ESC 2003** [25] ist die Ablation in jeder klinischen Situation eine **Klasse-I-Indikation**, auf Wunsch des Patienten auch schon nach der ersten Tachykardieepisode.

Ergebnisse der Ablation bei AVNRT

| | |
|---|---|
| **Erfolgsrate** | 96% [25] |
| **Rezidiv** | 3–7% [43] |
| **Mortalität** | 0–0,3% [10] |
| **Kompletter AV-Block** | 1% [43] |

Sonstige Komplikationen bei Ablation (für AVRT, AVNRT und PJRT [10]): Hämatom 3%, Tamponade (0,6%), Thrombose/Embolie

0,4%, Perikarderguss 1,9%, Myokardinfarkt 0,1%. Die Akuterfolgsrate der Kryoablation von 93% [31] bis 97% [32] unterscheidet sich nicht von derjenigen der RF-Ablation. Die Rezidivrate lag mit 8% vs. 1% bei [32] etwas höher als nach RF-Ablation, bei [31] identisch, jeweils 10%.

*Anm.:* Auch wenn heute alles ablatiert wird, was schnell ist: Bei AVNRT ist auch die medikamentöse Rezidivprophylaxe (außer bei den hämodynamisch schlecht tolerierten AVNRT) eine Klasse-I-Empfehlung!

### 15.1.6.7 WPW-Syndrom

#### 15.1.6.7.1 Definition
Als WPW-Syndrom (nach Wolff, Parkinson, White 1930) wird das Auftreten von AV-Reentry-Tachykardien bei Vorliegen angeborener, akzessorischer atrioventrikulärer Leitungsbahnen (Kent) mit Präexzitation bezeichnet (im klassischen Sinne mit einer im Oberflächen-EKG erkennbaren Präexzitation).

#### 15.1.6.7.2 Epidemiologie
Die Prävalenz liegt zwischen 0,1–3/1 000 und ist bei Männern 2-mal höher als bei Frauen [21]. Die Häufigkeit von Tachykardien nimmt mit dem Alter zu, sie treten auf bei etwa 10 von 100 WPW-Patienten im Alter von 20–39 Jahren und bei etwa 36 von 100 im Alter über 60 Jahren [1]. Das WPW-Syndrom kommt in jedem Alter vor, etwa 50% der Patienten haben die erste Tachykardie vor dem 20. Lebensjahr [11]. Bei 7–20% der Patienten bestehen zusätzliche Herzfehler, bes. MKP, HOCM, ASD, VSD, M. Ebstein [21].

#### 15.1.6.7.3 Pathophysiologie
Am häufigsten (in ca. 40% der Fälle) verlaufen die Bahnen an der freien Wand des linken Ventrikels, in 19% rechtslateral, in 27% posteroseptal, seltener anteroseptal oder mittseptal [21]. Während der fetalen Herzentwicklung besteht eine myokardiale Kon-

tinuität zwischen Vorhof und Ventrikel, die später durch den Anulus fibrosus unterbrochen wird. Defekte des Anulus fibrosus ermöglichen eine Persistenz myokardialer atrioventrikulärer Verbindungen. Die ALB zeigen im Gegensatz zum AV-Knoten nur zu ca. 8% dekrementale Leitungseigenschaften [25]. Patienten mit akzessorischen Bahnen haben nicht selten auch Tachykardien, die auf anderen (nicht Reentry-) Mechanismen beruhen, Vorhofflimmern tritt z.B. bei 10–30% der Patienten auf [11, 12].

#### 15.1.6.7.4 Diagnostik

**EKG**
Bei intermittierender Leitung über die ALB und aktuell fehlender Präexzitation besteht ein normaler Stromkurvenverlauf (latente, verborgene ALB). Bei manifester Präexzitation werden die Ventrikel z.T. über den AV-Knoten, z.T. über das Kent-Bündel erregt, erkennbar an der Deltawelle. Manifeste ALB leiten typischerweise sowohl antegrad wie auch retrograd [25]. Eine Deltawelle im EKG besteht bei 0,15–0,25% der Allgemeinbevölkerung [25]. **EKG-Kriterien** sind [21]:
- PQ-Intervall mit ≤ 0,12 s verkürzt
- QRS-Komplex > 0,12 s
- Kammerkomplex durch Deltawelle deformiert
- Repolarisation mehr oder weniger verändert

Die Lokalisation der ALB anhand des 12-Kanal-EKGs ist nur mäßig zuverlässig, aber dennoch hilfreich [1, 11]. Die klassische Einteilung nach Rosenbaum (pos. Deltawelle in $V_1$ – sternalpositiver Typ, linksseitige Bahn; keine Deltawelle in $V_1$ – sternalnegativer Typ, rechtsseitige Bahn) ist unzulänglich.

Die Präexzitation erfolgt nicht selten nur intermittierend. In ca. 20–30% der Fälle leitet die Bahn nur retrograd (V-A) und ist daher im Oberflächen-EKG nicht zu erkennen – sog. verborgene Bahn (**Concealed conduction**).

Die Sonderform einer langsamen, nur retrograd leitenden posteroseptalen oder inferoseptalen Bahn wird als Permanent form of junctional reciprocating tachycardia (PJRT, Coumel-Tachykardie) bezeichnet. Nur antegrad leitende ALB sind mit 5% selten [11].

Normalerweise besteht ein orthodromer Erregungskreis, d.h. atrioventrikuläre Leitung über den AV-Knoten, ventrikulär-atriale Leitung über die ALB, im EKG daher schmale Kammerkomplexe mit negativen P-Wellen hinter dem QRS in II, III, AVF. Eine AVRT ist wahrscheinlich, wenn im EKG die P-Welle in der ST-Strecke > 70 ms hinter dem QRS-Komplex liegt [25].

Bei antidromem Reentry (nur 5–10% [25]) gehen den QRS-Komplexen negative P-Wellen voraus, die VA-Leitung erfolgt retrograd über den AV-Knoten, der QRS-Komplex ist verbreitert.

Die Herzfrequenz während der Tachykardie liegt zwischen 120–250/min [11]. Der Beginn ist abrupt, ausgelöst durch eine SVES, die die ALB antegrad blockiert. Die Tachykardie endet plötzlich, meist infolge einer Blockierung des AV-Knotens [11]. Bei Vorhofflimmern und antegrader Leitung über die ALB in die Ventrikel resultiert eine Tachykardie mit breitem Kammerkomplex und irregulären RR-Intervallen. Multiple ALB können eine Variabilität der RR-Komplexe während der Tachykardie bedingen.

## Elektrophysiologische Untersuchung

### Indikationen
◢ Symptomatische Patienten mit Präexzitation, bei denen eine Katheterablation der ALB durchgeführt werden soll [13].
◢ Mögliche Indikation bei asymptomatischen Patienten mit beruflichen und sportlichen Aktivitäten, bei denen das Auftreten einer Tachykardie ein hohes Risiko darstellt [13].
◢ Nach ACC/AHA 1995 Klasse-I-Indikation zur EPU auch bei WPW und unerklärter

Synkope, nach überlebtem Herzstillstand und wenn zur Therapieentscheidung notwendig [8].
◢ Nach **DGK 2007** ist die EPU allein zur Risikostratifikation nicht indiziert [42].

**Untersuchungsprotokoll bei WPW/SVT:**
◢ Positionierung der Katheter in HRA, RV, His und CS
◢ Bestimmung der Leitungseigenschaften und Refraktärzeiten von akzessorischer Bahn und AV-Knoten
◢ Erfassung von Terminierungs- und Initiierungsmodi von Reentry-Tachykardien
◢ Lagebestimmung der Bahn
◢ Evtl. Auslösen von Vorhofflimmern
◢ Evtl. Med.-Testung (Adenosin blockiert den AV-Knoten, eine AV-Leitung ist dann nur noch über die ALB möglich)

**EPU-Befunde bei WPW:**
Näheres s. [4, 11].
◢ Bei retrograder Leitung über die akzessorische Bahn zeigt sich die Vorhoferregung relativ kurz nach dem Ventrikelpotenzial (bei AVNRT nahezu gleichzeitige Erregung von Kammer und Vorhof nach dem His-Potenzial, s. Kap. 15.1.6.6.3.). Die Erregungssequenz hängt von der Lage der ALB ab.
◢ Führt bei laufender Tachykardie ein ventrikulärer Extrastimulus zum Zeitpunkt der absoluten Refraktärität des His-Bündels zur retrograden VA-Leitung, ist dies nur durch ein akzessorisches Bündel erklärbar.
◢ Kommt es hierdurch zu einem Reset der Tachykardie, ist die Bedeutung der ALB für die Tachykardie bewiesen.
◢ Die Existenz einer antegrad leitenden ALB zeigt sich in der Präexzitation. Aufgrund der dekrementalen Leitungseigenschaften des AV-Knotens nimmt die Präexzitation bei höheren Stimulationsfrequenzen zu (kurze AV/HV-Zeit bei Deltawelle).

- Schwierigkeiten bei der Differenzialdiagnose AVNRT/AVRT können sich ergeben bei retrograd leitender akzessorischer Bahn, die septal in der Nähe des AV-Knotens liegt.
- Eine AVRT kann mit atrialen und ventrikulären Stimuli ausgelöst werden, gelegentlich jedoch erst durch i.v. Infusion von Isoproterenol/Orciprenalin.
- Tritt während der Tachykardie ein 2:1-AV-Block auf, kann eine AVRT ausgeschlossen werden [11].

### 15.1.6.7.5 Prognose

Sehr gut bei ansonsten herzgesunden Patienten ohne stattgehabte Tachykardie. Asymptomatische Patienten bei fehlender Induzierbarkeit von Tachykardien durch EPU werden nur zu 3,4% innerhalb von ca. 3 Jahren symptomatisch [24].

Bei Patienten mit Tachykardien besteht ein gewisses Risiko für den plötzlichen Herztod (mutmaßlicher Mechanismus: SVES, Auftreten von Vorhofflimmern, bei schneller AV-Leitung über die akzessorische Bahn Induktion von Kammerflimmern). Von 8 initial asymptomatischen Patienten mit WPW-EKG, die im Verlauf Vorhofflimmern entwickelten, erlitten 3 einen Herzstillstand [24]. Inzidenz von Tachyarrhythmien bei WPW bei 12–80% [12]. Vorhofflimmern bei 10– 30%. Risiko für Kammerflimmern geschätzt < 0,1% [1] bzw. 0,15%/Jahr [8] bzw. 0,15– 0,39% innerhalb von 3–10 Jahren [25]. Erhöhtes Risiko für plötzlichen Herztod bei [25]:
- Kurzer Refraktärzeit der ALB, R-R-Intervalle < 250 ms möglich
- Multiplen ALB
- M. Ebstein
- Tachykardieepisoden in der Anamnese

Nicht invasive Tests zur Prognosebeurteilung (z.B. Ajmalin-Test, 50 mg Ajmalin i.v. in 3 min führt bei Patienten mit einer langen Refraktärzeit der Bahn (> 270 ms) zum Verlust der Präexzitation [12]) spielen kaum eine Rolle [25].

### 15.1.6.7.6 Therapie

#### Konservative Therapie

Tachykardieterminierung mit:
- Ajmalin, Propafenon, Flecainid zur Blockade der ALB (bes. bei Vorhofflimmern mit antegrader Leitung über die ALB)
- Bei orthodromer AVRT: Verapamil oder Adenosin (*Cave:* Induktion von AF möglich) und Betablocker
- Sotalol, Amiodaron mit Wirkung auf AV-Knoten und ALB
- Bei Vorhofflimmern ist Verapamil kontraindiziert (mögliche reflektorische Sympathikusaktivierung beschleunigt u.U. die Leitung der ALB) und Betablocker ungeeignet (Leitungseigenschaften der ALB werden nicht beeinflusst (Ausnahme: wenn bei sog. Concealed conduction die AV-Leitung nur über den AV-Knoten erfolgt).

#### Elektrische Kardioversion

Bei hochfrequenter Tachykardie mit instabilem Kreislauf, in Kurznarkose mit 1–2 Amp. Hypnomidate i.v. + $O_2$ nasal, Eigenatmung meist ausreichend

#### Sekundärprävention

Eine klare Empfehlung für eine **medikamentöse Rezidivprophylaxe** gibt es nicht, es gibt keine Studien mit ausreichender Patientenzahl zum WPW-Syndrom. Ajmalin, Flecainid, Propafenon, Sotalol und Amiodaron hemmen die Überleitung sowohl im AV-Knoten als auch in der ALB. Gelegentlich muss der AV-Knoten zusätzlich gehemmt werden, z.B. mit Betablockern, insbesondere, wenn bei ALB mit kurzer Refraktärperiode hier die Überleitung unzureichend gehemmt wird. Die medikamentöse Dauerprophylaxe ist jedoch die **Therapie der 2. Wahl** [1, 5, 11].

*Cave:* Digitalis, Verapamil und Lidocain können die Leitungseigenschaften der ALB verbessern und damit die Ventrikelfrequenz erhöhen. Bei Vorhofflimmern kann dies zur

Kreislaufinstabilität oder sogar zum Kammerflimmern führen, die genannten Substanzen sind daher bei Vorhofflimmern kontraindiziert!

> Digitalis, Verapamil und Diltiazem sind zur Prophylaxe als alleinige Medikation bei antegrad leitender ALB nicht geeignet [25].

Bei einer nur retrograd leitenden Bahn besteht diese Gefahr nicht, sodass hier Verapamil und Digitalis eingesetzt werden können.

Indikation zur **HF-Ablation** bei WPW sind symptomatische Tachykardien, die **Ablation ist die Therapie der 1. Wahl, Klasse-I-Indikation, ACC/AHA 2003** [25].

Die Ablation beim asymptomatischen Patienten mit Präexzitation wird kontrovers diskutiert [34, 35]. Klasse IIa nach **ACC/AHA/ESC 2003** [25], nach **DGK 2007** grundsätzlich nicht indiziert [43]. Im Einzelfall muss das Risiko einer EPU mit prophylaktischer Ablation (Risiko für größere Komplikation ca. 2%, prozedurale Mortalität 0,1%) gegen das Risiko einer Tachykardie bei antegrad leitender ALB, z.B. bei Pilot, Leistungssportler etc. abgewogen werden.

Bei 72 asymptomatischen randomisierten Patienten erfolgte eine prophylaktische Ablation bei erhöhtem Risiko (< 35 Jahre, induzierbare Arrhythmie in der EPU). Rhythmusereignisse traten über 5 Jahre bei 5% nach Ablation bzw. bei 60% der Kontrollgruppe auf [26].

Bei asymptomatischen Kindern mit Präexzitation und induzierbarer AVRT oder AF führte eine prophylaktische Ablation nur bei 5% (von 20 Patienten) nach 34 Monaten zu einem Rhythmusereignis, hingegen bei 44% (von 27 Patienten) in der unbehandelten Kontrollgruppe, 1 PHT [29].

Aufgrund des mit dem WPW-Syndrom assoziierten Mortalitätsrisikos wird die Indikation zur EPU und Ablation bei WPW anders gestellt als bei AVNRT.

Ergebnisse der Ablation bei WPW

| Erfolgsrate | 95% [25] |
|---|---|
| Mortalität | 0–0,2% [25] |
| Rezidivrate | 5% [25] |
| Durchleuchtungszeit | 12 ± 7 min bei Single pathway [29] |
| Komplikationen | s. AVNRT |
| Kompletter AV-Block | 0,17–1% [25] |

Die **chirurgische Durchtrennung** der ALB bleibt eine Therapieoption für die wenigen Patienten, bei denen eine Katheterablation nicht möglich ist [14].

### 15.1.6.8 Permanente junktionale Reentry-Tachykardie (PJRT)

Reentry-Tachykardie mit antegrader Leitung über den AV-Knoten und retrograder Leitung über eine langsam leitende, oft rechtsposteroseptal liegende akzessorische Bahn mit dekrementalen Leitungseigenschaften.

- ◢ Tachykardie meist > 10% der Tageszeit
- ◢ Initiierbar und terminierbar aus Atrium und Ventrikel
- ◢ Negative P-Wellen in II, III, AVF
- ◢ PR < RP
- ◢ Frequenz variabel, 100–250/min
- ◢ Alter bei Manifestation 1,5 Monate bis 35 Jahre
- ◢ Bei unaufhörlicher Incessant-Tachykardie mit hoher Herzfrequenz droht eine Tachykardiomyopathie
- ◢ Therapie je nach Klinik, Optionen wie AVNRT [5, 15, 17].

### 15.1.6.9 Präexzitation über eine Atrio-His-Verbindung

*Synonym:*   Lown-Ganong-Levine-Syndrom (LGL-Syndrom)

Das LGL-Syndrom ist sehr „aus der Mode gekommen". Eine akzessorische Leitung zwischen Vorhof und His-Bündel unter Umgehung des AV-Knotens führt zu einem verkürzten AV-Intervall bei normaler QRS-Konfiguration, also ohne Deltawelle. Bei zusätzlichem

Auftreten von Tachykardien sprach man früher von einem LGL-Syndrom. Nach [36] liegt jedoch meistens eine antegrade AV-Leitung über einen Fast pathway bei funktioneller AV-Längsdissoziation vor (d.h. AVNRT).

#### 15.1.6.10 Präexzitation über ein Mahaim-Bündel

Zunächst als nodoventrikuläre und faszikuloventrikuläre ALB qualifiziert, wird als Mahaim-Bündel heute eine atriofaszikuläre Bahn mit denen des AV-Knotens ähnlichen dekrementalen Leitungseigenschaften bezeichnet. Mit 3% Anteil an den ALB ist ein Mahaim-Bündel selten. Das mittlere Manifestationsalter beträgt < 30 Jahre, bei Herzgesunden vorkommend oder assoziiert mit einem M. Ebstein.

Atriale Insertion an der freien Wand nahe dem Trikuspidalanulus und ventrikuläre Insertion in der apikalen rechtsventrikulären freien Wand oder direkt an den distalen Anteilen des rechten Faszikels [19].

- Antidrome AV-Reentry-Tachykardie, LSB-Konfiguration, QRS-Dauer 120–140 ms, CL 430–250 ms, fast immer monophasisches R in I, in 90% rS in $V_1$, in 10% QS in $V_1$.
- Bei Sinusrhythmus normale PQ-Zeit.
- Minimale Präexzitation in ca. 70% (QRS < 0,12 s, aber HV < 35 ms, normales PR-Intervall), ganz überwiegend mit einer rS-Konfiguration des QRS in III [30].
- Bei schneller Vorhofstimulation kommt es zu einer zunehmenden Präexzitation mit LSB-Morphologie, AH- und AV-Verlängerung und HV-Verkürzung.
- Keine retrograde VA-Leitung über das Mahaim-Bündel.

Therapeutisch erfolgt eine Verminderung der Leitungseigenschaften des Mahaim-Bündels mit Klasse-Ia-/-Ic-Antiarrhythmika oder Blockade der retrograden Überleitung über den AV-Knoten mit Betablocker oder Ca-Antagonisten [19], Ablation möglich [22].

#### 15.1.6.11 Paroxysmale junktionale Tachykardie

***Synonym:*** Automatische oder fokale junktionale Tachykardie, junktional ektopische Tachykardie

Seltene, meist im jungen Erwachsenenalter auftretende Tachykardie, bei Herzgesunden oder Pat. mit angeborenen Vitien, oft induziert druch Stress oder körperliche Anstrengung.

- Ursprung im AV-Knoten oder His-Bündel
- Bedingt durch abnorme Automatizität
- Meist 110–250/min.
- Jedem Kammerkomplex geht ein His-Potenzial voraus.
- Oft AV-Dissoziation
- Gelegentlich sehr irregulär, sodass AF vorgetäuscht wird
- Intermittierend oder als anhaltende Tachykardie auftretend
- Therapie mit
  - Betablocker, Flecainid, Propafenon, Sotalol, Amiodaron oder
  - Katheterablation, Erfolgsrate 90% [43], AV-Block in 5–10% [25]

#### 15.1.6.12 Nicht paroxysmale junktionale Tachykardie

Seltene Tachykardieform, bedingt durch eine gesteigerte Automatie, bei Digitalisüberdosierung wohl durch getriggerte Aktivität.

- Langsamer Beginn und langsame Beendigung der Tachykardie, daher auch als non-paroxysmal bezeichnet, Warming-up und Cooling-down
- Frequenz relativ langsam, 70–130/min.
- Bei retrograder Erregung der Vorhöfe liegt die P-Welle im QRS-Komplex oder dahinter.
- Bei fehlender retrograder atrialer Erregung besteht eine AV-Dissoziation, dann erfolgt die Vorhoferregung durch den Sinusknoten.
- Als incessant (unaufhörlich) bezeichnet, wenn die Tachykardie > 50% der im Lz.-EKG registrierten Zeit besteht [36].

◢ Nicht terminierbar durch Pacing (weil kein Reentry zugrunde liegt).

◢ Vorkommen oft bei Digitalisüberdosierung, Myokardinfarkt, Hypokaliämie, Myokarditis, COPD

◢ Therapie:
  – Therapie der Grunderkrankung
  – Versuch mit Betablocker oder Ca-Antagonist, sonst HF-Ablation [25, 36]

### 15.1.7 Schwangerschaft und supraventrikuläre Tachyarrhythmien/Präexzitation

Antiarrhythmische Therapie in der Schwangerschaft [7]

| | |
|---|---|
| **AF, instabile Hämodynamik** | Elektrische Kardioversion |
| **AF, Frequenzkontrolle** | Digoxin, Metoprolol, Verapamil |
| **AF, Rezidivprophylaxe** | Metoprolol; mit sehr zurückhaltender Indikationsstellung Propafenon, Flecainid, Sotalol |
| **SVT** | Adenosin, Verapamil (*Cave:* mütterliche Blutdrucksenkung) |
| **SVES** | Therapie nur in Ausnahmefällen, evtl. Metoprolol |
| **Sinusbradykardie** | Atropin |
| **VT, stabil** | Metoprolol, Ajmalin (nicht in der Stillzeit), Flecainid |
| **VT, instabil** | Elektrische Kardioversion |
| **VES** | Metoprolol, Flecainid, Propafenon, Mexiletin (Stillzeit) |
| **Nicht einsetzen** | Phenytoin (fetale Missbildungen) |
| | Diltiazem (teratogen im Tierexperiment) |
| | Amiodaron (Wachstumsverzögerung, Hypothyreose) |

**Literatur**

[1] Zipes DP. Specific Arrhythmias: Diagnosis and Treatment. In: Braunwald E. Heart Disease, 5. Ed., 640–704. 1997, W.B. Saunders, Philadelphia

[2] Pitschner HF, Neuzner J. Katheterablation bei supraventrikulären Tachykardien. Z Kardiol 1996;85(Suppl 6):45–60

[3] Obel OA, Camm AJ. Supraventricular Tachycardia. ECG diagnosis and anatomy. Eur Heart J 1997;18(Suppl C):C2–C11

[4] Josephson ME. Clinical Cardiac Electrophysiology, 2. Ed. 1993, Lea & Febiger, Philadelphia

[5] Levy S, Ricard P. Usind the right drug: a treatment algorithm for regular supraventricular tachycardias. Eur Heart J 1997;18(Suppl C):C27–C32.

[6] Wellens HJJ. The value of the ECG in the diagnosis of supraventricular tachycardias. Eur Heart J 1996;17(Suppl C):10–20

[7] Trappe H-J. Antiarrhythmische Therapie in der Schwangerschaft. Dtsch Ärztebl 2006;103(30):A2036–A2040

[8] ACC/AHA Guidelines for Clinical Intracardiac Electrophysiological and Catheter Ablation Procedures. Circulation 1995;92:675–88

[9] Morady F. Radio-frequency ablation as treatment for cardiac arrhythmias. N Engl J Med 1999;340:534–44

[10] Calkins H et al. Catheter Ablation of Accessory Pathways, Atrioventricular Nodal Reentrant Tachycardia, and the Atrioventricular Junction. Circulation 1999;99:262–70

[11] Obel OA, Camm AJ. Accessory pathway reciprocating tachycardia. Eur Heart J 1998;19(Suppl E):E13–E24

[12] Duckeck W, Kuck KH. Vorhofflimmern bei Wolff-Parkinson-White-Syndrom. Herz 1993;18:60–6

[13] Deutsche Gesellschaft für Kardiologie – Herz-und Kreislaufforschung. Richtlinien für die Durchführung invasiver elektrophysiologischer Untersuchungen. Z Kardiol 1998;87:502–12

[14] Hindricks G et al. Hochfrequenzstrom-Katheterablation akzessorischer Leitungsbahnen. Herz 1998;23:219–30

[15] Steinbigler P et al. Medikamentöse Therapie und Rezidivprophylaxe supraventrikulärer Tachykardien. Internist 1998;39:19–32

[16] Steinbeck G, Hoffmann E. „True" atrial tachycardia. Eur Heart J 1998; 19(Suppl
E):E10–E12

[17] Lindinger A et al. Permanent junctional
re-entry tachycardia. Eur Heart J
1998;19:936–42

[18] Wren C. Incessant tachycardias. Eur Heart
J 1998;19(Suppl E):E32–E36

[19] Aliot E et al. Mahaim tachycardias. Eur
Heart J 1998;19(Suppl E):E25–E31

[20] Lüderitz B. Herzrhythmusstörungen, 5.
Aufl. 1998, Springer, Berlin

[21] Al-Khatib SM et al. Clinical features of
Wolff-Parkinson-White syndrome. Am Heart J 1999;138:403–13

[22] Hluchy J. Mahaim fibers: electrophysiologic characteristics and radiofrequency ablation. Z Kardiol 2000;(Suppl
3):III/136–III/143

[23] Guidelines 2000 for Cardiopulmonary Resuscitation and Emergency Cardiovascular
Care. 7D: The tachycardia algorithms. Circulation 2000;102(Suppl I):I-158–I-165

[24] Pappone C et al. Usefulness of invasive
electrophysiologic testing to stratify the
risk of arrhythmic events in asymptomatic patients with Wolff-Parkinson-White
pattern. J Am Coll Cardiol
2003;41:239–44

[25] Blomström-Lundquist C et al.
ACC/AHA/ESC Guidelines for the management of patients with supraventricular arrhythmias – executive summary. J
Am Coll Cardiol 2003;42:1493–531

[26] Pappone C et al. A randomized study of
prophylactic catheter ablation in asymptomatic patients with the Wolff-Parkinson-White syndrome. N Engl J Med
2003;349:1803–11

[27] Iwai S et al. Response to Adenosin diffe-
rentiates focal from macroreentrant atrial
tachycardia. Circulation 2003;106:2793–9

[28] Ballo P et al. Heart rate is a predictor of
success in the treatment of adults with
symptomatic paroxysmal supraventricular
tachycardia. Eur Heart J 2004;25:1310–7

[29] Pappone C et al. Radiofrequency ablation
in children with asymptomatic Wolff-Parkinson-White Syndrome. N Engl J Med
2004;351:1197–205

[30] Sternick EB et al. The electrocardiogram
during sinus rhythm and tachycardia in
patients with Mahaim fibers. J Am Coll
Cardiol 2004;44:1626–35

[31] Kimman GP et al. CRAVT: a prospective,
randomized study comparing transvenous
crythermal and radiofrequency ablation
in atrioventricular nodal re-entrant tachycardia. Eur Heart J 2004;25:2232–7

[32] Zrenner B et al. Transvenous cryoablation
versus radiofrequency ablation of the slow
pathway for the treatment of atrioventricular nodal re-entrant tachycardia: a prospective randomized pilot study. Eur Heart
J 2004;25:2226–31

[33] Working Group Report. Living anatomy of
the atrioventricular junctions. Eur Heart
Journal 1999;20:1068–75

[34] Wellens HJ. Should catheter ablation be
performed in asymptomatic patients with
Wolff-Parkinson-White syndromes? Circulation 2005;112:2201–7

[35] Pappone C et al. Catheter ablation should
be performed in asymptomatic patients
with Wolff-Parkinson-White syndrome.
Circulation 2005;112:2207–15

[36] Haverkamp W, Breithardt G. Moderne
Herzrhythmustherapie. 2003, Georg Thieme. Stuttgart, New York

[37] Saoudi N et al. NASPE Position Paper.
Classification of atrial flutter and regular
atrial tachycardia according to electrophysiologic mechanism and anatomic bases. J
Cardiovasc electrophysiol 2001;12:852–66

[38] Knight BP et al. Diagnostic value of tachycardia features and pacing maneuvers during paroxysmal supraventricular tachycardia. J Am Coll Cardiol 2000;36:574–82

[39] Roberts-Thomson KC et al. Focal atrial tachycardia I: Clinical features, diagnosis,
mechanisms, and anatomic ocation. Pacing Clin Electrophysiol 2006;29:643–52

[40] Roberts-Thomson KC et al. Focal atrial tachycardia II: Management. Pacing Clin
Electrophysiol 2006;29:769–778

[41] Kistler P et al. P-wave morphology in focal
atrial tachycardia. J Am Coll Cardiol
2006;48:1010–7

[42] Willems S et al. Leitlinie invasive elektrophysiologische Diagnostik. Clin Res Cardiol 2007;96:634–51

[43] Kuck K-H et al. Leitlinie zur Katheterablation. Clin Res Cardiol 2007;96:833–49

## 15.2 Vorhofflimmern

### 15.2.1 Definition

Hochfrequente (350–600/min), völlig unregelmäßige und unkoordinierte elektromechanische Vorhoftätigkeit, zumeist infolge multipler Reentry-Erregungen [1, 3]. Im EKG gekennzeichnet durch oszillierende, niedrigamplitudige Signale wechselnder Morphologie anstatt einer P-Welle und durch irreguläre RR-Intervalle (Ausnahme: kompletter AV-Block bei Vorhofflimmern mit regelmäßigem ventrikulärem Ersatzrhythmus).

### 15.2.2 Epidemiologie

Die Prävalenz des Vorhofflimmerns (AF) ist altersabhängig und beträgt für Personen < 55 Jahre 0,1% vs. 9% im Alter > 85 Jahre [121]. Das Risiko ist für Männer 1,5-mal höher als für Frauen [79]. Das sog. „lifetime risk" für das Auftreten von Vorhofflimmern liegt für Personen > 40 Jahre bei 1 : 4 [123].

### 15.2.3 Ätiologie

Als Ursachen für ein Vorhhofflimmern kommen infrage (mod. nach [185]):
◢ Erworbene Vitien
◢ Hyperthyreose (Prävalenz bei AF ca. 2–5%, bei 10–15% der Patienten mit Hyperthyreose entsteht ein AF [76a])
◢ Phäochromozytom
◢ Hypertensive Herzkrankheit
◢ Alkohol (Holiday heart syndrome)
◢ KHK/Myokardinfarkt
◢ Emotionaler Stress?
◢ Kardiomyopathien
◢ Angeborene Vitien
◢ Diastolische Dysfunktion
◢ Schlafapnoe
◢ Subarachnoidalblutung
◢ Ischämischer Apoplex

◢ Iatrogene Faktoren
  – Elektrophysiologische Untersuchungen
  – Einschwemmkatheter
  – Chemotherapeutika, Antidepressiva
  – Digitalis, Theophyllin, Betamimetika
  – Herzoperationen

Idiopathisches AF, sog. Lone atrial fibrillation, d.h. AF bei Ausschluss einer erkennbaren Ursache. Die Angaben zum prozentualen Anteil von Lone AF differieren erheblich: 2% [198], 9–13% [166], 4% bei permanentem AF, 15% bei paroxysmalem AF [154], nach [185] Lone AF in 30–45% bei paroxysmalem AF und in 20–25% bei persistierendem AF. Eine genetische Veranlagung wird in 5% bei AF insgesamt und in 15% bei Lone atrial fibrillation angenommen [86].

### 15.2.4 Pathophysiologie

Vorhofflimmern bedingt einen unregelmäßigen und zumeist tachykarden Ventrikelrhythmus bei Verlust der Vorhofkontraktion. Damit kann eine Minderung des HZV von bis zu 20–25% einhergehen, die Häufigkeit asymptomatischer Rezidive belegt, dass dies oft ohne klinische Relevanz ist.

Bereits 1924 wurde von W. Garrey das Bestehen mehrerer Reentry-Kreise auf der Basis einer vermehrten Gewebemasse, kurzer Refraktärzeit, verzögerter Erregung, elektrischer Inhomogenität, eines erhöhten Vagotonus und regionaler Leitungsblockaden dargestellt (nach [167]). Für das Zustandekommen von AF wurden verschiedene Mechanismen gezeigt [1, 59, 165]:
◢ Multiple Reentry-Kreise
◢ Multiple wavelet (Moe et al. [1])
◢ Schnelle fokale Aktivität als Triggerarrhythmie, z.B. aus den Pulmonalvenen [59]
◢ Singuläre Reentry-Kreise

Von kritischer Bedeutung für ein Reentry ist die Wellenlänge als das Produkt aus Leitungsgeschwindigkeit und Refraktärperiode (quasi die funktionelle Länge eines Reentry). Nur bei ausreichend kurzer Wellenlänge ist ein anhaltendes AF infolge Auftretens mehrerer Reentry-Kreise möglich.

Für die Persistenz von AF ist der linke Vorhof von besonderer Bedeutung, ursächlich hierfür ist möglicherweise die Nähe zu den Pulmonalvenen, eine kürzere Refraktärzeit als im RA und ein stärkere Neigung zum Remodeling [167]. 1998 kam die Entdeckung von Triggerarrhythmien aus den Pulmonalvenen bei AF durch Haissaguerre hinzu [59], diese sind vor allem bei paroxysmalem AF als ein Initiierungsmechanismus bedeutsam. Weitere Foci wurden am Koronarvenensinus, an der linksposterioren freien Wand, der V. cava superior und an der Crista terminalis gefunden. Arrhythmogenes Substrat für persistierendes AF ist ein bereits strukturell vorgeschädigter Vorhof (Fibrose, Hypertrophie) oder – bei Lone atrial fibrillation – ein atriales Remodeling, welches mit zunehmender Dauer von AF entsteht. Die Modulation elektrophysiologischer Bedingungen durch das autonome Nervensystem (Vagus – verkürzte Refraktärperiode, erhöhte Dispersion der atrialen Refraktärperiode; Sympathikus – erhöhte atriale Ektopierate bei verkürzter Refarktärzeit) führte zur Differenzierung von 2 AF-Typen [168]:

◢ **Adrenerges AF** (Beginn bei Sinustachykardie unter körperlicher oder emotionaler Belastung, post-operativ oder unter Alkohol, betablockerssensibel, häufig bei Herzerkrankung)

◢ **Cholinerges/vagales AF** (Beginn unter Bradykardie, in Ruhe, bei Erbrechen, Husten oder Valsalva, nach großen Mahlzeiten, verstärkt unter Betablocker oder Digitalis)

Auch entzündliche Prozesse scheinen für das Vorhofflimmern von Bedeutung zu sein [206].

Klassifizierung nach AF-Dauer [122, 185]

| | |
|---|---|
| **Erstmalig erkanntes AF** | Möglich als persistierendes oder paroxysmales AF |
| **Rezidivierendes AF** | Nach 2 oder mehr Episoden |
| **Paroxysmales AF** | Rezidivierend und spontan terminierend < 7 Tage |
| **Persistierendes AF** | Nicht spontan terminierend < 7 Tage oder elektrisch oder pharmakologisch terminiert |
| **Permanentes AF** | Kardioversion gescheitert oder unterlassen |

**Atriales Remodeling** bei AF umfasst die strukturellen und elektrischen Veränderungen der Vorhöfe, die nach Auftreten von AF nachweisbar werden [13, 167, 212]. Ein atriales Remodeling kann natürlich auch vor Auftreten von AF, z.B. durch chronische Herzinsuffizienz oder Hypertonie, stattfinden. Das Remodeling fördert Persistenz, Rezidivneigung und Therapieresistenz („AF begets AF" [178]):

◢ Abnahme der atrialen Kontraktilität: Bereits nach einigen Minuten nachweisbar, Restitution der Kontraktilität je nach Dauer des AF erst nach Wochen oder Monaten, auch als atriales Stunning bezeichnet.

◢ Verkürzung der atrialen Refaktärzeit: Wichtige elektrische Alteration u.a. infolge Veränderung der Kalziumleitfähigkeit, die ein multiples Reentry fördert. Verkürzung der Aktionspotenzialdauer ebenfalls nachweisbar.

◢ Veränderungen der zellulären Struktur: Hypertrophie, Nekrose, Apoptosis, Fibrose etc. können zu einem strukturellen arrhythmogenen Substrat werden, welches AF fördert.

◢ Zunahme der atrialen Größe: Kein Unterschied in der systolischen LV-Funktion zwischen erstmalig manifestem AF, paroxysmalem AF und permanentem AF (51–53%), hingegen deutliche Differenz der LA-Größe: 43 mm, 46 mm und 51 mm [154].

Zunehmend stellt sich AF als ein multifaktorielles und multikausales Krankheitsgeschehen dar (nach [227]).

| Strukturelle Faktoren | Elektrische Faktoren | Trigger |
|---|---|---|
| Fibrose | Transmembranöse Ionenströme | Kardiale Dekompensation |
| Inflammation | Elektrische Heterogenität | Autonomes Nervensystem |
| Atriales Remodeling | Kalzium | Ischämie |
| Metabolische Faktoren | | Druck- und Volumenbelastung |

### 15.2.5 Symptome

Sehr schlechte Korrelation zwischen Symptom und Arrhythmie [169]. 30–40% (möglicherweise bis zu 60%) der Patienten sind asymptomatisch [166], ca. 40% der Pat. hatten AF-Symptome trotz Sinusrhythmus [172].

- Palpitationen
- Dyspnoe
- Verminderte körperliche Belastbarkeit
- Angina pectoris
- Schwindel
- Embolie (ca. 15% der zerebralen Insulte durch AF)
- Synkope (selten; bei zusätzlichem Sick-Sinus-Syndrom oder weiterer hämodynamisch relevanter Herzerkrankung z.B. AS, HOCM etc.)

Bei lang andauernder Tachykardie droht die Entwicklung einer tachykardieinduzierten Kardiomyopathie [32].

### 15.2.6 Prognose

AF ist für die meisten Patienten eine chronische Arrhythmie. Patienten mit initial paroxysmalem AF entwickeln im 1. Jahr in ca. 9%, nach 5 Jahren in 25% und nach > 10 Jahren in > 50% ein chronisches Vorhofflimmern. Nach 5 Jahren hatten 63% der Patienten mind. ein Rezidiv [52, 243].

Vorhofflimmern ist als unabhängiger Risikofaktor assoziiert mit einem erhöhten Embolierisiko und einem um das 1,5- bis 1,9-Fache erhöhten Mortalitätsrisiko [2]. Ein erhöhtes Sterblichkeitsrisiko ist auch für Pat. mit paroxysmalem AF belegt [205]. Hohes Mortalitätsrisiko (50% nach 5 Jahren) für Patienten mit AF und Herzinsuffizienz, auch bei erhaltener LV-Funktion [153]. Kein erhöhtes Mortalitätsrisiko für Patienten mit Lone AF < 60 Jahre [166, 198].

### 15.2.7 Therapie

#### 15.2.7.1 Therapieziele

- Symptomatische Besserung
- Reduktion des Embolierisikos
- Verhinderung einer Tachykardiomyopathie
- Mortalitätssenkung

#### 15.2.7.2 Therapeutische Strategien

- **Frequenzkontrolle** bei Verzicht auf den Erhalt des Sinusrhythmus
- Kardioversion in den Sinusrhythmus und **Rhythmuskontrolle**

Keine der beiden Strategien ist eindeutig überlegen [176], die Diskussion wer, wann, wie und wie lange behandelt werden soll, hält an.

Die Ergebnisse der **PIAF**-Studie mit 252 Pat. zeigen eine geringere Belastbarkeit, aber seltenere Hospitalisierung unter Frequenzkontrolle [57], die Lebensqualität war vergleichbar [57a]. In **AFFIRM** wurden 4060 Pat.

mit AF und mind. einem Risikofaktor für Tod oder Apoplex (Alter > 65 Jahre, Hypertonus (71%), Diabetes mellitus, kongestive Herzinsuffizienz (23%), KHK (26%), stattgehabte TIA oder Apoplex, LVEF < 40%, FS < 25% oder linker Vorhof > 50 mm) zu Frequenzkontrolle oder Rhythmuskontrolle randomisiert. Es zeigte sich nach 5 Jahren kein Unterschied hinsichtlich Mortalität (21,3% vs. 23,8%), Belastbarkeit oder Apoplex [61]. Gleiche Lebensqualität nach 4 Jahren [131]. Die Mehrzahl der ischämischen Insulte ereignete sich bei subtherapeutischer Antikoagulation bzw. nach Absetzen der Antikoagulation. Patienten in der Rhythmuskontrollgruppe wurden häufiger hospitalisiert. Die zeitgleich publizierte niederländische **RACE-Studie** [73] bestätigte die AFFIRM-Studie. Symptomatische Patienten konnten profitieren, wenn der Sinusrhythmus stabil blieb [73a]. In **SAFTE-T** [141, 189] verbesserte Lebensqualität und erhöhte Belastbarkeit im Sinusrhythmus. Eine Meta-Analyse dieser Studien [171] ergab im nicht signifikanten Trend (p = 0,09) eine geringere Mortalität für die Strategie der Frequenzkontrolle.

In AFFIRM war in einer On-treatment-Analyse ein bestehender Sinusrhythmus assoziiert mit einer geringeren Mortalität [114]. Wahrscheinlich wäre ein Sinusrhythmus für ein Teil der Patienten von Vorteil, wenn er sich denn dauerhaft und gefahrlos erreichen ließe.

Bei herzinsuffizienten Patienten zeigte eine Subgruppenanalyse von AFFIRM [160] auch für Patienten mit reduzierter EF (< 50%) keinen Benefit durch Rhythmuskontrolle. In der **AF-CHF-Studie** (LVEF < 35%, NYHA II–IV) kein Unterschied nach im Mittel ca. 3 Jahren hinsichtlich Mortalität (27%/25%), Verschlechterung der Herzinsuffizienz (28%/31%) oder Apoplex (3%/4%) bei jedoch erhöhter Rehospitalisierungsrate für die rhythmuskontrollierten Patienten. Nach 4 Jahren waren 73% der Pat. im Sinusrhythmus, 58% hatten mind. 1 AF-Rezidiv, Amiodaron wur-

de zur Rezidivprophylaxe bei 82% der Pat. verwendet [221].

Eine Rhythmuskontrolle als Therapieziel ergibt sich insbesondere bei [38]

◢ unzureichender Frequenzkontrolle (bevor eine AV-Knotenablation erwogen wird) und
◢ relevanten Symptomen trotz adäquater Frequenzkontrolle.

Rhythmuskontrolle könnte auch dann überlegt werden, wenn eine dauerhafte Antikoagulation erschwert ist (hierzu gibt es jedoch keine Daten) oder auch zur Verhinderung eines atrialen Remodelings, um die Option einer kurativen Therapie zu erhalten (die wir derzeit noch nicht haben).

Nach **CCS 2004** [176] erfolgt ein individuelles Vorgehen unter Berücksichtigung folgender Aspekte:

| Pro Frequenzkontrolle | Pro Rhythmuskontrolle |
|---|---|
| Persistierendes AF | Paroxysmales AF |
| Rezidivierendes AF | 1. AF-Episode |
| Gering ausgeprägte Symptomatik | Stärkere Symptomatik |
| > 65 Jahre | < 65 Jahre |
| Hypertonie | Kein Hypertonus |
| Keine Herzinsuffizienz[(x)] | Herzinsuffizienz[(x)] |
| Antiarrhythmische Medikation ineffektiv | Präferenz des Patienten |
| Präferenz des Patienten | |

[(x)] 2004 dachte man noch, Herzinsuffizienz wäre per se ein gutes Argument für die Rhythmuskontrolle, die AF-CHF-Studie [221] wurde erst 2008 publiziert.

### 15.2.7.3 Frequenzkontrolle

Der Versuch der Stabilisierung einer Herzfrequenz im normalen Bereich (in Ruhe 60–80/min, unter mäßiger Belastung 90–115/min [12a, 185]) dient sowohl der Symptomlimitierung als auch der Verhinderung einer tachykardieinduzierten Kardiomyopathie und einer frequenzinduzierten Herzinsuffizienz. Bei intakter AV-Leitung sind die meisten Patienten spontan tachykard.

### 15.2.7.3.1 Frequenzkontrolle bei Bradyarrhythmia absoluta

**Konservative Therapie**
Nur in Einzelfällen zur Überbrückung bis zur Therapie mit (passagerem) Schrittmacher. Optionen sind Atropin, Ipratropium oder Orciprenalin.

**Operativ-interventionelle Therapie**
Bei symptomatischer Bradykardie ist die **Schrittmachertherapie** eindeutige Indikation (VVI(R)), bei intermittierenden bradykarden Phasen ohne eindeutige Symptomatik gibt es gelegentlich Schwierigkeiten bei der Indikationsstellung (s. Kap. 15.5).

### 15.2.7.3.2 Frequenzkontrolle bei Tachyarrhythmia absoluta

**Konservative Therapie**
**Digitalis:** Senkung der Ruhefrequenz in 68% der Fälle, Senkung der Belastungsfrequenz in 70%, als alleiniges Medikament insgesamt in 58% effektiv [115]. Bei akuter TAA 0,25 mg i.v. alle 2 h bis 1,5 mg, max. Effekt erst nach 6 h [185]. Bei Herzinsuffizienz/systolischer Dysfunktion **Klasse-I-Indikation** nach **ACC/AHA/ESC 2006** [185] auch für die akute TAA, sonst 2. Wahl.

**Betablocker:** Senkung der Ruhefrequenz in 68% der Fälle, Senkung der Belastungsfrequenz in 72%, als alleiniges Medikament insgesamt in 59% effektiv [115]. Belastungstoleranz allerdings ebenfalls in 3 von 9 Studien gesenkt [12a]. **Klasse-I-Indikation** nach **ACC/AHA/ESC 2006** [185] auch für die akute TAA. Sotalol wird als Betablocker zur Frequenzkontrolle nicht empfohlen [176].

**Diltiazem/Verapamil:** Senkung der Ruhefrequenz in 60% der Fälle, Senkung der Belastungsfrequenz in 58%, als alleiniges Medikament insgesamt in 38% effektiv [115]. Gern genommen bei Asthma/COPD. **Klasse-I-Indikation** nach **ACC/AHA/ESC 2006** [185] auch für die akute TAA. Anwendung zu

vermeiden oder nur mit bes. Vorsicht einzusetzen bei Herzinsuffizienz infolge systol. Dysfunktion [185].

**Amiodaron:** Senkung der HF via Hemmung der AV-Konduktion. Bei akuter TAA auch bei kritisch Kranken wirksam und verträglich, Datenlage begrenzt [12a]. **Klasse-IIa-Indikation** nach **ACC/AHA/ESC 2006** [185] für die akute TAA bei Patienten mit Herzinsuffizienz und bei Vorhandensein einer akzessorischen Leitung (einziges empfohlenes Medikament für diese Situation!).

Alle oben genannten Substanzen sind kombinierbar, allerdings muss vorsichtig dosiert und der Therapieeffekt kontrolliert werden. Effektive Frequenzkontrolle gelang in AFFIRM mit Betablocker als 1. Medikament in 70% der Fälle, mit Digoxin in 58% und mit Ca-Antagonist in 38% (in Kombination mit Digitalis 60%). Die Kombination aus Betablocker mit Ca-Antagonist und Digitalis ergab eine Frequenzkontrolle in Ruhe und Belastung in 76%. In 37% musste innerhalb von 5 Jahren die Medikation geändert werden [115].

Bei **WPW-Syndrom mit TAA** erfolgt die elektrische Kardioversion bei hämodynamischer Instabilität, sonst kommen Klasse-I- oder Klasse-III-Antiarrhythmika zum Einsatz [12a]. Digitalis oder Ca-Antagonisten sind hier wegen Begünstigung der Leitung über die akzessorische Bahn kontraindiziert.

**Operativ-interventionelle Therapie**
**Katheterablation des AV-Knotens:** AV-Knoten-Ablation mit nachfolgender VVIR-(CRT-) Schrittmachertherapie [25, 216]. Bei deutlich symptomatischen Patienten infolge Tachykardie verbesserte Lebensqualität, Anstieg einer verminderten LVEF allerdings ohne Änderung der ergometrischen Belastbarkeit [17, 80, 84]. Möglicherweise erhöhtes PHT-Risiko [62, 80].

**Klasse-I-Indikation** nach **CCS 2004** bei stark symptomatischen Patienten mit chronischem oder paroxysmalem AF und unzureichender Möglichkeit der Frequenzkontrolle [176]. **Klasse-IIa-Indikation nach ESC 2008**, wenn andere Möglichkeiten unzureichend oder kontraindiziert sind [226]. Bei jüngeren Patienten nach **DGK 2007** nur als Ultima Ratio vertretbar [203].

**AV-Knoten-Modulation:** Technisch anspruchsvoller als die AV-Ablation. Nur in etwa 70% erfolgreich hinsichtlich Beseitigung der Tachykardie ohne Schrittmacherpflichtigkeit [9], Rezidiv einer TAA allerdings in über 30% [47]. Nach **DGK 2007** [203] nur im Einzelfall eine Option.

### 15.2.7.4 Reduktion des Embolierisikos

Ein sehr wichtiger Satz aus den **AHA/ACC/ESC-Guidelines 2006** [185], der deshalb in diesem Kapitel gleich 2-mal zitiert werden soll:

> „The need for anticoagulation ist based on stroke risk and not whether sinus rhythm is maintained."

### 15.2.7.4.1 Risikostratifikation

Das Risiko einer Apoplexie ist für Patienten mit nicht valvulärem AF um den Faktor 2–7 erhöht [79, 185]. Das individuelle Risiko arterieller Embolien, ausgehend von linksatrialen Thromben (bes. aus dem linken Vorhofohr), ist dabei abhängig von Anzahl und Ausprägung der Risikofaktoren (RF). **Ohne Risikofaktor beträgt das Embolierisiko ca. 1%/Jahr.**

Unerfreulicherweise gibt es **12 verschiedene Risikoanalysen bzw. Scores** (AF Investigators [181], SPAF [182, 183]), CHADS$_2$ [116], Framingham, ACCP von 2004 [76a]), die zu unterschiedlichen Risikobewertungen kommen [220]. **Je nach Schema bzw. Score fallen zwischen 16,4% oder 80,4% der Patienten in die Hochrisikokategorie**, 11,7% oder 37,1% fallen in die Low-risk-Gruppe [211]. Zudem wäre noch zu unterscheiden zwischen einer einfachen Assoziation von

Apoplex-Ereignissen (gezeigt z.B. für die KHK) und den unabhängigen Risikofaktoren (dann negativ für KHK). Eindeutige Risikofaktoren sind:

- ◢ Z.n. Apoplex/TIA
- ◢ Hypertonie
- ◢ Diabetes mellitus
- ◢ Alter

Nach SPAF hätten allerdings nur Frauen > 75 Jahre ein erhöhtes Risiko, während nach AFI alle Personen > 65 Jahre einen RF haben. Im CHADS$_2$-Risiko-Schema [116] steigt das Apoplexrisiko mit der Anzahl der Score-Punkte bei folgenden Risikofaktoren:

- ◢ CHF (1 Punkt)
- ◢ Hypertension (1 Punkt)
- ◢ Age > 75 Jahre (1 Punkt)
- ◢ Diabetes (1 Punkt)
- ◢ Stroke (Z.n. TIA oder Apoplex) (2 Punkte)

Apoplexrisiko jährlich 1,9% (Score 0), 2,8% (1 Punkt), 4% (2 Punkte), 5,9% (3 Punkte), 8,5% (4 Punkte), 12,5% (5 Punkte) bis 18,2% bei 6 Score-Punkten.

> *Cave:* Das CHADS$_2$-Schema erfreut sich wachsender Beliebtheit. Jedoch wird das Rezidivrisiko nach bereits stattgehabtem Apoplex mit nur 2 Punkten = 4%/Jahr stark unterschätzt (in EAFT 12%/Jahr)!

**AHA/ACC/ESC 2006** [185] unterscheiden nach mäßigen Risikofaktoren und Hochrisikofaktoren (s.u.). Risikoindikatoren für Apoplex ließen sich für das transthorakale Echo im AFFIRM-Kollektiv nicht identifizieren [146]. Nach AFI [180] ist die mittel- bis höhergradige LV-Dysfunktion ein starker RF (der LA-Durchmesser jedoch nicht!). Ein deutlich erhöhtes Apoplexrisiko besteht für Patienten mit Proteinurie und mit einer GFR < 45 ml/min x 1,73 m$^2$ [230]. Der Nachweis von spontanem Echokontrast im TTE oder im TEE liefert keine zusätzlich nutzbare Risikoabschätzung. Das größte Apoplexrisiko besteht für Patienten mit AF und Mitralstenose (10–20%/Jahr), für Patienten nach stattgehabter Embolie/TIA (12%/Jahr in EAFT) und für Patienten nach Herzklappenersatz.

### 15.2.7.4.2 Antikoagulation zur Primärprophylaxe

5 randomisierte Studien (AFASAK, BAATAF, SPAF-I, CAFA, SPINAF) zur Primärprophylaxe mittels oraler Antikoagulation (OA) bei nicht valvulärem Vorhofflimmern. Standard ist die orale Antikoagulation mit INR-Zielwert von 2,5 (INR-Zielbereich 2,0–3,0). Die Analyse der gepoolten Daten ergibt eine Risikoreduktion für Apoplex von 4,5%/Jahr auf 1,4%/Jahr [76a].

Der direkte Thrombin-Inhibitor **Dabigatran** erwies sich in der **RE-LY**-Studie als effektiver als Warfarin bei gleicher Blutungsneigung (150 mg/Tag) bzw. als gleichwertig bei reduzierter Blutungsneigung (110 mg/Tag) [239]. Der individuelle therapeutische Nutzen einer OA lässt sich aus der Subgruppenanalyse erkennen (nach [11]):

| Risikogruppe | Apoplexrisiko [%/Jahr] | |
|---|---|---|
| | Placebo | Antikoagulation |
| **Alter < 65 Jahre** | | |
| Ohne Risikofaktoren | 1,0 | 1,0 |
| ≥ 1 Risikofaktor | 4,9 | 1,7 |
| **Alter 65–75 Jahre** | | |
| Ohne Risikofaktoren | 4,3 | 1,1 |
| ≥ 1 Risikofaktor | 5,7 | 1,7 |
| **Alter > 75 Jahre** | | |
| Ohne Risikofaktoren | 3,5 | 1,7 |
| ≥ 1 Risikofaktor | 8,1 | 1,2 |
| **Hypertonie** | 5,6 | 1,9 |
| **Diabetes** | 8,6 | 2,8 |
| **Z.n. Apoplex/TIA** | 11,7 | 5,1 |
| **Herzinsuffizienz** | 6,8 | 1,6 |
| **Z.n. Myokardinfarkt** | 8,2 | 3,3 |

Patienten mit Lone atrial fibrillation ohne Risikofaktoren im Alter unter 60–65 Jahren haben ein sehr niedriges Apoplexrisiko, erst nach 25 Jahren Dauer des AF stieg das Risiko für TIA/Apoplex [198]. Eine **Antikoagulation wegen AF nach AMI** reduzierte nicht nur die Apoplexrate, sondern auch die 1-Jahres-Mortalität um absolute 7% [155]!

**Antithrombozytäre Therapie**

Der Wirksamkeitsnachweis für ASS (**AFASAK I, SPAF-I, EAFT, ESPS**) ist deutlich schwächer als für OA [184]. Eine orale Antikoagulation ist wirksamer als eine antithrombozytäre Prophylaxe mit ASS [76a].

ASS plus Clopidogrel war in **ACTIVE-W** sig. schlechter als Warfarin, daher vorzeitiger Studienabbruch [188]. Jährliche Apoplexrate 1,4% vs. 2,4% [188].

In **ACTIVE-A** war die Kombination aus ASS + Clopidogrel wirksamer als eine ASS-Monotherapie bei Patienten mit Kontraindikation für Marcumar (Apoplex 2,4%/Jahr vs. 3,3%/Jahr), allerdings bei auch erhöhtem Blutungsrisiko (große Blutungen 2,0%/Jahr vs. 1,3%/Jahr, tödliche Blutungen 0,2% vs. 0,3% (n.s.)) [233].

**Marcumar statt ASS**

Je mehr Risikofaktoren, desto größer der Nutzen der OA. Die Therapie von 1 000 Patienten mit Marcumar statt Aspirin über 1 Jahr verhindert im Mittel 23 ischämische Insulte bei 9 zusätzlichen schweren Blutungen [75]. Aber: Patienten bis 75 Jahre ohne Risikofaktoren hatten in der SPAF-II-Studie ein Embolierisiko von nur 0,5%/Jahr unter ASS-Medikation [14].

Liegt das Apoplexrisiko unter ASS-Medikation > 4/100 Patientenjahren, wird meist eine orale Antikoagulation angeraten, bei einem Risiko von < 2/100 Patientenjahren mit ASS wird dieses bevorzugt. Im Bereich von 2–4/100 Patientenjahren gibt es unterschiedliche Empfehlungen [126]. Eine klare Indikation für Marcumar besteht für:

| Patienten mit Z.n. Apoplex oder TIA | Apoplexrisiko mit ASS 10,8/100 Pat.-Jahre |
|---|---|
| Patienten mit einem CHADS$_2$-Score > 2 | Apoplexrisiko mit ASS 5,3/100 Pat.-Jahre |

**AHA/ACC/ESC-Guidelines 2006** [185]: „The need for anticoagulation ist based on stroke risk and not whether sinus rhythm is maintained."

| Keine Risikofaktoren | ASS, 81–325 mg/Tag |
|---|---|
| 1 mäßiger Risikofaktor | ASS, 81–325 mg/Tag oder Warfarin (INR 2,0–3,0, Ziel 2,5) |
| Jeder Hochrisikofaktor oder mind. 2 mäßige RF | Warfarin (INR 2,0–3,0, Ziel 2,5) |

| Mäßige Risikofaktoren | Hochrisikofaktoren |
|---|---|
| Alter ≥ 75 Jahre | Vorangegangene Embolie, TIA oder Apoplex |
| Hypertonus | Mitralstenose |
| Herzinsuffizienz | Herzklappenprothese |
| LVEF ≤ 35% | |
| Diabetes mellitus | |

Als schwache bzw. weniger evaluierte RF gelten: KHK, Hyperthyreose, weibl. Geschlecht, Alter 65–74 J.

Nach **DGK 2003** ist bei Lone atrial fibrillation < 60 Jahre eine ASS-Medikation optional [100]. Auch für eine zurückhaltendere Indikationstellung zum Marcumar gibt es Daten, z.B. die Analyse von [151] mit differenzierter Abwägung nach Geschlecht, Alter, Blutdruck und Art und Ausmaß der Risikofaktoren.

Bei einem **CHADS$_2$-Score von 1** kann eine Antikoagulation erwogen werden (Reduktion des Risikos für Thromboembolie von 1,5 auf 0,7% [166], in ACTIVE-W [217] sig. Vorteil durch eine orale Antikoagulation im Vergleich zu ASS + Clopidogrel bei Patienten mit CHADS$_2$-Score = 1, Apoplexrisiko pro Jahr 0,43% vs. 1,25%.

Eine **INR > 2** ist unbedingt anzustreben, dies reduziert nicht nur das Apoplexrisiko, sondern auch den Schweregrad und das Mortalitätsrisiko eines Apoplex. Das Risiko bei INR 1,5–1,9 ist hingegen ähnlich hoch wie bei INR < 1,5 [94].

### Marcumar-Überdosierung

Nach DGK ist die Gabe von Vitamin K und Gerinnungsfaktoren wenn möglich zu vermeiden und nur bei bedrohlichen Blutungen indiziert [100]. Eine Analyse ergab ein sehr niedriges 30-Tage-Risiko für schwere Blutungen bei asymptomatischen Patienten mit einer INR zwischen 5 und 9 von nur 0,96% [159].

### Blutungsrisiko unter oraler Antikoagulation

Das Risiko einer **Hirnblutung** unter Antikoagulation beträgt ca. 0,3–0,6%/Jahr [76a, 239], nur in SPAF-II bei > 75-Jährigen betrug es 1,8%/Jahr. Das Risiko einer Hinblutung ist bei einer INR < 2,0 nicht geringer als bei INR 2–3 [133], hingegen steigt das Risiko erst ab einem INR > 3,5 [184].

**Major bleeding** insgesamt bei 2,3%/Jahr [55] bis 3,36%/Jahr [239]. Das Blutungsrisiko lässt sich anhand klinischer Daten abschätzen, z.B. mit dem **HEMORR$_2$HAGES-Score** [234].

### *Kontraindikationen*

Gegen eine orale Antikoagulation spricht nach [165]:

- Blutungsdiathese
- Thrombopenie < 50 000/μl
- Unzureichend eingestellter Hypertonus (RR > 160/90 mmHg)
- Non-Compliance bezüglich Med. oder INR-Messung

Eine Sturzanamnese ist ebensowenig wie das Alter ein relevanter Faktor für das zukünftige Blutungsrisiko [165]. Allerdings zeigte sich bei Patienten > 80 Jahre mit 13/100 Pat.-Jahren eine sehr hohe Rate schwerer Blutungen und eine Abbruchrate von 26% im 1. Jahr [199].

Die **BAFTA**-Studie [201] belegt den Vorteil der Antikoagulation im Vgl. zu ASS bei > 75-jährigen Patienten, Apoplex ges. 1,8% vs. 3,8%/Jahr, hämorrhagischer Apoplex 0,5%/Jahr.

### 15.2.7.4.3 Antikoagulation zur Sekundärprophylaxe

Prophylaxe eines Rezidivs nach TIA/Apoplex oder peripherer Embolie, in EAFT Reduktion des Apoplexrisikos mittels OA von 12,3% auf 3,9%/Jahr [179].
- Orale Antikoagulation INR-Zielwert 2,5, Zielbereich 2,0–3,0 [76a]
- ASS deutlich weniger wirksam [4, 75], Anwendung nur bei Kontraindikation gegen Marcumar [76a]

*Anm.:*
- Das Apoplexrisiko ist bei paroxysmalem/intermittierendem AF ähnlich hoch wie bei anhaltendem AF [50, 207], die Emboliеprophylaxe sollte bei paroxysmalem AF wie bei permanenten AF erfolgen [100, 76a, 185]. Die orale Antikoagulation ist für Pat. mit paroxysmalem AF mit einem verminderten Sterblichkeitsrisiko assoziiert [205].
- 80% der Thromben im LA lösen sich unter oraler Antikoagulation innerhalb von 47 Tagen auf [53].
- Verschiedene Verfahren sind in der Erprobung, um durch einen chirurgischen Verschluss (Resektion des LAA bei ACVB-Op. oder Klappen-Op.) oder eine interventionelle Okklusion des LAA das Risiko einer Thrombenbildung zu vermindern [96, 97]. Bewertung noch nicht möglich.
- Eine Antikoagulation mit INR-Ziel 1,4–2,4 + Triflusal (ASS-ähnliche Wirkung) war einer alleinigen Antikoagulation mit INR-Ziel 2–3 überlegen [125].

- Patienten mit dichtem spontanem Echokontrast haben trotz Antikoagulation ein erhöhtes Embolierisiko (stumme Embolien nach MRT in 17%/Jahr vs. 4% mit leichtem SEC) [149].
- Der Thrombininhibitor **Ximelagatran** war in SPORTIF III und SPORTIF V [103, 139] vergleichbar effektiv wie Warfarin, wegen hepatotoxischer Nebenwirkungen keine FDA-Zulassung.

### 15.2.7.4.4 Unterbrechung der oralen Antikoagulation

Die Antikoagulation kann zur Durchführung invasiver Prozeduren mit Blutungsrisiko bis zu einer Woche pausiert werden. Ein Bridging mit UFH oder LMWH wird nur für Patienten mit mechanischen Herzklappen empfohlen. Bei Patienten mit hohem Risiko (bes. Z.n. Apoplex, TIA oder Embolie) oder bei Unterbrechung für > 1 Woche kann mit UFH oder LMWH substituiert werden [185].

### 15.2.7.4.5 Antikoagulation bei KHK + Vorhofflimmern

Bei stabiler KHK und AF oder Pat. mit ACS + AF sollte i.d.R. nur eine orale Antikoagulation ohne simultane antithrombozytäre Medikation erfolgen [185].

Die Kombination Marcumar + ASS + Clopidogrel ist wenig untersucht, wurde gleichwohl aber empfohlen bei gegebener Indikation, Stent-Implantation bei AF, Stent-Implantation bei prothetischer Herzklappe [111]. Eine Arbeit ergab eine Blutungsrate von 9% bei einer Transfusionsrate von 3% [112]. Major bleeding in 12%, der Verzicht auf eine Antikaogulation erhöhte jedoch das Mortalitätsrisiko [209].

Derzeit ist bei Fehlen prospektiver Studien eine Einzelfallentscheidung unter Berücksichtigung des Risikos für Blutung und Embolie notwendig.

#### 15.2.7.4.6 Interventioneller Verschluss des Vorhofohres

In PROTECT AF (n = 463 (Device) vs. 244 (konventionelle Antikoagulation)) Verschluss des LAA mit dem Watchman-System, erfolgreich in 88%, nach 6 Monaten konnte bei 92% dieser Patienten die orale Antikoagulation beendet werden (= 77% der Patienten der Interventionsgruppe). Apoplex, Embolie oder kardiovaskulärer Tod ohne sig. Unterschied. Allerdings deutliches Komplikationsrisiko: Drainagepflichtiger Perikarderguss in 4,8%, ischämischer Apoplex in 1,1%, Device-Embolisation in 0,6% [238].

#### 15.2.7.5 Kardioversion

Erfolgsrate abhängig von AF-Dauer, struktureller Grunderkrankung etc., im Einzelfall kaum vorhersagbar. Spontane Konversion in den SR bei neu aufgetretenem Vorhofflimmern innerhalb der ersten 72 h in 70% [21], davon 66% innerhalb der ersten 24 h, daher wird bei neu aufgetretenem Vorhofflimmern häufig zunächst (24–48 h) die Spontankonversion abgewartet.

*Kontraindikationen*

Gegen eine Kardioversion sprechen [104]:
◢ Akute Infektion
◢ Thrombus im LAA
◢ Hyperthyreose
◢ Dekompensierte Herzinsuffizienz (Notfälle ausgenommen)
◢ Hypokaliämie
◢ Digitalisüberdosierung

#### 15.2.7.5.1 Medikamentöse Kardioversion

Kardioversionserfolg in unterschiedlichen Kollektiven mit Chinidin in 40–86%, Flecainid 67–96%, Sotalol 8–54%, Amiodaron 82% [77], Ibutilid 33–63% oder Propafenon 76% bei neue aufgetretenem Vorhofflimmern [5, 48]. Während Klasse-III-Antiarrhythmika über eine Verlängerung der Aktionspotenzialdauer wirken (konsekutive Verlängerung der Refraktärzeit und damit der Wellenlänge,

ist der Wirkmechanismus bei Klasse-I-Antiarrhythmika unklar.

Aufgrund letaler Arrhythmien unter Chinidin [22] wurde 1996 die bis dahin in Deutschland übliche med. Kardioversion mit Chinidin auf Patienten beschränkt, bei denen eine elektrische Kardioversion nicht möglich ist [23].

Bei AF > 7 Tage ist eine pharmakologische Kardioversion meist ineffektiv [165], Sotalol sollte nicht genutzt werden, IIb-Indikation für Klasse-I-Antiarrhythmika, nur Amiodaron hat eine IIa-Empfehlung [185].

◢ „Schnelle" medikamentöse Kardioversion z.B. mit
  – **Propafenon** 1-malig 600 mg oral (Sinusrhythmus nach 8 h in 76% der Fälle [173])
  – **Flecainid** 1-malig oral 200–300 mg [173, 108] oder i.v. 1–2 mg/kg, max. 150 mg [173]
  – **Amiodaron** 300 mg in 1 h, dann 20 mg/kg über 24 h oder 125 mg/h i.v. (kein Effekt innerhalb von 1–2 h, schlechter als Klasse-I-Antiarrhythmika bis zur 8. h [173]
  – **Sotalol** 1,5 mg/kg i.v. über 30 min, dann 80 mg alle 8 h für 48 h. Akut nur bei neu aufgetretenem AF wirksam, nicht jedoch bei chronischem AF [78]
◢ „Langsame" Kardioversion mit
  – **Sotalol** (2-mal 80 mg 1. Woche, dann 2-mal 160 mg 2.–4. Woche) oder
  – **Amiodaron** (800 mg 14 Tage, dann 600 mg 14 Tage, dann 300 mg für 1 Jahr, dann 200 mg/Tag)
  Kardioversion von persistierendem AF in SR in 24% bzw. 27% innerhalb von 4 Wochen [141]. Nach CCS 2004 wird Sotalol zur Kardioversion nicht empfohlen [176].
◢ Pill in the pocket: Bei ambulanten Patienten ohne wesentliche strukturelle Herzerkrankung erwies sich die selbstständige Anwendung von
  – **Propafenon** (1-mal 450 mg (< 70 kgKG) bzw. 1-mal 600 mg (> 70 kgKG) oder

– **Flecainid** (1-mal 200 mg (< 70 kgKG) bzw. 1-mal 300 mg (> 70 kgKG)

bei subjektiv empfundenem Rezidiv eines AF als sicher und war in 94% effektiv [128]. Zielgruppe hierfür: AF länger als 1–2 h, weniger als 1–2 Episoden/Monat [173]. Nach **ACC/ AHA/ESC 2006** [185] sollte dies zuvor unter stationären Bedingungen getestet werden, Komedikation mit Betablocker oder Diltiazem/Verapamil zur Verlangsamung der AV-Leitung.

### 15.2.7.5.2 Elektrische Kardioversion, transthorakal

Erster interner Wechselstrom-Defibrillator in den 1940er Jahren von Beck et al., erster externer Wechselstrom-Defibrillator 1950 von Zoll et al. effektiv und sicher angewendet. 1962 erste DC-Schock-Abgabe durch Lown [173]. R-Wellen-getriggerte Schockabgabe zur Vermeidung einer Stimulation in die vulnerable Phase (60–80 ms vor bis 20–30 ms nach der Spitze der T-Welle).

Erfolgsrate ca. 90–94% bei optimaler Technik [11, 69]. Am effektivsten bei monophasischem Schock ist die AP-Position der Elektroden [10, 69], bei biphasischer Schockabgabe wurde kein Unterschied zwischen AP- und AL-Position gefunden [152]. Größere Erfolgsrate (96%) bei Kardioversion via Paddle als bei Verwendung von Klebeelektroden (88%) [144]. Die biphasische Schockabgabe ist effektiver, Erfolgsrate 93% statt 81% monophasisch [136], es gibt jedoch auch andere Ergebnisse in der Literatur [104]. Frühes Rezidiv (innerhalb von 2 Minuten) in 5–10% [104].

Für den 1. Schock wurden monophasich 200 J vorgeschlagen [36], bei Erfolglosigkeit 360 J; allerdings zeigte sich bei einer AF-Dauer von > 30 Tagen mit 200 J eine deutlich niedrigere initiale Erfolgsrate als mit 360 J (35% vs. 56%) [42].

Wechselnde Angaben zur biphasischen Schockenergie, nach [136] ließe sich ableiten, bei AF < 30 Tage und hoher Erfolgser-

wartung mit 150 J, anderenfalls mit max. Energie zu beginnen. Nach [173, 194] initial biphasisch 200 J, außer bei AF < 24 h. **Zwischen 2 Schocks mind. 1 min warten**, um eine myokardiale Schädigung zu vermeiden [173].

Bei Erfolglosigkeit kann in 65% der Fälle nach Vorbehandlung mit Amiodaron bei erneuter Kardioversion doch noch SR erreicht werden [24]. Flecainid, Propafenon, Sotalol und Chinidin erhöhen ebenfalls die Effektivität der elektrischen KV und senken die Rate des IRAF (Immediate recurrence of AF) [185]. Bei Patienten mit Herzinsuffizienz und LV-Dysfunktion ist eine optimale Herzinsuffizienzmedikation assoziiert mit einem deutlich höheren Kardioversionserfolg [218].

Häufig ist ein Anstieg von CK, CK-MB und Myoglobin nach Kardioversion nachweisbar, hingegen kein Anstieg der Troponine [56]. Passagere ST-Hebung für wenige Minuten in bis zu 16% der Fälle, Mechanismus unklar, unproblematisch [204].

Üblich ist bislang die stationäre Kardioversion. Eine ambulante Kardioversion (mit ca. 6-stündiger Nachüberwachung) ist nachweislich sicher [101]. Eine stationäre Überwachung für 24–48 h ist erforderlich bei laufender Medikation mit das QT-Intervall verlängernder Medikation [185].

**Interne elektrische Kardioversion:** Kardioversion über Defibrillationselektroden im rechten Vorhof und im Koronarvenensinus bzw. in der A. pulmonalis. Option nach erfolgloser externer Kardioversion, Erfolgsrate > 85% [20]. Pat. nach ICD-Implantation können über den ICD effektiv kardiovertiert werden [173].

### 15.2.7.5.3 Antikoagulation bei Kardioversion

Die Kardioversion birgt ein deutlich erhöhtes Embolierisiko. Bei AF > 48 h oder unklarer Dauer ist daher eine **orale Antikoagulation 3 Wochen vor bis 4 Wochen nach Kardioversion** unbedingt erforderlich [185, 76b]. Alternativ zur Antikoagulation vor Kardioversion ist ein **TEE-geführter Ausschluss** intrakardialer Thromben möglich. Nach effektiver Kardioversion persistiert zunächst das Embolierisiko, da sich die mechanische Vorhofsystole erst nach einiger Zeit wieder normalisiert. Nach Kardioversion – ggf. unter Antikoagulation mit UFH oder LMWH, falls nicht schon eine effektive orale Antikoagulation besteht – erfolgt daher in jedem Fall eine orale Antikoagulation für 4 Wochen [76b], sowohl bei elektrischer wie auch bei medikamentöser Kardioversion. Das Embolierisiko beträgt bei konventioneller Antikoagulationsstrategie 0,5%, bei TEE-geführter Kardioversion 0,8% (n.s.), Blutungsereignisse sind bei TEE-geführter Kardioversion sig. seltener (2,9% vs. 5,5%) [51]. Eine TEE-Untersuchung zusätzlich zu einer Präkonversions-Antikoagulation reduziert das Embolierisiko nicht, auch wenn in fast 8% der Fälle Vorhofthromben erkannt werden können [65]. Eine INR von 2,5 zum Zeitpunkt der Kardioversion reduzierte das Embolierisiko auf 0% [66].

Bei Kardioversion eines neu aufgetretenen **AF seit < 48 h** wurde aufgrund des geringeren Embolierisikos von der **ACCP 2008** eine **Kardioversion unter UFH oder LMWH, aber ohne die übliche prolongierte Antikoagulation** empfohlen (Grad 2C) [76b]. Bei AF < 2 Tage betrug die Embolierate ohne Antikoagulation 0,5% [66]. Nach **ESC/AHA/ACC 2006** soll bei AF < 48 h die Antikoagulation vom Embolierisiko abhängig gemacht werden, IIa-Empfehlung [185].

> Absolute Voraussetzung für den Verzicht auf eine Antikoagulation bei AF < 48 h ist die Möglichkeit der sicheren Feststellung des Arrhythmiebeginns.

Bei geplanter Kardioversion und TEE-Nachweis eines **Vorhofthrombus** sollte nach ESC/AHA/ACC 2006 zunächst eine OA für mind. 3 Wochen durchgeführt werden, eine TEE-Kontrolle wird nicht empfohlen [185]. Nach der Kardioversion OA für längere Zeit [185] oder als Dauermedikation [76b]. Nach ACCP 2008 sollte hingegen die geplante Kardioversion für eine nicht genannte Zeitspanne aufgeschoben werden und vor einer nochmalig geplanten Kardioversion eine erneute TEE-Kontrolle erfolgen. Ein erhöhtes Embolierisiko bzgl. Kardioversion durch einen **Thrombus im LV** besteht nicht [195].

Innerhalb von 6 Monaten wurden in 17% der Fälle asymptomatische Rezidive festgestellt [81], in PAFAC waren 70% aller Rezidive vollständig asymptomatisch [118]. Die Daten der AFFIRM-Studie zeigen, dass 72% der Patienten, die einen Apoplex erlitten, die Antikoagulation beendet hatten oder dass bei ihnen die INR < 2 lag. Die Dauer der Antikoagulation nach Kardioversion bei stabilem SR beträgt mind. 4 Wochen. Seit 2006 sollte aber die Dauer der Antikoagulation auch abhängig gemacht werden von der Wahrscheinlichkeit eines Rezidivs und vom Embolierisiko insgesamt [185].

Der Ersatz von i.v. Heparin mit nachfolgender oraler Antikoagulation durch eine 4-wöchige Medikation mit s.c. Enoxaparin (2-mal täglich 1 mg/kg s.c. für 8 Tage, dann 2-mal tägl. 40 mg (< 65 kg) bzw. 60 mg (> 65 mg) für weitere 3 Wochen) scheint nach der ACE-Studie evtl. möglich, eine bestätigende Studie ist jedoch erforderlich [99]. Kein Unterschied zwischen UFH und LMWH in der ACUTE-II-Pilotstudie, nach Einschluss von nur 155 Pat. vorzeitig beendet und damit von limitierter statistischer Potenz [196].

Vorhofflimmern bei Gravidität kann hinsichtlich Frequenzkontrolle und Antikoagulation schwierig sein. Eine elektrische Kardioversion ist möglich und sicher (sehr selten anhaltende Uteruskontraktionen, daher in Kaiserschnittbereitschaft) und wurde vorgeschlagen um eine Langzeitantikoagulation zu vermeiden [130].

Die Kardioversion pädiatrischer Patienten erfolgt mit niedrigerer Energie in gleicher Weise [173].

### 15.2.7.6 Operativ-interventionelle Rhythmuskontrolle

#### 15.2.7.6.1 Operative Maßnahmen

Chirurgische Eingriffe mit dem Ziel der Unterbrechung von Reentry-Kreisen. 1980 von Williams versucht, nachfolgend blieb die Korridor-Op. nach Guiraudon ohne ausreichenden Erfolg, da linksatriales Vorhofflimmern persistierte. Von Cox wurde die Kompartimentierung des LA durch multiple atriale Inzisionen (MAZE I und II) entwickelt und mit der MAZE-III-Op verbessert. Sinusrhythmus in 75–95% beschrieben, wird allerdings nicht von allen Operateuren erreicht [19, 95]. Alle Eingriffe erfolgen mittels HLM, Zeitbedarf 45–60 min bei geübtem Operateur, das Verfahren hat sich wegen der Komplexität des Eingriffs nicht durchgesetzt.

Die Eingriffe kamen bislang nur bei ohnehin notwendiger kardiochirurgischer Op. (i.d.R. Klappenersatz) in Betracht. Eine Pilotstudie [45] zeigte gute Ergebnisse auch bei idiopathischem, paroxysmalem AF mittels MAZE III. Das Erkennen der vorrangigen Bedeutung des linken Vorhofes für AF und die Anwendung der RF-Ablation zur Pulmonalvenenisolation führte zur RF-Applikation linearer Läsionen im LA unter direkter Sicht des Chirurgen mit stark reduziertem Zeitbedarf. Freiheit von AF in 85%, erhaltene atriale Transportfunktion in 80–100% [170]. Eine Intraoperative radiofrequency ablation of atrial fibrillation (IRAAF) des linken Atriums nach Minithorakotomie erbrachte einen SR nach 1,5 Jahren in > 90% [64]. Op.-Dauer 1,5–2,5 h mit HLM via Femoralgefäße [95].

#### 15.2.7.6.2 Direkte Ablation spezieller Foci in den Pulmonalvenen

Die Ablation bei AF begann mit der Entdeckung von Triggerarrhythmien fokalen Ursprungs aus den Pulmonalvenen bei paroxysmalem AF [59]. In bis zu 94% der Fälle lässt sich ein Trigger-Fokus definieren, nach gezielter Ablation Rezidivfreiheit in 62%

[59]. Das Verfahren wurde aufgegeben wegen iatrogener Pulmonalvenenstenosen, in ca. 30% nach 2 Jahren [82]. Symptome sind Dyspnoe, Husten oder Throraxschmerz, Diagnose mittels CT und Perfusionsszintigrafie. Hohe Restenoserate nach PTA und Stenting [156].

#### 15.2.7.6.3 Fokale linksatriale Ablation

Gezielte Ablation linksatrialer Foci nach speziellen EKG-Kriterien. Sinusrhythmus bei 81% von 674 Patienten nach einem mittleren FU von 836 Tagen [187, 210].

#### 15.2.7.6.4 Hybridtherapie

Medikamentöse Konversion von Vorhofflimmern in Vorhofflattern, Ablation des Isthmus am Trikuspidal-Anulus, Fortsetzung der medikamentösen Rezidivprophylaxe. Sinusrhythmus in 67% der Fälle nach 21 Monaten [88]. Datenlage gering, das Verfahren bislang ohne relevanten Stellenwert.

#### 15.2.7.6.5 Pulmonalvenenablation bzw. -isolation

Transseptale, linksatriale Positionierung eines Ablationskatheters und Erzielen eines Leitungsblocks durch zirkuläre Ablationslinien um die Ostien der Pulmonalvenen. Nicht selten ist eine 2. Prozedur notwendig, z.B. im Mittel 1,8 Prozeduren pro Patient bei [225].

Verschiedene Techniken zur Darstellung des LA (elektroanatomisch, mit CT oder Kardio-MR oder direkt angiografisch) und verschiedene Katheter und Techniken zur Ablation befinden sich in der Evaluation.

**Komplikationen**
Zerebrale/periphere Embolie, Perikarderguss/-tamponade, Ösophagusperforation

**Ergebnisse**
◢ In einer Observationsstudie niedrigere Mortalität und Morbidität nach Ablation als bei unter medikamentöser Therapie [90].

◢ Verbesserung der systolischen Funktion [110, 127].

◢ Ablation besser als die medikamentöse Therapie bei paroxysmalem AF [147].

◢ Rezidivfreiheit 12 Monate nach Ablation bei chronischem AF in 74% der Fälle [158], nur in 22% nach [120].

◢ AF-Freiheit nach 1 Jahr bei paroxysmalem AF nach RF-Ablation in 93%, nach medikamentöser Therapie nur in 35% in APAF [197].

◢ Nach 15 Monaten Rezidivfreiheit ohne Antiarrhythmika in 87% bei paroxysmalem AF nach PV-Isolationplus einer linearen Ablation am Dach des LA [36].

◢ Nach 6 Monaten Rezidivfreiheit in 42% (7 Tage Holter Monitoring), Symptomfreiheit in 54% [154].

◢ Rezidivfreiheit in einer Multicenter-Studie 12 Monate nach Ablation 91% vs. 44% unter med. Therapie bei Patienten mit AF-Rezidiv [157].

◢ Beschwerdefreiheit nach 6 Monaten bei 67% der Pat. mit paroxysmalem AF unter med. Therapie, nach PV-Ablation bei 88% [174].

◢ Nach 6 Monaten Rezidivfreiheit bei 66% (7 Tage Holter Monitoring), Symptomfreiheit bei 82% [145].

◢ Bei 81 randomisierten Patienten mit LVEF < 40% in NYHA II–III zeigten sich 6 Monate nach PV-Isolation eine höhere LVEF, eine längere Gehstrecke und eine höhere Lebensqualität im Vergleich zu Patienten nach AV-Ablation mit biventrikulärer Stimulation [223].

◢ Bei 112 randomisierten Pat. mit paroxysmalem AF und Rezidiv unter mind. 1 Medikament höhere Rezidivfreiheit 12 Monate nach Ablation (89%) als unter antiarrhythmischer Medikation (23%), verbunden mit höherer Lebensqualität, im Mittel 1,8 Prozeduren pro Patient [225].

Insgesamt gute Ergebnisse bei paroxysmalem AF, deutlich schlechtere Resultate bei chronischem AF. Problematisch erscheint die Erzeugung größerer elektrischer Kompartimente, da hier das Substrat für weitere Arrhythmien gelegt wird (atypisches Vorhofflattern, atriale Tachykardie); Inzidenz 4–13%, möglicherweise zu beeinflussen durch weitere Ablationslinien [129]. Problematisch sind auch der beschriebene Anstieg rein asymptomatischer Flimmerrezidive von 5% auf 37% post Ablation [150] sowie ein **Mortalitätsrisiko** von 1/1000 [236].

Die Ergebnisse sind bei unterschiedlichen Patientenkollektiven und verschiedenen Techniken nur eingeschränkt vergleichbar. **Zur definitiven Bewertung fehlen Langzeitdaten.** Neben der Verbesserung technischer Aspekte geht es um die Definition des geeigneten Patientenkollektivs und um die gezielte Auswahl des Ablationsverfahrens. Langfristige Erfolge sind wohl nur bei Patienten zu erwarten, die noch keine extensive strukturelle Schädigung aufweisen. Ob und bei wem mittels Ablation eine „Heilung" von Vorhofflimmern erzielbar ist, ist noch offen. Möglicherweise lassen sich durch Echo oder MRT Patientenkollektive definieren, bei denen das atriale Remodeling noch nicht zu stark ausgeprägt ist [231].

Entsprechend ist die Indikationsstellung noch sehr in der Diskussion: Ablation bei paroxysmalem oder bei chronischem Vorhofflimmern, nach dem 1. oder nach dem 2. Rezidiv?

◢ Nach **CCS 2004** Klasse-IIa-Indikation bei medikamentös refraktären, stark symptomatischen Patienten mit PAF [176].

◢ Nach **ACC/AHA/ESC 2006** als Therapie der 2. Wahl auch bei Patienten mit struktureller Herzerkrankung.

◢ Von der **DGK 2007** wird noch keine Empfehlung zur Indikationsstellung gegeben [203].

◢ IIa-Indikation nach **ESC 2008** bei therapierefraktären Patienten mit Herzinsuffizienz [226].

◢ Nach **HRS/EHRA/ECAS 2007** bei symptomatischen Patienten, therapierefraktär auf mind. 1 Antiarrhythmikum Klasse I oder III oder bei Medikamentenintoleranz und bei ausgewählten Patienten mit Herzinsuffizienz und/oder reduzierter LV-Funktion. Generell nicht als First-line-Therapie [244].

Üblich ist die orale Antikoagulation für mind. 3 Monate nach Ablation. Bei Pat. im SR ≥ 3 Monate nach Ablation kann danach die Antikoagulation beendet werden, das Embolierisiko erscheint gering. Für Patienten > 65 Jahre oder Pat. nach Apoplex mangelt es allerdings noch an Daten [192].

### 15.2.7.6.6 Schrittmacher-/defibrillatorgestützte Verfahren

**Atrioverter:** Ein implantierbarer Defibrillator ist verbunden mit 2 Elektroden im rechten Vorhof und im Koronarvenensinus, Konversionsrate 96%. Mögliche Indikation bei Patienten mit häufigen (1 Episode/4–8 Wochen) medikamentös-therapierefraktären AF-Rezidiven [6, 7]. Nach im Mittel 267 Tagen klinischer Erfolg bei 88% der Patienten (d.h. stabiler Sinusrhythmus unter Medikation nach Kardioversion [41]). Das Verfahren käme wohl nur für < 10% der Patienten in Betracht. Die Langzeitergebnisse sind enttäuschend, nach 40 Monaten waren ca. 50% der Systeme deaktiviert oder explantiert [105].

**Antitachykardes Pacing:** Spezielle Schrittmacher-Stimulations-Algorithmen zur Prophylaxe und zur Therapie von paroxysmalen Vorhofflimmerepisoden. Bislang sind die Effekte aus klinischer Sicht unzureichend [85, 91], z.B. wurde eine Verminderung der AF-Häufigkeit von im Mittel 2 h/Tag auf 1,5 h/Tag beschrieben [164]. Minderung der AF-Häufigkeit ohne positive Beeinflussung der Lebensqualität bei [215]. Erhöhte Arrhythmierate in der Pacing-Gruppe bei [237].

> Die Schrittmacherimplantation bei AF ist ohne Vorliegen einer konventionellen Indikation nicht indiziert [219].

### 15.2.7.7 Medikamentöse Rhythmuskontrolle

12 Monate nach Kardioversion sind ohne medikamentöse Rezidivprophylaxe nur ca. 25% der Patienten noch im Sinusrhythmus [26]. Trotz antiarrhythmischer Medikation blieb nach der 3. Kardioversion nur 1 von 7 Patienten im Sinusrhythmus [68]. Eine effiziente Prädiktion der Rezidivneigung durch klinische oder konventionelle echokardiografische Marker ist nicht möglich [161]. Die oft berücksichtigte Größe des LA hinsichtlich Lz.-Erfolg war in AFFIRM von signifikanter, aber relativer Bedeutung: Rezidivrate nach 3 Jahren bei LA < 4,1 cm 62%, bei LA 4,1–4,5 cm 69%, LA 4,6–5,5 cm 70% und LA > 5,5 cm 77% [146]. Möglicherweise erweist sich die Strain- bzw. Strain-rate-Analyse des LA als hilfreich für die Abschätzung der Erfolgsaussichten einer Kardioversion [222].

Unter einer medikamentösen Rezidivprophylaxe mit Chindin oder Sotalol sind ca. 50% der Pat. nach 1 Jahr noch im SR [28]. Geeignet zur Stabilisierung des Sinusrhythmus sind außerdem Flecainid und Propafenon. Klasse-Ic-Antiarrhythmika (bes. Flecainid) sind seit der CAST-Studie bei KHK-Patienten insbes. post Infarkt kontraindiziert.

Als nicht effektiv gelten Ca-Antagonisten und Digitalis [27]. Verapamil war allerdings als Komedikation mit Amiodaron oder Flecainid über 3 Monate effektiv, Rezidivrate 20% vs. 35% [92]. **Metoprolol** ist wirksamer als Placebo, Sinusrhythmus 46% vs. 26% nach 6 Monaten [200], 50% vs. 40% nach 9 Monaten [31]. **Bisoprolol** ist gleich effektiv wie Sotalol, 42% SR nach 1 Jahr [60]. Unter Amiodaron bestand Sinusrhythmus nach 1 Jahr bei 61% [29], nach 2 Jahren bei 62% [224], nach 3 Jahren bei 53% der Patienten [29]. **Amiodaron** war auch in der CTAF-Studie deutlich effektiver als Sotalol oder Propafenon [46].

Zur Dosierung der Antiarrhythmika siehe 15.3.5.4.

In AFFIRM bestand Sinusrhythmus nach 1 Jahr bei 60% der Patienten unter Amiodaron, bei 23% mit Klasse-I-Antiarrhythmika und bei 38% mit Sotalol [89]. In SAFE-T lag die Rezidivrate nach DC-Kardioversion bei chronischem AF unter Amiodaron bei 35%, unter Sotalol bei 60%, Placebo 82% [141].

In einer Subgruppenanalyse der CHF-STAT-Studie zeigte sich ein Überlebensvorteil für Patienten mit chronischer Herzinsuffizienz, die bei AF unter Amiodaron in den SR konvertierten. Bei Herzinsuffizienz mit reduzierter LVEF ist Amiodaron die einzige antiarrhythmische Option [144a]. Eine Kohortenstudie zeigte allerdings ein deutlich erhöhtes Risiko für die Notwendigkeit einer Schrittmachertherapie [74].

Nach 1 bzw. 2 Jahren blieben 80% bzw. 60% der Patienten mit Herzinsuffizienz bei LV-Dysfunktion nach Kardioversion unter **Dofetilid** (noch nicht zugelassenes Klasse-III-Antiarrhythmikum) im SR [39], hierbei kein erhöhtes Mortalitätsrisiko [54]. Unter **Dronedaron** verringertes AF-Rezidivrisiko nach 12 Monaten im Vgl. zu Placebo in EURIDIS und ADONIS, 64% vs. 75% [240]. Reduziertes Risiko für Tod oder Hospitalisierung in ATHENA [228]. Aufgrund der Übersterblichkeit bei Pat. mit Herzinsuffizienz NYHA III–IV und reduzierter LVEF in ANDROMEDA kommt Dronedaron für dieses Patientenkollektiv nicht infrage [241]. Bessere Verträglichkeit, aber geringere Wirksamkeit im Vergleich zu Amiodaron, AF-Rezidiv in 63% (Amiodaron) bzw. 42% (Dronedaron) in DIONYSOS, Zeit bis zum 1. Rezidiv 116 Tage statt 53 Tage [242]. Dosis 2-mal 400 mg, HWZ 24 h, Steady state nach 7 Tagen, keine Schilddrüsenfunktionsstörungen, aber Interaktion mit CYP3A4 [242].

Für das viel genutzte **Chinidin** ergab die Meta-Analyse von Coplen [26] eine Übersterblichkeit, das Risiko letaler Arrhyhtmien dürfte bes. bei eingeschränkter Ventrikelfunktion bestehen. In PAFAC [118] und SOPAT [119] war die Kombination Verapamil + Chinidin vergleichbar effektiv wie Sotalol (Rezidivrate nach 1 Jahr in PAFAC unter Placebo 83%, Sotalol 67%, Chinidin/Verapamil 65%), TdP-Tachykardien wurden nicht registriert.

Das Risiko letaler Proarrhythmien ist unter **Sotalol** gering, aber sicher nicht zu vernachlässigen, Torsade-de-pointes-Tachykardie in 2,3% [118], *Cave:* Kumulation bei Nie-

Therapiealgorithmen der **AHA/ACC/ESC 2006** (mod. nach [185])

| Neu diagnostiziertes AF | → Paroxysmales AF, keine gravierende Symptomatik | → Ggf. Antikoagulation, sonst keine Therapie |
|---|---|---|
| | → Persistierendes AF | a) → Frequenzkontrolle + ggf. Antikoagulation |
| | | b) → Kardioversion + Antikoagulation, zunächst keine lang andauernde Gabe von Antiarrhythmika (evtl. einige Wochen) |
| Rezidivierendes, paroxysmales AF | → Minimale oder keine Symptome | → Ggf. Antikoagulation, keine Antiarrhythmika |
| Rezidivierendes, persistierendes AF | → Keine oder minimale Symptome | → Frequenzkontrolle + ggf. Antikoagulation |
| | → Schwere Symptomatik | → Antiarrhythmische Therapie + Antikoagulation + Kardioversion |
| | | → Ablation erwägen nach mind. 1 Versuch mit antiarrhythmischer Medikation zur Rhythmusstabilisierung |

reninsuffizienz. Sotalol ist das Racemat aus L-Sotalol und D-Sotalol, unter reinem D-Sotalol erhöhte Mortalität in der SWORD-Studie bei Patienten mit KHK und LV-Dysfunktion. Das gängige Racemat Sotalol kann seit der Studie von Julian (reduziertes Risiko für MI und Tod bei Infarktpatienten) als sicher gelten [202].

**Propafenon** und **Flecainid** erscheinen relativ sicher bei Patienten ohne strukturelle Herzkrankung [30, 177]. Unter Beachtung von Kontraindikationen traten in AFFIRM nur in 0,6% TdP-Tachykardien auf, anhaltende VT in 0,25% [124]. Eine Meta-Analyse aus dem Jahr 2002 erbrachte keinen Nachweis einer erhöhten Mortalität unter antiarrhythmischer Medikation [163], ebenfalls keine erhöhte Mortalität unter Flecainid, Propafenon, Sotalol oder Amiodaron in einem sehr großen dänischen Register [235].

Auswahl der Antiarrhythmika nach
**AHA/ACC/ESC 2006** [185]

| Patientenkollektiv | 1. Wahl | 2. Wahl |
|---|---|---|
| Keine strukturelle Herzerkrankung | Flecainid, Propafenon, Sotalol | Amiodaron, Dofetilid oder Ablation |
| Hypertonie ohne relevante LVH | Flecainid, Propafenon, Sotalol | Amiodaron, Dofetilid oder Ablation |
| Hypertonie mit relevanter LVH | Amiodaron | Ablation |
| KHK | Sotalol, Dofetilid | Amiodaron oder Ablation |
| Herzinsuffizienz | Amiodaron, Dofetilid | Ablation |

*Anm.:*
◢ Bei vagalem AF können Digitalis und Betablocker zu einer Verschlechterung führen, Propafenon nicht empfehlenswert, Disopyramid theoretisch bes. geeignet [185].
◢ Bes. bei adrenergem AF sind Betablocker empfehlenswert, in 2. Linie Sotalol und Amiodaron [185].

◢ Betablocker gehören zur 1. Wahl bei AF nach MI, bei Herzinsuffizienz und bei hypertensiver HK [185].

Noch unklar ist der Stellenwert von Substanzen, die auf eine **Beeinflussung des strukturellen atrialen Remodeling**, bes. auf eine Reduktion der Fibrose zielen. Angiotensin II, Aldosteron und $TGF\beta_1$ sind Moleküle mit profibrotischen Eigenschaften.

**Enalapril** scheint bei Patienten im SR und einer EF < 35% bezüglich des Auftretens eines AF primärpräventiv wirksam zu sein (AF in 5% vs. 24% ohne Enalapril nach ca. 3 Jahren) [87]. Enalapril (2-mal 10 mg) als Komedikation zu Amiodaron erhöhte die Wahrscheinlichkeit für Sinusrhythmus (74% vs. 57%) nach 9 Monaten [107].

**Valsartan** reduzierte das Auftreten von AF nach 23 Monaten von 7,95% auf 5,12% in Val-HeFT [140]. In GISSI-AF war Valsartan jedoch unwirksam hinsichtlich der Rezidivhäufigkeit nach stattgehabtem Vorhofflimmern [232]. In LIFE trat bei Hypertonikern ein Vorhofflimmern unter antihypertensiver Medikation mit Losartan seltener auf als unter Atenolol [137], bei Hypertonikern mit AF waren Mortalität und Morbidität unter Losartan geringer als unter Atenolol [138]. AT-I-Blocker und ACE-Hemmer scheinen vergleichbar effektiv, Effekt wohl begrenzt auf Patienten mit LV-Dysfunktion oder LVH, Datenlage noch unzureichend [148].

**Statine** reduzierten das AF-Risiko bei Patienten nach ACS oder nach ACVB-Op. [208], aber diese Pat. haben ohnehin eine Indikation für die Statinmedikation. Atorvastatin (80 mg) hatte in einer Multicenterstudie keinen Effekt [229].

### 15.2.7.8 Probleme bei der AF-Therapie
Zusammenfassend stellt die Stabilisierung des Sinusrhythmus noch ein großes Problem dar. Es gilt, angesichts der möglichen Gefährdung der Patienten durch proarrhythmogene Effekte die Indikation zur antiarrhythmi-

schen Langzeittherapie kritisch zu stellen, auch wenn die Daten aus AFFIRM [124] und von [235] zeigen, dass unter Beachtung der Kontraindikationen eine sichere antiarrhythmische Medikation möglich ist.

Nach 4–5 Jahren waren trotz Antiarrhythmika nur noch 27–31% der Patienten im SR [49], in STAF waren nach 19 Monaten trotz bis zu 4 Kardioversionen nur 23% noch im Sinusrhythmus [83]. In der AFFIRM-Studie [61] waren nach 5 Jahren noch 62% im Sinusrhythmus (hier wurden allerdings auch Patienten mit intermittierendem AF eingeschlossen). Offenbar kann das Auftreten von permanentem AF bei vielen Patienten lediglich hinausgezögert werden. Bei der Bewertung von Therapieverfahren gilt es die häufig asymptomatisch auftretenden Rezidive angesichts der Emboliegefährdung mitzubewerten. Alle neuen Therapieverfahren müssen sich an der Beeinflussung der Therapieziele bei AF messen lassen (s. Kap. 15.2.7.1).

## 15.3 Vorhofflattern

### 15.3.1 Epidemiologie

Inzidenz 0,088%, 5/100 000 im Alter < 50 Jahre, 587/100 000 im Alter > 80 Jahre. Ein Lone atrial flutter ist wesentlich seltener (nur 1,7% aller AFL) als ein idiopathisches Vorhofflimmern, zu 60% gibt es einen Auslöser (z.B. Infarkt, exazerbierte COPD, nach Herz- oder Lungen-Op. [106]). Bei nahezu allen anderen Patienten besteht eine kardiale Grunderkrankung (CHF, KHK etc.) [98].

### 15.3.2 Pathophysiologie

Im Vergleich zum Vorhofflimmern besteht bei Vorhofflattern eine gleichförmige Vorhoferregung durch ein Makro-Reentry. Klassisches Vorhofflattern beruht auf einem **rechtsatrialen Makro-Reentry** im Gegen-

uhrzeigersinn mit einer kranial orientierten Erregung des Vorhofseptums und einer nachfolgend kaudal gerichteten Erregung der lateralen Wand (Typ-I-Flattern). Das Reentry wird bei ca. $^2/_3$ der Patienten durch eine Zone verzögerter Leitung im Isthmus am Boden des RA zwischen V. cava inferior, Koronarvenensinus und Trikuspidal-Anulus ermöglicht [43], sog. isthmusabhängiges Vorhofflattern (CTI = Cavotricuspid isthmus) [106]. Notwendige Voraussetzung hierfür ist die Entstehung eines Leitungsblocks zwischen oberer und unterer V. cava. Dieser Leitungsblock ist nach [213] häufig Folge von Vorhofflimmer-Episoden (funktioneller Block) oder er ist anatomisch fixiert, z.B. nach operativen Eingriffen am RA. **3 von 4 Patienten mit Vorhofflattern haben auch Vorhofflimmern** [213]. Bei der Kombination von AF und typischem AFL führt in 95% die alleinige linksatriale Pulmonalvenenablation (ohne Isthmusablation) auch zum Verschwinden des AFL [214].

Bei atypischem Reentry im Uhrzeigersinn sind die P-Wellen in II, III und AVF positiv und in $V_1$ negativ. Beschrieben wurde weiterhin ein Lower-loop-Reentry (um die V. cava inferior herum) sowie gleichzeitig 2 Reentry-Wellen [106]. Bei atypischem Flattern ist der Reentry-Kreis nicht regelhaft und nur mittels 3-D- Mapping-Techniken zu definieren.

### 15.3.3 Diagnostik

Im **EGK** regelmäßige P-Wellen, Frequenz meist 240–320/min [185].
- ◢ Typ I (Common type): Negative P-Wellen in II, III und AVF [33], „Sägezahnbild"
- ◢ Typ II (Uncommon type): Positives P in II, III und AVF oder andere EKG-Formen

Am häufigsten ist eine 2:1-Überleitung in die Ventrikel mit resultierender Herzfrequenz von ca. 150/min.

## 15.3.4 Prognose

Das **Embolierisiko** wurde bei Vorhofflattern lange Zeit für unbedeutend gehalten. Neuere Arbeiten belegen ein erhöhtes Risiko, sodass auch hier eine Embolieprophylaxe wie bei Vorhofflimmern erfolgen sollte [34, 35, 66, 100, 106].

## 15.3.5 Therapie

Da Vorhofflattern wesentlich seltener ist als Vorhofflimmern, ist die Datenlage insgesamt deutlich begrenzter. Eine Klasse-I-Indikation besteht sowohl für eine medikamentöse Therapie als auch für eine Ablation. Frequenzkontrolle und Rhythmuskontrolle sind wie bei Vorhofflimmern gleichwertige Therapiestrategien **CCS 2004** [176].

### 15.3.5.1 Frequenzkontrolle
AV-Leitungsverzögerung wie bei Vorhofflimmern (s. Kap. 15.2.7.3.2.), medikamentöse Effektivität allerdings geringer.

*Cave:* Klasse-Ic-Antiarrhythmika können die Vorhofffrequenz verlangsamen und dadurch eine 1:1-AV-Leitung mit noch erhöhter Kammerfrequenz ermöglichen!

### 15.3.5.2 Rhythmuskontrolle/
   Sekundärprävention
Für die Stabilisierung des Sinusrhythmus nach Vorhofflattern gibt es weniger verlässliche Daten, da in den Studien nicht zwischen Vorhofflattern und Vorhofflimmern unterschieden wurde [106]. Nach [176] kann analog zum Vorhofflimmern verfahren werden.

### 15.3.5.3 Kardioversion
◢ Elektrische DC-Kardioversion: Bei 1. Schock mit 100 J monophasisch Erfolgsrate 68% [42], Gesamterfolgsrate 95–100% [106], biphasisch mit 50 J 100% [136].
◢ Programmierte Vorhofstimulation: Kann als Option erwogen werden, wenngleich

die Erfolgsrate mit ca. 82% geringer ist als bei DC-Kardioversion [106], besonders Erfolg versprechend bei postoperativem Vorhofflattern [44]. Durch Überstimulation kann anhaltendes Vorhofflimmern hervorgerufen werden.
◢ Medikamentöse Kardioversion: Deutlich niedrigere Erfolgsraten als bei AF, daher nicht empfehlenswert.

### 15.3.5.4 Dosierung der Antiarrhythmika

| Sotalol (nach CTAF [46]) | |
| --- | --- |
| Männer, < 71 Jahre, Kreatinin < 1,6 mg/dl und mind. 70 kg | 2-mal 160 mg |
| Männer, > 70 Jahre oder Kreatinin > 1,5 mg/dl oder < 70 kg | 3-mal 80 mg |
| Frauen, < 70 Jahre und Kreatinin < 1,3 mg/dl | 3-mal 80 mg |
| Frauen, > 70 Jahre oder Kreatinin > 1,2 mg/dl | 2-mal 80 mg |
| **Propafenon (nach CTAF [46])** | |
| < 71 Jahre und mind. 70 kg | 2-mal 300 mg oder 4-mal 150 mg |
| > 70 Jahre oder < 70 kg | 3-mal 150 mg |
| **Flecainid [185]** | 200–300 mg |
| **Amiodaron (nach CTAF [46])** | 10 mg/kg/Tag für 14 Tage, *dann* |
| | 300 mg/Tag für 4 Wochen, *dann* |
| | 200 mg/Tag |
| Stationäre Aufsättigung [185] | 1,2–1,8 g/Tag bis gesamt 10 g |
| Ambulante Aufsättigung [186] | 600 mg/Tag für 4 Wochen |
| Erhaltungsdosis [185] | 100–400 mg/Tag |

### 15.3.5.5 Katheterablation
Besonders erfolgreich bei CTI-abhängigem Vorhofflattern. HF-Ablation im Bereich des Isthmus zwischen VCI und inferiorem Trikuspidalanulus, Ablationserfolg in 90–96% der Fälle, Rezidivrate 10% [33, 190]. Gleiche Er-

folgsrate nach Kryoablation [113]. Während Kryoablation (–75 °C für 4 min) keine Beschwerden, bei Akuterfolg kein Rezidiv [135]. Im Verlauf von 4 Jahren allerdings in 63% Vorhofflimmern [190].

Bessere Lebensqualität, seltenere Rehospitalisierung und niedrigere Rezidivrate (4% vs. 30%) nach Ablation gegenüber medikamentöser Therapie [109, 193], daher beim symptomatischen Pat. neben der medikamentösen Therapie als Therapie der 1. Wahl anzusehen. Etwas ungünstigere Ergebnisse nach Ablation des atypischen AFL bei bislang nur kleineren Serien [191]. Mind. 4-Wochen Antikoagulation nach Ablation. Bei der Kombination von AF und typischem AFL führt in 95% die alleinige linksatriale Pulmonalvenenablation (ohne Isthmusablation) auch zum Verschwinden des AFL [214].

## Literatur

[1] Moe GK et al. Atrial fibrillation as a self-sustaining arrhythmia independend of focal discharge. Am Heart J 1959;5:345–64

[2] Benjamin EJ. Impact of Atrial Fibrillation on the Risk of Death. The Framingham Heart Study. Circulation 1998;98:946–52

[3] Allessie MA et al. Unravelling the electrical mysteries of atrial fibrillation. Eur Heart J 1996;17(Suppl C):2–9

[4] EAFT Study Group: Secondary prevention in non-rheumatic atrial fibrillation after transient ischemic attack or minor stroke. Lancet 1993;342:1255–62

[5] Jung F, DiMarco JP. Treatment strategies for atrial fibrillation. Am J Med 1998;104:272–86

[6] Josephson ME. New approaches to the management of atrial fibrillation. Circulation 1998;98:1594–6

[7] Wellens HJJ et al. for the METRIX Investigators.Atrioverter: An Implantable Device for the Treatment of Atrial Fibrillation. Circulation 1998;98:1651–6

[8] Wolf PA et al. Impact of atrial fibrillation on mortality, stroke and medical costs. Ann Intern Med 1998;158:229–34

[9] Morady F et al. Long-term follow-up after radiofrequency modification of the atrioventricular node in patients with atrial fibrillation. J Am Coll Cardiol 1997;27:113–21

[10] Ewy GA. The optimal technique for electrical cardioversion of atrial fibrillation. Clin Cardiol 1994;17:79–84

[11] Blackshear JL. Management of Atrial Fibrillation in Adults: Prevention of Thromboembolism and Symptomatic Treatment. Mayo Clin Proc.1996;721:150–60

[12] Prystowsky EN et al. AHA Medica/Scientific Statement. Management of Patients with Atrial Fibrillation. Circulation 1996;93:1262–77

[12a] ACC/AHA/ESC Guidelines for the management of patients with atrial fibrillation. Eur Heart J 2001;22:1852–923

[13] Schoonderwoerd BA et al. Electrical and structural remodelling: role in the genesis and maintenance of atrial fibrillation. Prog Cardiovasc Dis 2005;48:153–68

[14] Stroke Prevention in Atrial Fibrillation Investigators Warfarin versus aspirin for prevention of thromboembolism in atrial fibrillation: Stroke Prevention in atrial fibrillation II Study. Lancet 1994;343:687–91

[15] Keane D et al. Nonpharmacologic Therapies for Atrial Fibrillation. Am J Cardiol 1998;81(5A):41C–45C

[16] Silvermann DI, Manning WJ. Role of Echocardiography in Patients Undergoing Elective Cardioversion of Atrial Fibrillation. Circulation 1998;98:479–86

[17] Wood MA et al. Clinical Outcomes after Ablation and Pacing Therapy for Atrial Fibrillation. Circulation 2000;101:1138–44

[18] Sarter BH. Redefining the role of Digoxin in the treatment of atrial fibrillation. Am J Cardiol 1992;69:71G–81G

[19] Kawaguchi AT et al. Risks and Benefits of Combined Maze Procedure for Atrial Fibrillation Associated with Organic Heart Disease. J Am Coll Cardiol 1996;28:985–90

[20] Schmitt C et al. Low Energy Intracardiac Cardioversion after Failed Conventional External Cardioversion of Atrial Fibrillation. J Am Coll Cardiol 1996;28:994–9

[21] Danias PG et al. Likelihood of Spontaneous Conversion of Atrial Fibrillation to Sinus Rhythm. J Am Coll Cardiol 1998;31:588–92

[22] Tebbe U. Kardioversion bei Vorhofflimmern. Med Klin 1995;90:681–7

[23] Arzneimittelkommission der deutschen Ärzteschaft. Fixe Kombination Chinidin/ Verapamil (Cordichin). Dt Ärztebl 1996;93(33):A2106-A2108

[24] Opolski G. Amiodarone in Restoration of Sinus Rhythm in Patients with Chronic Atrial Fibrillation after Unsuccessful Direct-Current Cardioversion. Clin Cardiol 1997;20:337–40

[25] Brignole M. Assessment of Atrioventricular Junction Ablation and VVIR Pacemaker Versus Pharmacological Treatment in Patients with Heart Failure and Chronic Atrial Fibrillation. Circulation 1998;98:953–60

[26] Coplen SE et al. Efficacy and Safety of Quinidine Therapy for Maintenance of Sinus Rhythm after Cardioversion. Circulation 1990;82:1106

[27] Cobbe SM. Using the right drug. A treatment algorithm for atrial fibrillation. Eur Heart J 1997;18(Suppl C):C33–C40

[28] Juul-Möller S et al. Sotalol versus Quinidine for the Maintenance of Sinus Rhythm after Direct Current Conversion of Atrial Fibrillation. Circulation 1990;82:1932

[29] Gosselink ATM et al. Low-Dose Amiodarone for Maintenance of Sinus Rhythm after Cardioversion of Atrial Fibrillation or Flutter. JAMA 1992;267:3289–93

[30] Reimold SC. Avoiding drug problems. Eur Heart J 1997; 18(Suppl C):C40–C44

[31] Kühlkamp V et al. Use of Metoprolol CR/XL to maintain sinus rhythm after conversion from persistent atrial fibrillation. J Am Coll Cardiol 2000;36:139–46

[32] Luchsinger JA, Steinberg J. Resolution of Cardiomyopathy after Ablation of Atrial Flutter. J Am Coll Cardiol 1998;32:205–10

[33] Schmieder S et al. Acute and long-term results of radiofrequency ablation of common atrial flutter and the influence of the right atrial isthmus ablation on the occurrence of atrial fibrillation. Eur Heart J 2003;24:956–62

[34] Irani WN et al. Prevalence of Thrombus, Spontaneous Echo Contrast, and Atrial Stunning in Patients Undergoing Cardioversion of Atrial Flutter. Circulation 1997;95:962–6

[35] Lanzarotti CJ. Olshansky B. Thromboembolism in Chronic Atrial Flutter: Is the Risk Underestimated? J Am Coll Cardiol 1997;30:1506–11

[36] Hocini M et al. Techniques, evaluation, and consequences of linear block at the left atrial roof in paroxysmal atrial fibrillation. Circulation 2005;112:3688–96

[37] Ernst S et al. Modification of the Substrate for Maintenance of Idiopathic Human Atrial Fibrillation. Circulation 1999;100:2085–92

[38] Zimetbaum P et al. Is there a role for maintaining sinus rhythm in patients with atrial fibrillation? Ann Intern Med 2004;141:720–6

[39] Torp-Pedersen C et al. for the Danish Investigations of Arrhythmia and Mortality on Dofetilide Study group. Dofetilide in patients with congestive heart failure and left ventricular dysfunction. N Engl J Med 1999;341:857–65

[40] Spitzer SG, Ebert HH. Vorhofflattern – Diagnostische und therapeutische Strategie. In: Bach R, Spitzer S. Aktuelle Trends in der invasiven Kardiologie, 212–223.1999, Akademische Verlagsgesellschaft, Berlin

[41] Seidl K et al. Klinische Erfahrungen mit dem implantierbaren atrialen Defibrillator (Atrioverter) bei Patienten mit Vorhofflimmern. Z Kardiol 1999;88:574–81

[42] Gallagher MM et al. Initial energy setting, outcome and efficiency in direct current cardioversion of atrial fibrillation and flutter. J Am Coll Cardiol 2001;38:1498–504

[43] Campbell RWF. Atrial flutter. Eur Heart J 1998;19(Suppl E): E37–E40

[44] Peters RW et al. Overdrive atrial pacing for conversion of atrial flutter. Comparison of postoperative with nonpostoperative patients. Am Heart J 1999;1237:100–3

[45] Jessurun ER et al. Results of Maze Surgery for Lone Paroxysmal Atrial Fibrillation. Circulation 2000;101:1559–67

[46] Roy D et al. for the Canadian Trial Atrial Fibrillation Investigators. Amiodarone to prevent recurrence of atrial fibrillation. N Engl J Med 2000;342:913–20

[47] Neuzner J. Nichtpharmakologische Behandlungsmethoden zur Frequenzkontrolle bei Vorhofflimmern: Hochfrequenzstrom-Katheterablation und Kathetermodifikation des AV-Knotens. Z Kardiol 2000;(Suppl 3):III/110–III/121

[48] Costeas C et al. Rhythm management in atrial fibrillation – with a primary emphasis on pharmacological therapy: part 2. Pacing Clin Electrophysiol 1998;21:742–52

[49] Carlsson J et al. Therapy of atrial fibrillation: Rhythm control versus rate control.

Pacing Clin Electrophysiol 2000;23:891–903

[50] Hart RG et al. for the Stroke Prevention in Atrial Fibrillation Investigators. Stroke with intermittent atrial fibrillation: Incidence and predictors during aspirin therapy. J Am Coll Cardiol 2000;35:183–7

[51] Klein AL et al. for the Assessment of Cardioversion Using Transesophageal Echocardiography Investigators. Use of transesophageal echocardiography to guide cardioversion in patients with atrial fibrillation. N Engl J Med 2001;344:1411–20

[52] Kerr CR et al. Progression to chronic atrial fibrillation after the initial diagnosis of paroxysmal atrial fibrillation: results from the canadian registry of atrial fibrillation. Am Heart J 2005;149:489–96

[53] Jaber WA et al. Efficacy of anticoagulation in resolving left atrial and left atrial appendage thrombi: a transesophageal echocardiographic study. Am Heart J 2000;140:150–6

[54] Campbell TJ et al. Mortality in patients with atrial fibrillation – 1 year follow up of EMERALD. J Am Coll Cardiol 2000;35(Suppl A):154A (Abstract)

[55] The SPAF Investigators. Bleeding during antithrombotic therapy in patients with atrial fibrillation. Arch Intern Med 1996;156:409–16

[56] Vikens K et al. Cardiac biochemical markers after cardioversion of atrial fibrillation or atrial flutter. Am Heart J 2000;140:690–6

[57] Hohnloser SH et al. for the PIAF Investigators. Rhythm or rate control in atrial fibrillation – Pharmacological Intervention in Atrial Fibrillation (PIAF): a randomised trial. Lancet 2000;356:1789–94

[57a] Grönefeld GC et al. Impact of rate versus rhythm control on quality of life in patients with persistent atrial fibrillation. Eur Heart J 2003;24:1430–6

[58] Goldstein LB et al. AHA Scientific Statement. Primary Prevention of Ischemic Stroke. Circulation 2001;103:163–82

[59] Haissaguerre M et al. Spontaneous initiation of atrial fibrillation by ectopic beats originationg in the pulmonary veins. N Engl J Med 1998;339:659–66

[60] Plewan A et al. Maintenance of sinus rhythm after electrical cardioversion of persistent atrial fibrillation. Eur Heart J 2001;22:1504–10

[61] The AFFIRM investigators. A comparison of rate control and rhythm control in patients with atrial fibrillation. N Engl J Med 2002;347:1825–33

[62] Ozcan C et al. Sudden death after radiofrequency ablation of the atrioventricular node in patients with atrial fibrillation. J Am Coll Cardiol 2002;40:105–10

[63] Mirza I et al. Biatrial pacing for paroxysmal atrial fibrillation. J Am Coll Cardiol 2002;40:457–63

[64] Kottkamp H et al. Specific linear left atrial lesions in atrial fibrillation. J Am Coll Cardiol 2002;40:475

[65] Seidl K et al. Embolic events in patients with atrial fibrillation and effective anticoagulation: value of transoesophageal echocardiography to guide direct-current cardioversion. J Am Coll Cardiol 2002;39:1436–42

[66] Gallagher MM et al. Embolic complications of direct current cardioversion of atrial arrhythmias: association with low intensity of anticoagulation at the time of cardioversion. J Am Coll Cardiol 2002;40:926–33

[67] Saksena S et al. for the DAPPAF investigators. Improved suppression of recurrent atrial fibrillation with dual-site right atrial pacing and antiarrhythmic drug therapy. J Am Coll Cardiol 2002;40:1140–50

[68] Bertaglia E et al. Success of serial external electrical cardioversion of persistent atrial fibrillation in maintaining sinus rhythm. Eur Heart J 2002;23:1522–8

[69] Kirchhof P et al. Anterior-posterior versus anterior-lateral electrode positions for external cardioversion of atrial fibrillation: a randomised trial. Lancet 2002;360:1275–9

[70] Omran H et al. Antikoagulation bei Vorhofflattern? Dtsch Ärztebl 2002;99(46):A3102–A3107

[71] Twang TS et al. Left ventricular diastolic dysfunction as a predictor of the first diagnosed nonvalvular atrial fibrillation in 840 elderly men and women. J Am Coll Cardiol 2002;40:1636–44

[72] Gillis AM et al. for the PA3 study investigators. Randomized crossover comparison of DDDR versus VDD pacing after atrioventricular junction ablation for prevention of atrial fibrillation. Circulation 2000;102:736–41

[73] van Gelder IC et al. A comparison of rate control and rhythm control in patients

with recurrent resistent atrial fibrillation. N Engl J Med 2002;347:1834–40

[73a] Hagens VE et al. for the RACE study group. Effect of rate or rhythm control on quality of life in persistent atrial fibrillation. J Am Coll Cardiol 2004;43;241–7

[74] Essebag V et al. Amiodarone and the risk of bradyarrhythmia requiring permanent pacemaker in elderly patients with atrial fibrillation and prior myocardial infarction. J Am Coll Cardiol 2003;41:249–54

[75] Walraven CV et al. Oral anticoagulants vs. aspirin in nonvalvular atrial fibrillation. JAMA 2002;288:2441–8

[76] Albers G et al. Antithrombotic therapy in atrial fibrillation. Chest 2001;119:194S–206S

[76a] Singer DE et al. Antithrombotic therapy in atrial fibrillation. Chest 2004;126:429S–456S

[76b] Singer DE et al. Antithrombotic therapy in atrial fibrillation. Chest 2008;133:546S–592S

[77] Chevalier P et al. Amiodarone versus placebo and class Ic drugs for cardioversion of recent-onset atrial fibrillation: a meta-analysis. J Am Coll Cardiol 2003;41:255

[78] Slavik RS et al. Pharmacologic conversion of atrial fibrillation: a systematic review of available evidence. Prog Cardiovasc Dis 2001;44:121–52

[79] Chugh SS et al. Epidemiology and natural history of atrial fibrillation: clinical implications. J Am Coll Cardiol 2001;37:371–8

[80] Kay GN et al. and the APT investigators. The Ablate and Pace trial: a prospective study of catheter ablation of the AV conduction system and permanent pacemaker implantation for treatment of atrial fibrillation. J Interv Cardiac Electrophys 1998;2:121–35

[81] Page RL et al. Asymptomatic or „silent" atrial fibrillation. Circulation 2003;107:1141–5

[82] Arentz T et al. Incidence of pulmonary vein stenosis 2 years after radiofrequency catheter ablation of refractory atrial fibrillation. Eur Heart J 2003;24:963–9

[83] Carlsson J et al. for the STAF investigators. Randomized trial of rate-control versus rhythm-control in persistent atrial fibrillation. J Am Coll Cardiol 2003;41:1690–6

[84] Weerasooriya R et al. The australian intervention randomized control of rate in atrial fibrillation trial (AIRCRAFT). J Am Coll Cardiol 2003;41:1697–702

[85] Lee MA et al. for the ATTEST investigators. The effect of atrial pacing therapies on atrial tachyarrhythmia burden and frequency. J Am Coll Cardiol 2003;41:1926–32

[86] Darbar D et al. Familial atrial fibrillation is a genetically heterogeneous disorder. J Am Coll Cardiol 2003;41:2185–92

[87] Vermes E et al. Enalapril decreases the incidence of atrial fibrillation in patients with left ventricular dysfunction. Circulation 2003;107:2926–31

[88] Reithmann C et al. Risk factors for recurrence of atrial fibrillation in patients undergoing hybrid therapy for antiarrhythmic drug-induced atrial flutter. Eur Heart J 2003;24:1264–72

[89] The AFFIRM investigators. Maintenance of sinus rhythm in patients with atrial fibrillation. J Am Coll Cardiol 2003;42:20–9

[90] Pappone C et al. Mortality, morbidity, and quality of life after circumferential pulmonary vein ablation for atrial fibrillation. J Am Coll Cardiol 2003;42:185–97

[91] Carlson MD et al. for the ADOPT investigators. A new pacemaker algorithm for the treatment of atrial fibrillation. J Am Coll Cardiol 2003;42:627–33

[92] De Simone et al. Verapamil plus antiarrhythmic drugs reduce atrial fibrillation recurrences after an electrical cardioversion (VEPARAF study). Eur Heart J 2003;24:1425–9

[93] Schuchert A et al. Kommentar zu den ACC/AHA/ESC-Leitlinien 2001 zur Prävention arterieller Thromboembolien bei Patienten mit Vorhofflimmern. Z Kardiol 2003;29:694–703

[94] Hylek EM et al. Effect of intensity of oral anticoagulation on stroke severity and mortality in atrial fibrillation. N Engl J Med 2003;349:1019–26

[95] Doll N et al. Die chirurgische Therapie des Vorhofflimmern. Z Kardiol 2003;92:712–20

[96] Blackshear JL et al. Thoracoscopic extracardiac obliteration of the left atrial appendage for stroke risk reduction in atrial fibrillation. J Am Coll Cardiol 2003;42:1249–52

[97] Garcia-Fernandez MA et al. Role of left atrial appendage obliteration in stroke reduction in patients with mitral valve prothesis. J Am Coll Cardiol 2003;42:1253–8

[98] Blomström-Lundquist C et al. ACC/AHA/ESC Guidelines for the ma-

nagement of patients with supraventricular arrhythmias – executive summary. J Am Coll Cardiol 2003;42:1493–531

[99] Stellbrink C et al. Safety and efficacy of enoxaparin compared with unfractionated heparin and oral anticoagulants for prevention of thromboembolic complications in cardioverson of nonvalvular atrial fibrillation. The ACE trial. Circulation 2004;109:997–1003

[100] Schuchert A et al. Kommentar zu den ACC/AHA/ESC-Leitlinien 2001 zur Prävention arterieller Thromboembolien bei Patienten mit Vorhofflimmern. Z Kardiol 2003;92:694–703

[101] Grönefeld G et al. Comparison of outpatient vs. inpatient direct current cardioversion of atrial fibrillation: safety, efficacy, and cost savings. Eur Heart J 2003;5(Suppl H):H19–H24

[102] Oral H et al. Catheter ablation for paroxysmal atrial fibrillation. Circulation 2003;108:2355–60

[103] SPORTIF III investigators. Stroke prevention with the oral direct thrombin inhibitor ximelagatran compared with warfarin in patients with non-valvular atrial fibrillation (SPORTIF III): randomised controlled trial. Lancet 2003;362:1691–8

[104] Ricard P et al. Cardioversion of atrial fibrillation: how and when? Eur Heart J 2003;5(Suppl H):H40–H44

[105] Geller JC et al. Treatment of atrial fibrillation with an implantable atrial defibrillator – long term results. Eur Heart J 2003;24:2083–9

[106] Blomström-Lundquist C et al. ACC/AHA/ESC Guidelines for the management of patients with supraventricular arrhythmias – executive summary. J Am Coll Cardiol 2003;42:1493–531

[107] Ueng K-C et al. Use of enalapril to facilitate sinus rhythm maintenance after external cardioversion of long-standing persistent atrial fibrillation. Eur Heart J 2003;24:2090–8

[108] Capucci A et al. Antiarrhythmic drug therapy: what is certain and what is to come. Eur Heart J 2003;5(Suppl H):H8–H18

[109] Natale A et al. Prospective randomized comparison of antiarrhythmic therapy versus first-line radiofrequency ablation in patients with atrial flutter. J Am Coll Cardiol 2000;35:1898–904

[110] Chen MS et al. Pulmonary vein isolation for the treatment of atrial fibrillation in patients with impaired systolic function. J Am Coll Cardiol 2004;43:1004–9

[111] Spencer FA et al. When guidelines collide … Am Heart J 2004;147:395–7

[112] Orford JL et al. Safety and efficacy of aspirin, clopidogrel, and warfarin after coronary stent placement in patients with an indication for anticoagulation. Am Heart J 2004;147:463–7

[113] Manusama R et al. Catheter-based cryoablation permanently cures patients with common atrial flutter. Circulation 204;109:1636–9

[114] The AFFIRM investigators. Relationship between sinus rhythm, treatment, and survival in the atrial fibrillation follow-up investigation of rhythm management (AFFIRM) study. Circulation 2004;109:1509–13

[115] Olshansky B et al. The atrial fibrillation follow-up investigation of rhythm mangement (AFFIRM) study. J Am Coll Cardiol 2004;43:1201–8

[116] Gage BF et al. Validation of clinical classification schemes for prediciting stroke. JAMA 2001;285:2864–70

[117] Dernellis J et al. Relationship between C-reactive protein concentrations during glucocorticoid therapy and recurrent atrial fibrillation. Eur Heart J 2004;25:110–7

[118] Fetsch T et al. Prevention of atrial fibrillation after cardioversion: results of the PAFAC trial. Eur Heart J 2004;25:1385–94

[119] Patten M et al. Suppression of paroxysmal atrial tachyarrhythmias – results of the SOPAT trial. Eur Heart J 2004;25:1395–404

[120] Kottkamp H et al. Time courses and quantitative analysis of atrial fibrillation episode number and duration after circular plus linear left atrial lesions. J Am Coll Cardiol 2004;44:869–77

[121] Go AS et al. Prevalence of diagnosed atrial fibrillation in adults. JAMA 2001;285:2370–5

[122] McNamara RL. ACC/AHA key data elements and definitions for measuring the clinical management and outcomes of patients with atrial fibrillation. Circulation 2004;10:3223–43

[123] Lloyd-Jones DM et al. Lifetime risk for developement of atrial fibrillation. Circulation 2004;110:1042–6

[124] Kaufmann ES et al. Risk of proarrhythmic events in the atrial fibrillation follow-up investigation of rhythm management (AFFIRM) study. J Am Coll Cardiol 2004;44:1276–82

[125] Perez-Gomez F et al. for the NASPEAF investigators. Comparative effects of antiplatelet, anticoagulant, or combined therapy in patients with valvular and nonvalvular atrial fibrillation. J Am Coll Cardiol 2004;44:1557–66

[126] Gage BF et al. Selecting patients with atrial fibrillation for anticoagulation. Stroke risk stratification in patients taking aspirin. Circulation 2004;110:2287–92

[127] Hsu L et al. Catheter ablation for atrial fibrillation in congestive heart failure. N Engl J Med 2004;351:2373–83

[128] Alboni P et al. Outpatient treatment of recent-onset atrial fibrillation with the „pill-in-the-pocket" approach. N Engl J Med 2004;351:2384–91

[129] Pappone C et al. Prevention of iatrogenic atrial tachycardia after ablation of atrial fibrillation. Circulation 2004;110:3036–42

[130] Hongsheng G et al. Cardioversion of atrial tachyarrhythmias: anticoagulation to reduce thromboembolic complications. Prog Cardiovasc Dis 2004;46:487–505

[131] AFFIRM investigators. Quality of life in atrial fibrillation: the atrial fibrillation follow-up investigation of rhythm management (AFFIRM) study. Am Heart J 2005;149:112–20

[132] Knight BP et al. AHA science advisory. Role of permanent pacing to prevent atrial fibrillation. Circulation 2005;111:240–3

[133] Fang MC et al. Advanced age, anticoagulation intensity, and risk for intracranial hemorrhage among patients taking warfarin for atrial fibrillation. Ann Intern Med 2004;141:745

[134] McMurray J et al. Antiarrhythmic effect of carvedilol after acute myocardial infarction. J Am Coll Cardiol 2005;45:525–30

[135] Montenero AS et al. Long-term efficacy of cryo catheter ablation for the treatment of atrial flutter. J Am Coll Cardiol 2005;45:573–80

[136] Gurevitz OT et al. Comparative efficacy of monophysic and biphasic waveforms for transthoracic cardioversion of atrial fibrillation and atrial flutter. Am Heart J 2005;149:316–21

[137] Wachtell K et al. Angiotensin II receptor blockade reduces new-onset atrial fibrillation and subsequent stroke compared to atenolol. J Am Coll Cardiol 2005;45:712–9

[138] Wachtell K et al. Cardiovascular morbidity and mortality in hypertensive patients with a history of atrial fibrillation. J Am Coll Cardiol 2005;45:705–11

[139] SPROTIF V investigators. Ximelagatran vs. warfarin for stroke prevention in patients with nonvalvular atrial fibrillation. JAMA 2005;293:690–8

[140] Maggioni AP et al. Valsartan reduces the incidence of atrial fibrillation in patients with heart failure: results from the valsartan heart failure trial (Val-HeFT). Am Heart J 2005;149:548–57

[141] Singh BN et al. for the Sotalol Amiodarone Atrial Fibrillation Efficacy Trial (SAFE-T) investigators. Amiodarone versus sotalol for atrial fibrillation. N EngL J Med 2005;352:1861–72

[142] Schulman S et al. Risk of bleeding with long-term antithrombotic therapy in atrial fibrillation. Eur Heart 2005;7(Suppl C):C34–C40

[143] Arentz T et al. Pulmonary haemodynamics at rest and during exercise in patients with significant pulmonary vein stenosis after radiofrequency catheter ablation for drug resistan atrial fibrillation. Eur Heart J 2005;26:1410–4

[144] Kirchhof et al. A trial of self-adhesive patch electrodes and hand-held paddle electrodes for external cardioversion of atrial fibrillation (MOBIPAPA). Eur Heart J 2005;26:1292–7

[145] Karch MR et al. Freedom from atrial tachyarrhythmias after catheter ablation of atrial fibrillation. Circulation 2005;111:2875–80

[146] Olshansky B et al. and the AFFIRM investigators. Are transthoracic echocardiographic parameters associated with atrial fibrillation recurrence or stroke? J Am Coll Cardiol 2005;45:2026–33

[147] Wazni O et al. Radiofrequency ablation vs. antiarhythmic drugs as first-line treatment of symptomatic atrial fibrillation. JAMA 2005;293:2634–40

[148] Healy J et al. Prevention of atrial fibrillation with angiotensin-converting enzyme inhibitors and angiotensin receptor blockers. J Am Coll Cardiol 2005;45:1832–9

[149] Bernhardt P et al. Patients with atrial fibrillation and dense spontaneous echo-

contrast at high risk. J Am Coll Cardiol 2005;45:1807–12

[150] Hindricks G et al. Perception of atrial fibrillation before and after radiofrequency catheter ablation. Circulation 2005;112:307–13

[151] Thomson R et al. Decision analysis and guidelines for anticoagulant therapy to prevent stroke in patients with atrial fibrillation. Lancet 2000;355:956–62

[152] Siaplaouras S et al. randomized comparison of anterolateral versus anteroposterior electrode position for biphasic external cardioversion of atrial fibrillation. Am Heart J 2005;150:150–2

[153] Parkash R et al. Atrial fibrillation in heart failure: high mortality risk even if ventricular function is preserved. Am Heart J 150:701–6

[154] Nieuwlaat R et al. Atrial fibrillation management: a prospective survey in ESC member countries. Eur Heart J 2005;26:2422–34

[155] Stenestrand U et al. Anticoagulation therapy in atrial fibrillation in combination with acute myocardial infarction influences long-term outcome. Circulation 2005;112:3225–31

[156] Packer DL et al. Clinical presentation, investigation, and management of pulmonary vein stenosis complicating ablation for atrial fibrillation. Circulation 2005;111:546–54

[157] Stabile G et al. Catheter ablation treatment in patients with drug-refractory atrial fibrillation: a prospective, multi-centre, randomized, controlled study. Eur Heart J 2006;27:216–21

[158] Oral H et al. Circumferential pulmonary-vein ablation for chronic atrial fibrillation. N Engl J Med 2006;354:934–41

[159] Garcia DA et al. The risk of hemorrhage among patients with warfarin-associated coagulopathy. J Am Coll Cardiol 2006;47:804–8

[160] Freudenberger RS et al. Patients with severly reduced ejection fraction and atrial fibrillation have no benefit from rhythm control: an analysis of the AFFIRM study. J Am Coll Cardiol 2006;4(Suppl A):93A

[161] Raitt MH et al. Prediction of the recurrence of atrial fibrillation after cardioversion in the Atrial Fibrillation follow-up Investigation of Rhythm Management (AFFIRM) study. Am Heart J 2006;151:390–6

[162] Salem DN et al. Antithrombotic therapy in valvular heart disease – native and prosthetic: the seventh ACCP conference on antithrombotic and thrombolytic therapy. Chest 2004;126:447–82

[163] Nichol G et al. Meta-analysis of randomised controlled trials of the effectiveness of antiarrhythmic agents at promoting sinus rhythm in patients with atrial fibrillation. Heart 2002;87:535–43

[164] Lewalter T et al. Individualized selection of pacing algorithms for the prevention of recurrent atrail fibrillation: results from the VIP registry. Pacing Clin Electrophysiol 2006;29:124–34

[165] Nattel S et al. Controversies in atrial fibrillation. Lancet 2006;367:262–72

[166] Tsang TSM et al. Epidemiological profile of atrial fibrillation: a contemporary perspective. Prog Cardiovasc Dis 2005;48:1–8

[167] Nattel S et al. Mechanisms of atrial fibrillation: lessons from animal models. Prog Cardiovasc Dis 2005;48:9–28

[168] Olshansky B. Interrelationsships between the autonomic nervous system and atrial fibrillation. Prog Cardiovasc Dis 2005;48:57–78

[169] Rho RW et al. Asymptomatic atrial fibrillation. Prog Cardiovasc Dis 2005;48:79–87

[170] Gillinov AM et al. Surgical ablation of atrial fibrillation. Prog Cardiovasc Dis 2005;48:169–77

[171] de Denus et al. Rate vs. rhythm control in patients with atrial fibrillation: a meta-analysis. Arch Intern Med 2005;165:258–62

[172] Israel CW et al. Long-term risk of recurrent atrail fibrillation as documented by an implantable monitoring device: implications for optimal patient care. J Am Coll Cardiol 2004;43:47–52

[173] Gowda SA et. al. Cardioversion of atrial fibrillation. Prog Cardiovasc Dis 2005;48: 88–107

[174] Oral H et al. Catheter ablation for paroxysmal atrial fibrillation. Circulation 2003;108:2355–60

[175] Marine JE et al. Catheter ablation therapy for atrial fibrillation. Prog Cardiovasc Dis 2005;48:178–92

[176] Canadian cardiovascular society consensus conference: atrial fibrillation 2004. Executive summary. http://www.ccs.ca

[177] Meinertz T et al. Efficacy and safety of propafenone sustained release in the pro-

phylaxis of symptomatic paroxysmal atrial fibillation (The ERAFT study). Am J Cardiol 2002;90:1300–6

[178] Wijffels MC et al. Atrial fibillation begets atrial fibillation. A study in awake chronically instrumented goats. Circulation 1995;92:1954–68

[179] EAFT study group. Secondary prevention in non-rheumatic atrial fibillation after transient ischaemic attack or minor stroke. Lancet 1993;342:1255–62

[180] Atrial fibillation investigators: echocardiographic predictors of stroke in patients with atrial fibillation. Arch Intern Med 1998;158:1316–20

[181] Atrial fibillation investigators: risk factors für stroke and efficacy of antithrombotic therapy in atrial fibillation. Analysis of pooled data from five randomized controlled trials. Arch Intern Med 1994;154:1449–57

[182] SPAF investigators: Risk factors for thromboembolism during aspirin therapy in patients with atrial fibillation: the stroke prevention in atrial fibillation study. J Stroke Cerebrovasc Dis 1995;5:147–57

[183] Hart RG et al. Factors associated with ischemic stroke during aspirin therapy in atrila fibillation: analysis of 2012 participants in the SPAF I–III clinical trials. Stroke 1999;30:1223–9

[184] Go AS et al. Antithrombotic therapy for stroke prevention in atrial fibillation. Prog Cardiovasc Dis 2005;48:108–24

[185] ACC/AHA/ESC 2006 guidelines for the management of patients with atrial fibillation – executive summary. Eur Heart J 2006; 27:1979–2030

[186] Gosselink AT et al. Low-dose amiodarone for maintenance of sinus rhythm after cardioversion of atrial fibillation or flutter. JAMA 1992;267:3289–93

[187] Nademanee K et al. A new approach for catheter ablation of atrial fibillation: mapping of the electrophysiologic substrate. J Am Coll Cardiol 2004;43:2044–53

[188] The ACTIVE writing group on behalf of the ACTIVE investigators. Clopidogrel plus aspirin versus oral anticoagulation for atrial fibillation in the atrial fibillation clopidogrel trial with irbesartan for the prevention of vascular events (ACTIVE W): a randomised trial. Lancet 2006;367:1903–12

[189] Singh SN et al. Quality of life and exercise performrance in patients in sinus rhythm versus persistent atrial fibillation. J Am Coll Cardiol 2006;48:721–30

[190] Bertaglia E et al. Long term follow up of radiofrequency catheter ablation of atrial flutter: Clinical course and predictors of atrial fibillation occurrence. Heart 2004;90:59–63

[191] Horlitz M et al. Perspektiven für die kurative Therapie komplexer Herzrhythmusstörungen. Dtsch Ärztebl 2006;103(36):A2319–A2325

[192] Oral H et al. Risk of thromboembolic events after percutaneous left atrial radiofrequency ablation of atrial fibillation. Circulation 2006;114:759–65

[193] Da Costa A et al. for the LADIP trial of atrial flutter investigators. Results from the LADIP trial on atrial flutter, a multicentric prospective randomized study comparing amiodarone and radiofrequency ablation after the first episode of symptomatic flutter. Circulation 2006;114:1676–81

[194] Tracy CM et al. ACC/AHA/ACP 2006 update of the clinical competence statement on invasive electrophysiology studies, catheter ablation, and cardioversion. 2006;48:1503–17

[195] Bangalore S et al. Cardioversion in patients with left ventricular thrombus is not associated with increased thromboembolic risk. J Am Soc Echo 2006;19(4) 438–440

[196] Klein AL for the ACUTE II investigators. The use of enoxaparin compared with unfractionated heparin for short term antithrombotic therapy in atrial fibillation patients undergoing transoesophageal echocardiographic-guided cardioversion: assessment of cardioversion using tranoesophageal echocardiography (ACUTE) II randomized multicentre study. Eur Heart J 2006;27:2858–65

[197] Pappone C et al. A randomized trial of circumferential pulmonary vein ablation versus antiarrhythmic drug therapy in paroxysmal atrial fibillation. The APAF study. J Am Coll Cardiol 2006;48:2340–7

[198] Jahangir A et al. Long-term progression and outcomes with aging in patients with lone atrial fibillation. Circulation 2007;115:3050–6

[199] Hylek EM et al. Major hemorrhage and tolerability of warfarin in the first year of therapy among elderly patients with atrial fibillation. Circulation 2007;115:2689–96

[200] Nergardh AK et al. Maintenance of sinus rhythm with metoprolol CR initiated before cardioversion and repeated cardioversion of atrial fibrillation: a randomized double-blind placebo-controlled study. Eur Heart J 2007;28:1351–7

[201] Mant J et al. Warfarin versus aspirin for stroke prevention in an elderly community population with atrial fibrillation (the Birmingham Atrial Fibrillation Treatment of the Aged Study, BAFTA): a randomized controlled trial. Lancet 2007;370:493–503

[202] Julian DG et al. Controlled trial of sotalol for one year after myocardial infarction. Lancet 1982;319:1142–7

[203] Kuck K-H et al. Leitlinie zur Katheterablation. Clin Res Cardiol 2007;96:833–49

[204] Shafig Q et al. ST-segment elevations secondary to electrical cardioversion. Circulation 2007;116:e519–e520

[205] Friberg L et al. Increased mortality in paroxysmal atrial fibrillation: report from the stockholm cohort-study of atrial fibrillation (SCAF). Eur Heart J 2007;28:2346–53

[206] Issac TT et al. Role of inflammation in initiation and perpetuation of atrial fibrillation. 2007;50:2021–8

[207] Hohnloser S et al. for the ACTIVE W investigators. Incidence of stroke in paroxysmal versus sustained atrial fibrillation in patients taking oral anticoagulation or combined antiplatelet therapy. J Am Coll Cardiol 2007;50:2156–61

[208] Fauchier L et al. Antiarrhythmic effect of statin therapy and atrial fibrillation. J Am Coll Cardiol 2008;51:828–35

[209] Ruiz-Nodar JM et al. Anticoagulation and antiplatelet therapy use in 426 patients with atrial fibrillation undergoing percutaneous coronary intervention and stent implantation. J Am Coll Cardiol 2008;51:818–25

[210] Nademanee K et al. Clinical outcomes of catheter substrate ablation for high-risk patients with atrial fibrillation. J Am Coll Cardiol 2008;51:843–9

[211] Fang MC et al. Comparison of risk stratification schemes to predict thromboembolism in people with nonvalvular atrial fibrillation. J Am Coll Cardiol 2008;51:810–5

[212] Casaclang-Verzosa G et al. Structural and functional remodeling of the left atrium. J Am Coll Cardiol 2008;51:1–11

[213] Waldo AL et al. Inter-relationships of atrial fibrillation and atrial flutter. J Am Coll Cardiol 2008;51:779–86

[214] Wazni O et al. Randomized study comparing combined pulmonary vein – left atrial junction disonnetion and cavotricuspid isthmus ablation versus pulmonary vein – left atrial junction disconnection alone in patients presenting with typical atrial flutter and atrial fibrillation. Circulation 2003;108:2479–83

[215] Hemels M et al. for the FACET investigators. Right atrial preventive and antitachycardia pacing for prevention of paroxysmal atrial fibrillation in patients without bradycardia: a randomized study. Europace 2008;10:306–13

[216] Tan ES et al. Long-term outcome of the atrioventricular node ablation and pacemaker implantation for symptomatic refractory atrial fibrillation. Europace 2008;10:412–8

[217] Healey JS et al. Risks and benefits of oral anticoagulation compared with clopidogrel plus aspirin in patients with atrial fibrillation according to stroke risk. (ACTIVE-W). Stroke 2008;39:1482–6

[218] Boldt L et al. Optimal heart failure therapy and successful cardioversion in heart failure patients with atrial fibrillation. Am Heart J 2008;155:890–5

[219] ACC/AHA/HRS 2008 guidelines for device-based therapy of cardiac rhythm abnormalities. J Am Coll Cardiol 2008;51:e1–e62

[220] Stroke risk in atrial fibrillation working group. Comparison of 12 risk stratification schemes to predict stroke in patients with nonvalvular atrial fibrillation. Stroke 2008;39:1901–10

[221] Roy D et al. for the AF-CHF investigators. Rhythm control versus rate control for atrial fibrillation and heart failure. N Engl J Med 2008;358:2667–77

[222] Schneider C et al. Strain rate imaging for functional quantification of the left atrium: atrial deformation predicts the maintenance of sinus rhythm after catheter ablation of atrial fibrillation. Eur Heart J 2008;29:1397–409

[223] Khan M et al. for the PABA-CHF investigators. Pulmonary-vein isolation for atrial fibrillation in patients with heart failure. N Engl J Med 2008;359:1778–85

[224] Ahmed S et al. Continuous vs. episodic prophylactic treatment with amiodarone

for the prevention of atrial fibrillation. JAMA 2008;300(15):1784–92

[225] Jais P et al. Catheter ablation versus antiarrhyhtmic drugs for atrial fibrillation. The A4 study. Circulation 2008;118:2498–505

[226] ESC Guidelines for the diagnosis and treatment of acute and chronic heart failure 2008. Eur Heart J 2008;29:2388–442

[227] Benjamin EJ et al. Prevention of atrial fibrillation. Circulation 2009;119:606–18

[228] Hohnloser S et al. for the ATHENA investigators. Effect of dronedarone on cardiovascular events in atrial fibrillation. N Engl J Med 2009;360:668–78

[229] Almroth H et al. Atorvastatin and persistent atrial fibrillation following cardioversion: a randomized placebo-controlled multicentre study. Eur Heart J 2009;30:827–33

[230] Go AS et al. Impact of proteinuria and glomerular filtration rate on risk of thromboembolism in atrial fibrillation. Circulation 2009;119:1363–9

[231] Oakes RS et al. Detection and quantification of left atrial structural remodelling with delayed enhancement magnetic resonance imaging in patients with atrial fibrillation. Circulation 2009;119:1758–67

[232] GISSI-AF investigators. Valsartan for prevention of recurrent atrial fibrillation. N Engl J Med 2009;360:1606–17

[233] The ACTIVE investigators. Effect of clopidogrel added to aspirin in patients with atrial fibrillation. N Engl J Med 2009;360:2066–78

[234] Gage BF et al. Clincal classification schemes for predicting hemorrhage: result from the national registry of atrial fibrillation (NRAF). Am Heart J 2006;151:713–9

[235] Andersen SS et al. Antiarrhythmic therapy and risk of death in patients with atrial fibrillation: a nationwide study. Europace 2009;11:886–91

[236] Cappato R et al. Prevalence and causes of fatal outcome in catheter ablation of atrial fibrillation. J Am Coll Cardiol 2009;53: 1798–803

[237] Gillis AM et al. Impact of atrial antitachycardia pacing and atrial pace prevention therapies on atrial fibrillation burden over long-term follow-up. Europace 2009;11:1041–7

[238] Holmes DR et al. for the PROTECT AF investigators. Percutaneous closure of the left atrial appendage versus warfarin therapy for prevention of stroke in patients with atrial fibrillation: a randomised non-inferiority trial. Lancet 2009;374:534–42

[239] Connolly SJ et al. and the RE-LY steering committee and investigators. Dabigatran versus warfarin in patients with atrial fibrillation. N Engl J Med 2009;361:1139–51

[240] Singh et al. Dronedarone for maintenance of sinus rhythm in atrial fibrillation od flutter. N Engl J Med 2007;357:987–99

[241] Kober L et al. Increased mortality after dronedarone therapy for sever heart failure. N Engl J Med 2008;358:2678–87

[242] Patel C et al. Dronedarone. Circulation 2009;120:636–44

[243] Wilber DJ. Pursuing sinus rhythm in patients with persistent atrial fibrillation. J Am Coll Cardiol 2009;54:796–8

[244] HRS/EHRA/ECAS expert consensus statement on catheter and surgical ablation of atrial fibrillation: recommendations for personnel, policy, procedures, and follow-up. Europace 2007;9:335-379

## 15.4 Ventrikuläre Tachyarrhythmien

### 15.4.1 Definition

Das Spektrum ventrikulärer Rhythmusstörungen reicht von einzelnen, asymptomatischen Extrasystolen bis hin zum Tod durch Kammerflimmern. Aus klinischer Sicht sind Diagnostik und Therapie ventrikulärer Tachyarrhythmien vor allem auf die Prävention des plötzlichen Herztodes (PHT) ausgerichtet.

Der PHT wird definiert als kardialer Tod, der innerhalb von 1 h nach Auftreten von Symptomen eintritt, er ist verursacht durch VT/VF, Asystolie, elektromechanische Entkoppelung und nicht rhythmusbedingte Ursachen (z.B. Lungenembolie, Aortendissektion).

Anders als z.B. bei SVT oder Bradyarrhythmien ist die Beeinflussung sonstiger Symptome wie Palpitationen, Schwindel oder Dyspnoe von sekundärer Bedeutung.

## 15.4.2 Epidemiologie

Schätzungsweise 100 000–150 000 Patienten sterben pro Jahr in Deutschland am plötzlichen Herztod, bei 80% besteht eine KHK [120]. Die PHT-Inzidenz in der Allgemeinbevölkerung der USA liegt bei 1–2/1 000 pro Jahr [2], davon entfallen bis 80% auf ventrikuläre Tachyarrhythmien. 20% verteilen sich auf Bradyarrhythmie/Asystolie und elektromechanische Dissoziation, in etwa 5% führte eine SVT zum PHT [76]. Eine Risikostratifikation lässt eine Klassifizierung in hohes bzw. niedriges Risiko zu, die Mehrzahl der Ereignisse tritt jedoch in der Personengruppe mit niedrigem Risiko auf [180].

## 15.4.3 Ätiologie

Folgende Ursachen kommen beim VT/VF infrage [2, 3]:

◢ KHK
◢ Kardiomyopathien
◢ Erworbene Vitien (bes. Aortenstenose)
◢ Angeborene Vitien
◢ Primäre elektrophysiologische Anomalien
  – LQTS
  – Brugada-Syndrom
  – WPW
  – Idiopathische VT
  – Idiopathisches VF
  – Katecholaminerge polymorphe VT
◢ Koronaranomalien
◢ Koronarspasmus
◢ Sonstige Ursachen, z.B. Drogen, Trauma

Ca. 80% der Patienten mit PHT haben eine KHK, zu 67% sind die Patienten zum Zeitpunkt des Ereignisses körperlich inaktiv, in einer holländischen Studie ereigneten sich 80% der PHT zu Hause. Die idiopathische dilatative Kardiomyopathie ist für ca. 10% der PHT verantwortlich [2], in ca. 5% der Fälle ergibt sich kein Hinweis auf eine strukturelle

Herzerkrankung [4]. Details zur Arrhythmiegenese bei Herzinsuffizienz s. [175].

## 15.4.4 Pathogenese/Pathophysiologie

◢ Abnorme Automatie (z.B. idioventrikulärer Rhythmus)
◢ Getriggerte Aktivität
  – Frühe Nachdepolarisationen (z.B. Torsade de pointes)
  – Späte Nachdepolarisationen (z.B. digitalisinduzierte Arrhythmien)
◢ Reentry (z.B. anhaltende VT nach Myokardinfarkt)

Anhaltende ventrikuläre Tachyarrhythmien enstehen durch das Zusammenwirken funktioneller Effekte und struktureller Faktoren (sog. arrhythmogenes Substrat) und als Folge eines elektrischen Remodelings [63].

| Strukturelle Faktoren | Funktionelle Faktoren |
|---|---|
| Akuter Infarkt | Passagere Ischämie |
| Infarktnarbe | Hypokaliämie |
| Pathologische Hypertrophie | Proarrhythmischer Effekt von Medikamenten |
| Dilatation | Hypomagnesiämie |
| Fibrose | Katecholaminwirkung |
| Entzündung | |

## 15.4.5 Diagnostik/Risikostratifizierung

Die Diagnostik dient der Qualifizierung und Quantifizierung der ventrikulären Arrhythmie, der prognostischen Einschätzung der Arrhythmie, der Risikostratifizierung hinsichtlich der Gefährdung für den PHT und der Prädiktion der therapeutischen Effizienz. Basis ist die übliche, standardmäßige kardiale Diagnostik einer strukturellen Grunderkrankung mit klinischer Untersuchung – EKG, Rö-Thorax, Echo – sowie ggf. additive

Diagnostik mittels Kardio-MR, Linksherzkatheter und/oder Rechtsherzkatheter und EPU je nach Situation.

Die vitale Gefährdung durch VES/VT/VF steigt mit dem Ausmaß der kardialen Erkrankung. Während ein PHT bei Patienten mit idiopathischer ventrikulärer Tachykardie sehr selten ist, sind z.B. Patienten mit KHK, hochgradig reduzierter LVEF und anhaltender VT als gefährdet einzuschätzen. Weitere diagnostische Untersuchungen beschreiben

◢ den Status des autonomen Nervensystems (z.B. Herzfrequenzvariabilität),
◢ Störungen der Repolarisation (QT-Dispersion und QT-Dauer, T-Wellen-Alternans),
◢ Leitungsstörungen (Registrierung der ventrikulären Spätpotenziale, SAECG).

### 15.4.5.1 EKG

Ventrikuläre Tachykardien zeigen einen verbreiterten QRS-Komplex mit Deformierung; relativ schmale QRS-Komplexe mit geringer Deformierung sind möglich bei einem Fokus im Ventrikel nahe dem His-Bündel mit Depolarisation über die Faszikel.

### EKG-Kriterien der VT

Nach [102] sind die folgenden EKG-Kriterien zu beachten:

◢ AV-Dissoziation (nur in ca. 30% erkennbar)
◢ Fusionsschläge und Capture beats
◢ QRS-Dauer > 140 ms bei RSB-Konfiguration, > 160 ms bei LSB (Ausnahme: WPW-Syndrom und Klasse-Ia- und -Ic-Antiarrhythmika)
◢ RS > 100 ms (Beginn von R bis Nadir von S)
◢ Negativ konkordante QRS-Komplexe in $V_1$–$V_6$, d.h. QS-Komplexe in $V_1$–$V_6$
◢ qR, RS oder Rr' in $V_1$ bei RSB-Konfiguration
◢ Bei LSB-Konfiguration qR oder QS in $V_6$, R in $V_1$ > 30 ms
◢ ÜLT, ÜRT [6]

Bei typischen EKG-Zeichen bzw. anamnestischen Hinweisen für stattgehabten Myokard-

infarkt ist die Wahrscheinlichkeit für VT sehr hoch. Frequenz und hämodynamische Relevanz der Arrhythmie gestatten keine verlässliche Zuordnung zu VT/SVT [102]. Ein Algorithmus differenziert in max. 4 Schritten wie folgt [152]:

| | |
|---|---|
| AV-Dissoziation erkennbar | → Diagnose VT |
| Initiale R-Welle in aVR nachweisbar | → Diagnose VT |
| QRS-Morphologie entspricht nicht einem normalem Schenkelblock | → Diagnose VT |
| Verhältnis der ventrikulären Aktivierungsgeschwindigkeit vi/vt < 1 (ein neuer Index: man misst in den ersten (vi) und in den letzten (vt) 40 ms des QRS-Komplexes den mV-Wert, um den das EKG-Signal ansteigt oder abfällt. Hierfür wird ein QRS-Komplex gewählt, der biphasisch ist (meist $V_2$, $V_3$ oder $V_4$) und in dem Anfang und Ende des QRS-Komplexes gut erkennbar sind. *Beispiel: vi = 0,8 mV, vt 0,2 mV, vi/vt = 4 und damit Diagnose SVT* Sensitivität 95,7% und NPV 83% für die VT-Diagnose) | → Diagnose VT |

***Anm.:*** In unklarer Situation ist Adenosin auch bei Tachykardie mit breitem Kammerkomplex differenzialdiagnostisch einsetzbar, s. Kap. 15.4.7.1 [196].

### Differenzialdiagnose der Tachykardien mit breitem Kammerkomplex

◢ Ventrikuläre Tachykardie/Kammerflattern
◢ Supraventrikuläre Tachykardie mit vorbestehendem oder frequenzabhängigem Schenkelblock
◢ Antidrome AV-Reentry-Tachykardie
◢ Bundle-Branch-Reentry-Tachykardie

### 15.4.5.2 Langzeit-EKG

Qualifizierung von ventrikulären Arrhythmien: Lown-Klassifizierung

| I | < 30 monomorphe VES/h |
|------|------------------------|
| II | > 30 monomorphe VES/h |
| IIIa | Polymorphe VES |
| IIIb | Bigeminus |
| IVa | Couplets |
| IVb | Salven |
| V | R-auf-T-Phänomen |

Diese früher standardmäßig verwendete Klassifizierung hat an Bedeutung verloren, üblich ist heute eine deskriptive Darstellung von Art und Häufigkeit der Arrhythmien.

### Langzeit-EKG zur Risikostratifizierung

Asymptomatische Personen ohne strukturelle Herzerkrankung haben auch bei komplexen, ventrikulären Arrhythmien eine gute Prognose [7].

Patienten ohne VES hatten innerhalb von 6 Monaten **nach Myokardinfarkt** eine Mortalität von 2,0% gegenüber 5,5% bei Patienten mit > 10 VES/h Das Lz.-EKG liefert somit nach Myokardinfarkt einen unabhängigen Prädiktor für Gesamtmortalität und PHT [8]. In einer etwas neueren Studie an Post-Infarkt-Patienten (94% unter Betablo-

cker, 70% Revaskularisationsrate) lag die jährliche Inzidenz des PHT bei 0,65%/Jahr (EF > 35%) bzw. bei 2,7%/Jahr (EF < 36%). Sig. Prädiktoren für PHT waren NSVT und der postextrasystolische Turbulence slope [125], die positiv prädiktive Accuracy war jedoch gering (5–11%). Keine sig. Assoziation zwischen NSVT und Mortalität in DANAMI-2 nach Lyse oder primärer PTCA [151].

In der MADIT-Studie [37] und der MUSTT-Studie [78] konnten mittels Lz.-EKG (Nachweis von NSVT) Post-Infarkt-Patienten mit reduzierter LVEF (< 41%) charakterisiert werden, die unter Berücksichtigung einer zusätzlichen EPU mit Induktion von VT von einer prophylaktischen ICD-Implantation profitieren.

Bei Patienten mit **Herzinsuffizienz** liefert der Befund von NSVT keinen über die klinischen Parameter hinausgehenden Informationsgewinn [78]. Nur 4% (n = 8) der 198 CRT-Pat. (CRT ohne ICD-Teil) hatten innerhalb von ca. 10 Monaten eine anhaltende VT, PHT nur in 1% (n = 2) [193].

Bei **DCM** war bei Nachweis von NSVT die Mortalität nur im Trend (nicht signifikant) erhöht [104]. Nach medikamentöser Therapie der Herzinsuffizienz bei DCM-Patienten mit LVEF < 35% kein erhöhtes Risiko für schwere Arrhythmien bei NSVT im Lz-EKG

Nomenklatur ventrikulärer Tachykardien [36, 138, 195]

| Non-sustained VT (NSVT) | Mind. 3 gekoppelte VES, spontan terminierend < 30 s |
|--------------------------|------------------------------------------------------|
| Sustained VT (SVT) | > 30 s oder hämodynamischer Kollaps oder Terminierung notwendig |
| Monomorphe VT | Stabile, gleichartige QRS-Morphologie |
| Polymorphe VT | Weniger als 6 konsekutive, identische Kammerkomplexe, nach [195] ständig wechselnde Morphologie |
| Pleomorphe VT | Vorhandensein mehrerer monomorpher VT |
| Bidirektionale VT | VT mit von Schlag zu Schlag alternierender QRS-Morphologie |
| Kammerflattern | Monomorphe VT ohne isoelektrische Linie zwischen den QRS-Komplexen, ca. 300/min |
| Kammerflimmern | Irregulärer, sehr schneller Kammerrhythmus (> 300/min) mit starker Variabilität der Zykluslänge, Amplitude und Morphologie des QRS-Komplexes |
| Electrical storm | 3 oder mehr separate Episoden einer anhaltenden VT |

[171]. Stellenwert des Lz.-EKG für DCM-Patienten unklar [180], Durchführung daher nicht indiziert.

**Langzeit-EKG zur Therapiesteuerung**

Die **ESVEM**-Studie belegte für die Therapiesteuerung mit Lz.-EKG eine der EPU vergleichbare Prädiktion der Antiarrhythmikawirksamkeit [10]. Der Nachweis einer Mortalitätssenkung durch eine mittels Lz.-EKG kontrollierte, medikamentöse antiarrhythmische Therapie fehlt bislang.

### 15.4.5.3 Elektrophysiologische Untersuchung

*Indikationen*

Indikationen zur EPU nach **AHA/ACC/ESC 2006** [138]

| | Klasse |
|---|---|
| Nach Myokardinfarkt bei hinweisenden Symptomen (Palpitationen, Präsynkope, Synkope) | I |
| Im Rahmen einer VT-Ablation | I |
| Diagnostische Evaluation einer Tachykardie mit breiten Kammerkomplexen | I |
| Risikostratifikation bei Patienten nach MI mit NSVT bei EF < 40% | IIa |
| Nach Synkope unklarer Genese bei reduzierter LV-Funktion oder struktureller Herzerkrankung | I |
| Bei V.a. rhythmogene Synkope und nicht ausreichenden Ergebnissen in der nicht invasiven Diagnostik | IIa |
| Zur Diagnose eines Bundle branch reentry | I |

Dt. Leitlinien zur EPU von 2007 bei [164].

*Anm.:* Zur Indikationsstellung und Befundinterpretation:

⊿ Die Auslösbarkeit einer anhaltenden, monomorphen VT bei KHK ist das spezifischste und am besten validierte Ergebnis einer Ventrikelstimulation.

⊿ Die Reproduzierbarkeit der EPU-Ergebnisse ist nur mäßig. Im Verlauf von 36 Monaten ergab sich eine erhebliche Variabilität der Induzierbarkeit von Tachyarrhythmien bei ICD-Patienten [40].

⊿ VF lässt sich bei bis zu 10% der Herzgesunden auslösen [124].

⊿ Die Differenzierung einer VT von einer SVT gelingt durch den Nachweis von Capture beats bei atrialer Stimulation und der retrograden Depolarisation des His-Bündels. Bei einer SVT ist während der Tachykardie das HV-Intervall größer oder gleich dem HV-Intervall bei Sinusrhythmus, bei einer VT ist das HV-Intervall kleiner als das HV-Intervall bei SR oder nicht bestimmbar. Beweisend für eine VT ist die Möglichkeit, durch atriales Pacing den QRS-Komplex während einer Tachykardie mit breitem Kammerkomplex zu normalisieren [52].

⊿ Bundle branch reentry ist eine Differenzialdiagnose der Tachykardien bei DCM (und seltener bei Aortenklappenfehlern). Da eine Bundle-branch-reentry-Tachykardie durch Ablation kurativ therapierbar ist, ist hier die Abgrenzung mittels EPU besonders wichtig. Kennzeichnend ist eine LSB-Konfiguration bei antegrader Depolarisation über das rechte Bündel und retrograder Leitung über das linke Bündel mit nachfolgendem His-Signal [52].

⊿ Nach den Ergebnissen von MADIT [37] und MUSTT [77] besteht eine Indikation zur EPU bei Patienten mit einer LVEF < 40% bei KHK und NSVT im Lz.-EKG. Bei Induktion von anhaltenden VT/VF bietet ein ICD einen Überlebensvorteil. Eine EPU bei KHK mit EF > 40% bei Nachweis von NSVT im Lz.-EKG hat keinen abgesicherten Stellenwert.

⊿ Bei Patienten mit KHK, LVEF < 40% und NSVT im Lz.-EKG ließ sich in der MUSTT-Studie in 32% eine monomorphe, anhaltende VT induzieren [38].

⊿ Wird bei einem reanimierten Patienten mit DCM die Indikation zur ICD-Implantation gestellt, ist eine EPU nicht unbedingt notwendig [36].

⊿ Fast als historisch einzustufen ist die serielle EPU zur Therapiekontrolle: Durchführung einer EPU mit dem Befund einer auslösbaren VT – Einstellung auf ein Antiarrhythmikum – erneute EPU. Falls weiter auslösbar – neues Medikament – erneute EPU.

**Ergebnisse der EPU bei Patienten mit überlebtem PHT**

Zusammenfassung der Ergebnisse nach [36]:

⊿ Ventrikuläre Tacharrhythmien induzierbar in 70–80% der Fälle

⊿ Induzierbare monomorphe VT in 36–51%

⊿ Induzierbarkeit von VT/VF bei Patienten ohne strukturelle Herzerkrankung selten

⊿ EPU nach Kammerflimmern bei einer passageren Ischämie selten von klinischer Bedeutung

⊿ Gute Prognose bei Patienten mit dokumentierter Ischämie als Ursache des PHT bei guter LVEF, wenn nach Korrektur der Ischämie keine ventrikulären Tachyarrhythmien mehr induzierbar sind [41].

⊿ In CASH (285 Patienten nach überlebtem PHT) war die Induzierbarkeit einer VT/VF (in 47% möglich) nicht assoziiert mit einem erhöhten Risiko für einen erneuten PHT [107]. Auch die Nicht-Mehr-Induzierbarkeit unter Betablocker oder Amiodaron war nicht assoziiert mit einer besseren Prognose.

⊿ Patienten nach VT/VF (AVID-Kollektiv) hatten in 67% induzierbare SVT oder VF, Induzierbarkeit ohne prädiktiven Wert für Tod oder Rezidiv [132].

⊿ Im MADIT-II-Kollektiv (Z.n. MI + EF < 31%) betrug die 2-Jahres-Ereignisrate für VT oder VF 29,4% für Patienten mit induzierbarer VT/VF und 25,5% für nicht induzierbare Patienten [133].

**EPU zur Risikostratifizierung**

⊿ Risikostratifizierung nach **Myokardinfarkt:** Der positiv prädiktive Wert der EPU zur Prädiktion maligner Tachyarrhythmien liegt relativ niedrig bei 13–42% [16]. Der negativ prädiktive Wert für den PHT ist mit 96% innerhalb von 2 Jahren für Patienten mit ICM und LVEF < 40% sehr hoch [167]. In MUSTT (KHK, LVEF < 41%, NSVT) betrug das Risiko eines PHT nach 5 Jahren 32% bei Patienten mit induzierbarer VT bzw. 24% ohne induzierbare VT [85]. Die **DGK** sieht eine mögliche Indikation bei Post-Infarkt-Patienten mit NSVT und LVEF von 30–40% [165].

⊿ Risikostratifizierung bei **DCM:** Geringe prognostische Wertigkeit induzierbarer Tachyarhythmien und schlechte Übereinstimmung induzierbarer und spontaner Arrhythmien bei DCM-Patienten [39]. Kein klinischer Nutzen [158]. Nach **DGK** ist eine Beurteilung des PHT-Risikos nicht möglich, das gilt auch für die Situation Synkope bei DCM [164].

**EPU zur Therapiesteuerung**

⊿ In MUSTT [77] zeigte sich kein Überlebensvorteil einer EPU-gesteuerten antiarrhythmischen medikamentösen Therapie gegenüber einer Basistherapie (ACE-Hemmer und Betablocker).

⊿ Die EPU-gesteuerte Sotaloltherapie war früher gut etabliert (s. Kap. 15.4.7.2.1), ist aber durch den zunehmenden ICD-Einsatz praktisch bedeutungslos geworden.

⊿ Die EPU-geführte medikamentöse Therapie bei VT/VF infolge Vitium ist unzuverlässig [42].

### 15.4.5.4 Spätpotenzialregistrierung im Signalmittlungs-EKG

**Definition**

◢ QRS länger als 114–120 ms
◢ Signal < 20 mV in den letzten 40 ms des QRS-Komplexes
◢ Terminaler Anteil des QRS-Komplexes < 40 mV für > 38 ms

Die Registrierung niedrigamplitudiger Signale am Ende des regulären QRS-Komplexes infolge fragmentierter bzw. verspäteter Repolarisation dient als Nachweis eines arrhythmogenen Substrates.

Patienten mit pathologischem Signalmittlungs-EGK (SAECG) haben ein erhöhtes Risiko für maligne Rhythmusstörungen und PHT – unabhängig von anderen Markern wie LVEF etc. Der negativ prädiktive Wert bei Patienten nach Myokardinfarkt für einen PHT liegt bei 95–99%, der positiv prädiktive Wert allerdings nur bei 12–30% [83]. Bei Post-Infarkt-Patienten nach Revaskularisation und unter Standardmedikation wurden Spätpotenziale nur in 9,3% gefunden, hier kein sig. Zusammenhang mit schweren Arrhythmien [126]. Im CABG Patch Trial [48] war die Risikostratifizierung mittels SAECG für eine prognostische ICD-Therapie unzulänglich. Bei DCM unbrauchbar [104].

**Die Methode wird für die Routine nicht empfohlen** [180]. IIb-Indikation nach ACC/AHA/ESC 2006 [138].

### 15.4.5.5 Herzfrequenzvariabilität

Die Herzfrequenzvariabilität (HRV) wird als Marker der Effekte des autonomen Nervensystems auf den Herzrhythmus genutzt [17]. Eine verminderte HRV zeigt einen prognostisch ungünstigen erhöhten Sympathikotonus und einen verminderten parasympathischen Tonus. Die HRV wird im Lz.-EKG bestimmt oder als Kurztest, z.B. über 2 min.

Die Verminderung der HRV nach Myokardinfarkt ist ein unabhängiger Risikoindikator für das Auftreten ventrikulärer Tachyarrhythmien bzw. PHT. Die ATRAMI-Studie [34] bestätigte die HRV als unabhängigen Marker für die kardiale Mortalität. Der positive oder negative prädiktive Wert ist jedoch gegenwärtig nicht ausreichend hoch, um eine Therapieentscheidung zu begründen. In DINAMIT war die verminderte HRV als zusätzliches Stratifikationsmerkmal bei der Selektion für eine Primärprävention durch ICD unzureichend. Bei DCM unbrauchbar [104].

**Die Methode wird für die Routine nicht empfohlen** [180]. IIb-Indikation nach ACC/AHA/ESC 2006 [138].

### 15.4.5.6 Baroreflexsensitivität

Eine verminderte Baroreflexsensitivität (BRS) entspricht einer gestörten Balance sympathischer und parasympathischer Effekte auf den kardialen autonomen Grundtonus. Die Testung erfolgt mit der Oxford-Methode durch i.v. Injektion von Phenylephrin und Plotten des Blutdruckanstiegs gegen den Anstieg des RR-Intervalls. Eine verminderte BRS geht einher mit einem erhöhten Mortalitätsrisiko und war in der ATRAMI-Studie ein unabhängiger Prognoseprädiktor [34]. Der positiv prädiktive Wert war jedoch gering [168]. Kardiovaskulärer Tod in rund 25% (vs. ca. 2,5%) bei pathologischem BRS bei 244 Patienten mit LVEF > 35% [169]. Bei DCM unbrauchbar [104].

**Die Methode wird für die Routine nicht empfohlen** [180]. IIb-Indikation nach ACC/AHA/ESC 2006 [138].

### 15.4.5.7 Mikrovolt-T-Wellen-Alternans

Wechselnde Veränderungen der T-Welle entsprechen einer Dispersion der Repolarisation und sind ein Marker für VT/VF. Durchführung als computerbasierte Analyse der T-Welle im Mikrovoltbereich bei einer HF von 100–120/min (meist Belastungsinduziert, sonst atriales Pacing).

NPW 97,2%, PPV 19,2% für Rhythmusereignisse [159]. Bei Patienten nach Myokardinfarkt und EF < 31% möglicherweise sinnvoll zur weiteren Risikostratifizierung hinsichtlich ICD-Indikation [117, 134]. Eine Risikostratifizierung von MADIT-II-Patienten gelang in der MASTER-I-Studie nicht, hier unterschieden sich TWA-positive nicht von den nicht-TWA-positiven Patienten hinsichtlich der Zahl der ICD-Schocks [137, 185].

In einer SCD-HeFT-Substudie unterschieden sich alternanspositive nicht von alternansnegativen Patienten, keine Prädiktion von Mortalität oder Arrhythmien [184]. Diskordante Befunde bei [160, 161] hinsichtlich des PPV bzw. NPV zeigen die Abhängigkeit von der Vortestwahrscheinlichkeit je nach Patientenkollektiv. Die Kombination aus LVEF < 50%, einem abnormen T-Wellen-Alternans und einem gestörten Baroreflex ergab in der REFINE-Studie eine Sensitivität von 37%, Spezifität 93% und eine positive bzw. negative Accuray von 31% bzw. 94% für die Vorhersage von kardialem Tod oder Herzstillstand mit Reanimation [168]. Bei nur 29 entsprechenden Ereignissen bedarf diese Studie einer Bestätigung.

TWA bei DCM nach [104] unbrauchbar, die ALPHA-Studie zeigte allerdings ein sehr niedriges Risiko für Tod/lebensbedrohliche Arrhythmie bei nicht ischämischer Kardiomyopathie (NYHA II–III bei EF ≤ 40%) von nur 1,6% nach 18–24 Monaten [167].

**Derzeit kein Bestandteil der Routinediagnostik [158, 180].**

### 15.4.5.8 QT-Dispersion

Unterschiedliche QT-Intervalle im 12-Kanal-EKG als Marker einer vermehrten Inhomogenität der Repolarisation wurden als möglicher Risikoindikator interpretiert. 12 Postinfarkt-Studien (Übersicht bei [33]) erbrachten divergierende Ergebnisse. Im MADIT-II-Kollektiv wurde eine deutlich erhöhte Rate von VT/VF bei Patienten mit erhöhter QT-Intervall-Variabilität gezeigt [115].

**Die Methode wird derzeit für die Routine nicht empfohlen [180].**

### 15.4.5.9 Herzfrequenzturbulenz/Heart rate turbulence

Darstellung der Änderung der Herzfrequenz (Turbulence slope) als Folge einer parasympathischen Tonusänderung durch eine kompensatorische Pause nach einer Extrasystole. Registrierung im Langzeit-EKG, 15–20 Extrasystolen werden zur Mittelwertbildung mittels entsprechender Software benötigt.

In ISAR-Risk zeigte die HRT in Kombination mit einer pathologischen Dezelerationskapazität bei Post-Infarkt-Patienten und einer LVEF > 30% ein stark erhöhtes 5-Jahres-Mortalitätsrisiko von 39% an [190].

**Für den Alltag noch unzureichende Datenlage [180].**

### 15.4.5.10 Herzfrequenzerholung/Heart rate recovery

Der Rückgang der erhöhten belastungsinduzierten Herzfrequenz ist abhängig vom Parasympathikotonus und ein Mortalitätsmarker.

**Unzureichende Datenlage für den klinischen Alltag [180].**

### 15.4.5.11 LVEF

Einer der stärksten Prädiktoren für die Mortalität und den PHT. Je niedriger die LVEF, desto höher das Risiko durch ventrikuläre Tachyarrhythmien; deutliche Risikozunahme für KHK-Patienten bei EF < 40%. Bei DCM ausgeprägte Risikozunahme bei EF < 30% [104]. Allerdings: KHK-Pat. ohne weitere Risikofaktoren für einen PHT (NSVT, Herzinsuffizienz, Alter, AF, induzierbare VT, funktionelle Einschränkung) hatten auch mit einer LVEF < 30% ein 2-Jahres-Risiko für einen PHT von nur < 5% [170]. Problematisch ist die limitierte Übereinstimmung der LVEF-Quantifizierung zwischen den verschiedenen Methoden und die bes. hohe Variabilität (bis 10%) der echokardiografischen LVEF-Bestimmung. Da die meisten PHT-Fälle bei Personen mit erhaltener LVEF auftreten, ist insbesondere für diesen Personenkreis eine zusätzliche Diagnostik zur besseren Risiko-stratifikation notwendig. Andererseits erleiden die allermeisten Patienten in der durch eine LVEF < 30–35% charakterisierten Hochrisikogruppe keinen PHT, auch hier ist eine präzisere Prädiktion erforderlich [180].

#### 15.4.5.12 Diagnostik nach überlebtem PHT

Zur Diagnostik nach überlebtem PHT s. [186]. In Abhängigkeit von Anamnese und Vorbefunden

◢ Ruhe-EKG

◢ Echo

◢ Koronarangiografie

◢ Belastungs-EKG

◢ MRT

◢ Medikamentöse Provokation: Natriumkanalblocker (Brugada-Syndrom), Epinephrin (LQTS)

◢ EPU

### 15.4.6 Prognose

◢ Rezidivrate nach überlebtem PHT 45% nach 2 Jahren [41].

◢ Risiko eines erneuten PHT nach überlebtem PHT in den ersten 6 Monaten 11,2%. Eine EF < 35% ist ein starker Risikomarker für erneuten PHT; erneuter PHT innerhalb von 4 Jahren 59% bei EF < 35% und Induzierbarkeit von VT/VF trotz Klasse-I-Antiarrhythmika [56].

◢ Anhaltende VT: 20% Mortalität in 2 Jahren [43].

◢ Asymptomatische VT: 2-Jahres-Mortalität 23% mit Therapie [46].

◢ Nach PHT unter Amiodaron: im 1. Jahr 9%, dann 3–4%/Jahr [55].

◢ Ungeklärte Synkope: 2-Jahres-Mortalität 16% mit Therapie [46].

◢ KHK-Pat. mit LVEF < 30% ohne weitere Risikofaktoren für PHT (NSVT, Herzinsuffizienz, Alter, AF, induzierbare VT, funktionelle Einschränkung) hatten ein 2-Jahres-Risiko für einen PHT von nur < 5% [170].

◢ Für Patienten mit KHK und LVEF < 40% (MUSTT Kollektiv) wurde zur Risikoprädiktion (Mortalität oder PHT) ein Score entwickelt, der jedoch noch einer Validierung bedarf [170].

**Risiko des PHT bei Patienten mit Herzinsuffizienz in Abhängigkeit vom NYHA-Status [45]**

| NYHA-Klasse | Jährliche Mortalität | Davon PHT |
|---|---|---|
| II | 5–15% | 50–80% |
| III | 20–50% | 30–50% |
| IV | 30–70% | 5–30% |

### 15.4.7 Therapie

#### 15.4.7.1 Akuttherapie

*Indikationen*
Anhaltende oder symptomatische VT, Kammerflimmern. Vor Therapiebeginn (soweit möglich) noch ein 12-Kanal-EKG ableiten, um eine Differenzialdiagnose zu ermöglichen und um ggf. ein Vergleichs-EKG für eine spätere EPU zu haben! Immer an akuten Myokardinfarkt denken und diesen ausschließen!

##### 15.4.7.1.1 Konservative Akuttherapie

Als primärer Therapieansatz ist die medikamentöse Therapie nur möglich bei hämodynamisch relativ stabilen Patienten, z.B. auch wenn eine Kurznarkose wegen kurz zurückliegender Nahrungsaufnahme vermieden werden soll. Vorher unbedingt 12-Kanal-EKG! Nicht mehr als 1 Antiarrhythmikum applizieren [87]! Die medikamentöse Therapie kommt vor allem bei rezidivierenden VT zum Einsatz.

**Amiodaron:** 150-mg-Bolus, dann 1 mg/min über 6 h, dann 0,5 mg/min, evtl. zusätzliche 150-mg-Bolusgaben [51], max 2 g/Tag. 5 mg/kg über 20–30 min, dann 900–1 200 mg/24 h [120]. Mittel der 1. Wahl, auch bzw. bes. bei LV-Dysfunktion [87]. In **ALIVE** [88]

war Amiodaron besser als Lidocain (347 Patienten mit Out-of-hospital-VF), in **ARREST** war Amiodaron besser als Placebo bei schockrefraktärem Kammerflimmern. Klasse-I-Indikation bei rezidiv. polymorpher VT, IIa-Indikation bei monomorpher SVT nach **AHA/ACC/ESC 2006** [138].

**Adenosin:** Keine Wirkung bei VT mit breitem Kammerkomplex bei 98%, hingegen positive Wirkung bei 90% der Patienten mit SVT bei breitem Kammerkomplex, daher sicher und effektiv auch in der Situation einer nicht zuzuordnenden Breitkomplextachykardie einsetzbar, Dosis 12 mg [196].

**Ajmalin:** Bolus 50 mg in 3 min, Unterbrechung einer VT in 63% der Fälle [58]. 1 mg/kg nach [120]. IIa-Indikation bei monomorpher SVT nach **AHA/ACC/ESC 2006** [138]

**Sotalol:** 1–1,5 mg/kg mit 10 mg/min [87], wenig praktikabel aufgrund der langsamen Injektionsgeschwindigkeit. IIa-Indikation bei rezidivierender monomorpher VT nach **AHA/ACC/ESC 2006** [138].

**Betablocker:** Klasse-I-Indikation bei rezidiv. polymorpher VT, insbes. bei V.a. Ischämie als Auslöser, **AHA/ACC/ESC 2006** [138].

**Lidocain:** Bolus 1–2 mg/kg, evtl. zusätzlich 1- bis 2-mal 1mg/kg, dann 1–4 mg/min als Infusion [50]. Früher Standard, heute Mittel der 2. Wahl [87], IIb-Indikation [138].

**Flecainid/Propafenon:** 1–2 mg/kg [120]. Als Einzelfallentscheidung.

**Magnesium:** Indikation bei Torsade de pointes, bei ventrikulären Tachyarrhythmien durch Digitalisüberdosierung oder Magnesiummangel und bei multifokaler atrialer Tachykardie; Dosierung in der Literatur sehr unterschiedlich, z.B. Magnesiumsulfat 2 g i.v. als Bolus, dann 8 g/24 h bis 10 g über 5 h [53].

**Behandlung passagerer Ursachen:** Hypokaliämie, proarrhythmische Medikamente, akute Ischämie, Intoxikation, erworbenes LQTS, Hyperthyreose.

### 15.4.7.1.2 Operativ-interventionelle Akuttherapie

**Kardioversion, R-Wellen-getriggert:** Bei VT mit hämodynamischer Instabilität oder auch als 1. Therapie bei stabilem Patient [86, 138]. 1. Schock biphasisch mit 120–150 J [57].

**Defibrillation:** Bei VF. 1. Schock biphasisch mit mind. 150 J [57].

*Anm.:* Der präkordiale Faustschlag ist praktisch unwirksam [150]. Die wenigen dokumentierten erfolgreichen Schläge wurden < 10 s nach Einsetzen von VF gegeben, nur IIb-Indikation [138].

**Notfallmäßige Koronarangiografie:** Wenn bei rezidiv. polymorpher VT eine Ischämie als Ursache nicht ausgeschlossen werden kann [138].

### 15.4.7.2 Sekundärprävention

Während vor Jahren bes. auch bei KHK-Patienten die Differenzialindikation der medikamentösen VT/VF-Prophylaxe diskutiert wurde, stellt sich heute zunächst die Frage einer ICD-Indikation. Die optimale Therapie für Patienten mit hämodynamisch tolerierter anhaltender VT ist weiter in der Diskussion [165, 166]. Absolut wichtig ist es, passagere Faktoren auszuschließen und die kardiale Grunderkrankung zu erkennen (Brugada vs. schwere DCM vs. erworbenes Long-QT etc.).

### 15.4.7.2.1 Konservative Sekundärprävention

#### Betablocker

Nachgewiesen ist die Reduktion des Risikos für PHT bei Post-Infarkt-Patienten sowie bei Patienten mit Herzinsuffizienz bei reduzierter LV-Funktion [9, 11]. In CAPRICORN [119] reduzierte Carvedilol nach AMI bei EF < 40% die Inzidenz von VT/VF von 3,9% auf 0,9%. In der relativ klein dimensionierten CASH-Studie war Metoprolol gleich effektiv wie Amiodaron [20]. In der AVID-Studie zeigte sich ebenfalls ein positiver Effekt hinsichtlich des Überlebens [74].

Betablocker sind bei den meisten kardialen Erkrankungen ohnehin Bestandteil der Dauertherapie, in der ICD-Ära sind Betablocker andererseits als Monotherapie nur bei KI gegen ICD zu erwägen bzw. dann, wenn noch keine ICD-Indikation gegeben ist (ggf. in Kombination mit Amiodaron).

Betablocker sind Klasse-I-Indikation bei angeborenem LQTS nach **AHA/ACC/ESC 2006** [138].

### ACE-Hemmer
Reduktion des Risikos eines PHT nach stattgehabtem Myokardinfarkt [65], direkte antiarrhythmische Wirkung unzureichend dargestellt. Als alleinige Therapie nicht empfohlen.

### Sotalol
**EPU-gesteuerte Therapie:** In ca. 45% gelang eine Suppression der Induzierbarkeit von VT/VF [23]. Eine Suppression der Induzierbarkeit unter Sotalol hat einen hohen Vorhersagewert für Rezidivfreiheit [23], jedoch nicht für ein arrhythmiefreies Überleben [32]. Die Methode ist vom ICD verdrängt worden.

**Mittels Lz.-EKG gesteuerte Therapie:** Eine > 75- bis 80%ige Suppression von VES gelingt bei ≥ 65% der Patienten [14]. In ES-VEM war Sotalol den anderen Antiarrhythmika überlegen, die mittels Lz.-EKG geführte Therapie war gleich effektiv wie eine durch EPU kontrollierte Therapie.

**Empirische Sotaloltherapie:** In einer placebokontrollierten Post-Infarkt-Studie [29] zeigte sich ein nicht signifikanter positiver Trend zugunsten von Sotalol. Sotalol senkt die Rezidivrate nach VT/VF und reduziert die Frequenz von VES im Lz.-EKG. Der Nachweis einer Senkung der Mortalität wurde nicht erbracht, Sotalol ist seit der AVID-Studie [49] keine optimale Prophylaxe des PHT mehr. Die Reduktion der VT-Häufigkeit wird genutzt, um die Häufigkeit von ICD-Therapie-Abgaben zu reduzieren. Mit dem Ziel der Symptomreduktion ist Sotalol nach **AHA/ACC/ESC 2006** [138] eine IIa-Indikation für Pat. mit VT und LV-Dysfunktion post MI, zudem eine Option bei Patienten, die einen ICD ablehnen.

### Amiodaron
**EPU-gesteuerte Therapie:** Relativ kleine Datenbasis, bislang keine überzeugenden Ergebnisse [21]. Auch bei Respondern lag die Rate des plötzlichen Herztodes nach 63 Monaten mit 21% deutlich höher als mit 2% nach ICD-Implantation [89].

**Empirische Amiodarontherapie als Primärprävention des PHT nach Myokardinfarkt:** In CAMIAT [25] reduzierte Amiodaron das Risiko von VF und arrhythmiebedingtem Tod nach Infarkt bei Patienten mit > 10 VES/h bzw. ≥ 1 NSVT im Lz.-EKG. In EMIAT [26] zeigte sich ebenfalls eine Reduktion des rhythmusbedingten Todes nach Infarkt bei Patienten mit EF < 40%. Beide Studien ergaben jedoch keinen signifikanten Unterschied der Gesamtmortalität.

**Empirische Amiodarontherapie als Primärprävention des PHT bei Herzinsuffizienz:** Amiodaron zeigte in der CHF-STAT-Studie [13] keinen Einfluss auf die Mortalität, während in GESICA [15] die Mortalität signifikant reduziert wurde (in GESICA gab es deutlich mehr DCM-Patienten). Zusammenfassend ergaben 2 Meta-Analysen [27, 28] eine signifikante Reduktion der Gesamtmortalität und der Mortalität bezüglich PHT. Eine zusätzliche Betablockertherapie scheint das PHT-Risiko weiter zu reduzieren [64]. In **SCD-HeFT** [111] war Amiodaron nicht effektiver als Placebo (NYHA II–III, EF < 35%, n = 2 521) und gehört seitdem nicht zur Standardtherapie. Eine Meta-Analyse unter Einschluss dieser Daten zeigt eine sig. Reduktion von PHT (26/1 000 Behandelte) und kardiovaskulärem Tod (24/1 000) und eine nicht sig. Reduktion der Gesamtmortalität (15/1 000) [192].

**Empirische Amiodarontherapie als Sekundärprävention nach überlebtem PHT:**

In der CASCADE-Studie lag die Häufigkeit des Endpunktes kardiale Mortalität oder anhaltende VT nach 2 Jahren bei 78% und nach 4 Jahren bei 52% [24]. 40% der Patienten beendeten die Amiodarontherapie oder hatten ein Cross-over zu einer anderen Therapie. Die Inzidenz des PHT bei 589 Patienten mit VT/VF/SVT betrug unter Amiodaron im ersten Jahr 9% und nachfolgend ca. 3%/Jahr [81].

Zusammenfassend reduziert Amiodaron die Rezidivrate für VT/VF, das Risiko für PHT und kardiovaskulären Tod und möglicherweise auch die Gesamtmortalität [192]. Amiodaron ist damit eine Option bei (noch) nicht gegebener ICD-Indikation zur Therapie rezidivierender VT, auch in Kombination mit Betablockern (Klasse IIa nach **AHA/ACC/ESC 2006** [138]).

Die neueren Klasse-II-Antiarrhythmika Dofetilid und Azimilid zeigten ebenfalls keinen Überlebensvorteil und sind in Deutschland noch nicht zugelassen. Abbruch der ANDROMEDA-Studie wegen Übersterblichkeit herzinsuffizienter Patienten unter Dronedaron [174].

### Klasse-I-Antiarrhythmika

In der **CAST**-Studie wurde für Post-Infarkt-Patienten eine Übersterblichkeit unter Therapie mit Flecainid gezeigt [47]. In der ES-VEM-Studie [12] war die Mortalität unter Sotalol geringer als unter den Klasse-I-Antiarrhythmika Mexiletin, Procainamid und Propafenon. In der CASH-Studie wurde der Propafenon-Arm wegen Übersterblichkeit frühzeitig beendet.

Klasse-I-Antiarrhythmika sind daher nur noch Reservetherapeutika für spezielle Situationen, nach Myokardinfarkt sind Antiarrhythmika der Klasse Ic kontraindiziert [138]. Gelegentlich und versuchsweise wird Mexiletin zusätzlich zu Betablocker und Amiodaron zur Reduktion von sehr häufigen Rhythmusereignissen bei ICD-Patienten eingesetzt.

### 15.4.7.2.2 Operativ-interventionelle Sekundärprävention

#### HF-Ablation

Patienten mit monomorpher **VT ohne strukturelle Herzerkrankung** können mit hoher Erfolgsrate geheilt werden, (> 90%, [43]). Bei Patienten mit KHK oder DCM liegen die Erfolgsraten viel niedriger. Die Ergebnisse sind seit Einführung des elektroanatomischen Mappings deutlich besser geworden (Akuterfolge 85–90%), die Rezidivrate ist jedoch hoch [127, 195]. Problematisch bleiben Pat. mit tief intramuralem oder epikardialem VT-Ursprung (10–30%) und solche mit fehlender Mapping-Möglichkeit (polymorphe VT, hämodynamisch sehr instabile VT, nicht induzierbare VT) [155].

Bei **Z.n. MI** ist der initiale Erfolg in 77–95% der Fälle zu erzielen [155], Rezidivfreiheit über 6–8 Monate in der Größenordnung von 50% [195]. Die berichtete Arrhythmiefreiheit von 98% in einem Zentrum ist die Ausnahme [91].

Bei Patienten mit **DCM** entsteht die VT in 80% durch ein narbenassoziiertes Reentry [195], die Erkrankung betrifft den LV jedoch i.d.R. vollständig. Die Datenlage ist schlecht. Es gelang eine Ablation bei 12 von 22 Patienten mit nachweislichem Reentry, anhaltende Arrhythmiefreiheit in nur 54% [109]. Epikardiale Ablation in $^1/_3$ der Fälle notwendig [155].

Bei **Bundle branch reentry** nahezu 100% Erfolgsrate. Meist LSB-Konfiguration, auf Med. nicht ansprechend [195].

Bei Patienten **nach ICD-Implantation** ist eine deutliche Reduktion der Häufigkeit einer Therapieabgabe möglich [75]. Die Ablation ist als Therapie bei **Incessant-VT** etabliert. In Einzelfällen konnten auch bei Electrical storm gute Ergebnisse erzielt werden [155]. Schwere Komplikationen früher in bis zu 10% [84], aktuell nur noch selten.

Indikationen zur HF-Ablation nach
**ACC/AHA/ESC 2006** [138]

| | Klasse |
|---|---|
| Anhaltende VT, bes. monomorphe VT bei niedrigem PHT-Risiko | I |
| Bundle-branch-reentry-Tachykardien | I |
| Nach ICD-Implantation, wenn aufgrund von VT multiple Schocks abgegeben wurden und sich das Problem nicht durch Umprogrammierung oder durch medikamentöse Therapie lösen lässt | I |
| Nach überlebtem PHT bei WPW-Syndrom infolge VF durch übergeleitetes AF | I |
| U.U. bei symptomatischen NSVT oder symptomatischen VES | IIa |

## Rhythmuschirurgie

In 5 Serien mit 483 Patienten lag die Mortalität bei chirurgischer VT-Ablation im Mittel bei 13,4% [43]. Rhythmuschirurgische Eingriffe werden nur noch extrem selten als Option bei ansonsten therapierefraktären, sehr häufigen VT-Episoden in Erwägung gezogen, evtl. in Kombination mit einer Aneurysmektomie.

## Revaskularisation

Prä-Op. induzierbares Kammerflimmern, das nach ACVB nicht mehr auslösbar ist (bei erhaltener LV-Funktion), könnte diejenigen Patienten identifizieren, die keine zusätzliche Therapie benötigen [54]. Ein kardiales Überleben von 98% nach ACVB bei Patien-

Indikationen zur Ablation nach **EHRA/HRS 2009** [195]

| Patienten mit struktureller Herzerkrankung (Z.n. MI, DCM, ARVD) | Empfohlen bei | Anhaltender, symptomatischer VT, auch terminierter VT durch ICD, wenn Med.-Therapie nicht effektiv ist, nicht toleriert wird oder nicht gewünscht wird |
|---|---|---|
| | | Incessant-, symptomatischer, anhaltender, monomorpher VT/Electrical storm, nicht durch transiente Faktoren ausgelöst |
| | | Bundle branch reentry oder faszikulärer VT |
| | | Häufigen VES oder VT, die vermutlich eine ventrikuläre Dysfunktion ausgelöst haben |
| | | Rezidivierender, anhaltender polymorpher VT/VF, med.-therapierefraktär, bei vermutetem ablationsfähigem Trigger |
| | Zu erwägen bei | Einer oder mehreren Episoden einer symptomatischen monomorphen VT trotz Klasse-I-/-III-Antiarrhythmika |
| | | Rezidivierender symptomatischer monomorpher VT bei Z.n. MI mit LVEF > 30% und Lebenserwartung < 1 Jahr als Alternative zu Amiodaron |
| | | Hämodynamisch tolerierter symptomatischer monomorpher VT mit LVEF > 35% bei Z.n. MI, auch ohne gescheiterten Versuch mit Antiarrhythmika |
| Patienten ohne strukturelle Herzerkrankung | Empfohlen bei | Monomorpher VT mit schwerer Symptomatik |
| | | Monomorpher VT, wenn Med.-Therapie nicht effektiv ist, nicht toleriert oder nicht gewünscht wird |
| | | Rezidivierender VT oder VF (Electrical storm) bei vermutetem ablationsfähigem Trigger |
| Kontraindikation gegen VT-Ablation | | Vorhandensein eines mobilen Thrombus (epikardiale Ablation erwägen) |
| | | Asymptomatische VES oder NSVT, die vermutlich nicht eine ventrikuläre Dysfunktion induziert haben |
| | | VT infolge passagerer Einflüsse (akute Ischämie, Hyperkaliämie, medikamenteninduzierte TdP) |

ten mit überlebtem PHT wurde berichtet [54]. 2 Observationsstudien zeigten keinen Vorteil durch operative Revaskularisation [182, 183]. Randomisierte Studien zur Sekundärprophylaxe fehlen. Die Rekanalisation eines chronisch verschlossenen Gefäßes gemäß der Open artery hypothesis reduzierte in der OAT-Studie weder die Parameter einer gesteigerten ventrikulären Vulnerabilität (HRV, SAECG etc.) noch den PHT [189].

Als alleiniges Therapieverfahren kommt eine Myokardrevaskularisation nach überlebtem PHT nur infrage, wenn eine dokumentierte Ischämie Ursache der Arrhythmie ist und bei normaler LV-Funktion kein Post-Infarkt-Zustand vorliegt [43, 138]. Bei Patienten nach Myokardinfarkt mit Narbe ist nicht mit ausreichender Sicherheit anzunehmen, dass die VT allein ischämiebedingt ist und der Fokus nicht doch im periinfarziellen Randgebiet liegt. Dabei wird angenommen, dass eine Ischämie eher zur polymorphen VT oder zum Kammerflimmern führt, als dass eine anhaltende, monomorphe VT induziert wird. Bei Patienten nach Myokardinfarkt mit induzierbarer monomorpher Tachykardie wird eine alleinige Myokardrevaskularisation unzureichend sein [138].

Die Revaskularisation ist andererseits eine Klasse-I-Indikation (mit Betablocker) bei rezidivierender oder anhaltend-polymorpher VT nach **AHA/ACC/ESC 2006** [138]. Klinischer Alltag nach relevantem Ereignis (anhaltende VT mit (Prä-)Synkope, überlebter PHT) ist die Revaskularisation (falls möglich und notwendig) mit zusätzlicher ICD-Implantation.

### ICD

In der **AVID**-Studie [49] zeigte sich die Überlegenheit der ICD-Therapie gegenüber einer medikamentösen Therapie (Amiodaron oder Sotalol) bei Patienten mit überlebtem VF oder mit symptomatischer VT. Die Überlebensraten in der ICD/Med.-Gruppe lagen nach 1 Jahr bei 89%/82%, nach 2 Jahren bei 82%/75% und nach 3 Jahren bei 75%/64%. Nach 3 Jahren war die mittlere Überlebenszeit in der ICD-Gruppe 3,2 Monate länger im Vergleich zur medikamentösen Therapie (s. Kap. 15.6).

*Anm.:* Patienten, die einen Herzstillstand durch polymorphe VT/VF überleben und bei denen Elektrolytstörungen festgestellt werden, sollten langfristig behandelt werden wie Patienten ohne diese Elektrolytstörungen. Patienten mit monomorpher VT und bestehender antiarrhythmischer Therapie oder Elektrolytstörungen sollten behandelt werden wie andere Patienten ohne diese Begleitumstände auch. Bei Pat. mit Klappenvitium und VT/VF sollten diese beiden Probleme unabhängig voneinander therapiert werden (**AHA/ACC/ESC 2006** [138]).

## 15.4.8 Spezifische Formen

### 15.4.8.1 Akzelerierter idioventrikulärer Rhythmus

◢ Regelmäßiger, relativ langsamer ventrikulärer Rhythmus, HF 60–110/min, Dauer wenige Sekunden bis 1 Minute [62].
◢ Beendigung des AIR, sobald die Vorhoffrequenz die AIR-Frequenz übersteigt
◢ Meist AV-Dissoziation, selten VA-Leitung
◢ Häufig Fusionsschläge
◢ Möglich bei allen Herzerkrankungen, bes. KHK und Digitalisüberdosierung, selten auch bei Herzgesunden – typisches Vorkommen als Reperfusionsarrhythmie bei akutem Myokardinfarkt
◢ Gute Prognose, meist keine antiarrhythmische Therapie notwendig

### 15.4.8.2 Arrhythmogene rechtsventrikuläre Dysplasie/Kardiomyopathie

Kardiomyopathie mit Manifestation am rechtsventrikulären Myokard, fibrolipomatöser Ersatz des Myokardgewebes. Auftreten von ventrikulären Tachykardien mit LSB-Konfiguration bei RT oder ÜLT [74] (s. Kap. 6.6).

### 15.4.8.3 Brugada-Syndrom

#### 15.4.8.3.1 Definition
1992 erstmalig beschrieben. Spezifische, angeborene Form einer Primary electrical disease [19, 92]. Klinische Manifestation mit Synkopen oder plötzlichem Herztod infolge VF, oft nächtliches Auftreten [122]. Das Brugada-Syndrom ist identisch mit dem sog. Sudden unexplained nocturnal death syndrome in Südostasien [122].

#### 15.4.8.3.2 Epidemiologie
Besonders hohe Prävalenz in Südostasien. Manifestation in jedem Alter möglich, typischwerweise in der 4. Dekade, im Mittel mit 41 ± 15 Jahren [122]. EKG-Zeichen Typ 2 + 3 wurden bei 0,5–0,6% der Patienten gefunden. Typ 1 ist wesentlich seltener [110], in Japan bei 12/10000 Einwohnern [122], in Europa/Nordamerika sicher noch seltener. Männer sind 8- bis 10-mal häufiger betroffen als Frauen [178].

#### 15.4.8.3.3 Ätiologie
Ursache ist ein **genetisch bedingter Ionenkanaldefekt**, autosomal-dominante Vererbung mit inkompletter Penetranz. Bei ca. 25–30% besteht eine Mutation des SCN5A-Gens (gleiches Gen wie für LQT3), welches eine Untereinheit des Na-Kanals kodiert [130, 162]. Die hieraus resultierende Dispersion der Repolarisation kann zu VT/VF durch Reentry führen. Gentest bei asymptomatischen Verwandten und bei Grenzfällen „kann hilfreich" sein [162].

#### 15.4.8.3.4 Diagnostik

**Bildgebende Diagnostik**
Strukturell keine erkennbare kardiale Erkrankung.

**Endomyokardbiopsie**
Pathologisches Ergebnis mit Virusnachweis, Myokarditis und Kardiomyopathie bei 18 von 18 Patienten beschrieben. Die Autoren nahmen an, die ST-Hebung sei eher der EKG-Marker einer RV-Erkrankung und nicht das spezifische Zeichen einer Ionenkanalerkrankung [131].

**EKG**
Atypischer **RSB mit charakteristischer ST-Hebung in $V_1$–$V_3$**, J-Punkt-Hebung > 2 mm und nachfolgender T-Negativierung (sog. **Typ 1**). EKG-Typ 2 (sattelförmige ST-Hebung mit positiver oder biphasischer T-Welle) und EKG-Typ 3 (nur geringe ST-Hebung < 1 mm) sind nicht diagnostisch. Alle 3 Typen können beim gleichen Patienten nachweisbar sein [178].

Das Anlegen der EKG-Elektroden 1 ICR höher kann die Sensitivität erhöhen [122]. Die EKG-Kriterien sind evtl. nur passager [147] oder bei atypischer Elektrodenlage ($V_1$–$V_3$ im 2. ICR oder 3. ICR) vorhanden.

**Differenzialdiagnose** der EKG-Phänomene [178]:

◢ Early repolarisation
◢ Ischämie/akuter Infarkt
◢ LVH
◢ Atypischer RSB
◢ Elektrolytentgleisungen
◢ Perikarditis
◢ Prinzmetal-Angina
◢ Lungenembolie
◢ ARVD
◢ Intoxikationen
◢ Div. Medikamente
◢ Aortendissektion
◢ Pectus excavatum, Z.n. elektrischer Kardioversion, Störungen des zentralen und autonomen Nervensystems, Hypothermie, gut trainierte Athleten

**Medikamentöse Testung**

Demaskierung des Brugada-Syndroms bei nicht diagnostischem EKG mittels Natriumkanalblockern [96, 122, 179]

| Flecainid | 2 mg/kg über 10 min |
|---|---|
| Procainamid | 10 mg/kg über 10 min |
| Ajmalin | 1 mg/kg mit 10 mg über 5 min |

Abbruch bei J-Punkt-Elevation > 2 mm in mind. 1 präkordialen Ableitung, nur unter kontinuierlicher Monitorkontrolle in Defi-Bereitschaft. Außer Natriumkanalblockern können auch andere Medikamente (Betablocker, Ca-Antagonisten, Nitrate, Antidepressiva) und Drogen (Kokain, Alkohol) ein „Brugada-EKG" hervorrufen, Aussagekraft unklar [122].

**Indikation zur Testung** bei überlebtem Kreislaufstillstand, Synkope oder VT ohne Vorliegen einer strukturellen Herzerkrankung bzw. bei einer entsprechenden Familienanamnese [96]. In 20% bestehen supraventrikuläre Arrhythmien [122].

### Elektrophysiologische Untersuchung

Programmierte Stimulation mit bis zu 3 Extrastimuli bei mind. 3 verschiedenen Grundfrequenzen (600, 430, 330 ms) in RV-Apex und RVOT empfohlen [92]. VT induzierbar in 68% der Fälle bei Anwendung von 3 Extrastimuli in RVOT und RV-Apex [90]. Induzierbarkeit bei typischem EKG nach Reanimation in 81%, nach unklarer Synkope in 61%, bei asymptomatischen Pat. mit typ. EKG in 34% [123]. Bei Nicht-Induzierbarkeit evtl. bessere Prognose (NPV > 93%), die Nachbeobachtungszeit war allerdings zu kurz. Induzierbarkeit ist assoziiert mit einem 8-fach erhöhten Risiko für PHT [122]. Die EPU bei asymptomatischen Patienten wird kontrovers diskutiert [128, 129]. Eine Meta-Analyse zeigte einen unzureichenden prognostischen Wert der EPU [163].

IIb-Indikation zur EPU nach **AHA/ACC/ ESC 2006** [138]. DGK 2007: „keine abschließende Beurteilung möglich" [164]. Indikation zur EPU nach [122]:

◢ Asymptomatische Patienten mit unprovoziertem Typ-1-EKG

◢ Bei Patienten mit Typ-1-EKG (spontan oder provoziert) und verdächtiger Familienanamnese

◢ Bei symptomatischen Patienten nur zur Abklärung supraventrikulärer Arrhythmien

### Diagnosestellung

Vorliegen eines Typ-1-EKGs mit ST-Hebung > 2 mm in > 1 Ableitung ($V_1$–$V_3$) (spontan oder unter Natriumkanalblocker) und einem der folgenden Kriterien [122]:

◢ Dokumentiertes Kammerflimmern

◢ Polymorphe VT

◢ Induzierbare VT

◢ Familiärer PHT (< 45 Jahre)

◢ Typisches EKG bei einem Familienmitglied

◢ Synkope

◢ Nocturnal agonal respiration

Kürzlich wurde die QTc-Verlängerung im Ajmalin-Test (in $V_1$ um 78 ms, in $V_2$ um 107 ms) als zusätzliches Kriterium beschrieben [103]. Die Genanalyse ist teuer und wenig sensitiv.

### 15.4.8.3.5 Prognose

Die Daten differieren noch deutlich. 69% Rezidivrate nach überlebtem plötzlichen Herztod, 19% Rezidivrate nach Synkope, 8% kardiale Ereignisse bei asymptomatischen Patienten [95]. Bis zu 23% der Patienten mit PHT hatten zuvor eine Synkope [178].

◢ Nach ca. 40 Monaten nur in 0,8% Rhythmusereignisse bei asymptomatischen Personen mit Typ-I-EKG

◢ 17% bzw. 6% Ereignisrate nach überlebtem Herztod bzw. Synkope [118]

◢ Risiko für PHT nach stattgehabter Synkope 27% nach 2 Jahren bei Pat. mit induzierbarer VT/VF vs. 4% bei Nicht-Induzierbarkeit [136]

◢ Männer haben ein um den Faktor 5,5 erhöhtes PHT-Risiko

◢ Pat. mit spontanem Typ-1-EKG haben ein ca. 8-fach erhöhtes PHT-Risiko im Vgl. zu Patienten mit provoziertem Typ-1-EKG nach Med.-Test [122]

◢ Bei asymptomatischen Finnen mit dem EKG-Typ 2 oder 3 keine erhöhte Mortalität [110]

◢ In ca. 12% der Fälle Auftreten von Rhythmusereignissen bei asymptomatischen

Patienten mit typischem EKG und induzierbarer VT/VF [123]

Tödliche Rhythmusereignisse bei asymptomatischen Personen mit den EKG-Kriterien, aber ohne Familienanamnese sind sehr selten (1/393 Patientenjahre) [101].

### 15.4.8.3.6 Therapie

⊿ Amiodaron und Betablocker nicht wirksam, Klasse-Ia- und -Ic-Antiarrhythmika kontraindiziert [95].

⊿ Chinidin verhindert in 88% die Induzierbarkeit von VF und war bei 19 Patienten auch als Dauermedikation wirksam [114]. 1 200–1 500 mg/Tag [122]. IIb-Indikation nach **AHA/ACC/ESC 2006** [138].

⊿ Erste Berichte über erfolgreiche fokale RF-Ablation von Trigger-Punkten [99].

⊿ Bei Electrical storm ist ein Versuch mit Isoproterenol gerechtfertigt [138].

Die **ICD**-Implantation ist derzeit die einzige abgesicherte Therapieoption.

Nach 2,5 Jahren adäquate Schockabgabe in 27% [122], nach [148] nur bei 8% der Patienten adäquate Schocks über 38 Monate. 2002 noch als Klasse-IIb-Indikation eingestuft [93], ist der ICD 2006 eine Klasse-I-Indikation nach Herzstillstand, Klasse-IIa-Indikation nach Synkope oder VT nach **AHA/ACC/ ESC 2006** [138].

Unklares Prozedere bei asymptomatischen Patienten, keine Daten, Individualentscheidung nötig. ICD-Primärprophylaxe bei induzierbarer VT/VF in der EPU empfohlen, enges Beobachten von asymptomatischen Patienten ohne Familienanamnese mit pos. EKG unter Provokation [122].

### 15.4.8.4 Idiopathische ventrikuläre Tachykardien

Definitionsgemäß handelt es sich um VT bei Patienten ohne strukturelle Herzerkrankung und ohne vorliegenden Ionenkanaldefekt. Abnormitäten im MRT wurden beschrieben [94]. Die Klassifizierung ist nicht einheitlich. Wichtigste Differenzialdiagnose ist die arrhythmogene rechtsventrikuläre Dysplasie. Die Prognose idiopathischer VT ist gut, ein PHT sehr selten.

### Idiopathische Ausflusstrakt-VT

⊿ Im EKG Steiltyp bei LSB

⊿ Meistens aus dem RVOT, seltener aus LVOT oder aus epikardialem Fokus

⊿ Therapie mittels Ablation, Erfolgsrate im RVOT 85–100%, im LVOT 72–100% [168]

### Idiopathische verapamilsensitive linksventrikuläre Tachykardie (ILVT)

⊿ Anhaltende VT mit RSB-Morphologie

⊿ Auch als faszikuläre Tachykardie bezeichnet, Reentry-Mechanismus über das Purkinje-System

⊿ Durch programmierte Stimulation z.T. induzierbar und terminierbar

⊿ Ablation nach 3-D-Mapping mit hoher Erfolgsrate (> 90%) möglich [168]

### Automatische VT

Angaben nach [61].

⊿ Ursprung im LV oder RV

⊿ Begünstigt durch Katecholamine

⊿ Betablockersensitiv

⊿ Nicht induzierbar oder terminierbar durch EPU

### Paroxysmale, belastungsinduzierte VT

Angaben nach [59].

⊿ Ursprung meist im RVOT, LSB-Konfiguration bei Rechtstyp

⊿ Getriggerte Aktivität oder abnorme Automatie als Pathomechanismus

⊿ Therapie mit Betablocker, Verapamil, Adenosin und Vagusreiz

⊿ Nicht durch programmierte Stimulation induzierbar

⊿ RF-Ablation mit hoher Erfolgsrate möglich

**Repetitive monomorphe VT (Gallavardin)**

◢ Salvenartige, i.d.R. nicht anhaltende VT, LSB mit RT [59] oder auch ST und LT [60]

◢ In Ruhephasen auftretend [61], aber auch als streng belastungsabhängig beschrieben [60]

◢ Tachykardieinduktion mittels Isoprenalin-Infusion in 88% [60]

◢ Anhaltende VT mittels Ventrikelstimulation nicht induzierbar [60]

◢ In 85% im Belastungs-EKG induzierbar [60]

◢ Therapeutisches Ansprechen auf Verapamil, Betablocker und Adenosin

◢ Katheterablation nur in Ausnahmefällen indiziert [60]

**Idiopathische ventrikuläre Arrhythmie aus dem Mitralanulus**

Angaben nach [121].

◢ In ca. 5% der idiopathischen VT/VES

◢ Gute Ablationsmöglichkeit

◢ Im EKG ein S in $V_6$, „Knotung" in den inferioren Ableitungen

Differenzialdiagnose der VT mit LSB-Konfiguration und Rechtstyp nach Daten aus [94]

|  | RVOT-VT | ARVD |
|---|---|---|
| Induzierbarkeit durch prog. Stimulation | 3% | 82% |
| Induzierbarkeit durch Isoprenalin | 81% | 18% |
| Mehr als eine VT-Morphologie | 0% | 71% |
| Erfolgsrate bei RF-Ablation | 97% | 48% |
| Rezidiv-VT nach Ablation | 6% | 48% |
| Abnormitäten im Echo | 0% | 42% |
| Abnormitäten im MRT, „major" | 6% | 88% |
| Abnormitäten im MRT, „minor" | 48% | 12% |
| Fragmentierte EKG-Potenziale bei intrakardialer Ableitung | 82% | 3% |

### 15.4.8.5 Torsade-de-pointes-Tachykardie/Long-QT-Syndrom

Sonderform der ventrikulären Tachykardie mit ständigem Wechsel der elektrischen Achse und der Amplitude bei QT-Verlängerung. Die Tachykardien beim Long-QT-Syndrom entstehen durch getriggerte Aktivität infolge sog. früher Nachdepolarisationen. Long-QT-Syndrome werden klassifiziert als kongenital oder erworben.

#### 15.4.8.5.1 Kongenitales Long-QT-Syndrom

**Ätiologie**

Genetisch heterogene, angeborene Erkrankung myokardialer **Ionenkanäle** mit resultierender Verlängerung der Repolarisation.

**Pathophysiologie**

Inzidenz der Mutationen mind. 1/2000 [67], geschätzte Prävalenz der manifesten Erkrankung 1/5000 [176]. Mittlerweile wurden mehr als 300 Mutationen von 10 Genen beschrieben [67, 176], > 85% entfallen auf LQT1 und LQT2 [97]. Die Mutationen betreffen typischerweise den langsam repolarisierenden Kaliumkanal ($I_{Ks}$) bei LQT1 (KCNQ1), den schnell repolarisierenden Kalium-Kanal ($I_{Kr}$) bei LQT2 (KCNH2, auch als HERG bezeichnet) oder den Natriumkanal bei LQT3 (SCN5A). Die Bezeichnung der übrigen Gene (LQT4, 7, 8, 9, 10) ist noch strittig [176].

◢ **Jervell-Lange-Nielsen-Syndrom:** Erstbeschreibung eines LQTS 1957. Autosomal-rezessive Vererbung, es besteht zusätzlich Taubheit. 2 Gene (KCNQ1 und KCNE1), die den Kaliumkanal $I_{Ks}$ kodieren, wurden identifiziert [135].

◢ **Romano-Ward-Syndrom:** Autosomal-dominante Vererbung, keine Taubheit

◢ **Long-QT-Syndrom mit Syndaktylie:** Autosomal-dominante Vererbung

◢ **Sporadisches Long-QT-Syndrom:** Keine erkennbare Vererbung, neu aufgetreten; mangels auslösender Faktoren nicht als erworbene Form erkennbar

Der **Gentest** ist teuer und nur bei ca. $^3/_4$ der Patienten positiv, ein negativer Gentest schließt also die Diagnose bei klinischer Manifestation nicht aus [176]. Gentest für alle Verwandten 1. Grades (unabhängig vom QTc-Intervall) empfohlen [162], für Patienten mit klinischer Diagnose, wenn nach Aufklärung des Patienten eine Therapieentscheidung resultiert [162].

**Manifestation** in Kindheit, Jugend oder jungem Erwachsenenalter; Erstmanifestation nach dem 50. Lebensjahr selten [68]. Bei Jervell-Lange-Nielsen werden 50% der Patienten schon mit 3 Jahren, 90% mit 18 Jahren symptomatisch [135].

### Symptome

Schwindel, (Prä-)Synkope, Krampfanfälle (Fehldiagnose Epilepsie), plötzlicher Herztod. Verdächtig ist auch ein unerwarteter Tod (z.B. beim Schwimmen, scheinbarer Unfalltod). Die Tachykardie wird häufig durch erhöhte Sympathikusaktivität ausgelöst, infolge starker körperlicher Aktivität bei LQT1 oder plötzlichen Lärms (z.B. lauter Wecker) bei LQT2. Bei LQT3 gehäuftes Auftreten im Schlaf und in Ruhe [79, 97]. 95% der Ereignisse bei Patienten mit Jervell-Lange-Nielsen werden von Emotionen oder Anstrengung getriggert [135].

### Diagnostik

**EKG:** QT-Verlängerung im Ruhe-EKG, Grenzwerte für die frequenzkorrigierte QTc-Zeit [176]:

Formel nach Bazett: $QTc = \dfrac{QT\ [ms]}{\sqrt{RR\text{-Abstand}\ [s]}}$

|  | 1–15 Jahre | Männer | Frauen |
|---|---|---|---|
| QT normal | < 440 ms | < 430 ms | < 450 ms |
| QT grenzwertig | 440–460 ms | 430–450 ms | 450–470 ms |
| QT verlängert | > 460 ms | > 450 ms | > 470 ms |

◢ Das Ruhe-EKG ist in 12–30% der Fälle normal [156].

◢ Die Empfehlungen, welche Ableitung für die Messung zu nehmen ist, variieren, immer jedoch manuell unter Mittelwertbildung von 3–5 Schlägen [98]. Nach [141] wird vorzugsweise in II gemessen, nach [98] in einer Extremitätenableitung, nach [156] in II oder $V_5$, nach [176] in II, $V_5$ oder $V_6$. Identifikation eines Mutationsträgers bei QTc > 440 ms mit einer Sensitivität von 77%, Spezifität 83%, PPV 78%, NPV 77%.

◢ QT-Verlängerung beim angeborenen QT-Syndrom gelegentlich nur intermittierend oder unter Stress nachweisbar [71]. Bei Jervell-Lange-Nielsen beträgt die QTc 557 ms ± 65 ms [135].

◢ Aufgrund der Variabilität der QTc empfiehlt sich eine serielle EKG-Registrierung und die Heranziehung der längsten gemessenen QTc zur Risikostratifikation [143].

◢ Insbesondere zur Diagnose des LQT1 wurde der Epinephrin-Test vorgeschlagen: paradoxe QT-Verlängerung um ≥ 30 ms bei Infusion von ≤ 0,1 µg/kg/min, Sensitivität 92%, Spezifität 86%

◢ Das EKG sollte bei allen Familienmitgliedern 1. Grades überprüft werden [97].

◢ Eine U-Welle wird nur mitgemessen, wenn sie so groß ist, dass sie mit der T-Welle verschmilzt [98].

◢ Bei Vorhofflimmern Mittelwertbildung bei Verwendung des jeweils vorangehenden RR-Intervalls [98].

◢ Biphasische, überhöhte, sehr breite, gekerbte oder asymmetrische T-Welle, z.T. unter Belastung. T-Wellen-Alternans.

◢ 10 typische Muster der QT-/T-Wellen-Morphologie ermöglichen häufig eine Zuordnung zu LQT1–3 [144].

◢ Torsade-de-pointes-Tachykardien, Tachykardiefrequenz 160–280/min [71], i.d.R. spontan terminierend, Wechsel von Amplitude und elektrischer Achse (*Cave:* Im 1-Kanal-EKG kann eine monomorphe VT vorgetäuscht werden), Übergang in Kammerflimmern möglich.

**Langzeit-EKG:** Geringe Bedeutung, seltenes Auffinden von Tachykardien bei Screening-Untersuchung, gelegentlich zeigt sich eine intermittierende QT-Verlängerung. Der fehlende Nachweis von Tachykardien belegt kein niedriges Risiko [97]. Lz.-EKG wird auch zum Frequenzmonitoring unter Betablockertherapie genutzt.

**Belastungs-EKG:** Unzuverlässig. Fehlendes Auslösen einer Tachykardie unter Belastung ohne prognostischen Wert [97].

**Elektrophyiologische Untersuchung:** Beim angeborenen LQTS ohne etablierten Stellenwert, die TdP sind nicht induzierbar [120]. Ggf. zur differenzialdiagnostischen Abgrenzung.

**Bildgebende Diagnostik:** Rö-Thorax, Echokardiografie, Herzkatheteruntersuchungen ergeben Normalbefunde. Z.T. lässt sich mittels MIBG-Myokardszintigrafie eine gestörte Sympathikusaktivierung nachweisen [68], die bislang jedoch keinen diagnostischen Stellenwert hat.

**Diagnosestellung:** Die Diagnosestellung ist bei Synkope oder typischer Tachykardiemorphologie, langer QT-Zeit, familiärer Anamnese und typischer Klinik einfach, kann sonst aber sehr schwierig werden. Übereinstimmung der initialen Diagnose mit einer Expertendiagnose nur in $1/3$ der Fälle [157].

## Prognose

Die Prognose ist abhängig von der QTc, vom Genotyp und von stattgehabten Synkopen [176]. Auftreten eines ersten kardialen Ereignisses (Synkope, Aborted cardiac arrest oder plötzlicher Herztod) bis zum 40. Lebensjahr bei Mutation im LQT1 in 61% der Fälle, bei LQT2 in 46% und LQT3 in 18%. Kumulative Mortalität bis zum 40. Lebensjahr hingegen gleich hoch, 3–4% für die 3 Genotypen [145].

Synkope oder Herzstillstand in 40% der Fälle bei QTc > 500 ms [141]. Das Risiko für Tod oder überlebten PHT besteht auch jenseits des 40. Lebensjahres, bes. Risiko für Patienten mit LQT3 [172]. Risikoprädiktion für ein erstes kardiales Ereignis nach QTc, Geschlecht und Gen bei [98]. Besser:

**Überarbeiteter Kriterienkatalog [69]**

| | Punkte |
|---|---|
| **EKG** | |
| A. QTc-Intervall | |
| ≥ 480 ms | 3 |
| 460–470 ms | 2 |
| 450 ms (männl. Patienten) | 1 |
| B. Torsade de pointes | 2 |
| C. T-Wellen-Alternans | 1 |
| D. T-Wellen-Kerbung in ≥ 3 Ableitungen | 1 |
| E. Niedrige Herzfrequenz (altersbezogen) | 0,5 |
| **Klinik** | |
| A. Synkopen | |
| Stressbedingt | 2 |
| Nicht stressbedingt | 1 |
| B. Angeborene Taubheit | 0,5 |
| **Familiengeschichte** | |
| A. Angehöriger mit LQTS | 1 |
| B. Plötzlicher Herztod unklarer Ursache bei Familienmitgliedern unter 30 Jahre | 0,5 |

| Mind. 4 Punkte | Hohe Wahrscheinlichkeit für QT-Syndrom |
|---|---|
| 2–3 Punkte | Mittlere Wahrscheinlichkeit |
| ≤ 1 Punkt | Geringe Wahrscheinlichkeit |

**Jährliches Risiko für PHT [153]**

| LQT1 | 0,3% |
|---|---|
| **LQT2, männlich** | 0,46% |
| **LQT2, weiblich** | 0,82% |
| **LQT3, männlich** | 0,96% |
| **LQT3, weiblich** | 0,3% |

5-Jahres-Risiko für (überlebten oder nicht überlebten) PHT, vereinfachtes Schema [176]

| Sehr hohes Risiko (14%) | Stattgehabte Reanimation oder spontane TdP |
|---|---|
| Hohes Risiko (3%) | QTc > 500 ms und/oder vo- rangegangene Synkope |
| Niedriges Risiko (0,5%) | Keine Synkope, QTc < 500 ms |

## Therapie

### Akuttherapie:

- Defibrillation, falls notwendig
- Magnesiumsulfat i.v., 2 g = 8 mmol [120]
- Temporäre Schrittmacherstimulation bei TdP mit Bradykardie
- Betablocker (in Kombination mit Pacing bei TdP mit Sinusbradykardie)
- Evtl. K+-Substitution, K+-Spiegel > 4,5 mmol/l anstreben [79], nur Klasse IIb [138]
- Lidocain oder Mexiletin für TdP bei LQT3, IIb-Indikation [138])

### Langzeittherapie:

- **Betablocker:** Möglichst hochdosiert, ins- gesamt in 70–80% der Fälle effektiv [68], bei Kindern noch wirksamer, ca. 90% [112]. **Klasse-I-Indikation** nach **AHA/ ACC/ESC 2006** [138]. Nicht wirksam bei LQT3, kein bzw. geringer Einfluss auf QTc, keine Evidenz für Mortalitätsreduk- tion [97]. Unter Betablockertherapie bleibt ein Mortalitätsrisiko von ca. 6% [79], abhängig von der genetischen Prä- disposition: Herzstillstand unter Betablo- cker in 1,2% (LQT1), 6,6% (LQT2) bzw. 14% (LQT3) [113]. Bei LQT1 sind Thera- pieversager wohl nur bei fehlender Com- pliance oder zusätzlicher Einnahme von QT-verlängernden Medikamenten zu er- warten [188]. Bei Jervell-Lange-Nielsen- Syndrom ebenfalls nur mäßige Wirksam- keit der Betablocker, Herzstillstand oder PHT in 2% unter Therapie [135]. Klasse-

IIa-Indikation für Pat. nach molekularer Diagnose mit normaler QT-Zeit [138].

- **Schrittmachertherapie:** Zur Verhinde- rung einer symptomatischen Bradykar- die. Die Kombination Schrittmacher + Betablocker bietet nur unzulänglichen Schutz, im Lz.-Verlauf (6,3 Jahre) in 24% PHT oder abortiver PHT [73]. Bei sympto- matischer Bradykardie (auch falls durch Betablocker induziert), bei AV-Block (2:1- Überleitung oder höhergradig) und bei pauseninduzierter VT nach **ESC 2007** als **Klasse IIa** eingestuft [197].

- **ICD-Implantation** (mit DDD-Stimula- tion): In der Hochrisikogruppe (Z.n. überlebtem PHT oder Synkope trotz Beta- blocker) Tod bei 16% ohne ICD, nur 1,3% nach ICD-Implantation [154]. Es gibt keine randomisierte Studie. **Klasse-I- Indikation** nach Reanimation, nach rez. Synkopen und/oder VT unter Betablo- cker Klasse IIa nach **AHA/ACC/ESC 2006** [138]. In Einzelfällen bei hohem Risiko (z.B. LQT2, LQT3, QTc > 500 ms) auch zur Primärprävention (Klasse IIb) [68, 79]. Zu erwägen auch bei Jervell-Lan- ge-Nielsen-Syndrom wegen schlechter Wirksamkeit der Betablocker [176].

- **Lebensstil anpassen:** Vermeidung plötz- licher adrenerger Stimuli. Vorsicht bei sportlichen Aktivitäten. Kein Leistungs- sport im weiteren Sinne. Vermeidung von Verlust von Magnesium und Kalium. Schwimmen ist bes. für Pat. mit LQT1 ge- fährlich. Akustische Stimuli, vor allem nachts, sind von LQT2-Patienten zu ver- meiden [138].

- **Zervikothorakale Sympathektomie:** Deutlich reduzierte Häufigkeit für das Auftreten von Synkopen oder überlebten Herztod [106]. Indikation bei Synkope trotz Betablocker [68, 71, 106], bei Hoch- risikopatienten, die nicht mit Betablo- cker oder ICD behandelt werden können [97], oder bei häufigen Episoden unter Betablockade und/oder bei ICD-Therapie

[106]. Innerhalb von fast 8 Jahren nach Op. plötzlicher Herztod in 7%, überlebter Herztod in 16%, asymptomatisch in 46% der Fälle [106]. Auch post Op. Betablockermedikation notwendig [120]. Seit der Verfügbarkeit der ICD nur noch selten durchgeführt [142]. Klasse-IIb-Indikation für LQTS mit TdP oder Herzstillstand unter Betablocker nach **AHA/ACC/ESC 2006** [138].

◢ Kaliumsupplementation reduziert bei LQT2 die QT-Zeit [120].

◢ *Cave:* Keine repolarisationsverzögernde Medikation!

◢ Evtl. Mexiletin oder Flecainid bei LQT3 [72, 138, 142], in dieser Subgruppe deutliche Verkürzung der QT-Zeit. Langzeitergebnisse fehlen, nur als zusätzliche Option.

### 15.4.8.5.2 Erworbenens QT-Syndrom

#### Pathophysiologie

Beim erworbenen QT-Syndrom induzieren besondere Umstände eine Repolarisationsverzögerung. Das EKG kann auch kurz vor einem Ereignis noch eine normale QT-Zeit aufweisen [98]. Zumindest bei einem Teil dieser Patienten dürfte eine genetische Prädisposition für die QT-Verlängerung durch spezielle Pharmaka vorliegen [98]. Es gibt keinen etablierten Grenzwert für eine medikamentös induzierte QT-Verlängerung, die zum Absetzen führen muss. Das Risiko für TdP steigt bei einer QTc > 500 ms, ggf. sollte eine Medikation unter stationären Bedingungen (72 h) begonnen werden [98].

Der Tachykardiebeginn ist charakteristischerweise bradykardieabhängig, weiterhin ist die Initiierung über ein **Long-short-cycle-Phänomen** (postextrasystolische Pause mit Repolarisationsverlängerung des folgenden Zyklus) typisch (auch als Short-long-short-Mechanismus bezeichnet).

Ursachen der QT-Verlängerung/TdP-Tachykardien sind [67, 71, 77, 98, 138]:

◢ Medikamente (s.a. http://www.torsades.org, http://www.qtdrugs.org, http://www.longqt.org)
  – Antiarrhythmika (Chinidin, Sotalol, Amiodaron, Procain, Disopyramid, Dofetilid, Ajmalin)
  – Antidepressiva (Amitriptylin, Desipramin, Imipramin, Sertralin, Venflaxin)
  – Antipsychotika (Phenothiazin, Thioridazin, Haloperidol, Risperidon, Olanzapin, Pimozid, Ziprasidone)
  – Antihistaminika (Terfenadin, Astemizol)
  – Antibiotika/Chemotherapeutika (Erythromycin, Clarithromycin, Pentamidin, Sparfloxacin, Gatifloxacin, Halofantrin, Chloroquin)

◢ Intoxikationen
  – Organophosphate, Arsen

◢ Elektrolytstörungen
  – Hypokaliämie, Hypomagnesiämie, Hypokalzämie

◢ Bradyarrhythmien

◢ Ischämie

◢ Sonstiges
  – Hirnblutung, Enzephalitis
  – Fehl-/Mangelernährung (Anorexie, „Flüssigproteindiäten")
  – Röntgenkontrastmittel

#### Diagnostik

Durchführung einer **elektrophysiologischen Untersuchung** nur bei differenzialdiagnostischen Problemen, sonst nicht indiziert.

#### Differenzialdiagnose

Polymorphe VT ohne QT-Verlängerung bei fortgeschrittener organischer Herzerkrankung oder akuter Ischämie/AMI.

#### Therapie

Zur Therapie s. auch [71, 79]. An Ursachenabklärung denken – Blutabnahme für K+, Ca+ und Mg++, evtl. auch für Toxine oder Medikamentenspiegel!

◢ **Auslöser beseitigen:** Wichtigste Maßnahme. Angeborenes familiäres LQTS
ausschließen.

◢ **Temporäre Schrittmacherstimulation:**
Bei Bradykardieabhängigkeit. Herzfrequenzsteigerung auf 100–120/min.

◢ **Orciprenalin:** Bei bradykardieassoziier-
ter TdP als temporäre Maßnahme IIa
nach **AHA/ACC/ESC 2006** [138]. Nach
[79] nur wenn eine Schrittmacherstimulation nicht möglich ist. **Nur bei sicher
erworbenem LQTS!**

◢ **Magnesium:** $MgSO_4$ 8–16 mval als Bolus,
24–40 mval/24 h [71], 2 g = 20 ml Magnesiumsulfat 10%, evtl. 2-mal wiederholen
[79]

◢ **Betablocker plus Schrittmachertherapie,** Klasse IIa nach **AHA/ACC/ESC 2006**
[138].

◢ Kaliumsubstitution (Ziel: $K^+$ = 4,5–5,0
mmol/l) (IIb nach [138])

◢ Evtl. Lidocain (wirksam in ca. 50% der
Fälle [79]).

### 15.4.8.6 Short-QT-Syndrom

#### 15.4.8.6.1 Definition

Neue Entität, im Jahre 2000 von Gussak et al.
beschrieben. Ionenkanaldefekt mit verkürz-
tem QT-Intervall (QT 210–320 ms, QTc
≤ 340 ms) und hohem Risiko für plötzlichen
Herztod [100, 146]. Noch keine Daten zur
Prävalenz. Der plötzliche Rhythmustod ist
offensichtlich häufig das erste Symptom. Die
Vererbung ist autosomal-dominant [146]. 5
Gene wurden identifiziert, entsprechend
wird nach SQT1–5 differenziert [178].

#### 15.4.8.6.2 Diagnostik

**Diagnosestellung** bei folgender Konstellation [178]: QTc < 320 ms, Synkope, Kammerflimmern oder polymorphe VT, familiäre
Anamnese, Vorhofflimmern (in ca. 24%),
Ausschluss einer strukturellen Herzerkrankung.

**Elektrophysiologische Untersuchung**

Induzierbares Kammerflimmern in 61% der
Fälle [146], kurze Refraktärzeiten. Stellenwert
noch nicht geklärt.

#### 15.4.8.6.3 Therapie

Unter **Chinidin** wurde hier eine deutliche
QT-Verlängerung beschrieben, möglicherweise einhergehend mit einer Prognoseverbesserung [108]. **ICD-Therapie** zur Sekundärprävention [177] und zur Primärprävention
bei Short-QT und PHT in der Familie [146].

### 15.4.8.7 Katecholaminerge polymorphe
ventrikuläre Tachykardie

#### 15.4.8.7.1 Pathophysiologie

Nach [1] den Kardiomyopathien zuzuord-
nen. Autosomal-dominant vererbt, in 50%
durch Mutation des kardialen Ryanodin-Re-
zeptors RyR2 [139], autosomal-rezessive Vererbung des CASQ2-Gens für Calsequestrin 2
[140]. Bei beiden familiären Erkrankungen
führt der Defekt zu einer Alteration der sarkoplasmatischen Ca-Bindung. Typisch ist die
**bidirektionale VT** mit einer alternierenden
QRS-Achse von Schlag zu Schlag, diese wurde allerdings in manchen Serien nur bei 35%
der Patienten gefunden, die übrigen zeigten
**polymorphe VT oder VF** [194]. VT/VF (auch
SVT) in körperlichen oder emotionalen
Stress-Situationen. Keine strukturellen kardialen Auffälligkeiten. Belastungsinduzierte
Arrhythmien im Bel.-EKG häufig, aber oft
nicht diagnostisch. VT/VF durch EPU nicht
auslösbar. Evtl. Epinephrin-Test (0,05 µg/kg/
min, steigern auf 0,1, 0,2, 0,3 bis 0,4 µg/kg/
min in Stufen von 5 min [187]. Genetischer
Test verfügbar und für präsymptomatische
Verwandte empfohlen [162].

#### 15.4.8.7.2 Prognose

◢ Lebenserwartung reduziert, PHT bis zum
30. Lebensjahr in ca. 30% der Fälle

◢ 8-Jahres-Rate tödlicher oder beinahe tödlicher Rhythmusereignisse 13% [191]

### 15.4.8.7.3 Therapie

**Betablocker:** Sind (in max. tolerierter Dosis) wirksam hinsichtlich der Arrhythmiehäufigkeit, 8-Jahres-Ereignisrate 27% vs. 58% ohne Betablocker [191]. Häufig verordnet: Nadolol 1–2 mg/kg/Tag oder Propranolol 2,5–3,5 mg/kg/Tag [194]. Schutz vor PHT aber nicht ausreichend zuverlässig.

**ICD:** Für Patienten mit stattgehabter VF oder mit Synkope trotz Betablocker [177], allerdings gibt auch dies keinen absoluten Schutz und häufige belastungsassoziierte Schocks beeinträchtigen die Lebensqualität.

**Sympathische Denervation:** Als zusätliche Maßnahme ist die sympathische Denervation des Herzens durch Ablation des unteren Teils des Ganglion stellatum und des 2.–4. Ganglion thoracica in der Diskussion [173].

**Verapamil:** Möglicherweise wirksam, Datenlage unzureichend.

### 15.4.8.8 Frühe Repolarisation

Eine frühe Repolarisation, d.h. ST-Hebung > 0,1 mV, wird bei 1–5% der Patienten im EKG gefunden. Unter Patienten mit idiopathischem Kammerflimmern wurde ein gehäuftes Auftreten von früher Repolarisation gefunden (31% vs. 5% in der Kontrollgruppe) [174]. Bestätigung dieses ersten Berichts notwendig.

## 15.4.9 Differenzialtherapie

Differenzialtherapie der ventrikulären Tachyarrhythmien (mod. nach [43, 80])

| | | |
|---|---|---|
| **1. VES** | Keine Symptome | Keine Therapie |
| | → Palpitationen | → Aufklärung, evtl. Betablocker, Ablation in Einzelfällen |
| **2. NSVT** | → Niedriges Risiko | → Betablocker, falls symptomatisch, sonst keine Therapie |
| | → Hohes Risiko (MADIT/MUSTT-Kollektiv) | → ICD |
| **3. SVT** | → DCM | → ICD |
| | → KHK, bes. EF < 35–40% und/oder (Prä-) Synkope | → ICD |
| | → KHK bei EF > 35–40% ohne (Prä-)Synkope | → ICD, Amiodaron/Sotalol, Ablation |
| | → Idiopathische VT | → Betablocker, Verapamil, Ablation |
| **4. Nach PHT** | | → ICD, Betablocker oder Amiodaron als 2. Wahl oder bei KI |
| **5. Incessant VT** | | → Ablation, evtl. Revaskularisation plus ICD im Intervall |
| **6. Brugada-Syndrom oder ARVD** | | → ICD |
| **7. Erworbenes LQTS** | | → Auslöser beseitigen |
| **8. Angeborenes LQTS** | | → Betablocker, evtl. plus ICD |
| **9. Katecholaminerge VT** | | → Betablocker, evtl. plus ICD, evtl. plus Sympathektomie |

**Literatur**

[1] Maron BJ et al. Contemporary definitions and classification of the cardiomyopathies. Circulation 2006;113:1807–16

[2] Zipes DP, Wellens HJJ. Sudden Cardiac Death. Circulation 1998; 98:2334–51

[3] Myerburg RJ, Castellanos A. Cardiac Arrest and Sudden Cardiac Death. In: Braunwald E. Heart Disease, 5. Ed., 742–72. 1997, W.B. Saunders, Philadelphia

[4] Consensus Statement. Survivors of Out-of Hospital Cardiac Arrest with Apparently Normal Heart. Circulation 1997;95:265–72

[5] Zipes DP. Genesis of Cardiac Arrhythmias: Electrophysiological Considerations. In: Braunwald E. Heart Disease, 5. Ed., 548–85. 1997, W.B. Saunders, Philadelphia

[6] Grimm W et al. Wertigkeit alter und neuer elektrokardiographischer Kriterien zur Differentialdiagnose zwischen Kammertachykardien und supraventrikulären Tachykardien mit Schenkelblock. Z Kardiol 1996;85:932–42

[7] Kennedy HL et al. Long-term follow-up of asymptomatic healthy subjects with frequent and complex ventricular ectopy. N Engl J Med 1985;312:193–7

[8] Maggioni AP et al. Prevalence and Prognostic Significance of Ventricular Arrhythmias after Acute Myocardial Infarction in the Fibrinolytic Era. GISSI-2 Results. Circulation 1993;87:312–22

[9] Wiesfeld ACP et al. Beta Adrenergic Blockade in the Treatment of Sustained Ventricular Tachycardia or Ventricular Fibrillation. Pacing Clin Electrophysiol 1996;19:1026–35

[10] Mason JW et al. A comparison of electrophysiologic testing with Holter monitoring to predict antiarrhythmic-drug efficacy for ventricular taycharrhythmias. N Engl J Med.1993;329:445–51

[11] CIBIS II Investigators and Committees. The Cardiac Insufficiency Bisoprolol Study II (CIBIS-II):a randomized trial. Lancet 1999;353:9–13

[12] Mason JW et al. A comparison of seven antiarrhythmic drugs in patients with ventricular tachyarrhythmias. N Engl J Med 1993;329:452–8

[13] Singh SN et al. for the Survival Trial of Antiarrhythmic Therapy in Congestive Heart Failure. Amiodarone in patients with congestive heart failure and asymptomatic ventricular arrhythmia. N Engl J Med 1995;333:77–82

[14] Anderson JL, Prystowsky EN. Sotalol: An important new antiarrhythmic. Am Heart J 1999;137:388–409

[15] Doval HC et al. for the Grupo de Estudio de la Sobrevida en la Insuficiencia Cardiaca en Argentina (GESICA). Randomized trial of low-dose amiodarone in severe congestive heart failure. Lancet 1994;344:493–8

[16] Trappe H-J et al. Identifikation des rhythmusgefährdeten Patienten. Internist 1996;37:34–44

[17] Task Force of the European Society of Cardiology and the North American Society of Pacing and Electrophysiology. Heart Rate Variability. Eur Heart J 1996;17:354–81

[18] Block M et al. Richtlinien für die Durchführung der nichtinvasiven Diagnostik von Rhythmusstörungen. Z Kardiol 1999;88:51–60

[19] Gussak I et al. The Brugada Syndrome: Clinical, Electrophysiologic, and Genetic Aspects. J Am Coll Cardiol 1999;35:5–15

[20] Kuck KH. Cardiac Arrest Study Hamburg (CASH), ACC Session 1998. J Am Coll Cardiol 1998;32:1–7

[21] Singh BN. Antiarrhythmic Actions of Amiodarone: A Profile of a Paradoxical Agent. Am J Cardiol 1996;78(Suppl 4A):41–53

[22] Nasir N et al. Therapy of sustained ventricular arrhythmias with amiodarone: prediction of efficacy with serial electrophysiologic studies. J Cardiovasc Pharmacol Ther 1996;1:123–32

[23] Haverkamp W et al. Pharmakologische Therapie ventrikulärer Tachyarrhythmien: Stellenwert der Klasse-III-Antiarrythmika. Z Kardiol 1996;85(Suppl 6):97–106

[24] The CASCADE Investigators. Randomised Antiarrhythmic Drug Therapy in Survivors of Cardiac Arrest (the CASCADE Study) Am J Cardiol 1993;72:280–7

[25] Cairns JA et al. Randomised trial of outcome after myocardial infarction in patients with frequent or repetitive ventricular premature depolarisations: CAMIAT. Lancet 1997;349:675–82

[26] Julian DG et al. Randomised trial of effect of amiodarone on mortality in patients with left-ventricular dysfunction after re-

cent myocardial infarction: EMIAT. Lancet 1997;349:667–74

[27] Amiodarone Trials Meta-Analysis Investigators. Effect of prophylactic amiodarone on mortality after acute myocardial infarction and in congestive heart failure: meta-analysis of individual data from 6500 patients in randomised trials. Lancet 1997;350:1417–24

[28] Sim I et al. Quantitative Overview of Randomized Trials of Amiodarone to Prevent Sudden Cardiac Death. Circulation 1997;96:2823–9

[29] Julian DG et al. Controlled trial of sotalol for one year after myocardial infarction. Lancet 1982; 1142–7

[30] Böcker D et al. Comparison of d/l-Sotalol and Implantable Defibrillators for Treatment of Sustained Ventricular Tachycardia or Fibrillation in Patients with Coronary Artery Disease. Circulation 1996;94:151–7

[31] Kühlkamp V et al. Suppression of Sustained Ventricular Tachyarrythmias: A Comparison of d/l-Sotalol with no Antiarrhythmic Drug Treatment. J Am Coll Cardiol 1999;33:46–52

[32] Haverkamp W et al. Efficacy and Safety of d/l-Sotalol in Patients with Ventricular Tachycardia and in Survivors of Cardiac Arrest. J Am Coll Cardiol 1997;30:487–95

[33] Davey P. QT-Interval and Mortality from Coronary Artery Disease. Prog Cardiovasc Dis 2000;42:359–84

[34] La Rovere MT et al. for the ATRAMI Investigators. Baroreflexsensitivity and heart-rate variability in prediction of total cardiac mortality after myocardial infarction. Lancet 1998;351:478–84

[35] Singh SN et al. Prevalence and Significance of Nonsustained Ventricular Tachycardia in Patients with Premature Ventricular Contractions and Heart Failure Treated with Vasodilator Therapy. J Am Coll Cardiol 1998;32:942–7

[36] Deutsche Gesellschaft f r Kardiologie – Herz- und Kreislaufforschung. Richtlinien für die Durchführung invasiver elektrophysiologischer Untersuchungen. Z Kardiol 1998;87:502–12

[37] Moss AJ et al. Improved Survival with an implanted defibrillator in patients with coronary disease at high risk for ventricular arrhythmia. N Engl J Med 1996;335:1933–40

[38] Buxton AE et al. Prediction of Sustained Ventricular Tachycardia Inducible by Programmed Stimulation in Patients with Coronary Artery Disease. Circulation 1999;99:1843–50

[39] Chen X et al. Role of programmed ventricular stimulation in patients with idiopathic dilated cardiomyopathy and documented sustained ventricular tachyarrhythmias: inducibility and prognostic value in 102 patients. Eur Heart J 1994;15:76–82

[40] Gillis AM et al. Long-term Reproducibility of Ventricular Tachycardia Induction in Patients with Implantable Cardio- verter/Defibrillators. Circulation 1995;91:2605–13

[41] ACC/AHA Task Force. ACC/AHA Guidelines for Clinical Intracardiac Electrophysiological and Catheter Ablation Procedures. Circulation 1995;92:675–88

[42] Martinez-Rubio A et al. Patients with Valvular Heart Disease Presenting with Sustained Ventricular Tachyarrhythmias or Syncope. Circulation 1997;96:500–8

[43] Cannon DS, Prystowsky EN. Management of Ventricular Arrhythmias. JAMA 1999;281:172–9

[44] Marchlinski FE. Predicting Arrhythmic Death. Circulation 1997;96:1713–6

[45] Uretsky BF, Sheahan RG. Primary Prevention of Sudden Cardiac Death in Heart Failure: Will the solution Be Shocking? J Am Coll Cardiol 1997;30:1589–97

[46] Anderson JL et al. and the AVID Investigators. Design and Results of the antiarrhythmics vs. Implantable Defibrillators (AVID) Registry. Circulation 1999;99:1692–9

[47] Echt DS et al. Mortality and morbidity in patients receiving encainide, flecainide, or placebo: the Cardiac Arrhythmia Suppression Trial. N Engl J Med 1991;324:781–8

[48] Bigger JT for the CABG Patch Trial Investigators. Prophylactic use of implanted cardiac defibrillators in patients at high risk for ventricular arrhythmias after coronary-artery bypass graft surgery. N Engl J Med 1997;337:1569–75

[49] The AVID Investigators. A comparison of antiarrhythmic-drug therapy with implantable defibrillators in patients resuscitated from near-fatal ventricular arrhythmias. N Engl J Med 1997;337:1576–83

[50] Zipes DP. Management of Cardiac Arrhythmias: Pharmacological, Electrical, and Surgical Techniques. In: Braunwald E.

Heart Disease, 5. Ed., 593–631. 1997, W.B. Saunders, Philadelphia

[51] Kowey PR et al. Intravenous Amiodarone. J Am Coll Cardiol 1997; 29:1190–8

[52] Josephson ME. Clinical Cardiac Electrophysiology, 2. Ed. 1997, Lea & Febiger, Philadelphia

[53] Krakau I et al. Magnesium, Herzrhythmusstörungen und akuter Herzinfarkt. 1995, Springer, Berlin

[54] Kelly P et al. Surgical Coronary Revascularisation in Survivors of Prehospital Cardiac Arrest: Its Effect on inducible Ventricular Arrhythmias and Long-Term Survival. J Am Coll Cardiol 1990;15:267–73

[55] Weinberg BA et al. Five-year follow-up of 589 patients treated with amiodarone. Am Heart J 1993;125:109

[56] Furukawa T et al. Time-Dependent Risk of and Predictors for Cardiac Arrest Recurrence in Survivors of Out-of Hospital Cardiac Arrest with Chronic Coronary Artery Disease. Circulation 1989;80:599–608

[57] Deakin C et al. European Resuscitation Council Guidelines for Resuscitation 2005. Section 3. Electrical therapies: automated external defibrillators, defibrillation, cardioversion, and pacing. Resuscitation 2005;67(Suppl 1):S25–S37

[58] Jung W, Lüderitz B. Empfehlungen für die präklinische Notfallmedizin. Internist 1998;39:142–51

[59] Melichercik J et al. Calciumantagonisten in der Behandlung ventrikulärer Tachykardien. Z Kardiol 1996;85:319–25

[60] Hoffmann E et al. Repetitive monomorphe ventrikuläre Tachykardie (Typ Gallavardin): Klinische und elektrophysiologische Charakteristika von 20 Patienten. Z Kardiol 1998;87:353–63

[61] Lerman BB et al. Mechanism of Repetitive Monomorphic Ventricular Tachycardia. Circulation 1995;92:421–9

[62] Zipes DP. Specific Arrhythmias: Diagnosis and Treatment. In: Braunwald E. Heart Disease, 5. Ed., 640–704. 1997, W.B. Saunders, Philadelphia

[63] Myerburg RJ et al. Sudden Cardiac Death. Circulation 1992;85(Suppl I):I-2–I-10

[64] Boutitie F et al. Amiodarone Interaction with Beta-Blockers. Circulation 1999;99:2268–75

[65] Domanski MJ et al. Effect of Angiotensin Converting Enzyme Inhibition on sudden Cardiac Death in Patients Following Acute Myocardial Infarction. J Am Coll Cardiol 1999;33:598–604

[66] O'Rourke, RA. Role of Myocardial Revascularisation in Sudden Cardiac Death. Circulation 1992;85(Suppl I):I-112–I-117

[67] Roden DM. Long-QT syndrome. N Engl J Med 2008;358:169–76

[68] Haverkamp W et al. QT-Syndrome. Dt Ärztebl 1997;94:A-667–A-672

[69] Schwartz PJ et al. Diagnostic criteria for the long QT syndrome. An update. Circulation 1993;88:782–4

[70] Lewalter TH et al. QT-Syndrome: Neue diagnostische Möglichkeiten. Z Kardiol 1998;87:517–21

[71] Haverkamp W et al. Torsade de pointes. Z Kardiol 1993;82:763–74

[72] Schwartz PJ et al. Long QT syndrome patients with mutations of the SCN5A and HERG genes have differential responses to Na$^+$ channel blockade and to increases in heart rate. Implications for gene-specific therapy. Circulation 1995;92:3381–6

[73] Dorostkar PC et al. Long-Term Follow-Up of Patients with Long-QT Syndrome Treated with beta-Blockers and Continuous Pacing. Circulation 1999;100:2431–6

[74] Exner DV et al. and the AVID Investigators. Beta-Blocker Use and Survival in Patients with Ventricular Fibrillation or Symptomatic Ventricular Tachycardia: the Antiarrhythmics Versus Implantable Defibrillators (AVID) Trial. J Am Coll Cardiol 1999;34:325–33

[75] Strickberger SA et al. A Prospective Evaluation of Catheter Ablation of Ventricular Tachycardia as Adjuvant Therapy in Patients with Coronary Artery Disease and an Implantable Cardioverter-Defibrillator. Circulation 1997;96:1525–31

[76] Wang Y et al. Patients with Supraventricular Tachycardia Presenting with Aborted Sudden Death: Incidence, Mechanism, and Long-Term Follow-Up. J Am Coll Cardiol 1991;18:1711–9

[77] Buxton AE et al. for the Multicenter Unsustained Tachycardia Trial Investigators. A randomized study of the prevention of sudden death in patients with coronary artery disease. N Engl J Med 1999;341:1882–90

[78] Teerlink JR et al. on behalf of the PROMISE Investigators. Ambulatory Ventricular Arrhythmias in Patients with Heart Failure Do Not Specifically Predict an Increased

Risk of Sudden Death. Circulation 2000;101:40–6

[79] Viskin S. Long QT syndromes and torsade de pointes. Lancet 1999;354:1625–33

[80] Welch PJ et al. Management of Ventricular Arrhythmias. J Am Coll Cardiol 1999;34:621–30

[81] Weinberg BA et al. Five-year follow-up of 589 patients treated with amiodarone. Am Heart J 1993;125:109–21

[82] Connolly SJ. Evidence-Based Analysis of Amiodarone Efficacy and Safety. Circulation 1999;100:2025–34

[83] Hombach V et al. Risikostratifizierung nach Myokardinfarkt. Z Kardiol 2000;89(Suppl 3):III/75–III/86

[84] Willems S et a. Endokardiales Mapping und Hochfrequenzstrom-Katheterablation ventrikulärer Tachykardien nach abgelaufenem Myokardinfarkt. Z Kardiol 2000;(Suppl 3):III/161–III/170

[85] Buxton AE et al. for the Multicenter Unsustained Tachycardia Trial Investigators. Electrophysiologic testing to identify patients with coronary artery disease who are at risk for sudden death. N Engl J Med 2000;342:1937–45

[86] Guidelines 2000 for Cardiopulmonary Resuscitation and Emergency Cardiovascular Care. 7D: The tachycardia algorithms. Circulation 2000;102(Suppl I):I-158–I-165

[87] Guidelines 2000 for Cardiopulmonary Resuscitation and Emergency Cardiovascular Care. Section 5: Pharmacology I: Agents for Arrhythmias. Circulation 2000;102(Suppl I):I-112–I-128

[88] Dorian P et al. Amiodarone as compared with lidocaine for shock-resistant ventricular fibrillation. N Engl J Med 2002;346:884–90

[89] Schläpfer J et al. Electrophysiologically guided amiodarone therapy versus the implantable cardioverter-defibrillator for sustained ventricular tachyarrhythmias after myocardial infarction. J Am Coll Cardiol 2002;39:1813–9

[90] Eckardt L et al. Electrophysiologic investigation in Brugada syndrome. Eur Heart J 2002;23:1394–401

[91] O'Donnell et al. Radiofrequency ablation for post infarction ventricular tachycardia. Eur Heart J 2002;23:1699–705

[92] Wilde AAM et al. for the study group of the ESC. Proposed diagnostic criteria for the Brugada syndrome. Eur Heart J 2002;23:1648–54

[93] ACC/AHA/NASPE 2002 guideline update for implantation of cardiac pacemakers and antiarrhythmia devices: summary article. Circulation 2002;106:2145–61

[94] O'Donnell D et al. Clinical and electrophysiological differences between patients with arrhythmogenic right ventricular dysplasia and right ventricular outflow tract tachycardia. Eur Heart J 2003;24:801–10

[95] Antzelevitch C et al. Brugada syndrome:1992–2002. J Am Coll Cardiol 2003;41:1665–71

[96] Rolf S et al. The ajmalin challenge in Brugada syndrome: diagnostic impact, safety, and recommended protocol. Eur Heart J 2003;24:1104–12

[97] Moss AJ. Long QT syndrome. JAMA 2003;289:2041–4

[98] Al-Khatib SM et al. What clinicians should know about the QT interval. JAMA 2003;289:2120–7

[99] Haissaguerre M et al. Mapping and ablation of ventricular fibrillation associated with long-QT and Brugada syndromes. Circulation 2003;108:925–8

[100] Gaita F et al. Short QT syndrome. Circulation 2003;108:965–70

[101] Sakabe M et al. Proportion and prognosis of healthy people with coved or saddleback type ST segment elevation in the right precordial leads during 10 years follow-up. Eur Heart J 2003;24:1488–93

[102] Blomström-Lundquist C et al. ACC/AHA/ESC Guidelines for the management of patients with supraventricular arrhythmias – executive summary. J Am Coll Cardiol 2003;42:1493–531

[103] Pitzalis MV et al. QT-interval prolongation in right precordial leads: an additional electrocardiographic hallmark of Brugada syndrome. J Am Coll Cardiol 2003;42:1632–7

[104] Grimm W et al. Noninvasive arrhythmia risk stratification in idiopathic dilated cardiomyopathy. Circulation 2003;108:2883–91

[105] Brugada R et al. Sudden death associated with short-QT syndrome linked to mutations in HERG. Circulation 2004;109:30–5

[106] Schwartz PJ. Left cardiac sympathetic denervation in the management of high-risk patients affected by the long-QT syndrome. Circulation 2004;109:1826–33

[107] Cappato R et al. on behalf of the CASH investigators. Response to programmed

ventricular stimulation and clinical outcome in cardiac arrest survivors receiving randomised assignment to implantable cardioverter defibrillator or antiarrhythmic drug therapy. Eur Heart J 2004;25:642–9

[108] Gaita F et al. Short QT syndrome: pharmacological treatment. J Am Coll Cardiol 2004;43:1494–9

[109] Soejima K et al. Endocardial and epicardial radiofrequency ablation of ventricular tachycardia associated with dilated cardiomyopathy. J Am Coll Cardiol 2004;43:1834–42

[110] Junttila MJ et al. Prevalence and prognosis of subjects with Brugada-type ecg pattern in a young and middle-aged finnish population. Eur Heart J 2004;25:874–8

[111] Bardy GH et al. for the SCD-Heft investigators. Amiodarone or an implantable cardioverter-defibrillator for congestive heart failure. N Engl J Med 2005;352:225–37

[112] Villain E et al. Low incidence of cardiac events with beta-blocking therapy in children with long QT syndrome. Eur Heart J 2004;25:1405–11

[113] Priori SG et al. Association of long QT syndrome loci and cardiac events among patients treated with beta-blockers. JAMA 2004;292:1341–4

[114] Belhassen B et al. Efficacy of Quinidine in high-risk patients with Brugada syndrome. Circulation 2004;110:1731–7

[115] Haigney MC et al. QT interval variability and spontaneous ventricular tachycardia or fibrillation in the multicenter automatic defibrillator implantation trial (MADIT) II patients. J Am Coll Cardiol 2004;44:1481–7

[116] Della Bella P et al. Incidence and significance of pleomorphism in patients with postmyocardial infarction ventricular tachycardia. Eur Heart J 2004;25:1127–38

[117] Bloomfield DM et al. Microvolt T-wave alternans distinguishes between patients likely and patients not likely to benefit from implanted cardiac defibrillator therapy. Circulation 2004;110:1885–9

[118] Eckardt L et al. Long-term prognosis of individuals with right precordial ST-segment-elevation Brugada syndrome. Circulation 2005;111:257–63

[119] McMurray J et al. Antiarrhythmic effect of carvedilol after acute myocardial infarction. J Am Coll Cardiol 2005;45:525–30

[120] Haverkamp W, Breithardt G. Moderne Herzrhythmustherapie. 2003, Georg Thieme. Stuttgart, New York

[121] Tada H et al. Idiopathic ventricular arrhythmia arising from the mitral annulus. J Am Coll Cardiol 2005;45:877–86

[122] Antzelevitch C et al. Brugada syndrome. Report of the second consensus conference. Circulation 2005;111:659–70

[123] Brugada P et al. Natural history of Brugada syndrome: the prognostic value of programmed electrical stimulation of the heart. J Cardiovasc Electrophysiol 2003;14:455–7

[124] Viskin S. Inducible ventricular fibrillation in the Brugada syndrome. J Cardiovasc Electrophysiol 2003;14:458–60

[125] Mäkikallio TH et al. Prediction of sudden death after acute myocardial infarction: role of holter monitoring in the modern treatment era. Eur Heart J 2005;26:762–9

[126] Bauer A et al. Reduced prognostic power of ventricular late potentials in post-infarction patients of the reperfusion era. Eur Heart J 2005;26:755–61

[127] Horlitz M et al. Rezidivierende ventrikuläre Tachykardien nach Myokardinfarkt. Lineare Ablationsstrategie unter Einsatz eines elektroanatomischen Mappingsystems. Dtsch Med Wochenschr 2005;130:1683–8

[128] Brugada P et al. Patients with an asymptomatic Brugada electrocardiogram should undergo pharmacological and electrophysiological testing. Circulation 2005;112:279–92

[129] Priori SG et al. Management of patients with Brugada syndrome should not be based on programmed electrical stimulation. Circulation 2005;112:279–92

[130] Saffitz JE. Structural heart disease, SCN5A gene mutations, and Brugada syndrome. Circulation 2005;112:3672–4

[131] Frustaci A et al. Cardiac histological substrate in patients with clinical phenotype of Brugada syndrome. Circulation 2005;112:3680–7

[132] Brodsky MA et al. Prognostic value of baseline electrophysiology studies in patients with sustained ventricular tachyarrhythmia: the antiarrhythmics versus implantable defibrillators (AVID) trial. Am Heart J 2002;144:478–84

[133] Daubert JP et al. for the MADIT II patients. Predictive value of ventricular ar-

rhythmia inducibility for subsequent ventricular tachycardia or ventricular fibrillation in multicenter automatic defibrillator implantation trial (MADIT) II patients. J Am Coll Cardiol 2006;47:98–107

[134] Narayan SM et al. T-wave alternans and the susceptibility to ventricular arrhythmias. J Am Coll Cardiol 2006;47:269–81

[135] Schwartz PJ et al. The Jervell and Lange-Nielsen syndrome. Circulation 2006;113:783–90

[136] Brugada J et al. Determinants of sudden death in individuals with the electrocardiographic pattern of Brugada syndrome and no previous cardiac arrest. Circulation 2003;108:3092–6

[137] Chan PS et al. Cost-effectiveness of a microvolt T-wave alternans screening strategy for implantable cardioverter-defibrillator placement in the MADIT-II-eligible population. J Am Coll Cardiol 2006;48:112–21

[138] ACC/AHA/ESC 2006 guidelines for management of patients with ventricular arrhythmias and the prevention of sudden death – executive summary. J Am Coll Cardiol 2006;48:1064–108

[139] Swan H et al. Arrhythmic disorder mapped to chromosome 1q42–43 causes malignant polymorphic ventricular tachycardia in structurally normal hearts. J Am Coll Cardiol 1999;34:2035–42

[140] Lahat H et al. Autosomal recessive catecholamine- or exercise-induced polymorphic ventricular tachycardia: clinical features and assignment of the disease gene to chromosome 1p13–21. Circulation 2001;103:2822–7

[141] Electrocardiographic risk stratification in families with congenital long QT syndrome. Eur Heart J 2006;27:2074–80

[142] Khan IA. Long QT syndrome: diagnosis and management. Am Heart J 2002;143:7–14

[143] Goldenberg I et al. Corrected QT variability in serial electrocardiograms in Long QT Syndrome. J Am Coll Cardiol 2006;48:1047–52

[144] Zhang L et al. Spectrum of ST-T-wave patterns and repolarization parameters in congenital long-QT-syndrome. Circulation 2000;102:2849–55

[145] Zareba W et al. for the international Long-QT syndrome registry research group. Influence of the genotype on the clinical course of the Long-QT syndrome. N Engl J Med 1998;339:960–5

[146] Giustetto C et al. Short QT syndrome: clinical findings and diagnostic-therapeutic implications. Eur Heart J 2006;27:2440–7

[147] Veltmann C et al. A prospective study o spontaneous fluctuations between diagnostic and non-diagnostic ECGs in Brugada syndrome: implications for correct phenotyping and risk stratication. Eur Heart J 2006;29:2544–52

[148] Sacher F et al. Outcome after implantation of a cardioverter-defibrillator in patinets with Brugada syndrome. Circulation 2006;114:2317–24

[149] Vyas H et al. Epinephrin QT stress testing in the evaluation of congenital long-QR syndrome. Circulation 2006;113:1385–92

[150] Amir O et al. Ineffectiveness of precordial thump for cardioversion of malignant ventricular tachyarrhythmias. Pacing Clin Electrophysiol 2007;30:153–6

[151] Hofsten DE et al. on behalf of the DANAMI-2 investigators. Prevalence and prognostic implications of non-sustained ventricular tachycardia in ST-segment elevation myocardial infarction after revascularisation with either fibrinolysis of primary angioplasty. Eur Heart J 2007;28:407–14

[152] Vereckei A et al. Application of a new algorithm in the differential diagnosis od wide QRS complex tachycardia. Eur Heart J 2007;28:589–600

[153] Daubert JP et al. Role of implantable cardioverter defibrillator therapy in patients with long QT syndrome. Am J Heart 2007;153:S53–S58

[154] Zareba W et al. Implantable cardioverter defibrillator in high risk long QT syndrome patients. J Cardiovasc Electrophysiol 2003;14:337–41

[155] Stevenson WG et al. Catheter ablation for ventricular tachycardia. Circulation 2007;115:2750–60

[156] Vetter VL. Clues or miscues? How to make the right interpretation and correctly diagnose long-QT-syndrome. Circulation 2007;115:2595–8

[157] Taggart NW et al. Diagnostic miscues in congenital long-QT-syndrome. Circulation 2007;115:2613–20

[158] Khatib SM et al. Preventing tomorrow's sudden cardiac death today: part I: current

data on risk stratification for sudden cardiac death. Am Heart J 2007;153:941–50

[159] Gehi AK et al. Microvolt T-wave alternans for the risk stratification of ventricular tachyarrhythmic events. J Am Coll Cardiol 2005;46:75–82

[160] Bloomfield DM et al. Microvolt T-Wave alternans and the risk of death of sustained ventricular arrhythmias in patients with left ventricular dysfunction. J Am Coll Cardiol 2006;47:456–63

[161] Cantillon DJ et al. Predictive value of microvolt T-Wave alternans in patients with left ventricular dysfunction. J Am Coll Cardiol 2007;50:166–73

[162] Robin NH et al. Genetic tessting in cardiovascular disease. J Am Coll Cardiol 2007;50:727–37

[163] Paul M et al. Role of programmed ventricular stimulation in patients with Brugada syndrome: a meta-analysis of worldwide published data. Eur Heart J 2007;28:2126–33

[164] Willens S et al. Leitlinie invasive elektrophysiologische Diagnostik. Clin Res Cardiol 2007;96:634–51

[165] Almendral J et al. All patients with hemodynmically tolerated postinfarction ventricular tachycardia do not require an implantable cardioverter-defibrillator. Circulation 2007;116:1204–12

[166] Callans DJ. Patients with hemodynamically tolerated ventricular tachycardia require implantable-defibrillators. Circulation 2007;116:1196–203

[167] De Ferrari GM et al. Predictive value of programmed ventricular stimulation in patients with ischemic cardiomyopathy: implications for the selection of candidates for an implantable defibrillator. Europace 2007 Oct 17 ;9:1151–57

[168] Kuck K-H et al. Leitlinie zur Katheterablation. Clin Res Cardiol 2007;96:833–49

[167] Salerno-Uriate JA et al. Prognostic value of T-wave alternans in patients with heart failure due to nonischemic cardiomyopathy. J Am Coll Cardiol 2007;50:1896–904

[168] Exner DV et al. for the REFINE investigators. Noninvasive risk assessment early after a myocardial infarction. J Am Coll Cardiol 2007;50:2275–84

[169] De Ferrari GM et al. Baroreflex sensitivity predicts long-term cardiovascular mortality after mypcardial infarction even in patients with preserved left ventricular function. J Am Coll Cardiol 2007;50:2285–90

[170] Buxton AE et al. Limitations of ejection fraction for prediction of sudden death risk in patients with coronary artery disease. J Am Coll Cardiol 2007;50:1150–7

[171] Zecchin M et al. Are nonsustained ventricular tachycardias predictive of major arrhythmias in patients with dilated cardiomyopathy on optimal medical treatment? Pacing Clin Electrophysiol 2008;31:290–9

[172] Goldenberg I et al. Long-QT-syndrome after age 40. Circulation 2008;117:2192–201

[173] Wilde AAM et al. Left cardiac sympathetic denervation for catecholaminergic polymorphic ventricular tachycardia. N Engl J Med 2008;358:2024–9

[174] Kober L et al. for the Dronedarone study group. Increased mortality after dronedarone therapy for severe heart failure. N Engl J Med 2008;358:2678–87

[175] Hongwei JIN et al. Arrhythmia mechanisms in the failing heart 2008;31:1048–56

[176] Goldenberg I et al. Long QT syndrome. J Am Coll Cardiol 2008;51:2291–300

[177] ACC/AHA/HRS 2008 guidelines for device-based therapy of cardiac rhythm abnormalities. J Am Coll Cardiol 2008;51:e1–e62

[178] Morita H et al. The QT syndromes: long and short. Lancet 2008;372:750–63

[179] Brugada B et al. Brugada syndrome. Prog Cardiovasc Dis 2008;51:1–22

[180] Goldberger JJ et al. AHA/ACC/HRS scientific statement on noninvasive risk stratification techniques for identifying patients at risk for sudden death. J Am Coll Cardiol 2008;52:1179–99

[182] Kelly P et al. Surgical coronary revascularisation in survivors of prehospital cardiac arrest: ist effects on inducible ventricular arrhythmias and long-term survival. J Am Coll Cardiol 1990;15:267–73

[183] Brugada J et al. Coronary artery revascularisation in patients with sustained ventricular tachycardia in the chronic phase of myocardial infarction: effects on the electrophysiologic substrate and outcome. J Am Coll Cardiol 2001;37:529–33

[184] Gold MR et al. Role of microvolt T-wave alternans in assessment of arrhythmia vulnerability among patients with heart failure and systolic dysfunction. Circulation 2008;118:2022–8

[185] Chow T et al. on behalf of the MASTER trial investigators. Does microvolt T-wave alternans testing predict ventricular tachyarrhythmias in patients with ischemic cardiomyopathy and prophylactic defibrillators? J Am Coll Cardiol 2008;52:1607–15

[186] Subbiah R et al. Workup of the cardiac arrest survivor: for the symposium on sudden cardiac death for progress in cardiovascular diseases. Prog Cardiovasc Dis 2008;51:195–203

[187] Krahn AD et al. Diagnosis of unexplained cardiac arrest. Circulation 2005;112:2228–34

[188] Vincent GM et al. High efficacy of betablockers in long-QT-syndrome type 1. Circulation 2009;119:215–21

[189] Rashba EJ et al. Electrophysiological effects of late percutaneous coronary intervention for infarct-related coronary artery occlusion. Circulation 2009;119:779–87

[190] Bauer A et al. Improved stratification of autonomic regulation for risk prediction in post-infarction patients with preserved left ventricular function (ISAR-Risk). European Heart J 2009;30:576–83

[191] Hayashi M et al. Incidence and risk factors of arrhythmic events in catecholaminergic polymorphic ventricular tachycardia. Circulation 2009;119:2426–34

[192] Piccini JP et al. Amiodarone for the prevention of sudden cardiac death: a meta-analysis of randomized controlled trials. Eur Heart J 2009;30:1245–53

[193] Boveda S et al. on behalf of the Mona Lisa study group. Incidence and prognostic significance of sustained ventricular tachycardias in heart failure patients implanted with biventricular pacemakers without a back-up defibrillator: results from the prospective, multicentre, Mona Lisa cohort study. Eur Heart J 2009;30:1237–44

[194] Liu N et al. Catecholaminergic polymorphic ventriccular tachycardia. Prog Cardiovasc Dis 2008;51:23–30

[195] EHRA/HRS expert consensus on catheter ablation of ventricular arrhythmias. Europace 2009;11:771–817

[196] Marill KA et al. Adenosine for wide-complex tachycardia: efficacy and safety. Crit Care Med 2009;37:2512–8

[197] ESC Guidelines. Guidelines for cardiac pacing and cardiac resynchronization therapy. Eur Heart J 2007;28:2256–95

## 15.5 Bradykarde Herzrhythmusstörungen und Schrittmachertherapie

### 15.5.1 Erscheinungsformen

Erscheinungsformen bradykarder Herzrhythmusstörungen sind:

◢ Sinusbradykardie
◢ Sick-Sinus-Syndrom
◢ AV-Block
◢ Bradyarrhythmia absoluta
◢ Karotis-Sinus-Syndrom
◢ Neurokardiale Synkope/malignes vasovagales Syndrom

### 15.5.2 Ätiologie/Pathogenese

◢ Kardiale Faktoren: KHK, Kardiomyopathien, angeborene oder degenerativ-erworbene Veränderungen am Reizbildungs- und Reizleitungssystem, sonstige organische kardiale Grunderkrankungen
◢ Extrakardiale Faktoren: Elektrolytstörungen (z.B. Hyperkaliämie), iatrogene Ursachen (Medikamente, Ablation, Herzchirurgie), ZNS-Erkrankungen (gesteigerter Hirndruck und Vagotonus), Hypothyreose, Intoxikationen

### 15.5.3 Symptome

Das Spektrum der Symptomatik ist bei allen Formen der Bradykardie ähnlich und beinhaltet Symptome der zerebralen Minderperfusion vom leichten, intermittierenden Schwindel bis zur rhythmogenen Synkope (Morgagni-Adam-Stokes-Anfall) sowie Symptome der Herzinsuffizienz.

## 15.5.4  Diagnostik

Die Durchführung der Diagnostik orientiert sich an Häufigkeit und Art der Symptomatik:
- ▲ EKG
- ▲ Langzeit-EKG
- ▲ Belastungs-EKG
- ▲ Karotisdruckversuch
- ▲ Kipptischuntersuchung
- ▲ Elektrophysiologische Untersuchung
- ▲ Implantierbarer Event Recorder (Indikationsstellung s. **EHRA-Empfehlung 2009** [85])

Darüber hinaus erfolgt die Abklärung einer möglichen kardialen Grunderkrankung in üblicher Weise.

### Elektrophysiologische Untersuchung in der Diagnostik bradykarder Arrhythmien

#### *Indikationen*
Die Indikationen bei bradykarden Arrhythmien nach **DGK 2007** [69] umfassen:
- ▲ V.a. symptomatisches Sick-Sinus-Syndrom, durch nicht invasive Untersuchungen nicht zu sichern.
- ▲ Rezidivierende Synkope unklarer Genese: Indikation bes. gegeben bei Patienten mit bereits diagnostizierter Herzerkrankung, wenn nicht rhythmogene Ursachen für die Synkope unwahrscheinlich gemacht werden konnten. Differenzialdiagnostisch sind insbesondere bei reduzierter systolischer LV-Funktion und Z.n. Myokardinfarkt auch Tachyarrhythmien zu erwägen, sodass ggf. auch eine programmierte Stimulation auf Ventrikel- und Vorhofebene erfolgt.

#### Durchführung der EPU zur Bradykardie-Diagnostik
Zur EPU-Durchführung siehe auch [24].
- ▲ Messung der Basisintervalle (RR, PQ, PA, AH, HV, QRS, QT)
- ▲ Bestimmung der SKEZ (mind. 4 Stimulationsfrequenzen, > 30 s Stimulationsdauer)
- ▲ Bestimmung des Wenckebach-Punktes und der 2:1-Leitung durch atriale Stimulation mit zunehmender Verkürzung des Zyklusintervalls (bis max. 200/min)
- ▲ Bestimmung der Refraktärzeiten des AV-Leitungssystems (vorzeitige atriale Stimulation bei Grundrhythmus und mind. einer stimulierten Basisfrequenz)
- ▲ Bestimmung der VA-Leitung

EPU-Normwerte nach [26]

| | |
|---|---|
| **PA** | 10–60 ms |
| **AH** | 60–125 ms (abhängig vom Sympathikotonus) |
| **HV** | 35–55 ms (> 100 ms sicher pathologisch [25], bei HV < 30 ms wurde ein Faszikelpotenzial abgeleitet [26]) |
| **Korrigierte SKEZ** | < 525 ms (Sensitivität 69%, Spezifität 98% [25], verlängerte SKEZ bei 35–93% der Patienten mit V.a. Sick-Sinus-Syndrom [26]) |
| **Wenckebach-Punkt in Ruhe** | bei 120–170/min |

Refraktärzeiten

| | Definition |
|---|---|
| **Relative Refraktärzeit des AV-Knotens** | Kürzestes A1/A2-Intervall, das noch ohne Leitungsverzögerung im AV-Knoten übergeleitet wird |
| **Funktionelle Refraktärperiode des AV-Knotens** | Kürzestes H1/H2-Intervall, das bei vorzeitiger atrialer Stimulation erreicht wird |
| **Effektive Refraktärperiode des AV-Knotens** | Längstes A1/A2-Intervall, das nicht mehr zum His-Bündel geleitet wird |
| **Effektive Refraktärperiode des Vorhofs** | Längstes A1/A2-Intervall, das nicht mehr zur Vorhoferregung führt |

Die Bestimmung der Refraktärzeiten wird in den deutschen Richtlinien empfohlen [24], in der Praxis jedoch oftmals ausgespart. Nur der Nachweis eines Dual pathways im Rahmen der Tachykardiediagnostik bei der AVNRT hat unmittelbare klinische Bedeutung.

### 15.5.5 Therapie

#### 15.5.5.1 Ursächliche Therapie
Therapie einer Hypothyreose oder Hyperkaliämie, Therapie einer Myokarditis (z.B. Lyme-Karditis [45]), Infarktbehandlung (z.B. passagerer AV-Block III bei Hinterwandinfarkt), Absetzen von Medikamenten (in 41% der Fälle zunächst Rückbildung einer AV-Blockierung, davon jedoch Rezidiv in 56% trotz Absetzens der Medikation [49]).

#### 15.5.5.2 Konservative Therapie
**Parasympatholytika:** Durch Vagolyse gute Frequenzsteigerung bei Sinusbradykardie, mäßige Effekte bei proximal gelegenem AV-Block (z.B. Hinterwandinfarkt), unwirksam bei distalem AV-Block.

Nebenwirkungen: Mundtrockenheit, Sehstörungen, Miktionsstörungen, Obstipation, Provokation von Glaukomanfällen.
- Atropin: 0,5–2 mg i.v., bei Reanimation bis 3 mg
- Ipratropiumbromid (Itrop): 3-mal 10–15 mg oral/Tag

**Sympathomimetika:** NW.: Tremor, Übelkeit, Unruhe, Angstgefühl, Extrasystolie
- Orciprenalin (Alupent): 6- bis 10-mal $^1/_2$–1 Tbl. (20 mg), $^1/_2$–1 Amp. (0,5 mg) i.v.
- Adrenalin (Suprarenin)

#### 15.5.5.3 Operativ-interventionelle Therapie
Eine medikamentöse Therapie ist wegen mangelnder Effektivität und geringer Verträglichkeit obsolet und hat allenfalls überbrückenden Charakter, die Behandlung bradykarder Ryhthmusstörungen erfolgt nahezu ausschließlich mittels Herzschrittmacher.

#### 15.5.5.4 Indikationen zur temporären Stimulation
Indikationen zur temporären Stimulation nach **DGK 2005** [2a]:
- Akuter Infarkt
- Akute Intoxikation
- Während Einschwemmkatheterismus bei Linksschenkelblock
- Passager vor definitiver SM-Implantation
- Passager beim Aggregatwechsel/-explantation bei SM-abhängigen Patienten
- Torsade-de-pointes-Tachykardien bei Long QT

Eine **Katecholamintherapie** zur Frequenzanhebung bei akuter Asystolie oder atropinrefraktärer symptomatischer Bradykardie ist als Alternative zur temporären Schrittmacherstimulation **obsolet** [2a].

### 15.5.6 Spezifische Formen

#### 15.5.6.1 Sinusbradykardie

##### 15.5.6.1.1 Definition
Sinusrhythmus < 60/min beim wachen Erwachsenen [6]. Nächtliche Frequenzsenkung auf 35–40/min sind im Rahmen der Norm möglich [6].

##### 15.5.6.1.2 Ätiologie
Erhöhter Vagotonus, verminderter Sympathikotonus, Medikamente, Denervierung nach HTX. Organische Herzerkrankungen, Sick-Sinus-Syndrom, Operationen, zerebrale Erkrankungen, Anorexie, Hypoxie, Hypothermie, Hypothyreose, Ausdauertraining [6].

##### 15.5.6.1.3 Therapie
Behandlung der Grunderkrankung, ansonsten s. Kap. 15.5.6.2

### 15.5.6.2 Sick-Sinus-Syndrom

#### 15.5.6.2.1 Definition

1968 eingeführter Begriff für eine meist degenerativ-altersbedingte, permanent oder intermittierend auftretende Alteration der Impulsgebung des Sinusknotens. Sammelbegriff für:

▲ Pathologische Sinusbradykardie
▲ SA-Block: Analog zum AV-Block werden 3 Typen der sinuatrialen Blockierung differenziert:
    – SA-Block I: Verzögerte Leitung vom Sinusknoten zum Vorhof, im EKG nicht erkennbar
    – SA-Block II/Typ 1: Nach mehreren Intervallen mit verzögerter Überleitung auf die Vorhöfe fällt eine Überleitung aus, vor der Pause kommt es zu einer progressiven Verkürzung des P-P-Intervalls, die Pause entspricht dem doppelten oder mehrfachen des normalen P-P-Intervalls (Wenckebach-Periodik)
    – SA-Block II/Typ 2: 2:1-, 3:1- oder 4:1-Überleitung
    – SA-Block III: Komplette Blockade der Überleitung, Asystolie bis zum Einsetzen eines Ersatzzentrums, vom Sinusarrest im EKG nicht zu unterscheiden
▲ Sinusarrest: Ausfall einer oder mehrerer Impulsbildungen im Sinusknoten, fehlende P-Welle im EKG
▲ Chronotrope Inkompetenz bei Sinusrhythmus
▲ Bradykardie-Tachykardie-Syndrom: Wechsel von tachykardem Vorhofflimmern/-flattern und intermittierenden Bradykardien infolge passagerem SA-Block oder Sinusarrest bei Konversion in den Sinusrhythmus

#### 15.5.6.2.2 Diagnostik

**Langzeit-EKG**
Nachweis der oben genannten Rhythmusstörungen.

**Belastungs-EKG**
Unzureichender Frequenzanstieg.

**Atropin-Test**
Inadäquater Frequenzanstieg nach 1 mg Atropin [4].

**Elektrophysiologische Untersuchung**
S. Kap. 15.5.4. Bestimmung der Sinusknoten-Erholungszeit (SKEZ). Die Grenzwerte für die normale SKEZ bzw. den normalen Frequenzanstieg werden in der Literatur sehr unterschiedlich angegeben (z.B. bei Atropin-Test HF < 90/min, < 100/min, Zunahme um < 25 Schläge/min, Frequenzzunahme < 25% [28]) und sind experimentell unzureichend definiert. Nach **DGK** [2a] besteht eine chronotrope Inkompetenz bei einer Maximalfrequenz < 100–110/min, bzw. bei einer HF < 90/min an der anaeroben Schwelle. Die DGK bezieht sich 2007 auf die europäische Task force, die eine SKEZ > 2 s bzw. eine korrigierte SKEZ > 1 s für die Erklärung einer Synkope fordert [69].

#### 15.5.6.2.3 Prognose

Prognose der Patienten mit SSS entspricht der Normalbevölkerung [27], daher auch keine Prognoseverbesserung durch Schrittmachertherapie [2].

#### 15.5.6.2.4 Therapie

AAI(R)-Schrittmachertherapie bei symptomatischen Patienten, ein 2-Kammer-System ist bei einer jährlichen Rate einer höhergradigen AV-Blockierung von nur 0,6–1,6% auch bei einem Wenckebach-Punkt in Ruhe zwischen 100–129/min unnötig [11, 70, 71]. Jährliches Auftreten eines höhergradigen AV-Blocks in 1,9% bei PQ-Intervall ≤ 220 ms [42]. Es besteht keine Schrittmacherindikation beim asymptomatischen Patienten [34a].

## Indikationen

Indikationen zur Schrittmachertherapie nach **ACC/AHA 2008** [34a]

| | Klasse |
|---|---|
| Symptomatische Bradykardie, auch wenn Folge einer notwendigen Medikation | I |
| Symptomatische chronotrope Inkompetenz | I |
| Bradykardie mit Herzfrequenz < 40/min, wenn ein klarer Zusammenhang mit einer signifikanten Symptomatik nicht dokumentiert wurde | IIa |
| Synkope unklarer Ätiologie mit nachgewiesener Sinusknotendysfunktion bei elektrophysiologscher Untersuchung | IIa |

Indikationen nach **DGK 2005** [2a]

| | Klasse |
|---|---|
| Sinusknoten-Funktionsstörung(x), spontan oder infolge einer erforderlichen Medikation, mit eindeutigem Zusammenhang zur klinischen Symptomatik | I |
| Sinusknoten-Funktionsstörung(x) mit nur vermutetem Zusammenhang zur Symptomatik | I |

(x) Z.B. HF < 40/min, Pausen > 3 s

### 15.5.6.3 AV-Block

#### 15.5.6.3.1 Definition

Verzögerung oder Unterbrechung der Reizleitung von den Vorhöfen auf die Ventrikel via AV-Knoten, His-Bündel und Purkinje-Fasern. Die Blockierung kann an mehr als einer Stelle gleichzeitig bestehen.

Klassifizierung [6]

| AV-Block I | | Verzögerte AV-Überleitung, PQ-Intervall > 0,2–0,21 s. |
|---|---|---|
| **AV-Block II** | | Intermittierend fehlende Überleitung in die Ventrikel. Eine 2:1-Leitung kann bei einem Typ 1 oder Typ 2 auftreten [6]. |
| | AV-Block II/Typ 1 (sog. Mobitz-Typ-1-Block oder Wenckebach-Block) | Zunehmende Verzögerung der AV-Überleitung bis zum Aussetzen der Überleitung in die Ventrikel (Wenckebach-Periodik). Progression zum höhergradigen AV-Block selten, es sei denn, die Blockade ist intranodal oder infranodal (dies ist auch bei schmalem QRS-Komplex möglich). |
| | AV-Block II/Typ 2 (sog. Mobitz-Typ-2-Block) | Abrupte Unterbrechung der AV-Überleitung ohne vorangegangene Leitungsverzögerung. Progression zum hochgradigen AV-Block bei dieser meist infranodal gelegenen Blockade häufig und plötzlich auftretend [34a]. |
| **Höhergradiger AV-Block II** | | Blockade von 2 oder mehr P-Wellen [3:1-, 4:1-Überleitung] [6]. Bei Vorhofflimmern kann bei einer Pause > 5 s ein höhergradiger AV-Block angenommen werden [34a]. |
| **AV-Block III** | | Temporäre oder permanente vollständige Unterbrechung der Überleitung |

## 15.5.6.3.2 Ätiologie

◢ Angeboren

◢ Degenerativ

◢ Hypothyreose

◢ KHK

◢ Elektrolytstörungen

◢ Kardiomyopathien

◢ Kalzifizierende Aortenstenose

◢ Iatrogen (Medikamente: Digitalis, Beta-blocker, Antiarrhythmika; Herzchirurgie; AV-Knoten-Ablation)

## 15.5.6.3.3 Prognose

Die Prognose des suprahisären Mobitz-1-Blocks ist günstig, die des totalen AV-Blocks schlecht. Die Mortalität wird durch SM-Therapie gebessert, bleibt aber erhöht [3, 4], vermutlich im Wesentlichen durch die kardiale Grunderkrankung.

◢ Die Prognose bei Supra-His-AV-Block II/Typ 1 bei fehlender struktureller Herzerkrankung ist gut [6].

◢ Bei bifaszikulärem Block mit HV-Verlängerung > 100 ms entwickeln jährlich nur 2–3% der Patienten einen kompletten AV-Block [23].

◢ Patienten mit infrahisärem AV-Block II und Schenkelblock entwickeln nahezu immer eine Schrittmacherbedürftigkeit [29].

◢ Risiko des AV-Blocks III bei einer Verlängerung der HV-Zeit auf > 70 ms liegt bei 12%, keine Mortalitätsverbesserung durch SM-Therapie [69].

## 15.5.6.3.4 Therapie

### *Indikationen*

Indikationen zur Schrittmachertherapie nach **ACC/AHA 2008** [34a]

|  | Klasse |
|---|---|
| **AV-Block III** | |
| Symptomatischer AV-Block III | I |
| AV-Block III beim asymptomatischen, wachen Patienten mit Asystolie > 3,0 s oder Ersatzrhythmus < 40/min | I |
| AV-Block III beim asymptomatischen, wachen Patienten mit Bradykardie und AF und mind. einer Pause > 5 s | I |
| AV-Block III nach Katheter-Ablation des AV-Knotens | I |
| Postoperativer AV-Block III, vermutlich irreversibel | I |
| AV-Block III bei neuromuskulären Erkrankungen wie z.B. myotoner Dystrophie, Kearns-Sayre-Syndrom | I |
| Belastungsabhängiger AV-Block II–III bei fehlender Ischämie | I |
| Asymptomatischer AV-Block III bei einer mittleren Herzfrequenz > 40/min bei Kardiomegalie oder LV-Dysfunktion oder infranodaler Blockade | I |
| AV-Block III bei HF > 40/min ohne Kardiomegalie | IIa |
| **AV-Block II** | |
| AV-Block II mit symptomatischer Bradykardie | I |
| Höhergradiger AV-Block II beim asymptomatischen, wachen Patienten mit Asystolie > 3,0 sec oder Ersatzrhythmus < 40/min | I |
| Fortgeschrittener AV-Block II beim asymptomatischen, wachen Patienten mit Bradykardie bei AF und mind. 1 Pause > 5 s | I |
| Fortgeschrittener AV-Block II auch bei asymptomatischen Patienten mit neuromuskulärer Erkrankung | I |

| | Klasse |
|---|---|
| Fortgeschrittener AV-Block II nach Katheterablation des AV-Knotens | I |
| AV-Block II mit symptomatischer Bradykardie | I |
| AV-Block II Typ 2 mit breiten Kammerkomplexen | I |
| AV-Block II Typ 2, asymptomatisch, schmale QRS-Komplexe | IIa |
| AV-Block II, asymptomatisch, intra- oder infra-His, als Zufallsbefund bei einer elektrophysiologischen Untersuchung | IIa |
| AV-Block I oder II mit Symptomen ähnlich einem Schrittmachersyndrom | IIa |
| **Sonstige** | |
| AV-Block nach Katheterablation des AV-Knotens | I |

Indikationen zur Schrittmachertherapie nach **DGK 2005** ([2a], nur Klasse I und IIa sind aufgeführt)

| | Klasse |
|---|---|
| **Symptomatische Indikation** | |
| AV-Block II–III, symptomatisch, permanent oder intermittierend, auch infolge erforderlicher Medikation, auch kongenital | I |
| **Prognostische Indikation bei asymptomatischem Patienten** | |
| AV-Block III, permanent | I |
| AV-Block III oder II/Typ Mobitz, 2:1 oder höhergradig mit breiten Kammerkomplexen, intermittierend | I |
| AV-Block III bei AV-Knoten-Ablation | I |
| Kongenitaler AV-Block II–III mit eingeschränkter LV-Funktion, assoziiertem Herzfehler, Long QT, gehäuften VES, HF < 50/min, Pause > 3 s, Ersatzrhythmus mit breitem QRS oder fehlendem Frequenzanstieg unter Belastung | I |
| Intermittierender AV-Block III bei eingeschränkter LV-Funktion | IIa |
| Intermittierender AV-Block III außerhalb von Schlafphasen | IIa |

| | Klasse |
|---|---|
| AV-Block II mit Blockierung im His-Purkinje-System | IIa |
| AV-Block II/Mobitz, 2:1 oder höhergradig mit schmalen Kammerkomplexen bei persistierender Blockierung unter Belastung, insbes. bei eingeschränkter LV-Funktion | IIa |
| AV-Block II (Typ I und II) bei neuromuskulärer Erkrankung (myotone Dystrophie etc.) | IIa |
| AV-Block II–III, kongenital, ohne die oben aufgeführten Kriterien | IIa |

*Anm.:*

◢ Umstritten ist die prognostische Indikation bei asymptomatischen Patienten mit AV-Block II/Typ 2, 2:1-Block und AV-Block III bei schmalen Kammerkomplexen.

◢ Seltene, asymptomatische AV-Blockierungen II–III, z.B. nachts bei erhöhtem Vagotonus, erfordern bei Herzgesunden hingegen keine Schrittmachertherapie.

◢ Die Indikation beim asymptomatischen Patienten mit angeborenem AV-Block II–III ist abhängig von LV-Funktion und angeborenen Vitien, HF, QRS-Breite [2a].

### 15.5.6.4 Intraventrikuläre Leitungsstörungen

Intraventrikuläre Leitungsstörungen bedingen ohne zusätzliche AV-Blockierung keine Bradykardie und sind bei Auftreten von Symptomen lediglich ein Korrelat für ein mögliches rhythmogenes Problem.

#### 15.5.6.4.1 Prognose

Patienten mit bi- und trifaszikulären Schenkelblockierungen haben eine erhöhte Mortalität (infolge einer strukturellen Grunderkrankung, nicht infolge von Bradykardien). Die Progression von einem bifaszikulären Block zu einem kompletten AV-Block ist bei asymptomatischen Patienten insgesamt selten, nach stattgehabten Synkopen ist jedoch in rund 40% mit AV-Blöcken und Asystolien auch bei unauffälliger elektrophysiologischer Diagnostik zu rechnen [2a]. Pat. mit bifaszikulärem Block erleiden häufig Synkopen, dies geht nicht mit einem erhöhten Risiko für PHT einher [34a].

### 15.5.6.4.2 Therapie

#### Indikationen

Indikationen zur Schrittmachertherapie nach **DGK 2005** [2a], gleichlautend mit der Indikationsstellung nach ACC/AHA [34a].

| | Klasse |
|---|---|
| **Chronische bifaszikuläre/trifaszikuläre Leitungsstörung** | |
| Bifaszikulärer Block mit intermittierendem AV-Block III | I |
| Bifaszikulärer Block mit häufigem AV-Block II/Mobitz, 2:1 oder höhergradig | I |
| Alternierender Schenkelblock | I |
| Bifaszikulärer Block bei V.a. kardiale Synkope, nach Ausschluss sonstiger Ursachen, insbesondere von VT/VF | IIa |
| Asymptomatischer Patient, Befund einer HV-Zeit > 100 ms bei EPU aus anderer Indikation | IIa |
| Asymptomatischer Patient, Befund einer Infra-His-Blockierung bei Vorhofstimulation bei EPU aus anderer Indikation | IIa |
| Asymptomatische Patienten mit neuromuskulärer Erkrankung und jeder Art von faszikulärer Blockierung | IIb |

Keine Indikation für eine prophylaktische SM-Therapie bei bifaszikulärem Block mit AV-Block I bei asymptomatischem Patienten [2a, 34].

### 15.5.6.5 Bradyarrhythmia absoluta

#### 15.5.6.5.1 Definition

Vorhofflimmern mit verzögerter AV-Leitung auf die Ventrikel und resultierender Bradykardie. Pausen nächtlich bis 4 s und am Tag bis 2,8 s sind bei Vorhofflimmern noch als normal anzusehen [2a]. Bei langsamer Kammerfrequenz und regelmäßigen RR-Abständen kann ein kompletter AV-Block postuliert werden. Bei neu aufgetretenem AF ist vor SM-Implantation die Indikation zur Kardioversion zu prüfen [2a].

#### 15.5.6.5.2 Prognose

Die Bradyarrhythmia absoluta ist gehäuft assoziiert mit einer fortgeschrittenen kardialen Grunderkrankung, auch nach SM-Implantation bleibt die Mortalität daher erhöht. Nach 5 Jahren betrug die Überlebenswahrscheinlichkeit in einer älteren Serie nur 50% [27] und war damit niedriger als die Überlebensrate von Patienten mit AV-Block (56%).

#### 15.5.6.5.3 Therapie

##### Indikationen

Indikationen zur Schrittmachertherapie nach **DGK 2005** [2a]

| | Klasse |
|---|---|
| **Symptomatische Indikation** | |
| Vorhofflimmern, langsame Kammerfrequenz (z.B. < 40/min) oder lange Pausen (tags > 3 s, nachts > 4 s) spontan oder bei notwendiger Medikation und eindeutigem Zusammenhang zur klinischen Symptomatik | I |
| Wie Klasse I, jedoch bei nur vermutetem Zusammenhang | IIa |
| **Prognostische Indikation** | |
| AF mit langsamer, regelmäßiger Kammerfrequenz und breitem QRS-Komplex | I |
| AF mit langsamer, unregelmäßiger Kammerfrequenz (< 40/min) oder langen Pausen (> 3 s tags, > 4 s nachts) und breitem QRS | IIa |
| AF mit anhaltend langsamer regelmäßiger Kammerfrequenz und schmalem QRS-Komplex, insbes. bei kardialer Grunderkrankung | IIa |

### 15.5.6.6 Karotis-Sinus-Syndrom

#### 15.5.6.6.1 Definition
(Prä-)Synkopen infolge Bradykardie/Asystolie und/oder Hypotension infolge einer Reizung der Barorezeptoren des Karotis-Sinus mit pathologisch gesteigerter Reflexantwort. Typische alltägliche Auslöser sind starke Drehbewegungen des Halses, Druck mittels Rasierapparat, enger Hemdkragen.

#### 15.5.6.6.2 Diagnostik
**Carotis-Sinus-Druckversuch:** Der CSDV sollte im Liegen und im Stehen durchgeführt werden [2a]. Klassifizierung der Reflexantwort:

- ◢ Kardioinhibitorischer Typ: Sinusarrest oder AV-Block mit Asystolie > 3 s infolge erhöhten Parasympathikotonus
- ◢ Vasodepressorischer Typ: Blutdruckabfall ohne Bradykardie
- ◢ Gemischter Typ

#### 15.5.6.6.3 Prognose
Die Prognose quoad vitam ist günstig und kann durch Schrittmachertherapie nicht verbessert werden [15].

#### 15.5.6.6.4 Therapie

##### *Indikationen*

Indikationen zur Schrittmachertherapie nach **ACC/AHA 2008** [34a]

|  | Klasse |
|---|---|
| Rezidivierende Synkopen infolge spontaner Reizung des Karotis-Sinus, Karotisdruck führt zur Asystolie > 3 s | I |
| Synkopen ohne eindeutige Auslöser bei hypersensitivem kardioinhibitorischen Reflex > 3 s Karotis-Sinus | IIa |

Indikationen zur Schrittmachertherapie nach **DGK 2005** [2a]

|  | Klasse |
|---|---|
| Rezidivierende Synkopen, eindeutiger Zusammenhang mit der Reizung des Karotis-Sinus, durch Alltagsbewegung auslösbar, mit Asystolie > 3 s | I |
| Rezidivierende Synkopen, anderweitig nicht erklärbar, kein eindeutiger Zusammenhang mit Alltagsbewegung, positiver Nachweis eines symptomatischen hypersensitiven Karotis-Sinus-Reflexes (Pause > 3 s) | IIa |

Eine Schrittmachertherapie ist sowohl nach deutschen [2a] als auch nach amerikanischen Richtlinien [34a] nur bei mehrfachen Synkopen indiziert. Die Indikation bei Synkopen ohne typische Auslöser, aber positivem Carotis-Druckversuch (CSDV) ist strittig. Keine SM-Indikation besteht bei Nachweis eines hypersensitiven Karotis-Sinus ohne spontane Symptomatik [2a].

### 15.5.6.7 Neurokardiale Synkope/malignes vasovagales Syndrom
*Synonym:* Neurally mediated syncope

#### 15.5.6.7.1 Definition
Synkope infolge akut reflektorisch übersteigerter Vagusaktivität mit gleichzeitig reduzierter Sympathikusaktivität nach Aktivierung kardialer Mechanorezeptoren (Bezold-Jarisch-Reflex) durch relativen intravasalen Volumenmangel in meist stehender Position. Es resultieren Hypotonie mit Bradykardie und evtl. Asystolie [22]. Die neurokardiale Synkope ist nicht gleichbedeutend mit der orthostatischen Dysregulation.

#### 15.5.6.7.2 Diagnostik
Die **Kipptischuntersuchung** ist zur Diagnosestellung unabdingbar. Dauer des Stehens 45 min in einem Kippwinkel von 70–80° [19, 20]. Im italienischen Protokoll 20 min Stehen im Winkel von 60° plus 15 min Stehen

nach Nitro-Spray [50]. Positiv bei Hypotonie/Bradykardie mit Synkope. Differenziert werden eine asystolische, eine vasodepressorische und eine gemischte Antwort [50].

### 15.5.6.7.3 Therapie

⊿ Hohe Spontanremission bei variablem Verlauf [21]
⊿ Partielle bzw. nicht hinreichend gesicherte Wirksamkeit von Betablocker, Theophyllin, Disopyramid, Fluoxetin, Schrittmachertherapie [22]

Die Effektivität der Schrittmachertherapie bei Patienten mit multiplen Synkopen und positivem Kipptischresultat ist bei nicht eindeutiger Datenlage unklar. Die pos. Ergebnisse der VPS-Studie [17] konnten in der placebokontrollierten VPS-II-Studie [38] nicht reproduziert werden. Kein signifikanter Effekt in SYNPACE (29 Patienten, randomisiert, doppelblind) [50], jedoch in SYDIT und in VASIS reduzierte Synkopenhäufigkeit. In ISSUE 2 erhielten Patienten mit mind. 3 Synkopen einen implantierbaren Event recorder (Reveal/Medtronic), bei Rezidivsynkope infolge einer Asystolie nachfolgend einen Schrittmacher. Rezidivrate 5% nach Schrittmacherimplantation vs. 41% bei Patienten ohne Therapie [75].

### *Indikationen*

Indikationen zur Schrittmachertherapie nach **ACC/AHA 2008** [34a]

|  | Klasse |
|---|---|
| Rezidivierende neurokardiogene Synkopen mit assoziierter Bradykardie | IIb |

Entsprechend der Datenlage gibt es keine Klasse-I-Indikation. Die Indikationsstellung nach **ACC/AHA** wurde 2008 noch zurückhaltender gestellt als 2002, nämlich IIb statt zuvor IIa [34, 34a]. Nach **DGK 2005** [2a] besteht eine Klasse-IIa-Indikation bei rezidivierenden Synkopen (> 4/Jahr) oder schwerer synkopenbedingter Verletzung bei Pat. > 40 Jahre mit Pausen > 3 s und unzureichendem Ansprechen auf andere Maßnahmen. Die **ESC** formulierte 2007 ebenfalls eine IIa-Indikation entsprechend der DGK bei Nachweis einer prolongierten Asystolie im EKG bzw. in der Kipptischuntersuchung.

### 15.5.6.8 Bradykarde Rhythmusstörungen nach akutem Myokardinfarkt

Das Auftreten höhergradiger AV-Blockierungen bei AMI ist verbunden mit einer erhöhten Mortalität, die nur z.T. auf die Leitungsblockierung selbst zurückzuführen ist. Ein AV-Block II–III bei Hinterwandinfarkt ist häufig innerhalb von 1 Woche reversibel [2a]. Die Schrittmacherindikation sollte möglichst erst 2 Wochen nach Infarkt gestellt werden.

### *Indikationen*

Indikationen zur Schrittmachertherapie nach **DGK 2005** [2a]

|  | Klasse |
|---|---|
| AV-Block II/Mobitz oder AV-Block III, der mehr als 2 Wochen nach AMI noch besteht | I |
| AV-Block II–III, transient mit persistierendem Schenkelblock | IIa |

Indikationen zur Schrittmachertherapie nach **ACC/AHA** [34a]

|  | Klasse |
|---|---|
| Persistierender AV-Block II im His-Purkinje-System mit alternierendem Schenkelblock oder AV-Block III innerhalb/unterhalb des His-Purkinje-Systems | I |
| Persistierender und symptomatischer AV-Block II–III | I |
| Transienter infranodaler AV-Block II–III bei Schenkelblock | I |

### 15.5.6.9 Bradykarde Rhythmusstörungen nach herzchirurgischer Op.

Meist entstehen AV-Blockierungen, bes. nach Herzklappenchirurgie. Aufgrund der Häufigkeit passagerer Bradykardien nach herzchirurgischen Eingriffen erfolgt routinemäßig die Versorgung mit epimyokardialen Elektroden zur passageren Stimulation. Die Indikationsstellung zur permanenten Schrittmachertherapie sollte i.d.R. erst 1 Woche post-Op. gestellt werden und entspricht den üblichen Regeln [2a].

## 15.5.7 Schrittmachertherapie

Erste Schrittmacherimplantation 1958 in Stockholm bei dem damals 43-jährigen Arne Larsson durch Ake Senning (Herzchirurg) und Rune Elmqvist (Ingenieur). Der Patient starb erst 2001.

### 15.5.7.1 Wahl des Schrittmachersystems

**Allgemeine Gesichtspunkte**
Die Wahl des richtigen Schrittmachersystems wird von den folgenden Gesichtspunkten beeinflusst:

◢ Chronotrope Inkompetenz unter Belastung? Frequenzadaptive Systeme: VVIR, AAIR, DDDR
◢ Gestörte AV-Überleitung? VVI(R), DDD(R)
◢ Intermittierende oder permanente Bradykardie?
◢ Höhergradige LV-Dysfunktion?

SM-Systeme mit Vorhofbeteiligung (AAI, DDD, VDD; sog. physiologisches Pacing) erhalten die AV-Synchronizität und damit den physiologischen Beitrag des Vorhofs bei der Ventrikelfüllung. Der Anteil der atrialen Systole am gesamten HZV liegt bei Gesunden bei etwa 20%, bei Vorliegen einer Herzinsuffizienz wurden diesbezüglich unterschiedliche Ergebnisse gefunden, als bes. bedeutsam gilt die atriale Systole bei diastolischer Dysfunktion.

**Elektrodenwahl**
Bei unipolaren Systemen bildet das SM-Gehäuse die Anode und die Katheterspitze die Kathode, bei bipolaren Elektroden sind beide Pole an der Spitze der Elektrode lokalisiert. Vorteile bipolarer Systeme sind ein geringeres Risiko für Oversensing oder allg. eine geringere Beeinflussung durch Störsignale, nachteilig sind größerer Elektrodendurchmesser, häufigere Isolationsdefekte und die fehlende Möglichkeit einer Reparatur mittels Adapter oder einer Verlängerung bei Elektrodenbruch in der Nähe der Konnektion mit dem Generator. 10-Jahres-Haltbarkeit 92,4% bipolare Elektrode vs. 98,6% unipolare Elektrode. Haltbarkeit von Silikonisolierungen größer als Polyurethan [56].

> Nach **DGK 2005** [2a] sollen im Atrium bipolare Elektroden verwendet werden, im Ventrikel sind unipolare und bipolare Systeme möglich.

Richtlinien für die Auswahl des Schrittmachermodus nach **DGK 2005** [2a]

| Indikation | Klasse I | Klasse IIa/b |
|---|---|---|
| **Atrioventrikuläre/faszikuläre Leitungsstörung** | | |
| Mit häufiger Schrittmacherbedürftigkeit | | |
| • Normale Sinusknotenfunktion | DDD, VDD | VVIR |
| • Pathologische Sinusknotenfunktion | DDDR | DDD |
| Seltene AV-Überleitungsstörung | VVI < 45/min | |
| | DDD-AV, VDD-AV | |
| **Sinusknotensyndrom** | | |
| Mit häufiger Schrittmacherbedürftigkeit | | |
| • Ohne AV- und intraventrikuläre Leitungsstörung | AAI(R) | DDD(R)V |
| • Mit AV- und intraventrikulärer Leitungsstörung | DDD(R)AV | |

| Seltene paroxysmale Pausen (< 5%) | DDD-AV | AAI |
|---|---|---|
| | VVI < 45/min | |
| **Bradyarrhythmie bei permanentem Vorhof-flimmern** | VVI(R) | |
| **Karotis-Sinus-Syndrom, vasovagale Synkope** | DDD (+ Spezialalgorithmen) | |

**Voraussetzungen für ein AAI(R)-System bei SSS**

Die **DGK 2005** [2a] gibt folgende Voraussetzungen an:

◢ Keine AV-Leitungsverzögerung
◢ Schmaler QRS-Komplex
◢ Wenckebach-Punkt > 120/min
◢ Keine Medikamente mit leitungsverzögernder Wirkung
◢ Kein Karotis-Sinus-Syndrom
◢ Keine Synkope als primäre Schrittmacherindikation

Aufgrund der Datenlage erscheint jedoch auch ein Wenckebach-Punkt von ≥ 100/min akzeptabel bei einem jährlichen Risiko von 0,6%/Jahr für die Manifestation einer AV-Blockierung [11].

**Studienlage zur Auswahl des Stimulationsmodus: AAI/DDD vs. VVI**

Observationsstudien zeigten eine erhöhte Mortalität und Morbidität (Vorhofflimmern, Apoplex, Herzinsuffizienz) bei VVI-Stimulation im Vergleich zu AAI/DDD-Stimulation [8].

In der **PASE**-Studie (VVIR-Stimulation bzw. DDDR-Stimulation, 407 Patienten mit SSS und AV-Block) Vorteil in der Lebensqualität bei Patienten mit SSS, nicht jedoch bei AV-Block. Kein Unterschied hinsichtlich Apoplex, AF, Herzinsuffizienz oder Mortalität [10]. Vorteil durch AAI-Pacing (vs. VVI(R)) für Patienten mit Sick-Sinus-Syndrom auch bei [9].

Die **CTOPP**-Studie [18, 18a] an 2568 Pat. mit SSS oder AV-Block ergab keinen Unterschied bezüglich Apoplex, kardiovaskulärem Tod oder Gesamtmortalität zwischen physiologischem SM und VVI-SM bei einer leicht höheren Inzidenz von Vorhofflimmern (5,3% vs. 6,6%/Jahr), deren Relevanz zumindest bei älteren Patienten fraglich erscheint. Unterschiede in der Lebensqualität wurden hier (anders als in Cross-over-Studien [19]) nicht gesehen [35].

In die **MOST**-Studie wurden 2010 Patienten mit SSS eingeschlossen, überprüft wurde eine VVIR- vs. DDDR-Stimulation über ein Follow-up von 33 Monaten. Hinsichtlich Mortalität und Apoplex ergaben sich keine Unterschiede (Mortalitätsrate immerhin bei 20%), Vorhofflimmern trat jedoch seltener auf (27% vs. 21%). Zeichen der Herzinsuffizienz waren etwas geringer und die Lebensqualität war etwas besser unter DDDR-Therapie [32].

Die **UK-PACE**-Studie zeigte keine Unterschiede hinsichtlich Mortalität und Morbidität (TIA, Apoplex, Thromboembolie, MI, CHF, AF) bei Patienten > 70 Jahre (n = 2021, im Mittel 80 Jahre, jährliche Mortalität 7%) mit AV-Block im Vergleich zwischen VVI, VVIR und DDD [41]. Eine Cross-over-Rate von VVI(R) zu DDD von nur 3,1% zeigt eine generell gute Verträglichkeit der Ein-Kammer-Stimulation.

> Die Autoren kommen zu dem Schluss, dass die Vorteile der DDD-Stimulation überschätzt wurden.

Eine **Meta-Analyse** der Studien zum Vergleich eines vorhofbeteiligten Pacings mit einer rein ventrikulären Stimulation erbrachte ein reduziertes Auftreten von AF und eine grenzwertig signifikante Reduktion des Apoplexrisikos, es zeigte sich kein Unterschied hinsichtlich der Hospitalisation wegen Herzinsuffizienz, kein Unterschied hinsichtlich Mortalität [62].

### 15.5.7.2 Probleme bei RV-Stimulation

Die rechtsventrikuläre Stimulation erscheint auch bei physiologischem Pacing problematisch. Bei Patienten mit QRS > 119 ms erhöhte sich unter DDDR das Risiko für Tod, Apoplex und Herzinsuffizienz [39]. In der **DA-VID**-Studie (klassische ICD-Indikation, VVI vs. DDDR) wurde ein erhöhtes Risiko für Tod oder Hospitalisation in der DDDR-Gruppe wegen Herzinsuffizienz gefunden [40]. Bei SSS-Patienten trat unter AAIR seltener Vorhofflimmern auf als unter DDD (7,4% vs. 17,5–23,3%), zudem zeigte sich eine Vergrößerung des LA unter DDDR sowie eine Abnahme der LV-Funktion bei durchgehender ventrikulärer Stimulation unter DDDR mit kurzer AV-Zeit [42].

Eine rechtsventrikuläre Stimulation im DDD-Modus reduzierte die LVEF von 66% auf 53%, nach 32 h mit nur atrialer Stimulation Normalisierung auf 63% [51]. In MADIT II trat eine erhöhte Hospitalisierungsrate wegen Herzinsuffizienz bei den Patienten auf, die > 50% der Zeit rechtsventrikulär stimuliert wurden [44]. Bei Patienten mit angeborenem AV-Block und chronischer RV-Stimulation zeigten sich nach 10 Jahren eine vergleichsweise häufigere LV-Dilatation, eine verminderte körperliche Belastbarkeit und ein niedrigeres HZV [53].

Die chronische rechtsventrikuläre Stimulation kann sich offensichtlich (wohl durch eine Begünstigung einer Dyssynchronisation der Kontraktilität) insbesondere bei Patienten mit vorbestehender Herzinsuffizienz, nach Myokardinfarkt bzw. bei LV-Dysfunktion ungünstig auswirken [64]. **Der RV sollte daher so wenig wie möglich stimuliert werden,** eine entsprechende Programmierung wurde empfohlen [55, 65]. **Programmierungsoptionen:** AAI statt DDD, DDD mit langem AV-Delay, Frequenzhysterese, AV-(Such-)Hysterese, sog. MVP der Fa. Medtronic (AAI mit DDD-Backup bei intermittierender AV-Blockierung).

Die Reduktion der ventrikulären Stimulation mittels MVP minderte in **SAVEPACE** bei SSS-Patienten zudem das Auftreten von Vorhofflimmern, statt 12,7% bei konventioneller Programmierung auf 7,9% [67].

### 15.5.7.3 Schrittmacherimplantation

Nach Lokalanästhesie Freilegen der V. cephalica, ggf. Punktion der V. subclavia (Alternativ bei fehlendem Standardzugang: V. jugularis externa oder interna, epikardiale Sondenlage). Platzieren der Elektrode(n) im rechten Ventrikel/Vorhof. Hustenmanöver und tiefe Inspiration/Expiration zur Prüfung der Stabilität der Sondenlage, Ausschluss von Zwerchfellzucken bei High-output-Stimulation (9 V). Elektrodenmessung, Zielwerte [5, 14]:

| | |
|---|---|
| **Widerstand** | 300–1200 Ω (bei 5 V/0,5 ms Output) |
| **Reizschwelle** | < 1,0 V/0,5 ms im Ventrikel |
| | < 1,0 (–1,5) V/0,5 ms im Atrium |
| **R-Amplitude** | > 5–6 mV im Ventrikel |
| **P-Amplitude** | > 1,5–2 mV im Atrium |
| **Slew rate** | > 1,0 V/s im Ventrikel |
| | > 0,5 V/s im Atrium |
| | Bei hoher PR-Wellen-Amplitude ist die Messung der Slew rate verzichtbar |

Anschließend Fixieren der Elektrode(n), Konnektion der Elektroden mit dem Generator, Wundverschluss.

Eine Meta-Analyse wie auch eine große Observationsstudie machen die Effektivität einer peri-Op. **Antibiotikaprophylaxe** sehr wahrscheinlich [16, 68]. Unter einer Prophylaxe mit Cefazolin 2 g nur in 0,7% relevante Infektionskomplikationen [58].

Der Generator kann sowohl rechts wie links implantiert werden, zur Vermeidung von post-Op. Komplikationen sollte der Patient zu Beruf/Hobby befragt werden, um ggf. kontralateral zu implantieren (Sportschütze, Squash, etc.).

**Nachsorge**

Zeitplan der Nachsorge nach Implantation [2a]:

▲ Erste Kontrolle vor Entlassung
▲ Zweite Kontrolle nach 1 Monat
▲ Dritte Kontrolle spätestens nach 3 Monaten zur optimierten Programmierung

Die Reizschwelle nimmt post-Op. innerhalb von 10–20 Tagen zu und fällt dann langsam auf den chronischen Wert nach 1–2(–6) Monaten ab.

### 15.5.7.4 Schrittmacher-Funktionskontrolle

Die früher übliche Praxis der Kontrolle mittels Magnetauflage [2] ist obsolet bzw. nur noch im Notfall als orientierende Untersuchung indiziert [2a]. Außerplanmäßige Kontrolle bei V.a. Fehlfunktion, nach Defibrillation bzw. Kardioversion, nach Elektrokauter, Strahlentherapie oder MRT-Untersuchung. Alle 6–12 Monate vollständige Nachsorgeuntersuchung mit Beurteilung aller Funktionen und Parameter:

▲ Anamnese bezüglich eventuellen Funktionsstörungen des Systems oder einer inadäquaten Programmierung (Muskelzucken, Synkope, Schmerzen, Herzinsuffizienz, Herzrasen)
▲ Körperl. Untersuchung mit Inspektion der SM-Tasche, Blutdruckmessung und Suche nach Zeichen der Herzinsuffizienz
▲ Ruhe-EKG (mind. 3 Kanäle)
▲ Ggf. EKG nach Magnetauflage: Durch Beeinflussung des Reed-Schalters erfolgt Umschalten auf feste Magnetfrequenz zur Beurteilung des Batteriestatus (bei den aktuellen SM-Modellen erfolgt die Beurteilung des Batteriezustandes telemetrisch)
▲ Schrittmacherabfrage/Dokumentation des Status
▲ Batteriestatus
▲ Prüfung der Stimulationseffektivität durch Bestimmung der Reizschwelle: Stufenweise Reduktion der Stimulationsam-

plitude/-dauer, bis der SM-Impuls nicht mehr beantwortet wird. Sicherheitsmarge: das 3-Fache der Impulsdauer (bei ≤ 0,2 ms) bzw. das Doppelte der Amplitude [2, 14].

▲ Prüfung der Effektivität des Sensings durch Bestimmung der Wahrnehmungsschwelle (ältere Systeme) bzw. durch Messung der Amplituden von P-Welle bzw. R-Welle. Programmierung der Empfindlichkeit auf 30–50% der Sensing-Schwelle [2a]. Ventrikuläre Empfindlichkeit möglichst > 5mV, um das Risiko einer Fehlfunktion durch Oversensing auszuschalten (bes. bei Schrittmacherabhängigkeit und unipolarer Elektrode). Atriales Sensing bei VDD oft 0,1–0,3 mV, eine programmierte atriale Empfindlichkeit < 0,5 mV kann auch bei bipolaren Elektroden zum Fehlsensing führen. Für eine regelrechte Mode-switch-Funktion ist jedoch oft eine Empfindlichkeit < 1 mV notwendig.
▲ Überprüfung der Eigenfrequenz (*Cave:* asymptomatisches Vorhofflimmern mit Notwendigkeit der Antikoagulation)

**Überlegungen zur Programmoptimierung**

▲ Reduktion der ventrikulären Stimulation möglich/vertretbar?
▲ Output-Reduktion zur Batterieschonung möglich?
▲ Frequenzänderung sinnvoll? Hystereseprogrammierung?
▲ Korrektur der Frequenzadaptation (evtl. Ergometrie, Lz.-EKG)?
▲ Korrektur des AV-Delay?

### 15.5.7.5 Spezielle Aspekte und Funktionen der Schrittmachertherapie

**Stimulation im RVOT**

In ROVA kein Unterschied zwischen RV-Apex- und RVOT-Stimulation [77]. Eine RVOT-Implantation ist im Lz.-Verlauf zumindest als stabil und sicher dargestellt [78].

**Biventrikuläre antibradykarde Stimulation**
Pat. mit Standard-Schrittmacher-Indikationen und systolischer Dysfunktion (EF < 40–45%) hatten in **HOBIPACE** [72] und **PAVE** [73] eine höhere Belastbarkeit, eine höhere NYHA-Klasse, niedrigere BNP-Spiegel und eine höhere LVEF bei biventrikulärer Stimulation als bei normalem RV-Pacing.

**Pat. mit LV-Dysfunktion und einer Indikation für ein konventionelles Schrittmachersystem** könnten daher bei Notwendigkeit der häufigen ventrikulären Stimulation von einem biventrikulären System profitieren, selbst wenn die für die CRT üblichen Kriterien nicht gegeben sind, Klasse-IIa-Indikation nach **ACC/AHA/HRS 2008** [34a], entsprechend ist ggf. das Aufrüsten eines konventionellen SM auf ein CRT-System zu erwägen.

**Frequenzadaptive Schrittmachersysteme**
Die für eine körperliche Belastung notwendige HZV-Steigerung erfolgt wesentlich durch die Zunahme der Herzfrequenz. Bei Vorliegen einer Herzinsuffizienz ist die frequenzbedingte HZV-Zunahme individuell unterschiedlich, meist erfolgt eine HZV-Zunahme bis zu einer HF von 100–120/min.

Unter Belastungsbedingungen ist bei chronotroper Inkompetenz der Patient mit AV-sequenzieller Stimulation ohne Möglichkeit der Frequenzsteigerung stärker limitiert als unter VVIR-Stimulation. Bei normaler LV-Funktion (LVEF > 55%) liegt das optimale obere Frequenzlimit bei 86% der maximalen alterskorrigierten Herzfrequenz, für Patienten mit eingeschränkter LV-Funktion bei 75% [33]. Der klinische Stellenwert der Frequenzadaptation ist strittig, **kein positiver Einfluss auf die Lebensqualität in 2 neueren Studien** [74, 83].

**Technische Modalitäten der Frequenzadaptation**
◢ **Aktivität/Vibration:** Ein piezoelektrischer Sensor registriert Vibrationen infolge von Muskelkontraktionen, z.Zt. der am weitesten verbreitete Typ. Unzulängliche Adaptation bei emotionalem Stress, bei isometrischer Belastung und z.B. beim Fahrradfahren (zu geringe Stimulation bei mangelnder Sensitivität), aber auch inadäquat hohe Stimulation durch Erschütterungen, z.B. Reiten (mangelnde Spezifität [52]). Schnelle Frequenzadaptation möglich.

◢ **Beschleunigung:** Ein Akzelerometer detektiert Beschleunigungsänderungen.

◢ **Atemminutenvolumen:** Detektion thorakaler Impedanzänderungen über Elektrode und SM-Gehäuse. Problematisch bei Tachypnoe infolge Herzinsuffizienz oder restriktiver Lungenfunktionsstörung. Langsame Herzfrequenzadaptation.

◢ **QT-Zeit:** Detektion der QT-Verkürzung unter Katecholaminanstieg. Frequenzanpassung auch bei emotionalem Stress. Probleme mit T-Wellen-Sensing sowie QT-Änderungen unter Medikamenten oder bei Ischämie. Langsame Herzfrequenzadaptation.

◢ **Ventrikuläre Kontraktilität:** Sog. Closed loop stimulation (Fa. Biotronik). Gemessen wird die Änderung der rechtsventrikulären Impedanz als Maß für die unter autonomer Kontrolle stehende Kontraktilität, die bei Steigerung des Sympathikustonus zunimmt. Ermöglicht die HF-Adaptation bei emotionalem Stress.

Durch eine Kombination von Sensorfunktionen (z.B. Aktivität/Atemminutenvolumen und Aktivität/QT-Zeit oder Akzelerometer/Atemminutenvolumen) kann eine Optimierung der Frequenzadaptation erfolgen. Die Aktivitätsschwelle, die zur Auslösung der Frequenzadaptation führt, kann individuell festgelegt werden. Bei Patienten mit Herzinsuffizienz wird eine maximale Frequenz von 100–120/min empfohlen, Patienten mit KHK sollten unterhalb der Ischämieschwelle stimuliert werden [52].

## Mode-switch

Automatische Änderung des Stimulationsmodus von DDD(R) auf DDI/VVI(R) bei Auftreten von Vorhoftachyarrhythmien (insbesondere bei intermittierendem Vorhofflimmern) zur Verhinderung von schneller Überleitung auf die Ventrikel. Verschiedene Algorithmen gebräuchlich (Übersicht bei [13]). Problematisch ist die zuverlässige Differenzierung niedrigamplitudiger Vorhofpotenziale bei Vorhofflimmern von Artefakten oder Far-field-Potenzialen, sodass ein suboptimales Mode-switching keine Seltenheit ist.

## Telemonitoring

Erstmalig von Biotronik (Home Monitoring/CardioMessenger) eingeführtes System der kabellosen Übertragung von Schrittmacherdaten an ein EDV-Zentrum zur frühzeitigen Erkennung von (drohenden) Fehlfunktionen. Die prognostische Relevanz dieser Option ist noch unklar [81].

### 15.5.7.6  Peri- und postoperative Komplikationen

Die folgenden Komplikationen während und in der Folge der Op. sind möglich [4, 7, 56]:

- ◢ Komplikationsrate bei Implantation ca. 4–5%, späte Komplikationen in ca. 2,7% der Fälle [56]
- ◢ Phlebothrombose (bis 5% [56])
- ◢ SM-Dekubitus
- ◢ Muskelzucken
- ◢ Hämatombildung (operationspflichtige Revision in 1–2% [56]): Übliche Unterbrechung einer oralen Antikoagulation mit Heparin-Bridging bei Patienten mit hohem Embolierisiko hinsichtlich Blutungsvermeidung nicht effektiver als Fortsetzung der oralen Antikoagulation [82]
- ◢ Pneumothorax (1,5%)
- ◢ Perikardtamponade
- ◢ Kammerflimmern
- ◢ Schrittmachersyndrom

- ◢ SM-Funktionsstörungen
  - – Elektrodenbruch
  - – Isolationsdefekt
  - – Pathologischer Reizschwellenanstieg
  - – Elektrodendislokation: Dislokation der Vorhofsonde in 4,2–4,5%, der Ventrikelsonde in 0,9–1,4% [35], normalerweise innerhalb der ersten 2 Tage
- ◢ SM-Taschen-Infektion: Inzidenz 1–19% (7–8%), koagulasenegative Staphylokokken (68%), Staphylococcus aureus (24%), gramnegative Bakterien (17%), in 13% Mischinfektion [56]
- ◢ Schrittmacherendokarditis: Fieber in 78%, Staphylokokken in 89%, echokardiografischer Vegetationsnachweis in 90%; gute Prognose bei vollständiger Explantation; Manifestation in ca. 35% nach > 1 Jahr [63]
- ◢ Operationsbedürftige Trikuspidalinsuffizienz [54]
- ◢ Systemische Thromboembolien bei Pat. mit intrakardialen Shunts; ein Schrittmachersystem verdoppelt das Grundrisiko von 0,5–0,7%/Jahr; falls Shunt-Verschluss nicht möglich ist, epikardiale Elektrodenlage erwägen [61]

### 15.5.7.7  Schrittmacherfehlfunktionen

Zu Fehlfunktionen von Schrittmachen s. auch [2, 12]. Schrittmacherprobleme zeigen sich im EKG durch fehlende Schrittmacherspikes, Spikes ohne nachfolgende P-Welle bzw. ohne QRS-Komplex, Spikes zum falschen Zeitpunkt oder nicht adäquate Schrittmacherfrequenz. Fehlfunktionen sind mit ca. 1,3/1000 Personenjahre insgesamt selten [60].

Im Einzelfall kann die Fehlersuche schwierig und zeitaufwendig sein, z.B. bei intermittierenden Fehlfunktionen bei inkomplettem Elektrodenbruch. Neben Rö-Thorax bzw. Durchleuchtung zur Diagnose einer Dislokation, Perforation, Diskonnektion und Elektrodenbruch erfolgt die Bestimmung der Reizschwelle, der Sensing-Schwelle und des Widerstandes [12, 14].

| Problem | Mögliche Ursachen |
|---|---|
| Ineffektive Stimulation | Elektrodendislokation, Reizschwellenanstieg (Exit-Block bei Gewebereaktion mit Fibrose/Inflammation, Mikrodislokation, Isolationsdefekt, falsche Programmierung des Outputs, Stimulation in die Refraktärperiode bei Undersensing |
| Stimulationsausfall | Generatordefekt, Batterie-Erschöpfung, Elektrodenbruch, Diskonnektion von Sonde und Generator |
| Intermittierender Stimulationsausfall | Inkompletter Elektrodenbruch mit intermittierendem Kontakt der Bruchenden, unzureichende Fixierung von Sonde und Generator, flottierende Elektrode, Mikrodislokation, Ventrikelperforation, Reizschwellenanstieg (Stimulations-Output an der Grenze zur Reizschwelle); differenzialdiagnostisch: Oversensing |
| Undersensing | Elektrodendislokation, schlechte Elektrodenposition, Isolationsdefekt, Programmierungsfehler (Empfindlichkeit zu hoch programmiert); differenzialdiagnostisch: VSP, Pseudofusion, Stimulation unter Magnet |
| Oversensing | Programmierfehler (Empfindlichkeit zu niedrig programmiert), T-Wellen-Sensing, R-Wellen-Sensing (der Vorhofelektrode), P-Wellen-Sensing (der Ventrikelelektode), Sensing von Muskelpotenzialen, inkompletter Elektrodenbruch, Crosstalk |
| Tachykardie unter DDD-Stimulation | Schrittmacherrasen (Endless-loop-Tachykardie), Runaway-Pacemaker übergeleitetes Vorhofflimmern, Oversensing auf Vorhofebene; differenzialdiagnostisch: regelrechte frequenzadaptive DDDR-Stimulation |

| Problem | Mögliche Ursachen |
|---|---|
| Isolationsdefekt | Widerstand vermindert ($< 250\ \Omega$), Reizschwelle normal. |
| Exit-Block | Reizschwelle deutlich erhöht, Widerstand normal. |
| Elektrodenbruch | Widerstand und Reizschwelle stark erhöht. |
| Muskelzucken, pektoral | Gelegentlich bei unipolaren SM, häufig Rückgang nach 4 Wochen post Op. durch Isolation infolge Bildung einer fibrösen Kapsel um den Generator. Bei späterem Auftreten V.a. Isolationsdefekt. |
| Perforation in den LV | Im EKG RSB-Konfiguration in $V_1$ (normalerweise ÜLT mit LSB-Konfiguration in $V_1$). |
| Zwerchfellzucken | Reizung des rechtsseitigen N. phrenicus durch die Vorhofelektrode oder des linken Diaphragmas durch die Ventrikelelektrode. Vermeidbar durch intra-Op. Teststimulation mit 9 V; bei DDD-SM evtl. auf VDD umprogrammieren, um Re-Op. zu vermeiden. |
| Sensing-Defekt | Wenn das Problem nicht durch Umprogrammieren zu lösen ist, ist ein isolierter Sensingdefekt auf Vorhofebene kein zwingender Grund zur Re-Op., auf Ventrikelebene muss das Problem immer behoben werden, um SM-induziertes VT/VF zu verhüten. |
| Fehllage der Sonde im Koronarsinus | Die Sonde kann belassen werden, wenn das System funktioniert (wird gelegentlich erst post Op. in der seitlichen Thoraxaufnahme erkannt). |

### Pseudofusion

SM-Stimulus erfolgt erst, wenn die Depolarisation schon (fast) abgeschlossen ist, also spät in den QRS-Komplex hinein. Mögliches Auftreten im Zusammenhang mit VSP oder bei VES aus dem LV oder bei RSB, da dann das intrakardiale Signal vom SM deutlich nach Beginn der Depolarisation im Oberflächen-EKG registriert wird und der SM bei entsprechender Einstellung der Interventionsfrequenz die Stimulation schon ausgelöst hat. DD zum Sensing-Defekt auf Ventrikelebene.

### Schrittmacherrasen

Schrittmachervermittelte Reentry-Tachykardie (Endless-loop-Tachykardie). Eine ventrikuläre Depolarisation führt über eine retrograde VA-Leitung zur atrialen Depolarisation, welche von der Vorhofelektrode registriert wird und dem DDD-Modus entsprechend zur erneuten Ventrikelstimulation führt. Abhilfe akut durch Magnetauflage, langfristig durch Verlängerung der PVARP.

### Runaway-Pacemaker

Tachykarde Stimulation infolge Batterieerschöpfung oder Fehlfunktion.

### Cross-talk

Sensing eines Potenzials nach der Vorhofstimulation über die Ventrikelelektrode inhibiert die Ventrikelstimulation. Abhilfe durch eine ventrikuläre Blanking-Periode (für 10–60 ms) nach der Vorhofstimulation, evtl. durch Reduktion der Stimulationsamplitude im Vorhof oder durch Verminderung der Ventrikelempfindlichkeit.

### VSP

Ventricular safety pacing – ventrikuläre Stimulation, wenn über die Ventrikelelektrode innerhalb des AV-Delays ein Signal registriert wird. Kann das Bild eines Sensing-Defekts imitieren.

## 15.5.7.8 Schrittmachersyndrom

### 15.5.7.8.1 Definition

Unter dem Begriff werden Symptome durch VVI-Stimulation subsummiert. Ursächlich sind hämodynamische Alterationen durch neurohumorale und/oder vaskuläre Einflüsse. Angaben zur Inzidenz sehr unterschiedlich, in der PACE-Studie 26% [10], in MOST 18% [48], in CTOPP nur in 2,7% nach 3 Jahren [18].

### 15.5.7.8.2 Ätiologie

- ◢ Reduziertes SV als Folge der fehlenden Vorhofkontraktion (fehlende AV-Synchronizität bei VVI-Stimulation)
- ◢ Erhöhter atrialer Druck bei Vorhofkontraktion zum Zeitpunkt des AV-Klappenschlusses („Cannon a waves", Vorhofpfropfung), meist bei retrograder VA-Leitung
- ◢ AV-Klappen-Insuffizienz durch veränderten Kontraktionsablauf
- ◢ Blutdruckabfall durch Baroreflexstimulation, erhöhter atrialer Druck verhindert über Barorezeptoren-Stimulation die notwendige Vasokonstriktion

### 15.5.7.8.3 Symptome

Neue oder verstärkte Dyspnoe, erhöhter Jugularvenendruck, RG oder Ödeme mit retrograder VA-Leitung bei Ventrikelstimulation oder Schwindel, Schwäche, (Prä-)Synkope mit einer Reduktion des systolischen Blutdrucks um > 20 mmHg bei ventrikulärer Stimulation im Vergleich zur atrialen Stimulation bzw. bei Eigenrhythmus (Kriterien in MOST [48]).

### 15.5.7.8.4 Therapie

- ◢ Implantation eines DDD-Systems
- ◢ Evtl. medikamentöse Unterbrechung der VA-Leitung
- ◢ Reduktion der unteren Interventionsfrequenz (soweit möglich bei seltenen, intermittierenden Bradykardien)

### 15.5.7.9 Schrittmacherfehlfunktionen durch medizinische Geräte

Liegt der Generator im Strahlenfeld bei Therapie mit **ionisierenden Strahlen**, kann dies zum irreversiblen Generatordefekt führen, Fehlfunktionen ab einer Dosis > 0,5–1,5 Gy beschrieben. Bei SM-pflichtigen Patienten ist daher vor Therapie eine SM-Verlagerung notwendig [83].

**TENS und Diathermie** sollten vermieden werden, auch wenn es diesbezüglich keinen Konsensus gibt und eine sichere Anwendung möglich sein könnte [80].

**Elektrokauter** können zur Inhibierung der Stimulation führen, nur selten zu permanenter Alteration des SM-Systems. Nur bipolare Elektrokauter sollten Verwendung finden, Stromabgabe auf möglichst kurze Intervalle beschränken. Funktionskontrolle post-Op bei V.a. mögliche Fehlfunktion [84].

Eine **Kernspintomografie** gilt als kontraindiziert. Befürchtet werden Elektrodendislokation und -erwärmung, SM-Inhibierung, Exitfailure, Umprogrammierung, asynchrone Stimulation, SM-Tachykardie, Gewebenekrosen durch Erwärmung [59]. Bei 62 Untersuchungen mit 1,5 T bei nicht SM-pflichtigen Patienten gab es kleinere Reizschwellenänderungen, wesentliche Probleme traten keine auf [47]. Zur Verhinderung einer unkontrollierten tachykarden Stimulation wurde vorgeschlagen, das System zu deaktivieren (Programmierung „off", OOO-Modus oder Stimulation unterhalb der Reizschwelle; zur Verhinderung einer längeren asynchronen Stimulation Magnetmodus „off").

Schrittmacherpflichtige Patienten wurden problemlos mittels MRT an Kopf und Hals untersucht, nachdem auf VOO/DOO 60/min programmiert wurde (ein Reset in einen VVI- oder DDD-Modus mit nachfolgender Inhibition ist aber dennoch denkbar). Voraussetzung ist ein EKG-Monitoring in Bereitschaft, die Untersuchung sofort abzubrechen [59].

Bei **extrakorporaler Lithotripsie** sollten DDD-Systeme auf VVI/VOO programmiert werden, das piezoelektrische Element kann beschädigt werden.

Transthorakale **Defibrillation** ist normalerweise unproblematisch, sofern die Elektroden nicht unmittelbar dem System anliegen, da der Generator durch eine Zener-Diode geschützt wird [12, 14]. Irreversible Fehlfunktion, thermisch bedingter Reizschwellenanstieg oder Aktivierung des Back-up-Modus möglich. Post Schock Funktionskontrolle notwendig [83]. Bei ap-Position der Defi-Pads wurde weder bei SM noch bei ICD oder CRT eine Dysfunktion nach Defibrillation wegen AF gefunden [66].

### 15.5.7.10 Störbeeinflussung durch sonstige elektrische Geräte

Im Alltag sind passagere Fehlfunktionen (Inhibierung der Stimulation oder Umschalten auf VOO-Modus) durch elektromagnetische Interferenz bei nahem Kontakt mit z.B. Bohrmaschine, Mikrowellenherd (Transformator an der Rückwand) oder Handy möglich. Handys sollten nicht vor dem Generator gehalten oder getragen werden, schnurlose Telefone sind unproblematisch [4, 12]. Eine Störbeeinflussung durch Metalldetektoren (z.B. auf Flughäfen) tritt offenbar nicht auf [37].

### 15.5.7.11 Schrittmacherrevision: Aggregatwechsel bei Batterieerschöpfung oder Funktionsstörung

Zunächst sollte geklärt werden, ob die Notwendigkeit einer Schrittmachertherapie unverändert besteht (z.B. wurde vor vielen Jahren die Indikation zur SM-Therapie bei hypersensitivem Karotis-Sinus großzügig gestellt), insbesondere, wenn eine Systemrevision komplikationsträchtig ist.

Checkliste zur Schrittmacherrevision

| | |
|---|---|
| **Vollständig schrittmacherabhängig?** | → Bes. Vorsicht bei der Explantation |
| **Sensing regelrecht?** | → Evtl. neue Elektrode |
| **Reizschwelle o.k.?** | → Evtl. neue Elektrode |
| **Systemwechsel?** | |
| • **z.B. mittlerweile permanentes AF** | → VVI(R) statt DDD |
| • **z.B. niedrige LVEF** | → Upgrading auf biventrikuläres System |
| **Probleme im Op.-Situs, wenig kooperationsfähiger Patient** | → Evtl. Wechsel in Intubationsnarkose |
| | → Evtl. präoperative Darstellung der V. subclavia |

### 15.5.7.12 Infektion von Schrittmachertasche und/oder Schrittmachersystem

Zu differenzieren:

◢ Taschenabszess: Komplette Entfernung des SM-Systems notwendig.

◢ Hautperforation/-erosion: Vorgehen je nach Lokalbefund, SM-Abhängigkeit, Komorbidität. Wenn die Elektrode nicht infiziert erscheint und im sterilen Gewebe gekappt werden kann, kann auf die Elektrodenextraktion verzichtet werden [79]. Evtl. auch weitere Verwendung der Elektrode mit neuem Generator in neuer Tasche.

◢ V.a. Sondeninfektion mit Bakteriämie: Ohne TEE-Nachweis von verdächtigen Strukturen genügt eine prolongierte Therapie mit Antibiotika, bei Vegetationsnachweis im TEE ist hingegen zusätzlich die komplette Systementfernung notwendig [43].

Die **Explantation** des *Generators* ist problemlos, die Extraktion der *Elektroden* jedoch häufig schwierig und u.U. auch mit schweren, z.T. tödlichen Komplikationen verbunden (Asystolie, Perikardtamponade, Hämatothorax). Auf die mögliche Entwicklung einer Rechtsherzinsuffizienz infolge traumatischer Trikuspidalinsuffizienz ist zu achten [76].

Indikationen zur Extraktion sind schwere Komplikationen durch Bestandteile des SM-Systems (Sepsis, Arrhythmien, rezidiv. Thromboembolien) oder die Interferenz einer Elektrode mit anderen implantierten Systemen (ICD). Eine funktionslose Elektrode kann i.d.R. belassen werden. An die Qualifikation zur Extraktion werden von der NASPE hohe Anforderungen gestellt, u.a. ein **herzchirurgisches Stand-by im Haus** [30].

Im Falle von Batterieerschöpfung und fehlender Notwendigkeit zum Batteriewechsel bei nicht mehr bestehender Notwendigkeit der SM-Therapie kann bei einem AAI-System auf eine Explantation verzichtet werden, ein VVI- oder DDD-System muss hingegen entfernt werden [2a].

### 15.5.7.13 Prognose nach Schrittmacherimplantation

Mittlere Überlebenszeit nach SM-Implantation [46]

| | |
|---|---|
| **Bei Vorhofflimmern** | 85 Monate |
| **Bei AV-Block** | 94 Monate |
| **Bei Sick-Sinus-Syndrom** | 133 Monate |

Mittlere Überlebenswahrscheinlichkeiten nach SM-Implantation [46]

| | 10 Jahre | 20 Jahre |
|---|---|---|
| **Bei Vorhofflimmern** | 38% | 15% |
| **Bei AV-Block** | 41% | 19% |
| **Bei Sick-Sinus-Syndrom** | 53% | 27% |

### 15.5.7.14 Anhang: Beschreibung spezifischer Fachbegriffe

| | |
|---|---|
| **Chronaxie** | Impulsdauer bei doppelter Rheobase |
| **Rheobase** | Minimale Stimulationsamplitude, die bei maximaler Impulsdauer effektiv ist |

| | |
|---|---|
| **Twiddler-Syndrom** | Wiederholte Drehungen des Generators in der Schrittmachertasche mit Aufwickeln der Elektrode führen zur Elektrodendislokation. |
| **Refraktärzeit** | Intervall nach Stimulation oder Sensing, in dem weder Stimulation noch Sensing möglich ist, zur Vermeidung von T-Wellen-Sensing (VVI) und Far-field-Sensing (AAI). Bei ventrikulärer Stimulation ca. 200–350 ms, bei atrialer Stimulation ca. 400 ms. |
| **PVARP** | Postventrikuläre atriale Refraktärperiode. Intervall, in der nach einer ventrikulären Stimulation zur Vermeidung von Schrittmacherrasen kein Sensing im Vorhof erfolgt. |
| | PVARP + AV-Delay = totale atriale Refraktärperiode (TVARP) |
| | PVARP und AV-Zeit limitieren die obere Stimulationsfrequenz nach der Formel 60/TVARP [s]! |
| **Ventrikuläres Blanking** | Intervall ohne ventrikuläres Sensing nach Vorhofstimulus zur Vermeidung von Cross-talk |
| **Committed stimulation** | Verwendung bei älteren DVI-Systemen. Kommt es zur atrialen Stimulation, erfolgt nach dem vorgegebenen AV-Delay die ventrikuläre Stimulation unbedingt, d.h. auch dann, wenn zwischenzeitlich eine ventrikuläre Depolarisation schon stattgefunden hat. Die Option wird heute praktisch nicht mehr verwendet. Evtl. schwierig von einem Sensing-Defekt zu unterscheiden. |
| **AutoCapture** | Automatische Anpassung der Impulsamplitude auf einen Wert knapp oberhalb der intermittierend gemessenen Reizschwelle, Abgabe eines Impulses mit hoher Impulsamplitude bei detektiertem Exit-Block. Ziel ist die Verlängerung der Batterielaufzeit. |

## Literatur

[1] Gregoratos G et al. ACC/AHA guidelines for implantation of cardiac pacemakers and antiarrhythmia devices. J Am Coll Cardiol 1998;31:1175–209

[2] Richtlinien zur Herzschrittmachertherapie. Kommission für Klinische Kardiologie der Deutschen Gesellschaft für Kardiologie – Herz- und Kreislaufforschung. Z Kardiol 1996;85:611–28

[2a] Lemke B et al. Leitlinien zur Herzschrittmachertherapie. Z Kardiol 2005;94:704–20

[3] Seipel L et al. Prognose nach Schrittmacherimplantation. Internist 1977;18:21

[4] Alt E. Schrittmachertherapie des Herzens, 2. Aufl. 1989, Perimed, Erlangen

[5] Fischer W, Ritter P. Praxis der Herzschrittmachertherapie, 2. Aufl. 1997, Springer, Berlin

[6] Olgin JE et al. Specific arrhythmias: diagnosis and treatment. In: Zipes DP et al. Braunwald's Heart Disease, 7. Ed., 863–932, 2005, Elsevier Saunders, Philadelphia

[7] Lüderitz B. Herzschrittmacher. 1986, Springer, Heidelberg

[8] Connolly SJ et al. Dual-Chamber Versus Ventricular Pacing. Critical Appraisal of Current Data. Circulation 1996;94:578–83

[9] Andersen HR et al. Long-term follow-up of patients from a randomized trial of atrial versus ventricular pacing for sick-sinus syndrome. Lancet 1997;350:1210–6

[10] Lamas GA for the Pacemaker Selection in the Elderly Investigators. Quality of life and clinical outcomes in elderly patients treated with ventricular pacing as compared with dual-chamber pacing. N Engl J Med 1998;338:1097–104

[11] Andersen HR et al. Atrioventricular Conduction During Long-Term Follow-Up of Patients with Sick Sinus Syndrome. Circulation 1998;98:1315–21

[12] Hayes DL, Vlietstra RE. Pacemaker Malfunction. Ann Intern Med 1993;119:828–35

[13] Sutton R et al. Mode Switching for Atrial Tachyarrhythmias. Am J Cardiol 1999;83:202D–210D

[14] Hayes DL, Zipes DP. Cardiac pacemakers and cardioverter-defibrillators. In: Zipes DP et al. Braunwald's Heart Disease, 7. Ed., 831–862, 2005, Elsevier Saunders, Philadelphia

[15] Brignole M et al. Carotid sinus syndrome: diagnosis, natural history and treatment. Eur J Cardiac Pacing Electrophysiol 1992;4:247–54

[16] Da Costa A et al. Antibiotic prophylaxis for permanent pacemaker implantation. Circulation 1998;97:1796–801

[17] Connolly SJ et al. on behalf of the Vasovagal Pacemaker Study Investigators. The North American Vasovagal Pacemaker Study (VPS). J Am Coll Cardiol 1999;33:16–20

[18] Connolly S et al. for the Canadian Trial of Physiologic Pacing Investigators. Effects of physiologic pacing versus ventricular pacing on the risk of stroke and death due to cardiovascular causes. N Engl J Med 2000;342:1385–91

[18a] Kerr CR et al. for the Canadian Trial of Physiological Pacing (CTOPP) investigators. Canadian trial of physiological pacing. Circulation 2004;109:357–62

[19] Benditt DG et al. ACC Expert Consensus Document. Tilt table testing for assessing syncope. J Am Coll Cardiol 1996;28:263–75

[20] Block M et al. Deutsche Gesellschaft für Kardiologie – Herz- und Kreislaufforschung. Richtlinien für die Durchführung der nichtinvasiven Diagnostik von Rhythmusstörungen. Z Kardiol 1999;88:51–60

[21] Grimm W et al. Syncope recurrence can better be predicted by history than by head-up tilt testing in untreated patients with suspected neurally mediated syncope. Eur Heart J 1997;18:1465–9

[22] Klingenheben T. Hohnloser SH. Die neurokardiale Syncope: Pathophysiologie, Diagnostik, Therapie. Z Kardiol 1995;84:137–45

[23] ACC/AHA Task Force. Guidelines for clinical intracardiac electrophysiological and catheter ablation procedures. Circulation 1995;92:675–88

[24] Deutsche Gesellschaft für Kardiologie – Herz- und Kreislaufforschung. Richtlinien für die Durchführung invasiver elektrophysiologischer Untersuchungen. Z Kardiol 1998;87:502–12

[25] Gonska B-D. Qualitätssicherung in der Kardiologie: Invasive elektrophysiologische Untersuchungen. Z Kardiol 1994;83(Suppl 6):37–42

[26] Josephson ME. Clinical Cardiac Electrophysiology, 2. Ed. 1993, Lea & Febiger, Philadelphia

[27] Alt E et al. Überlebenszeit und Verlauf nach Schrittmacherimplantation. Dtsch Med Wochenschr 1983;108:331–5

[28] Kalusche D., Csapo G. Erregungsbildungs- und Leitungsstörungen. In: Roskamm H, Reindell H. Herzkrankheiten, 4. Aufl., 475–570. 1996, Springer, Berlin

[29] Dhingra RS et al. The Significance of Second Degree Atrioventricular Block and Bundle Branch Block. Circulation 1974;XLIX:638–45

[30] NASPE Lead Extraction Conference Faculty. Recommendations for Extraction of Chronically Implanted Transvenous Pacing and Defibrillator Leads: Indications, Facilities, Training. Pacing Clin Electrophysiol 2000;23:544–51

[31] Lamas G et al. The Mode Selection Trial (MOST) in sinus node dysfunction: design, rationale, amd baselines characteristics of the first 1 000 patients. Am Heart J 2000;140:541–51

[32] Lamas GA et al. for the Mode Selection Trial in Sinus-Node Dysfunction. Ventricular pacing or dual-chamber pacing for sinus-node dysfunction. N Engl J Med 2002;236:1854–62

[33] Kindermann M et al. Defining the optimum upper heart rate limit during exercise. Eur Heart J 2002;23:1301–8

[34] ACC/AHA/NASPE 2002 guideline update for the implantation of cardiac pacemakers and antiarrhythmia devices: summary article. Circulation 2002;106:2145–61

[34a] ACC/AHA/HRS 2008 guidelines for device-based therapy of cardiac rhythm abnormalities. J Am Coll Cardiol 2008;51:e1–e62

[35] Lemke B et al. Stellungnahme zu den Leitlinien zur Herzschrittmachertherapie. Z Kardiol 2003;92:200–6

[36] Newmann D et al. on behalf of the CTOPP investigators. Effect of pacing mode on health-related quality of life in the canadian trial of physiologic pacing. Am Heart J 2003;145:430–7

[37] Kolb C et al. Do airport metal detectors interfere with implantable pacemakers or cardioverter-defibrillators? J Am Coll Cardiol 2003;41:2054–9

[38] Connolly SJ et al. Pacemaker therapy for prevention of syncope in patients with recurrent severe vasovagal syncope. JAMA 2003;289:2224–9

[39] Sweeney MO et al. Baseline QRS duration > 120 ms and cumulative percent time

ventricular paced predicts risk of heart failure, stroke and death in DDDR-paced patients with sick sinus syndrome in MOST.
Pacing Clin Electrophysiol 2002;24:690
(Abstract)

[40] DAVID trial investigators. Dual-chamber
pacing or ventricular backup pacing in patients with an implantable defibrillator.
JAMA 2002;288:3115–23

[41] Toff WD et al. Single-chamber versus dual-
chamber pacing for high-grade atrioventricular block N Engl J Med 353:145–55

[42] Nielsen JC et al. A randomized comparison of atrial and dual-chamber pacing in
177 consecutive patients with sick sinus
syndrome. J Am Coll Cardiol
2003;42:614–23

[43] Dumont E et al. Suspected pacemaker or
defibrillator transvenous lead infection.
Eur Heart J 2003;24:1779–87

[44] Moss AJ. Findings from MADIT-II substudies. Eur Heart J 2003;5(Suppl I),134–8

[45] Franck H et al. Symptomatische Sinuskno-
tendysfunktion bei Lyme-Karditis. Z Kardiol 2003;92:1029–32

[46] Brunner M et al. Long-term survival after
pacemaker implantation. Eur Heart J
2004;25:88–95

[47] Martin E et al. Magnetic resonance imaging and cardiac pacemaker safety at 1,5
tesla. J Am Coll Cardiol 2004;43:1315

[48] Link MS et al. High incidence of pacemaker syndrome in patients with sinus node
dysfunction treated with ventricular-based
pacing in the mode selection trial
(MOST). J Am Coll Cardiol
2004;43:2066–71

[49] Zelser D et al. Drug-induced atrioventricular block: prognosis after discontinuation
of the culprit drug. J Am Coll Cardiol
2004;44:105–8

[50] Raviele A et al. A randomized, double-
blind, placebo-controlled study of permanent cardiac pacing for the treatment of
recurrent tilt-induced vasovagal syncope.
The vasovagal syncope and pacing trial
(SYNPACE). Eur Heart J 2004;25:1741–8

[51] Nahlawi M et al. Left ventricular function
during and after right ventricular pacing. J
Am Coll Cardiol 2004;44:1883–8

[52] Kindermann M et al. Körperliche Aktivität
und Sport bei Schrittmachertherapie.
2004;47:2702–8

[53] Thambo J-B et al. Detrimental ventricular
remodeling in patients with congenital

complete heart block and chronic right
ventricular apical pacing. Circulation
2004;110:3766–72

[54] Lin G et al. Severe symptomatic tricuspid
valve regurgitation due to permanent
pacemaker of implantable cardioverter-defibrillator leads. J Am Coll Cardiol
2005;45:1672–5

[55] Deutsche Gesellschaft für Kardiologie –
Herz- und Kreislaufforschung. Leitlinien
zur Therapie der chronischen Herzinsuffizienz. Z Kardiol 2005;94:488–509

[56] Trohman RG et al. Cardiac pacing: the
state of the art. Lancet 2004;364:1701–19

[57] Sulke N et al. A randomized double blind
cross-over comparison of four rate-respon-
sive pacing modes. J Am Coll Cardiol
1991;17:696–706

[58] Bertaglia E et al. Antibiotic prophylaxis
with a single dose cephazolin during pacemaker implantation: incicence of long-
term infective complications. Pacing Clin
Electrophysiol 2006;29:29–33

[59] Gimbel JR et al. Strategies for the safe
magnetic resonance imaging of pacema-
ker-dependent patients. Pacing Clin Electrophysiol 2005;28:1041–6

[60] Maisel WH. Pacemaker and ICD generator
reliability. JAMA 2006;295:1929–34

[61] Khairy P et al. Transvenous pacing leads
and systemic thromboemboly in patients
with intracardiac shunts. Circulation
2006;113:2391–7

[62] Healey JS et al. Cardiovascular outcomes
with atrial-based pacing compared with
ventricular pacing. Circulation
2006;114:11–7

[63] Massoure P-L et al. Pacemaker endocarditis: clinical features. Pacing Clin Electrophysiol 2007;30:12–9

[64] Sweeney MO et al. Heart failure during
cardiac pacing. Circulation
2006;113:2082–8

[65] Sweeney MO et al. Minimizing right ventricular pacing: a new paradigm for cardiac pacing in sinus node dysfunction. Am
Heart J 2007;153:S34–S43

[66] Manegold JC et al. External cardioversion
of atrial fibrillation in patients with implanted pacemaker or cardioverter-defibrillator systems: a randomized comparison
of monophasic and biphasic shock energy
application. Eur Heart J 2007;28:1731–8

[67] Sweeney MO et al. for the SAVE PACE Trial. Minimizing ventricular pacing to redu-

ce atrial fibrillation in sinus-node disease. N Engl J Med 2007;357:1000–8

[68] Klug D et al. for the PEOPLE study group. Risk factors related to infections of implanted pacemakers and cardioverter- defibrillators. Circulation 2007;116:1349–55

[69] Willems S et al. Leitlinie invasive elektrophysiologische Diagnostik. Clin Res Cardiol 2007;96:634–51

[70] Höijer CJ et al. Single chamber atrial pacing: a realistic option in sinus node disease: a long-term follow-up study of 213 patients. Pacing Clin Electrophysiol 2007;30:740–7

[71] Adachi M et al. Long-term reliability of AAI mode pacing in patients with sinus node dysfunction and low Wenckebach block rate. Europace 2008;10:134–7

[72] Kindermann M et al. Biventricular versus conventional right ventricular stimulation for patients with standard pacing indication and left ventricular dysfunction. J Am Coll Cardiol 2006;47:1927–37

[73] Doshi R et al. Left ventricular-based cardiac stimulation post AV nodal ablation evaluation (The PAVE study). J Cardiovasc Electrophysiol 2005;16:1160–5

[74] Hemel NM van et al. on behalf of the Sensor and Quality of Life (SQL) investigators. The contribution of rate adaptive pacing with single or dual sensors to health-related quality of life. Europace 2007;9:233–8

[75] Brignole M et al. for the ISSUE 2 group. Early application of an implantable loop recorder allows effective specific therapy in patients with recurrent suspected neurally mediated syncope. Eur Heart J 2006;27:1085–92

[76] Franceschi F et al. Incidence, risk factors, and outcome of traumatic tricuspid regurgitation after percutaneous ventricular lead removal. J Am Coll Cardiol 2009;53:2168–74

[77] Stambler BS et al. Right ventricular outflow versus apical pacing in pacemkare patients with congestive heart failure and atrial fibrillation. J Cardiovasc Electrophysiol 2003;14:1180–6

[78] Vlay SC. Right ventricular outflow tract pacing: parctical and beneficial. Pacing Clin Electrophysiol 2006;29:1055–62

[79] Markewitz A. Komplikationen der Schrittmachertherapie – chirurgische Komplikationen. In: Fröhlig G et al. Herzschrittmacher- und Defibrillator-Therapie, S. 143–145. 2006, Georg Thieme, Stuttgart, New York 2006

[80] Digby GC et al. Physiotherapy and cardiac rhythm devices: a review of the current scope of practice. Europace 2009;11:850–9

[81] Burri H et al. Remote monitoring and follow-up of pacemakers and implantable cardioverter defibrillators. Europace 2009;11:701–9

[82] Tolosana JM et al. Preparation for pacemaker or implantable cardiac defibrillator implants in patients with high risk of thrombo-embolic events: oral anticoagulation or bridging with intravenous heparin? A prospective randomized trial. Eur Heart J 2009;30:1880–4

[83] Lamas GA et al. Impact of rate-modulated pacing on quality of life and exercise capacity – evidence from the Advanced Elements of Pacing Randomized Controlled trial (ADEPT). Heart Rhythm 2007;4:1125–32

[84] Gombotz H et al. Perioperatives Management von Patienten mit implantierbarem Schrittmacher oder Kardioverter/Defibrillator. Empfehlungen der Österreichischen Gesellschaft für Anästhesiologie, Reanimation und Intensivmedizin, der Österreichischen Kardiologischen Gesellschaft und der Österreichischen Gesellschaft für Chirurgie. Anästhesist 2009;58:485–98

[85] EHRA Position Paper. Indications for the use of diagnostic implantable and external ECG loop recorders. Europace 2009;11:671–87

## 15.6  ICD – Implantierbarer Kardioverter-Defibrillator

Die ersten Anwendungen von ICD-Prototypen im Tierexperiment begannen 1969. Gegen heftigen Widerstand führender Kardiologen gelang die Entwicklung eines klinisch einsatzfähigen ICD durch Mower und Mirowski mit Erstimplantation 1980 in Baltimore [1]. Die FDA-Zulassung erfolgte 1985 nach Implantation von ca. 800 Systemen [2]. Erstimplantation in Deutschland im Jahr 1984.

### 15.6.1 Klinische Studien zur Effizienz der ICD-Therapie

#### 15.6.1.1 Studien zur Sekundärprävention
**AVID:** 1016 Patienten mit überlebtem Kammerflimmern (bei 45% der eingeschlossenen Patienten) bzw. VT mit schwerer Symptomatik und EF < 40% (55%), randomisiert zu ICD-Implantation oder medikamentöser Therapie (bei 82% Amiodaron). Überlebensrate in der ICD-Gruppe bzw. Med.-Gruppe nach 3 Jahren 75,4% bzw. 64,1%; Lebensverlängerung um im Mittel 3,2 Monate [8]. 88 Patienten müssen über 3 Jahre therapiert werden, um 10 Todesfälle zu verhindern [48].

**CASH:** 288 Überlebende des plötzlichen Herztodes, Mortalität nach im Mittel 57 Monaten 36,4% (ICD) vs. 44,4% unter Metoprolol oder Amiodaron [23]. Der Unterschied war nicht signifikant, wohl auch, weil die Anzahl der eingeschlossenen Patienten zu niedrig und die mittlere EF mit 46% relativ hoch waren.

**CIDS:** 659 Patienten nach Herzstillstand/VF oder anhaltender VT randomisiert zu Amiodaron oder ICD. Nach 3 Jahren betrug die Mortalität 23% (ICD) bzw. 27% (Amiodaron), der Unterschied war jedoch nicht signifikant [32]. Patienten mit LVEF < 36% oder NYHA III–IV profitieren am stärksten von der ICD-Therapie [36].

**Meta-Analyse:** Eine Meta-Analyse von CASH, CIDS und AVID ergab eine 50%ige Reduktion der Rhythmusmortalität, eine 28%ige Reduktion der Gesamtmortalität und eine mittlere Lebensverlängerung von 4,4 Monaten bei einer Therapiedauer über 6 Jahre [55]. Der Überlebensvorteil war bei einer EF < 36% deutlich, nicht vorhanden jedoch bei EF > 35%.

#### 15.6.1.2 Studien zur Primärprävention

**CABG-PATCH Trial:** 1055 Patienten, randomisiert in die ICD- bzw. Kontrollgruppe bei elektiver **ACVB-Op. mit EF < 36%** und Spätpotenzialnachweis. Keine Mortalitätsreduktion durch zusätzlichen ICD-Schutz im Vergleich zur alleinigen Revaskularisation [9]. Ursache hierfür ist die Dominanz der nicht rhythmusbedingten Todesfälle (71%), sodass sich die Reduktion des plötzlichen Herztodes um 45% auf die Gesamtmortalität nicht signifikant auswirkte [13]. Zudem war die 2-Jahres-Mortalität mit 18% (13%, wenn man die 30 Tage Op.-Mortalität abziehen würde) sehr niedrig.

**MADIT:** 196 Patienten mit Z.n. Myokardinfarkt, EF < 36%, asymptomatischen NSVT im Lz.-EKG und durch EPU induzierbare, durch Procainamid nicht supprimierbare VT. Randomisierung zur ICD-Therapie oder konventioneller medikamentöser Therapie. Die Studie wurde vorzeitig beendet, da sich nach 27 Monaten eine signifikant höhere Mortalität in der Kontrollgruppe herausstellte [10]. Nach 4 Jahren mittlere Überlebenszeitverlängerung um 0,86 Jahre, 36 Patienten müssen über 27 Monate therapiert werden um 10 Todesfälle zu verhindern [48], entsprechend einem Aufwand von 23000 US-$ pro Überlebensjahr [11]. Damit bessere Kosten-Nutzen-Relation als in der AVID-Studie.

**MUSTT:** 704 Patienten mit KHK, LVEF ≤ 40%, asymptomatischer, nicht anhaltender VT im Lz.-EKG und induzierbarer VT durch EPU wurden randomisiert zu antiarrhythmischer Therapie (Med. oder ICD) oder zu keiner spezifischen Therapie (ACE-Hemmer und Betablocker für alle Patienten). Eine medikamentöse antiarrhythmische Therapie brachte keinen Vorteil.

In der ICD-Gruppe (vs. alle Patienten ohne ICD) betrug nach 5 Jahren die Rate für Herzstillstand oder Rhythmustod 9% (vs. 37%) und für die Gesamtmortalität 24% (vs. 55%) [33]. 32 Patienten müssen über 5 Jahre therapiert werden um 10 Todesfälle zu verhindern [48].

**MADIT II:** 1232 KHK-Patienten mit **Myokardinfarkt > 1 Monat und EF < 30%**, randomisiert zu ICD bzw. konventioneller Medikation. Nach 20 Monaten betrug die

Gesamtmortalität 14,2% (ICD) bzw. 19,8% [40]. Die Überlebenskurven trennen sich nach etwa 7 Monaten. 11 Patienten müssen 3 Jahre mit ICD behandelt werden um 1 Leben zu retten. Der Überlebensvorteil bleibt im Langzeitverlauf > 120 Monate klar erhalten [52]. Ein plötzlicher Herztod trat in der ICD-Gruppe in 3,8% auf, in der Kontrollgruppe in 10% [40a].

In 36% der Fälle war eine VT/VF induzierbar (EPU war nicht Bestandteil der Studie, wurde dennoch häufig durchgeführt), nicht induzierbare Patienten hatten mehr Schocks für VF als die induzierbaren Pat., im MADIT-II-Kollektiv erscheint eine EPU daher nicht geeignet zur Risikostratifikation.

Patienten < 65 Jahre hatten kaum einen Überlebensvorteil, im Alter > 65 Jahre und auch > 75 Jahre war dieser hingegen deutlich [51]. Pat. ohne einen der Risikofaktoren (Alter > 70 Jahre, NYHA > II, BUN > 26 mg/dl, aber < 50 mg/dl, AF, QRS > 0,12) profitierten in dieser retrospektiven Analyse ebenso wenig wie Pat. mit Krea. > 2,5 mg/dl [103].

35% der Patienten erhielten innerhalb von 3 Jahren eine adäquate Therapie für VT oder VF durch den ICD, bei Pat. mit adäquater ICD-Therapie lag die 1-Jahres-Sterblichkeit bei 20% [66]. Pat. nach ACVB oder PCI profitierten vom ICD besonders, wenn die Revaskularisation mehr als 6 Monate zurücklag, in den ersten 6 Monaten ist das Risiko für einen PHT wohl relativ gering [74].

**CAT:** 104 Patienten mit neu aufgetretener DCM (< 9 Monate) und EF < 30%, randomisiert zur ICD- oder Kontrollgruppe; vorzeitig abgebrochen wegen unerwartet niedriger Mortalitätsrate. Überlebensraten nach 2,4 und 6 Jahren für ICD-Gruppe bzw. Kontrollgruppe waren 92%/93%, 86%/80%, 73%/68% (n.s.) [39]. Die ESC-Guidelines von 2003 sehen seitdem eine Klasse-IIb-Indikation für dieses Patientenkollektiv [50].

**AMIOVIRT:** 103 randomisierte Patienten mit DCM, EF < 36% und NSVT, NYHA-Klasse I–III, randomisiert zu ICD bzw. Amiodaron.

Überlebensraten nach 3 Jahren 88% vs. 87%, vorzeitiger Abbruch der Studie [47].

**COMPANION:** 1 520 Patienten in NYHA III–IV bei EF < 36% bei ischämischer oder nicht ischämischer Kardiomyopathie, Sinusrhythmus mit QRS-Breite > 0,11 und PR > 150 ms, 1 : 2 : 2 randomisiert zu optimaler Medikation, **Med. + CRT** oder **Med. + CRT + ICD** [56]. 1-Jahres-Risiko signifikant reduziert für Gesamtmortalität 19% (Med.) vs. 12% (Med. + CRT + ICD). Plötzlicher Herztod in der Med.-Gruppe 5,8%, in der CRT-Gruppe 7,8% und in der CRT-Defi-Gruppe 2,9% [81].

**DEFINITE:** 458 Patienten mit **nicht ischämischer DCM** bei EF < 36% und NSVT oder VES > 10/h, anamnestisch Herzinsuffizienz, ausgeschlossen NYHA IV. Risiko für PHT sig. reduziert, Gesamtmortalität nach 2 Jahren 14,1% vs. 7,9% (p = 0,08), in der Subgruppenanalyse sig. Reduktion der Gesamtmortalität für Männer, bei NYHA III und EF > 19% [57].

**SCD-HeFT:** 2 521 Patienten mit Herzinsuffizienz (DCM und ICM, **EF < 35%, NYHA II–III**), Placebo vs. Amiodaron vs. ICD (nur Schock bei VF programmiert). Mortalität für Placebo und Amiodaron gleich (28% vs. 29% in 45 Monaten), sig. reduziert durch ICD (Mortalität 22%). Mortalitätsvorteil bei NYHA II, nicht bei NYHA III, bes. auch bei EF < 30%, QRS > 120 ms, Nicht-Diabetikern, Männern. Kosten pro gewonnenes Lebensjahr je nach Grundannahmen 30 000–40 000 US-$. Jährliche Rate adäquater Schocks 5,1% [59].

**DINAMIT:** 674 Patienten, randomisiert zu ICD vs. Kontrolle **6–40 Tage post AMI** mit EF < 35% und reduzierter Herzfrequenzvariabilität oder erhöhter Herzfrequenz, FU 30 Monate. Rhythmustod reduziert (1,5%/Jahr vs. 3,5%/Jahr), kein Unterschied in der Gesamtmortalität 7,5%/Jahr vs. 6,9%/Jahr [61]. Das Ergebnis bestätigt eine Subgruppenanalyse der MADIT-II-Studie, hier profitierten Patienten nach kurz zurückliegendem Infarkt ebenfalls nicht vom ICD [62].

**IRIS:** 898 Pat. mit LVEF ≤ 40%, ICD-Implantation **5–31 Tage post AMI**. PHT-Risiko reduziert, aber die sonstige kardiale Mortalität erhöht in der ICD-Gruppe, somit kein Vorteil in der Gesamtmortalität durch eine frühe Post-Infarkt-Prophylaxe [122].

Patienten mit Synkope, organischer Herzerkrankung und mit durch EPU induzierbaren VT/VF haben adäquate ICD-Schocks in 57% innerhalb von 1 Jahr, vergleichbar häufig wie Patienten mit anhaltender VT als ICD-Indikation [34].

### 15.6.2 Studien zur ICD-Effektivität bei DCM

Der PHT hat einen Anteil von ca. 30% an der ca. 20%igen 5-Jahres-Mortalität bei DCM. Ursächlich für einen PHT sind allerdings nicht nur VT und VF, sondern bei bis zu 50% der Patienten mit fortgeschrittener Herzinsuffizienz auch Lungenembolie, Bradykardie und elektromechanische Dissoziation [79].

Nach einer Meta-Analyse [64] ergibt sich eine sig. Mortalitätsreduktion in der Primärprävention (relative Reduktion von 31%, abgeschätzte absolute Reduktion von 2%/Jahr, NNT über 2 Jahre 25 (vs. 18 bei ischämischer Kardiomyopathie) sowie eine nicht signifikante Mortalitätsreduktion von ebenfalls 31% für die Sekundäprävention (bei n = 256 ist die fehlende Signifikanz vermutlich durch die zu kleine Patientenzahl bedingt). DCM + Herzinsuffizienz s. Kap. 15.6.1.2, SCD-HeFT.

### 15.6.3 Überlebensvorteil/Lebensverlängerung durch ICD-Therapie

Die Daten, insbesondere von CABG-PATCH, deuten daraufhin, dass Patienten mit einem Mortalitätsrisiko < 20% in 2 Jahren kaum von einem ICD profitieren. Patienten, die dem MADIT/MUSTT-Kollektiv entsprechen, haben einen deutlich größeren Vorteil durch den ICD als Patienten nach überlebtem VF

bzw. symptomatischer VT [43]. Die gemittelte Mortalitätsreduktion in AVID/CIDS/CASH beträgt 28%, in MADIT/MUSTT hingegen 53% [43]. In MADIT II (anders als in MADIT/MUSTT ohne spezifisches Rhythmuskriterium) lag die Risikoreduktion ebenfalls bei nur 28%. Die Zunahme der Lebenserwartung bei Primärprävention beträgt 1,4 Jahre (SCD-HeFT), 3,6 Jahre (MADIT), 2 Jahre (MADIT II) bis zu 4,1 Jahre (MUSTT) [70]. Der Vorteil durch ICD-Therapie nimmt in den ersten 3 Jahren zu [54]:

NNT, um 1 zusätzliches Lebensjahr durch ICD-Therapie zu erzielen

| Studien | Nach 1 Jahr | Nach 3 Jahren |
|---------|-------------|---------------|
| MADIT | 9 | 2 |
| MADIT II | 133 | 8 |
| MUSTT | 15 | 2,5 |
| AVID | 21 | 4,6 |
| CIDS | 123 | 11 |

ICD-Schockabgaben nach [73]

| Studien | Abgegebene adäquate Schocks | |
|---------|-----------------|----------------|
| | Patientenanteil | Jährliche Rate |
| MADIT | 60% | 30% |
| MUSTT | 55% | 37% |
| MADIT II | 35% | 12% |
| SCD-HeFT | 18% | 7% |

◢ Adäquate Schocks in der Sekundärprävention nach überlebtem VT/VF in 55–70% über 5 Jahre [128].

◢ Kumulative Inzidenz einer adäquaten ICD-Therapie nach 54 Monaten 30%, nach 8 Jahren 45% [126].

◢ Pat. mit CRT-ICD-Implantation (EF < 35%, NYHA III–IV, QRS ≥ 120 ms) hatten in 21% (primärpräventive ICD-Indikation) bzw. 35% (sekundärpräventive ICD-Indikation) eine adäquate ICD-Therapie [78].

◢ Von 198 CRT-Pat. (CRT ohne ICD-Teil) hatten nur 4% (n = 8) innerhalb von ca. 10 Monaten eine anhaltende VT, PHT nur in 1% (n = 2) [121]. Die Inzidenz von

SVT und PHT ist also relativ niedrig und der zusätzliche Vorteil eines ICD bei CRT-Patienten gering.

## 15.6.4 Effektivität des ICD bei älteren Patienten bzw. Komorbidität

Die Datenanalyse aus den Studien zur Sekundärprävention ergab keinen Mortalitätsvorteil für Patienten ≥ 75 Jahre durch den ICD. Ursache ist das deutliche höhere Risiko für einen nicht durch VT/VF bedingten Tod [93]. Begleiterkrankungen sollten daher gerade bei älteren Patienten bei der Entscheidung für oder wider ICD berücksichtigt werden. ICD-Patienten mit dialysepflichtiger Niereninsuffizienz hatten mit einer 2-Jahres-Mortalität von 54% trotz ICD eine sehr schlechte Prognose [97].

## 15.6.5 Indikationen zur ICD-Therapie nach ACC/AHA/ESC 2006

Nach [79] bestehen die folgenden Indikationen zur ICD-Therapie. Aufgeführt sind nur 3 wesentliche Änderungen seit den Guidelines von ACC/AHA 2002 [4]

*Indikationen*

| | Klasse |
|---|---|
| Anhaltende VT oder VF bei ARVC | I |
| Zur Primärprophylaxe des PHT bei HCM mit mind. 1 Risikofaktor (Major RF: Herzstillstand, anhaltende VT, PHT in der Familie, ungeklärte Synkope, LV-Dicke > 29 mm, abnormer Belastungsblutdruck, NSVT; evtl. auch Hochrisikomutation) | IIa |
| Zur Primärprophylaxe des PHT bei ausgedehnter Manifestation einer ARVC mit mind. 1 von PHT oder ungeklärter Synkope betroffenen Familienmitglied, wenn VT/VF als Synkopenursache nicht ausgeschlossen werden konnte | IIa |

## 15.6.6 Indikationen zur ICD-Therapie nach ACC/AHA/HRS 2008

Nach [110] gelten für die ICD-Therapie die folgenden Indikationen.

*Indikationen*

| | Klasse |
|---|---|
| Überlebende nach Herzstillstand infolge VT/VF nach Ausschluss reversibler Ursachen | I |
| Pat. mit struktureller Herzerkrankung mit anhaltender, hämodynamisch stabiler oder instabiler VT | I |
| Pat. mit unklarer Synkope und induzierbarer klinisch relevanter VT/VF in der EPU | I |
| Pat. mit LVEF < 35% nach MI > 40 Tage in NYHA II–III | I |
| Pat. mit LVEF < 35% in NYHA II–III bei nicht ischämischer DCM | I |
| Pat. mit LVEF < 30% nach MI > 40 Tage in NYHA I | I |
| Pat. mit LVEF < 40% nach MI und induzierbarer VT/VF | I |
| Pat. mit ungeklärter Synkope, sig. LV-Dysfunktion bei nicht ischämischer DCM | IIa |
| Pat. mit anhaltender VT und normaler oder nahezu normaler LV-Funktion | IIa |
| Pat. mit HCM und mind. 1 Risikofaktor für PHT | IIa |
| Pat. mit ARVD/C und mind. 1 Risikofaktor für PHT | IIa |
| Pat. mit Long-QT-Syndrom und Synkope und/oder VT unter Betablocker | IIa |
| Nicht hospitalisierte Pat. auf der HTX-Warteliste | IIa |
| Pat. mit Brugada-Syndrom und Synkope oder dokumentierter VT | IIa |
| Pat. mit katecholaminerger polymorpher VT und Synkope oder anhaltender VT trotz Betablocker | IIa |
| Pat. mit kardialer Sarkoidose, Chagas-Krankheit oder Giant-cell-Myokarditis | IIa |

| | Klasse |
|---|---|
| Pat. mit Non-compaction-Kardiomyopathie des LV | IIb |
| Pat. mit Synkope, fortgeschrittener struktureller Herzerkrankung und fehlender Ursache trotz invasiver und nicht invasiver Untersuchungen | IIb |
| Pat. mit nicht ischämischer DCM in NYHA I bei LVEF < 35% | IIb |

Eine kritische Größe bei der Indikationsstellung zur ICD-Therapie ist die LVEF. Alle Verfahren zur EF-Bestimmung weisen eine unzureichende Präzision auf, es gibt keinen Goldstandard. Jede Institution sollte sich auf das Verfahren mit der mutmaßlich größten Genauigkeit stützen [110].

***Anm.:*** Nach DGK 2006 [37a] erfolgt die Entscheidung für einen ICD bei hämodynamisch stabiler VT mangels aussagekräftiger Daten zum natürlichen Verlauf individuell.

***Kontraindikationen/Fehlende Indikation***
Die ICD-Therapie ist in folgenden Fällen nicht indiziert oder kontraindiziert (nach [110])
◢ Pat. ohne strukturelle Herzerkrankung mit unklarer Synkope ohne induzierbare VT/VF
◢ Pat. mit Incessant-VT/VF
◢ Ventrikuläre Tachyarrhythmie durch vollständig transiente oder reversible Ursache (akuter Myokardinfarkt, Drogen, Elektrolytstörung, Trauma). Bei mäßigem Anstieg von CK, CK-MB oder Troponin im Zusammenhang mit anhaltender VT/VF sollte die Arrhythmie nicht als infarktbedingt angesehen werden. Pat. mit VT/VF und Elektrolytstörungen sollten so behandelt werden wie Patienten ohne Elektrolytstörungen, solange die Kausalität zwischen Arrhythmie und Elektrolytstörung nicht gesichert ist. Eine Revaskularisation zur Rezidivprophylaxe von VT/VF ist eine Einzelfallentscheidung. Eine Revaskularisation zur Therapie einer

anhaltenden VT nach stattgehabtem Infarkt ist wenig aussichtsreich.
◢ VT/VF durch Arrhythmien, die einer chirurgischen Ablation oder Katheterablation zugänglich sind, z.B. WPW-Syndrom, VT aus RVOT, idiopathische VT aus dem LV, faszikuläre VT.
◢ Pat., die nicht für HTX oder CRT geeignet sind, mit medikamentös refraktärer Herzinsuffizienz und NYHA IV. Bei anhaltendem oder rezidivierendem NYHA-IV-Status unter optimaler Therapie beträgt die Lebenserwartung < 12 Monate und eine ICD-Implantation ist nicht gerechtfertigt [110].
◢ Schwere psychiatrische Erkrankung, Follow-up dadurch nicht möglich
◢ Lebenserwartung < 1 Jahr
◢ Akute Phase einer Myokarditis [79]

### 15.6.7 ICD als Bridge to transplant

Das Mortalitätsrisiko der Patienten auf der Warteliste zur HTX ist mit ca. 24% erheblich [45]. Todesursache ist in 46% der Fälle Herzinsuffizienz und in ca. 30% plötzlicher Herztod, davon wiederum 32% aufgrund von VT/VF [31]. Prospektive Studien zur Effizienz einer prophylaktischen ICD-Therapie für dieses Patientenkollektiv stehen aus, in einer retrospektiven Analyse zeigte sich ein Überlebensvorteil durch ICD-Therapie [45]. Für die meisten Patienten ist eine ICD-Therapie angemessen [110].

### 15.6.8 EPU vor ICD-Implantation?

Kontrollierte Daten fehlen. Zur Indikationsstellung ist eine EPU, wenn man sich an den Einschlusskriterien der Studien orientiert, meist nicht erforderlich (z.B. VF bei DCM); andererseits ergeben sich bei einigen Patienten differenzialdiagnostische Probleme (Ausschluss SVT). Eine effektive ICD-Programmierung ist auch ohne prä-Op. EPU möglich und effektiv [14, 60, 80]. Die Variabilität der Induzierbarkeit von VT/VF im Langzeitverlauf von ICD-Patienten ist erheblich [22]. Nach **DGK 2006** [37a] muss in der Regel eine EPU erfolgen.

### 15.6.9 ICD-Implantation

Hautschnitt linksseitig, Positionierung der Elektrode(n) via V. cephalica oder V. subclavia, Präparation der Generatortasche subpektoral, Konnektion von Elektrode und Generator, Messung von Reizschwelle, Elektrodenimpedanz und R-Wellen-Sensing. In der Regel wird die **Defibrillationsschwelle** (DFT) intraoperativ getestet, nachdem die Schockimpedanz im Toleranzbereich bestimmt wurde. 1–2 Defibrillationen im Abstand von 5 min sollten mit wenigstens 10 J unterhalb der maximalen Energieabgabe effektiv sein. Nach [92] ist eine einzige DFT-Testung mit einem effektiven 14 J-Schock ausreichend. Eine Programmierung der Schockenergie des 1. Schocks 7–10 J höher als die DFT [28] oder auf das Doppelte der DFT erscheint sicher [29].

Problematisch ist der DFT-Test wegen möglicher Auslösung von Thromboembolien (Apoplex), zerebraler Hypoperfusion, prolongiertem Kreislaufstillstand oder Tod bei elektromechanischer Entkoppelung. Kontraindikationen zum intraoperativen Test sind: Thrombus in LA oder LV ohne Antikoagulation, schwere AS, instabile Angina, hämodynamische Instabilität mit laufender inotroper Medikation [89]. Die Notwendigkeit der DFT-Testung wird zunehmend infrage gestellt [111], eine DFT > 20 J gab es in SCD-HeFT nur in 2,2% [110]. Bei einer absoluten Mortalitätsreduktion von 7–8% durch den ICD beträgt die mögliche Mortalitätsreduktion durch die DFT-Testung ca. 0,2%.

In einer retrospektiven Analyse kein Unterschied im Verlauf von ca. 2 Jahren zwischen Patienten mit (n = 137) und ohne (n = 154) intraoperativer DFT-Testung [123]. Nach [89] besteht die Notwendigkeit nicht durchgehend, angesichts der möglichen Gefährdung sollte selektiv nur unter bestimmten Umständen in 20–40% getestet werden.

Eine Alternative zur intraoperativen DFT-Test ist die Testung des Upper limit of vulnerability (ULV) [90], die die zusätzliche Gefährdung des DFT-Tests bei 75–90% der Patienten vermeiden kann (z.B. hämodynamisch sehr schwachen Patienten) [87]. Das ULV ist der schwächste, in die vulnerable Phase abgegebene Schock, der kein VF induziert. Eine Schockenergie 5 J über dem ULV ist ebenso effektiv wie ein Schock 10 J über der DFT.

Algorithmus zum Prozedere bei hoher DFT bei [89]. Ein R-Wellen-Sensing von > 5–7 mV ist ausreichend [89]. Eine rechtsseitige Implantation ist bei gering erhöhter DFT hinsichtlich der Kardioversionsrate ebenso effektiv wie eine linksseitige [96].

### 15.6.10 Therapieformen

#### 15.6.10.1 Defibrillationsschock
Meist sind 5–6 Schocks in Folge möglich, Ladezeit ca. 10 s. Üblich ist eine biphasische Schockabgabe. Die rechtsventrikulär, septumnah positionierte Defibrillationselektrode dient als Kathode, das Gehäuse des Defibrillators als Anode (Active can oder Hot can).

Ein Detektionsalgorithmus mit 18 von 24 statt der sonst üblichen 12 von 16 Schlägen reduziert die Rate der inadäquaten Schocks bei nur geringer Verzögerung der Schockabgabe [85]. Auch ein noch zurückhaltender Therapiebeginn (30 von 40 Schlägen innerhalb der Tachykardiezone) wurde erfolgreich überprüft [113], s. Kap. 15.6.16.

#### 15.6.10.2 Antitachykardes Pacing
Beim Antitachykarden Pacing (ATP) werden bei Auftreten einer VT ein oder mehrere Sti-

mulationsimpulsfolgen mit definierter Kopplung an den letzten QRS-Komplex abgegeben. Programmiert werden die genaue Abfolge der ATP-Versuche und auch die Dauer des ATP, bei Ineffektivität erfolgt eine Schockabgabe. Für mehrere Tachykardiefrequenzen (z.B. 160–180/min, 180–210/min, > 210/min) können unterschiedliche Therapiealgorithmen programmiert werden.

Die Terminierung einer VT durch ATP gelingt in 90–95% mit einem Risiko der Akzeleration von 2–5% [7]. Eine ATP-Option sollte grundsätzlich aktiviert sein, unabhängig vom Resultat einer präoperativen EPU [7]. Es konnte gezeigt werden [60], dass auch bei höherfrequenten VT (188–250/min) ein ATP-Versuch (1 Burst mit 8 Stimuli) effektiv (VT terminiert in 81%) und ebenso sicher wie ein sofortiger Schock ist (PHT in 0,3% in 11 Monaten). In ca. 30% treten langsame VT auf (< 150/min), die Programmierung einer ATP war in 90% in diesem Frequenzbereich effektiv, besserte jedoch nicht die Prognose [69].

◢ Burst: ATP mit 3–10 Impulsen in Folge bei konstanten Kopplungsintervallen, anschließend Redetektion und evtl. erneuter Burst. Kopplungsintervall 80–90% der VT-Zykluslänge

◢ Ramp: Kopplungsintervallabnahme (z.B. um 10 ms) innerhalb eines Burst

◢ Scan: Abnahme des Kopplungsintervalls an den letzten QRS-Komplex zwischen den Bursts

◢ Adäquate Therapieabgabe innerhalb von 11 Monaten in 26% (Sekundärprävention) bzw. 18% (Primärprävention). In 10–14% Fälle er wurde eine VF therapiert, eine VT < 188/min in 52%, eine VT 188–250/min in 35%. Schockabgabe in 32–40% der VT/VF-Episoden [67].

### 15.6.10.3 Antibradykarde Stimulation, VVI-ICD vs. DDD-ICD

Mittlerweile sind alle Schrittmacheroptionen einschließlich Frequenzadaptation bei 2-Kammer-Stimulation in die ICD-Systeme integriert worden. Eine unnötige rechtsventrikuläre Stimulation sollte vermieden werden, da sich ein erhöhtes Risiko für Tod und Hospitalisation wegen Herzinsuffizienz zeigte [49, 129]. Vermehrte Hospitalisation und VT/VF-Episoden bei einer RV-Stimulation > 2% [104]. In DAVID II (600 ICD-Patienten ohne Indikation für antibradykardes Pacing) war eine $AAI_{70}$-Stimulation einer $VVI_{40}$-Stimulation annähernd gleichwertig [130]. Bei einer durch entsprechende Programmierung (AV-Hysterese 100%) minimierten RV-Stimulation war ein DDDR-ICD einem VVI-ICD nicht unterlegen [84]. In DATAS war ein DDD-ICD einem VVI-ICD bezüglich eines kombinierten Endpunktes überlegen [106], bei 223 randomisierten Patienten in einer Subgruppenanalyse zeigte sich eine reduzierte Inzidenz AF-assoziierter Ereignisse bei Verwendung spezifischer AT/AF-Therapien (Medtronic Jewel AF oder GEM III AT) [120]. Eine retrospektive Analyse zeigte die Möglichkeit der Induktion von VT/VF durch eine schrittmachervermittelte Short-long-short-Sequenz [95].

### 15.6.11 Arrhythmiedetektion

Die derzeiten ICD-Systeme benutzen verschiedene, mehrstufige Detektionsalgorithmen zur Erkennung von ventrikulären Tachyarrhythmien. Prinzipiell wird eine Tachykardie über die Zykluslänge detektiert, die tolerierte Dauer der Arrhythmie bis zum Therapieeinsatz richtet sich nach der zu programmierenden Tachykardiefrequenz und -dauer (z.B. 1 s für Kammerflimmern oder 15 s für eine hämodynamisch mäßig tolerierte Tachykardie). Weitere Differenzierungskriterien können programmiert werden.

Die Abgrenzung einer VT von einer Sinustachykardie kann über das für eine VT typische plötzliche Einsetzen der Tachykardie erfolgen (sog. Onset-Kriterium). Die Differenzierung einer VT von einer TAA kann durch die bei einer VT stabilere Zykluslänge ermöglicht werden (sog. Stability-Kriterium). Empfohlen werden die Programmierung einer Stability von ca. 35 ms und ein Onset-Wert von ca. 9% [19]. Die Programmierung dieser Kriterien erhöht das Risiko einer verzögerten oder sogar fehlenden Therapieabgabe, sodass bei anhaltender Tachykardie eine Therapieabgabe auch bei Nicht-Erfüllung der erweiterten Detektionskriterien möglich sein sollte. Hierzu Programmierung der sog. Sustained rate duration, bei gut tolerierter VT auf bis zu 2 min [30].

In neueren DDD-ICD-Systemen werden zusätzlich Vorhofsignale zur Differenzierung verwendet. Die mögliche Verbesserung der Arrhythmiedifferenzierung durch eine Vorhofelektrode wird erkauft mit einer erhöhten Komplikationsrate, notwendige Revision dieser Vorhofsonde in 11% [65]. In PINAPP [68] war die Arrhythmiedifferenzierung in einem 2-Kammer-System nicht besser als im 1-Kammer-System. Darüber hinaus kann bei manchen Systemen die Möglichkeit einer Morphologieanalyse des Signals genutzt (z.B. Probability density function).

### 15.6.12 Op.-Mortalität/Komplikationen

Seit Etablierung der transvenösen Sondenimplantation ist die perioperative Mortalität/Morbidität deutlich zurückgegangen. Gesamtkomplikationsrate 10–11%, Hospitalmortalität 0,9% [98, 99]. Die Re-Op.-Frequenz lag bei 8% innerhalb von 4 Monaten, häufigste Ursache ist die Sondendislokation [15]. In MADIT II [40] gab es in 1,8% Sondenprobleme und in 0,7% operationsbedürftige Infektionen. Infektionen des ICD-Systems erfordern Explantation des Systems und Antibiose; Algorithmus der Mayo-Klinik s. [88]. Weitere Komplikationen wie bei Schrittmacherimplantation [16].

### 15.6.13 Nachsorge

Üblich war initial ein postoperativer Systemcheck mit Induktion von Kammerflimmern ca. 4–7 Tage nach Implantation (Predischarge-Test). Bei einer Fehlfunktionsrate von 0,4% (Komplikationsrate 1,6%) kann die Testung wohl beschränkt bleiben auf Patienten mit V.a. Fehlfunktion des ICD bzw. bei zusätzlichen Antiarrhythmika Klasse I und III [38]. Zumindest Pat. mit einer intraoperativen DFT ≤ 20 J und einer Sicherheitsmarge von ≥ 10 J benötigen wohl keinen Predischarge-Test [91].

Ambulante Kontrolluntersuchungen erfolgen alle 3–6 Monate und beinhalten:
◢ Evaluierung des Patientenstatus, bemerkte Rhythmusereignisse oder Schockabgaben
◢ Überprüfung des Batteriezustands
◢ Abfrage des Ereignisspeichers
◢ Überprüfung der Sensing-Funktionen, Impedanzmessung
◢ Kontrolle des antibradykarden Systemteils
◢ Klinische Kontrolle der Generatortasche

Ein automatischer Transfer von Daten bezüglich Funktionszustand und Therapieabgaben via Mobilfunknetz ermöglicht eine frühzeitige Detektion von Systemfehlern [109].

### 15.6.14 Probleme im Langzeitverlauf

#### 15.6.14.1 Inadäquate Therapieabgabe
Häufigkeit inadäquater Therapieabgaben 4,5% bis 10–40% [7, 18], zuletzt 15% [67]. Inadäquate Schocks bei 11,5% der MADIT-II-Patienten [105]. Inadäquate Therapieabgaben resultieren aus:
◢ Dysfunktion des ICD-Systems [17]
◢ Fehldetektion von SVT

### 15.6.14.1.1 Dysfunktion des ICD-Systems

Fehlfunktionen des ICD Systems sind mit ca. 26/1 000 Personenjahre etwa 20-mal häufiger als Fehlfunktionen eines Schrittmachers [75]. Ein **Oversensing** von abnormen Potenzialen [114] kann auf folgenden Problemen beruhen:

◢ Isolationsdefekt
◢ Elektrodenbruch
◢ Gelockerte Schraube
◢ Oversensing der T-Welle
◢ Oversensing von Myopotenzialen, bes. des Zwerchfells (bei tiefer, apikaler Lage der V-Elektrode) oder des Pektoralismuskels

Innerhalb von 68 Monaten kommt es in ca. 37% zu Elektrodendysfunktionen [46], bei [53] ebenfalls in 37% im Verlauf von 7 Jahren. Funktionstüchtigkeit der Elektroden nach 8 Jahren nur 60–72% [117]. Das Problem betrifft weniger MADIT-/SCD-HeFT-Patienten als vor allem junge Patienten mit kardial guter Prognose nach Eindämmung des PHT-Risikos (LQTS, Brugada etc).

Diagnostik mittels Messung des Elektrodenwiderstands, Überprüfung der Markersignale und der gespeicherten EKG-Episoden, Signalüberprüfung bei tiefer Atmung (Oversensing von Myopotenzialen des Zwerchfells), bei Körperbewegungen (z.B. Oversensing von Myopotenzialen der Mm. pectorales) und bei Manipulation am Gehäuse, Röntgendarstellung mit gezielter Durchleuchtung der Elektroden. In einigen Systemen erfolgt eine akustische Warnung des Patienten bei Auftreten von technischen Auffälligkeiten (z.B. erhöhte/erniedrigte Impedanz).

Bei Fehlfunktionen des Systems ist i.d.R. eine operative Revision erforderlich. Die Implantation einer zusätzlichen HV-P/S-Elektrode ist einem Austausch der Elektrode gleichwertig [94]. Späte Sondenperforationen können zur inadäquaten Therapieabgabe führen, Diagnose mit Echo und CT, therapeutisch Sondenextraktion und Neuimplantation [101].

### 15.6.14.1.2 Fehldetektion von SVT

Häufigstes Problem, bei [68] wurden 42% der atrialen Tachyarrhythmien falsch detektiert. Führender Auslöser ist die Tachyarrhythmia absoluta [105], andere SVT oder die Sinustachykardie sind ebenfalls häufig.

Bei Patienten, die mehrere Schocks innerhalb von 24–48 h erhalten, sollte daher ein Systemcheck erfolgen. In der Regel ermöglicht die Überprüfung der gespeicherten EKGs die Diagnose. Therapieoptionen sind medikamentöse Maßnahmen zur Frequenzbegrenzung und Rhythmuskontrolle, Kardioversion bei Vorhofflimmern, adäquate Programmierung der erweiterten Detektionskriterien Onset und Stability [20, 24]. Die Anwendung von 2-Kammer-Detektionskriterien konnte die Rate inadäquater Schockabgaben nicht vermindern [76]. Keine Reduktion der inadäquaten Therapieabgabe durch das DDD-ICD-System in [84], hingegen reduzierte Rate klinische Ereignisse in der DDD-ICD-Gruppe in DATAS [118]. Die Datenlage ist hier begrenzt und nicht eindeutig. Inadäquate Schockabgabe waren assoziiert mit einer erhöhten Mortalität [105].

### 15.6.14.2 ICD-Notfälle

**Kammerflimmern wird durch den ICD nicht terminiert:** Externe Defibrillation wie bei Nicht-ICD-Trägern.

**Electrical storm:** Patient erhält 3 oder mehr adäquate Schocks in < 24 h [82]. Zunächst wird versucht korrigierbare Ursachen anzugehen bzw. auszuschließen (akute Ischämie/Infarkt, Elektrolytstörung, dekompensierte Herzinsuffizienz), meist lässt sich jedoch kein Trigger erkennen [83]. Evtl. Versuch der medikamentösen Arrhythmiesuppression mittels Betablocker und Amiodaron, evtl. in Kombination mit Lidocain. Revaskularisationsmöglichkeiten und Ablationsmöglichkeiten sind zu prüfen [116].

**Patient erhält multiple inadäquate Schocks:** Ursachenabklärung (Sondendefekt, Fehldetektion von SVT). Vorübergehende Änderung der aktivierten Therapieoptionen bzw. Deaktivierung des Systems (wenn Programmiergerät nicht vorhanden bzw. Knowhow nicht verfügbar ist, ist fast immer eine passagere Deaktivierung durch Magnetauflage möglich).

*Cave:* Monitorüberwachung in Defibrillationsbereitschaft bei deaktiviertem System obligat!

### 15.6.14.3 Antiarrhythmische Therapie bei ICD-Patienten

**Betablocker:** Zur Begrenzung der maximalen Herzfrequenz und damit zur Prophylaxe inadäquater Therapieabgaben bei SVT; bei vielen Patienten wegen symptomatischer LV-Dysfunktion bei KHK/DCM ohnehin indiziert.

**Verapamil:** Zur Frequenzkontrolle bei TAA; bei Herzinsuffizienz mit systolischer Dysfunktion kontraindiziert.

**Sotalol:** Reduktion der Rezidivrate von VT/VF [5] und damit Prophylaxe von Synkopen und Schockabgaben möglich [25]. Keine DFT-Erhöhung [77].

**Amiodaron:** Effektivste Präventionsoption [86]. In der **OPTIC**-Studie erfolgte Schockabgabe nach 1 Jahr mit Betablocker in 38% der Fälle, Betablocker plus Amiodaron in 10%, mit Sotalol in 24%. Abbruchraten für Amiodaron jedoch mit 18% und für Sotalol mmit 23% zu hoch für eine Routineprophylaxe [72].

*Cave:* Mögliche proarrhythmische Effekte [6]! Die Möglichkeit der Erhöhung der DFT wurde beschrieben [6], ist aber nach [77] so gering, dass eine DFT-Testung nach Neubeginn einer Amiodarontherapie nicht erforderlich ist. Nach [89] kann bei niedriger DFT ($\leq$ 15 J) auf eine Defi-Testung verzichtet werden.

**Katheterablation:** Bei Post-Infarkt-Patienten ließ sich in SMASH-VT durch eine prophylaktische Katheterablation die ATP- und Schockabgabe deutlich reduzieren [100].

*Anm.:* Ein antiarrhythmischer Effekt von Omega-3-Fettsäuren konnte nicht nachgewiesen werden [119].

### 15.6.14.4 Elektromagnetische Interferenz

Eine elektromagnetische Interferenz (EMI) kann durch Fehlsensing zur Induktion einer inadäquaten Therapie führen, einen Anstieg von Reizschwelle oder Sensingschwelle induzieren oder eine Umprogrammierung bzw. ein Reset verursachen.

#### 15.6.14.4.1 ICD und Elektrokauter

Häufig werden ICD präoperativ durch Umprogrammierung oder durch Magnetauflage passager deaktiviert, um eine inadäquate Schockabgabe infolge Fehldetektion von Signalen der Elektrokauter zu vermeiden. Eine Fehldetektion oder Umprogrammierung konnte jedoch bei 33 Patienten nach Einsatz von Elektrokautern bzw. 10 Patienten mit HF-Ablation nicht nachgewiesen werden [44]. Gleichfalls keine Interferenz bei 10 Patienten mit unipolarem Elektrokauter bei gastrointestinaler Endokopie [124]. Eine EMI ist somit sehr unwahrscheinlich.

Eine post-op. Funktionskontrolle wird empfohlen [125]. Wie bei Schrittmacherpatienten auch sollte nur ein bipolarer Elektrokauter zum Einsatz kommen!

#### 14.6.14.4.2 ICD und MRT

MRT-Diagnostik gilt als kontraindiziert (wie bei antibradykarden SM-Systemen auch). Bei ICD-Systemen ab Baujahr 2000 wurden jedoch durch MRT keine Schäden festgestellt [58]. Im Einzelfall kann eine MRT-Untersuchung erfolgen, wenn der Vorteil für den Patienten die möglichen Risiken aufwiegt. Zu den Details der Durchführung einer solchen Untersuchung bei ICD-Patienten (Aufklärung, Programmierung etc.) s. [102].

### 15.6.14.5 Fahrtüchtigkeit

Die Fahrtüchtigkeit von ICD-Patienten wird primär beeinträchtigt durch das Auftreten von VT/VF mit konsekutiver Synkope. Innerhalb von 36 Monaten erlitten 19% eine Synkope [21], nach [128] sind es 10–16%. Es wurde abgeschätzt, dass 0,2–7,5 Unfälle/100 000 Patientenjahre durch ICD-Patienten verursacht werden [21].

Nach **ESC 2009** ist berufliches Fahren in jedem Fall dauerhaft untersagt. Ein Verbot des privaten Fahrens besteht nach *ICD-Implantation zur Primärprävention* für 4 Wochen, zur *Sekundärprävention* für 3 Monate, nach adäquater Therapieabgabe für 3 Monate, nach Generatorwechsel für 1 Woche, nach Ersatz des Elektrodensystems für 4 Wochen. Patienten, die einen ICD zur Sekundärprävention ablehnen, sollen 7 Monate nicht Auto fahren [128].

### 15.6.14.6 Generatorwechsel

Funktionsdauer der ICD im Mittel 54 Monate (1-Kammer-ICD) bzw. 40 Monate (2-Kammer-ICD) [129]. Notwendiger Generatorwechsel bei 37% nach überlebtem PHT bei KHK, von diesen brauchen 23% einen 2. Wechsel [126].

### 15.6.15 Prognose

Der **plötzliche Herztod nach ICD-Implantation** war die Todesursache bei 28% der Patienten. Ursache hierfür war eine elektromechanische Dissoziation nach ICD-Schock bei 29%, eine Incessant-VT/VF bei 13%, unkorrigierbare VT/VF bei 25%, primäre elektromechanische Dissoziation bei 16%. 7% starben an VT/VF nach Deaktivierung des ICD [42].

Die kardiale Mortalität ist wesentlich abhängig von der kardialen Grunderkrankung und der LVEF. Im AVID-Kollektiv betrugen die Überlebensraten in der ICD-Gruppe nach 1 Jahr 89,3%, nach 2 Jahren 81,6% und nach 3 Jahren 75,4% [8]. Die jährliche Mortalität nach überlebtem PHT mit ICD-Therapie bei KHK beträgt ca. 5% [126]. Nach adäquater Schockabgabe ist die Prognose deutlich verschlechtert, im Wesentlichen wegen progredienter Herzinsuffizienz.

### 15.6.16 Anhang

#### 15.6.16.1 ICD-Programmierung

| ICD-Programmierung nach PainFREE Rx II [60] | |
|---|---|
| VF: > 250/min (< 240 ms) | Kein ATP, nur Schocks programmiert |
| VT₁: 189–250/min (361–240 ms) | ATP mittels 1 Burst, 8 Stimuli, Stimulationsfrequenz 88% der CL der VT |
| VT₂: 167–188/min (320–360 ms) | ATP mittels 3 Bursts, je 8 Stimuli, Stimulationsfrequenz 88% der CL der VT, 20 ms Dekrement zwischen den Bursts |
| SVT-Differenzierung aktiviert, SV-Frequenzlimit 320 ms | |

| ICD-Programmierung nach EMPIRIC [80] | |
|---|---|
| VF: > 250/min | Kein ATP, nur Schocks mit 30 J programmiert |
| VT₁: 200–250/min | 1 Burst, 8 Stimuli, Stimulationsfrequenz 88% der CL der VT |
| VT₂: 150–200/min | 2 Bursts, je 8 Stimuli, Stimulationsfrequenz 88% der CL der VT, 20 ms Dekrement |
| | + 1 Ramp, 8 Stimuli, Stimulationsfrequenz 81% der CL der VT, 10 ms Dekrement |
| SVT-Differenzierung aktiviert, SV-Frequenzlimit 200/min, 1:1-VT-ST-Boundary = 66% | |

| ICD-Programmierung nach PREPARE bei Primärprävention [113] | | |
|---|---|---|
| VF: > 250/min | Detektion bei 30 von 40 Schlägen | Nur Schocks, max. Output |
| VT₁: 182–250/min | Detektion bei 30 von 40 Schlägen | 1 Burst, 5 Schocks, max. Output |
| VT₂: 167/min | Detektion von 32 Schlägen | Nur Monitor |

## 15.6.16.2 Tragbarer Defibrillator

Als Überbrückung bis zur (Re-)Implantation eines ICD bei temporärer Inoperabilität, bei Schwierigkeiten mit der Indikationsstellung oder nach Explantation des Systems wegen Infektion kann ein tragbarer Defibrillator eingesetzt werden [107, 115].

### Literatur

[1] Mower MM. Automatic implantable cardioverter-defibrillator: History and future developments. Z Kardiol 1995;84(Suppl 2): 123–6

[2] Ulbricht LJ, Wietholt D. Geschichtliche Aspekte. In: Wietholt D. Implantierbare Kardioverter-Defibrillatoren, 2–3, 1997, Georg Thieme, Stuttgart

[3] Brunner M et al. Der implantierbare Kardioverter-Defibrillator. Intensivmed 1998;35:66–76

[4] Gregoratos G et al. ACC/AHA/NASPE 2002 Guideline update for Implantation of Cardiac Pacemakers and Antiarrhythmia Devices: summary article. Circulation 2002;106:2145–61

[5] Kühlkamp V et al. Suppression of Sustained Ventricular Tachyarrhythmias: A Comparison of d,l-Sotalol with no Antiarrhythmic Drug Treatment. J Am Coll Cardiol 1998;33:46–52

[6] Trappe H-J et al. Medikamentöse Therapie. In: Wietholt D. Implantierbare Kardioverter-Defibrillatoren, 168–174. 1997, Georg Thieme, Stuttgart

[7] Schaumann A et al. Empirical Versus Tested Antitachycardia Pacing in Implantable Cardioverter Defibrillators. Circulation 1998;97:66–74

[8] The Antiarrhythmics versus Implantable Defibrillators (AVID) Investigators. A comparison of antiarrhythmic-drug therapy with implantable defibrillators in patients resuscitated from near-fatal ventricular arrhythmias. N Engl J Med 1997;337:1576–83

[9] Bigger JT et al. Prophylactic use of implanted cardiac defibrillators in patients at high risk for ventricular arrhythmias after coronary-artery bypass graft surgery. N Engl J Med 1997;337:1569–75

[10] Moss AJ et al. for the Multicenter Automatic Defibrillator Implantation Trial Investigators. Improved survival with implanted defibrillator in patients with coronary disease at high risk for ventricular arrhythmia. N Engl J Med 1996;335:1933–40

[11] Mushlin AI et al. The Cost-effectiveness of Automatic Implantable Cardiac Defibrillators: Results from MADIT. Circulation 1998;97:2129–35

[12] Barron HV et al. Mortality Benefit of Implantable Cardioverter-Defibrillator Therapy in Patients with Persistent Malignant Ventricular Arrhythmias despite Amiodarone Treatment. Am J Cardiol 1997;79:1180–4

[13] Bigger JT et al. Mechanisms of Death in the CABG Patch Trial. Circulation 1999;99:1416–21

[14] Böcker D et al. Are electrophysiological studies needed before implantable cardioverter defibrillator surgery? Eur Heart J 1997;18:548–51

[15] Rosenqvist M et al. on behalf of the European 7219 Jewel ICD Investigators. Adverse Events with Transvenous Implantable Cardioverter-Defibrillators. Circulation 1998;98:663–70

[16] Wietholt D. Morbidität. In: Wietholt D. Implantierbare Kardioverter-Defibrillatoren, 2–3. 1997, Georg Thieme, Stuttgart

[17] Wietholt D. Systembezogene Dysfunktionen. In: Wietholt D. Implantierbare Kardioverter-Defibrillatoren, 130–6, 1997, Georg Thieme, Stuttgart

[18] Trappe HJ, Pfitzner P. Häufigkeit von inadäquaten Therapien. In: Wietholt D. Implantierbare Kardioverter-Defibrillatoren, 137–46. 1997, Georg Thieme, Stuttgart

[19] Neuzner J. Programmierung zusätzlicher Erkennungskriterien. In: Wietholt D. Implantierbare Kardioverter-Defibrillatoren, 175–85. 1997, Georg Thieme, Stuttgart

[20] Schaumann A et al. Enhanced Detection Criteria in Implantable Cardioverter-Defibrillators to Avoid Inappropriate Therapy. Am J Cardiol 1996;78(Suppl 5A):42–50

[21] Bänsch D et al. Syncope in Patients with an Implantable Cardioverter-Defibrillator: Incidence, Prediction and Implications for Driving Restrictions. J Am Coll Cardiol 1998;31:608–15

[22] Gillis AM et al. Long-term Reproducibility of Ventricular Tachycardia Induction in Patients with Implantable Cardioverter/Defibrillator. Circulation 1995;91:2605–13

[23] Kuck KH et al. for the CASH Investigators. Randomized comparison of antiarrhythmic drug therapy with implantable defibrillators in patients resuscitated from cardiac arrest. Circulation 2000;102:748–54

[24] Schaumann A et al. Wie gut sind die Detektionsparameter „Stabilität und Onset" zur Erkennung ventrikulärer Tachykardien im Langzeitverlauf über drei Jahre? Z Kardiol 1999;88(Suppl 1):15

[25] Hohnloser S et al. Wirksamkeit und Sicherheit einer Sotalol-Therapie bei Patienten mit implantierbarem Defibrillator: Ergebnisse einer prospektiven doppelblinden, randomisierten, placebokontrollierten, internationalen Multizenter-Studie. Z Kardiol 1999;88(Suppl 1):264

[26] Deutsche Gesellschaft für Kardiologie – Herz-und Kreislaufforschung. Fahrerlaubnis aus der Sicht des Kardiologen. Z Kardiol 1999;88:154–61

[27] Petch MC. Driving and heart disease. Eur Heart J 1998;19:1165–77

[28] Fotuhi PC et al. Energy Levels for Defibrillation: What is of Real Clinical Importance? Am J Cardiol 1999;83:24D–33D

[29] Neuzner J et al. Safety and Efficacy of Implantable Defibrillator Therapy with Programmed Shock Energy at Twice the Aumented Step-Down Defibrillation Threshold: Results of the Prospective, Randomized, Multicenter Low-Energy Endotak Trial. Am J Cardiol 1999;83:34D–39D

[30] Brugada J. Is Inappropriate Therapy a Resolved Issue with Current Implantable Cardioverter-Defibrillator? Am J Cardiol 1999;33:40D–44D

[31] Schidinger H. The Implantable Cardioverter Defibrillator as a „Bridge to Transplant": A Viable Clinical Strategy? Am J Cardiol 1999;83:151D–157D

[32] Connolly SJ et al. for the CIDS Investigators. Canadian Implantable Defibrillator Study (CIDS). Circulation 2000;101:1297–302

[33] Buxton AE et al. for the Multicenter Unsustained Tachycardia Trial Investigators. A randomized study of the prevention of sudden death in patients with coronary artery disease. N Engl J Med 1999;341:1882–90

[34] Andrews NP et al. Implantable Defibrillator Event Rates in Patients with Unexplained Syncope and Inducible Sustained Ventricular Tachyarrhythmias. J Am Coll Cardiol 1999;34:2023–30

[35] Pratt CM et al. Evaluation of antiarrhythmic drug efficacy in patients with an ICD. Eur Heart J 1999;20:1538–52

[36] Sheldon R et al. on behalf of the CIDS Investigators. Identification of patients most likely to benefit from implantable cardioverter-defibrillator therapy. Circulation 2000;101:1660–4

[37] Deutsche Gesellschaft für Kardiologie – Herz- und Kreislaufforschung. Leitlinien zur Implantation von Defibrillatoren. Z Kardiol 2000;89:126–35

[37a] Jung W. Leitlinien zur Implantation von Defibrillatoren. Clin Res Cardiol 2006;95:696–708

[38] Brunn J et al. Is there a need for routine testing of ICD defibrillation capacity? Eur Heart J 2000;21:162–9

[39] Bänsch D et al. Primary prevention of sudden death in idiopathic dilated cardiomyopathy. The cardiomyopathy trial (CAT). Circulation 2002;105:1453–8

[40] Moss AJ et al. for the MADIT II investigators. Prophylactic implantation of a defibrillator in patients with myocardial infarction and reduced ejection fraction. N Engl J Med 2002;346:877–83

[40a] Greenberg H et al. for the MADIT II Investigators. Analysis of mortality events in the multicenter automatic defibrillator Implantation trial (MADIT-II). J Am Coll Cardiol 2004;43:1459–65

[41] Hallstrom AP et al. Patients at lower risk of arrhythmia recurrence: a subgroup in whom implantable defibrillators may not offer benefit. J Am Coll Cardiol 2001;37:1093–9

[42] Mitchell BL et al. Sudden death in patients with implantable cardioverter defibrillators. J Am Coll Cardiol 2002;39:1323–8

[43] Nisam S et al. Is prophylaxis the best use of the ICD? Eur Heart J 2002;23:700–5

[44] Fiek M et al. Application of radiofrequency energy in surgical and interventional procedures: are there interactions with ICD? 2004;27:293–8

[45] Sandner SE et al. Survival benefit of the implantable cardioverter-defibrillator in patients on the waiting list for cardiac transplantation. Circulation 2001;104(Suppl I):I-171–I-176

[46] Ellenbogen KA et al. Detection and management of an implantable cardioverter defibrillator lead failure. J Am Coll Cardiol 2003;41:73–80

[47] Strickberger S et al. for the AMIOVIRT investigators. Amiodarone versus implantable cardioverter defibrillator: randomized trial in patients with nonischemic dilated cardiomyopathy and asymptomatic nonsustained ventricular tachycardia – AMIOVIRT. J Am Coll Cardiol 2003;41:1707–12

[48] Exner DV et al. Primary Prevention of sudden death with implantable defibrillator therapy in patients with cardiac disease. Circulation 2001;104:1564–70

[49] DAVID trial investigators. Dual-chamber pacing or ventricular pacing in patients with an implantable defibrillator. JAMA 2002;288:3115–23

[50] Priori SG et al. Update of the guidelines on sudden cardiac death of the european society of cardiology. Eur Heart J 2003;24:13–5

[51] Moss AJ. Findings from MADIT-II substudies. Eur Heart J 2003;5(Suppl I):134–8

[52] Wilber DJ et al. Time dependence of mortality risk and defibrillator benefit after myocardial infarction. Circulation 2004;109:1082–4

[53] Wichter T et al. Implantable cardioverter/defibrillator therapy in arrhythmogenic right ventricular cardiomyopathy. Circulation 2004;109:1503–8

[54] Salukhe TV et al. Life-years gained from defibrillator implantation. Circulation 2004;109:1848–53

[55] Connolly SJ et al. Meta-analysis of the implantable cardioverter defibrillator secondary prevention trials. Eur Heart J 2000;21:2071–8

[56] Bristow MR et al. for the COMPANION investigators. Cardiac-resynchronization therapy with or without an implantable defibrillator in advanced chronic heart failure. N Eng J Med 2004;350:2140–50

[57] Kadish A et al. for the DEFINITE investigators. Prophylactic defibrillator implantation in patients with nonischemic dilated cardiomyopathy. N Engl J Med 2004;350:2151–8

[58] Roguin A et al. Modern pacemaker and implantable cardioverter/defibrillator systems can be magnetic resonance imaging safe. Circulation 2004;110:475–82

[59] Bardy GH et al. for the SCD-Heft investigators. Amiodarone or an implantable cardioverter-defibrillator for congestive heart failure. N Engl J Med 2005;352:225–37

[60] Wathen MS et al. for the PainFREE Rx II investigators. Prospective randomised multicenter trial of empirical antitachycardia pacing versus shocks for the spontaneous rapid ventricular tachycardia in patients with implantable cardioverter-defibrillators. Circulation 2004;110:2591–6

[61] Hohnloser SH et al. on behalf of the DINAMIT investigators. Prophylactic use of an implantable cardioverter-defibrillator after acute myocardial infarction. N Engl J Med 2004;351:2481–8

[62] Wilber DJ et al. Time dependence of mortality risk and defibrillator benefit after myocardial infarction. Circulation 2004;109:1082–4

[63] ESC Guidelines. Guidelines on management of syncope – update 2004. Eur heart J 2004;204:25:2054–72

[64] Desai AS et al. Implantable defibrillators for the prevention of mortality in patients with nonischemic cardiomyopathy. JAMA 2004;292:2874–9

[65] Bänsch D et al. The 1 + 1 trial. Circulation 2004;110:1022–9

[66] Moss AJ et al. for the MADIT II research group. Long-term clinical course of patients after termination of ventricular tachyarrhythmia by an implanted defibrillator. Circulation 2004;110:3760–5

[67] Sweeney MO et al. Appropriate and inappropriate ventricular therapies, quality of life, and mortality among primary and secondary prevention implantable cardioverter defibrillator patients. Result from the PainFREE Rx II trial. Circulation 2005;111:2898–905

[68] Theuns DAM et al. Prevention of inappropriate therapy in implantable cardioverter-defibrillators. J Am Coll Cardiol 2004;44:2362–7

[69] Sadoul N et al. Incidence and clinical relevance of slow ventricular tachycardia in implantable cardioverter defibrillator recipients. Circulation 2005;112:946–53

[70] Sanders GD et al. Cost-effectiveness of implantable cardioverter-defibrillators. N Engl J Med 2005;353:1471–80

[71] ACC/AHA 2005 guideline update for the diagnosis and management of chronic he-

art failure in the adult – summary article. Circulation 2005;112:1825–52

[72] Connolly SJ et al. for the OPTIC investigators. Comparison of beta-blockers, amiodarone plus beta-blockers, or sotalol for prevention of shocks from implantable cardioverter defibrillators. JAMA 2006;295:165–71

[73] Myerburg RJ et al. Clinical research designs and implantable defibrillator indications. J Am Coll Cardiol 2006;47:108–11

[74] Goldenberg I et al. Time dependence of defibrillator benefit after coronary revascularization in the Multicenter Automatic Defibrillator Implantation Trial (MADIT)-II. J Am Coll Cardiol 2006;47:1811–7

[75] Maisel WH. Pacemaker and ICD generator reliability. JAMA 2006;295:1929–34

[76] Friedman PA et al. Dual-chamber versus single-chamber detection enhancements for implantable defibrillator rhythm diagnosis. Circulation 2006;113:2871–9

[77] Hohnloser S et al. Effect of amiodarone and sotalol on ventricular defibrillation threshold. Circulation 2006;114:104–9

[78] Ypenburg C et al. Benefit of combined resynchronization and defibrillator therapy in heart failure patients with and without ventricular arrhythmias. J Am Coll Cardiol 2006;48:464–70

[79] ACC/AHA/ESC 2006 guidelines for management of patients with ventricular arrhythmias and the prevention of sudden death – executive summary. J Am Coll Cardiol 2006;48:1064–108

[80] Wilkoff BL et al. for the EMPIRIC trial investigators. A comparison of empiric to physician-tailored programming of implantable cardioverter-defibrillators. J Am Coll Cardiol 2006; 48:330–9

[81] Saxon LA et al. Predictors of sudden cardiac death and appropriate shock in the comparison of medical therapy, pacing, and defibrillation in heart failure (COMPANION) trial Circulation 2006;114:2766–72

[82] Gehi AK et al. Evaluation and management of patients after implantable cardioverter-defibrillator shock. JAMA 2006;296:2839–47

[83] Hohloser S et al. on behalf of the SHIELD investigators. Electrical storm in patients with an implantable defibrillator: incidence, features, and preventive therapy: insights from a randomized trial. Eur Heart J 2006;27:3027–32

[84] Olshansky B et al. Is dual-chamber programming inferior to single-chamber programming in an implantable cardioverter-defibrillator? Results of the INTRINSIC RV study. Circulation 2007;115:9–16

[85] Gunderson BD et al. Effect of programmed number of intervals to detect ventricular fibrillation on implantable cardioverter-defibrillator aborted and unnecessary shocks. Pacing and Clinical Electrophys. 2007;30:157–65

[86] Ferreira-Gonzalez I et al. Adjunctive antiarrhythmic drug therapy in patients with implantable cardioverter defibrillators: a systematic review. Eur Heart J 2007;28:469–77

[87] Day JD et al. Inductionless or limited shock testing is possible in most patients with implantable cardioverter-defibrillators/cardiac resynchronization therapy defibrillators. Circulation 2007;115:2383–9

[88] Sohail MR et al. Management and outcome of permanent pacemaker and implantable cardioverter-defibrillator infections. J Am Coll Cardiol 2007;49:1851

[89] Swerdlow CD et al. The dilemma of ICD implant testing. Pacing Clin Electrophysiol 2007;30:675–700

[90] Swerdlow CD. Implantation of cardioverter defibrillators without induction of ventricular fibrillation. Circulation 2001;103:2159–64

[91] Sandstedt B et al. Testing the implantable cardioverter-defibrillator after implantation – is it necessary? Pacing Clin Electrophysiol 2007;30:985–91

[92] Gold MR et al. Safety of a single successful conversion of ventricular fibrillation before implantation of cardioverter defibrillators. Pacing Clin Electrophysiol 2003;26:483–6

[93] Healey JS et al. Role of the implantable defibrillator among elderly patients with a history of life-threatening ventricular arrhythmias. Eur Heart J 2007;28:1746–9

[94] Wollmann CG et al. Two different therapeutic strategies in ICD lead defects: additional combined lead versus replacement of the lead. J cardiovasc electrophysiol 2007,18:1172–1177

[95] Sweeney MO et al. Bradycardia pacing-induced short-long-short sequences at the

onset of ventricular tachyarrhythmias. J Am Coll Cardiol 2007;50:614–22

[96] Gold MR et al. Comparison of defibrillation efficacy and survival associated with right versus left pectoral placement for implantable defibrillators. Am J Cardiol 2007;100:243–6

[97] Hreybe H et al. Effect of end-stage renal failure and hemodialysis on mortality rates in implantable cardioverter-defibrillator recipients. Pacing Clin Electrophysiol 2007;30:1091–5

[98] Reynolds MR et al. The frequency and incremental cost of major complications among medicare beneficiaries receiving implantable cardioverter-defibrillators. J Am Coll Cardiol 2006;47:2493–7

[99] Alter P et al. Complications of implantable cardioverter defibrillator therapy in 440 consecutive patients. Pacing Clin Electrophysiol 2005;28:926–32

[100] Reddy VY et al. Prophylactic catheter ablation for the prevention of defibrillator therapy. N Engl J Med 2007;357:2657–65

[101] Satpathy R et al. Delayed defibrillator lead perforation: an increasing phenomenon. Pacing Clin Electrophysiol 2008;31:10–2

[102] Roguin A et al. Position Paper. Magnetic resonance imaging in incividuals with cardiovascular implantable electronic devices. Europace 2008;10:336–46

[103] Goldenberg I et al. for the MADIT-II investigators. Risk stratification for primary implantation of a crdioverter-defibrillator in patients with ischemic left ventricular dysfunction. J Am Coll Cardiol 2008;51:288–96

[104] Gardiwal A et al. Right ventricular pacing is an independent predictor for ventricular tachycardia/ventricular fibrillation occurrence and heart failure events in patients with an implantable cardioverter-defibrillator. Europace 2008;10:358–63

[105] Daubert JP et al. Inappropriate implantable cardioverter-defibrillator shocks in MADIT II. J Am Coll Cardiol 2008;51:1357–65

[106] Almendral J et al. Dual-chamber defibrillators reduce clinically significant adverse events compared with single-chamber devices: results from the DATAS (dual chamber and atrial tachyarrythmias adverse events study) trial. Europace 2008;10:528–35

[107] Reek S et al. Clinical efficacy of a wearable defibrillator in acutely terminating episodes of ventricular fibrillation using biphasic shocks. Pacing Clin Electrophysiol 2003;26:2016–22

[108] Eckstein J et al. Necessity for surgical revision of defibrillator leads implanted long-term. Circulation 2008;117:2727–33

[109] Nielsen JC et al. Automatic home monitoring of implantable cardioverter defibrillators. Europace 2008;10:729–35

[110] ACC/AHA/HRS 2008 guidelines for device-based therapy of cardiac rhythm abnormalities. J Am Coll Cardiol 2008;51:e1–e62

[111] Blatt JA et al. No benefit from defibrillation threshold testing in the SCD-Heft (sudden cardiac death in heart failure trial). J Am Coll Cardiol 2008;52:551–6

[112] Curtis AB Defibrillation threshold testing in implantable cardioverter-defibrillator. J Am Coll Cardiol 2008;52:557–8

[113] Wilkoff BL et al. Strategic programming of detection and therapy parameters in implantable cardioverter-defibrillators reduces shocks in primary prevention patients. J Am Coll Cardiol 2008;52:541–50

[114] Kowalski M et al. Implantable cardiac defibrillator lead failure or myopotential oversensing? An approach to the diagnosis of noise on lead electrograms. Europace 2008;10:914–7

[115] Feldman AM et al. Use of a wearable defibrillator in terminating tachyarrhythmias in patients at high risk for ssudden death: Results of WEARIT/BIROAD. Pacing Clin Electrophysiol 2004;27:4–9

[116] Huan DT et al. Recurrent ventricular arrhythmia storms in the age of implantable cardioverter defibrillator therapy: a comprehensive review. Prog Cardiovasc Dis 2008;51:229–36

[117] Goette A et al. Performance and survival of transvenous defibrillation leads: need for a european data registry. Europace 2009;11:31–4

[118] Almendral J et al. Dual-chamber defibrillators reduce clinically significant adverse events compared with single-chamber devices: results from the DATAS (dual chamber and atrial tachyarrhythmias adverse events study) trial. Europace 2008;10:528–35

[119] Brouwer IA et al. Effect of fish oil on ventricular tachyarrhythmia in three stu-

dies in patients with implantable cardioverter defibrillators. Eur Heart J 2009;30:820–6

[120] Ricci RP et al. Dual-chamber implantable cardioverter defibrillators reduce clinical adverse events related to atrial fibrillation when compared with single-chamber defibrillators: a subanalysis of the DATAS trial. Europace 2009;11:586–93

[121] Boveda S et al. on behalf of the Mona Lisa study group. Incidence and prognostic significance of sustained ventricular tachycardias in heart failure patients implanted with biventricular pacemakers without a back-up defibrillator: results from the prospective, multicentre, Mona Lisa cohort study. Eur Heart J 2009;30:1237–44

[122] Steinbeck G et al. for the IRIS investigators. Defibrillator implantation early after myocardial infarction. N Engl J Med 2009;361:1427–36

[123] Bianchi S et al. Primary prevention implantation od cardioverter defibrillator without defibrillation threshold testing: 2-year follow-up. Pacing Clin Electrophysiol 2009;32:573–8

[124] Guertin D et al. Electromagnetic interference (EMI) and arrhythmic events in ICD patients undergoing gastrointestinal procedures. Pacing Clin Electrophysiol 2007;30:734–9

[125] Gombotz H et al. Perioperatives Management von Patienten mit implantiertem Schrittmacher/Defibrillator. Anesthesist 2009;58:485–98

[126] Borleffs CJW et al. Recurrence of ventricular arrhythmias in ischaemic secondary prevention implantable cardioverter defibrillator recipients: long-term follow-up of the Leiden out-of-hospital cardiac arrest study (LOHCAT). Eur Heart J 2009;30:1621–6

[127] Stockburger M et al. Right ventricular pacing is associated with impaired overall survival, but not with an increased incidence of ventricular tachyarrhythmias in routine cardioverter/defibrillator recipients with reservedly programmed pacing. Europace 2009;11:924–30

[128] Vijgen J et al. Consensus statement of the European Heart Rhythm Association: updated recommendations for driving by patients with implantable cardioverter defibrillators. Europace 2009;11:1097–107

[129] Knops P et al. Analysis of implantable defibrillator longevity under clinical circumstances: implications for device selection. Pacing Clin Electrophysiol 2009;32:1276–85

[130] Wilkoff BL et al. for the DAVID II investigators. The DAVID (dual chamber and VVI implantable defibrillator) II trial. J Am Coll Cardiol 2009;53:872–80

# 16 Operationsfähigkeit kardialer Patienten

## 16.1 Einführung

Operationstrauma und Anästhetika beeinflussen in unterschiedlichem Ausmaß Kontraktilität, Vorlast, Nachlast, Herzfrequenz und den myokardialen Sauerstoffbedarf. Infolge operativer Eingriffe kommt es zu Flüssigkeits- und Elektrolytverschiebungen, Alterationen des peripheren Sauerstoffangebotes und -transports, Sympathikusaktivierung, Mediatorfreisetzung und Gerinnungsaktivierung. Die resultierenden perioperativen kardialen Ereignisse (dekompensierte Herzinsuffizienz, Myokardinfarkt, hämodynamisch kompromittierende Arrhythmien) sind die häufigsten Ursachen für perioperative Todesfälle [11].

Hauptursache für kardialen Tod und postoperativ persistierende kardiale Morbidität ist der akute perioperative Myokardinfarkt. Die Abschätzung des Infarktrisikos ist einerseits besonders schwierig, beeinflusst andererseits bei vielen Operationen aus nicht vitaler/prophylaktischer Indikation die Nutzen-Risiko-Konstellation und damit die Berechtigung einer Operation (z.B. Op. bei asymptomatischem Bauchaortenaneurysma, Op. bei pAVK ohne drohenden Extremitätenverlust, symptomatische Karotis-Stenose). Kardiale Dekompensation, hämodynamisch relevante Arrhythmien und instabile Angina pectoris sind relevante perioperative Ereignisse, bei nicht fatalem Verlauf aber passagere Probleme, die lediglich die Aufenthaltsdauer verlängern. Das Risiko dieser Ereignisse beeinflusst daher u.U. das perioperative Management, nicht jedoch die absolute Op.-Fähigkeit.

**Perioperative Infarkte** verlaufen häufig schmerzlos und mit hoher Mortalität von 36–70% [11]. Das höchste Risiko für einen perioperativen Infarkt tragen Patienten mit KHK, das höchste KHK-Risiko wiederum haben chirurgische Patienten vor Gefäßoperationen. Es besteht eine 1-, 2- und 3-GE in 23%, 20% und 18% der Fälle [4]. Auch postoperativ tragen die Patienten ein hohes Risiko: Innerhalb von 18 Monaten nach gefäßchirurgischem Eingriff hatten Patienten mit einem mittleren Alter von 69 Jahren in 19% Tod oder akuten Myokardinfarkt erlitten [34], eine postoperative Troponin-Erhöhung war ein klarer Risikoindikator für eine erhöhte Mortalität im Langzeitverlauf [58]. Perioperative Infarkte beruhen zum einen auf einer Plaque-Instabilität/-Ruptur/-Erosion, zum anderen auf einem Missverhältnis von $O_2$-Angebot und $O_2$-Bedarf. [58].

Die Evaluation der Operationsfähigkeit beginnt mit der Risikobewertung der Op. und mit der Anamnese des Patienten, evtl. sind danach weitere Untersuchungen notwendig – allerdings nur dann, wenn die Ergebnisse auch Einfluss auf das operative Mangement haben würden.

## 16.2 Risikofaktoren/Prädiktoren perioperativer kardialer Ereignisse

Zu differenzieren sind:
- Operationsspezifische Risiken
- Patientenspezifische, klinische Prädiktoren

## 16.2.1 Operationsspezifische Risikoklassifizierung

Operationsspezifische Risikoklassifizierung nach **ACC/AHA 2007** [46]

| Hohes Op.-Risiko (Tod/nicht tödlicher Myokardinfarkt > 5%) | Op. der Aorta oder der großen Gefäße |
| --- | --- |
| | Op. der peripheren Gefäße |
| Mittleres Op.-Risiko (Tod/nicht tödlicher Myokardinfarkt < 5%) | Karotis-Chirurgie |
| | Op. an Kopf und Hals |
| | Intrathorakale und intraperitoneale Eingriffe |
| | Orthopädische Eingriffe |
| | Prostata-Op. |
| Geringes Op.-Risiko (Tod/nicht tödlicher Myokardinfarkt < 1%) | Endoskopische Eingriffe |
| | Katarakt-Op. |
| | Brust-Op. |
| | Oberflächliche und ambulante Eingriffe |

## 16.2.2 Patientenspezifisch-klinische Risikoprädiktoren

Patientenspezifische klinische Risikoprädiktoren für Tod, Myokardinfarkt oder dekompensierte Herzinsuffizienz nach **ACC/AHA 2002** [25]

| Hohes Risiko | Dekompensierte Herzinsuffizienz |
| --- | --- |
| | Angina pectoris CCS III oder IV |
| | Myokardinfarkt vor < 1 Monat mit bedeutsamem Ischämienachweis |
| | Symptomatische ventrikuläre Arrhythmie bei struktureller Herzerkrankung |
| | Supraventrikuläre Arrhythmie mit unkontrollierter Ventrikelfrequenz |
| | Höhergradige AV-Blockierung |
| | Schweres Klappenvitium |
| Mittleres Risiko | Angina pectoris CCS I/II |
| | Z.n. Myokardinfarkt (nach Anamnese oder Q-Zacken) |
| | Kompensierte Herzinsuffizienz |

| Mittleres Risiko | Diabetes mellitus (insbesondere insulinpflichtig) |
| --- | --- |
| | Niereninsuffizienz |
| Niedriges Risiko | Höheres Alter |
| | Kein Sinusrhythmus |
| | Abnormes EKG (Schenkelblock, LV-Hypertrophie, Repolarisationsstörungen) |
| | Deutlich verminderte körperliche Belastbarkeit |
| | Z.n. Apoplex |
| | Unkontrollierter Hypertonus |

Eine Analyse unter Berücksichtigung postoperativer Troponin-Anstiege zeigte auch für Patienten mit niedrigem und mittlerem Risiko eine hohe Ereignisrate nach gefäßchirurgischer Op. und damit die Notwendigkeit einer Reevaluation der Risikostratifizierung bzw. die derzeit unzureichenden Möglichkeiten einer Risikoabschätzung [34].

Die o.g. **Risikoevaluation** wurde **2007** von der **ACC/AHA** reformiert. Nunmehr werden die patientenspezifischen Prädiktoren in 2 Kategorien erfasst:

◢ Active cardiac conditions – aktive kardiale Erkrankung
◢ Clinical risk factors – klinische Risikofaktoren

**Aktive kardiale Erkrankung**
Präoperative Abklärung und ggf. Therapie grundsätzlich erforderlich.

◢ Instabiles Koronarsyndrom (instabile Angina, Myokardinfarkt < 1 Monat)
◢ Dekompensierte Herzinsuffizienz (NYHA IV oder progredient oder neu aufgetreten)
◢ Schwereres Klappenvitium (symptomatische Aortenstenose, symptomatische Mitralstenose)
◢ Signifikante Arrhythmien (AV-Block ≥ Mobitz II, symptomatische oder neu entdeckte VT, SVT einschließlich TAA mit HF > 100/min oder symptomatischer Bradykardie

Liegt eine aktive kardiale Erkrankung vor, ist eine präoperative Abklärung und ggf. Therapie grundsätzlich erforderlich.

**Klinische Risikofaktoren**
- Anamnese für Herzerkrankung
- Anamnese für Herzinsuffizienz
- Anamnese für zerebrovaskuläre Erkrankung
- Diabetes mellitus (auch NIDDM)
- Niereninsuffizienz (unabhängig vom Schweregrad)

Das Vorhandensein von Risikofaktoren führt im Kontext mit der anstehenden Op. evtl. zur erweiterten präoperativen Diagnostik.

## 16.3 Häufigkeit von perioperativem Tod und Myokardinfarkt

Für den einzelnen Patienten sind Prädiktoren weniger wichtig als das absolute Risiko für Tod bzw. Myokardinfarkt. Die Angaben zur Inzidenz perioperativer kardialer Ereignisse differieren z.T. ganz erheblich.

- 30-Tage-Ereignisrate für kardialen Tod, nicht tödlichen Infarkt, instabile Angina, neu aufgetretene Herzinsuffizienz oder therapiebedürftige Arrhythmien 10% nach Gefäß-Op. [41].
- In POISE lag die 30-Tage-Ereignisrate bei 6% (kardiovaskulärer Tod, Myokardinfarkt, nicht tödlicher Herzstillstand) [49].
- 30-Tage-Mortalität bis > 2% bei Op. mit mittlerem bis hohem Risiko, > 5% bei Patienten mit hohem kardialem Risiko [58].

## 16.4 Präoperative Diagnostik zur Risikostratifikation

Ziel von präoperativen Untersuchungen ist es, das Risiko für kardiale Komplikationen auf der Basis einer bestimmten Vortestwahrscheinlichkeit (nach anamnestischen Angaben) näher zu evaluieren. Oftmals beginnt dieser Screening-Prozess mit der Bestimmung der körperlichen Belastbarkeit. Der negative prädiktive Wert wird mit 95% angegeben [37], der PPW beträgt jedoch nur 10%. Bei [7] war die körperliche Belastbarkeit kein unabhängiger Risikofaktor.

| Patientengruppe | Perioperativer Infarkt | Kardialer Tod | Tod |
|---|---|---|---|
| Lungenstauung | | 28% [14] | |
| Frühere Herzinsuffizienz | | 4% [14] | |
| Alter Infarkt | | 2% [14] | |
| Alter 40–59 Jahre | | 0,4% [14] | |
| Alter 80–100 Jahre | | 3% [14] | |
| Gefäßoperation | 3–24%[x] | | |
| Alle Operationen | 0,1–0,7% [3] | | |
| Z.n. altem Infarkt | 2–8% [3] | | |
| Z.n. Infarkt < 3 Monate | 6–30% [11] | | |
| Gefäß-Op. ohne KHK | | | 1,3% [3] |
| Gefäß-Op. mit KHK | | | 6,3% [3] |
| Gefäß-Op. bei nachgewiesener größerer Ischämie | 31% [44] | | |
| KHK, pAVK, CHF, Apoplex (POISE) | 5,1% | 1,4% | 2,3% [49] |

[x] Unterschiedliche Infarktrate in der gleichen Studie [28] in Abhängigkeit von unterschiedlichen enzymatischen Infarktkriterien.

## 16.4.1 Klinische Prädiktoren und Indizes

Verschiedene prädiktive Indizes (Goldman, Detsky, Larsen) wurden erarbeitet [8], werden aber in praxi wenig verwendet. In eine neuere, validierte Version nach LEE (RCSI) gehen nur 4 einfache Variable ein:

- ◢ Risiko-Op. (intrathorakal, intraperitoneal, suprainguinal-vaskulär)
- ◢ Anamnese für KHK
- ◢ Anamnese für Herzinsuffizienz
- ◢ Anamnese für zerebrovaskuläre Erkrankung

Bei Vorliegen von 0, 1, 2 oder mehr Prädiktoren betrug das Risiko für Myokardinfarkt, Lungenödem, Kammerflimmern oder Herzstillstand 0,4%, 1,0%, 7%, 11% [7].

## 16.4.2 12-Kanal-Ruhe-EKG

Relativ geringer prädiktiver Wert, daher nicht als Routineuntersuchung für asymptomatische Patienten bei Low-risk-Eingriff empfohlen [46]. Klasse-I-Indikation für Patienten mit KHK, Herzinsuffizienz, Niereninsuffizienz, Diab. mell. oder zerebrovaskulärer Insuffizienz vor einer Gefäß-Op. oder für Patienten mit KHK, pAVK oder zerebrovaskulärer Insuffizienz vor Op. mit mittlerem Risiko, Klasse-IIa-Indikation für Patienten auch ohne Risikofaktoren vor einer Gefäß-Op. nach ACC/AHA 2007 [46].

## 16.4.3 Echokardiografie

Bei unselektierten Patienten ist mit dem Echo-Befund keine Prädiktion möglich [8]. LV-Dysfunktion, schwere LV-Hypertrophie und Aortenstenose sind assoziiert mit einem erhöhten Op.-Risiko [24]. Der positiv prädiktive Wert eines abnormen präoperativen Echobefundes für kardiale perioperative Komplikationen ist mit 12% jedoch un-brauchbar niedrig. Andererseits kann der hohe negativ prädiktive Wert von 97% im Einzelfall hilfreich sein.

Nach **ACC/AHA 2007** Bestimmung der LV-Funktion bei unklarer Dyspnoe oder bei klinischer Verschlechterung einer bekannten Herzinsuffizienz, falls nicht innerhalb der letzten 12 Monate durchgeführt [46]. Da die Echokardiografie für die Abklärung einer Herzinsuffizienz die wichtigste Untersuchung ist, sollte diese bei Patienten mit manifester Herzinsuffizienz präoperativ durchgeführt werden.

## 16.4.4 Belastungsuntersuchungen

Die Indikationen zur perioperativen ergometrischen oder pharmakologischen Stress-Untersuchung entsprechen zunächst denen bei V.a. KHK bzw. denen bei bekannter stabiler AP [25]. Pharmakologische Verfahren bieten den Vorteil, auch bei Patienten mit eingeschränkter Belastbarkeit einsetzbar zu sein. Die höchste Spezifität hat das Dobutamin-Stress-Echo [37]. Der hohe negativ prädiktive Wert von 90–100% der Stress-Tests kann genutzt werden, um eine erhöhte Vortestwahrscheinlichkeit von z.B. 9% nach RCRI auf 2% zu reduzieren [37]. Der positiv prädiktive Wert ist allerdings relativ gering [37], ein positives Untersuchungsergebnis ist somit weniger aussagekräftig.

### Exemplarische Studienergebnisse

- ◢ **Dipyridamol-Thallium-Szintigrafie:** PPV/NPV für perioperative kardiale Mortalität und Myokardinfarkt 18%/98% [8]. Patienten vor Gefäß-Op. ohne oder mit geringer AP profitieren wahrscheinlich nicht von einer Stratifikation mittels Szintigrafie [6].
- ◢ **Stress-Echokardiografie:** PPV/NPV für perioperative kardiale Mortalität und Myokardinfarkt 7–23–28% bzw. 93–100% [9, 19]. Hohes MI-Risiko (43%) bei einer niedrigen Ischämieschwelle < 60% der al-

terskorrigierten max. Herzfrequenz [22]. Perioperative Infarktrate 9,4% bzw. 1,8% bei positivem bzw. negativem Ischämienachweis im Dobutamin-Stress-Echo [30].

◢ Kombinierte **Diagnostik auf Ischämie und LV-Dysfunktion:** Theoretisch ein guter Ansatz, jedoch kein Vorteil nachweisbar durch routinemäßiges Screening mittels Thallium-Szintigrafie und nuklearmedizinischer EF-Bestimmung bei Aortenaneurysma-Op. [18].

Bei Patienten mit intermediärem Risiko ergab sich unter Verwendung einer Betablockerprophylaxe kein Vorteil durch einen Ischämietest mit Stress-Echo oder Diypidamol-Szintigrafie, 30-Tage-Tod oder MI nur in ca. 2% [42].

### Indikationen

Nicht invasive Tests, Indikationen nach **ACC/AHA 2007** [46]

| | |
|---|---|
| **Klasse I** | Patienten mit einer aktiven kardialen Erkrankung, also mit ACS, dekompensierter Herzinsuffizienz, schwerer oder symptomatischer Aortenstenose, symptomatischer Mitralstenose oder sig. Arrhythmien (AV-Block ≥ Mobitz II, symptomatischer oder neu entdeckter VT, SVT mit HF > 100/min oder symptomatischer Bradykardie sollten gemäß den entsprechenden Leitlinien präoperativ abgeklärt werden. |
| **Klasse IIa** | Patienten mit 3 oder mehr klinischen Risikofaktoren (s. Klasse I) und eingeschränkter körperlicher Belastbarkeit (< 4 METS) vor Gefäß-Op., falls die Testergebnisse Einfluss auf das Krankheitsmanagement haben. |

Keine Indikation für Patienten ohne Risikofaktoren mit niedrigem oder intermediärem Risiko.

Nach **DGK 2008** [52] ist die Durchführung einer nicht invasiven Belastungsuntersuchung bei Vorliegen von mind. 3 der folgenden Risikofaktoren indiziert:

◢ Bekannte KHK
◢ Herzinsuffizienz
◢ Hochrisiko-Operation
◢ Diabetes mellitus
◢ Niereninsuffizienz
◢ Schlechte Leistungsfähigkeit

### 16.4.5 BNT, NT-proBNP

Erhöhte Werte sind assoziiert mit einem erhöhten perioperativem Risiko für Myokardinfarkt und Tod [56]. Sensitivität und Spezifität für Major cardiac events sind mit 83% bzw. 73% der Dobutamin-Stress-Echokardiografie vergleichbar [56]. Kardiale Sterblichkeit bei erhöhtem BNP 9,3% vs. 0,16% bei normalem BNP (Meta-Analyse, unterschiedliche Cut-offs), NPV ≥ 95% für MACE [59]. Es wurde vorgeschlagen, bei einem BNP > 400 pg/ml bzw. NT-proBNP > 900 pg/ml elektive Operationen zur Optimierung des Patientenstatus zu verschieben. Die BNP-Bestimmung ist bei kardial asymptomatischen Patienten mit guter Belastbarkeit verzichtbar [57].

### 16.4.6 Langzeit-EKG

Kein erhöhtes perioperatives Risiko bei häufigen VES bis hin zu nicht anhaltenden, asymptomatischen VT [25]. Ein routinemäßiges Langzeit-EKG präoperativ ist daher nicht indiziert.

### 16.4.7 Koronarangiografie

In den Guidelines der **ACC/AHA** von **2002** gab es eine Indikationsliste [25], diese wurde **2007** [46] nicht mehr aufgeführt. Die aktive kardiale Erkrankung bedarf bei einer leitliniengerechten Abklärung, häufig einer Koro. Eine Koro. auf der Basis der nicht invasiven Testung erfolgt als Einzelfallentscheidung.

*Indikationen*

Zur präoperativen Koronarangiografie gibt es nach **DGK 2008** [52] nur Indikationen mit dem **Empfehlungsgrad IIa** und dem Evidenzgrad C (sog. Expertenmeinung)

◢ Patienten vor Hochrisiko-Op. mit unsicherem oder nicht erhebbarem Befund in der Vordiagnostik

◢ Vor elektiver Op. eines Aortenaneurysmas bzw. einer Aortendissektion bei Patienten ohne bekannte KHK

◢ Größere nicht kardiale Op. < 6 Monate nach Myokardinfarkt

◢ Vor Nierentransplantation

◢ Patient > 50 Jahre oder Diabetes mell. bei unklarer oder positiver nicht invasiver Ischämiediagnostik

◢ Pat. > 50 Jahre und Diabetes mellitus

◢ Symptomatische KHK oder Herzinsuffizienz oder Z.n. Myokardinfarkt

## 16.5  Spezielle Patientenkollektive

### 16.5.1  Patienten mit Herzinsuffizienz

Eine Herzinsuffizienz ist der wichtigste Risikofaktor (neben dem stattgehabten Infarkt) für perioperative Komplikationen überhaupt.

◢ Risiko des postoperativen Lungenödems bei Patienten > 40 Jahre 2%, 6% bei medikamentös gut kompensierter Herzinsuffizienz und 16% bei manifester Herzinsuffizienz [2].

◢ 30-Tage-Mortalität bei Herzinsuffizienz 8%, bei KHK 3,1%, nur 2,4% in der Vergleichsgruppe [48], 30-Tage-Mortalität für herzinsuffiziente Patienten (vs. Vergleichsgruppe) bei Karotis-Op. 2,5% (vs. 0,9%), Kolon-Ca.-Op. 11,9% (vs. 5,4%), Amputation oberhalb des Knies 25,8% (vs. 16%), Hüft-TEP 8,4% (vs. 2,8%) [48].

◢ 30-Tage-Mortalität 11,7% bei Herzinsuffizienz, 6,6% bei KHK, Kontrollkollektiv 6,2% bei größerer nicht kardialer Op, auf

36% (!) erhöht bei abdominaler oder thorakaler Chirurgie bei herzinsuffizienten Pat. [31].

◢ LV-Dysfunktion korreliert mehr mit kardialer Dekompensation als mit Mortalität (Mortalität 6,7%, LV- Dekompensation 12% bei EF < 50% [18]), höchstes Risiko für Patienten mit EF < 35% [1].

◢ Z.T. niedrige Mortalität bei LV-Dysfunktion auch bei Hochrisiko-Op. berichtet (Mortalität 5% trotz EF < 35% bei Aortenaneurysma-Op. [17]).

Studienergebnisse, die das optimale Prozedere bei Herzinsuffizienz beschreiben, liegen nicht vor. Empfohlen wird die bestmögliche präoperative Rekompensation [37].

### 16.5.2  Patienten mit KHK

Die hohe Mortalität eines perioperativen Infarkts ergibt die Suche nach prophylaktischen Maßnahmen bei erkannter KHK (Med. s. Kap. 16.7.1.).

#### 16.5.2.1  PCI vor nicht kardialer Op.

Eine Reduktion perioperativer Morbidität durch die PTCA wurde nicht gezeigt [32] und ist auch nicht zu erwarten, da die meisten Infarkte bekanntlich aus einer Ruptur eines nicht hochgradig stenosierenden Plaque resultieren. Eine präoperative Revaskularisation hatte in CARP keinen Einfluss auf eine perioperative Trop.-I-Erhöhung bei gefäßchirurgischer Op. [47]. Eine Indikation zur präoperativen PCI zur Verminderung des Op-Risikos besteht daher bei asymptomatischer Ischämie oder symptomatischer stabiler KHK nicht [46], bei ACS gelten die üblichen Leitlinien.

Nach präoperativer Stent-Implantation war die Komplikationsrate (bes. Myokardinfarkt, Blutung) katastrophal hoch, sodass dies unbedingt zu vermeiden ist [23]. Innerhalb der ersten 6 Wochen nach BMS-Implantation betrug das Risiko für Infarkt bzw. Stent-Thrombose 4% [27].

Elektive nicht kardiale Operationen sollten frühestens 4 Wochen nach PTCA, frühestens 4–6 Wochen nach Implantation eines BMS und frühestens 12 Monate nach Implantation eines DES erfolgen [46]. Drug eluting stents sind bei schon geplanter Op. unbedingt zu vermeiden. Bei nicht aufschiebbarer Op. innerhalb der nächsten 2–6 Wochen sollte eine PTCA ohne Stent-Implantation versucht werden [46].

Falls nach PCI eine Op. innerhalb der Zeitspanne einer notwendigen Kombination von ASS/Clopidogrel erfolgen muss, sollte ein Beibehalten der dualen antithrombozytären Therapie erwogen werden. Ist dies aufgrund des Blutungsrisikos nicht möglich, muss/sollte zumindest ASS fortgesetzt werden, postoperatives Wiederansetzen von Clopidogrel, sobald möglich [46]. Für alternative Strategien, z.B. GP-IIb/IIIa-Antagonisten als Bridging [45], fehlen nach [46] die Daten.

### 16.5.2.2 Myokardrevaskularisation vor nicht kardialer Op.

Nach älteren CASS-Daten ist das Risiko eines perioperativen kardialen Ereignisses nach vorheriger operativer Myokardrevaskularisation geringer als bei medikamentös behandelten Patienten.

◢ Perioperative Mortalität bei KHK nach ACVB-Op. mit 0,9% niedriger als bei Patienten mit KHK ohne vorherige ACVB-Op. (2,4%) [15].

◢ Perioperative Infarktrate bei Hochrisikoeingriffen in der CASS-Studie nach ACVB-Op. 0,8% vs. 2,7% für medikamentös behandelte KHK-Patienten [5], bei Patienten mit Gefäß-Op. 0,6% vs. 8,5% (nach/ohne ACVB-Op.).

◢ Troponin-Anstieg bei größerer Gefäß-Op. in 22% der Fälle, nur in 6% nach präoperativ erfolgter ACVB/PTCA bzw. nur in 10% bei unauffälligem präoperativem Szintigramm [26].

In die Kalkulation muss die Mortalität/Morbidität der ACVB-Op. selbst mit einbezogen werden, in einer Serie 5,3% ACVB-Mortalität vor geplanter Gefäß-Op. [4]. Eine präoperative ACVB-Op., „nur" um den Patienten durch die geplante Op. zu bringen, würde evtl. nur in Ausnahmekonstellationen für Patienten mit niedrigem Risiko für ACVB-Op. (Mortalität < 3%), aber hohem Risiko (> 5%) für die geplante nicht kardiale Op. infrage kommen [3]. Im Langzeitverlauf profitieren die Patienten von der operativen Myokardrevaskularisation:

◢ 5-Jahres-Überleben bei Patienten mit ACVB-Op. vor Gefäß-Op. 72% vs. 43% ohne ACVB-Op. (Hertzer NR, nach [16]).

◢ 5-Jahres-Überleben mit präoperativer Revaskularisation von 74,3% vs. 53,2% ohne Revaskularisation, retrospektive Kohortenstudie basierend auf einem präoperativen Thallium-Szintigramm [26].

Die Daten der **CARP**-Studie (510 Patienten mit KHK, randomisiert zu ACVB/PCI vor Gefäß-Op. oder Op. ohne Revaskularisation) zeigen, dass eine generelle präoperative Revaskularisation weder die postoperative Mortalität (3,1 vs. 3,4%) noch die postoperative Infarktrate (11,6% vs. 14,3%, n.s.) beeinflussen kann [32]. Auch die Langzeitprognose war idem, Mortalität nach 2,7 Jahren 22%.

In **DECREASE II** wurde 770 Patienten mit intermediärem Risiko (1–2 Risikofaktoren) zu präoperativer kardialer Diagnostik (Stress-Echo oder Perfusions-Szintigrafie und Revaskularisation bei Nachweis einer ausgedehnten Ischämie, soweit möglich) oder direkter Op. ohne Diagnostik randomisiert. Beide Gruppen zeigten unter stringenter perioperativer Betablockerprophylaxe eine gleich hohe 30-Tages-Rate für Tod oder Infarkt von ca. 2% [40]. Nach der Datenanalyse von [43] reduzierte eine präoperative Revaskularisation (PCI bei 54 Pat., ACVB bei 42 Pat.) bei Patienten mit mittelgradiger bis schwerer Ischämie in der Myokardszintigrafie weder die perioperative Mortalität noch die 1-Jahres-Mortalität. Kein Vorteil durch präoperative Myokardrevaskularisation auch in der **DECREASE**-V-Pilotstudie bei 101 Patienten mit ausgedehnter Ischämie [44]. Patienten mit Hochrisiko-Koronarstatus (Hauptstammstenose etc.) sollten präoperativ revaskularisiert werden [25, 37].

Indikationen zur präoperativen Myokardrevaskularisation nach **ACC/AHA 2007** [46]

|  **Klasse I** | Stabile KHK bei Hauptstammstenose, bei 3-GE, bei 2-GE mit prox. LAD-Stenose und LVEF < 50% oder nachgewiesener Ischämie |
|---|---|
| | Patienten mit instabiler Angina bei hohem Risiko oder mit NSTEMI |

**Eine routinemäßige präoperative Revaskularisation bei stabiler KHK ist nicht indiziert.** Selbst für Patienten mit ausgedehnter Ischämie im Dobutamin-Stress-Echo (Wandbewegungsstörung in mind. 5 Segmenten) ist der Nutzen „not well established" [46].

### 16.5.3  Patienten nach Myokardinfarkt

Elektive operative Eingriffe sollten frühestens 4–6 Wochen nach Infarkt erfolgen, adäquate Daten für diese Empfehlung gibt es jedoch nicht [25].

### 16.5.4  Patienten mit Kardiomyopathie

Wenig gesicherte Information. Erhöhtes Risiko bezüglich kardialer Dekompensation [25], vermutlich abhängig von LV-Funktion und Belastbarkeit (NYHA-Status). Bei HOCM ist die Op. meist unproblematisch, in 2 Fallstudien keine Todesfälle [37]. Hypovolämie und Katecholamine können einen Anstieg des Druckgradienten verursachen.

### 16.5.5  Patienten mit erworbenen Vitien

Diagnostik und Therapie entsprechen dem üblichen Standard, bei gegebener Indikation erfolgt der Klappenersatz bzw. die Klappenrekonstruktion wenn möglich vor der geplanten Op.

Bei Klappeninsuffizienz und erhaltener LV-Funktion ist mit entsprechendem Monitoring meist eine Op. möglich, eine eventuelle Herzklappen-Op. kann dann anschließend erfolgen. Eine präoperative Herzklappen-Op. kann bei schwerer Insuffizienz und reduzierter LV-Funktion notwendig sein [25].

Symptomatische stenosierende Vitien beinhalten das Risiko eines Schocks. Ein hohes Mortalitätsrisiko von bis zu 10% [46] besteht bei schwerer, symptomatischer Aortenstenose. In einer Studie wurde über 2 Todesfälle bei 28 Operationen (19 Patienten mit hochgradiger Aortenstenose (KÖF < 0,5 cm$^2$, gute LV-Funktion)) berichtet [13].

Ist ein präoperativer AKE nicht möglich (Op. zu dringend, Pat. zu krank) sollte insbesondere bei hämodynamischer Instabilität eine präoperative Valvuloplastie erwogen werden [46].

### 16.5.6  Patienten mit angeborenen Vitien

Gefordert wird eine präoperative Diagnostik mit EKG, arterieller Blutgasanalyse, EKG, Rö-Thorax und Echo sowie ein präoperatives Konsil durch einen Spezialisten für angeborene Vitien im Erwachsenenalter. Die folgenden Hochrisikopatienten sollten unbedingt an einem entsprechend spezialisierten Zentrum operiert werden:

◢ Z.n. Fontan-Op.
◢ Schwere pulmonale Hypertonie
◢ Zyanotisches Vitium
◢ Komplexes Vitium mit Residuen hinsichtlich Herzinsuffizienz, Klappenfehler oder bei notwendiger Antikoagulation

◢ Patienten mit angeborenem Vitium und malignen Arrhythmien

Alle Angaben sind Klasse-I-Empfehlungen nach ACC/AHA 2008 [53].

### 16.5.7 Patienten mit prothetischem Klappenersatz

Problematisch ist das Risiko einer Embolie bei Unterbrechung der Antikoagulation, andererseits das Risiko einer Blutung bei vorschneller Wiederaufnahme einer überlappenden Antikoagulation mit UFH/LMWH, wie es häufig durchgeführt wird (s. Kap. 4.9). Je nach kardialer Grunderkrankung muss das Risiko der kardialen Dekompensation berücksichtigt werden. Endokarditisprophylaxe gemäß Standardempfehlung, s. Kap. 4.10.

## 16.6 Perioperative Patientenevaluation

Perioperative Patientenevaluation nach **ACC/AHA 2007** [46]

| 1. Schritt | Notfall-Op.? |
|---|---|
| | *Falls ja:* Op. mit perioperativer Überwachung und post-Op. Risikostratifikation |
| 2. Schritt | Besteht eine sog. aktive kardiale Erkrankung? |
| | *Falls ja:* Präoperative Abklärung |
| 3. Schritt | Geplante Op. mit niedrigem Risiko? |
| | *Falls ja:* Op. ohne weitere Abklärung |
| 4. Schritt | Pat. ist asymptomatisch bei leichter körperl. Belastung$^{(x)}$? |
| | *Falls ja:* Op. ohne weitere Abklärung |
| | *Falls nicht eindeutig ja:* Schritt 5 (3 Möglichkeiten) |

$^{(x)}$ Gehen mit 6,4 km/h, Treppensteigen 1 Etage, leichte Hausarbeit

| 5. Schritt | Keine klinischen Risikofaktoren → Op. ohne weitere Abklärung |
|---|---|
| | Mind. 3 klinische Risikofaktoren bei geplanter Gefäß-Op. → prä-Op. Test$^{(xx)}$, wenn daraus eine Konsequenz folgen würde → Betablockade erwägen |
| | Mind. 3 Risikofaktoren bei Op. mit mittlerem Risiko oder 1–2 klinische Risikofaktoren bei Gefäß-Op. oder Op. mit mittlerem Risiko → Op. mit Betablockade oder prä-Op. Test$^{(xx)}$ |

$^{(xx)}$ Prä-Op.-Test = nicht invasive Stress-Untersuchung auf myokardiale Ischämie

## 16.7 Prophylaxe perioperativer kardialer Ereignisse

### 16.7.1 Perioperative medikamentöse Prophylaxe

#### 16.7.1.1 Betablocker

Betablocker sollen die perioperative Ischämie mindern und die Infarktrate senken.

Bei Patienten mit Risikofaktoren (Alter > 70 Jahre, Angina pectoris, Z.n. Myokardinfarkt, Herzinsuffizienz, Diabetes mell., verminderte körperliche Belastbarkeit, Behandlung wegen VT) und pathologischem Dipyridamol-Stress-Echo senkte eine perioperative Bisoprolol-Prophylaxe das Risiko für Tod oder nicht tödlichen Infarkt von 34% auf 3,4% [20]. Kein Vorteil in **MaVS** bei ca. 500 randomisierten Pat. vor Gefäß-Op. [41]. Eine retrospektive Kohortenstudie [33] zeigte ein reduziertes Sterblichkeitsrisiko unter Betablocker für Patienten mit deutlich erhöhtem Risiko (RCRI-Score > 1, s. auch [7]). Kein Vorteil oder sogar Risikoerhöhung für Patienten mit geringem Risiko (Score 0–1). In **POISE** [49] zeigte sich durch perioperative Gabe von 200 mg Metoprolol eine Reduktion des MI-Risikos (15/1 000 Behandelte) bei allerdings erhöhtem Risiko für Tod (8/1 000) und schwere Apoplex (5/1 000). In DECREASE

IV wurden 1066 Patienten mit einem geschätzten Risiko von 1–6% für ein perioperatives kardiovaskuläres Ereignis zu Bisoprolol (Startdosis 2,5 mg, Ziel-HF 50–70/min.) oder Placebo randomisiert. Das Risiko für kardialen Tod oder nicht tödlichen Infarkt lag unter Betablocker-Prophylaxe signifikant niedriger (2,1% vs. 6,0%) [61].

Nach einer Meta-Analyse aus dem Jahr 2008 (noch ohne die Daten von DECREASE IV) zeigen die Daten eine Reduktion myokardialer Ischämien und nicht tödlicher Infarkte, eine Zunahme behandlungsbedürftiger Hypotonien und Bradykardien, eine Zunahme nicht tödlicher Schlaganfälle ohne Beeinflussung von Mortalität, kardiovaskulärer Mortalität oder Herzinsuffizienz, sodass **eine routinemäßige Betablockermedikation perioperativ nicht indiziert** ist [54]. Für Patienten mit erhöhtem Risiko für kardiovaskuläre Ereignisse ist hingegen eine Prophylaxe mittels Betablocker wahrscheinlich vorteilhaft, eine starre Hochdosis wie in POISE sollte aber vermieden werden, aktuell ist anzunehmen, dass es besser ist, eine individuelle Titration der Dosis vorzunehmen.

Nach **ACC/AHA 2007 Klasse-I-Indikation** für die Betablockade bei Gefäß-Op. und hohem kardialen Risiko infolge Ischämie gemäß präoperativer Tests. Klasse-IIa-Indikation bei präoperativ erkannter KHK und anstehender Gefäß-Op., bei Vorhandensein von mehr als einem klinischen Risikofaktor (s. Textkasten) und geplanter Gefäß-Op. oder bei KHK oder Vorhandensein von mehr als einem klinischen Risikofaktor (s. Textkasten) bei Op. mit mittlerem Risiko [46]. Ein Ruhepuls von 50–60/min wird angestrebt. Pat., die wg. Hypertonie, Angina oder Arrhythmien auf Betablocker eingestellt sind, sollten die Medikation perioperativ fortführen **(Klasse I Indikation).**

---

**Risikofaktoren**
KHK, Herzinsuffizienz, zerebrovaskuläre Erkrankung, Diabetes mellitus, Niereninsuffizienz

---

### 16.7.1.2 Statine
Retrospektive Studien zeigten ein deutlich geringeres Op.-Risiko bei Patienten unter Statinmedikation [35, 50, 51], daher präoperativer Beginn der Statingabe, falls eine Langzeittherapie indiziert ist [37]. In DECREASE III (500 Pat. vor Gefäß-Op. der unteren Extremität, der Bauchaorta oder einer Karotis-Stenose) sig. Reduktion von Tod oder MI durch 80 mg Fluvastatin, Therapiebeginn 37 Tage vor Op. [55]. Wirkmechanismus unklar, sog. pleiotrope Effekte der Statine werden diskutiert, u.a. eine antiinflammatorische Wirkung. In DECREASE IV kein signifikanter Effekt von 80 mg Fluvastatin vs. Placebo bei Patienten mit einem Risiko von 1–6% für ein perioperatives kardiovaskuläres Ereignis [61].

Beginn vor einer Gefäß-Op. als **IIa-Indikation** nach ACC/AHA 2007 [46].

⬥ Eine adäquate **Schmerztherapie** reduziert die Katecholaminsekretion.
⬥ Für **Alpha-2-Agonisten** (vor allem Clonidin) besteht eine IIb-Indikation bei Hypertonie [46].
⬥ Intraoperative prophylaktische **Nitro**-Applikation ist ohne nachgewiesenen Wert.

### 16.7.1.3 Perioperative Antikoagulation bzw. antithrombozytäre Therapie
Das perioperative/periinterventionelle Management der Patienten mit bestehender antithrombozytärer bzw. antikogulatorischer Therapie nach **ACCP 2008** [60] erfordert ein Abwägen des Risikos für Blutungen einerseits und des Risikos für thromboembolische Ereignisse bei Unterbrechung der Antikoagulation andererseits.

#### 16.7.1.3.1 Abwägen des Blutungsrisikos
⬥ **Hohes Risiko** bei ACVB-Op., Herzklappenoperation, Operation an Rückenmark oder Gehirn, großer Gefäßoperation, großer orthopädischer Operation, großer Malignomchirurgie, Op. an Prostata und Blase

◢ **Bedeutsames Risiko** bei Resektion größerer Kolonpolypen, Biopsie von Prostata und Niere, Schrittmacherimplantation

#### 16.7.1.3.2 Abwägen des Thromboembolierisikos bei Patienten unter oraler Antikoagulation

Die Möglichkeit einer gefahrlosen Unterbrechung der OA bzw. der Notwendigkeit einer Substitution der unterbrochenen OA durch Heparin o.Ä. ist abhängig von der Grunderkrankung (stattgehabter Infarkt, Apoplex, Stent-Implantation, Klappenprothese, Vorhofflimmern, Venenthrombose/Lungenembolie) und von verschiedenen weiteren Variablen (z.B. Alter, Diabetes etc., s. Kap. 15.2).

#### Niedriges Risiko für arterielle oder venöse Thromboembolien

Die entsprechende Medikation kann perioperativ ausgesetzt werden, kein **Bridging** empfohlen:

◢ Die Halbwertszeit von Marcumar wird mit 96–140 h angegeben, Marcumar sollte 10 Tage vor Op. abgesetzt werden, das entspricht 1,7–2,5 Halbwertszeiten. Bei

noch erhöhter INR können 1–2 mg Konakion oral gegeben werden.

◢ Perioperativ low dose LMWH (Dalteparin 5 000 U s.c.) oder gar nichts.

◢ Im Normalfall kann 12–24 h post Op. bzw. nach Erreichen einer adäquaten Hämostase erneut mit Marcumar begonnen werden.

#### Hohes oder mittleres Risiko für thromboembolische Komplikation

Op. unter Fortsetzung der oralen Antikoagulation oder überbrückende Prophylaxe (**Bridging**) mittels UFH/LMWH nach Aussetzen der oralen Antikoagulation empfohlen:

LMWH in therapeutischer Dosierung (UFH ist eine gleichwertige Alternative). Infrage kommen u.a. Dalteparin 2-mal 100 U/kg und Enoxaparin 2-mal 1 mg/kg pro Tag. Letzte Applikation 24 h vor dem Eingriff, Dosierung hierbei auf 50% reduzieren. Bei Verwendung von UFH Beendigung der Infusion 4 h vor dem Eingriff. Wiederaufnahme der Antikoagulation mit UFH/LMWH 24 h nach der Intervention bei kleinerem Eingriff, bei großem Eingriff bzw. erhöhtem Blutungsrisi-

| Risiko für arterielle oder venöse Thromboembolie | Mechanische Klappenprothese | Vorhofflimmern | Thrombose |
|---|---|---|---|
| **Hoch** > 10%/Jahr | Mitralklappenprothese, Kugel-Käfig-Prothese oder Kippscheibenprothese in Aortenposition | $CHADS_2$-Score 5–6 TIA/Apoplex < 3 Monate Rheumatische Herzklappenerkrankung | Thrombose < 3 Monate Schwere Thrombophilie |
| **Mittel** 4–10%/Jahr | Doppelflügelklappe in Aortenposition mit: Z.n. Apoplex/TIA oder Hypertonus oder Diabetes oder Herzinsuffizienz oder Alter > 75 Jahre | $CHADS_2$-Score 3–4 | Thrombose vor 3–12 Monaten Thrombophilie (nicht schwer) Rezidivierende Thrombose Malignom |
| **Niedrig** < 4%/Jahr | Doppelflügelklappe in Aortenposition ohne die o.g. Risikofaktoren | $CHADS_2$-Score 0–2 ohne Anamnese für TIA/Apoplex | Singuläre Thrombose > 12 Monate ohne weitere Risikofaktoren |

$CHADS_2$-Score = Congestive heart failure, hypertension, age (> 75 J.), Diabetes, Stroke (für jedes Merkmal 1 Punkt, nur für Stroke gibt es 2 Punkte) ko nach 48–72 h bei gesicherter Hämostase oder eine Einzelfallentscheidung unter Berücksichtigung des beurteilten Risikos, ggf. vollständiger Verzicht auf UFH/LMWH in therapeutischer Dosierung post Op.

### Patienten unter antithrombozytärer Therapie

Eine evaluierte Risikostratifikation wie für die Notwendigkeit der oralen Antikoagulation gibt es nicht.

### Niedriges Risiko

Stabile KHK, pAVK, Z.n. älterem Apoplex

- ◢ ASS 7–10 Tage vor Op. absetzen, Clopidogrel 5 Tage vorher, vorzugsweise 10 Tage vor Op. absetzen
- ◢ Wiederbeginn nach 24 h oder später, sobald die Hämostase gesichert ist

### Hohes Risiko

Myokardinfarkt < 3 Monate, ASS möglichst nicht aussetzen.

- ◢ Patienten mit Implantation eines BMS innerhalb von 6 Wochen bzw. eines DES innerhalb von 12 Monaten sollten präoperativ ASS und Clopidogrel nicht absetzen.

### 16.7.2 Temporäre Schrittmachertherapie

Die Indikation zur perioperativen Schrittmachertherapie entspricht den auch sonst gültigen Indikationen. Anlage eines passageren SM daher nur, wenn die Indikation für einen permanentes Schrittmachersystem gegeben wäre, bei sehr dringlicher Op.-Indikation die Zeit für die definitive Schrittmacherimplantation aber nicht ausreicht.

## 16.8 Monitoring

Für ein Monitoring mittels **Pulmonaliskatheter** fehlt es bislang an positiven Daten.

Die präoperative Anlage eines Pulmonaliskatheters erbrachte bei 1994 chirurgischen Hochrisikopatienten keinen Mortalitätsvorteil [38]. IIb-Indikation für Patienten mit hohem Risiko für hämodynamische Probleme [46].

Klasse-IIa-Indikation für die intra- und postoperative kontinuierliche **ST-Segment-Analyse** bei Patienten mit bekannter KHK zur Detektion einer myokardialen Ischämie nach **ACC/AHA 2007** [46]. Häufigster Grund für einen perioperativen Infarkt ist die prolongierte Myokardischämie mit ST-Senkung [58]. Eine EKG-Kontrolle prä Op. sowie unmittelbar nach Op. und am 2. Tag bei Patienten mit gesicherter oder vermuteter KHK erschien 2002 kosteneffektiv [25], 2007 nicht mehr aufgeführt [46].

Die Analyse der **Biomarker** für einen Infarkt wurde für Hochrisikopatienten und auffällige Patienten empfohlen (nach EKG, Klinik oder Hämodynamik) [25, 37]. Das stark erhöhte Mortalitätsrisiko von 20% nach 1 Jahr bei Patienten mit Troponin-Anstieg (Trop.-I-Anstieg auf > 0,1 ng/ml bei 26,5% der Pat.) nach gefäßchirurgischer Op. (vs. 4,7% 1-Jahres-Mortalität bei Trop. I < 0,1 ng/ml) zeigt die Relevanz dieser Markererhöhung [47]. Postoperative Troponin-Bestimmung wird für Patienten mit Beschwerden oder EKG-Veränderungen im Sinne eines ACS empfohlen (Klasse I), nicht jedoch routinemäßig, **ACC/AHA 2007** [46].

Das adäquate Management des Patienten mit enzymatischem Infarkt ist unklar. Eine Koronarangiografie wurde bislang nicht empfohlen [25] bzw. kann als Einzelfallentscheidung zwecks PTCA erwogen werden [37]. Der Einsatz einer prolongierten antithrombozytären Therapie wie bei klassischem ACS liegt nahe. Mittels Late enhancement im Kardio-MR wäre eine Darstellung auch kleinerer Infarkte möglich, wenn das Vorliegen eines NSTEMI zweifelhaft erscheint.

## Literatur

[1]   ACC/AHA Guidelines for Perioperative Cardiovascular Evaluation for Noncardiac Surgery. Circulation 1996;93:1280–317

[2]   Goldman L. General Anesthesia and Noncardiac Surgery in Patients with Heart disease. In: Braunwald E. Heart Disease, 5. Ed., 1756–68. 1997, W.B. Saunders, Philadelphia

[3]   Rihal CS. The Role of Myocardial Revascularisation Preceding Noncardiac Surgery. Prog Cardiovasc Dis 1998;40:383–404

[4]   Hertzer NR et al. Coronary Artery Disease in Peripheral Vascular Patients. Ann Surg 1984;199:223–33

[5]   Eagle KA et al. Cardiac Risk of Noncardiac Surgery. Circulation 1997;96:1882–7

[6]   Mason JJ. The Role of Coronary Angiography and Coronary Revascularisation Before Noncardiac Vascular Surgery. JAMA 1995;273:1919–25

[7]   Lee TH et al. Derivation and prospective validation of a simple index for prediction of cardiac risk of major noncardiac surgery. Circulation 1999;100:1043–9

[8]   Mangano DT, Goldman L. Preoperative assessment of patients with known or suspected coronary disease. N Engl J Med 1995;333:1750–7

[9]   Strom C et al. Der Stellenwert der Echokardiographie in der präoperativen Diagnostik bei kardialen Risikopatienten vor nicht herzchirurgischen Eingriffen. Anästhesist 1998;11: 903–11

[10]  Salem DN et al. Antithrombotic therapy in valvular heart disease – native and prosthetic: the seventh ACCP conference on antithrombotic and thrombolytic therapy. Chest 2004;126:457–82

[11]  Mangano DT. Perioperative Cardiac Morbidity. Anesthesiology 1990;72:153–84

[12]  Bonow RO et al. ACC/AHA Guidelines for the Management of Patients with Valvular Heart Disease. J Am Coll Cardiol 1998;32:1486–588

[13]  Torsher LC et al. Risk of Patients with Severe Aortic Stenosis Undergoing Noncardiac Surgery. Am J Cardiol 1998;81:448–52

[14]  Larsen SF et al. Prediction of cardiac risk in non-cardiac surgery. Eur Heart J 1987;8:179–85

[15]  Foster ED et al. Risk of Noncardiac Operation in Patients with Defined Coronary Disease: The Coronary Artery Surgery Study (CASS) Registry Experience. Ann Thorac Surg 1986;41:42–50

[16]  Froehlich JB. Clinical Determinants in Perioperative Cardiac Evaluation. Prog Cardiovasc Dis 1998;40:373–81

[17]  McCann RL, Wolfe WG. Resection of abdominal aortic aneurysm in patients with low ejection fractions. J Vasc Surg 1989;10:240–4

[18]  Baron F-F et al. Dipyridamol-Thallium Scintigraphy and Gated Radionuclide Angiography to Assess Cardiac Risk before Abdominal Aortic Surgery. N Engl J Med 1994;330:663–9

[19]  Sicari R et al. on behalf of the EPIC Study Group. Perioperative Prognostic Value of Dipyridamole Echocardiography in Vascular Surgery. Circulation 1999;100(Suppl II): II-269–II-274

[20]  Poldermans D et al. for the Dutch Echocardiographic Cardiac Risk Evaluation Applying Stress Echocardiography Study Group. The effect of bisoprolol on perioperative mortality and myocardial infarction in high-risk patients undergoing vascular surgery. N Engl J Med 1999;341:1789–94

[21]  ACC/AHA Guidelines for Coronary Angiography: Executive Summary and Recommendations. Circulation 1999;99:2345–57

[22]  Das MK et al. Assessment of cardiac risk before nonvascular surgery. J Am Coll Cardiol 2000;35:1647–53

[23]  Kaluza GL et al. Catastrophic outcomes of non-cardiac surgery soon after coronary stenting. J Am Coll Cardiol 2000;35:1288–95

[24]  Rohde LE et al. Usefulness of transthoracic echocardiography as a tool for risk stratification of patients undergoing major noncardiac surgery. Am J Cardiol 2001;87:505–9

[25]  Eagle KA et al. ACC/AHA guideline update for perioperative cardiovascular evaluation for noncardiac surgery – executive summary. J Am Coll Cardiol 2002;39:542–53

[26]  Landesberg G et al. Preoperative thallium scanning, selective coronary revascularisation, and long-term survival after major vascular surgery. Circulation 2003;108:177–83

[27]  Wilson SH et al. Clinical outcome of patients undergoing non-cardiac surgery in the two month following coronary stenting. J Am Coll Cardiol 2003;42:234–40

[28] Landesberg G et al. Association of cardiac troponin, CK-MB, and postoperative myocardial ischemia with long-term survival after vascular surgery. J Am Coll Cardiol 2003;42:1547–54

[29] Landesberg G et al. Cardiac troponin after major vascular surgery. J Am Coll Cardiol 2004;44:569–75

[30] Labib SB et al. Cardiac events in patients with negative maximal versus negative submaximal dobutamine echocardiograms undergoing noncardiac surgery. J Am Coll Cardiol 2004;44:82–7

[31] Hernandez AF et al. Outcomes in heart failure patients after major noncardiac surgery. J Am Coll Cardiol 2004;44:1446–53

[32] McFalls EO et al. Coronary-artery revascularisation before elective major vascular surgery. N Engl J Med 2004;351:2795–804

[33] Lindenauer PK et al. Perioperative beta-blocker therapy and mortality after major noncardiac surgery. N Engl J Med 2005;353:349–61

[34] Bursi F et al. Vascular surgery patients: perioperative and long-term risk according to the ACC/AHA guidelines, the additive role of post-operative troponin elevation. Eur Heart J 2005;26:2448–56

[35] O'Neil-Callahan K et al. Statins decrease perioperative cardiac complications in patients undergoing noncaardiac vascular surgery. J Am Coll Cardiol 2005;45:336–42

[36] Mergner D et al. Präoperative Evaluation und perioperatives Vorgehen bei kardialen Risikopatienten. Anästhesist 2005;54:427–41

[37] Auerbach A et al. Assessing and reducing the cardiac risk of noncardiac surgery. Circulation 2006;113:1361–76

[38] Sandham JD et al. A randomized, controlled trial of the use of pulmonary-artery catheters in high-risk surgical patients. N Engl J Med 2003;348:5–14

[39] ACC/AHA 2006 guideline update on perioperative cardiovascular evaluation for noncardiac surgery: focused update on perioperative beta-blocker therapy. Circulation 2006;113:2662–74

[40] Poldermans D et al. for the DECREASE echo study group. Should major vascular surgery be delayed because of preoperative cardiac testing in intermediate-risk patients receiving beta-blocker therapy with tight heart rate control? J Am Coll Cardiol 2006;48:964–9

[41] Yang H et al. The effects of perioperative β-blockade results of the metoprolol after vascular (MaVS) study, a randomized controlled trial. Am Heart J 2006;152:983–90

[42] Poldermans D et al. for the DECREASE study group. Should major vascular surgery be delayed because of preoperative cardiac testing in intermediate-risk patients receiving beta-blocker therapy with tight hear t rate control? J Am Coll Cardiol 2006;48:964–9

[43] Landesberg G et al. A clinical survival score predicts the likelihood to benefit from preoperative thallium scanning and coronary revascularization before major vascular surgery. Eur Heart J 2007;28:533–9

[44] Poldermans D et al. for the DECREASE study group. A clinical randomized trial to evaluate the safety of a noninvasive approach in high-risk patients undergoing major vascular surgery. J Am Coll Cardiol 2007;49:1763–9

[45] Silber S et al. Positionspapier der DGK zur Wirksamkeit und Sicherheit von Medikamente freisetzenden Koronarstents (DES). Der Kardiologe 2007;1:84–111

[46] ACC/AHA 2007 Guidelines on perioperative cardiovascular evaluation and care for noncardiac surgery: executive surgery. Circulation 2007;116:1971–96

[47] McFalls, EO et al. Predictors and outcomes of a perioperative myocardial infarction following elective vascular surgery in patients with documented coronary artery disease: results of the CARP trial. Eur Heart J 2008;29:394–401

[48] Hammil BG et al. Impact of heart failure on patients undergoing major noncardiac surgery. Anesthesiology 2008;108:559–67

[49] POISE study group. Effects of extended-release metoprolol succinate in patients undergoing non-cardiac surgery (POISE trial): a randomised controlled trial. Lancet 2008;371:1839–47

[50] Poldermans D et al. Pre-operative risk assessment and risk reduction before surgery. J Am Coll Cardiol 2008;51:1913–24

[51] Liakopoulos OJ et al. Impact of preoperative statin therapy on adverse postoperative outcomes in patients undergoing cardiac surgery: a meta-analysis of over 30 000 patients. Eur Heart J 2008;29:1548–59

[52] Hamm CW et al. Diagnostische Herzkatheteruntersuchung. Clin Res Cardiol 2008;97:475–512

[53] ACC/AHA 2008 guidelines for the management of adults with congenital heart diesase. J Am Coll Cardiol 2008;52:e1–e121

[54] Bangalore S et al. Perioperative β-blockers in patients having non-cardiac surgery: a meta analysis. Lancet 2008;372:1962–76

[55] Schouten O et al. for the DECREASE study group. Fluvastatin an perioperative events in patients undergoing vascular surgery. N Engl J Med 2009;361:908–9

[56] Rodseth RN et al. A meta-anylsis of the utility of pre-operative brain natriuretic peptide inpredicting early and intermediate-term mortality and major adverse cardiac events invascular surgical patients. Anaesthesia 2008;63:1226–33

[57] Rodseth RN. B type natriuretic peptide – a diagnostic breakthrough in peri-operative cardiac risk assessment. Anaesthesia 2009;64:165–78

[58] Landesberg G et al. Perioperative myocardial infarction. Circulation 2009;119:2936–44

[59] Ryding ADS et al. Prognostic value of brain natriuretic peptide in noncardiac surgery. A meta-analysis. Anesthesiology 2009;111:311–9

[60] Douketis JD. The perioperative management of antithrombotic therapy. ACCP evidence-based clinical practice guidelines (8. Ed.). Chest 2008;133:299S–339S

[61] Dunkelgrun, M et al. Bisoprolol and fluvastatin for the reduction of perioperative cardiac mortality and myocardial infarction in intermediate-risk patients undergoing noncardiovascular surgery. Ann Surg 2009;249:921–6

# Stichwortverzeichnis

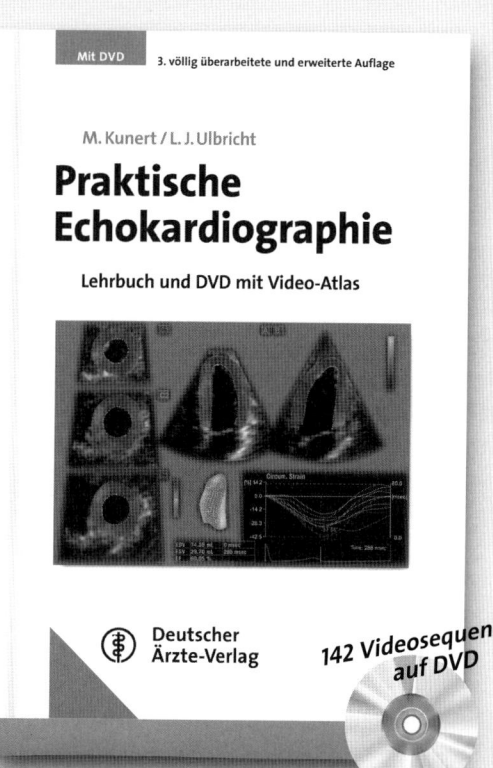
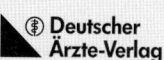

# Schritt für Schritt –
# Diagnostik und interventionelle Therapie

Suchen Sie ein Buch, das konkret auf Ihre praktische Tätigkeit im Herzkatheterlabor zugeschnitten ist? Möchten Sie Ihren Blick für die wichtigsten Arbeitsabläufe schärfen?

Mit viel praktischer Erfahrung stellen die Autoren alle zentralen Aspekte der Herzkatheterdiagnostik und interventionellen Therapie dar. Standardisierte Prozessabläufe, zahlreiche Abbildungen, praktische Tricks und Kniffe sowie anwendungsbereite Handlungsanleitungen geben Ihnen maximale Sicherheit bei Ihrer Arbeit im Herzkatheterlabor.

- Diagnostik (Koronarangiographie, morphologische und funktionelle Koronardiagnostik, Rechtsherzkatheterisierung, Myokardbiopsie, periinterventionelle Ultraschalldiagnostik, Notfallmanagement)

- Therapie (Koronare Intervention, Linksherzunterstützungssysteme, Koronarfisteln und Fistelverschluss, Aortenisthmusstenose, Aortenklappenvalvuloplastie und perkutaner Aortenklappenersatz)

R. Erbel / B. Plicht / Ph. Kahlert / T. F. M. Konorza

## Herzkatheter-Manual

Diagnostik und
interventionelle Therapie

Deutscher
Ärzte-Verlag

2011
ca. 500 Seiten, über 900 vierfarbige Abbildungen
ISBN 978-3-7691-1274-0

broschiert ca. € **99,95**

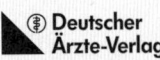

Deutscher
Ärzte-Verlag

Bestellungen bitte an Ihre Buchhandlung oder Deutscher Ärzte-Verlag, Versandbuchhandlung:
Postfach 400244, 50832 Köln; Tel. (0 22 34) 7011-314 / Fax 7011-476
E-Mail: vsbh@aerzteverlag.de